心血管疾病临床诊疗新进展

麻京豫　于　辉　杨　文　主编

U0304756

吉林科学技术出版社

图书在版编目（CIP）数据

心血管疾病临床诊疗新进展 / 麻京豫, 于辉, 杨文
主编. —— 长春 : 吉林科学技术出版社, 2020.10
　　ISBN 978-7-5578-7870-2

　　Ⅰ.①心… Ⅱ.①麻… ②于… ③杨… Ⅲ.①心脏血
管疾病—诊疗 Ⅳ.①R54

中国版本图书馆CIP数据核字(2020)第212242号

心血管疾病临床诊疗新进展

XINXUEGUAN JIBING LINCHUANG ZHENLIAO XINJINZHAN

主　　编　　麻京豫　于　辉　杨　文
出 版 人　　宛　霞
责任编辑　　王聪会　穆思蒙
幅面尺寸　　185mm×260mm
字　　数　　1016千字
印　　张　　31.5
版　　次　　2020年10月第1版
印　　次　　2021年5月第2次印刷

出　　版　　吉林科学技术出版社
发　　行　　吉林科学技术出版社
地　　址　　长春市福祉大路5788号出版大厦A座
邮　　编　　130021
发行部电话/传真　　0431-81629529 81629530 81629531
　　　　　　　　　　　81629532 81629533 81629534
储运部电话　　0431-86059116
编辑部电话　　0431-81629517
印　　刷　　保定市铭泰达印刷有限公司

书　　号　　ISBN 978-7-5578-7870-2
定　　价　　115.00元

主编简介

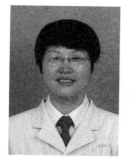

麻京豫，女，50岁，教授，主任医师，硕士研究生导师。

现任河南中医药大学第一临床医学院内科学教研室负责人、学位分委员会委员，河南省微循环学会血栓分会副会长等医学学术团体兼职。曾到澳大利亚珀斯讲学。

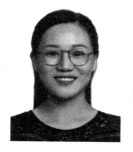

于辉，女，39岁，副主任医师，硕士学位，博士在读。

现任郑州大学第五附属医院心肺康复科（特需病房）副主任，美国梅奥医学中心访问学者以及心血管疾病相关学术学会委员、常务委员等职务。

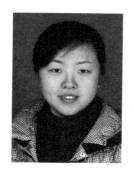

杨文，女，38岁，副主任医师，硕士学位。

现任开封市中心医院医务部主任、心内科副主任，英国安特里大学医院、利物浦心胸医院访问学者，同时兼任心血管疾病相关学术组委员、常委等职务。

编 委 会

主 编

麻京豫　河南中医药大学第一附属医院
于　辉　郑州大学第五附属医院
杨　文　河南省开封市中心医院
杨　帆　郑州大学第一附属医院
李兴渊　河南中医药大学第一附属医院
王浩坤　河南省郑州人民医院

副主编

李　明　河南中医药大学第一附属医院
宗永华　河南中医药大学第一附属医院
于　瑞　河南中医药大学第一附属医院
董文杰　河南中医药大学第一附属医院
郑　佳　河南中医药大学第一附属医院
陈　云　河南中医药大学第一附属医院
刘志娟　河南中医药大学第一附属医院
薛　丽　河南中医药大学第一附属医院
范晓燕　河南中医药大学第一附属医院
任蕾元　河南中医药大学第一附属医院
李　新　河南中医药大学第一附属医院
王红雨　河南中医药大学第一附属医院

前　言

心血管疾病现已成为威胁我国人民健康最重要的疾病之一，且患病率呈上升趋势。当前，我国心血管疾病死亡率居首位，占居民疾病死亡构成的 40% 以上，心血管健康事业面临极大挑战。因此，为了适应现代医学的快速发展，也为了提高心血管相关医师的临床技术水平，特编写了此书。

本书较为系统、全面地对心血管相关疾病的临床表现、诊断要点、鉴别诊断和治疗等进行了详细的阐述，重点介绍了疾病的最新诊疗进展，并对心血管常见疾病的护理也进行了相应的阐述。本书立足于临床实践，内容全面翔实，重点突出，力求深入浅出，方便阅读，是一本实用性很强的医学著作，可供心血管及相关医务工作者参考阅读。

本书在编写过程中编者付出了巨大努力，但由于心血管病学的发展日新月异，加之撰稿时间较短，书中难免存在疏漏和不足之处，望广大读者不吝赐教，以期再版时修正提高。

目　录

第一章　心律失常

第一节　缓慢型心律失常

一、窦性心动过缓

（一）定义

窦性心动过缓是指窦房结发出激动的频率低于正常下限 60 次/分，一般为 45～59 次/分，若窦性频率小于 45 次/分则为显著的窦性心动过缓（图 1-1-1）。

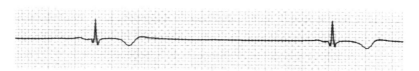

图 1-1-1　显著的窦性心动过缓，窦性频率＜30 次/分

（二）诊断标准

诊断窦性心动过缓首先必须满足的条件是窦性心律，即电脉冲必须是由窦房结发出，其通过体表心电图上的 P 波予以表现，正常的 P 波电轴，通常 Ⅱ 导联必须直立，aVR 导联必须倒置，Ⅰ 和 aVL 导联直立。其次是窦性 P 波的频率小于 60 次/分。窦性 P 波后有无 QRS 波群及 PR 间期是否正常与窦性心动过缓的诊断依据无关。

（三）窦性心动过缓的原因

窦房结内有丰富的自主神经末梢，窦房结发出电脉冲的频率受交感和副交感神经双重控制。迷走神经张力增高，如运动员和健康的成年人、夜间睡眠时心率可在 50 次/分左右。迷走神经张力过度增高则可产生显著的窦性心动过缓，属于病理性。临床中最常见的窦性心动过缓的病因是急性下壁心肌梗死，下壁心肌和窦房结的血液通常由右冠状动脉供应。各种抗心律失常药物的应用，如 β 受体阻滞剂，也是窦性心动过缓常见的继发性原因，而有些难以解释的显著窦性心动过缓则是窦房结功能障碍的表现。常见的窦性心动过缓的原因见表 1-1-1。

表 1-1-1　窦性心动过缓的常见原因

正常人，特别是在安静、睡眠时	中枢神经调节的影响
运动员或长期从事体力劳动者	颅内疾病，如肿瘤、炎症、颅内压增高
药物的影响	精神抑郁
β 受体阻滞剂	垂体功能减退
钙离子拮抗剂	迷走神经张力增高
胺碘酮	呕吐反射
Ⅰ 类抗心律失常药物	迷走神经刺激或拟副交感神经药物的应用
洋地黄类药物	甲状腺功能减退

急性心肌梗死,尤其是下壁心肌梗死	低温
病态窦房结综合征	胆汁淤积性黄疸

（四）治疗

窦性心动过缓多见于正常人,不引起临床症状,因而无需特殊治疗。如心率过于缓慢,导致心脑血管供血不足,表现为头晕、胸闷、心绞痛发作、心功能不全、中枢神经系统功能障碍、黑矇或晕厥时,则需给予阿托品、麻黄碱或异丙肾上腺素等,以提高心率。严重而持续的窦性心动过缓且伴有临床症状者,则应安装永久起搏器治疗。

二、病态窦房结综合征

病态窦房结综合征(SSS)又称窦房结功能不全,是指由于窦房结及其周围组织病变,导致起搏及冲动传出障碍,从而引起一系列心律失常,并可发生血流动力学障碍和心力衰竭,严重者可发生晕厥和猝死。本病由于其可交替出现心动过缓及快速心律失常,故又称心动过缓-心动过速综合征,简称慢-快综合征。

（一）病因

1.窦房结的器质性损害

窦房结的器质性损害包括:①累及窦房结本身的病变,如淀粉样变性、感染与炎症、纤维化与脂肪浸润、硬化与退行性病变等。②窦房结周围神经与神经节或心房肌的病变。③窦房结动脉的阻塞,多见于下壁心肌梗死。当器质性损害同时累及窦房结和房室结时,形成双结病变。

2.窦房结的功能性障碍

窦房结的功能性障碍包括:迷走神经张力增高、某些抗心律失常药物能导致可逆性窦房结的功能抑制。急性下壁心肌梗死可引起暂时性窦房结功能不全,急性期过后多消失。

（二）分类及发病机制

病态窦房结综合征的发病既有内在因素,也有外在因素,病理生理改变的程度影响到病情的严重程度和病程的长短。窦房结退行性纤维化是最常见的内在因素。有相当数量的患者冠心病与病态窦房结综合征同时存在,但冠心病不是病态窦房结综合征的主要原因。急性心肌梗死引起的病态窦房结综合征通常是短暂的。急性心肌梗死后慢性缺血致纤维化而出现病态窦房结综合征较少见。病态窦房结综合征的发病机制主要为窦房结冲动形成异常和传出障碍,以及由此而诱发的代偿性房性心律失常,可伴有房室结和希-蒲系统功能障碍。其病程与病因能否及时去除及窦房结损伤的程度有关。

1.器质性病态窦房结综合征

(1)器质性急性病态窦房结综合征:①缺血性坏死,如急性心肌梗死、弥散性血管内凝血、血栓性血小板减少性紫癜、先天性高同型半胱氨酸血症、嗜铬细胞瘤等;②暂时性缺血,如冠状动脉痉挛与粥样硬化、窦房结动脉纤维肌性发育不良;③创伤后;④手术后;⑤急性炎症,如伤寒、白喉、神经节炎、胶原性血管病、血管炎、急性风湿性心肌炎;⑥心包炎;⑦各种原因的直接浸润或压迫,如肿瘤、脓肿、出血等。

(2)器质性慢性病态窦房结综合征:①退行性变,如老年退行性纤维化疾病;②先天性疾病,如窦房结发育不全、家族性病态窦房结综合征、左上腔静脉永存、主动脉窦缩窄、二尖瓣钙化、长 Q-T 间期综合征;③浸润性病变,如淀粉样变、脂肪替代、黏液性水肿、肿瘤浸润;④缺血性疾病;⑤钙化病变;⑥炎症疾病,如细菌性、寄生虫(Chagas 病)、免疫性、风湿性、胶原性血管病、Friedreich 进行性肌营养不良症;⑦内分泌性疾病,如黏液性水肿、嗜铬细胞瘤、甲状腺功能亢进症、体重迅速严重下降;⑧手术损伤,如房间隔缺损、法洛四联症、大血管异位等手术后损伤。

2.功能性病态窦房结综合征

(1)功能性急性病态窦房结综合征:①迷走神经张力过高,包括血管迷走神经性晕厥、颈动脉窦过敏、情境性晕厥、舌咽神经痛、下壁心肌缺血、过度运动等;②睡眠、麻醉和低温;③高钙血症和高钾血症;④各种原因的颅内压明显增高;⑤迷走神经刺激,如颈动脉窦按摩、Vasalva 动作;⑥各种心律失常实施电复律或自动复律后;⑦梗阻性黄疸;⑧眼部手术;⑨药物过量,如 β 受体阻滞药、地尔硫䓬或维拉帕米、洋地黄类及Ⅰ类、Ⅲ类抗心律失常药物等。

(2)功能性慢性病态窦房结综合征:①迷走神经张力过高,如颈动脉窦过敏、运动员训练、颅内压升高;②窦房结兴奋性低下;③滥用尼古丁;④梗阻性黄疸;⑤药物,如抗心律失常药、可乐定、甲基多巴、锂剂等。

(三)临床表现

病态窦房结综合征各年龄段均可发生,但以老年人居多,出现临床症状的平均年龄约为 65 岁,可能与随着年龄增长窦房结的纤维退行性变增强有关。但是,家族性病态窦房结综合征患者可在婴儿或儿童期就发病。病态窦房结综合征病程发展大多缓慢,可持续 5～10 年或更长。早期起搏细胞与传导阻滞受损较少而且较轻,从无症状到间歇出现症状,临床表现常不典型,早期诊断比较困难。随着病程的进展,窦房结细胞不断减少,纤维组织不断增多,出现严重而持久的窦性心动过缓、窦性停搏、频发的窦房传导阻滞,可伴有重要脏器供血不足的临床表现。

1.中枢神经系统症状

表现为头晕、健忘、反应迟钝、瞬间记忆障碍等,进一步发展可出现黑矇、眩晕、晕厥,甚至阿-斯综合征。常由严重的窦性心动过缓或窦性停搏所致,与快速心律对窦房结的超速抑制有关。

2.心血管系统症状

主要表现为心悸。无论心动过缓、心动过速还是心律失常,均可感到心悸;慢-快综合征的快速性心律失常持续时间长者,易致快速心律失常性心肌病,可发生心力衰竭;具有基础冠心病者,可诱发心绞痛;快速性和缓慢性心律失常交替时,常发生明显的临床症状,如心动过速转为心动过缓时,常出现停搏,停搏时间过长,可发生晕厥、阿-斯综合征;心动过缓转为心动过速时,常表现为心悸、心绞痛和心力衰竭加重。

3.消化系统症状

胃肠道供血不足表现为食欲缺乏、恶心、呕吐、腹胀、胃肠道不适等。

4.泌尿系统症状

由于缓慢性或快速性心律失常导致心排血量不足,引起肾血流量下降,可表现为尿量减少、夜尿增多,甚至水钠潴留。

(四)辅助检查

1.心电图检查

(1)常规心电图:可出现①连续而显著的窦性心动过缓(<50/min);②窦性停搏或窦房阻滞;③同时出现窦房阻滞和房室传导阻滞;④同时出现上述心动过缓与心动过速,后者常为房颤、房扑或房速;⑤同时出现窦性心动过缓、窦房阻滞、房室传导阻滞和室内传导阻滞。

(2)动态心电图:动态心电图比常规心电图能获得更多的窦房结功能的信息,提高病态窦房结综合征的检出率。除出现上述心电图异常外,还可出现①24 小时总窦性心率减少;②24 小时窦性平均心率减慢60～62/min;③反复出现>200～250 毫秒的长间歇等。

2.阿托品试验

(1)基本原理:解除迷走神经对窦房结的影响,评价迷走神经张力对窦房结的影响程度。

(2)禁忌证:前列腺肥大、青光眼患者及处于高温季节。

(3)试验方法:阿托品 2mg,1 分钟内静脉注射,观察 1、2、3、5、10、15、20、30 分钟的心率变化。正常情况下,注射阿托品后 2～3 分钟时心率最快,心率增加 30～40/min,或者比基础心率增加 40%～60%,然后逐渐下降,30～60 分钟后降至原来的心率水平。

(4)阳性标准:心率<90/min;心率增快小于基础心率的 20%～50%;出现房室交界区心律,尤其是持续存在者;窦性心律不增快反而减慢,甚至出现窦房阻滞、窦性停搏;诱发出房颤可能是病态窦房结综合征的严重表现;心率>90/min 且发生晕厥,提示迷走神经功能亢进,支持结外病态窦房结综合征的诊断。

(5)临床评估:简单易行,敏感性为 89%,特异性为 80%,临床价值较大;有诱发室性心动过速、心室颤动、心绞痛的报道，临床上应当严格掌握适应证；阿托品试验阴性，不能完全排除病态窦房结综合征，可有假阴性。而阿托品试验阳性也不完全是病态窦房结综合征，也有假阳性，特别是运动员，但假阴性率明显高于假阳性率。

3.异丙肾上腺素试验

(1)基本原理：刺激 β 受体，兴奋窦房结，提高窦房结的自律性。

(2)禁忌证：冠心病、甲状腺功能亢进症、高血压、严重室性心律失常者。

(3)试验方法：以 $13\mu g/min$ 速度静脉滴注 30 秒，记录 1、3、5、10、15、20、30 秒的心电图。

(4)阳性标准：心率<90/min，心率增加<25%。

(5)临床评估：病窦综合征者，心率也可>100/min，尤其是慢快综合征者。因可诱发心绞痛和异位心律失常，临床上使用有一定限制。

4.窦房结恢复时间的检查

(1)基本功能：①确诊窦房结功能障碍；②结合临床症状，判定病变的严重程度；③对置入永久性起搏器和选择起搏器的类型提供依据；④评估迷走神经张力对窦房结功能的影响。

(2)刺激方法：①经食管和静脉插管到心房，连接刺激仪和心电图仪，以分级递增法发放 S_1S_1 脉冲；②调搏频率以略高于基础心率 10/min 开始，直至文氏点和 2：1 阻滞点，一般最适宜起搏频率为 130～150/min；③每次刺激时间持续 1 分钟；④起搏终止后，至少记录 10 次心搏；⑤有晕厥史、窦房结恢复时间(SNRT)过长时，应当及时起搏。

(3)测量方法：超速起搏终止的最后 1 个脉冲至窦性 P 波起点的间期为 SNRT。各种刺激频率所得的 SNRT 不同，应测定 SNRTmax 作为评价指标。

(4)阳性标准：①正常值<1400 毫秒，>2000 毫秒具有诊断价值，严重者可达 6～9 秒。②SNRT>房室交界区逸搏间期，快速起搏终止后，如为房室交界区逸搏，且未逆行激动心房，其后有窦性 P 波，则可确定为 SNRT>房室交界区逸搏间期。③心房调搏后，第 2～5 个心动周期中如长间歇>SNRT，为继发性延长，属于自律性和传导性受损的另一种表现，可能与乙酰胆碱延迟释放有关。明显的继发性延长可发生在 SNRT 无延长者，可能起因于窦房传导阻滞。约 69% 的继发性延长有窦房传导阻滞，而 90% 的窦房传导阻滞有继发性延长。阿托品如能消除继发性延长，支持其起因于窦房传导阻滞。④房室交界区逸搏心律，表现为刺激后窦性心律抑制。⑤总恢复时间正常在 5 秒内，即停止刺激后 4～6 个心动周期恢复至刺激前窦性周期长度，窦房传导阻滞者常>5 秒。⑥SNRT 的阳性率 35%～93%，假阳性率 30%，假阴性率 5%。

(5)临床评估：①SNRT 反映对超速刺激的反应性。②SNRT 延长的影响因素，自身心率慢，SNRT 长；起搏频率快，对正常人影响甚微，但对于病态窦房结综合征者，在一定范围内随起搏频率的增加而延长，并随起搏时间的延长而延长；迷走神经张力过高，SNRT 延长。③SNRT 不延长的情况，起搏频率未足够抑制窦房结的自律性；起搏时间不够；心房-窦房结传入阻滞；最后 1 个脉冲发生窦性折返；情绪紧张，交感神经活性亢进；窦房结无自律性降低，仅仅是窦房传导阻滞。④SNRT 延长可能为器质性病态窦房结综合征，也可能为功能性病态窦房结综合征。⑤注射阿托品后，如 SNRT 缩短，属于迷走神经张力的影响；如 SNRT 延长，系心房-窦房结传导改善，传入阻滞消失，窦房结抑制更为明显。⑥对于窦房结进行电生理检查，结合动态心电图分析，对有症状的窦房结功能障碍的检出较任何单一指标更为有用。

(五)诊断及鉴别诊断

1.诊断

病态窦房结综合征的诊断应写明以下情况：①病因诊断，如不能肯定可写"原因不明"；②功能诊断，如阿-斯综合征、急性左心衰竭等；③详细叙述观察到的心律失常，如窦性心动过缓、窦房传导阻滞、交界性逸搏心律、阵发性心房颤动等。

(1)诊断标准：具有下列条件之一，并能排除药物(洋地黄、β 受体阻滞药、奎尼丁、利血平、胍乙啶、普尼拉明、维拉帕米、吗啡、锑剂等)引起的自主神经功能紊乱，对迷走神经局部刺激(机械性刺激如颈动脉窦过敏、局部炎症、肿瘤等)或其他原因引起的迷走神经功能亢进、排尿晕厥、中枢神经系统引起颅内压升高、间脑病、黄疸、血钾过高、甲状腺功能低下等因素的影响,可诊断为病态窦房结综合征。

①窦房传导阻滞。

②窦性停搏(≥2秒)。

③长时间明显的窦性心动过缓(≤50/min),常同时伴上述1~2项。单独窦缓者需经阿托品试验证实心率不能正常地增快(≤90/min),且电生理检查显示窦房结功能低下。

④慢快综合征具有上述①、③项基本条件,并伴有阵发性异位心动过速。

⑤双结病变具有上述①~③项基本条件,同时并发房室交界区起搏功能障碍(交界性逸搏周期≥2秒)和(或)房室传导阻滞。

⑥全传导系统障碍,在双结病变的基础上同时并发室内传导阻滞。

(2)可疑病态窦房结综合征

①慢性心房颤动,心室率不快(非药物引起),病因不明,或电复律时窦房结恢复时间>2秒,且不能维持窦性心律。

②窦性心动过缓,多数时间心率≤50/分,和(或)窦性停搏时间<2秒。

③在运动、高热、剧痛、NYHA心功能Ⅲ级等情况下,心率增快程度明显少于正常人。上述标准不适用于运动员及儿童。病态窦房结综合征一般系指慢性病例(包括心肌梗死后遗症),但发生于急性心肌梗死或急性心肌炎的短暂症状者称为急性病态窦房结综合征。

2.鉴别诊断

(1)病态窦房结综合征与药物、迷走神经张力增高的窦性心动过缓、窦性停搏、窦房传导阻滞等鉴别,后三种异常经停用药物或降低迷走神经张力,窦性心律失常可以很快消失。

(2)病态窦房结综合征中的心动过缓-心动过速综合征,应与变异性快-慢综合征相鉴别,Washington首先提出,一种由房性期前收缩未下传导致的心动过缓与短阵心房颤动或心房扑动的组合,在心电图上表现为快-慢综合征。

(六)治疗

1.药物治疗

药物治疗缺乏长期疗效,仅作为置入起搏器前的临时替代治疗。

(1)阿托品:抗胆碱能作用,解除迷走神经对窦房结的抑制,提高心率,对窦房结起搏细胞本身的自律性并无作用,提高心率的作用有限。如果增加剂量,不良反应会明显增加。用法为0.5~1.0mg,静脉注射,必要时可重复,总量<3mg。

(2)异丙肾上腺素:非选择性β受体激动药,主要作用于心肌β₁受体,加快心率,但对于某些病态窦房结综合征疗效较差,与病态窦房结综合征病变的严重程度有关。用法为2~8U/min,静脉滴注。

(3)沙丁胺醇:心肌中存在β₁、β₂受体,β₁受体约占3/4,主要是增强心肌收缩力,增快心率。在心力衰竭状态下,β₁受体密度降低,β₂受体密度相对增多,从而发挥重要的代偿作用。沙丁胺醇是β₂受体激动药,对β₂受体的作用是β₁受体的250倍。用法为2.4mg,每日4次,口服。

(4)氨茶碱:病态窦房结综合征可能与腺苷受体敏感性增高或腺苷分解缓慢有关,尤其是心肌缺血、缺氧时,心肌释放腺苷明显增多,可导致窦性心动过缓、窦房传导阻滞和窦性静止。茶碱是腺苷受体拮抗药,能够增快心率,减轻窦房传导阻滞,并且SNRT缩短,可试用于病态窦房结综合征的治疗。

(5)特殊情况的处理:病态窦房结综合征发作阿-斯综合征时,应用阿托品、异丙肾上腺素常无效,并且异丙肾上腺素有诱发异位快速心律失常的可能。紧急情况下可给予临时起搏治疗。

2.起搏器治疗

(1)基本原则:起搏器是病态窦房结综合征首选的治疗措施。血流动力学不稳定时紧急临时起搏,然后视临床情况置入永久性起搏器。血流动力学稳定的患者可直接选择永久性起搏治疗。无论有无症状,药物治疗病态窦房结综合征疗效差,应首先考虑置入起搏器治疗。

（2）适应证

①持续性心动过缓，心率＜40/min伴有症状，或心率＜30～35/min不伴有症状。

②窦性停搏，有症状患者长间歇＞2秒，无症状患者长间歇＞3秒。

③慢-快综合征，不论有无症状，均应置入起搏器治疗。起搏治疗的目的不是治疗快速性心律失常本身，而是便于抗心律失常药物的应用。

④房颤，心室率缓慢伴有症状，或心室率＜35/min。

⑤房颤伴频繁长间歇，长间歇＞2.5秒伴有症状，或长间歇＞3秒不伴有症状。

⑥有晕厥或近乎晕厥者应当置入起搏器，无症状者可密切观察。

（3）起搏类型

①双腔起搏（DDD）是理想的选择，既弥补了窦房结功能障碍，又保证了房室顺序传导，不必担心房室传导阻滞（AVB）的产生，但可引起起搏器介导的心动过速，也可引起房颤发生率增加。

②心房按需起搏（AAI）适用于无持久和频发的房性快速性心律失常、房室传导功能正常的患者，是较为理想的起搏方式。但存在心房电极脱位、感知和起搏故障，以及个别发生交叉感知、AAI起搏器综合征等风险，尤其是病态窦房结综合征并发心房颤动和AVB后失效。

③心室按需起搏（VVI）方法简便，效果可靠，电极脱位率低。适用于既往有房颤和AVB的患者。但VVI不能保持房室顺序传导，心排血量降低20%左右；同时VVI对病态窦房结综合征患者比AVB患者更容易.发生室房逆传，从而导致起搏器综合征。

3.干细胞移植治疗

干细胞保持未定向分化状态和具有增殖能力，在合适条件或给予合适信号，可以分化为多种功能的细胞或组织器官。根据来源不同分为胚胎干细胞和成体干细胞。干细胞生物起搏就是诱导干细胞使其分化为具有起搏功能和传导功能的细胞，然后移植到心脏内重建心脏的起搏和传导功能。

在实现干细胞移植作为一种新型的生物起搏器应用于临床的过程中尚有很多问题有待解决，主要包括自体干细胞/祖细胞的处理标准化问题；胚胎干细胞移植带来的伦理问题；干细胞移植引起心律失常和致肿瘤等不良反应问题；如何提高干细胞的诱导分化率问题；怎样评价移植细胞的寿命和存活数量问题；移植细胞发挥起搏作用是否具有长期稳定性问题；如何检测和调控移植细胞在宿主心脏中的进一步复制和分化问题；移植后是否发生免疫反应和细胞凋亡问题；是否存在旁分泌效应问题等。

三、房室传导阻滞

（一）一度房室阻滞

1.概述

一度房室阻滞（Ⅰ°AVB）是指房室传导时间超过正常范围，但每个心房激动仍能传入心室，亦称房室传导延迟。在心电图上，PR间期达到或超过0.21秒（14岁以下儿童达到或超过0.18秒），每个P波后均有QRS波。一度房室阻滞的发生率在各种心律失常中占第四位，仅次于窦性心律失常、期前收缩和房颤。其发病率比二度房室阻滞高2～6倍，比三度房室阻滞高6～14倍。一度房室阻滞可见于正常人，有的患者PR间期可超过0.24秒，中青年人发病率为0.65%～1.1%，在50岁以上的正常人中发病率可达1.3%左右。

2.病因和发生机制

一度房室阻滞亦称为房室传导延迟，它由心房、房室结、希氏束或希普系统内的传导延迟引起，也可能是多于一处的传导延迟的组合引起。但是在大多数病例，传导延迟发生在房室结内，少数发生在心房内，个别发生于希普系统，希普系统内的传导延迟常不引起异常延长的PR间期，然而亦有例外。一度房室阻滞是由于房室交界区的相对不应期延长，导致房室传导时间延长，但每一次心房激动均能传入心室。

迷走神经张力增高是其发生的原因之一，在运动员中发生率可达8.7%。某些药物如洋地黄、奎尼丁、钾盐、β受体阻滞药和钙拮抗药,中枢神经和周围交感神经阻滞药如甲基多巴、可乐定等均可致 PR 间期延长。一度房室阻滞常见于风湿性心肌炎、急性或慢性缺血性心脏病,在急性心肌梗死患者其发生率为 4%～15%,尤其多见于急性下壁心肌梗死患者。大多为暂时性的,可迅速消失或经过一段时间后消失。老年人中,原发性传导系统纤维化是较常见的原因,呈长期渐进性传导阻滞。家族心脏传导阻滞是常染色体显性遗传,多表现为房室结传导障碍,有时可发生希氏束及分支阻滞,其导致高度房室阻滞或完全性房室阻滞引起晕厥和猝死的情况在临床上并不多见。

3.临床表现及诊断

一度房室阻滞在临床上不引起明显的症状和体征。在心肌炎或其他心脏病患者听诊时,可发现响亮的第一心音在发生阻滞时突然减轻。临床表现多为原发疾病的症状和体征。诊断依靠心电图:

（1）一度房室阻滞的典型心电图特点（图 1-1-2）

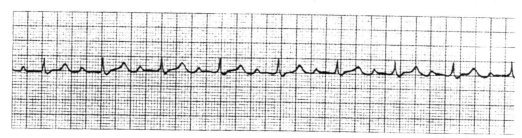

图 1-1-2 一度房室阻滞
可见 PR 间期恒定,延长为 0.28 秒,每一个窦性 P 波均能下传心室并产生 QRS-T 波

①每个窦性 P 波均能下传心室并产生 QRS-T 波群。

②PR 间期＞0.20 秒（成人）;小儿（14 岁以下）PR 间期≥0.18 秒。

③心率无显著改变时,PR 间期较先前增加 0.04 秒以上,即使 PR 间期在正常范围仍可诊断。

④PR 间期大于正常最高值（视心率而定）。

（2）一度房室阻滞的阻滞部位在心电图上的表现

①心房传导延迟引起的一度房室阻滞的心电图特点

a.P 波增宽,有切迹,PR 间期延长,但 PR 段大多不延长。房室结的一度房室阻滞是 PR 段延长,可伴或不伴有 P 波增宽。PR 间期延长的程度显著（＞0.4 秒）,大多为房室结内一度阻滞,其次是心房内阻滞。

b.只有 PR 间期延长,而无 P 波增宽或切迹。严重的心房内传导延迟常使体表心电图上的 P 波振幅显著减小,此类型很难和房室结的一度阻滞鉴别,只有用希氏束电图检查,如 PA 间期延长,才可确诊。

②发生于房室结内的一度房室阻滞的心电图特点:通常 PR 间期＞0.4 秒,大多为房室结内一度阻滞所致。在希氏束电图上表现是 AH 间期延长,曾有 AH 间期延长达 900 毫秒的一度房室结内延迟的报道。

③希普系统引起的一度房室阻滞的心电图特点有两种表现。

a.PR 间期延长伴有束支阻滞或分支阻滞:很可能是不对称性的不完全性左束支加右束支阻滞（即一侧束支完全阻滞,对侧束支一度阻滞）。房室结的一度阻滞多不伴有束支阻滞。

b.仅有 PR 间期延长而不伴有束支或分支阻滞:此由对称性左束支加右束支一度阻滞所致。在体表心电图上无法与房室结的一度阻滞鉴别。如在复查中发现束支图形时隐时现,应确定为双侧束支阻滞所致。希氏束电图中房室结一度阻滞表现为 AH 间期延长,而双侧束支阻滞为 HV 间期延长。所以,用希氏束电图来确定阻滞部位最可靠。

（3）一度房室阻滞时希氏束电图特点

①心房内阻滞:PA 间期＞60 毫秒,AH 间期和 HV 间期正常。心房传导延迟所致的房室传导时间延长（即一度房室阻滞）并不少见,但通常不导致二度Ⅱ型和高度或三度房室阻滞。主要见于 Ebstein 畸形、心内膜垫缺损等先天性心脏病。严重的心房内传导延迟可使 P 波显著变小,甚至 P 波完全消失,类似心房静止伴交界区心律。宽而有切迹表现的 P 波可由房间传导延迟引起而不一定是心房内传导延迟的表现。

②房室结内阻滞：AH 间期＞140 毫秒，HV 间期和 PA 间期正常。在窦性心律时正常的 AH 间期波动范围较宽（60～130 毫秒）。房室结内的延迟是一度房室阻滞最常见的原因。但延迟的程度变异很大，延迟也可很显著。所以，当 PR 间期＞0.4 秒，大多系房室结阻滞导致的一度房室阻滞（其次由于心房内阻滞引起）。

③希氏束内阻滞：整个希氏束除极所需时间通常不超过 25～30 毫秒，如果希氏束电位的总时限≥30 毫秒，即可诊断为希氏束内一度阻滞。如果希氏束波上有切迹或呈碎裂波，便更肯定。因为希氏束内传导时间的变异范围很小，当显著的希氏束内传导延迟首要表现为希氏束电位分裂为两个明显的电位，即近端和远端希氏束波。在单纯的希氏束内传导延迟，A 波至近端希氏束波（AH）和远端希氏束波至心室（HV）间期都是正常的。希氏束内阻滞可与房室传导系统的其他部位的传导阻滞合并存在。无症状的希氏束内阻滞预后良好。

④希氏束下阻滞：即束支阻滞，HV 间期延长＞60 毫秒。希氏束下传导延迟（一度房室阻滞）的程度不一，大多数 HV 间期在 60～100 毫秒的范围内，偶有＞100 毫秒者，HV 间期显著延长者常易发展为高度房室阻滞。延长的 HV 间期几乎总伴有异常的 QRS 波。因为希氏束下传导不是均匀的，所以希氏束下阻滞引起的 PR 间期延长的 QRS 波往往是宽的，呈一侧束支阻滞图形；如果双侧束支内的传导延迟程度相等，其 QRS 波也可以是狭窄的（时限≤100 毫秒）。

4.鉴别诊断

一度房室阻滞需与下述一些不同原因所致的 PR 间期延长鉴别：

（1）发生较早的房性期前收缩，其 PR 间期可以延长。当房性期前激动下传时，房室结尚未脱离前一次激动后的相对不应期，这是个生理现象。

（2）各种期前收缩（室性、交界性或房性）后的第一个窦性搏动的 PR 间期延长，尤其在插入性室性或交界性期前收缩后。这种 PR 间期延长是由于期前收缩隐匿地逆向传入房室结所致。

（3）房室结双径路传导所致 PR 间期突然显著延长，这是由于房室结内存在着两条传导途径，一条传导速度快，不应期长（快径），另一条传导速度慢，不应期短（慢径）。在一个临界频率时，原经由快径下传的窦性 P 波，突然改循慢径下传，因而 PR 间期显著延长。

（4）隐匿性希氏束期前收缩或隐匿性分支期前收缩引起的 PR 间期延长，即为一度房室阻滞。

5.治疗策略

一度房室阻滞通常不产生血流动力学改变，对无症状，亦无低血压或窦性心动过缓者无需特殊处理，主要针对原发病因治疗；对心率较慢又有明显症状者可用阿托品或氨茶碱口服。对无症状的希普系统内的一度房室阻滞患者，必须密切随访观察，因为它可能突然转变为二度Ⅱ型房室阻滞，甚至转变为高度或三度房室阻滞。如果患者有晕厥发作病史而又排除了其他原因，尽管心电图上只有一度房室阻滞，但希氏束电图证实是希氏束内或希氏束下的一度阻滞，应考虑植入起搏器。当患者有晕厥史，心电图 PR 间期正常，但希氏束电图表现为 HV 间期显著延长（＞60 毫秒），也应考虑植入起搏器。

一度房室阻滞永久性起搏治疗的适应证：一度房室阻滞伴有类似起搏器综合征的临床表现（Ⅱa 类适应证）；合并左心室功能不全或充血性心力衰竭症状的显著一度房室阻滞（PR 间期＞300 毫秒），缩短 AV 间期可能降低左心房充盈压而改善心力衰竭症状（Ⅱb 类适应证）；神经肌源性疾病（肌发育不良、克赛综合征等）伴发的任何程度的房室阻滞，无论是否有症状，因为传导阻滞随时会加重（Ⅱb 类适应证）。无症状的一度房室阻滞不是永久性起搏治疗的适应证。

6.预后

一度房室阻滞如果稳定而不发展，通常无临床意义，预后良好，短时即可消失。阻滞部位在房室结者预后良好。但少数一度和二度Ⅰ型房室阻滞部位在希氏束内或希氏束下（双侧束支水平），它们均由于急性或慢性心肌病变所致。它们的预后不同于房室结内一度或二度Ⅰ型房室阻滞，可能会进展为高度或三度房室阻滞。对它们的正确诊断必须依靠希氏束电图检查。急性心肌梗死伴一度房室阻滞前壁梗死者，可发展为结下阻滞，甚至二度Ⅱ型、三度房室阻滞。急性下壁心肌梗死患者出现的一度房室阻滞通常是短暂的,但少数亦可发展为二度、三度房室阻滞,有报告发生率可达 5%～30%,故须严密追踪观察。

(二)二度房室阻滞

1.概述

二度房室阻滞(Ⅱ°AVB)是激动自心房传至心室过程中有部分传导中断,即有心室脱漏现象,可同时伴有房室传导延迟。在体表心电图上,一部分 P 波后没有 QRS 波(心搏脱漏)。1924 年莫氏(Mobitz)将二度房室阻滞分为莫氏Ⅰ型和莫氏Ⅱ型,亦称二度Ⅰ型和二度Ⅱ型房室阻滞,前者亦称文氏现象或文氏周期。二度Ⅱ型房室阻滞亦称莫氏Ⅱ型二度房室阻滞。其特征是一个心房激动突然不能下传,其前并无 PR 间期延长。在发生心搏脱漏之前和之后的所有下传搏动的 PR 间期是恒定的,即 P 波突然受阻不能下传以及无文氏现象存在,这是Ⅱ型不同于Ⅰ型的主要区别点。

大多数二度Ⅰ型房室阻滞患者阻滞部位在房室结。发病原因大多为迷走神经兴奋、药物中毒以及少数器质性心脏病,通常预后良好,多为一过性心律失常。但也有少数可发展成为高度或三度房室阻滞,少数患者也可发展为致命性室性心律失常。二度Ⅱ型房室阻滞几乎全部发生在希氏束内和双侧束支水平(希氏束下),几乎都是病理性的。这种心律不稳定,可突然发生心脏停搏或进展为三度房室阻滞。急性心肌梗死伴发的二度Ⅱ型房室阻滞经积极治疗原发病后,部分历时数分钟或数天最终也可消失。

2.病因、发病机制

(1)二度Ⅰ型房室阻滞的病因及发生机制:二度Ⅰ型房室阻滞发生的电生理基础是房室传导组织的绝对不应期和相对不应期都延长,但绝对不应期延长较轻,而以相对不应期延长为主。

(2)二度Ⅰ型房室阻滞的常见病因

①大多数见于具有正常房室传导功能的人。动态心电图发现,二度Ⅰ型房室阻滞与一度房室阻滞一样,可以发生在正常的青年人(尤其是运动员),而且多发生在夜间迷走神经张力增高时。运动或使用阿托品后可明显改善房室结内传导功能,使二度Ⅰ型房室阻滞消失,提示该现象与迷走神经张力增高有关。

②很多药物可以延长房室结的不应期,如洋地黄类药物、β 受体阻滞药、钙拮抗药及中枢和外周交感神经阻滞药,均可引起二度Ⅰ型房室阻滞。

③在急性心肌梗死患者二度房室阻滞的发生率为 2%～10%。二度Ⅰ型多见于下壁心肌梗死患者,且多数是由一度房室阻滞发展而来。通常是房室结功能异常所致,其机制可能与迷走神经张力增高及腺苷作用有关。出现时间短暂,多于 1 周内消失。二度Ⅰ型不常发生于前间壁心肌梗死,一旦发生,表明是广泛的希氏束、普肯耶纤维损伤,易发展为高度房室阻滞。

(3)二度Ⅱ型房室阻滞的病因及发生机制:二度Ⅱ型房室阻滞发生的电生理基础是房室传导组织的绝对不应期显著延长,而相对不应期基本正常。当绝对不应期的延长超过一个窦性周期时,引起下一个窦性或室上性激动传导受阻而产生间歇性漏搏,而下传的 PR 间期是正常的。二度Ⅱ型房室阻滞的阻滞部位几乎完全在希普系统内,希氏束电图显示阻滞部位多在 HV 区,少数在 H 区。在体表心电图上,约 29% 的患者 QRS 波是窄的(≤0.10 秒),约 71% 的患者 QRS 波是宽的(≥0.12 秒)。

(4)二度Ⅱ型房室阻滞常见病因

①药物作用如洋地黄、奎尼丁、普鲁卡因胺、普罗帕酮、美托洛尔等均可发生二度Ⅱ型房室阻滞(但它们更易发生二度Ⅰ型房室阻滞)。

②电解质紊乱中高血钾(血钾为 10～13mmol/L)可引起房室阻滞。低血钾(血钾＜2.8mmol/L)也可引起各级房室阻滞。

③风湿热、风湿性心肌炎患者中约 26% 可伴有一度和(或)二度房室阻滞,以一度多见。病毒性心肌炎患者二度和三度房室阻滞并不少见。有时伴有束支阻滞,多表明病变广泛。其他感染,如柯萨奇 B 病毒感染、麻疹、腮腺炎、病毒性上呼吸道感染、传染性单核细胞增多症、病毒性肝炎、伤寒等可使传导系统广泛或局部受损,一度、二度、三度房室阻滞均可发生,受损程度可轻可重,但阻滞大多为暂时性的、可逆的,很少发展为永久性慢性房室阻滞。

④冠心病、急性心肌梗死二度房室阻滞的发生率为 2%～10%。二度Ⅱ型房室阻滞多见于前壁心肌梗

死,其发生率为 1‰～2‰。多在发病后 72 小时内出现。阻滞部位多在希氏束以下。扩张型心肌病二度阻滞者约占 4‰。其他疾病,如肥厚型心肌病、先天性心脏病、心脏直视手术、甲状腺功能亢进与黏液性水肿、钙化性主动脉瓣狭窄症等,均可见到各种程度的房室阻滞。

⑤近年来发现大约有半数慢性结下性房室阻滞并非动脉硬化、心肌炎或药物中毒所致,而是两束支或三束支发生非特异性纤维性变,有时病变可侵及希氏束的分叉处,而房室结和希氏束很少受到侵及,其原因不清。

3.临床表现及诊断

二度房室阻滞的临床症状取决于传导阻滞的程度及心室率的快慢。阻滞程度轻,导致心室漏搏很少时,对血流动力学影响不大,可以无明显症状。当心室漏搏较多,导致心率减慢至 50 次/分以下,可出现头晕、乏力甚至黑矇等心排出量降低的症状。二度Ⅱ型房室阻滞当心室率极慢时,可诱发阿斯综合征。

(1)心电图诊断标准

①二度Ⅰ型房室阻滞(图 1-1-3):PR 间期呈进行性延长,直到 QRS 波脱漏;脱漏后 PR 间期恢复,以后又逐渐延长重复出现,这种传导延迟递增的房室阻滞称为二度Ⅰ型房室阻滞,或文氏型房室阻滞。房室传导比例常为 3∶2、4∶3 或 5∶4 等。

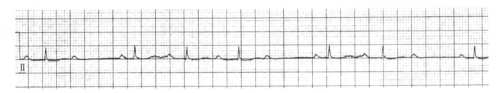

图图 1-1-3　二度Ⅰ型房室阻滞(莫氏Ⅰ型)

PR 间期进行性延长,直至 QRS 波脱漏结束文氏周期,呈 4∶3 房室阻滞

典型文氏型房室阻滞:a.PR 间期进行性延长,直至 QRS 波脱漏结束文氏周期;b.PR 间期的增量逐次减小;c.RR 间期进行性缩短(因 PR 间期增量递减),至形成一个长 RR 间期结束文氏周期;d.长 RR 间期<任意一短 RR 间期的 2 倍;⑤长 RR 间期后的第 1 个 RR 间期>长 RR 间期前紧邻的 RR 间期。

②二度Ⅱ型房室阻滞(图 1-1-4 及图 1-1-5):QRS 波群有规律或不定时的漏搏,但所有能下传的 PR 间期恒定(多正常,少数可延长)。阻滞程度不同,房室传导比例不同。常见的房室传导比例为 2∶1 和 3∶1,轻者可呈 3∶2、4∶3 等。常将房室传导比例在 3∶1 以上(含 3∶1)称为高度房室阻滞。

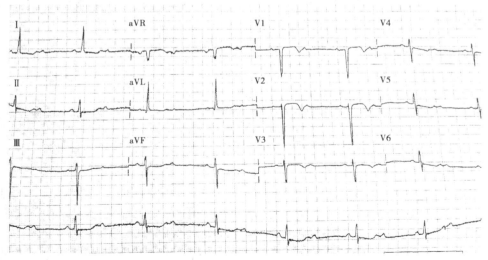

图 1-1-4　二度Ⅱ型及高度房室阻滞

PR 间期恒定,房室传导比例为 2∶1

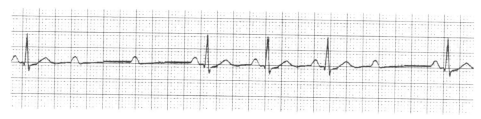

图 1-1-5　二度Ⅱ型及高度房室阻滞

PR 间期恒定、正常,QRS 波群有不定时的漏搏,房室阻滞呈 4∶1~4∶3 传导

（2）二度房室阻滞的希氏束电图特点

①二度Ⅰ型房室阻滞:阻滞部位 70%~80% 在希氏束近侧端,表现为 AH 间期进行性延长,直至完全阻滞。而 HV 间期正常。少数患者(7%~20%)的阻滞部位也可在希氏束内或希氏束远端,表现为 HH'或 HV 间期逐渐延长直至完全阻滞。

②二度Ⅱ型房室阻滞:病变约 35% 发生在希氏束内,65% 发生在希氏束远端(希氏束下)。阻滞发生在希氏束近端时,希氏束电图表现为 AH 间期延长,但下传的 HV 间期正常,不能下传的 A 波后无 H 波、无 V 波。阻滞发生在希氏束远端时,希氏束电图表现为 AH 间期正常,HV 间期延长,不能下传的那次心搏的 H 波后无 V 波。

4.鉴别诊断

二度Ⅰ型与二度Ⅱ型房室阻滞的鉴别诊断:二度Ⅰ型房室阻滞与Ⅱ型房室阻滞临床意义不同,前者阻滞部位多在房室结,预后较好;而后者阻滞部位几乎均在希普系统内,易发展为完全性房室阻滞,伴晕厥发作,需要心脏起搏治疗。

（1）心搏脱漏前后下传心搏中 PR 间期是否固定,PR 间期固定是Ⅱ型的标志,反之为Ⅰ型。

（2）2∶1 和 3∶2 阻滞,虽多见于Ⅱ型,但亦可为Ⅰ型。在较长的描记中(或前后心电图中)记录到 3∶2 阻滞,依下传的 PR 间期是否相等鉴别。

（3）高度房室阻滞伴逸搏形成不完全性房室分离时,观察心室夺获心搏 PR 间期是否相等,相等为Ⅱ型;不等(RP 与 PR 呈反比关系)为Ⅰ型。

（4）静脉注射阿托品可抵消迷走神经影响,使房室结阻滞有所改善多为二度Ⅰ型房室阻滞;而由于加快心率往往使希普系统内的阻滞加重,多为二度Ⅱ型房室阻滞。静脉注射阿托品,可引起房室传导比例改变,观察下传的 PR 间期是否恒定,有助于Ⅰ型与Ⅱ型的鉴别。

5.治疗策略及预后

（1）二度Ⅰ型房室阻滞

①无症状的二度Ⅰ型房室阻滞患者治疗因阻滞位置不同而不同。阻滞区位于房室结者(如绝大多数的二度Ⅰ型房室阻滞)通常不需治疗,但需定期随访。而阻滞区位于希普系统内的二度Ⅰ型房室阻滞,尽管无症状,也应紧密观察。须积极治疗原发病,去除诱因,对症处理。并应考虑心脏起搏治疗,因为这种心律是很不稳定的,可以突然发生心脏停搏或发展为高度或三度房室阻滞。这多见于伴有器质性心脏病的患者。

②有症状的(特别是有晕厥史)二度Ⅰ型房室阻滞患者不论阻滞区的位置如何,都应积极治疗。如系房室结内阻滞,心率过慢,可用阿托品 0.3mg 口服,每日 2~3 次,或阿托品 0.3~0.5mg 皮下注射,每日 1~2 次,也可用异丙肾上腺素及氨茶碱等治疗。

③急性心肌梗死时:二度Ⅰ型房室阻滞不常发生前间壁心肌梗死,一旦发生,表明是广泛的希氏束、普肯耶纤维损伤,易发展为高度房室阻滞。发生下壁心肌梗死,大多系迷走神经张力增高所致,多为良性,通常不需处理。如心率明显减慢或有症状,可用阿托品或氨茶碱口服治疗。

④永久性起搏治疗的适应证:二度Ⅰ型房室阻滞:二度Ⅰ型房室阻滞产生症状性心动过缓(Ⅰ类适应

证);无症状性二度Ⅰ型房室阻滞,因其他情况行电生理检查发现阻滞部位在希氏束内或希氏束以下水平(Ⅱa类适应证);二度Ⅰ型房室阻滞伴有类似起搏器综合征的临床表现(Ⅱa类适应证);神经肌源性疾病(肌发育不良、克赛综合征等)伴发的任何程度的房室阻滞,无论是否有症状,以防阻滞会随时加重(Ⅱb类适应证)。

(2)二度Ⅱ型房室阻滞

①二度Ⅱ型房室阻滞几乎全部发生在希氏束内和双侧束支水平(希氏束下),几乎都是病理性的。这种心律不稳定,可突然发生心脏停搏或进展为三度房室阻滞,患者可出现晕厥、心绞痛,严重者可出现阿斯综合征等并发症,预后较差,起搏器治疗是必要的。

②急性心肌梗死伴发的二度Ⅱ型房室阻滞经积极治疗原发病后,部分病例历时数小时或数天,阻滞可消失,如急性期后或经介入等积极治疗原发病后,房室阻滞仍不改善者可以考虑永久起搏器治疗。

(三)三度房室阻滞

1.概述

(1)定义:三度房室阻滞(CAVB),是由于房室传导系统某部分传导能力异常降低,所有来自心房的冲动都不能下传到心室,引起房室分离。三度房室阻滞是最高度的房室阻滞。阻滞区可位于房室结、希氏束或双侧束支系统内。典型心电图表现为完全性房室分离,心房率快于心室率,心室率缓慢而匀齐,通常在30～50次/分,先天性完全性房室阻滞时一般心室率较快。

(2)分类:根据阻滞部位不同可分为:

①完全性房室结阻滞:阻滞区位于房室结内,逸搏心律通常起自房室结下部(NH区)或希氏束上段,心室率为40～55次/分,偶尔更慢或稍快,QRS波形状正常(图1-1-6)。

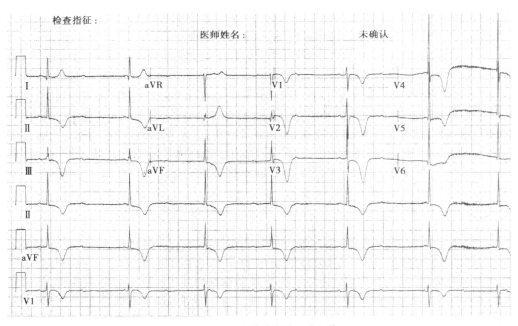

图1-1-6　完全性房室结阻滞阻滞

部位在房室结内,心室率46次/分

②完全性希氏束内阻滞:阻滞区位于希氏束内,逸搏灶往往位于希氏束下段,心室率大多在40次/分以下(30～50次/分),QRS波群可增宽。

③完全性希氏束下阻滞:阻滞区位于双侧束支水平(希氏束下),逸搏心律起自希氏束分叉以下的束支或分支,偶尔在外周普肯耶纤维,心室率大多为25～40次/分,QRS波宽大畸形(>110毫秒)(图1-1-7)。

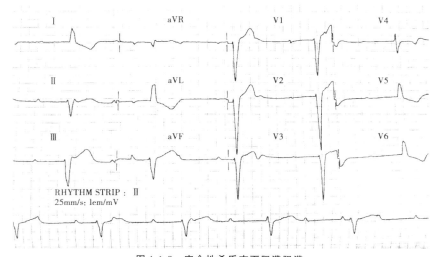

图 1-1-7 完全性希氏束下阻滞阻滞

部位在希氏束以下,心室率 32 次/分

2.病因、发病机制

三度房室阻滞是房室阻滞中严重的类型,阻滞部位按发生频率分别为希氏束下(49%～72%)、希氏束内(14%～18%)和房室结(14%～35%)。由于有病区域的细胞完全丧失了兴奋性,有效不应期占据了整个心动周期,所有来自心房的冲动传抵这个部位时便被阻而不能继续传布,为维持心室的收缩和排血功能,位于阻滞部位下方的自律性细胞(次级起搏点)便发出冲动以保持心室搏动(逸搏心律)。

导致三度房室阻滞的原因很多,可以分为先天性因素和后天性因素。

(1)先天性因素:阻滞部位通常在房室结。

关于先天性完全性房室阻滞的发病原因有几种理论,包括正常传导系统受损及发育异常,其病理改变具有以下特点:①心房肌与其周围的传导系统缺乏联系;②房室束中断;③传导系统结构异常。这三种病理变化分别是心房、室内及结室传导缺乏连续性。最常见的发现是正常的房室结被纤维、脂肪组织代替,同时远端的传导系统也有不同程度的受累。室内传导的连续性中断虽然罕见,但也有报道。

有充分的证据显示先天性完全性房室阻滞与先天性心脏病的发生相关。有报道这类患者的心房肌与房室结无连接,或房室结束支连续性中断。除严重致死性缺损外,在先天性完全性房室阻滞患儿中有30%～37%合并 L 型大动脉转位(即矫正型大动脉转位)。

(2)后天性因素:常见的病因有冠心病导致的心肌缺血或梗死,下壁心肌梗死会损伤房室结,导致三度房室阻滞,但这种损伤通常是暂时的,在心肌梗死后 2 周内恢复。前壁心肌梗死则造成心脏传导系统远端的损伤,这种对传导系统的破坏通常是广泛而持久的,最终需要植入起搏器治疗。

①药源性因素:包括钙通道阻滞剂、β受体阻滞剂、奎尼丁、普鲁卡因、锂剂、地高辛、三环类抗抑郁药。

②退行性疾病:Lenagre 病(退行性硬化仅累及传导系统)、Lev 病、心肌非致密化不全、指甲髌骨综合征、线粒体肌病。

③感染性因素:莱姆疏螺旋体(尤其是累及心内膜)、风湿热、心肌炎、Chagas 病(中美洲及南美洲)、曲霉菌心肌病、带状疱疹病毒、瓣环脓肿。

④类风湿疾病:强直性脊柱炎、赖特综合征、复发性多软骨炎、类风湿关节炎、硬皮病。

⑤侵袭性疾病:淀粉样病变、结节病、肿瘤、霍奇金病、多发性骨髓瘤。

⑥神经肌肉性疾病:Becker 型肌营养不良、强直性肌营养不良。

⑦代谢性因素:缺氧、低血钾、甲状腺功能低下。

⑧医源性因素:复杂的主动脉瓣手术、室间隔酒精消融、左前降支的介入治疗、房室结慢径或快径的消

融治疗。

3.临床表现及预后

症状及体征：因为心排血量明显减少，会出现晕厥或晕厥前症状，如心悸、心绞痛、黑矇等，严重者可出现 Adams-Strokes 综合征以及猝死。查体第一心音强度经常变化，第二心音可呈正常或反常分裂。间或出现心房音及响亮、清晰的第一心音（大炮音），系心房与心室收缩恰好同时发生所致，此时颈静脉可见巨大的 α 波（大炮波）。

发病率随年龄增长而增高，在婴儿期及儿童早期有一个小高峰，与遗传性传导阻滞相关。

阻滞部位靠下的三度房室阻滞，激动发放不稳定，容易出现心脏停搏，甚至猝死。

完全性房室结阻滞通常是可逆的，一般由下壁心肌梗死、急性心肌炎或洋地黄中毒引起；而完全性房室结以下部位阻滞常是永久性的，急性型常由急性前壁心肌梗死引起，慢性型常由传导系统（双侧束支）退行性变引起。

4.诊断与鉴别诊断

（1）诊断：心电图是最重要的诊断依据。典型的三度房室阻滞心电图具有以下特点：

①PP 间期和 RR 间期各有自己的规律，但 P 波与 QRS 波之间始终没有任何固定关系，形成完全性房室分离。

②心室率缓慢而匀齐。因为心室由位于阻滞区下方的次级起搏点（或逸搏节奏点）控制，即交界性或室性逸搏心律，因此心室率和 QRS 波形状因阻滞区位置的不同而有所差别。

③阻滞区位于房室结内，逸搏心律通常起自房室结下部（NH 区）或希氏束上段，心室率 40～55 次/分，偶尔更慢或稍快，QRS 波形状正常（窄的）。

④阻滞区位于希氏束内，逸搏灶往往位于希氏束下段，心室率大多在 40 次/分以下（30～50 次/分），QRS 波形状正常。

⑤起自 NH 区和希氏束上、中、下段的逸搏心律，往往统称为交界区逸搏房律。

⑥阻滞区位于双侧束支水平（希氏束下），逸搏心律起自希氏束分叉以下的束支或分支，偶尔在外周普肯耶纤维，心室率大多为 25～40 次/分，QRS 波宽大畸形（>110 毫秒）。

⑦心房率达到心房颤动水平时，依靠缓慢而匀齐的心室率可做出完全性房室阻滞的诊断。

（2）鉴别诊断

①加速性室性自主心律（AIVR）（图 1-1-8）：心室率较快，大于 60 次/分，QRS 波可表现为宽大畸形亦可正常，有房室分离，但容易出现心室夺获和心室融合波，而在三度房室阻滞时不会出现夺获及融合波。

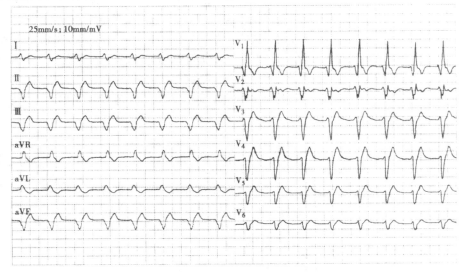

图 1-1-8　加速性室性自主心律

②干扰性完全性房室脱节:脱节的室率大于房率(即 QRS 波多于 P 波),室率一般较快,大于 60 次/分,QRS 波多为室上形态(正常)。

③高度房室阻滞:房室之间并未完全阻滞,因为 P 波的间断下传形成心室夺获,表现为逸搏心律不齐,夺获的 QRS 波与其前的 P 波有固定的时间关系(固定的 PR 间期),与前面的逸搏搏动无固定的时间关系(无恒定的偶联时间),夺获的 QRS 波之后的间歇等于或略短于逸搏心律的周期长度(无代偿间期)。

5.治疗策略

(1)急诊处理流程:描记标准 12 导联心电图。急查电解质、血气分析、心肌酶,消除诱因,治疗原发病。停用可疑导致心动过缓或传导阻滞的药物。

(2)静脉用药

①阿托品

a.用量:0.5～1mg 静脉推注,隔 3～5 分钟可重复注射;累积剂量一般不超过 3mg。

b.注意事项:儿童和老年人酌情减量。闭角型青光眼禁用。

②异丙肾上腺素

a.慎用:高血压、心动过速、地高辛中毒导致的心动过缓及传导阻滞、心绞痛、室性心律失常患者慎用。

b.用量:0.5～2μg/min 静脉滴注(紧急情况下可使用至 2～10μg/min)。

此外,山莨菪碱或氨茶碱也可作为一线药物。

(3)安装永久起搏器治疗(依据 2008 年 ACC/AHA/HRS 修订后的适应证)

①成人获得性房室阻滞安装永久起搏器的推荐

Ⅰ类适应证

任何组织部位的三度和高度房室阻滞伴症状性心动过缓(包括心力衰竭)或房室阻滞所致的室性心律失常(证据水平:C)。

任何组织部位的三度和高度房室阻滞伴需要药物治疗其他心律失常或其他疾病,而所用药物可导致症状性心动过缓(证据水平:C)。

任何组织部位的三度和高度房室阻滞虽无临床症状,但已经证明心室停搏≥3 秒或逸搏心率≤40 次/分或房室结水平以下的逸搏心律(证据水平:C)。

任何阻滞部位的三度和高度房室阻滞伴有无症状的房颤和心动过缓时,至少有 1 次心脏停搏时间≥5 秒(证据水平:C)。

射频消融房室交界区导致的三度房室阻滞(证据水平:C)。

心脏外科手术后发生的不可逆性房室阻滞(证据水平:C)。

任何阻滞部位的三度和高度房室阻滞伴神经肌源性疾病[例如强直性肌营养不良、Kearns-Sayre 综合征、Erb 肌营养失调(四肢-腰肌营养不良)、腓肠肌萎缩症],伴或不伴症状(证据水平:B)。

无论阻滞的类型和部位,症状性的二度房室阻滞(证据水平:B)。

无症状的任何阻滞部位的持续三度房室阻滞,伴清醒状态下平均心室率≥40 次/分,且存在心脏扩大或左心室功能障碍,或阻滞部位在房室结以下(证据水平:B)。

运动时出现的二度或三度房室阻滞,且没有心肌缺血证据(证据水平:C)。

Ⅱa 类适应证

无症状且没有心脏扩大的持续三度房室阻滞,伴逸搏心率>40 次/分(证据水平:C)。

电生理检查证实的希氏束内或希氏束下无症状二度房室阻滞(证据水平:B)。

一度或二度房室阻滞伴血流动力学不稳定或类似起搏器综合征症状(证据水平:B)。

无症状的窄 QRS 波的二度Ⅱ型房室阻滞。当出现宽 QRS 波时,包括单纯的 RBBB,则指征升为Ⅰ类(证据水平:B)。

Ⅱb 类适应证

神经肌源性疾病［例如强直性肌营养不良、Kearns-Sayre 综合征、Erb 肌营养失调（四肢-腰肌营养不良）、腓肠肌萎缩症］伴任何程度的房室阻滞（包括一度房室阻滞），伴或不伴症状，因为其房室阻滞的进展不可预测（证据水平：B）。

药物和（或）药物中毒引起的房室阻滞，当停药后仍有可能再次发生房室阻滞（证据水平：B）。

Ⅲ 类适应证

无症状的一度房室阻滞（证据水平：B）。

希氏束以上或不知道是位于希氏束内或希氏束以下的无症状二度Ⅰ型房室阻滞（证据水平：C）。

很有希望恢复且复发可能性不大的房室阻滞（药物中毒、Lyme 病或一过性迷走神经张力增加，或无症状的睡眠呼吸暂停综合征低氧血症期间）（证据水平：B）。

②心肌梗死急性期后安装永久起搏器的推荐

Ⅰ 类适应证

ST 段抬高的心肌梗死后发生希氏束或希氏束以下水平的持续性二度传导阻滞伴交替性束支阻滞，或急性心肌梗死后出现希氏束或希氏束以下水平的三度房室阻滞（证据水平：B）。

一过性的高度或三度房室阻滞（阻滞在房室结内），伴相关的束支阻滞。如阻滞部位不明确，应行电生理检查（证据水平：B）。

持续性、症状性的二度或三度房室阻滞（证据水平：C）。

Ⅱb 类适应证

房室结水平的持续性二度或三度房室阻滞，即使没有症状（证据水平：B）。

Ⅲ 类适应证

无室内传导异常的一过性房室阻滞（证据水平：B）。

仅有左前分支阻滞的一过性房室阻滞（证据水平：B）。

无房室阻滞的新发束支阻滞或分支阻滞（证据水平：B）。

无症状的持续性一度房室阻滞，伴束支阻滞或分支阻滞（证据水平：B）。

③儿童先天性完全性房室阻滞起搏器治疗的适应证见表 1-1-2。

表 1-1-2　儿童先天性完全性房室阻滞起搏器治疗的适应证

Ⅰ 类适应证
新生儿心率＜55 次/分或儿童及青少年心率＜40 次/分
合并先天性心脏病
伴有与心动过缓相关的临床症状
打瞌睡时间长
做噩梦
不能耐受体力活动
清醒时心脏停搏时间＞3 秒或睡眠时心脏停搏时间＞5 秒
宽 QRS 波逸搏节律
QTc 间期延长
除逸搏节律以外的复杂的室性期前收缩（成对或大于成对的室性异位节律）
Ⅱ 类适应证
运动时出现室性异位节律
此级起搏点恢复时间延长

（宗永华）

第二节 快速型心律失常

一、窦性心动过速

(一)概述

窦性心动过速:成人窦性心律的频率超过 100 次/分。窦性心动过速时窦房结发放冲动的频率为100～180 次/分,在年轻人中有可能会更高。体力活动中达到的最大心率随年龄增加而降低,20 岁时可达200 次/分,80 岁时低于 140 次/分。窦性心动过速时 PP 间期可有轻度变化,尤其是在心率较慢时。

(二)病因、发病机制

窦性心动过速可见于:

(1)某些生理状况,如运动、体力活动、情绪激动或吸烟,饮酒、茶、咖啡等。

(2)某些心内外疾患,如发热、贫血、甲状腺功能亢进、风湿热、急性心肌炎和充血性心力衰竭等。

(3)由某些药物引起,如 β 受体兴奋剂(异丙肾上腺素等)和 M 胆碱受体拮抗剂(阿托品等)等。

(4)持续性窦性心动过速可以是心力衰竭的表现。

窦性心动过速的多数原因是窦房结细胞 4 期复极加速,通常是由于交感神经张力增高和(或)副交感神经张力降低所致。

(三)临床表现

生理性窦性心动过速常无症状,病理性和药物性者除病因和诱因的症状外,可有心悸、乏力等不适,严重者可诱发心绞痛、心功能不全等。在结构性心脏病患者中,窦性心动过速可能造成心排出量降低或心绞痛,甚至促发另一种心律失常,原因可能是心室充盈时间过短,冠状动脉血流灌注不足。

不适当的窦性心动过速(IST)是一种临床上相对少见的综合征。该类患者表现为休息时心率持续性增快或窦性心率增快与体力、情感、病理或药物的作用程度不相关或不成比例,通常没有器质性心脏病和其他导致窦性心动过速的原因。IST 患者中大约 90% 为女性,且常见于年轻女性,年龄一般在 20～45 岁,平均年龄为(38±12)岁。

不适当的窦性心动过速其主要症状有心悸、气短、胸痛、头晕或近乎晕厥,有时 IST 可引起反复晕厥,因而可严重影响患者的生活质量,极少数情况下可导致心动过速性心肌病。

(四)诊断与鉴别诊断

心电图显示 P 波在 Ⅰ、Ⅱ、aVF 导联直立,aVR 导联倒置,PR 间期 0.12～0.20 秒。频率大多为 100～150 次/分,偶尔高达 200 次/分。刺激迷走神经可使其频率逐渐减慢,停止刺激后又加速至原先水平。当心率超过 150 次/分时,须与阵发性室上性心动过速相鉴别。后者以突发突止为特征,而窦性心动过速常逐渐增快和逐渐减慢,在病因未消除时,持续时间较长。

IST 的诊断标准包括:

(1)P 波形态和心内电图的激动顺序与窦性心律相同。

(2)心率在静息或轻微活动的情况下过度增快,出现持续性窦性心动过速(心率＞100 次/分),心动过速(和症状)是非阵发性的。

(3)心悸、近乎晕厥等症状明确与该心动过速有关。

(4)24 小时 Holter 监测平均心率超过 95 次/分,白天静息心率超过 95 次/分,由平卧位变为直立位时心率增快超过 25～30 次/分。

(5)采用平板运动的标准 Bruce 试验,在最初 90 秒的低负荷下,心率超过 130 次/分。

(6)排除继发性原因(如甲状腺功能亢进、嗜铬细胞瘤、身体调节功能减退等)。

（五）治疗策略

1.治疗病因

如治疗心力衰竭,纠正贫血、控制甲状腺功能亢进、低血容量等。

2.去除诱发因素

戒除烟、酒、咖啡、茶或其他刺激物(如具有交感神经兴奋作用的滴鼻剂等)。

3.药物治疗

必要时应用β受体阻滞剂或非二氢吡啶类钙通道拮抗剂(如地尔硫草)减慢心率。

4.IST 的治疗

(1)药物治疗:IST 首选药物治疗,但药物治疗效果往往不好。可选用 β_2 受体阻滞剂、钙拮抗剂(如维拉帕米和地尔硫草)和Ⅰc 类抗心律失常药或它们的组合。β_2 受体阻滞剂对于大多数交感神经兴奋引起的 IST 是有益的,目前是治疗 IST 的一线药物,但对于迷走神经张力减退的 IST 疗效不佳。所有上述药物可以中等程度的降低窦房结的发放频率,但长期应用往往效果不佳,或者难以长期耐受。盐酸伊伐布雷定(I$_f$ 电流阻滞剂)已在一些国家上市用于治疗一部分 IST。

(2)消融治疗:对于难治性 IST 患者,导管消融是一种非常重要的治疗方法,国内外已有不少成功的经验。

(3)消融策略

①完全窦房结消融:最初在界嵴上端开始消融,逐渐沿界嵴下移至界嵴下 1/3,以心率下降超过 50% 伴交界区逸搏心律为目标。其复发率低,但消融次数非常多,X 线曝光时间长,且异位房性心动过速和起搏器植入比例高。

②窦房结改良:由于窦房结起搏点可以很多,常用的方法是对电生理标测发作中或异丙肾上腺素诱发的窦性心动过速的最早激动点进行消融(最好放置一根 10 极或 20 极的界嵴电极导管),标测点的局部激动时间一般较体表心电图 P 波起始点提前 25～45 毫秒,消融终点为基础心率下降至 90 次/分以下,以及在异丙肾上腺素作用下窦性心率下降 20% 以上。该方法可以明显降低最大心率和 24 小时平均心率,但对最低心率没有影响。其起搏器植入的可能性明显降低。

③房室结消融加起搏器植入:在 IST 的早期治疗中曾采用过,但有些患者在术后仍可能有症状,且对于年轻人来说,代价太高,目前仅适用于其他方法无效的有严重症状的患者。

④外科消融:经心外膜途径消融,大约 $2cm^2$ 的窦房结区域被消融,以出现房性或交界区逸搏心律为终点。因其需要开胸手术和体外循环,以及有相应的并发症风险,仅于其他方法无效时采用。

目前大多数患者都采用窦房结改良的方法。心腔内超声和三维电标测系统、非接触性标测等可能提高成功率,降低 X 线曝光时间。其中三维电标测系统可同时显示被标测心腔的电激动和解剖结构两种信息,较心内超声引导更加精确,大大减轻了对窦房结的损伤程度,同时还避免了长时间透视对人体的损伤。不适当窦性心动过速消融的复发率高,再次消融后因合并窦房结损伤、窦性心动过缓而需植入永久起搏器的概率显著增加。

二、室上性心动过速

室上性心动过速(SVT),简称室上速,是指起源于心房或房室交界区的心动过速,大多数是由于折返激动所致,少数由自律性增加和触发活动引起。室上性心动过速包括房性心动过速(AT)、心房扑动(AF)、房室结折返性心动过速(AVNRT)、房室折返性心动过速(AVRT)。室上性心动过速发作的频繁程度和持续时间在不同的患者差异很大,同时患者的临床表现与是否合并器质性心肺疾病及合并疾病的性质和严重程度密切相关。

（一）病因

1.房性心动过速

房性心动过速多见于器质性心脏病患者伴心房肥大、慢性阻塞性肺疾病、心肌病、心肌梗死、低血钾及洋地黄中毒等患者。少数房性心动过速是病窦综合征慢-快综合征的表现之一。特发性房性心动过速少见,常发生于儿童和青少年。

2.心房扑动

阵发性心房扑动可发生于无器质性心脏病者。持续性心房扑动大多发生在各种器质性心脏病,其中最主要病因是风湿性心脏病(二尖瓣狭窄)与冠心病。心外病因包括甲亢、洋地黄等药物过量及酒精中毒等。

3.房室折返性心动过速

房室折返性心动过速常发生于无器质性心脏病患者,少数可由心脏疾病或药物诱发。由房室结区(正路)和房室传导副束(旁路)组成的环路中发生连续的折返激动所致。

4.房室结折返性心动过速

房室结折返性心动过速常发生于无器质性心脏病患者,少数可由心脏疾病或药物诱发。由房室交界区存在传导速度快慢不同的双径路形成连续的折返激动所致。

(二)发病机制

1.冲动起源异常

冲动频率的加速可发生于具有正常自律性的细胞,也可发生于原来无自律性的细胞。临床上常见于原位自律性增高,如不恰当的窦性心动过速;异位自律性增高,如某些类型的房性心动过速。

2.触发活动异常

多为复极过程紊乱所致的后除极电位,当后除极电位达到一定阈值,就产生一个动作电位,如多源性房性心动过速是由后除极电位异常引起等。

3.折返机制

绝大多数的室上性心动过速的发生机制为折返。可由解剖上的折返环、功能上的折返环或两者同时存在引起折返激动。形成折返激动一般具备两个条件:①至少存在两条以上功能上或解剖上的传导途径,并在近端或远端形成闭合环;②有足够长的传导时间,使得单向传导阻滞的径路不应期得以恢复其应激性。常见的折返性心动过速有 AVNRT、AVRT、持续性交界区折返性心动过速(PJRT)及心房扑动等。

(三)临床表现

1.房性心动过速

房性心动过速根据发生机制与心电图表现的不同,可分为房内折返性心动过速(IART)、房性自律性心动过速(AAT)和房性紊乱性心动过速(CAT)三种。

(1)房内折返性心动过速:常反复发作,发作时胸闷、心悸、气促,一般无严重症状和血流动力学障碍。

(2)房性自律性心动过速:可短暂发作或持续数月,症状多不严重,有的患者其可持续数年为慢性持续性房速,少数可发展至心动过速性心肌病,洋地黄中毒者可致心力衰竭加重、低血压或休克。

(3)房性紊乱性心动过速:发作时常诱发或加重心功能不全,易发展为心房颤动,部分患者常提示预后不良。

2.心房扑动

心房扑动患者轻者可无明显不适,或仅有心悸、心慌、乏力;严重者头晕、晕厥、心绞痛或心功能不全,少数患者可因心房内血栓形成脱落而引起脑栓塞。心室律可规则,房室 2:1 下传时,通常为 $140\sim160/\min$;伴不规则房室传导阻滞时,心室率可较慢,且不规则;有时心室率可因房室传导比例的转变而突然自动成倍增减,按摩颈动脉窦或压迫眼球可使心室率减慢或突然减半,解除压迫后又即回复到原有心率水平,部分可听到心房收缩音。

心房扑动往往有不稳定的趋向,可恢复窦性心律或进展为心房颤动,但亦可持续数月或数年。心房扑动时心房收缩功能仍得以保存,栓塞发生率较心房颤动为低。令患者运动,应用增加交感神经张力或降低副交感神经张力的方法,均通过改善房室传导,使心房扑动的心室率明显加速。心房扑动的心室率不快者,患者无症状。心房扑动伴有极快的心室率,可诱发心绞痛与充血性心力衰竭。

3.房室结折返性心动过速

房室结折返性心动过速多发生于没有器质性心脏病的患者,女性多于男性,频率常为140~250/min。患者可表现心悸、烦躁、紧张、乏力、心绞痛、心功能不全、晕厥,甚至休克等。

4.房室折返性心动过速

房室折返性心动过速(AVRT)的发生率仅次于房室结折返性心动过速(AVNRT),约占全部室上性心动过速的30%。患者可有心悸、心前区不适或心绞痛、眩晕,严重时可有血压降低、休克及心功能不全。

(1)前传型房室折返性心动过速:AVRT发病较早,发作时可有心悸、心前区不适或心绞痛、眩晕,严重时可有血压降低、休克及心功能不全。AVRT发作时心率可稍快于AVNRT,但以同一范围者居多。心律绝对规则,心音强弱均等。心动过速时由于心房扩张及抗利尿钠排泄因子分泌增多,在心动过速终止后可出现多尿。一般心率超过160/min即感心悸、胸闷,超过200/min时可有血压下降、头晕,甚至晕厥。

(2)逆传型房室折返性心动过速:临床症状及临床经过均比前传型房室折返性心动过速要重,也较危险。发作时心率为140~250/min,常在200/min左右。心率在150/min以上时即可产生明显的症状及血流动力学障碍,常并发有心绞痛、心源性休克或晕厥。严重者可导致室性心律失常,甚至猝死。

(四)辅助检查

1.心电图和心电生理检查

(1)房性心动过速

①房内折返性心动过速:a.房性P'波,频率130~150/min,偶可高达180/min,较为规则;b.P'波与窦性P波形态不同,与房内折返途径有关;c.P'-R间期≥120毫秒,发生房室阻滞时不能终止房速发作;d.QRS形态和时限多与窦性相同;e.心电生理检查时,心动过速能被房性期前刺激诱发和终止。心动过速开始前必先经历房内传导延缓。心房激动顺序与窦性心律时不同。

②房性自律性心动过速:a.房性P'波,频率100~200/min,发作初期频率渐趋稳定(温醒现象);b.P'波与窦性P波形态不同,取决于异位兴奋灶的部位;c.P'-R间期≥120毫秒,发生房室阻滞时不能终止房速发作;d.QRS形态和时限多与窦性相同;e.心电生理检查时,房性期前刺激不能诱发或终止房性自律性心动过速。

③房性紊乱性心动过速:a.房性P'波,频率100~130/min;b.有3种或3种以上形态不同的P'波,且P'波之间有等电位线;c.P'-P'、P'-R,R-R间距不规则,部分P'波不能下传心室;d.心电生理检查时,房性期前刺激不能诱发或终止房性紊乱性心动过速。

(2)心房扑动

①P波消失,代以形态、振幅、间距规则的锯齿状房扑波(F波),F波在Ⅱ、Ⅲ、aVF或V₁导联最明显,频率在250~350/min,等电位线消失。增加迷走神经张力的措施可产生短暂的房室传导阻滞而使F波清晰显示。

②QRS波群形态正常,伴室内差异性传导、束支传导阻滞或预激综合征时,QRS波群增宽、畸形。

③心室率的快慢取决于房室传导比例。传导比例以偶数多见,奇数少见。其中以2:1传导最常见。当房扑率为300/min时,产生150/min的心室率最具特征性。

④心室律规则与否,取决于房室传导比例是否恒定。不规则的心室率是由于传导比率不恒定所致。

(3)房室结折返性心动过速

①QRS频率100~250/min,节律规则。

②QRS波群形态与时限通常正常,但如心室率过快发生室内差异传导或窦性激动时即有束支传导阻滞时,QRS波群可宽大畸形。

③可见逆行P'波,常重叠于QRS波群内或位于其终末部。

④心电生理检查时,心动过速能被期前刺激诱发和终止,R-P'间期60~70毫秒,房室交界区存在双径路现象。后者表现为房室传导曲线中断,相同或相近速率(<10毫秒)期前刺激时,出现长短两种S-R间期,互差>50毫秒。

（4）房室折返性心动过速

①QRS 频率 150～250/min，节律规则。

②QRS 波群形态与时限均正常时，为房室正路顺传型房室折返性心动过速。QRS 波群宽大畸形和有 δ 波时，为房室正路逆传型房室折返性心动过速。

③可见逆行 P′波，R-P′间期一般 110～115 毫秒。

④心电生理检查时，心动过速能被期前刺激诱发和终止，R-P′间期常 110～115 毫秒。

2.动态心电图检查

对于频发的短阵心动过速，常规 12 导联心电图往往难以捕捉心动过速发作的情形，动态心电图有助于了解心律失常的情况并了解临床症状与心律失常的相关性。

（五）诊断及鉴别诊断

1.无心电图记录时的诊断

（1）病史与体检：室上性快速性心律失常的症状取决于心室率、基础心脏疾病、发作持续时间与患者的自我感觉状况。阵发性心律失常的患者在就诊时经常无症状，阵发性心悸是重要的诊断线索。室上性心动过速见于各个年龄段，反复出现且突发突止。而窦性心动过速则是非阵发性，逐渐加速和逐渐停止。有规律的突发突止的心悸通常是由 AVRT 和 AVNRT 引起，如果刺激迷走神经可以终止常提示该折返有房室结参与。由于心房收缩适逢房室瓣关闭，导致心房压升高，心房肽分泌增多，引起多尿，则支持持续性室上性心动过速。少数患者发生晕厥。其原因为：①快速室上性心动过速的起始或突然终止时，出现较长的心脏停搏间歇；②因房颤通过旁道下传，引起过快的心室率；③伴有心脏结构异常如主动脉瓣狭窄、肥厚型心肌病或脑血管疾病。需要注意的是，持续数周到数月的室上性心动过速伴有快速心室率，可以引起心动过速介导的心肌病。

（2）诊断：记录常规 12 导联心电图，可提供异常节律、预激、Q-T 间期延长、窦性心动过速、ST 段异常或基础心脏病的证据。

①对于频发短暂的心动过速患者，应进行 24 小时动态心电图检查。对于发作次数少（<2 次/月）的患者，采用心电事件记录仪或可携带循环记录仪。对于发作少但有血流动力学不稳定的患者，可选择埋藏式心电事件记录仪。运动试验很少用于诊断，除非心律失常明显与运动有关。

②有阵发性规律性心悸病史的患者，静息心电图检查出现预激，提示 AVRT。预激患者出现无规律的阵发性心悸，强烈提示心房颤动，因该类患者易发生猝死，需要进行电生理检查并进一步评估。

③难以确诊的心律失常，可选择食管心房起搏进行诊断和诱发快速心律失常。

④对于已经确诊的持续性室上性心动过速，除常规体格检查和 12 导联心电图检查外，还应做超声心动图检查等，以除外可能存在的心脏器质性疾病。

2.窄 QRS 波心动过速的诊断

描记完整的窦性心律和心动过速时的心电图，对诊断与鉴别诊断具有重要价值，尤其是鉴别窄 QRS 波和宽 QRS 波心动过速。窄 QRS 波心动过速是体表心电图 QRS 波时限<120 毫秒的心动过速，而 QRS 波时限≥120 毫秒的心动过速称为宽 QRS 波心动过速。对于血流动力学不稳定的患者，无论窄 QRS 波心动过速还是宽 QRS 波心动过速，均需要紧急电复律，并通过除颤记录仪尽可能记录下心动过速时的心电图。对于心动过速发作时描记的心电图，应注意分析心电图 P 波与 R 波的关系，同时密切观察对腺苷和颈动脉窦按摩的反应，对于区别窄 QRS 波心动过速的类型有较大价值。

（1）窄 QRS 波心动过速的鉴别程序：R-R 间期是否规则，如 R-R 间期不规则，提示心房颤动、房性心动过速或心房扑动隐匿传导或阻滞；如 R-R 间期规则，心电图上有 P 波，则观察心房率与心室率。如心房率>心室率，为房性心动过速或心房扑动；心房率<心室率，应当比较 R-P 与 P-R 间期的大小。如 R-P<P-R 且 R-P<70 毫秒，则为 AVNRT；R-P<P-R 且 R-P>70 毫秒，应为 AVRT、AVNRT 或房性心动过速；而 R-P>P-R，当属房性心动过速、PJRT 或非典型性 AVNRT。

（2）窄 QRS 波心动过速对腺苷反应的诊断程序：血流动力学稳定的规则的窄 QRS 波心动过速→静脉

注射腺苷 3mg(静脉注射＜2 秒,必要时 2 秒后 6mg 重复)→观察心率与心律变化→判定心律失常类型:①心率无改变,为注射量或速度不够,或室性心动过速(分支或高位间隔起搏点);②心率逐渐减慢以后又逐渐回升,为窦性心动过速、房性心动过速(自律性),或非阵发性交界区折返性心动过速;③心动过速突然终止,为 AVNRT、AVRT、房室结折返或房性心动过速(自律性);④持续性房性心动过速伴短暂 AVB,为心房扑动或房性心动过速。

(六)急性期治疗

根据病史和心电图资料,一旦诊断明确,应针对其机制及伴随的血流动力学状态采取相应的急、慢性治疗措施。宽 QRS 波心动过速不能以血流动力学状况估计心动过速类型,难以明确诊断时应按室性心动过速处理。无论是室性心动过速还是室上性心动过速,若血流动力学不稳定,最有效的处理方法是直流电复律。

1.血流动力学稳定的窄 QRS 波心动过速急性期的处理

(1)迷走神经刺激:规则的窄 QRS 波心动过速一般为室上性心动过速,迷走神经刺激可终止心动过速或影响房室传导。对于稳定规则的室上性心动过速,应当首选迷走神经刺激法。深吸气后屏气同时用力做呼气动作(Valsalva 法),或用压舌板等刺激咽喉部产生恶心感,可终止 AVNRT 或 AVRT。压迫眼球或按摩颈动脉窦现已少用。迷走神经刺激法仅在早期使用效果较好。

(2)抗心律失常药物:维拉帕米和普罗帕酮终止室上性心动过速的疗效好,作为首选药物,但使用时应注意避免低血压、心动过缓。室上性心动过速终止后立即停止注射。腺苷对窦房结和房室结传导有很强的抑制作用,起效快且半衰期短,应快速推注,心动过速终止后可出现窦性停搏、AVB 等缓慢性心律失常,通常持续数十秒,一般不需特殊处理。腺苷禁用于有哮喘病史和冠心病的患者。需要强调的是:若同时使用茶碱类药物者,腺苷应增量;腺苷作用会被双嘧达莫加强,使用时相应减少剂量;合用卡马西平时,易产生 AVB;腺苷有诱发短暂心房颤动的可能(1%～15%),对预激患者有诱发心室颤动的危险。国内有应用三磷腺苷(ATP)终止室上性心动过速的报道,不良反应及注意事项与腺苷相同。地尔硫草、β 受体阻滞药静脉注射也有效。当上述治疗无效或伴有器质性心脏病,尤其是心衰时,或存在上述药物的禁忌时,可使用胺碘酮、洋地黄类药物。

(3)监测和记录心电图:任何治疗过程包括迷走神经刺激均要全程监测心电图,观察心动过速是否终止,或评价心律变化以进一步诊断。心动过速终止而 QRS 波后无 P 波,支持 AVRT、AVNRT 的诊断。心动过速终止而在 P 波后无 QRS 波,支持房性心动过速的诊断。持续性心动过速合并 AVB,支持房性心动过速和心房扑动的诊断,可以排除 AVRT,AVNRT 的可能性也极小。

2.血流动力学稳定的宽 QRS 波心动过速急性期的处理

(1)对于无器质性心脏病、LVEF 正常者,可选用普罗帕酮、索他洛尔和普鲁卡因胺;对于有器质性心脏病、LVEF 降低者,可选用利多卡因和胺碘酮。

(2)已诊断为室上性心动过速者,则按窄 QRS 波心动过速处理。

(3)经旁道前传的宽 QRS.波心动过速可按室上性心动过速处理,宜选用普罗帕酮、胺碘酮,但禁用影响房室结传导的药物。

(4)洋地黄过量引起的室性心动过速,主要针对洋地黄过量处理。

3.室上性心动过速的电复律治疗

(1)适应证与禁忌证

①适应证:药物治疗无效者;心室率过快致严重血流动力学障碍者(紧急复律)。

②禁忌证:洋地黄中毒或低钾血症引起者;高度或完全性 AVB;病窦综合征。

(2)操作前准备

①知情同意:告知患者电复律的目的和必要性,告知操作的基本过程和方法,告知可能的并发症,签署电复律同意书(紧急电复律除外)。

②复律与监护设备:除颤器、心电图仪、心电监护仪。

③麻醉药物：地西泮或氯胺酮。

④复苏器械：简易呼吸器、面罩、气管导管、呼吸机。

⑤复苏药物：肾上腺素、异丙肾上腺素、阿托品、胺碘酮、硫酸镁、尼可刹米、洛贝林等。

（3）操作要点

①复律时准备：术前当日禁食，术前1～2小时服少量镇静剂，术前30分钟开始高流量吸氧，患者平卧于硬板床上，建立静脉通道，描记12导联心电图以供对照。

②联通电源：连接电源及除颤器示波导联，打开除颤器上电源开关，观察是否正常通电与示波。

③设置同步状态：选择R波较高的导联进行示波观察，测试同步性能，置电复律器的"工作选择"为R波同步类型，再次检查与患者R波同步的准确性。

④镇静与麻醉：缓慢静脉注射（<5mg/min）地西泮0.3～0.5mg/kg（一般20～40mg），或氯胺酮0.5～1mg/kg，麻醉至睫毛反射消失为停止注射的主要指标，并结合意识蒙眬与痛觉状态。

⑤选择能量键：设置能量键至所需的能量水平，即室上性心动过速50～100J（单相或双相除颤）。

⑥安置电极板：涂上导电糊或包以数层浸过盐水的纱布，两电极板分别置于胸骨右缘第2肋间及左腋前线第5肋间，两电极板至少相隔10cm。

⑦充电：按"充电"按钮，将电极板充电至预定的复律能量。

⑧复律：按紧电极板，请周围人员"让开"，按"放电"按钮，观察到患者的胸部肌肉抽动情况。

⑨判定复律成功与否：立即观察心电图检查，观察10秒左右，以判定复律是否成功。如果转为窦性心律，应当做心电图与前面对比；如果不成功，决定是否需要再次除颤并选择能量。

⑩密切观察：转复窦性心律后，密切观察患者的呼吸、血压、心率、心律变化，直至观察到患者清醒后30分钟，卧床休息至少1天。

⑪设备整理备用：除颤完毕后，关闭除颤器电源，擦拭电极板，电除颤仪放置原位。

（4）注意事项

①患者身体不与金属物相接触，与身体相连的设备应与地面绝缘。

②连接心电导联的胸壁电极不影响电极板的放置。

③胸壁有汗液或异物时用干纱布擦净。

④电极板所涂导电糊要均匀，或包裹电极板的生理盐水纱布应预先拧干。

⑤放电时身体站稳，适度离开木板床。

⑥电复律成功后，继续应用抗心律失常药物预防复发。

⑦电复律后，告知电复律的注意事项。

⑧熟知如何监测、发现与及时处理并发症。

三、室性心动过速

（一）概述

1.定义

室性心动过速（VT），是指起源于希氏束以下水平的左右心室或心脏的特殊传导系统，至少连续3个或3个以上的快速性心律失常。如果是心脏电生理检查中程序刺激所诱发的室性心动过速，则必须持续6个或6个以上连续的心室搏动。室性心动过速多见于器质性心脏病患者，且常常伴有血流动力学异常，并可能转变为室颤，引起心脏骤停，是临床常见的心血管急症之一。

2.分类

（1）按室性心动过速发作时临床表现分类：

①血流动力学稳定：无症状或轻微症状，如心悸、感觉到心跳过重、心跳过快、漏跳或停顿等。

②血流动力学不稳定：出现先兆晕厥（如黑矇、头晕、无力等）、晕厥（一过性神志丧失，可自行恢复）、心

脏性猝死(未预料症状出现后 1 小时内死亡)或心脏骤停(症状出现后 1 小时内出现心脏性猝死,通常为心律失常所致,经电复律等治疗终止)。

(2)根据心电图可分为:

①非持续性室性心动过速(图 1-2-1):起源于心室的心律失常发作≥3 跳,心室率>100 次/分,持续<30 秒。含:a.非持续性单形性室性心动过速;b.非持续性多形性室性心动过速(周长 180～600 毫秒)。

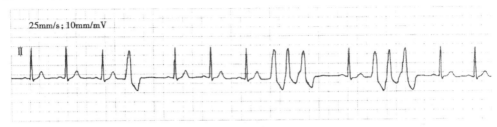

图 1-2-1　非持续性室性心动过速

②持续性室性心动过速:室性心动过速发作时间>30 秒,心室率>100 次/分,或室性心动过速发作时间<30 秒但伴明显血流动力学障碍需要终止。含:a.持续性单形性室性心动过速;b.持续性多形性室性心动过速(周长 180～600 毫秒)。

③束支折返性室性心动过速(图 1-2-2 及图 1-2-3):室性心动过速折返环涉及希普系统,常为 LBBB 图形,通常发生在心肌病患者中。

④双向性室性心动过速:室性心动过速发作时相邻每 1 跳之间均伴额面电轴的改变,通常与洋地黄毒性相关。

⑤尖端扭转型室性心动过速:伴 QT 间期延长的多形性室性心动过速,QRS 波的顶峰沿等电位线翻转。

⑥室扑:室性心律失常时心室率为 300 次/分左右,周长变化≤30 毫秒,形态单一,在 QRS 波之间无等电位线。

⑦室颤:通常快速心室率超过 300 次/分(周长通常≤180 毫秒),QRS 波周长、形态和振幅均显著变化的不规则室性心律失常。

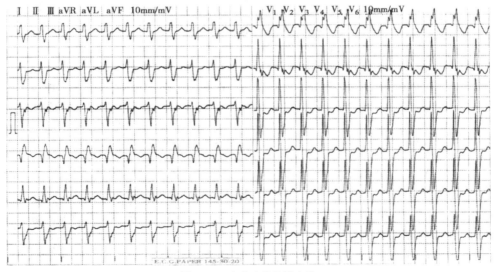

图 1-2-2　右束支阻滞型室速

V₁ 导联呈 qR 波,V₆ 导联呈 RS 波,但 R/S<1

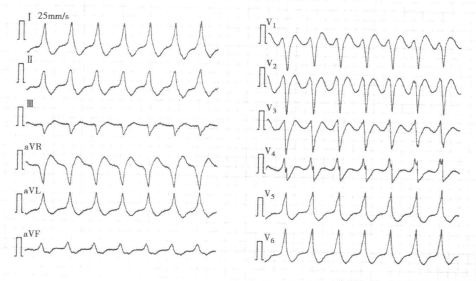

图 1-2-3 左束支阻滞型室速

V_1 导联 r 波时限＞30 毫秒，且 RS 时限＞0.07 秒

（3）根据病因可分为

①特发性室性心动过速，或心脏结构正常的室性心动过速：约占所有室性心动过速的 $10\%\sim20\%$，多发生在青少年患者，常规检查无心脏结构和功能异常证据。室性心动过速可起源于右心室和左心室任何部位，但多起源于左右心室流出道及左心室流入道间隔部。

②器质性室性心动过速：器质性或结构性心脏病患者所发生的室性心动过速，常见病因为心肌梗死后，其他可见于各种类型的心肌病、先天性心脏病、心力衰竭等。病理性室性心动过速占所有室性心动过速的 $80\%\sim90\%$。

（二）病因、发病机制

室性心动过速多见于各种类型的器质性心脏病患者，少见于心脏结构无明显异常的"正常人"。引起室性心动过速的原因很多，可概括为三个方面：

（1）器质性心脏病：冠心病是室性心律失常的最常见病因，急性心肌缺血可诱发多形性室性心动过速或室颤，而心肌梗死后的瘢痕形成容易发生持续性单形性室性心动过速。其他可见于心肌病（包括扩张型心肌病、肥厚型心肌病、致心律失常性右心室心肌病等）、心脏瓣膜病、先天性心脏病、二尖瓣脱垂综合征、Chagas 病、心肌炎以及原发性或转移性心脏肿瘤等。

（2）无明显器质性心脏病的原发性心电异常或离子通道病，如 Brugada 综合征、先天性长 QT 综合征（LQTs）、短 QT 综合征等。

（3）引起室性心动过速的外界因素：包括：①药物和毒物的作用，如洋地黄过量、抗心律失常药物的致心律失常作用、拟交感神经药物、抗抑郁药和锑剂中毒等。②电解质和酸碱平衡失调等，如低钾血症、高钾血症、低镁血症和酸中毒等。③其他，如心脏外科手术、造影或心导管刺激等也可引起室性心动过速。

室性心动过速的发生机制包括折返激动、自律性异常增高和触发活动。器质性心脏病患者心室肌内的病变或瘢痕组织，以及心肌重构后的心肌肥大和纤维化等，构成了室性心动过速发生的解剖基质；心室不同部位的兴奋性、传导性与不应期的异常和各向异性、自律性增强以及存在非兴奋组织等，构成了室性心动过速发生的电生理基质。研究表明，特发性室性心动过速的机制多为局灶机制，即由于局部自律性增高或触发活动所致，如心室流出道室性心动过速；少数为折返机制，如特发性左心室分支性室性心动过速。器质性室性心动过速的机制多为围绕心室肌内的瘢痕组织和（或）解剖屏障（如瓣环、外科手术切口、补片等)的折返性心律失常,约占90%以上;少数为局灶机制。

(三)临床表现及预后

(1)室性心动过速的临床表现取决于基础心脏病的有无和严重程度、室性心动过速的频率和持续时间、房室收缩顺序的丧失和心室激动顺序改变对收缩功能的影响等诸多因素。例如显著心力衰竭的患者,即使频率相对较慢的室性心动过速也可引起严重的循环衰竭。

(2)室性心动过速可表现为短暂、无症状的非持续性发作,血流动力学稳定的持续性发作,也可表现为血流动力学不稳定的持续发作。

(3)少数室性心动过速可无症状,尤其是无器质性心脏病的患者,可于体检或心电图检查时偶然发现。多数室性心动过速可引起心排出量减少和低血压症状,常见主诉为心悸、头晕、眩晕、视觉障碍和精神改变(如焦虑等),有缺血性心脏病的患者可引起胸闷和胸痛。室性心动过速持续时间长可能诱发或加重心力衰竭,出现相应的症状和体征。如室性心动过速发作时不能维持血压,可能导致循环衰竭和休克,严重可引起先兆晕厥、晕厥,甚至猝死。

(4)无休止性室性心动过速长期发作可导致原先正常的心脏出现心脏扩大、心力衰竭等,称为心动过速性心肌病。

(5)查体时除了心率和脉搏加速外,在合并室房传导阻滞的患者,可因房室收缩不同步导致心尖部第一心音强弱不等。此外可发现基础心脏病原有的体征,以及随症状严重性不同可能出现相应的低血压、休克或心力衰竭等体征。

(6)特发性室性心动过速的预后多数良好,绝大多数可经导管消融根治。器质性室性心动过速的预后较差,发作时伴明显血流动力学障碍、有晕厥或心脏骤停病史、左心室射血分数明显降低或有严重心力衰竭症状的患者,发生心脏性猝死的风险明显增加,应进行猝死的二级预防。

(四)诊断与鉴别诊断

1.诊断

体表心电图和动态心电图是室性心动过速诊断的主要依据,常见的室性心动过速心电图特征如下:

(1)频率:多数为100~250次/分,持续性室性心动过速的频率多数为180次/分左右,小儿的室性心动过速频率较成人快。

(2)节律:持续性单形性室性心动过速的RR间期一般是规则或相对规则的,RR间期之差一般少于20毫秒;但多形性室性心动过速的RR间期可极不规则。

(3)QRS波群:宽大畸形,时限多≥120毫秒,其中一半以上的病例>140毫秒;而起源于高位室间隔或分支的室性心动过速,时限可<120毫秒。

(4)额面电轴:约有2/3的室性心动过速电轴左偏(−90°~−30°),其余的病例中约一半为电轴右偏(+90°~+270°),另一半正常。

(5)心室激动(R波)与心房激动(P波)的关系:可表现为室房分离、室房1:1传导或室房部分传导(文氏型或其他类型的传导阻滞);由于室性心动过速时QRS-T波群显著增宽,P波往往难以辨别,仅1/4的室性心动过速可找到P波,部分患者需要结合食管电生理检查、腔内电生理检查或对药物的反应来协助诊断。

(6)心室夺获或室性融合波:指窦性或房性激动经房室结下传部分或完全激动心室,导致室性心动过速特有的心电图表现,但仅见于约5%的频率较慢的室性心动过速。

2.鉴别诊断

室性心动过速为QRS波群宽度≥120毫秒,频率>100次/分的宽QRS波心动过速,常见宽QRS波心动过速包括:室性心动过速、室上性心动过速伴差异性传导或束支阻滞、逆向型房室折返性心动过速、经房室旁路前传的房性心动过速、房扑或房颤,以及与起搏器相关的心动过速(起搏器介导的心动过速或房性心律失常时发生心室跟踪起搏),其中室性心动过速占宽QRS波心动过速的绝大部分(约80%左右)。鉴别诊断时需注意以下几个方面:

（1）重视临床资料的收集：包括基础心脏病的病史和病程、心脏超声有无右心室和（或）左心室增大、心动过速发作时的血流动力学改变、药物或迷走神经刺激能否终止心动过速、有无双腔起搏器植入病史等。

（2）仔细阅读窦性心律时的心电图特征：①窦性心律时心电图是否有预激综合征，如有，倾向于室上性心动过速；②窦性心律时是否出现束阻滞，与宽 QRS 波心动过速时形态是否一致，如一致，倾向于室上性心动过速；③窦性心律心电图是否记录到与宽 QRS 波心动过速同形态的室性期前收缩，如有倾向于室性心动过速；④窦性心律时是否有异常 q 波（须排除心肌梗死或心肌病）或 ε 波（须排除致心律失常性右心室心肌病），如有，倾向于室性心动过速。

（3）认真分析宽 QRS 波心动过速发作时的心电图特征：包括额面电轴、心动过速时 QRS 波群宽度、QRS 波群形态、室房分离等。

（4）电生理检查：如果上述鉴别诊断方法仍不能明确宽 ORS 波心动过速的性质，可考虑进一步行电生理检查以明确诊断。

目前关于宽 QRS 波心动过速的鉴别诊断方法或流程有多种，常用 Brugada 四步法鉴别室性心动过速与室上性心动过速伴差异性传导或束支阻滞，Antunes 三步法鉴别室性心动过速与室上性心动过速伴房室旁路前传。

（五）治疗策略

1.室性心动过速的治疗原则

（1）立即终止室性心动过速的发作：多数室性心动过速伴发于器质性心脏病，室性心动过速发作后患者出现明显的临床症状，且有可能发生心脏性猝死或诱发充血性心力衰竭。终止血流动力学稳定的室性心动过速以抗心律失常药物治疗为主，部分患者需直流电复律，少数经抗心律失常药物和电复律治疗无效的无休止性室性心动过速需经射频导管消融治疗。

（2）尽力消除和治疗诱发室性心动过速的诱因和病因：如纠正低血钾，积极治疗心肌缺血（如血运重建）和心功能不全等。

（3）预防室性心动过速复发：包括抗心律失常药物、经导管消融治疗等。

（4）防治心脏性猝死：器质性室性心动过速患者的心脏性猝死率明显增高，选择室性心动过速的治疗措施时应尽量选择能降低心脏性猝死发生率的措施，尤其是长期治疗时更要充分考虑。

2.急诊处理流程

（1）无脉搏室性心动过速，等同于心脏骤停，立即启动基础心肺复苏（CPR），包括进行救生呼吸和胸外按压（按压频率为 100 次/分）；用自动体外除颤器对室颤和无脉搏室性心动过速者进行除颤；给氧；连接心电图监护/除颤器等。通过心电图监护/除颤器诊断为室颤/无脉搏室性心动过速后，给予直流电复律等心肺复苏措施。

（2）有脉搏室性心动过速，应对患者进行评估，不稳定征象包括神志改变、持续胸痛、低血压和其他休克表现，病情欠稳定时应做好心肺复苏准备。

（3）吸氧，监测心电图、血压、氧饱和度，发现和治疗可纠正诱因。

（4）宽 QRS 波心动过速诊断不清时，按室性心动过速治疗（Ⅰc）。

（5）血流动力学稳定的室性心动过速：

①特发性室性心动过速

a.特发性左心室分支性室性心动过速：又称为维拉帕米敏感性室性心动过速，多见于年轻男性，多为阵发性，多无器质性心脏病证据，预后良好。心电图表现为右束支阻滞，多伴电轴左偏，QRS 波群较窄（100～140 毫秒）。急性发作时可静脉注射维拉帕米，部分患者静脉注射普罗帕酮亦有效，静脉注射利多卡因多无效，上述药物无效可考虑静脉应用胺碘酮。

b.特发性心室流出道室性心动过速：又称为运动诱发的室性心动过速或腺苷敏感性室性心动过速，临床经常表现为反复发作的非持续性单形性室性心动过速或频发室性期前收缩。共同心电图特征为电轴右偏（Ⅱ、Ⅲ和 aVF 导联 QRS 波群直立）。如起源于右心室流出道，胸前导联呈左束支阻滞图形；如起源于左心室流出道或主动脉窦口,胸前导联呈正向 R 波或胸前 V_1、V_2 导联起始 R 波增宽伴胸前导联 R/S 转换提前。症状明显的患者可考虑药物治疗,首选 β 受体阻滞剂或钙拮抗剂,无效可选择普罗帕酮,部分患者静脉注射利多卡因也有效,仍然无效可选用静脉应用胺碘酮。

②器质性室性心动过速

a.室性心动过速发作时,如血流动力学尚稳定,可首先给予药物治疗,通常首选静脉注射普鲁卡因胺(ⅡaB)或胺碘酮(ⅡaC),但国内目前无市售普鲁卡因胺。近年来,胺碘酮静脉注射和静滴被广泛应用于器质性室性心动过速的抢救和治疗,取得了较好的效果;利多卡因也可使用,但效果属于未确定类(ⅡbC)。

b.胺碘酮应用方法:室性心动过速治疗通常采用静脉负荷剂量＋静脉滴注维持方法。静脉负荷:150mg,用 5% 葡萄糖溶液稀释,10 分钟注入。10～15 分钟后可重复 150mg。静脉维持:1～2mg/min,维持 6 小时;随后以 0.5～1mg/min 维持 18 小时,第 1 个 24 小时内用药一般为 1200mg,最高一般不超过 2000mg。复发或对首剂治疗无反应,可以追加负荷量。器质性室性心动过速如无可纠正的诱因或病因,通常同时口服胺碘酮,以尽快达到胺碘酮的负荷量而更好预防室性心动过速复发。静脉应用胺碘酮的主要不良反应为肝功损害、心动过缓、低血压、静脉炎等。

c.在器质性血流动力学稳定的室性心动过速的治疗过程中,应时刻观察患者的血流动力学状态,如血流动力学不稳定或抗心律失常药物不能及时终止室性心动过速,应及时直流电复律。如电复律无效,可在静脉应用胺碘酮等抗心律失常药物后,重复电复律治疗。

d.对于血流动力学稳定的室性心动过速,不主张在电复律之前联合用药或序贯用药,这样会使心律失常的持续时间延长,并且有可能出现药物不良反应的协同。

③多形性室性心动过速

a.伴血流动力学不稳定,立即直流电复律。

b.急性心肌缺血或心肌梗死所致的多形性室性心动过速,静脉注射 β 受体阻滞剂(Ib 类)和(或)静脉负荷量应用胺碘酮(Ic 类),需排除多形性室性心动过速,由先天性或获得性长 QT 综合征所致)均为一线治疗;同时应纠正低钾血症、心功能不全等诱因,尽早进行冠状动脉血运重建,改善缺血,对多数患者有很好的疗效。

c.对先天性 QT 间期延长的尖端扭转型室性心动过速(Tdp),主要应用大剂量 β 受体阻滞剂预防发作。治疗 Tdp 发作,可考虑使用镁剂,剂量为硫酸镁 1～2g 稀释后 5～20 分钟静脉注射。对发作频繁,药物控制困难者可采用左交感神经节切除、植入 ICD 等措施。

d.对获得性 QT 间期延长伴 Tdp,应停用有关用药、纠正低钾血症、硫酸镁静脉注射及静滴。如 Tdp 发作与心率慢导致的长间歇和 QT 间期延长有关,如无禁忌可试用异丙肾上腺素静滴,提高心率或进行起搏治疗。

e.对于上述治疗无效的患者经射频导管消融诱发多形性室性心动过速或室颤的室性期前收缩(主要起源于普肯耶纤维系统)可能有效。

3.长期治疗

(1)特发性室性心动过速的预后较好,目前射频导管消融可根治绝大多数特发性室性心动过速。器质性室性心动过速的预后较差,尤其伴明显心脏结构异常和(或)严重心功能不全患者预后更差,长期治疗的重点在于预防和治疗导致室性心动过速的各种危险因素和临床疾病,对于发生器质性室性心动过速的患者应进行危险评估,选择适合的药物和器械治疗。

(2)药物治疗:近年来室性心律失常的治疗对策已发生了很大变化,循证医学的研究结果使人们对传统抗心律失常药物对室性心律失常的近期、远期疗效的局限性甚至是有害性有了充分的认识。

①特发性室性心动过速:预防心室流出道室性心动过速可口服 β 受体阻滞剂、普罗帕酮、美西律,但疗效均较差;Ⅲ类胺碘酮可能更有效,但长期应用不良反应较多。预防左心室分支性室性心动过速可口服钙拮抗剂(维拉帕米或地尔硫䓬)或普罗帕酮。

②器质性心脏病尤其伴有心力衰竭,应用 β 受体阻滞剂可降低总死亡率和心脏性猝死率,但其有效作

用可能并非由于其抗心律失常作用,而可能与其拮抗交感神经活性、改善心室不良重塑和改善心力衰竭预后等作用相关。临床试验结果表明,胺碘酮可使器质性室性心律失常死亡率及院外心脏性猝死的死亡率降低,但对降低总死亡率作用很小;多非利特不增加器质性心脏病伴心力衰竭或心肌梗死后患者的总死亡率,应谨慎使用。

③器质性室性心动过速药物治疗适应证:a.对于无症状的非持续性室性心动过速,不主张积极应用抗心律失常药物治疗,可加用β受体阻滞剂或α受体阻滞剂;b.器质性持续性室性心动过速药物治疗选择时以胺碘酮为主,与β受体阻滞剂合用可能有更好的效果;c.Ⅰ类钠通道阻滞剂和Ⅳ类钙拮抗剂可能增加器质性室性心动过速患者(尤其伴心力衰竭)猝死危险,不宜采用。

(3)植入式心律转复除颤器(ICD)治疗

①ICD在室性心动过速/室颤的治疗中具有重要的价值,不仅能在室性心动过速/室颤发作时立即有效终止发作,而且是迄今为止降低心脏性猝死率最有效的手段。

②目前ICD/CRT-D的二级预防Ⅰ类适应证包括:a.由于室颤或血流力学不稳定性室性心动过速引起心脏停搏后存活的患者,排除一切可逆性因素,需植入ICD(证据等级:A)。b.存在器质性心脏病和特发性持续性室性心动过速的患者,无论血流动力学是否稳定,均可植入ICD(证据等级:B)。c.不明原因的晕厥患者,在电生理检查时诱发出有临床意义的血流动力不稳定的持续性室性心动过速或室颤,应植入ICD(证据等级:B)。

(4)射频导管消融治疗

①特发性室性心动过速:由于长期用药的一系列问题,如药物不良反应、患者顺应性以及使用一段时期后疗效欠佳,经导管消融治疗目前已经成为大多数特发性室性心动过速的一线治疗方案。目前在有经验的中心,特发性室性心动过速射频导管消融治疗成功率>95%,复发率<5%~10%,而且并发症发生率极低。

②器质性室性心动过速:近年来,器质性室性心动过速的射频导管消融取得很大进展,导管消融室性心动过速的适应证也明显增加,2009年EHRA/HRS导管消融室性心律失常专家共识推荐的适应证包括:a.存在症状性持续性单形性室性心动过速,包括室性心动过速被ICD终止,抗心律失常药物治疗无效、不能耐受或不愿意长期治疗;b.控制非暂时可逆性原因所致的无休止性室性心动过速或室性心动过速电风暴;c.频繁室性期前收缩、非持续性室性心动过速或持续性室性心动过速,推测其引起心室功能失常;d.存在束支折返或分支内折返室性心动过速;e.对抗心律失常治疗无效的反复发作的持续性多形性室性心动过速或室颤,当怀疑存在可被导管消融成功的触发灶时。

③需要指出的是,尽管器质性室性心动过速的消融技术有了很大进展,但即使在国外掌握成熟、全面标测和消融技术的也仅为少数电生理中心,且各中心之间采用的消融技术也不尽相同,消融成功率也有明显差异,经心外膜标测和消融室性心动过速、严重心功能不全(左心室EF0.10~0.30)患者的室性心动过速存在一定的风险。

四、心房扑动

(一)概述

心房扑动是心房快速而规律的电活动。在心电图上表现为大小相等、频率快而规则(心房率一般在240~340次/分),至少一个体表导联上无等电位线的心房扑动波。房扑是介于房性心动过速和房颤之间的快速性心律失常,是最常见的大折返性房性心动过速。房扑很少见于正常人,患者多伴有器质性心脏病。随着对器质性心脏病治疗手段的增多,患者寿命延长,房扑的发病率会逐渐增加。房扑频率快时常可引起血流动力学障碍,应积极处理。

(二)分类和发病机制

房扑可分为典型房扑和非典型房扑。

（1）房扑是右心房内大折返性心动过速，左心房被动激动，折返激动依赖于下腔静脉和三尖瓣环之间的峡部缓慢传导。

（2）非典型房扑是指不依赖于下腔静脉和三尖瓣环之间峡部缓慢传导的大折返性房性心动过速，也被称为非峡部依赖性房扑，折返环可位于左心房或右心房。在非典型房扑患者中器质性心脏病多见，心房一般有不同程度的增大。引起非典型房扑的激动除围绕二尖瓣环进行折返外，也可围绕其他解剖障碍、外科手术或其他原因引起的心房纤维化瘢痕、不完整的射频消融线等进行折返。

（三）诊断与鉴别诊断

心房扑动的诊断主要依靠心电图。心电图特征为 P 波消失，代之以规律而匀齐的扑动波（F 波），心室率根据房室传导比例是否固定可以规则，也可不规则。心房扑动的心房率（F 波频率）为 300 次/分左右（250～350 次/分），但这些激动仅部分以 2∶1～4∶1 传导到心室，尤以 2∶1 传导最常见，故心房扑动时患者心室率常为 150 次/分左右。心房扑动在临床上应注意与窦性心动过速、阵发性室上性心动过速等鉴别。

在常规心脏电生理检查中，激动标测和拖带技术是诊断大折返性房性心动过速的主要手段。利用拖带技术可以判断心脏中的某些部位是否在折返环内，是否靠近折返环的缓慢传导区相对较窄的峡部及其出口。

（四）临床表现及预后

心房扑动的临床症状主要由心室率过快引起。轻者可无明显不适，或仅有心悸、心慌、乏力；严重者头晕、晕厥、心绞痛或心功能不全。如果心室率过快，持续时间过长，可引起心室扩大和充血性心力衰竭。过快心室率是扩张型心肌病的病因之一，被称为心动过速性心肌病。同心房颤动一样，心房扑动的患者心房内也有可能形成血栓，引起体循环栓塞。其栓塞的发生率与心房颤动相同。

（五）治疗

房扑的药物治疗方法与房颤相同，但由于房扑的心室率通常较房颤快，患者心悸症状明显，发生于绝大多数患者器质性心脏病或外科术后的患者，药物控制心室率效果不佳，因此通常采用节律控制策略。

（1）电复律能够迅速有效地恢复窦性心律。应选用同步直流电复律，可选用较低的功率。如果一次不成功，可选用较高功率再复律一次。

（2）短效抗心律失常药物依布利特可静脉用转复房扑。60％～90％的房扑发作可通过依布利特转复。不良反应是 QT 间期延长。

（3）维拉帕米起始剂量为 5～10mg，Ⅳ之后给予 5mg/（kg·min）维持量，可减慢心室率。腺苷能造成短暂的 AV 传导阻滞，可用于鉴别诊断，使扑动波更明显。艾司洛尔为 β 受体阻滞剂，也可用于减慢心室律。

（4）如果房扑不能被转复，上述药物也不能减慢心室律，可应用地高辛和（或）钙离子拮抗剂或 β 受体阻滞剂。静脉注射胺碘酮减慢心率的效果与地高辛一样。总的来说，房扑控制心室律比房颤更难。

（5）房扑患者抗凝的适应证与房颤患者相同。除有禁忌证的患者外，所有房扑患者都应进行抗凝治疗。在有 2 个或 2 个以上危险因素（包括年龄≥75 岁、高血压、心力衰竭、左心室收缩功能受损和糖尿病）的患者中，应用华法林口服抗凝。在低危或有华法林禁忌证的患者中，应口服阿司匹林每日 81～325mg 进行抗凝治疗。

（6）房扑的导管射频消融治疗 Costa 等人将 104 例（平均 78 岁）首次发生有症状房扑的患者随机分为两组，一组在转律后应用胺碘酮进行治疗，另外一组接受导管消融治疗。随访 13 个月，药物和导管消融治疗组房扑的复发率分别为 29％和 5％，药物治疗组有 5 例患者出现与抗心律失常药物应用有关的并发症，包括病态窦房结综合征 2 例、甲状腺功能亢进 1 例、甲状腺功能减退 2 例，而导管消融治疗组无相关并发症发生。该研究提示，对于首次出现有症状房扑的患者，导管消融治疗的有效性优于药物治疗，并且不良反应较少。这是第一个有关房扑导管消融与药物治疗有效性和安全性的随机对照研究。另外，有研究提示，导管消融治疗对于年龄较长房扑患者（＞75 岁）的有效性和安全性与年龄较轻者相近。

五、预激综合征

预激综合征（WPW）于 1930 年由 Wolff、Parkinson 和 White3 位医师首次报道。是指心房的冲动使整个心室或心室的某一部分提前激动，或心室的冲动使整个心房或心房的某一部分提前激动。预激综合征发病率随年龄增长而逐渐降低，大部分发生在 50 岁前，儿童更多见和早发。男女发病率之比为（1.5～2.5）：1。约 65％的青少年和 40％的 30 岁以上的患者仅有心电图检查的预激表现而无临床症状，称为无症状性预激综合征。仅少数可发生严重心律失常，甚至猝死，称为症状性预激综合征。最常见的为顺向型房室折返性心动过速（图 1-2-4），其次为逆向型，少数合并心房颤（扑）动，并且易诱发心室颤动而猝死。

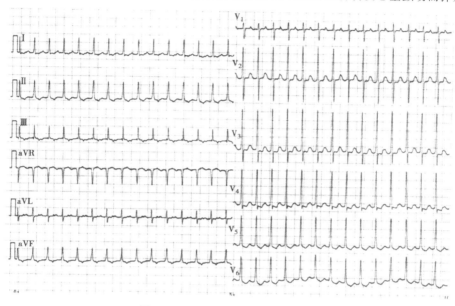

图 1-2-4　顺向型房室折返性心动过速

（一）病因及发病机制

预激综合征除了见于无明确病因的患者外，也见于有明确疾病特别是心脏疾病的患者。但预激综合征的真正病因尚未完全明确，多年研究显示预激综合征的发生是多因素共同作用的结果，胚胎性房室连接的残留是基础，可因疾病、代谢、运动等而发生预激综合征。

1.先天性心脏病

先天性心脏病患者预激综合征的发生率显著高于普通人群的平均发生率。预激综合征患儿有 32％～46％与先天性心脏病有关，其中最常见的是 Ebstein 畸形。房室环发育缺陷可导致先天性心脏病与预激综合征并存。其他合并预激综合征的先天性心脏病有冠状静脉窦瘤、冠状静脉瘤、室间隔缺损、房间隔缺损、法洛四联征、大动脉错位、纠正性房室移位、房室沟（管）缺陷、单心室、三尖瓣闭锁、复杂的主动脉缩窄、镜面右位心、伴有二尖瓣关闭不全、房间隔缺损的 Marfan 综合征。

2.获得性心脏疾病

5％～10％的肥厚型心肌病患者存在预激综合征，局部肥大的心肌扰乱了房室环处正常心肌，电生理的不连续性可能是其基本的发病机制。其他与预激综合征发生有关的获得性心脏疾病有风湿性心脏病（0.76％）、冠心病（0.5％）、高血压性心脏病（5.15％）、扩张型心肌病（1.04％）、病态窦房结综合征（0.25％）、甲亢性心脏病等，发生机制可能与心脏负荷、心脏形态、心肌纤维化、自主神经功能失调有关。

3.外科手术

外科手术导致的房室连接是产生预激综合征的形态学基础，如给予术前无预激综合征的三尖瓣闭锁患者行 Fontan 手术,术后患者出现预激综合征,电生理检查显示房室旁路位于手术后的心房和心室吻合部位,外科手术分离或冷冻消融可消除。心脏同种移植后发生的预激综合征几乎均为供体心脏本身存在引起预激综合征的房室旁路,因其房室旁路多位于左侧,且前传不应期较长,因此术前不易发现。

4.肿瘤性疾病

(1)横纹肌瘤最常见的心脏表现是预激综合征,其瘤细胞具有类似于浦肯野细胞的传导能力,通过三尖瓣叶从右心房延伸至右心室,构成了预激综合征发生的细胞学基础。

(2)大嗜酸性细胞瘤实际是多灶性浦肯野细胞肿瘤的变异型,也易伴发预激综合征。

(3)嗜铬细胞瘤因分泌儿茶酚胺影响心肌细胞结构和代谢的完整性,使其心电生理不稳定,引起房室旁路传导加快而引发预激综合征,尤其是存在非对称性心肌肥厚时。

5.妊娠

妊娠作为诱发预激综合征的诱因是肯定的。可能的机制如下。

(1)妊娠时血容量增加,容量负荷过重,心率加快而诱发折返通道上的单向阻滞。

(2)紧张、焦虑、恐惧等通过脑垂体肾上腺轴激活交感神经系统,具有潜在性产生心律失常的效应。

(3)妊娠期内分泌的改变,如雌激素水平增高,可通过增强肾上腺素受体的数目及亲和力,使肾上腺素能神经的敏感性增高,进而改变折返环上的不应期与传导速度而引发预激综合征。

6.遗传病

(1)线粒体病常合并预激综合征,如 Leber 遗传性视神经病,尤其是 3460 线粒体 DNA 突变者,预激综合征发生率高达 11%,线粒体病 MELAS 综合征患者预激综合征的发生率高达 14%。

(2)节性硬化症是一种常染色体显性遗传病,也可产生预激综合征,但临床上少见。

(3)家族性肥厚型心肌病并存预激综合征常见。

7.代谢因素

代谢障碍是引起预激综合征心动过速的常见原因。有研究发现,心肌代谢中游离脂肪酸与预激综合征的心动过速呈相关性。水、电解质、酸碱平衡紊乱也可能是引发预激综合征的因素,可使不完全性或隐匿性预激综合征转化为典型预激综合征,发生机制与心肌电生理特性的变化有关。

8.其他因素

类风湿关节炎引起心脏损害、新生儿心脏发育不完善、运动(运动后预激综合征消失)与身体姿势改变房室结不应期等,都可能是预激综合征的影响因素。

(二)临床表现

预激本身并无症状,但可导致房室折返性心动过速、房扑与房颤等快速性室上性心律失常发作。并发房室折返性心动过速时,可呈发作性心悸。并发房颤与房扑时(图 1-2-5),若冲动经旁道下传,由于旁道前传不应期短,且不似房室结有减慢传导的特性,故可产生极快的心室率,可快达 220～360/min,甚至变为室颤,发生休克、晕厥与猝死。运动、焦虑、酒精等刺激交感神经可能进一步缩短旁道不应期,加快心室率。

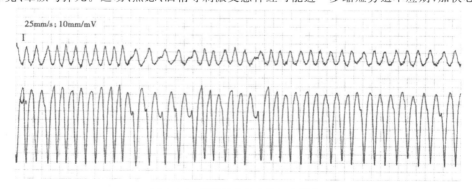

图 1-2-5　预激综合征合并心房颤动

（三）心电图表现

1.不同传导旁路的心电图特征

（1）**房室旁路（Kent 束）**：经房室环直接连接心房和心室的传导旁路，大多数位于左、右两侧房室沟或间隔旁，引起典型预激综合征的心电图表现。

①窦性心律时 P-R 间期缩短，时限＜0.12 秒。

②QRS 波群增宽，时限≥0.12 秒。

③QRS 波群起始部分粗钝，为预激波（delta 波）。

④ST-T 波呈继发性改变，与 QRS 波群主波方向相反。

按胸导联 QRS 波群的形态将典型预激综合征分成 A 型、B 型、C 型。a.A 型预激表现为所有胸前导联 delta 波和 QRS 波群主波均呈正向，提示左心室后壁预激；b.B 型预激为右胸导联 delto 波和 QRS 波群主波呈负向，左胸导联呈正向，提示右心室后底部预激；③C 型预激的表现与 B 型预激相反，即右胸导联 delta 波和 QRS 波群主波呈正向，左胸导联呈负向，提示左心室前侧壁预激。

（2）**房结旁道（James 束）**：房结旁道（James 束）为心房与房室结下部或房室束的通道，可能为后结间束部分纤维所形成。这种心电图又称为变异型预激综合征、LGL 综合征或短 P-R 间期综合征。临床上少见。心电图特征为：①P-R 间期＜0.12 秒。②QRS 波群正常，无预激波。③无继发性 ST-T 改变。

（3）**结室或束室连接（Mahaim 纤维）**：起自房室交界区而终止于心室肌。分为两种类型；起自房室结而终止于心室肌者称为结室纤维型；起自希氏束或其分支终止于心室肌者称为束室纤维型。心电图特征为：①P-R 间期正常。②QRS 波群增宽，时限＞0.12 秒，有预激波。③伴有 ST-T 波继发性改变。

2.特殊类型的预激综合征

（1）**间歇性预激综合征**：①心电图上的 delta 波时有时无。旁路的一度前向阻滞可造成 delta 波变小；二度Ⅰ型前向传导阻滞可造成 delta 波周期性从小变大；二度Ⅱ型前向传导阻滞则可见典型的间歇性 delta 波（2：1 或 3：1）；三度前向传导阻滞时 QRS 波完全正常。②少数情况下，在同一导联上出现各种不同宽度的 QRS 波群。

（2）**隐匿性预激综合征**：是指旁路存在永久性前向传导阻滞，仅能逆向传导，心电图上无 delta 波。但在反复发作心动过速或室性期前收缩时出现偏心性激动及延迟的 V-A 间期，由此提示旁路的存在。隐匿性旁路逆向传导的有效不应期随心动周期的缩短而缩短，极易逆传出现心动过速，并且不需期前收缩诱发。

（3）**潜在性预激综合征**：旁路有前传能力，但体表心电图平时无明显 delta 波的表现，仅在实施心房程序刺激或应用兴奋迷走神经的方法或非二氢吡啶类钙离子通道拮抗药阻滞正常房室传导时，才能显示明显 delta 波的心电图表现。

（四）危险分层

无症状预激综合征发生心源性猝死的危险很低，而有症状预激综合征发生心源性猝死的危险性显著增高。对未接受导管消融的有症状预激综合征患者随访 5 年发现，严重血流动力学障碍的发生率为1.1％，均为心房颤动快心室率和心室颤动，表明心源性猝死的风险在有症状预激综合征中也较低，但有着明确的不良预后。因此，对预激综合征患者进行危险分层以识别高危患者十分重要。目前建议：对于预激综合征患者要合理进行心电学检查，结合人口学特征和病史，早期进行危险分层，对预激综合征的高危患者给予有效治疗，以避免心源性猝死的发生；对于高危职业者应该在就业前进行心电学常规检查，儿童在学前进行体表心电图检查，以早期发现预激综合征；对于有明确的心悸症状伴低血压、晕厥的患者，长程动态心电图和置入式动态心电图及电生理检查具有重要价值。

1.高危的人口学特征与病史

儿童和年轻人（年龄＜30 岁）、男性、心房颤动病史、晕厥史、伴有先天性或其他心脏病、家族性预激综合征，以及高危职业者（如运动员、飞行员、潜水员、高空作业及带电作业等人员）。

2.心电图检查

(1)识别单条旁路还是多条旁路,如心电图上表现为不同形态的预激波,或出现不能解释的心电图旁路定位,多提示多条旁路,多条旁路是易发心室颤动的危险因素。

(2)检出心房颤动尤其是阵发性心房颤动,对于预激综合征伴发心房颤动的患者容易诱发心室颤动而导致心源性猝死。

(3)发现间歇性预激综合征,提示旁路的传导性较差,属于低危的标志,但如果有症状,也应当考虑电生理检查以进一步评估。

(4)测定心房颤动发作时的最短 RR 间期(SPRRI),SPRRI<250 毫秒与发生心室颤动高度相关,是心源性猝死的危险因素。长程动态心电图检查和置入式动态心电图仅用于常规检查不能发现的高危患者。

3.运动试验

可兴奋交感神经而增强房室结传导,室上性激动经房室结下传,旁路传导可减弱,甚至消失。仅有运动试验中突然并且完全消失的预激波方可提示旁路有较长的前向有效不应期,预示发生心房颤动时心室率不会过快,心室颤动的危险性较低。

4.药物试验

应用钠通道阻滞药测定旁路的传导性能,如果药物可阻断旁路传导,提示旁路的前向有效不应期较长。因此试验特异性较差,目前已不常规应用。

5.心脏电生理检查

主要用于诱发房室折返性心动过速(AVRT)、心房颤动,测定旁路的数量、有效不应期、SPRRI 和心房起搏下 1:1 的旁路传导频率。适用于无创检查仍不能明确旁路的数量、性能,以及症状性预激综合征患者。SPRRI 在 220~250 毫秒多见于有心搏骤停的预激综合征患者,SPRRI≤220~250 毫秒与心室颤动密切相关,检测 SPRRI 有助于识别高危患者。旁路有效不应期的预测价值较 SPRRI 低。

(五)诊断及鉴别诊断

预激综合征诊断根据心电图变化、心脏超声及心脏电生理检查可做出诊断。预激综合征的心电图改变可酷似心室肥大、束支阻滞、心肌缺血和心肌梗死。注意到 P-R 间期缩短、预激波(delta 波)的出现和 QRS 波群增宽三联征,不难识别预激综合征的存在。

1.类似心室肥大

预激综合征由于心室除极过程变化,可引起 R 波电压明显增高和继发性 ST-T 改变,可酷似右心室肥大和左心室肥大。

(1)右心室肥大:A 型预激综合征可酷似右心室肥大,但无右心房肥大、电轴右偏等改变。

(2)左心室肥大:B 型预激综合征可酷似左心室肥大,除预激综合征的三联征外,与左心室肥大无明显不同。

2.类似束支传导阻滞

预激综合征可类似左束支传导阻滞或右束支传导阻滞,除预激综合征的三联征外 P-J 间期≤0.26 秒,而束支传导阻滞 P-J 间期>0.27 秒。此外,右束支传导阻滞在 V_1 导联出现 rSR′三相波,左束支传导阻滞在 V_5、V_6 导联 R 波顶端出现切迹,预激综合征除 QRS 波群起始部分出现顿挫外,很少出现三相波,也不在 R 波顶部出现切迹。

3.类似心肌缺血

预激综合征可引起继发性 ST-T 改变,易误诊为心肌缺血,特别在心电监护时,预激综合征间歇出现,酷似一过性心肌缺血。注意到预激综合征三联征的特点,不难进行鉴别。此外,预激综合征引起的 ST-T 改变为继发性,即在 QRS 主波向上的导联出现 ST 段压低和 T 波倒置,而心肌缺血的 ST-T 改变为原发性,与 QRS 主波方向无关。T 波改变的形态对鉴别诊断也很有价值,"冠状 T"只见于心肌缺血,罕见于无并发症的预激综合征。

4.类似心肌梗死或掩盖心肌梗死

由于预激波向量波动于−70°～+120°,可在许多导联产生负性波折,类似病理性 Q 波,酷似不同部位的心肌梗死。例如,当预激波向量位于−70°时,除极波朝向 Ⅱ、Ⅲ、aVF 导联的负极,故在这些导联产生类似病理性 Q 波的负性波折,酷似下壁心肌梗死;当预激波向量位于+120°时,可在 Ⅰ、aVL 导联产生负向波折类似病理性 Q 波,又酷似高侧壁心肌梗死。此外,预激综合征可类似正后壁心肌梗死、前间壁心肌梗死等。以下两点有助于预激综合征与心肌梗死的鉴别:①仔细观察各个导联,预激综合征在某些导联可看到正向预激波;②预激综合征的 ST-T 改变为继发性,且不会出现弓背向上 ST 段抬高与"冠状 T"。

当预激波向量与心肌梗死向量方向相反时,可抵消梗死向量,从而掩盖心肌梗死的心电图改变。预激综合征患者疑有心肌梗死时,应采用药物阻断旁路传导,消除预激图形,以求做出明确诊断。

5.Mahaim 型预激综合征类似频率性左束支传导阻滞

Mahaim 型预激综合征的主要心电图表现为频率性左束支传导阻滞,当窦性心律增速时出现左束支传导阻滞,而窦性心律减慢时室内传导恢复正常。不同于一般的左束支传导阻滞,患者年龄轻,无器质性心脏病证据。心电图出现左束支传导阻滞时电轴明显左偏,Ⅱ、Ⅲ、aVF 导联呈 os 型,Ⅰ、aVL 导联呈 R 型,V_1 导联 R 波短小,其后 S 波急速下降。

6.不典型预激综合征被漏诊或误诊

典型的预激综合征由于"三联征"的存在,不难诊断,但有些预激综合征心电图表现不够典型可能被漏诊,也可能被误诊为其他疾病。对 delta 波不明显疑为预激综合征的患者应注意以下几点。

(1)加强旁路前传和增加心室预激成分:采用药物(如腺苷等)兴奋迷走神经抑制房室结传导,可加强旁路前传,使心室预激图形变得明显。

(2)注意一些细微的诊断线索:当 QRS 起始 delta 波不明显时而 V_6 导联间隔性 Q 波消失,提示预激征的存在。使用此项诊断标准时应注意两点:①Ⅰ、aVL、V_6 导联均无间隔性 Q 波,V_6 导联记录不到 Q 波,应继续向侧胸部描记,直至腋后线;②左侧旁路有时在 V_6 导联产生 rSR'型。不要将 S 波误认为 Q 波。

(六)治疗

1.预激综合征发作时的处理

预激综合征发作时的药物治疗应根据情况选择延长房室结或旁路传导时间与不应期的药物,打断折返环,从而终止心动过速或减慢房扑、房颤的心室率。

(1)当预激综合征并发顺向型房室折返性心动过速时,其治疗与一般室上性心动过速相同。首先尝试迷走神经刺激,无效时选用维拉帕米、普萘洛尔等。这些药物选择性作用于房室结,延长房室结传导时间或不应期,对旁道传导性无直接影响。腺苷应慎用,因为可能诱发快心室率的房颤。

(2)当预激综合征并发逆向型房室折返性心动过速时,选用Ⅰa、Ⅰc类或Ⅲ类(如普罗帕酮、索他洛尔、胺碘酮等),这些药物可延长旁道不应期。Ⅰc类或Ⅲ类药物同时延长房室结不应期,对顺向型和逆向型房室折返性心动过速均有作用。使用阻断房室结的药物可终止发作,但一般不用,因可能在发生心房颤动时导致心室率加快而诱发心室颤动。

(3)预激综合征患者发作经旁道前传的房扑与房颤,可伴极快的心室率而导致严重血流动力学障碍,应立即行电复律。药物宜选择延长旁路不应期的药物,如Ⅰa(普鲁卡因胺)、Ⅰc(普罗帕酮)或Ⅲ类(胺碘酮、伊布利特)等。洋地黄、钙通道拮抗药和 β 受体阻断药等通常用于减慢房室结传导的药物,并不能阻断旁道传导,甚至可加速旁道传导,从而加速预激综合征合并房颤的心室率,甚至诱发室颤,因而不主张应用。

2.预激综合征发作时长期治疗

射频消融术消融房室旁道,打断折返环路,已成为首选的根治方法。所有旁路患者只要患者同意均可做导管消融治疗。

(1)预激综合征无症状者,可以不行电生理检查或治疗,也可以行导管消融治疗(Ⅱa 类适应证,证据水平 B 级)。

(2)预激综合征合并房颤并快速心室率者,或者发生 AVRT 者,建议行导管消融治疗(Ⅰ类适应证,证据水平 B 级）。

（3）患者坚决拒绝导管消融且发作频繁，症状重时才考虑长期药物治疗，可选Ⅰc类或Ⅲ类抗心律失常药物（Ⅱb类适应证），不宜选β受体阻滞药、CCB 和洋地黄（Ⅲ类适应证）。对于偶发的 AVRT（无显性预激）如不愿意导管消融，可以不长期服药治疗，仅在发作时给予相应处理（Ⅰ类适应证，证据水平 B 级）。

（李兴渊）

第三节　原发性恶性心律失常

一、长 QT 综合征

长 QT 综合征（LQTS）又称 QT 间期延长综合征，是第一个被发现的离子通道病，指有心电图上 QT 间期延长，T 波异常，易产生室性心律失常，尤其是尖端扭转性室性心动过速（TdP）、心脏性晕厥和猝死的一组综合征。

（一）分类及病因

长 QT 综合征可分为先天遗传性长 QT 综合征和后天获得性长 QT 综合征两大类。

1.先天遗传性长 QT 综合征

先天遗传性长 QT 综合征也是狭义的 LQTS，是一种遗传性疾病，按是否伴耳聋而区分为 Romano-Ward 综合征（RWS）和 Jervell-Lange-Nielson（JLN）综合征。RWS 患者只有 ECG 上 QT 间期延长，临床表现可能还包括晕厥、猝死、癫痫等。偶尔还发生非心脏性异常。RWS 最常见，多数 RWS 呈常染色体显性遗传，后代患病的概率为 50%。JLN 综合征相对少见，为常染色体隐性遗传，其临床表现除与 RWS 患者一样的症状外，还有神经性耳聋。JLN 综合征患者 QT 间期比 RWS 患者要长，发生晕厥和猝死等恶性事件的概率也高。RWS 至今已有 11 个基因亚型，而 JLN 有 2 个（表 1-3-1）。

表 1-3-1　长 QT 综合征的分子遗传学

遗传方式	亚型	染色体位置	基因
常染色体显性	LQT1	11p15.5	KCNQ1
	LQT2	7p35-36	KCNH2
	LQT3	3p21-24	SCN5A
	LQT4	4q25-27	ANK2
	LQT5	21q22.1-22.2	KCNE1
	LQT6	21q22.1-22.2	KCNE2
	LQT7	17q23	KCNJ2
	LQT8	12p13.3	CACNA1c
	LQT9	3p25	CAV3
	LQT10	11q23.3	SCN4B
	LQT11	7q21	AKAP9
常染色体隐性	JLN1	11p15.5	KCNQ1
	JLN2	21q22.1-22.2	KCNE1

2.后天获得性长 QT 综合征

后天获得性长 QT 综合征最常见的原因如下。

（1）缺血性心脏病。

（2）高血压和左心室肥厚。

（3）代谢紊乱性疾病。

（4）缓慢心律失常。

（5）抗心律失常药物，如奎尼丁、普鲁卡因胺、普罗帕酮、胺碘酮、索他洛尔。

（6）抗微生物药，如红霉素等。

（7）抗过敏药致 QT 间期延长。

（8）治疗精神病的药物致 QT 间期延长。

（9）其他药物，如血管扩张药、利尿药致 QT 间期延长。

（10）二尖瓣脱垂、心肌病、心内膜疾病、带状疱疹病毒感染等致 QT 间期延长。

3.先天性和后天性长 QT 综合征的区别

（1）先天性和后天性长 QT 综合征的病因分别为先天遗传性和后天性某些疾病所致。

（2）后天性的扭转性室性心动过速较多见于长短 R-R 间期诱发，通常由停搏或期前收缩诱发，故又称停搏依赖性长 QT 综合征；而先天性长 QT 综合征常见于交感神经兴奋、恐吓、激动、游泳和运动或肾上腺素能药物等诱发，故又称为儿茶酚胺依赖性长 QT 综合征。

以上区别和特征是相对的而不是绝对的，两者常有很大的重叠。

（二）电生理学机制

心肌细胞正常除极包括阳离子（Na^+/Ca^{2+}）快速内流。而复极的发生则是外流的阳离子（K^+）超过了逐渐衰减的 Na^+/Ca^{2+} 内向电流。在 LQTS，由于心肌细胞膜上的离子通道功能异常导致胞内正电荷的过剩。由此引起钾外流或钠内流的异常。随后发生的阳离子胞内过剩延迟了心室复极（QT 间期延长）并引起早期后除极（EAD）。复极的延长会进一步延迟 Ca^{2+} 通道的失活过程，这种晚发 Ca^{2+} 内流可形成 EAD。而这些 EAD 出现在 ECG 上就表现为病理性高大 U 波，当达到阈值幅度时就触发了室性心律失常。心室的某些区域，尤其是内膜下深层细胞，最有可能显示复极延长和 EAD。由此引发的复极异质性可能会启动折返性心律失常——TdP。

（三）临床表现

1.症状

典型临床症状是尖端扭转型室性心动过速引起的反复短暂性晕厥和心源性猝死，常无前驱症状，尽管有些长 QT 综合征患者晕厥和猝死的发生是在睡觉和休息时，但大多数患者是出现在运动（如跑步、游泳等），情绪激动（如恐惧、害怕、生气和惊吓等）时，晕厥一般持续 1～2 分钟。

尖端扭转型室性心动过速的诱发原因可能有两个：一是伴 QT 间期显著延长的心动过缓，二是窦性心动过速加上交感神经亢进，且后者常可自行终止。尖端扭转型室性心动过速转变成心室颤动是猝死的主要原因，但转变的机制仍不清楚。

2.危险因素

QT 间期延长是心脏猝死的独立危险因素，独立于患者的年龄、心肌梗死病史、心率及药物应用史。Q-Tc>440 毫秒的患者心脏猝死的危险为 Q-Tc<440 毫秒患者的 2～3 倍，未接受治疗的长 QT 患者每年死亡率为 1％～2％。

3.高危分层预测因素

可以预测到先天性长 QT 综合征患者发生急性心源性死亡的先兆：①反复发作性晕厥；②常规正确内科治疗无效；③心脏停搏幸存者；④先天性耳聋；⑤女性；⑥Q-Tc 间期>600 毫秒；⑦与同龄者比，心率相对过缓；⑧家族成员有症状；⑨在其家族中的很年轻成员发生过急性心源性死亡。

（四）心电图表现

LQTS 患者心电图上有两个特点：①QT 间期延长，也是首先观察就诊者的主要依据之一。当 Q-Tc>0.47 秒（女性>0.48 秒），排除引起 Q-T 延长的其他原因，无论是否伴有家族史或其他症状，均可诊断为 LQTS。Q-Tc>0.45 秒则高度可疑。②T 波改变，LQTS 患者的心电图上 T 波形态多变，即使同一个患者的心电图,在不同的时期差别可以很大,尤其在胸闷、心悸、黑矇等症状时,往往会有 T 波形态的显著变化。临床上也出现过 Q-T 间期延长的患者无症状时心电图可以完全正常,晕厥时出现 Q-T 明显延长,并且由于诊断上无实际证据而出现多次误诊的个例。在 Brugada 综合征患者中 ST 段也表现相同的动态变化,这一点在临床工作中需要注意。

1.典型的 LQT1 心电图图形

(1)婴儿型 ST-T 波形:ST 段短促,与 T 波上升支融合,后者呈直斜线状。双峰 T 波常见,在肢体和左胸导联上,第二峰常构成 T 波的顶端。大体上,T 波基部较宽,顶部尖锐,T 波的下降支陡立,呈非对称状。这种波形最常见于出生后 2 个月至 2 岁的婴儿患者,偶尔见于幼儿患者,所以常见有心率较快、右心主导等婴幼儿心电图特征。

(2)宽大 T 波:T 波呈单峰状,基部宽大,上升及下降支光滑。Q-T 间期可为正常或明显延长(Q-Tc 490±20 毫秒)。

(3)正常 T 波:T 波形态表现正常,Q-T 间期可为正常或明显延长(Q-Tc 460±20 毫秒)。

(4)晚发正常 T 波:ST 段延长,T 波形态正常。Q-T 间期多为明显延长(Q-Tc 490±40 毫秒)。

2.典型的 LQT2 心电图图形

多导联双峰 T 波是 LQT2 的主要心电图特征。T 波幅度常偏低。Q-T 间期可为正常或明显延长(Q-Tc 470±30 毫秒)。双峰 T 波可分四种亚型。

(1)明显型双峰 T 波:T 波两峰分明,第二峰常位于 T 波下降支的早期。

(2)表浅型双峰 T 波:T 波双峰(或切迹)表浅有两种形态:第二峰可位于 T 波顶部或 T 波的下降支上。由于双峰表浅,有时 T 波顶部可呈平台状。识别表浅型双峰 T 波,需要仔细观察,否则易被忽略。

(3)低钾型双峰 T 波:T 波低矮,两峰间距离较大,第二峰常与 U 波融合,类似于低钾时的心电图改变。

3.典型的 LQT3 心电图图形

(1)晚发尖锐/双相 T 波:LQT3 心电图的主要特征表现为 ST 段平直或斜形延长,T 波尖锐,起始和终止分明。双相 T 波常见。Q-T 间期多为显著延长(Q-Tc 530±40 毫秒)。

(2)非对称高尖 T 波:T 波高尖,下降支陡立,呈非对称型。Q-T 间期正常或明显延长(Q-Tc 490±20 毫秒)。

4.其他亚型心电图图形

(1)LQT4 目前还没有找到合适的编码通道,主要特点是 U 波的异常,而非 T 波异常。

(2)LQT5 与 LQT1 均为 I_{Ks} 通道的不同亚单位的变异,心电图也类似。

(3)LQT6 与 LQT2 均为 I_{Kr} 通道的不同亚单位变异,因病例较少心电图可能与 LQT2 类似。

(4)LQT7 过去认为是一独立的长 QT 综合征,现在认为它与 Andersen's syndrome 均属于 Kir2.1 的基因变异(KCNJ2),是主要内向整流钾通道 I_{K1} 的组成部分,参与细胞膜静息电位及动作电位复极最后阶段的形成。它的主要临床特点是先天性畸形(面部为两眼距增宽、两耳低位、下颌较尖和手部畸形),周期性瘫痪,特发性心源性猝死。心电图特征为 T 波和 U 波,QT 间期延长或者正常。最近的文章也提出,相对于 LQT7 同一个 Kir2.1 功能增强的变异导致的短 QT 综合征 3(SQT3)就表现出仅仅 T 波下降支陡峭现象。

(五)诊断及鉴别诊断

任何 40 岁以下的人出现发作性晕厥和意外性猝死均应怀疑 LQTS,尤其是儿童和年轻人,运动、情绪激动诱发的晕厥和猝死更提示 LQTS 的可能。LQTS 的晕厥常被误诊为神经源性晕厥,最易被误诊为癫痫。心电图诊断标准为:女性 Q-Tc≥0.48 秒或男性 Q-Tc≥0.47 秒即可作为独立的诊断标准;若女性 Q-Tc<0.43 秒或男性 Q-Tc<0.41 秒即可排除 LQTS;若 Q-Tc 介于 0.41~0.46,应进一步结合病史、临床表现和 ECG 改变诊断。基因诊断 LQTS 目前仍不能普及,主要被用作研究工具,50%~60% 的临床 LQTS 可用现有的方法和知识检测出基因类型,因为目前还没有将所有的 LQTS 基因类型鉴别完,因此基因诊断阴性并不能排除 LQTS,而且即使已知基因的突变检测也费时耗力,故基因普查检测仍不能应用于临床。

根据 1993 年国际 LQTS 协作组颁布的计分式临床诊断标准,见表 1-3-2。

表 1-3-2　遗传性 LQTS 的诊断标准

诊断依据	具体表现	计分
ECG 表现	QTc>480 毫秒	3
	QTc 460~470 毫秒	2
	QTc>450 毫秒(男)	1
	TdP	2
	T 波交替	1
	T 波切迹(3 导联以上)	1
	静息心率低于正常 2 个百分位数	0.5
临床表现	晕厥:紧张引起	2
	晕厥:非紧张引起	1
	先天性耳聋	0.5
家族史	家族成员有肯定的 LQTS	1
	直系亲属中有<30 岁的心脏性猝死	0.5

注:除外继发性 TdP;得分>3.5 分为肯定的 LQTS,2~3 分为可能的 LQTS,≤1 分则诊断 LQTS 可能性小。Q-Tc 为 QT/RR 间期的开平方根,以秒为单位。晕厥与 TdP 共存时仅取其一计分,家族史中两项不同时计分

(六)治疗

1.TdP 的紧急处理

TdP 分两类:①间歇依赖型 TdP;②儿茶酚胺依赖型(心动过速依赖型)TdP。临床上,间歇依赖型 TdP 更普遍。这些长间歇或是通过窦性心律失常,或是通过窦性停搏引起 TdP,不过更经常见到的是期前收缩后间歇。儿茶酚胺依赖型 TdP 发生在先天性 LQTS 更严重的表型中,T 波交替常出现在室性心律失常之前。

(1)转化成室颤的 TdP:需要直流电击来终止。不过,大多数情况下 TdP 并不是持续的。鉴于直流电击造成的紧张可能会使心律失常发作,电击应在患者失去知觉或给予镇静药之后。

(2)预防 TdP 的再次发作

①去掉诱因:撤掉所有可能诱发 TdP 的药物。

②镁盐治疗:不论血清镁水平如何,对先天性或后天获得性 TdP 患者都是立刻治疗的首要选择。用 2g 硫酸镁溶于 20mL 的溶液中静脉注射。对无症状的室性期前收缩二联律患者(即将发生 TdP)注射速度要慢(2g/2 分钟);而对、TdP 正在发作过程中的患者注射速度要快(2g/30~60s)。隔 5~15 分钟可再次给药 2g。也可 3~10mg/min 持续静脉滴注,但大剂量时可能发生中毒反应。

③钾盐治疗:补镁的同时必须补充足够的钾,要使血清钾水平>4.5mmol/L。也需注意血钾水平,以免出现血钾过高。

④心脏起搏:临时起搏可以挽救 TdP 患者的性命。对先天性和后天获得性 TdP 均有效。当静脉注射镁不能控制 TdP 时,心脏起搏显得更为重要。开始时的起搏频率有必要设在 100~140 次/min。一旦心律失常得到控制,起搏频率应逐渐下降到可预防室性期前收缩的最低频率。

⑤异丙肾上腺素治疗:不同的异丙肾上腺素剂量可能加重也可能抑制早期后除极(EAD)。因此,只有符合以下所有标准时才使用异丙肾上腺素:TdP 确切的是由获得性 LQTS 引起的、有相应的心动过缓、TdP 是间歇依赖性的、心脏起搏不能马上实施。

⑥β肾上腺素阻滞药的应用:当镁无效时,或超速起搏也不能控制"心律失常风暴",如果发作时是窦性心动过速或在起搏器保护之下,静脉给予β受体阻断药对"心律失常风暴"的急性控制可有作用。

2.先天性 LQTS 的长期治疗

先天性 LQTS 的标准治疗是抗肾上腺素能治疗 β 受体阻断药,LCSD 对少数病例,需要辅以起搏器或埋藏式心脏复律除颤器(ICD)除颤治疗。其他(如补钾、美西律等)仅是"探索性"治疗措施,必须在正规的抗肾上腺素能治疗的前提下应用。

(1)β 受体阻断药:除非出现有特异的禁忌证,β 受体阻断药是对有症状的 LQTS 患者的首选治疗。在 β 受体阻断药的使用中似乎所有的 β-受体阻断药都有效,但以普萘洛尔 2~4mg/(kg·d)和纳多洛尔 0.5~1mg/(kg·d)为最常用。运动试验时的峰值心率下降 30% 可能为 β 受体阻断药到达最大合适剂量的指标之一。β 受体阻断药的合适剂量应保持在能控制症状为度。应通过临床表现、HOLTER 跟踪、运动试验等定期评价治疗效果。注意即使服用最大耐受剂量的 β 受体阻断药,患者的长期病死率仍有 6%,所以对这些 β 受体阻断药治疗无效的患者应考虑采取其他的治疗方式。

(2)左心交感神经切除术(LCSD):在单枪气管插管麻醉下,直接经锁骨下入路分离到左侧星状神经节,在下 1/3 处离断,然后向下分离直到胸。交感链,切除,进行病理学分析。切除范围包括左星状神经结下半部及胸 1~4 或胸 1~5 交感神经结。

(3)心脏起搏和置入型心律转复除颤器(ICD):起搏器通过预防窦性停搏或心动过缓增加了对 LQTS 的唯一治疗措施。最好是起搏器联合应用 β 受体阻断药。如果患者在接受充分剂量的 β 受体阻断药和 LCSD 治疗后仍有晕厥发作,或在 β 受体阻断药治疗期间有心搏骤停(需要复苏)发生,或记录到首次心脏事件是心搏骤停,应置入 ICD。

(4)其他治疗:LQTS 的分子生物学发现提示对钠和钾通道基因突变可能进行特异治疗。特别对 LQT3 患者钠通道阻滞药(如美西律)可能有一定疗效;对 LQT2 和部分 LQT1 患者,应用钾通道开放剂或增加细胞外钾浓度值得考虑。

3.获得性 LQTS 的治疗

主要在于去除延长 QT 间期的因素,如特殊药物的使用及可引起 QT 延长的其他原发病的治疗。

二、短 QT 综合征

Algra 等于 20 世纪 90 年代首次提出短 QT 与 SCD 危险性增加有关。Josep Brugada 于 1999 年首先在会议中报道 1 例幼儿患者的 QT 间期<266 毫秒,而该患者不久后突然死亡。2000 年,Gussak 等提出此为一种新的临床综合征,相隔 4 年后的 2003 年,Gaita 等将其正式命名为短 QT 综合征(SQTS)。

(一)临床表现

特发性和继发性短 QT 短 QT 指心电图上 QT 间期短于正常范围。特发性短 QT 间期指通过全面的临床体格检查未能发现引起短 QT 间期的原因。在特发性短 QT 间期中,将以短 QT、房颤和(或)室性心动过速(VT)、VF 及 SCD 为特征而心脏结构正常的称为 SQTS。

在诊断 SQTS 之前,必须排除一些继发性短 QT 现象。继发性短 QT 是由发热、高钙血症、高钾血症、洋地黄中毒、酸中毒、急性心肌梗死超急性期、甲状腺功能亢进、心动过速及自主神经张力失衡等原因所致;另外,还可见于一些运动员、早期复极综合征患者及迷走神经失调者。来自伊朗研究组多变量分析的最新报道,QT 间期≤380 毫秒是合成类固醇激素滥用预测的独立因子,对于检测运动员滥用合成类固醇激素,QT 间期≤380 毫秒的特异度达 88%,灵敏度达 83%。提示对于短 QT 间期患者应该询问用药等各种情况,以排除继发性短 QT 间期个体。

1.SQTS 和 SCD

SQTS 患者高发 SCD,可出现在各个年龄段,平均年龄为(35+25)岁。在 Gussak 所报道的 SQTS 家族中,四代家族成员三代有 SCD 史,而且 SCD 发生之前没有晕厥史和心律失常发生史等。Giustetto 等报道了 29 例 SQTS 患者,大约 62% 的患者有症状。心脏停搏发生率最高达 34%,其中约 28% 的患者为第一症状。还有 2 例发生在出生的第 1 个月。可见,SQTS 的 SCD 也可出现于新生儿。因此,SQTS 也是临床上新生儿猝死综合征的一个病因。意大利研究小组观察了 SCD 或心搏骤停的促发因素,发现 44% 与运动有关,56% 静息状态发生。由 VF 导致 SCD 的报道很多,VF 或多形性 VT 似乎与室性期前收缩伴有短 QT 间期有关。

2.SQTS 和房颤

24% 的 SQTS 患者有房颤,包括阵发性或持续性房颤,以第一症状出现的有 17%,并可见于不同年龄阶段,年龄从 17～84 岁不等。房颤有可能是 SQTS 的第一症状,特别是年轻的、孤立性房颤患者应当高度警惕。房颤在新生儿极其罕见,一般多与器质性心脏病有关。Hong 等曾报道一例房颤并发心动过缓和短 QT 间期而心脏结构正常的新生儿患者。

3.其他

除了 SCD 外,心悸是第二常见症状,约占 31%。晕厥约占 24%,另外,38% 患者无症状,也有许多患者动态心电图或运动平板心电图示偶发或频发室性期前收缩。从目前报道的资料来看,患者平均年龄从 3 个月到 84 岁不等,由于病例数有限,至今仍然不能肯定 SQTS 的平均发病年龄和男女发病率是否存在差异。

(二)诊断标准

由于 SQTS 患者高发 SCD,已引起了全世界心血管医生及科学家的关注。目前来自欧美地区报道相对较多,日本及中国有零星报道。但是,至今国际上对 SQTS 的诊断标准尚缺乏统一认识,应用于临床最好的公式还没有达成广泛的共识。目前常用的仍是 Bazett 公式($QTc = QT/RR^{1/2}$)。在短 QT 间期和 SQTS 的判断值上也存在一些争议,有作者认为 $QTc \leq 330$ 毫秒,无 SCD 的危险性。有专家指出,男性 $QTc \leq 360$ 毫秒和女性 $QTc \leq 370$ 毫秒应考虑为短 QT。Gallagher 等对 12012 例正常人群 QTc 流行病学调查发现最短的 QTc 是 335 毫秒。其他还有两个研究报道揭示了 $QTc \leq 320$ 毫秒的流行率为 0.1%,$QTc \leq 300$ 毫秒的流行率为 0.03%。目前最大的关于 SQTS 荟萃分析来自意大利 Priori 等的实验室,并于 2008 年在美国心脏病协会上报告。该研究组总结了 24 个家系 47 个患者的临床和基础研究资料,认为 SQTS 诊断的 QTc 应该 ≤ 350 毫秒。另外,Rautaharju 根据临床实验提出 QT 间期小于 $QTP[=656(1+HR/100)]$ 的 88% 为短 QT 间期,并发现短 QT 间期与 SCD 有关,也有作者提出 QT 间期小于 QTP 的 80% 判为短 QT 间期。我国心内科医生在 547 例健康人群心电图中检测短 QT 间期,认为临床采用 QTP 法研究短 QT 间期更为适用。显而易见,多年来人们一直在探索短 QT 心电学参数的诊断值,从而确定 SQTS 合理的诊断标准。初始,国际心血管领域结合遗传学致病基因筛查证实 SQTS 的心电图诊断值为 $QTc \leq 320$ 毫秒,但随着更多致病基因的发现,认为将诊断标准定为 $QTc \leq 350$ 毫秒比较合理。

(三)遗传学研究

依靠分子遗传学高科技研究,已先后发现 SQTS 的 5 个致病基因,与短 QT 直接相关的 KCNH2、KCNQ1 和 KCNJ2 基因,及短 QT 并 Brugada 综合征的 CACNAIC 和 CACNB2b 基因,分别影响 I_{Kr}、I_{Ks}、I_{K1} 和 I_{Ca}。按照基因发现的先后顺序,分别将 SQTS 命名为 SQT1、SQT2、SQT3、SQT4 和 SQT5(表 1-3-3)。

表 1-3-3 短 QT 综合征基因分型

分型	基因	染色体	蛋白	离子通道	突变效果
SQT1	KCNH2	7q35-7q36	$K_v 11.1$	$I_{Kr} \alpha$ 亚单位	功能获得
SQT2	KCNQ1	11p15.5	$K_v 7.1$	$I_{Ks} \alpha$ 亚单位	功能获得
SQT3	KCNJ2	17q23.1-17q24.2	Kir2.1	$I_{K1} \alpha$ 亚单位	功能获得
SQT4	CACNA1C	12p13.3	$Ca_v 1.2$	$I_{L.Ca} \alpha$ 亚单位	功能丧失
SQT5	CACNB2	10p12	$Ca_v \beta 2$	$I_{L.Ca} \beta 2$ 亚单位	功能丧失

2004 年,Brugada 等在 3 个无相关 SQTS 家系的 2 个家系患者中确定了 SQTS 的第一个致病基因——KCNH2(HERG)。位于 KCNH2 基因 S5.P 的 N588K 突变导致 I_{Kr} 增加,从而导致动作电位复极化第 2 和 3 期缩短。随后,Hong 等在心房颤动(简称房颤)并 SQTS 患者家族中,鉴别出了 KCNH2 同一

个突变 N588K，因此推断位于 S5-P 的 N588K 基因突变是导致 SQTS 患者的高发突变位点。通常认为不同的基因突变导致不同的临床表型，但在三个独立的 SQTS 家系的研究表明，即使同一基因突变的患者也具有不同的临床表现。最近来自日本的报道显示，在一个日系 SQTS 散发者发现了新的 KCNH2 基因突变 R1135H，功能分析表明突变通道功能获得。

Bellocq 等在 1 例反复发生心室颤动（VF）的 70 岁男性 SQTS 患者行基因筛查时发现了另一个致病基因——KCNQl（KVLQT1），V307L 突变导致－20mV 半激活状态的移位，激活状态的加速导致突变通道在更负电压激活而致 I_{Ks} 功能获得和动作电位时程缩短。Hong 等随后报道了另一个自身产生的 KCNQ1 基因突变 V141M，遗传和生物物理分析揭示突变通道增强 I_{Ks} 功能，同时引起心房肌和心室肌动作电位的缩短。

2005 年，Priori 等在一个无症状 5 岁男童和 35 岁父亲的 SQTS 家系中发现了第 3 个致病基因——KCNJ2（Kir2.1）。电生理分析显示 I_{K1} 电流增强引起动作电位缩短。

最近，Antzelevitch 等报道了引起 SQT4 和 SQT5 的致病基因 CACNAIC（A39V）和 CACNB2b（S481L），它们分别编码 L 型钙通道的 α_1 和 β 亚单位，功能分析显示突变通道功能丧失，尤其是 CACNAIC 的 A39V 突变，由于突变通道功能转运缺失而导致内向钙离子流降低。

（四）发病机制

最近的研究结果表明，SQTS 患者动作电位时程不均一性缩短，跨壁复极离散度（TDR）增大，成为室性快速性心律失常的潜在基质。在 SQTS 患者，T 波通常表现为高尖而对称。延长的 T_{peak}-T_{end} 间期代表了 TDR 的增大。Extramiana 和 Antzelevitch 应用犬左心室楔形组织验证了增大的 TDR 的存在。他们应用 ATP 敏感的钾电流（I_{K-ATP}）通道开发剂吡那地尔，造成 QT 间期缩短。吡那地尔不仅导致 QT 间期缩短，同时还使得 T_{peak}-T_{end} 间期显著延长和 TDR 增大，程序性电刺激可诱发室性快速性心律失常。但是在未应用吡那地尔时，正常 QT 间期和 T_{peak}-T_{end} 间期的对照组则未能诱发出心律失常。加用异丙肾上腺素可进一步缩短 QT 间期，增大 T_{peak}-T_{end} 间期，诱发的多形性室性快速心律失常也随之更加持久。因此，该研究证实了 TDR 水平与多形性室性快速心律失常可诱发性之间的相关性。

最新的研究进展发现，斑马鱼是心律失常遗传学研究的较好模型，其基本电生理特性与人类相似。2008 年 Hassel 等率先在 Circulation，报道了 reggae 突变引起的与斑马鱼 ERG 钾通道有关的第一个 SQTS 模型，为揭示人类 SQTS 的发病机制、探索治疗方法起了开创性的作用。

（五）治疗方法

SQTS 危险分层和治疗方法目前仍不十分明了。SQTS 高发 SCD 危险是由于恶性心律失常。迄今为止，公认的 SQTS 最有效的治疗手段是植入埋藏式心脏复律除颤器（ICD）。由于临床电生理研究发现导致 VF 的只有 50%，因此，ICD 植入要根据临床表现，包括 QT 间期、心律失常特征和高发 SCD 家族史。还因为儿童植入 ICD 有困难，所以药物治疗或许是过渡到 ICD 治疗的桥梁。奎尼丁是治疗 SQT1 的有效药物，丙吡胺也有一定治疗作用。除了 SQT1 外，D 索他洛尔对其他类型的 SQTS 都有效。胺碘酮曾用于治疗 1 例 SQTS 患者，发现可延长动作电位时程和预防心律失常发生。有作者提出选择性 I_{Kr} 阻滞剂尼非卡兰能有效纠正短 QT 间期。普罗帕酮是治疗 SQTS 合并房颤的较有效的药物，两年观察可有效预防阵发性房颤和室性心律失常的发生，但对 QT 间期无影响。此外，射频消融 SQTS 的多形性 VT 和 VF 也有一定疗效。

三、Brugada 综合征

1992 年西班牙 Brugada P 和 Brugada J 两兄弟在特发性心室颤动（IVF）中发现一群有特殊心电图表现的患者，为区别心电图正常的持发性室颤，提出了一个新的临床病症，即 Brugada 综合征（BS）。其临床特征为：①心脏结构正常；②特征性右胸导联（V_1、V_2、V_3）ST 段呈下斜型或马鞍形抬高，伴有或不伴有右束支阻滞；③致命性室性快速性心律失常（室速或室颤）发作引起反复晕厥和猝死。多数发生于青年男性，常有晕厥或猝死家族史。

（一）病因及发病机制

近年来,临床发现一些疾病,如电解质紊乱(高血钾、高血钙),低温,高温,右心室受到机械性压迫(如纵隔肿瘤、心包积液),右心室缺血,损伤和药物作用(钠通道阻滞药、三环类抗抑郁药等)均可能引起Brugada综合征心电图改变,临床多无晕厥发作,去除病因后,心电图改变可恢复正常。

目前初步认为,Brugada综合征为常染色体显性遗传的原发性心电紊乱性疾病,具备基因多态性,目前唯一已被证实的致病基因是编码钠通道a亚单位的SCN5A基因。此外,一个新的染色体区域3p22-25与Brugada综合征相关。当SCN5A基因发生突变时,可能出现以下结果:①通道的表达或细胞内转运过程障碍,导致细胞膜表面功能性钠通道数量减少。②钠通道动力学特征改变:失活加速、复活减慢,或通道处于中间失活状态的比例增加;或者突变位于"孔"结构上,导致通透性破坏,通道无功能。③混合型:既有蛋白表达的下降,又有动力学改变,最终导致钠电流丧失或减少。

Brugada波的临床谱包含以下4种类型。①肯定诊断或高度可疑Brugada综合征:患者心电图出现1型Brugada波,发生过心脏性猝死,或发作过晕厥,有青年猝死家族史,或为东南亚青年人;②具有特殊病因的Brugada波,如前已述及的各种病因;③出现Brugada波,既无上述的各种病因,也不出现任何症状,也无青年猝死家族史等;④Brugada波的正常变异。

（二）临床表现

1.肯定诊断或高度可疑的Brugada综合征

本病发病年龄不定,从婴幼儿到80余岁的老年人均可发病。出现症状时间不定,有的患者有典型心电图表现而多年不出现症状,有的患者频繁发作室性心律失常、晕厥、短时间内发生猝死。本病的主要症状为发作晕厥,发作晕厥后可能出现肢体抽动,类似癫痫。少数患者可有胸闷、胸痛为主要症状,值得警惕。本病男性患者多见,可呈家族性发病。绝大多数患者于夜间睡眠时发病,故又称睡眠死亡综合征。死亡前多有痛苦呻吟、呼吸困难,然后大叫一声死亡。

Brugada综合征患者心电图改变特别是ST抬高呈多变性,有时可完全恢复正常。心率增快、交感神经兴奋等可使抬高ST段降低,心率减慢,迷走神经兴奋,低血钾等可使ST段抬高特别明显。

2.具有特殊病因的Brugada波

（1）右心室病变

①少数致心律失常性右心室心肌病患者可出现右胸导联ST段抬高。

②急性心肌缺血、损伤、右心室心肌梗死、肺栓塞、冠状动脉介入术后可能出现一过性Brugada波。

③右心室受到机械性压迫而发生损伤。

（2）电解质紊乱

①高钾血症:高钾血症可使钠通道灭活,故可产生Brugada波。患者多为女性,心电图除 $V_1 \sim V_3$、aVR导联ST段呈下斜型抬高外,常伴有QRS时限增宽(144±31毫秒),P波振幅明显减低或消失,QRS电轴异常。识别此种情况十分重要,因为此类患者病死率很高,应立即进行对高血钾的紧急处理。纠正高血钾或静脉注射钙剂后,Brugada波可能消失。

②高钙血症:严重高钙血症可出现右胸导联ST段抬高。

（3）低温与高温

①低温:低温的心电图改变酷似高钙血症,出现Brugada波。

②高温:国内外均有报道正常人因高热出现Brugada波,体温下降后Brugada波逐渐消失。

（4）药物作用:药物作用是引起Brugada波的重要病因之一。文献报道Ⅰ类抗心律失常药物、可卡因、三环类抗抑郁药、抗精神病药等均可能引起Brugada波。

①Ⅰ类抗心律失常药物:Ⅰa类抗心律失常药物除奎尼丁外均可能引起Brugada波,因奎尼丁在阻滞钠通道同时抑制 Ito外流。Ⅰc类药物几乎均可引起Brugada波。药物引起Brugada波的临床意义主要结合病史考虑。如患者有晕厥发作史和(或)猝死家族史,则提示其可能为Brugada综合征;如无晕厥发作,

也无猝死家族史,则不一定有严重病理意义。

②可卡因中毒:可卡因既可阻滞钠通道,又可通过其拟交感神经作用直接作用于心肌。有报道可卡因中毒者出现 Brugada 波。至于可卡因中毒者发生猝死是否与 Brugada 波有关,尚不明确。

③三环类抗抑郁药:三环类抗抑郁药可阻滞钠通道,还可能诱发恶性室性心律失常,偶可引起 Brugada 波。

3.既无症状、也无特殊病因可寻心电图出现 Brugada 波者

有不少人心电图出现典型的 Brugada 波,从无晕厥发作,也无猝死家族史,临床也无特殊病因可以解释 Brugada 波的产生。此类患者可能长期不出现症状,但是也可能于短期内出现心律失常事件。

4.可能属于正常变异的 Brugada 波

Ediken 型 ST 段抬高及 2 型、3 型 Brugada 波可能属于正常变异。但应注意的是典型 Brugada 综合征患者心电图有时也可能出现Ⅱ型、Ⅲ型 Brugada 波。Ⅰ型、Ⅱ型和Ⅲ型之间可相互演变。临床遇到出现Ⅱ型、Ⅲ型 Brugada 波者还应详细询问病史及家族史,上升 1~2 个肋间描记 $V_{1~3}$ 导联,注意波形有无转变,必要时做药物激发试验。

(三)辅助检查

1.心电图检查

心电图为诊断 Brugada 综合征最重要的手段,心电图出现典型改变结合临床发作晕厥即可确诊。

(1)典型的 Brugada 综合征心电图改变

①V_1、V_2、V_3 导联 ST 段抬高,典型者呈下斜形,也可能呈马鞍形,其他导联无 ST 段改变,无对应性 ST 段压低。V_1、V_2、V_3 导联 ST 段抬高时隐时现,不同类型的 ST 段抬高也可互相转变,在发作晕厥前后,ST 段抬高特别明显。

②V_1、V_2、V_3 导联可出现典型的右束支阻滞图形(完全性或不完全性),呈 rSR' 型,也可能仅出现 r' 波或 J 波抬高,aVR 导联无终末增宽的 R 波,Ⅰ、V_5、V_6 导联不出现宽 S 波。

③V_1、V_2、V_3 导联 T 波通常倒置。

(2)Brugada 综合征的心电图分型:Brugada 综合征的心电图可分为Ⅰ型、Ⅱ型、Ⅲ型。

Ⅰ型心电图诊断价值较大,如伴有晕厥发作即可确诊。Ⅱ型、Ⅲ型心电图改变不能作为确诊依据,对出现此类心电图改变应详细询问病史,有无晕厥或近似晕厥发作,有无夜间濒死呼吸发作,有无青年猝死家族史,家族中有无Ⅰ型 Brugada 综合征心电图改变者。提高 1~2 肋间描记 V_1、V_2、V_3 导联,如Ⅱ型、Ⅲ型心电图改变转为Ⅰ型,则高度提示 Brugada 综合征的可能。

(3)Brugada 综合征的变异型:Brugada 报道的 Brugada 综合征 ST 段抬高局限于 V_1、V_2、V_3 导联。近年来,一些病例报道 Brugada 波出现于下壁导联。Potet 等证实 Brugada 波不论出现于右胸导联或下壁导联,基因分析均显示 SCN5A 基因突变。

2.药物激发试验

部分患者必须行钠通道阻滞药激发试验才能提示诊断。常用药物有阿义马林(1mg/kg,5 分钟)、氟卡尼(2mg/kg,最大量 150mg,10 分钟或 400mg,口服)、普鲁卡因胺(10mg/kg,10 分钟)、吡西卡尼(1mg/kg,10 分钟)、丙吡胺和普罗帕酮。

药物试验适应证如下:①无器质性心脏病猝死生还者;②无器质性心脏病原因不明晕厥者;③无器质性心脏病多形性室速者;④有 Brugada 综合征、心脏猝死和反复发作不明原因晕厥家族史者;⑤无器质性心脏病、无症状疑似 Brugada 综合征心电图改变者(至少一个右胸导联有马鞍形改变或下斜型 J 点或 ST 段抬高<2mm)。药物试验必须持续监测 12 导联心电图和血压,准备好除颤器心肺复苏和生命保障系统,保证心电图电极位置正确和静脉通路通畅。药物试验阳性或出现下列情况必须终止试验:①室性心律失常(包括室性期前收缩);②与基础值比较明显 QRS 波增宽(≥30%)。

药物试验阳性标准:①基础心电图阴性,药物试验如果 V_1、V_2、V_3 导联 J 波的振幅绝对值>2mm 者,不管有或无右束支阻滞;②基础心电图呈Ⅱ型和Ⅲ型改变,药物试验后转变成Ⅰ型心电图改变者。③由Ⅲ

型转变成Ⅱ型则意义较明确。

当存在心房和（或）心室传导疾病时（宽 QRS 波、宽 P 波，或 PR 间期延长），使用钠通道阻滞药应格外小心。建议用药后要监测至心电图正常（氟卡尼、普鲁卡因胺和阿义马林的半衰期分别为 20 小时、3～4 小时和数分钟）。在药物试验可能发生严重的心律失常（包括室颤）时，应立即终止试验，室速、室颤立即电复律。异丙肾上腺素（1～3μg/min）治疗可使抬高的 ST 段恢复正常，并能预防室颤电风暴发生。乳酸钠也可能是有效的解毒药。

3.动态心电图

24 小时心电图监测有助于发现 Brugada 综合征患者心电图动态变化。记录 24 小时心率变化，可发现心率变化与 ST 段抬高程度相关。另外，可能发现室性心律失常的出现。

4.其他检查

（1）排除器质性心脏病，Brugada 综合征患者超声心动图检查、核素心肌显像等检查均无器质性心脏病的证据。但右心室心肌病、右心室缺血、损伤等引起 Brugada 波者超声心动图检查等多有异常发现。

（2）测定体温，排除高温、低温引起 Brugada 波的可能，测定血钾、血钙，排除高血钾、高血钙引起的 Brugada 波。

（3）如怀疑有心室受到机械性压迫引起损伤产生的 Brugada 波，可拍摄胸部 X 线片及进行肺 CT 检查。

（4）如怀疑某些药物引起的 Brugada 波，除详细询问病史外，可进行血药物测定。

（5）有症状的 Brugada 综合征患者信号平均心电图心室晚电位多为阳性。无症状患者如心室晚电位阳性预示发作心律失常事件可能性较大。

（6）基因分析虽是诊断 Brugada 综合征的准确手段，但只能在少数研究中心进行，常需数周甚至数月才能完成，而且只有 20%～30%患者可测定出 SCN5A 基因突变。因此，基因分析不能作为 Brugada 综合征的常规临床检查手段。

（7）测定微伏级 T 波电交替对预测心脏性猝死虽有很大价值，但对预测 Brugada 综合征猝死危险性的价值尚不肯定。

（四）诊断及鉴别诊断

1.诊断

详细询问病史和家族史是诊断的关键。不能解释的晕厥、晕厥前症状、快速心悸病史和家族性心脏性猝死史是诊断的重要线索。诊断时最重要的是要排除冠心病、左室功能障碍和致心律失常右室心肌病。在 23%的 Brugada 综合征患者可以发作室上性心动过速，年轻患者出现的房颤或与晕厥相关的室上性心动过速时需检查除外 Brugada 综合征。

（1）出现典型的下斜型（Ⅰ型）心电图改变，且有下列临床表现之一，并排除其他引起 ECG 异常的因素，可诊断 Brugada 综合征：①记录到室颤；②自行终止的多形性室速；③家族心脏性猝死史（＜45 岁）；④家族成员有典型 ECG 改变；⑤电生理诱发室颤；⑥晕厥或夜间濒死状的呼吸。

（2）Ⅱ型和Ⅲ型异常心电图者，经药物激发试验阳性，如有上述临床表现可诊断 Brugada 综合征。

（3）如无上述临床症状仅有特征性心电图改变不能诊断为 Brugada 综合征，只能称为特发性 Brugada 征样心电图改变。

（4）如果没有完全满足的心电图标准（如Ⅰ型改变 J 点只抬高 1mm），但有上述临床表现中的一项或多项，诊断应慎重。

下列方法有助于临床上提高诊断敏感性：①扩大 ECG 记录范围，在标准胸导联（V$_{1～3}$）上 1、2 肋间（第 2、3 肋间）记录 ECG，可提高诊断敏感性。②利用可获得的激发试验药物。

2.鉴别诊断

由于 Brugada 综合征发生的心律失常本身缺乏特异性，因此记录到 ECG 上典型的 Brugada 波在临床诊断中就十分重要。在临床实际工作中，如果记录到了比较典型的 ECG 改变，包括 Brugada 波和发作的室性心律失常，参照诊断标准可以怀疑乃至诊断 Brugada 综合征。但是，如果没有记录到比较典型的

Brugada 波,则诊断比较困难。此时,除了与致心律失常性右心室心肌病(ARVC)进行鉴别以外,还应该排除其他心律失常性猝死和非心律失常性猝死的可能,包括心脏和心脏以外的问题,如肥厚型梗阻性心肌病、马方综合征、急性肺栓塞和急性冠脉综合征等。此外,还应该关注电解质紊乱、急性颅内出血、急性胰腺炎等非直接心脏原因导致的心律失常等。

(五)治疗
唯一被证实为肯定有效预防 Brugada 综合征引起猝死的方法是置入 ICD。

1.非药物治疗
(1)置入性心脏复律除颤器(ICD):由于 Brugada 综合征致死的原因是恶性室性心律失常,ICD 的治疗效果是明确的,可有效预防 Brugada 综合征的心脏性猝死。

(2)射频导管消融治疗:针对诱发室颤、室早进行消融,其长期效果有待大规模试验和长期随访来验证。

ICD 是目前唯一证实能够预防 Brugada 综合征猝死的有效方法,药物和射频导管消融等治疗只能作为辅助治疗方法,以减少 ICD 放电次数,提高患者的生活质量,不宜单独使用。

2.药物治疗
(1)室性心律失常发作急性期治疗:室速或室颤电复律后,可用异丙肾上腺素预防室颤电风暴。异丙肾上腺素可通过激动 β 受体,增加钙内流,减轻复极期的内、外向离子流的失衡,可使抬高的 ST 段恢复正常,并防止室性心律失常发作。

(2)预防室性心律失常发作治疗

①奎尼丁:同时具有阻滞钠电流和 I_{To} 的作用。可预防 Brugada 综合征患者室速和室颤的诱发,减少 ICD 放电治疗次数。奎尼丁的作用在高血浆水平时降到最小,因为在这些情况下奎尼丁阻滞 I_{Na},对抗了阻滞 I_{Kr} 后增加尖端扭转性室性心动过速(TdP)的可能。推荐高剂量奎尼丁(1000～1500mg/日)以充分阻滞 I_{To},而不诱发 TdP。

②Tedisamil:是一种心脏选择性更强的 I_{To} 特异的阻滞药,可能比奎尼丁更有效,因为它没有奎尼丁的内向电流阻滞作用。但可有效阻断 I_{To}。然而,奎尼丁和 Tedisamil 都阻滞 I_{Kr},于是可能会诱发获得性长 QT 综合征。因此,尤其当心动过缓或低血钾时,可能会诱发 TdP。

③AVE0118:是相对选择性 I_{To} 和 I_{Kr} 阻滞药。这种药物的优点是不阻滞 I_{Kr},因此不延长 QT 间期或引起 TdP。这种药物的缺点是肝脏首过效应,因此口服给药无效。

④西洛他唑:有报道西洛他唑可预防 Brugada 综合征患者室颤发作,并且呈剂量相关。

⑤传统中草药:丹参提取物 dmLSB 减慢 I_{Na} 的失活,使动作电位 1 相内电流增加,可减轻 Brugada 综合征的致心律失常基质。

(麻京豫)

第四节　心房颤动

一、概述

心房颤动(房颤)是最常见的具有临床意义的心律失常,Miyasakal 等在 2006 年发表的明尼苏达流行病学研究显示,美国 1980 年房颤的发病率为 3.04‰,2000 年发病率为 3.68‰,2000 年房颤患者已为 510 万,2050 年将达到 1210 万,如果考虑房颤发病率还将增加的话,2050 年美国房颤患者将为 1590 万。国内胡大一教授在全国 13 个省份选取 14 个自然社区 30 岁以上人群进行整群抽样调查,结果显示中国房颤患病率为 0.77%,男性(0.9%)略高于女性(0.7%),如此估计我国房颤患者在 600 万以上。

1.心房颤动(AF)
心房颤动是一种室上性心律失常,特点为心房活动不协调,继之心房功能恶化。在心电图上,房颤表现为正常的 P 波被大小、形状、时限不等的快速震荡波或纤维颤动波所取代。如果房室传导正常，则伴有不规则的、频繁的快速心室反应。心室对房颤的反应性取决于房室结的电生理特性、迷走神经和交感神经的张力水平，以及药物的影响。

2.初发房颤

指首次发现的房颤，不论其有无症状和能否自行复律。

3.阵发性房颤

指持续时间＜7 日的房颤，一般＜48 小时，多为自限性。

4.持续性房颤

持续时间＞7 日的房颤，一般不能自行复律。

5.持久性房颤

复律失败或复律后 24 小时内又复发的房颤，可以是房颤的首发表现或由反复发作的房颤发展而来，对于持续时间长、不适合复律或患者不愿意复律的房颤也归于此类。

6.新近发生的或新近发现的房颤

部分房颤，不能获得明确房颤病史，尤其是无症状或症状轻微者，可采用此名称，后者对房颤持续时间不明的患者尤为适用。

7.慢性房颤

指南尚无这一具体分类方法，根据文献中的定义，通常指不能自行终止，电复律后不能维持窦性心律的房颤。Oral 将其定义为持续时间超过半年，无自发窦性心律出现，及电复律 1 周内复发，包括大部分持续性房颤和持久性房颤。

二、病因及诱因

房颤的病因有多种，所有能对心房肌产生影响导致心房发生改变的心脏疾病均属于房颤的病因。此外，许多与年龄相关的改变，如心房肌纤维化也可能与老年患者的房颤发生率相关。交感神经和副交感神经活性也会对心房的电生理特性产生影响，从而促发房颤。某些肺部疾病、甲状腺功能亢进等都可能促发房颤。但是，亦有部分房颤患者无器质性心脏病，也无其他常见促发房颤的原因，此类房颤称为孤立性房颤。房颤的病因随着时间的推移也有所变迁。1929 年 Yater 等解剖 145 例房颤患者的尸体发现，19％合并慢性心内膜炎，25％合并伴眼球突出的甲状腺肿，19％合并腺瘤性甲状腺肿，8％合并高血压。1988 年 Lie 的尸检报告显示与房颤相关的最常见的心脏病为冠心病、风湿性心脏病和高血压性心脏病。近年来发现，与房颤相关的最常见的心脏病为高血压性心脏病。戚文航教授对 1999—2001 年中国内地 41 家医院诊断的心房颤动患者的住院病历进行回顾性分析和统计。结果显示房颤病因及相关因素统计（单项％），老年 58.1％，高血压 40.3％，冠心病 34.8％，心力衰竭 33.1％，风湿性瓣膜病 23.9％，特发性房颤 7.4％，心肌病 5.4％，糖尿病 4.1％等。其中以高龄与高血压的组合最常见。

房颤的相关病因及诱发因素见表 1-4-1。

1.房颤的可逆性原因

房颤与某些急性、暂时性原因有关，包括饮酒、外科手术、电击、心肌炎、肺栓塞、其他肺脏疾病、甲状腺功能亢进以及其他代谢紊乱，在这些情况下治疗基础疾病十分重要，对这些疾病的治疗会大大减少房颤的发生和复发。

2.不伴有相关心血管疾病的房颤

房颤可作为一个孤立性心律失常发生于无基础疾病的老年患者，尽管患者无相关心血管疾病，但年龄所带来的心肌结构和功能的改变，如心脏僵硬度增加，可能与房颤有关。

3.与房颤相关的身体状态

肥胖是房颤发生的重要的危险因子，肥胖、房颤和卒中之间有一定关联。

4.相关心血管病的房颤

与房颤有关的心血管病包括瓣膜性心脏病、冠心病以及高血压，尤其是存在左心室肥厚时。此外，房颤常发生于伴有肥厚型心肌病、扩张型心肌病、先天性心脏病、心脏肿瘤等患者中。

5.家族性房颤

家族性房颤应和继发于其他遗传性疾病的房颤相鉴别，尽管目前已经发现较多家族性房颤异常基因，但其具体分子生物学缺陷尚不清楚。

6.神经性房颤

自主神经系统通过提高迷走神经或交感神经张力触发易感患者发生房颤。根据触发类型，可分为迷走型房颤和交感型房颤。

表 1-4-1 房颤的病因和诱发因素

电生理异常	酒精
自律性增强	咖啡因
传导异常	内分泌紊乱
心房压力升高	甲状腺功能亢进
瓣膜性心脏病	嗜铬细胞瘤
心肌病（继发或原发，导致收缩或舒张功能障碍）	自主神经改变
半月瓣异常（导致左心室肥厚）	副交感神经增强
全身性或肺部高压（非栓子）	交感神经增强
心内肿瘤或栓子	心房或心房近邻处原发病变或继发病变
心房缺血	术后
冠状动脉疾病	心脏、肺部、食管手术
炎症性或间质性心房疾病	先天性心脏病
心包炎	神经源性
淀粉样变性	蛛网膜下腔出血
心肌炎	非出血性卒中
年龄性心房纤维化改变	特发性（孤立性房颤）
药物	家族性房颤

三、发病机制

房颤的经典假说有多发子波折返假说、主导折返环伴颤动样传导理论、局灶激动及肺静脉波学说等，但所有单一假说均不能解释所有类型房颤发生和维持的机制。房颤的发生机制主要涉及两个基本方面。其一是房颤的触发因素，触发因素是多样的，包括交感和副交感神经刺激、心动过缓、房性期前收缩或心动过速、房室旁路和急性心房牵拉等。其二是房颤发生和维持的基质。心房具有发生房颤的基质，是房颤发作和维持的必要条件。以心房有效不应期缩短和心房扩张为特征的电重构和解剖重构是房颤持续的基质。目前认为，房颤是多种机制共同作用的结果。

房颤从始发到维持的过程中，心房的结构和电生理特性均发生改变，这种心房对于房颤节律的病理生理性适应称为心房重构。目前认为，房颤使心房重构，而心房重构又是房颤发生、发展的电生理解剖学基础。根据房颤的病理生理特点，心房重构分为心房解剖重构和电重构。

（一）心房解剖重构

心房解剖重构主要表现为心房肌细胞超微结构的改变和心肌间质纤维化、胶原纤维重分布，导致局部心肌电活动传导异常，使激动传导速度减慢、路径变得曲折复杂，从而促进房颤的发生和维持。分子水平的变化则表现为结构蛋白和收缩蛋白的降解、缝隙连接蛋白的排列紊乱、离子通道蛋白的降解等。

（二）心房电重构

1995 年 Wijffels 等提出心房电重构的概念，他们通过山羊动物模型，对心房超速起搏，发现可诱发房颤，而且房颤的持续时间随着刺激时间的延长而延长，这就是所谓的"房颤连缀房颤"理论。电重构是指促进房颤发生和维持的任何心房电生理特性改变，主要包括心房有效不应期及动作电位时限的缩短、动作电位传导速度减慢、不应期离散度增加，由此使冲动传导的波长缩短，有利于折返的形成，使房颤得以发生和维持。电重构的基础是心房肌细胞跨膜离子流的改变，房颤时，L 型钙通道的钙离子内流增多，延长动作电位时限，并提高平台期电位水平，诱发细胞内钙超载，细胞内升高的钙可导致电重构。钙离子内流的同时可导致心房肌细胞的钠通道功能下降，从而引起心房肌细胞除极速度减慢，传导速度减慢，增加心房局部的异质性。

（三）自主神经系统和房颤

近年的研究发现自主神经在房颤发生和维持中起重要作用，刺激或阻断自主神经系统均可诱发房颤，其张力变化促进心房电重构，并导致不同部位电重构的程度不一致，增加心房的电不稳定性。迷走神经系统可能是房颤发生与维持的重要基质，研究证实肺静脉和脂肪垫存在大量的迷走神经纤维，对肺静脉周围脂肪垫注入拟副交感神经药能引起急性自主神经重构，提高房颤的易感性。心房自主神经系统变化和重构有协同效应，心房电重构过程可能伴随迷走神经重构，导致迷走神经兴奋性增强，引起迷走神经性房颤易感性增加。同时，心房由于神经重构存在，迷走神经末梢离散性分布，后者兴奋后释放乙酰胆碱作用于心房 M 受体，通过 G 蛋白激活 IK、ACh 电流，增加钾外流，加速细胞复极化，从而缩短 APD。在房颤消融中，有迷走神经反射的患者房颤复发率低，说明消融能改善神经重构基质。迷走神经重构可能与碎裂电位密切相关。对迷走神经丰富区或者碎裂电位区消融可以部分去迷走神经，减少心房神经重构，降低房颤复发率。

四、诊 断

（一）临床表现特点

1. 症状

临床表现各异，与病因、心室率、基础情况有关。轻者可无症状，或仅有心悸、乏力、胸闷；重者可致气促、急性肺水肿、心绞痛、心源性休克甚至昏厥，尤其 WPW 合并房颤或原有严重心脏病的患者。阵发性房颤者自觉症状常较明显。同时，房颤伴心房内附壁血栓者，可引起栓塞症状，如卒中症状等。

2. 体征

主要是心律完全不规则，心音强弱不等，排血量少的心搏不能引起桡动脉搏动，因而产生脉搏短绌（脉搏次数少于心搏次数），心率愈快则脉搏短绌愈明显。心室率多快速，120～180 次/分。当心室率＜90 次/分或＞150 次/分时，节律不规则可不明显。同时还应注意提示病因的体征，如心脏杂音、水肿、双肺哮鸣音、突眼等。

一旦房颤患者的心室律变得规则，应考虑以下的可能性：①恢复窦性心律；②转变为房性心动过速；③转变为房扑（固定的房室传导比例）；④发生房室交界区性心动过速或室性心动过速。还应注意，如心室律变为慢而规则（30～60 次/分），提示可能出现完全性房室传导阻滞（AVB）。房颤患者并发房室交界区性心动过速或室性心动过速或完全性 AVB，最常见原因为洋地黄中毒。ECG 检查有助于确诊。

3. 病史

房颤患者除了症状及体征外，还应详细询问病史，如发作频率、家庭史、危险因素筛选等。

（二）心电图特点

房颤心电图（见图 1-4-1）的主要特点有：①P 波消失，代之以心房颤动波（f 波），频率 350～600 次/分，形态、间距及振幅均绝对不规则，通常在 Ⅱ、Ⅲ、AVF 或 V₃R、V₁~₂ 导联上较明显。②R-R 间期绝对不规则，未接受药物治疗、房室传导正常者，心室率通常在 100～160 次/分之间；但若并发完全性房室传导阻滞或非阵发性交界区性心动过速时,R-R 可规则,此时诊断依靠 f 波的存在。③QRS 波群呈室上性,时限正常。但若合并预激综合征、室内差异性传导和束支传导阻滞时,QRS 波增宽、畸形,若心室率很快,极易误诊为室速,此时食管导联心电图有助于鉴别诊断。④长 R-R 间期之后出现的提早心搏伴心室差异性传导(常为右束支传导阻滞型),此即为 Ashman 现象,差异传导连续发生时称为蝉联现象。

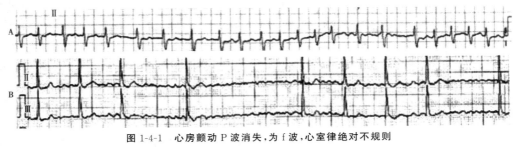

图 1-4-1　心房颤动 P 波消失,为 f 波,心室律绝对不规则

A:心室率>100 次/分;B:心室率<100 次/分

房颤合并其他心律失常时的心电图特点有:①合并单源性室性期前收缩:联律间期较固定,联律间期<0.8 秒,QRS 波时限>0.12 秒,形态与既往室性期前收缩相同,起始向量多与窦性不同;常在心室率缓慢时出现。②合并多形性室性期前收缩:室性期前收缩呈两种以上形态。③合并多源性室性期前收缩:室性期前收缩呈两种以上形态,联律间期不等。④合并单形性室速:心室率约 160 次/分;QRS 时限>0.12 秒;波形呈一种形态,与单个或成对室性期前收缩形态相同;R-R 间期基本一致。⑤合并多源性室速:QRS 呈两种以上形态,QRS 时限>0.12 秒,波形与多源性室性期前收缩相同;多见于洋地黄或奎尼丁过量、电解质紊乱等。⑥合并房室脱节:房颤患者,若出现交界区性或室性逸搏心律,常提示合并二度或三度房室传导阻滞。或出现加速的交界区性或室性逸搏、阵发性交界区性心动过速、室速等,则形成干扰性房室脱节。

(三)经食管超声心动图(TEE)

TEE 是评估房颤患者左心房血栓最敏感和特异的方法,可以指导复律或导管消融手术时机。TEE 也能评估与左心房血栓形成的风险因素,如:左心耳血液流速降低、主动脉粥样硬化等。

(四)房颤的分型

根据美国心脏病学会/美国心脏协会/欧洲心脏病协会(ACC/AHA/ESC)联合制定的房颤指南,将房颤分为表 1-4-2 所示的 5 类。

表 1-4-2　房颤分型

分型	定义
阵发性房颤	指 7 天内能自行终止或经干预可终止的房颤可能会再发,间隔时间不等
持续性房颤	指房颤持续时间>7 天
长程持续性房颤	指房颤持续时间>12 个月,患者有复律愿望
永久性房颤	指患者和医师不再尝试复律或维持窦性心律这是一种患者和医师的治疗态度,而不是指房颤的病理结构可随着症状、治疗手段更新、患者及医师治疗倾向而改变分类
非瓣膜性房颤	指不是由风湿性二尖瓣狭窄、机械或生物瓣膜或二尖瓣修补等瓣膜疾病引起的房颤

除上述分类外,临床上尚可作以下分型:

1.按病因分型

(1)原发性 AF:又称特发性房颤,指无明确病因引起者。

(2)继发性 AF:继发于各种疾病或其他因素时。

2.按 f 波型分型

(1)粗波型 AF:f 波振幅>0.1mV。多见于甲状腺功能亢进性心脏病、风湿性心脏病二尖瓣狭窄、心房扑动转为心房颤动的过程中。此型对药物、电击复律术的反应好,疗效佳,复发率低。

（2）细波型 AF：f 波振幅≤0.1mV。多见于病程较长的风湿性心脏病、冠心病等患者。此型对药物、电击复律反应差、疗效差。复发率高。

（3）不纯性 AF：心电图见以 f 波为主，夹杂着少数 F 波。

3.根据心室率快慢分型

（1）慢率性 AF：心室率≤100 次/分，一系列快速的 f 波在房室交界区产生的干扰、隐匿性传导以及房室结的"闸门作用"，是产生心室率较慢的电生理基础。这类 AF 见于：①心房颤动患者病情稳定时，或经洋地黄或 β 受体阻滞药对病情基本控制时，心室率可波动在 70～90 次/分；②心脏传导系统有退行性病变，或迷走神经张力增高，均可使更多的 f 波受阻于房室交接处不能下传心室，多见于老年人；③伴洋地黄中毒或低血钾所致房室传导阻滞。

（2）快速型 AF：心室率为 100～180 次/分，可产生血流动力学影响。各类房颤中最常见的一种，多见于短阵发作的或新近发生的房颤。此型房颤易发生室内差异性传导。

（3）极速型 AF：心室率＞180 次/分。多见于：①预激综合征伴心房颤动；②奎尼丁复律过程中，对血流动力学产生严重影响，易导致心力衰竭或使心力衰竭加重、心肌缺血及心室颤动；③原为快速型房颤，由于运动使心室率加快转为极速型房颤；活动终止后心室率又恢复到原来频率，此种情况多见于各种原因引起的、未经治疗的、新近发生的房颤。

五、治疗

（一）房颤治疗策略及其选择

1.节律控制策略

节律控制策略是目前房颤首要的治疗策略。

（1）优点：①减轻或消除房颤所致的临床症状；②消除心房和心室不规则的舒缩导致的血流动力学变化；③降低栓塞和心力衰竭等主要并发症；④减轻和消除心房重构；⑤不需要长期抗凝和监测。

（2）缺点：①需要长期应用抗心律失常药物并需要长期随访；②动态心电图检查仍可检测到阵发性房颤。有一定的复发率。

2.心室率控制策略

临床研究表明，节律控制与心室率控制在预后方面具有同样的效果。因此，对于复律有禁忌、复律后易复发，以及药物出现严重不良反应等患者，可采取控制心室率的治疗策略。

（1）优点：①安全有效，患者易于接受；②无须使用维持窦性心律的抗心律失常药物，避免了不良反应。

（2）缺点：①房颤可能由阵发性、持续性最终变为持久性房颤；②心房重构持续存在并加重；③需要长期抗凝治疗和频繁临床检测；④少数心室率难以控制，即使心率控制后，也会因心律不规则而常出现临床症状。

3.房颤治疗策略的选择

一系列临床试验的结果显示，节律控制和心室率控制两种治疗策略对房颤患者的病死率和脑卒中的影响并无差别，主要原因可能为抗心律失常药物的不良反应抵消了节律控制中维持窦性心律给患者带来的益处。但对于相对年轻、房颤症状较重而不伴有器质性心脏病的患者，如孤立性房颤患者，节律控制仍是首选的治疗策略。对房颤症状较轻、合并有器质性心脏病的老年患者，心室率控制是一种合理的可供选择的治疗策略。对房颤病史不超过 1 年的患者，选择节律控制多于心室率控制。与选择心室率控制比较，选择节律控制者年龄较轻，静息时心率较慢，症状明显且频繁发作，大多为近期诊断的房颤或阵发性房颤，而选择心室率控制者多为持续性房颤并伴有心力衰竭或心脏瓣膜病。对房颤持续时间较短，但超过 48 小时的，经短时间抗凝后可转复心律。对房颤持续时间较长，已超过数周的患者，近期治疗的目的可选择控制心室率＋抗凝治疗，待充分抗凝后可转复心律。如果心室率控制不能充分消除症状，转复和维持窦性心律应成为长期治疗的目标。

（二）转复房颤为窦性心律

房颤持续时间的长短是能否自行转复窦性心律的最重要因素，持续时间愈长，转复的机会愈小。药物或电击都可实现心律转复。但伴有潜在病因的患者,如甲状腺功能亢进、感染、电解质紊乱等,在病因未纠正前,一律不予复律。目前治疗多推荐在初发 48 小时内的房颤应用药物转复,时间更长的则采用电复律。对于房颤伴较快心室率、症状重、血流动力学不稳定的患者,包括伴有经房室旁路前传的房颤患者,则应尽早或紧急电复律。房颤复律期间应进行抗凝治疗。

1.药物转复房颤

对不需要紧急复律的患者可药物复律,但转复的成功率低于电复律。药物复律和电复律均存在血栓栓塞的危险,目前尚无临床研究对比其安全性。如若复律,均要根据房颤持续时间而采取抗凝治疗,作为复律前的准备,并注意抗心律失常药物对口服抗凝药的影响。

抗心律失常药物偶可导致严重室性心律失常,甚至危及生命,对合并心脏明显扩大、心衰及电解质紊乱的患者应特别警惕。急性期房颤复律的药物主要有氟卡尼、普罗帕酮、胺碘酮、伊布特利与维纳卡兰等。《2012年 ESC 更新房颤治疗指南》推荐,对于房颤优选药物复律患者,在无或仅有轻微结构性心脏病的情况下,院外使用随身携带的普罗帕酮、氟卡尼高剂量口服,院内静脉注射氟卡尼、普罗帕酮、伊布特利或维纳卡兰(推荐类型I,证据水平 A),无效时静脉注射胺碘酮;对于中度器质性心脏病患者,首选伊布利特、维纳卡兰静脉注射,无效时静脉注射胺碘酮;严重器质性心脏病患者静脉注射胺碘酮。

2.体外直流电复律

对于持续性房颤伴有心肌缺血、症状性低血压、心绞痛或心衰加重患者,常作为一线治疗。房颤伴预激综合征患者心室率过快且血流动力学不稳定时,建议立即进行同步直流电复律。

电复律前要了解窦房结功能状况或房室传导情况,如果疑有房室传导阻滞(AVB)或窦房结功能低下,电复律前应有预防性心室起搏的准备。房颤患者经适当的准备和抗凝治疗,电复律的并发症较少。

对已有左心室功能受损者要格外谨慎,可能诱发肺水肿。对于反复发作的持续性房颤,约 25% 的患者电复律不能成功,或复律成功后窦性心律仅能维持数个心动周期或数分钟后又转为房颤,另有 25% 的患者电复律成功后 2 周内复发。若电复律失败,可在应用抗心律失常药物后再次体外电复律,必要时考虑心内电复律。有研究表明,胺碘酮可提高电复律的成功率,电复律后房颤复发的比例也降低。给予地尔硫䓬、氟卡尼、普鲁卡因胺、普罗帕酮和维拉帕米,对于提高电复律的成功率和电复律成功后预防房颤复发的作用不明确。有研究提示,在电复律前 28 天给予胺碘酮和索他洛尔,两者对房颤自发复律和电复律的成功率相同。对房颤电复律失败或早期复发的病例,推荐在择期电复律前给予胺碘酮或索他洛尔。对房颤持续时间≥48 小时或持续时间不明的患者,在电复律前后均应常规使用华法林抗凝治疗。

3.心内直流电复律

采用 2 个大表面积电极导管分别置于右心房(负极)和冠状静脉窦或左肺静脉(正极),采用低能量心内电击复律(<20J)。心内直流电复律转复房颤的效果明显优于体外直流电复律,同时可用于电生理检查或导管消融过程中的房颤、体外循环心脏手术时的房颤、胸壁阻力大(如肥胖),以及合并严重肺部疾病的患者。

4.置入型心房除颤器

尽管置入型心房除颤器对阵发性房颤、新近发生的房颤或慢性房颤患者都有较好的疗效,能减少房颤负荷和住院次数,但由于该技术为创伤性的治疗方法、费用昂贵,且不能预防复发,故不推荐常规使用。目前置入型心房除颤器仅适用于需同时置入心室转复除颤器的患者,如果仅为治疗房颤拟置入心房除颤器的患者应考虑导管消融。

(三)节律控制

无论阵发性还是持续性房颤,复律成功后大多数会复发。房颤复发的危险因素包括高龄、心力衰竭、高血压、糖尿病、左心房扩大及左心室功能障碍等。控制并干预危险因素,有助于预防房颤的复发。节律控制的主要目的在于消除房颤的相关症状,对于无明显症状患者通常不需要抗心律失常药物。但是不少患者仍需要长期服用抗心律失常药物以预防房颤复发,因此更应重视长期使用抗心律失常药物的安全性。约 80% 的房颤患者合并基础心脏病,而不少抗心律失常药物可导致心力衰竭恶化或有致心律失常作用,同时长期应用可能发生较多的心脏外不良反应,患者难以耐受。如果抗心律失常药物治疗不能改善症状或引起不良反应,则不宜应用。对于房颤复发的频率降低,每次复发时房颤持续的时间缩短,或症状减轻,由不能耐受变为可以耐受,都应视为已基本达到治疗目的。

(四)控制房颤心室率

对于房颤急性发作时,最初的治疗目标是保持血流动力学稳定。伴有快心室率的房颤,如无心绞痛、低血压等情况,控制心室率即可。

用于控制房颤心室率的药物包括β受体阻滞药、非二氢吡啶类钙拮抗药(维拉帕米和地尔硫草)以及洋地黄类药物。它们作用于房室结,延长房室结不应期,增加隐匿传导。近年来,趋向于选择β受体阻滞药和钙通道拮抗药作为控制心室率的首选药物。地高辛对运动或应激时的快心室率无效,仅在房颤合并心衰时作为一线治疗,不伴心衰时不宜作为首选药。房颤急性发作时,如无旁道下传,静脉应用β受体阻滞药或钙通道拮抗药可以减慢心室对房颤的反应,但在低血压和心力衰竭时应注意。房颤的心室率控制标准为静息状态时60～80/min,日常中度体力活动90～115/min,24小时心电监护平均心率<100/min,心率不能高于依据年龄预测的最高值的110%。多数患者使用一种β受体阻滞药或钙通道拮抗药可奏效,部分患者需联合应用地高辛。对合并预激综合征的房颤患者,上述减慢房室结传导的药物(钙通道拮抗药、洋地黄和β受体阻滞药等)应属禁忌,因为抑制房室结前传会促使房颤冲动经房室旁路前传,从而导致极快的心室率,诱发室速或室颤,甚至猝死。

如果患者抗心律失常药物和负性变时药物不能有效控制房颤的快速心室率,出现快室率相关的症状,那么消融房室结并植入永久性起搏器是改善房颤患者症状非常有效的办法。如果在适当药物治疗下心室率仍过快并产生心动过速介导的心室收缩功能下降,则房室结消融是最有效的办法。

(五)房颤的抗栓治疗

无论是阵发性房颤还是慢性房颤患者均需抗栓治疗,除非是孤立性房颤或存在抗栓治疗的禁忌证。

1.华法林应用指征

(1)脑卒中中等危险因素:年龄≥75岁,心功能不全和(或)充血性心力衰竭(左心室射血分数≤35%或短轴缩短率<25%)、高血压或糖尿病。

(2)脑卒中高危险因素:既往有脑卒中史、短暂脑缺血发作、体循环栓塞史、二尖瓣狭窄和瓣膜术后。

具有卒中高危因素或具有≥2项以上中等危险因素的房颤患者推荐华法林治疗。

2.抗栓的强度

华法林的抗凝强度需维持国际标准化比值(INR)于2.0～3.0,如果INR在2.0～3.0,仍有血栓栓塞事件发生,则考虑左心耳封堵术。对于年龄≥75岁或具有其他中危因素的患者,如果考虑出血的风险INR维持于1.6～2.5亦可。

3.房颤复律前后的抗凝治疗

(1)房颤持续时间未知或房颤持续时间≥48小时,如需要电复律,复律前口服维生素K抗凝药(INR2.0～3.0)至少3周,因复律后心房顿抑则至少抗凝4周;若复律失败或血栓形成高风险患者,应长期抗凝治疗。

(2)明确复律前房颤持续<48小时,复律前使用普通肝素或低分子肝素。普通肝素的使用方法为70U/kg静脉注射,之后以15U/(kg·h)静脉滴注,或使用固定剂量5000U静脉注射,继以1000U/h静脉滴注。无血栓形成风险的患者,复律后不需要使用抗凝治疗;血栓风险高的患者,复律后长期使用维生素K抗凝药(INR2.0～3.0)。INR达标前,普通肝素或低分子肝素与维生素K拮抗药应当重叠使用。

(3)明确复律前房颤持续时间≥48小时或持续时间不明的患者,若无急性复律指征,应在抗凝治疗3周后考虑择期复律。也可行食管超声检查,明确无左心房血栓后,在使用肝素或低分子肝素抗凝的前提下提前复律。如果伴有心绞痛、心肌梗死、低血压、心力衰竭恶化、肺水肿与休克等,需要立即电复律。复律前应当使用普通肝素或低分子肝素,复律后普通肝素或低分子肝素与口服维生素K抗凝药重叠使用,直至INR达到2.0后停用肝素类。此后究竟是长期抗凝还是抗凝4周,取决于血栓风险的高低。

(4)复律前尤其是房颤持续时间≥48小时时,评价心房内有无血栓形成,可经食管超声心动图检查。对于存在左心房血栓者,应当更加有效地抗凝治疗,以预防血栓栓塞事件的发生。

4.抗凝的特殊情况

(1)伴冠心病的房颤患者进行介入治疗前为减少穿刺出血的风险可停用华法林,并于术后恢复应用,推荐华法林与氯吡格雷合用,在华法林起效前可短期联合应用阿司匹林。9~12个月后若无冠脉事件可单独应用华法林。

(2)在有出血风险的手术操作前需停用华法林的,停用时间<1周的患者不需应用肝素替代。但是,机械瓣置换术后、血栓栓塞高危或停用华法林>1周的患者需应用普通肝素或低分子肝素替代治疗。

(3)急性卒中的房颤患者病死率和病残率均较高。在开始抗凝治疗前应行头颅CT或MRI除外脑出血的可能。如无出血征象,可在3~4周后开始抗血栓治疗。如有出血征象则不予抗凝治疗。如脑梗死面积较大,抗凝治疗开始的时间应进一步延迟。在短暂性脑缺血的患者,头颅CT或MRI除外新发脑梗死和脑出血后,应尽早给予华法林抗凝治疗。

(六)房颤导管消融

房颤导管消融治疗的主要临床受益是改善心悸、乏力、心脏指数等与心律失常相关的临床症状,提高患者的生活质量。结合近年来房颤消融治疗的临床试验,国内对导管消融治疗房颤提出以下建议:①对于症状明显的阵发性房颤,导管消融可以作为一线治疗;②对于病史较短、药物治疗无效、无明显器质性心脏病的有症状持续性房颤,导管消融在有选择的患者中可以作为一线治疗;③对于存在心力衰竭和(或)LVEF降低的症状性房颤患者,导管消融在选择性的患者中可以作为一线治疗;④对于病史较长、不伴有明显器质性心脏病的有症状持久性房颤,导管消融可以作为维持窦性心律或预防复发的可选方案。

对于经导管消融房颤,目前主要强调了房颤患者的症状性和有无器质性心脏病,对于无明显症状的房颤患者,尚缺乏相关的临床研究资料。对于个体患者而言,是否行导管消融,还要考虑房颤的类型、左心房的大小、房颤病史、合并心血管病的严重程度、替代治疗(心室率控制)效果及不良反应、导管消融者及所在中心的经验、患者的风险/获益比、房颤成功转复和维持窦性心律的影响因素、患者的意愿等。影响导管消融成功的患者因素有年龄、左心房的大小、房颤的持续时间、二尖瓣反流及程度等。对于有二尖瓣反流和器质性心脏病而未完全纠正者,导管消融治疗后房颤复发率高。在高龄患者,心肌穿孔和心包压塞的并发症增多,可致成功率降低。导管消融的禁忌证少,仅左心房和左心耳血栓是绝对禁忌证。

(七)房颤的其他治疗方法

(1)**房颤的起搏治疗**:有房颤病史且因心动过缓需置入起搏器的患者,应选择生理性起搏器(双腔或心房)而非心室单腔起搏器。对于房室传导正常,但需置入双腔起搏器的患者,应尽量延长房室延迟以减少心室起搏的成分,将起搏器设置为非心房跟踪模式(如DDIR),或置入有减少心室起搏程序的起搏器。不建议将房颤作为永久性起搏的指征。对无心动过缓、不需置入起搏器的患者不应考虑用起搏的方法预防房颤。

(2)**房颤的外科治疗**:房颤外科治疗的主要适应证包括行其他心脏手术的症状性房颤,行其他心脏手术时经过选择的消融风险较低的无症状房颤。专门为治疗房颤而进行的外科手术仅限于症状性房颤而患者愿意接受外科手术,导管消融失败或不具有导管消融的指征。

(3)**房颤的微创外科治疗**:目前,全球范围内报道的微创消融技术包括Wolf-Maze消融手术、机器人辅助的冲洗式射频消融手术、微波消融手术、高密度聚焦超声消融手术、激光消融手术等。目前外科微创治疗房颤的适应证:①阵发性和孤立性房颤;②导管消融后房颤复发;③对抗心律失常药物治疗无效,或不能耐受药物治疗,愿意接受外科手术治疗者;④存在血栓栓塞;⑤既往有血栓栓塞史,如脑卒中或短暂性脑缺血(TIA)发作;⑥LVEF>30%;⑦存在对华法林、阿司匹林等抗凝、抗血小板药物治疗的禁忌证。

(4)**左心耳封堵术和闭合术**:对于房颤血栓栓塞高危而长期口服华法林抗凝禁忌的患者,可采用左心耳封堵术预防栓塞的发生。左心耳封堵术后需要终身服用阿司匹林治疗,而阿司匹林增加了出血风险,临床选用时应当权衡利弊。

(八)特殊情况下房颤的治疗

(1)**急性心肌梗死时房颤的处理**:急性心肌梗死时若存在血流动力学障碍、难治性缺血、药物无法控制心室率者采用直流电复律;如果患者无心力衰竭、气管痉挛、房室传导阻滞可应用β受体阻滞药或非二氢吡啶类钙通道阻滞药控制心室率,如果合并心力衰竭首选应用胺碘酮控制心室率,必要时可有选择地应用洋地黄控制心室率。禁止应用 Ic 类抗心律失常药物。

(2)肥厚型心肌病合并房颤的处理:肥厚型心肌病合并房颤的抗凝应遵照脑卒中高危患者的标准采用华法林抗凝,将 INR 保持在 2.0～3.0。房颤发作将加重肥厚型心肌病患者的血流动力学异常,因此有必要服用抗心律失常药物预防发作。可选用丙吡胺联合β受体阻滞药或非二氢吡啶类钙通道阻滞药,或者选择胺碘酮。

(3)肺病合并房颤的处理:房颤是慢性阻塞性肺病患者经常发生的心律失常,此时应注意纠正低氧、酸中毒、电解质紊乱,可应用非二氢吡啶类钙通道阻滞药控制心室率,如果房颤所致血流动力学不稳定可采用电复律。茶碱和β受体激动药是常用的气道解痉药物,但这两种药物可使房颤的心室率难以控制,从治疗房颤的角度不宜应用。而β受体阻滞药、索他洛尔、普罗帕酮、腺苷等抗心律失常药物可增加气道阻力,不适合用于合并肺病的房颤患者。

(4)甲亢伴房颤的处理:甲亢若未纠正,采用控制心室率的策略,首选β受体阻滞药控制心室率,如果没有β受体阻滞药,则选择非二氢吡啶类钙通道阻滞药,甲亢合并房颤应用华法林抗凝(INR2.0～3.0),甲亢纠正后,根据危险分层应用抗凝药。

(5)妊娠合并房颤的处理:除孤立性房颤以外,妊娠期应全程抗凝;控制心室率可选用β受体阻滞药、地高辛、非二氢吡啶类钙通道阻滞药。因房颤所致血流动力学不稳定可采用电复律,血流动力学稳定可应用奎尼丁、普鲁卡因胺转律。妊娠期间应用以上药物均要考虑药物对孕妇和胎儿的影响。

(王浩坤)

第五节　心脏性猝死

一、心脏性猝死的流行病学

心血管疾患作为首位死亡原因,占全部死因的 30%,2005 年世界卫生组织的全球死亡率研究计划显示该数字为 17000000 例。

心脏性猝死(SCD)又是心血管疾病的主要死亡原因。SCD 是指由各种心脏原因引起的非暴力自然死亡,发病突然、进展迅速,死亡发生在症状出现后 1 小时内。

据估计,全球每年约有 3000000 例 SCD 事件发生,发生率远远高于艾滋病、乳腺癌、肺癌、脑卒中等。文献显示,美国 SCD 年发生率为 0.1%～0.2%,每年有 20 万～45 万人死于 SCD,约占总死亡人数的 13%。欧洲和日本的数据与之接近,亚太部分地区和国家的调查提示,SCD 发生率为 0.01%～0.18%。

中国每年心脏性猝死的总人数超过 50 万。近期中国一项国家十五攻关项目公布了中国 SCD 流行病调查结果。该项目采用人群监测的方法,在北京市、广州市和新疆维吾尔自治区分别选取 20.6 万、14.9 万、16.0 万城市居民,在山西省选取 16.2 万农村居民进行 SCD 发病情况监测。监测时间从 2005 年 7 月 1 日至 2006 年 6 月 30 日。监测总人数为 67.8 万,总死亡人数为 2983 人,其中 SCD 人数为 284 人,SCD 发生率为 41.84/10 万,约占总死亡的 9.5%。若以 13 亿人口推算,中国猝死的总人数约为 54.4 万/年,总的 SCD 人数多于美国。此次调查还显示,在中国 SCD 发生率男性高于女性,发生率分别为 44.6/10 万和39.0/10万。

各种疾病都可导致 SCD,但 SCD 主要相关的疾患是冠心病和心力衰竭。不论是否合并心肌梗死,冠心病都是 SCD 最为常见的原因,约占全部 SCD 的 75%。心力衰竭的主要死因,一是血流动力学恶化,二是SCD,后者约占全部心力衰竭死亡的 1/3。目前,随着人口老龄化速度的加快和生活水平的改善,中国冠心病和心力衰竭的发病率日益增高,相应的,SCD 即成为直接危及人们生命的一大杀手。临床实践中,患者发生猝死事件前可以有心脏疾病表现,但有相当数量的心脏病患者以猝死为首发表现。而且,绝大多数SCD病例发生在医院外,猝死事件一旦发生,存活比例甚低,世界平均水平抢救成功率低于1%,在发达国家接近5%,往往难以进行及时有效的救治。SCD对人民的生命造成了巨大危害,给社会造成了巨大的损失。正是由于心脏性猝死对生命的巨大危害,SCD已成为当代医学高度关注的公共健康问题。因此,采取必要的措施进行有效的预防就具有特别重要的意义。

二、心脏性猝死的病理生理机制

在大多数发生心脏性猝死的患者中,心脏结构性的异常是猝死的基础。然而,结构异常基础上的功能变化也常可导致电活动的不稳定,甚至发生致命性的快速性或缓慢性心律失常。心脏结构与功能是相互作用、相互影响的,当一个瞬间出现的心电学事件打破它们之间的平衡状态,就可能发生心律失常甚至猝死。

心脏性猝死也可发生于心脏"看起来"正常的患者,其机制大部分是心律失常,如室性心动过速或心室颤动,而未显示出心脏结构方面的病变。未发现心脏结构的异常可能是当前临床检查的敏感性较低,从而使潜在的疾病或变化始终隐藏着。一些微小的心脏结构的改变可能是致命性心律失常甚至是心脏性猝死的潜在危险因素,如冠状动脉非阻塞性斑块基础上的冠状动脉痉挛、局部心肌炎症、部分心肌病以及传导系统的异常。在证明相应组织结构损伤的基础上才能最终确立诊断,因此需要组织学检查或心内膜活检,甚至尸检,而在此之前,这些病损一直不为医生所知。另一方面,心脏性猝死也可能是结构正常的心脏电活动不稳定所致,有几个试验显示大约5%的心脏性猝死患者的心脏结构未发现任何组织学或显微镜下检查的异常。Strain等对18个室性心动过速或心室颤动并且心脏大体正常的患者进行心内膜活检,大部分患者(其中16名)均存在以下一种或多种组织学异常:有意义的心肌疾病、心肌细胞肥厚等改变、间质或血管周围纤维化、血管硬化、右心室心肌被脂肪组织替代。

除此之外,心脏性猝死可能还存在遗传基础,基因的异常可能导致个体心脏蛋白或离子通道的改变。长QT综合征、Brugada综合征、扩张型或肥厚型心肌病都被认为是可以导致心脏性猝死的单基因疾病的范例。冠状动脉病变基础上的血栓形成和心肌梗死患者是发生致命性心律失常的主要人群。基因多态性在急性斑块破裂中所扮演的角色逐渐被认识,新的线索也逐渐出现,例如对可以降解斑块纤维帽的基质金属蛋白酶的观察发现其遗传性改变。另外,血小板黏附、血栓形成和凝血瀑布通路中的分子多态性可能都与心脏性猝死易感性相关。另外,大规模的流行病学调查显示心脏性猝死有家族易患性,这种易患性包括家族的环境,如饮食、精神、发育等因素。遗传机制可能不一定是DNA的变异,而可能是一个或多个DNA多态性导致了心脏性猝死的易患性。

因此,这些因素的相互作用是心脏性猝死病理生理的一个重要方面。自主神经系统的激活是关键性事件,导致交感神经张力增加和副交感神经影响减弱,其结果是血压、心率、血小板凝聚和血液黏稠度增加。这些改变使心室颤动阈值降低,趋于使动脉粥样硬化斑块破裂、血小板凝聚,从而引起缺血性事件(心绞痛或心肌梗死)或心电性事件(心律失常),导致心脏性猝死。其中主要机制是致命性心律失常,约80%~90%为室性心动过速或心室颤动,其余少数为严重缓慢性心律失常、心脏停搏及电机械分离。极少数心脏性猝死机制属非心律失常性(心脏或主动脉破裂、心脏压塞、心内机械性梗死和主动脉夹层等)。根据直接导致心脏性猝死的心律失常的类型,简要将其病理生理机制分别介绍如下:

(一)室性快速性心律失常

心脏性猝死的患者中80%~90%为冠心病基础上出现的快速心律失常,多数为心室颤动。室颤的患者较无脉性电活动或心室停搏的患者预后更好。室颤需要的抢救较为特定,如果在合适的时间窗内进行充分的除颤则效果良好。已经有研究显示室颤可以被基础生命支持(如胸外心脏按压)所延长,从而起到心跳骤停到除颤器救护之间的桥梁作用。另外,心肺复苏也被认为会对心室颤动波的特性产生影响,从而使除颤成功率更高,易于恢复循环。

在心脏性猝死中，80%患者的电生理机制为心室颤动，很少表现为持续性室性心动过速。这两种致命性心律失常通常发生在心脏结构异常和心电结构缺陷患者，并由某种触发因素诱发。心室颤动大多数由室性心动过速引起，自发性心室颤动少见。急性心肌梗死后的 1 小时内死亡的最重要原因是心室颤动，在这段时间内心室颤动发生率可能较入院后高 25 倍。在一项由 157 名急救车上的患者参与的试验中，当患者发生心跳骤停的时候正在进行心电监测，显示初发心律失常即为室颤的患者仅占 8%，由室性心动过速转变为心室颤动，从而导致心跳骤停的比例为 62%，另外尖端扭转型室性心动过速占 13%。

致命性快速性心律失常的发生是触发事件与易感心肌相互作用的结果，在无心肌易激性情况下，许多事件（如频发和复杂的室性期前收缩）可以是无害的。一旦心肌缺血，受影响的心肌细胞跨膜静息电位和动作电位振幅以及动作电位时限降低，加上其他许多因素，将引起心肌传导减慢和电生理不稳定，使之与邻近非缺血组织间易于发生折返性心律失常，此时如有提前冲动（室性期前收缩），则可进一步加剧心肌缺血或增加异常心肌与正常心肌间的复极离散度，最后导致室性快速性心律失常（心室颤动/室性心动过速）。

（二）缓慢性心律失常和心搏停止

在救护车上突发死亡的患者中，心电监测显示初始心律失常即为缓慢性心律失常的占 17%。其他数据显示缓慢性心律失常导致心脏性猝死的患者约占 20%，其机制主要是窦房结和房室结失去正常功能，下级自律性组织不能起到发放正常逸搏的功能，多种结构性（器质性）和功能性异常均能导致上述情况的发生。严重器质性心脏病者多表现为显著心动过缓和心室停搏，提示长期严重缺血可引起心内膜普肯耶纤维弥漫性损害。

（三）无脉性电活动（电-机械分离）

无脉性电活动是指心脏依然存在有规律的电活动现象，但无有效的机械收缩功能。Frozzara 将其分为原发性和继发性两种类型，其特点是摸不到脉搏，听不到心音，心脏无泵血功能，但心电图仍可记录到心电活动。心电图表现为频率 30～40 次/分、宽大畸形的 QRS 波群。无脉性电活动患者预后很差，存活率很低，常为严重心脏病的终末期表现。

原发性无脉性电活动多见于严重器质性心脏病，特别是心肌缺血、心搏骤停、骤停复苏后及重症充血性心力衰竭末期。继发性无脉性电活动可见于心脏静脉回流突然中断，如大面积心肌梗死、人工瓣膜急性功能不全、大失血、心脏破裂和心包填塞等。有研究显示，无脉性电活动和心脏电活动静止在 30%的心脏骤停患者中出现，而这一数据常常与患者症状发作和心电监测之间的时间间隔有关，因此提示无脉性电活动和心室停搏是心脏骤停的晚期表现。

由于心脏性猝死发病突然、致死率高，因此寻找可用于预测心脏性猝死的因素显得尤为重要。目前认为以下人群为心脏性猝死的高危人群：心脏骤停的幸存者，曾有过室性心动过速发作、心肌梗死、冠心病者，有心脏骤停家族史者，任何原因引起的左心室射血分数低下、慢性缺血性心脏病有室性期前收缩、心室肥厚、肥厚型梗阻性心肌病、扩张型心肌病和心力衰竭、长 QT 综合征、致心律失常性右心室心肌病及 Brugada 综合征。对上述患者，临床医生常联用动态心电图、LVEF 测定、心室晚电位、心率变异性、QTd、T 波电交替等无创性检查指标结合临床综合判断，并进行危险度分层。有创的电生理检查更有助于发现高危患者，而且可进一步选择适当的预防措施，如进行导管消融术、抗心律失常外科治疗或植入型自动复律除颤器，从而改善预后。

三、心脏性猝死的危险因素

（一）常见危险因素及病因

1.冠心病、心肌梗死

是心脏性猝死最常见的危险因素虽然 20%～25%的冠心病患者以心脏性猝死为第一临床表现，但多达 75%的既往有心肌梗死的患者死亡是突然发生的。心肌梗死者有如此之高的猝死发生率使得人们寻找和研究预测心肌梗死后以及有其他冠心病临床表现患者猝死的因素。

2.左心室射血分数低下

对于慢性缺血性心脏病患者是一个最强的预测因子,射血分数等于或少于35%是一个独立的心脏性猝死预测因子,但是它的特异性不高,还依赖于心律失常等其他因素。

大多数室性期前收缩对于无心脏病者是良性的,预后是好的。但对于年龄超过30岁,室性期前收缩在某些亚组人群可能高度提示冠心病以及猝死的危险性。特别对于心肌梗死后出现频发的形态多样的室性期前收缩,高度提示在日后随访中发生猝死的危险。很多研究均强调了"频发"和"多形"可提示高危险性,但如何分级尚没有统一标准。以往多采用室性期前收缩>10个/小时作为危险性标准。多形性提示高危险性的标准包括:多种形态室性期前收缩,成对出现,较短的偶联间期(RonT现象)等,许多研究结果是基于动态心电图的观察。

心肌梗死后心功能不全和出现室性期前收缩是主要的危险预测因子。在心肌梗死后出现多形性室性期前收缩以及左心室心功能不全均是最有力的独立的预测猝死的危险因子。心肌梗死后出现频发室性期前收缩具有猝死的危险,当出现左心功能不全,其危险性进一步增加。

遗传因素也与心脏性猝死相关。心脏性猝死在某种程度上是冠心病的一种表现,而某些遗传因素影响着冠心病的发生,因此,非特异的影响心脏性猝死的发生。

在心脏性猝死的原因中,一些不常见的原因与遗传有关,例如先天性QT综合征,肥厚型梗阻性心肌病,以及家族性婴儿和青年人猝死等。遗传性心脏传导系统异常已被证明有发生心脏性猝死的高度危险性。家族系谱分析QT综合征使我们更进一步理解了某些基因与猝死的关系。目前先天性QT综合征的基因研究取得了明显的进展,为将来的基因治疗展现了乐观的前景。

(二)心脏性猝死病因

在西方国家,80%的心脏性猝死是由冠心病引起的,即使在冠心病发病率不高的地区和国家,仍然是猝死的主要病因,因此,充分理解冠心病与心脏性猝死的关系,在猝死发生前予以识别及治疗、干预,有助于减少猝死的发生。

1.冠状动脉异常

虽然非冠状动脉粥样硬化引起的冠状动脉异常并不常见,但一旦发生,具有较高的心脏性猝死的危险。非冠状动脉粥样硬化引起的冠状动脉异常包括先天性冠状动脉畸形、冠状动脉栓塞、冠状动脉硬化、冠状动脉机械损伤或梗阻。先天性冠状动脉畸形,如左冠状动脉起源于肺动脉并不少见,如果不进行外科手术纠正,婴儿发生猝死的危险性很高。其他先天性畸形,如左冠状动脉起源于主动脉的蝶窦也具有心脏性猝死的危险。此外冠状动脉先天性狭窄、发育不良等较为少见,也具有较高的猝死危险性。

冠状动脉栓塞最常见于主动脉瓣以及二尖瓣病变,产生血栓,栓子也可以来自外科手术操作或心导管操作。发生冠状动脉栓塞主要症状和临床表现是心肌缺血或心肌梗死。发生猝死的原因大多为栓塞导致急性心肌缺血,引起心肌电生理异常,而发生猝死。Kawasaki病可导致冠状动脉性猝死,多发动脉炎累及冠状动脉也可引起猝死。

冠状动脉的机械损伤及梗死也是引起猝死的原因之一,马方综合征出现冠状动脉夹层(可伴有或不伴有动脉夹层)具有较高的猝死危险。其他较少见的原因,包括主动脉瓣黏液瘤脱垂、撕裂或穿孔阻塞冠状动脉开口均可导致猝死。

冠状动脉痉挛可引起严重的心律失常及猝死,冠状动脉痉挛可发生于粥样硬化或正常冠状动脉,无痛性心肌梗死与冠状动脉痉挛或狭窄病变有关,可能是一部分不能解释的猝死原因,不同类型的(例如完全无症状的、心肌梗死后的,以及无痛及心绞痛混合型的)无痛性缺血具有不同的临床表现及预后。

2.肥厚型梗阻性心肌病

早期的临床及血流动力学研究已经证实了肥厚型梗阻性心肌病发生心脏性猝死的危险性,两组较大系列的研究得出了相似的结果,Goodwin等对254例肥厚型梗阻性心肌病患者平均随访6年,观察到48例死亡,其中36例的死亡(67%)为突然发生的。Shah等在对190例肥厚型梗阻性心肌病患者的随访中发现,49 例死亡患者中有 26 例为猝死(55%)。这些心脏骤停存活者与其他病因引起者相比,长期预后略好。在一组平均随访 7 年的研究中,心脏骤停幸存者再次发生骤停为 33%(11/33)。

虽然在发病年龄小、有家族史、症状严重的患者中,似乎更能提示发生猝死的危险性,但在个体病例无特异预测猝死的临床指征。研究表明,约 54% 的猝死发生于无心功能异常的患者。最初认为肥厚型梗阻性心肌病发生猝死的机制是左心室流出道梗阻,但最近研究表明,致命性心律失常是这些患者的主要猝死原因。研究证明这些患者进行动态心电图检查时大多出现室性期前收缩或短阵室性心动过速,或在心电生理检查中诱发出致命性心律失常。然而稳定的、无症状的、非持续性室性心动过速对于猝死的预测有限,而多形的、有症状的非持续性室性心动过速具有更强的预测价值。

问题是心律失常是否是肥厚的心肌产生血流动力学异常而导致电生理异常的结果。研究表明,非肥厚型梗阻性心肌病患者具有发生心律失常的高危险性以及猝死的危险性,提示肥厚本身起着重要作用。Stafford 等报道了运动相关的猝死发生于非肥厚型梗阻性心肌病患者,心室颤动在电生理检查中可诱发。在 35 岁以下运动员中,肥厚型心肌病是猝死的最主要原因,而 35 岁以上的运动员,缺血性心脏病是最常见的猝死原因。

3.扩张型心肌病和心功能衰竭

对于充血性心力衰竭治疗的进展改善了患者的长期预后,可是部分血流动力学稳定的心力衰竭患者突然死亡率再增加,研究资料表明,多达 40% 的心力衰竭患者死亡是突然发生的,发生猝死的危险性随着左心功能恶化而增加。心律失常机制(VT/VF 及心动过缓、心脏停搏)与猝死相关。对于心肌病患者,心功能较好者(Ⅰ级或Ⅱ级)总死亡率较心功能差者(Ⅲ级或Ⅳ级)低。可是,猝死的发生率在心功能较好者更高。心肌梗死后,室性心律失常与射血分数降低,二者均为导致猝死的危险因素,对于慢性充血性心力衰竭的研究主要集中在缺血性、特发性及酒精性心肌病。

4.电生理异常

获得性房室结、希普系统传导障碍以及房室旁路传导是两类结构异常,可能与心脏性猝死有关。流行病学调查显示,冠心病患者出现室内传导障碍是影响猝死的因素之一。一个特异的临床例子是前壁心肌梗死伴有传导阻滞患者在梗死后 30 天内具有出现 VF 的高危险性。Lie 等报道 47% 在医院后期发生 VF 的患者为前间壁心肌梗死伴有束支阻滞。希普系统原发纤维化(Lengres 病)或继发性机械损伤常出现室内阻滞,但较少发生心脏性猝死。当确认患者有猝死的危险,应及时植入人工心脏起搏器。先天性房室阻滞或室内阻滞的患者发生猝死的危险性不高,但先天性室内阻滞进行性恶化时,则猝死的危险性增加。WPW 综合征及 Maham 束导致的旁路前传通常不是致命的,但若发生心房颤动,且旁路不应期缩短,可导致快的心室率而产生心室颤动。遗传性心脏传导系统异常已被证明有发生心脏性猝死的高度危险性,例如先天性 QT 综合征、肥厚型梗阻性心肌病,以及家族性婴儿和青年人猝死等。

(三)心脏性猝死高危患者的识别

阐明 SCD 原发疾病及相关的危险因素和诱发因素,对其采取相应的干预措施。SCD 的原发疾病和诱发因素很多,结构性心脏异常是 SCD 的基础病因。尸检发现,在各种结构异常中,冠心病仍是最常见的病因(占 75%),其次是扩张型和肥厚型心肌病(10%～15%),此外,心脏瓣膜病、先天性心脏病、原发性电生理异常,以及由于神经体液和中枢神经系统疾病导致的心脏电生理不稳定、急性心包填塞、主动脉夹层等亦可引起 SCD。冠心病与 SCD 的关系主要与以下三个方面有关:急性心肌梗死、非梗死性心肌缺血以及继发于梗死或缺血的心室重构。

斑块破裂、继发性血栓形成或血管痉挛可导致冠状动脉急性阻塞,引起急性心肌梗死,诱发致命性心律失常。急性冠状动脉事件常发生于已有轻度至中度粥样斑块形成者,多数患者无症状或有非特异性胸痛,但不知自己已患冠心病,这可能正是 SCD 大多发生于一般人群而非已有明确心肌梗死病史、严重左心功能不全或既往有心脏骤停史等高危人群的原因。反复心肌缺血以及心室重构导致心肌电生理不稳定,心肌除极不一,易于发生致命性心律失常而造成 SCD。扩张型心肌病患者心内膜下瘢痕形成、间质和血管周围斑片状纤维化,这为折返性室性心动过速提供了基础。肥厚型心肌病患者发生 SCD 的机制尚不清楚,可能与原发性电生理异常导致的心律失常伴血流动力学异常有关。

原发疾病的预防及治疗是预防 SCD 的一项重要措施,其中冠心病是最重要的原发疾病,故应严格控制冠心病所有的危险因素,如改变不良生活方式及不健康饮食习惯,积极控制高血压,严格控制血脂,防治糖尿病及肥胖,戒烟,适当运动,避免不良因素的刺激,保持良好的心理状态等;对已患有冠心病的患者也应积极进行干预。

一般人群中 SCD 年发生率低于 2‰,如何有效筛选 SCD 高危人群成为一个重要的课题。研究表明,心脏性猝死与下列危险因素有关:低射血分数、室性期前收缩、心率变异性、压力反射敏感性、心率震荡、复极异常指标(QT 间期、QT 离散度、T 波电交替)、信号平均心电图、QRS 时限和心功能指标。目前,虽然特异性较低,左心室射血分数(LVEF)仍然是最为常用,也是最强的 SCD 和全因死亡预测因素。纽约心功能分级(NYHA)是一种简单、有效的床边 SCD 危险分层指标。2006 年 ACC/AHA/ESC 联合发布的室性心律失常和心脏性猝死指南表明,T 波电交替是判断室性心律失常患者是否发展为致命性室性心律失常的唯一的危险分层指标(Ⅱa 类推荐),而信号平均心电图、心率变异性、压力反射敏感性以及心率震荡等为不可靠的检测技术(Ⅱb 类推荐)。最近研究发现,脑钠肽也是室性心律失常事件的预测因子之一,但其在 SCD 危险分层中的作用尚待更多临床研究证实。不过,上述危险因素预测 SCD 的能力还是很有限的,联合多种预测因素或建立一套系统的预测模型十分必要。

四、临床表现

SCD 的临床过程可分为 4 个时期:前驱期、发病期、心脏停搏期和生物学死亡期。

(一)前驱期

在心脏停搏前数天至数月,有些患者可出现胸痛、气促、疲乏、心悸等不适,或者原有的心绞痛、心力衰竭等症状加重。这些前驱表现多为非特异性的,仅提示有发生心血管病的危险,而不能预测心脏性猝死的发生。有些患者无明显前驱表现,而突发心搏骤停。

(二)发病期

是指心血管状态出现急剧变化到心搏骤停发生前的一段时间,通常不超过 1 小时。由于 SCD 的原因不同,发病期的临床表现各异。典型表现包括:严重胸痛、急性呼吸困难、突发心悸或眩晕等。若心脏骤停为突发,事前无明显预兆,则多数为心源性。从 SCD 者所获得的连续心电图记录中可见在猝死前数小时或数分钟内常有心电活动的改变,其中以心率增快和室性期前收缩的恶化升级最常见。猝死于心室颤动者,常先有一阵持续的或非持续的室性心动过速。这些以心律失常发病的患者,在发病前大多清醒并在日常活动中,发病期短。心电图异常大多为心室颤动。另有部分患者以循环衰竭发病,在心搏骤停前已处于不活动状态,甚至已昏迷,其发病过程相对较长。

(三)心脏停搏期

该期以意识完全丧失为特征。如不立即抢救,一般在数分钟内进入死亡期。心搏骤停的症状和体征依次出现:意识突然丧失或伴有短阵抽搐,抽搐常为全身性,多发生于心脏停搏后 10 秒内,有时伴有眼球偏斜;脉搏扪不到、血压测不出;心音消失;呼吸断续,呈叹气样,以后即停止,多发生于心脏停搏后 20～30 秒;昏迷,多发生于心脏停搏 30 秒后;瞳孔散大,多在心脏停搏后 30～60 秒出现。此期尚未到生物学死亡,如给予及时恰当的抢救,尚有复苏的可能。

(四)生物学死亡期

从心脏骤停到发生生物学死亡时间的长短取决于原发病的性质,以及心搏骤停至复苏开始的时间。心搏骤停发生后,大部分患者将在 4～6 分钟开始发生不可逆脑损害,随后经数分钟过渡到生物学死亡。心脏骤停发生后立即实施心肺复苏和尽早除颤,是避免发生生物学死亡的关键。心肺复苏成功后死亡的最常见原因是中枢神经系统损伤,其他常见原因有继发感染、低心排血量以及恶性心律失常等。

五、诊断

心搏骤停的幸存者需要进行详细全面的心血管评估,必须鉴别可逆的参与因素并且纠正。识别潜在的疾病并进一步治疗,确定再次发生 SCD 的风险。心搏骤停后诊断和预测性的检查如下。

(1)心电图:寻找心肌梗死或心肌缺血、心室传导延迟、旁路、Q-T 间期延长、J 波、Brugada 波和左心室肥大的证据。

(2)实验室检查:排除一些可逆的原因,如心肌损伤标志物(肌酸激酶同工酶、肌钙蛋白 I 和肌钙蛋白 T)、电解质异常、抗心律失常药物浓度以及尿液中违禁药物如可卡因。

(3)心电监护:来评价心律失常发生的频率、持续时间和相关症状。

(4)24 小时动态心电图:有助于预测心搏骤停的复发风险。

(5)超声心动图:评估左心室功能、瓣膜疾病、心肌病和心肌肥厚。核医学检查及心室造影也可提供左心室功能的评估,但并不如超声心动图提供的信息全面。左心室射血分数(LVEF)一直是 SCD 最有力的预测因子,射血分数小于 40% 显著增加 SCD 的风险。然而,非猝死性死亡的风险也随着 EF 值的减低而升高。LVEF 的敏感性较低,从过去 10 年的研究看,为 22%～59%。

(6)冠状动脉造影:评价冠状动脉疾病。

(7)运动或药物负荷试验:冠状动脉疾病的患者或疑有心肌缺血的患者可行联合放射性核素显像或超声心动图的负荷试验。

(8)电生理检查:在评估心搏骤停幸存者方面是个受限的检查。其敏感性较低,阴性结果也并不能排除心搏骤停再发的可能,而且几乎所有心搏骤停后幸存的患者都有 ICD 的适应证。虽然,可行电生理检查来指导 ICD 的程控,但目前几乎不再应用。电压标测可用来证实致心律失常型右心室心肌病的诊断,对于有预激综合征和有室性心动过速的心肌病患者,行电压标测和射频消融都是必要的。致心律失常型右室心肌病和 Brugada 综合征患者的射频消融治疗仍需更多的研究来支持。

(9)心脏磁共振:特别适用于左心室功能正常的患者,有利于评价致心律失常型右心室心肌病和左心室肥大。

(10)当以上的检测未发现心搏骤停幸存者病因时,应考虑到药物如氟卡尼、普鲁卡因胺或阿义马林导致的 Brugada 图形。注入肾上腺素或运动试验可用于诊断 LQT1 和儿茶酚胺敏感性多形室性心动过速。

(11)对于离子通道疾病、肥厚型心肌病和致心律失常型右心室心肌病的基因检测越来越全面,然而,还有许多未知的基因突变。目前,只有 21% 的 Brugada 综合征患者和 52% 的致心律失常型右心室心肌病患者有明确的突变基因。对于明确的表型并没有建立对应的检测方法,或者并不提示为遗传性疾病,这一点让人沮丧,许多变异的意义目前也不确定。阳性的基因检测结果是有益的,可以帮助筛查家系,阴性的结果则不能筛查。

六、治疗

(一)心搏骤停的紧急治疗

1.心肺复苏(CPR)

快速反应是最关键的。院外心脏复苏最重要的两个组成部分是应急反应系统的有效性和目击者进行的 CPR。如果心搏骤停发生时有目击者在场,且目击者接受了早期心肺复苏的培训,心搏骤停的幸存者最有可能从医院出院。目前正大力推动培训警察、学生和公众学习心肺复苏技术,主要是高质量的、不间断的胸外按压。

2.自动体外除颤器(AED)和公众启动除颤

AED 的设计是为处于紧急情况的个人或没受过/受过很少训练的普通施救者所用,特别是院外发生的心搏骤停。此装置通过贴在胸壁上有自粘性的除颤电极板监测患者的心电图,进行检测心室颤动的情况。

如果装置检测到心室颤动,则会发出报警,紧跟着会给予除颤电击或提示施救者按电击按钮。在几个大型临床试验中,这些装置的有效性使得患者得到更快速的除颤治疗,提高了幸存者的生存率。在机场、体育设施旁、购物中心设置的 AED 装置对心搏骤停幸存者的生存率产生了显著的影响。而家庭 AED 并未表现出增加生存率的效果。

3.高级生命支持(ACIJS)

与 AED 不同,院前高级生命支持技术并没有增加院外心搏骤停患者的生存率。高级心脏支持的模式一直在不断改进完善,包括强调最小化间断时间的高质量的心肺复苏。

4.心搏骤停后的院内管理

最初的治疗关注于建立和维持血流动力学的稳定和支持性治疗上。胺碘酮和利多卡因(特别是怀疑缺血作为诱因时)常用于防止更多的室性心律失常的发生。对于复苏后仍昏迷患者的低温治疗会适当提高神经系统方面的预后。如果有再血管化的指征,立即行冠状动脉造影可能会提高疑为缺血患者的生存率。

(二)SCD 的一级预防

1.鉴别 SCD 的风险

没有任何单一因素可精确的预测 SCD 的发生,相比起来,联合多因素更有效。总体来说,这些检测的特异性和阳性预测值都较差,而阴性预测值更有价值(特别是联合不同试验时)。总之,最有预测价值的是左心室射血分数,但是其他因素在预测预后和指导治疗方面有帮助。其他预测猝死风险的工具,如电生理检查、动态心电图、信号平均心电图、压力反射敏感性、心率变异性、T 波电交替,被用于鉴别高危患者,但是没有一项有令人信服的证据。虽然联合不同检查结果会提高敏感性和特异性,但是阳性预测值仍为中度。

2.药物和外科/经皮再血管化治疗

由于大多数 SCD 患者有冠心病,减少心肌缺血的药物(β受体阻滞药)、阻止或限制心肌梗死范围的药物及改变心肌梗死后心室重构的药物(血管紧张素转化酶抑制药和醛固酮拮抗药)都可减低 SCD 的发生。虽然没有直接证据表明抗血小板或他汀类药物减少 SCD,但是在大多数人群中有减少死亡率的效果。早期外科心肌再血管化的研究表明,与药物治疗相比,再血管化减少了三支病变患者猝死的风险和左心室功能异常。溶栓治疗和经皮冠状动脉介入治疗也会降低心肌梗死患者猝死的发生率。对于室性心动过速,除了抗心律失常药物和置入性装置的治疗,一些患者也可行射频导管消融治疗,特别是有无休止性心律失常的患者。

40 多年前,心肌梗死后的室性期前收缩被认为是发生猝死的危险因素。因此,应用抗心律失常药物治疗室性期前收缩被认为可使患者获益。然而,心律失常抑制试验(CAST 研究)表明虽然心肌梗死后抑制异位搏动,但是ⅠC 类抗心律失常药物的致心律失常作用远大于获益,导致死亡率增加了 2.6 倍。研究也证实心肌梗死后左心室功能较差的患者应用Ⅱ/Ⅲ类抗心律失常药物如索他洛尔(SWORD 研究)和美西律都会增加死亡率。

目前,所有的抗心律失常药物中,只有胺碘酮在某些人群中降低了 SCD 的发生率。最初有一些胺碘酮治疗心肌梗死后患者的小型研究,这些研究的荟萃分析显示其降低了 SCD 的死亡率,随后更大的非肓的研究(GESICA 研究)证实了这一发现。然而,一些前瞻性、安慰剂对照的试验并未证实。充血性心力衰竭患者应用胺碘酮的生存试验(CHFSTAT 试验)入选 EF≤40%、频发室性期前收缩、大样本量的男性心力衰竭患者,并没能证明胺碘酮能减低 SCD 或全因死亡。虽然欧洲心肌梗死胺碘酮研究(EMIAT)证实胺碘酮可使新近心肌梗死患者心律失常相关死亡降低 35%,在全因死亡上无差异。加拿大心肌梗死胺碘酮研究(CAMIAT)也报道了类似的结果,胺碘酮降低心肌梗死后频发室性期前收缩患者的心律失常性死亡,但全因死亡无差异。最近的心力衰竭患者心肌梗死大型研究((SCD-HeFT)显示胺碘酮与安慰剂在全因死亡的主要终点方面没有差异。更新的苯并呋喃衍生物决奈达龙在 ATHENA 研究中也降低有危险因素的心房颤动患者 SCD 发生率,但是在 ANDROMEDA 研究中显示增加了严重心力衰竭患者的全因死亡率。在大型随机对照研究中,美西律对于新近心肌梗死的患者有增加死亡率的趋势,多非利特和阿奇利特对全因死亡率没有影响。

总之,胺碘酮以及其他的抗心律失常药物,包括ⅠC类抗心律失常药物,美西律,决奈达龙和索他洛尔降低了SCD的发生率,但并没有减低心力衰竭患者或新近心肌梗死患者的全因死亡率,甚至可能会增加致死率。

3.置入装置

鉴于抗心律失常药物预防猝死的无效性甚至是有害性,对药物的关注被转移到了置入性心脏转复除颤器(ICD)上。自从1980年Mirowski采用了此装置,随着一系列的大型临床试验的进行不断拓展了一级预防人群的适应证,技术也不断随之改进。多中心自动除颤装置置入研究(MADIT)显示:入选196例陈旧心肌梗死患者,纽约心功能分级Ⅰ~Ⅲ级,EF≤35%,非持续性室性心动过速或电生理检查有可诱发的、难以被抑制的室性心动过速,ICD与一般治疗相比使全因死亡风险降低了54%。多中心非持续性室性心动过速研究(MUSTT)将有冠心病、EF≤40%、非持续性室性心动过速或电生理检查可诱发的室性心动过速/心室颤动、需接受抗心律失常药物治疗的患者随机分为置入或不置入ICD或不治疗组,电生理检查指导下应用抗心律失常药物组的心律失常性死亡率或心搏骤停发生率降低27%,而ICDs组降低了76%,药物治疗和非药物治疗相比无显著差异。电生理检查被认为有中度的预测价值,MADITⅡ研究将电生理检查可诱发的室性心动过速作为排除标准,纳入了先前有心肌梗死、EF≤30%的患者。这个随机试验对比了ICD和一般治疗,平均随访20个月后显示ICD将全因死亡的风险降低了31%。MADIT、MUSTT和MADITⅡ研究都入选的先前有心肌梗死的患者。而AMIOVIRT(胺碘酮与ICD比较研究)和CAT(心肌病研究)研究提示对于非缺血性心肌病的患者,ICDs与药物治疗相比并未显出获益,但是DEFINITE研究(非缺血性心肌病的除颤治疗评估)将ICD的一级预防治疗扩展至此类患者。非缺血性心肌病、心力衰竭、EF≤35%、非持续性室性心动过速或频发室性期前收缩的患者,ICD使全因死亡率有不显著的降低,但使SCD的发生率显著降低。更大型的研究SCD-HeFT随机入选2521例患者,其中缺血性心肌病占52%,非缺血性心肌病占48%,这些患者EF≤35%、纽约心功能分级Ⅱ~Ⅲ级,接受常规治疗、安慰剂、胺碘酮或单腔ICD治疗。ICD与安慰剂相比降低全因死亡率23%,而胺碘酮并未带来获益。这些试验,特别是SCD-HeFT研究,对于主要以射血分数作为猝死风险分层指标的患者,引领了ICDs作为一级预防治疗的时代。

MADIT、MUSTT和MADITⅡ试验也研究了患者3周以上的远期的缺血事件。急性心肌梗死除颤器研究(DINAMIT)评估了心肌梗死后早期置入ICD是否获益。此研究入选心肌梗死后4~6天、EF≤35%、心率变异性异常或24小时平均心律增快的患者,将他们随机分为ICD组及非ICD组。虽然ICD治疗降低了心律失常导致的死亡率,但是被非心律失常性死亡率增加所抵消,因此在超过30个月的随访中,全因死亡率并没有差异。这个研究结果也被更大型的早期风险评估提高生存率的IRIS研究(IRIS)所证实,这两项研究入选的人群相似。将两研究汇总发现,ICD对于高危的、早期的、心肌梗死患者降低SCD的发生率,但仅是将死亡的模式改为非猝死,并没有影响总生存率。DINAMIT研究的二次分析结果也提示ICDs组中接受过适当放电治疗的患者,其非猝死性死亡的风险增高4.8倍。以上这些发现使医疗保险和医疗补助服务中心(CMS)有了覆盖ICDs的决心,但排除了40天内心肌梗死的患者和经外科或经皮再血管化3个月的患者。在行诊断性试验的过程中或有一过性增高的风险时可暂时应用可穿戴的体外除颤器。

4.心脏再同步化治疗(CRT)

严重心力衰竭(EF≤35%)患者中约30%合并心室传导的延迟,导致QRS波时限≥120毫秒,这是心脏再同步治疗的指征。双心室起搏能提高严重心力衰竭患者的生存率、生活质量、运动能力和EF值。从心力衰竭患者心脏再同步治疗研究(CARE-HF)的延长随访数据来看,与无再同步化治疗相比,置入无除颤功能的CRT能显著降低SCD的风险达46%。然而,在CRT组还是有较多患者发生了SCD,其中一些猝死是可以被除颤器所预防的。唯一的比较 CRT-P 和 CRT-D 和无置入装置的大型随机试验即 COMPANI()N 试验,虽然未能发现 CRT-P 和 CRT-D 的区别,但是对于 EF≤35%、NYHA 分级Ⅲ级或Ⅳ级、QRS 波时限大于 120 毫秒的心力衰竭患者,CRT-D 可降低 SCD 的风险达 50%。这些数据表明,对于大多数适合双心室起搏的患者,应该考虑置入 CRT-D。

(三)SCD 的二级预防

1.药物

就像 SCD 的一级预防一样,鉴于Ⅰ类抗心律失常药物令人失望的有效性和安全性,医生们将 SCD 二级预防的注意力转移到其他的抗心律失常药物中。在 CASCADE 研究中,对于二级预防的人群,胺碘酮与传统的Ⅰ类抗心律失常药物相比,前者减少了心源性猝死、心搏骤停和 ICD 放电的发生率。另外,ESVEM 研究提示,对于既往有室性心动过速或心室颤动、心搏骤停或晕厥患者,经电生理检查或动态心电图监测证实,Ⅱ/Ⅲ级抗心律失常药物索他洛尔在降低全因死亡、心脏性死亡或心律失常性死亡方面优于六种Ⅰ类抗心律失常药物,然而,ICD 的出现使得随机临床试验开始比较 ICD 置入与最佳药物治疗对于 SCD 二级预防的差别。

2.置入装置

AVID 试验研究了 ICD 置入与抗心律失常药物胺碘酮或索他洛尔对于 SCD 患者二级预防的有效性,入选心室颤动或持续室性心动过速复苏后的患者或伴晕厥的室性心动过速或不伴晕厥但 EF≤40%,以及室性心动过速期间有血流动力学受损的患者。可诱发的心律失常并不是入选的要求,只有索他洛尔治疗是受电生理检查指导的(随机分配到抗心律失常药物组的患者中,服用索他洛尔的患者只有 2.6% 出院)。在为期 3 年的随访中,ICDs 降低全因死亡率 31%。

继 AVID 研究之后另外两项研究 ICDs 对于 SCD 二级预防的大型临床试验得到了相似的结果。CASH 研究发现:ICDs 降低由于室性心动过速/心室颤动导致心搏骤停患者的全因死亡率为 23%,但与抗心律失常药物胺碘酮或美托洛尔相比没有达到统计学差异。研究中的普罗帕酮组由于在试验中期发现死亡率超过 ICD 组而被提前终止。CIDS 研究入选人群与 AVID 研究相似,随机入选心室颤动后复苏患者、伴晕厥或血流动力学损害、EF≤35% 的持续性室性心动过速患者或自发或可诱发的室性心动过速导致晕厥的患者,比较 ICD 与胺碘酮治疗的差别。平均随访 3 年,ICD 降低全因死亡率相对风险 19.7%,降低 SCD 的风险达 32.8%,虽然并没达到统计学差异。以上的每个研究均排除了有一过性或可逆性原因导致的室性心律失常,如心肌梗死 72 小时内或电解质紊乱。一项对于这三个研究的荟萃分析显示:ICD 显著降低全因死亡的风险为 28%,主要是由于降低了 SCD 的风险达 50%。

让人感兴趣的是,在 AVID 研究中筛查过、被认为有一过性或可逆性心搏骤停原因、而未能入选的患者也被注册、随访,发现他们的长期生存率很差,与那些同样没有入选研究但是已知高危 SCD 患者的生存率相似。这些数据强调了详细评价每一个 SCA 幸存者的必要性,以及需要仔细考虑 SCA 是否不只是一过性或可逆性原因导致,而是由将来可预防的原因所致。

(四)总结:抗心律失常药物和 ICDs

目前 ICD 治疗的指南列在表 1-5-1 中。从目前有效的数据来看,有很好的证据表明许多抗心律失常药物对于 SCD 无效,甚至是有害的。抗心律失常药物(除了 β 受体阻滞药)均不建议用于预防 SCD。ICD 在终止恶性室性心律失常方面非常有效,而且对于缺血性或非缺血性心力衰竭、EF≤35% 的患者来说,ICD 预防 SCD 的发生比抗心律失常药物更有效。伴 QRS 波时限延长、特别是左束支传导阻滞的患者应该考虑 CRT。对于 SCD 最有力的预测因子仍为左心室射血分数,其他方法如电生理检查和信号平均心电图也可提供一些信息,但对于选择置入 ICD 患者方面敏感性和特异性均不足。有遗传因素参与的疾病,如肥厚型心肌病、致心律失常型右心室心肌病、Brugada 综合征、LQTS,一些特定的抗心律失常药物或许有作用,而在经过筛选的患者中 ICDs 同样有效。

表 1-5-1　心脏复律除颤器置入的适应证

Ⅰ类适应证

1.确诊为 VF 或循环不稳定的 VT 所致的心搏骤停的幸存者,且除外其他任何可逆因素

2.结构性心脏病或自发性持续性 VT,无论循环是否稳定

3.与临床相关的不明原因晕厥,在电生理检查中诱发出血流动力学显著改变的持续 VT 或 VF

4.先前 MI 导致 LVEF≤35%,MI 后至少 40 天,心功能 NYHA Ⅱ～Ⅲ级

5.非缺血性 DCM,LVEF≤35%,心功能 NYHA Ⅱ～Ⅲ级

6.先前 MI 导致左心室功能障碍,MI 后至少 40 天,LVEF≤30%,NYHA Ⅰ级

7.先前 MI 导致的持续性 VT,LVEF≤40%,电生理检查中诱发出 VF 及持续性 VT

8.先天性心脏病血流动力学和电生理检查后出现相关的有症状的持续性 VT

Ⅱa类适应证

1.无法解释的晕厥,严重的 LV 功能不全,非缺血性 DCM

2.持续性 VT,心室功能正常或接近正常

3.肥厚型心肌病有一个及以上发生 SCD 的危险因素

4.ARVD/C 有一个及以上发生 SCD 的危险因素

5.长 Q-T 综合征伴晕厥和(或)VT 同时接收 β受体阻滞药治疗

6.等待心脏移植的非住院患者

7.Brugada 综合征伴晕厥

8.Brugada 综合征伴 VT,未导致心搏骤停

9.儿茶酚胺敏感性多形性 VT 伴晕厥和(或)接受 β受体阻滞药的同时记录到持续性 VT

10.心脏结节病,巨细胞性心肌炎,南美锥虫病

11.先天性心脏病患者在心功能不全或电生理检查中诱发出室性心律失常时出现不明原因的复发性晕厥

Ⅱb类适应证

1.非缺血性心脏病,LVEF≤35%,NYHA Ⅰ级

2.长 Q-T 综合征伴有 SCD 的危险因素

3.有创和无创检查均不能明确其原因的晕厥和严重的结构性心脏病

4.家族性心肌病猝死

5.LV 致密化不全

6.复发性晕厥与复杂先天性心脏病和严重的心功能不全时,有创和无创检查均未能确定其原因

Ⅲ类适应证

1.患者功能正常的存活预期不足 1 年

2.无休止 VT 或 VF

3.患者具有明显的精神疾病,可能通过装置置入加重或妨碍其系统的后续治疗

4.NYHA Ⅳ级患者,具有药物难治性充血性心力衰竭,且不是心脏移植或 CRT-D 的候选人

5.不明原因的晕厥无可诱发的室性心律失常及结构性心脏病

6.VF 或 VT 可以经过外科及射频导管消融治疗(例如房性心律失常伴 Wolff-PaR-kinson-White 综合征,LV 或 RV 流出道 VT,无结构性心脏病的分支室性心动过速)

7.无结构性心脏病的可逆性疾病引起的室性心动过速(例如电解质紊乱、药物或外伤)

七、预后

心室颤动和无脉性室性心动过速是近 1/4 的心搏骤停患者最初的表现,通常比心脏停搏或无脉性电活动的预后要好。SCA 发生后每延迟抢救 1 分钟复苏成功率就减少 10%,因此目击者早期及时的识别和除颤与 SCA 的生存率密切相关。只有 1/3 的 SCA 患者接受过目击者的心肺复苏。一项最近的关于北美心搏骤停发生率和结果的大型研究发现,58% 的被尝试过复苏的患者中,7.6% 成功存活并出院,地区差异非常大。如果初发 SCA 的情况是室性心动过速,这一比例会上升至 21%。许多因素可以帮助确定心搏骤停后的预后情况,如心脏合并疾病、瞳孔角膜反射消失、第三天仍对疼痛无反应、肌阵挛持续状态,但是没有一项是有决定性的。

(麻京豫)

第六节　年轻人群心源性猝死的遗传学研究进展

一、原发性电疾患

大部分(高至 93%)SCD 发病源于心律失常,比如室性心动过速(VT)及室颤(VF)。虽然心律失常产生的一个基础是器质性心脏病,但是在 PED 患者中,危及生命的室性心律失常一般不伴有明显的器质性心脏病。结构上,PED 是分子缺陷导致的。这些缺陷位于参与动作电位(AP)的离子通道上。

(一)长 QT 综合征(LQTS)

LQTS 源于病理性 AP 时程(APD)延长,这导致了致心律失常跨壁复极离散。排除继发性 QT 延长性疾病,当 LQTS 风险评分≥3.5,和(或)晕厥病因不明患者 12 导联心电图显示 QTc 间期在 480～499ms 范围,或者无症状患者 QTc 间期重复>500ms,可临床诊断 LQTS。这一情况容易发生尖端扭转型室性心动过速(TdP),TdP 通常自行终止但是也可恶化为室颤甚至致 SCD。

目前,13 种遗传性 LQTS 已被描述,占所有 LQTS 病例的 70%。大部分是常染色体显性遗传,并被划分为(RWS)。一个较为罕见的 1 型变异型 LQTS,被称为(JLNS),该综合征包含先天性耳聋的特点,并且是常染色体隐性遗传。获得性 LQTS 可能是由于药物不良反应或者电解质紊乱引起。

(二)短 QT 综合征(SQTS)

SQTS 在很多方面像是 LQTS 的镜像表现。SQTS 是 APD 病理性缩短而导致房颤或者室颤,进而早年发生 SCD 的风险。虽然该病罕见,但已经有 6 个相关基因被识别。遗传方式为常染色体显性遗传。

心电图显示 QTc≤330ms 时可诊断为 SQTS,通常心电图还有高尖 T 波表现。此外,若 QTc<360ms,但是有 40 岁前(含 40 岁)发生 SCD 的家族史,且 SCD 病因不明,或者有 SQTS 家族史,或者有确证的致病性突变,那么也应该考虑 SQTS。

(三)Brugada Syndrome(BrS)

离子通道功能紊乱,改变了 AP 早期时相,因而发生了 BrS。如果心电图右心前区导联(V_1～V_2)至少有 1 个 ST 段凹面向上抬高≥2mm,同时 2、3、4 肋间导联位于基线水平或在药物干预情况下,可诊断 BrS。

目前有 14 个基因得到证实,这些相关基因的改变出现在 18%～32% 的遗传性 BrS 病例中。功能上,大部分基因改变会致钠电流功能缺失。

(四)早期复极化综合征(ERS)

这一综合征首次描述是低体温时出现了异常的"奥斯本 J 波"。J 波代表 J 点和 ST 段的抬高,通常被看做是 R 波的延续。这是由于复极化过度弥散的结果,而过度弥散又是由于心外膜和内膜 APD 缩短不成比例造成。后来发现 J 波可在 1%～2% 正常人群中出现,在 35% 的运动员中出现。因此胸导联出现的 J 波已经被认为是一种良性现象。但是下壁或者侧壁的 J 波的一些罕见变异被认为与特发性室颤(IVF)有关,特别是当 J 点升高超过 2mm,及多个导联 ST 段偏差不一致时(除 aVR 导联)。

6 个相关基因已被证实。早期复极化还和心动过缓、高迷走紧张、低体温、高血钙、短 QT 间期、左心室肥厚的心电图改变有关。

（五）儿茶酚胺多形室速（CPVT）

这是一种罕见病,可造成在高肾上腺素能情况下多形及双向室速。

基线心电图通常正常,常显示了相对的心动过缓。然而,当生理或心理情况造成了心率上升时,就会有多灶性室性异位搏动,这使得异形性更明显,当心率增加,此改变持续出现。在许多病例中会有双向室速出现,表现为逐搏 QRS 波额面电轴倒转。这一心律失常可恶化为室颤和 SCD。

目前有 5 个基因位点被证明和 CPVT 的发病有关,这些位点改变出现在 60% 的遗传性 CPVT 病例中。RYR2(1 型 CPVT)和 CALM1(3 型 CPVT)最常见,且为常染色体显性遗传。CASQ2(2 型 CPVT)和TRDN(5 型 CPVT)较为罕见,且为常染色体隐性遗传。3 型 CPVT 定位于 7 号染色体断臂的 2 区 2 带至1 区 4 带,但是确切致病基因还未被识别。

（六）特发性室颤（IVF）

IVF 为一组异常现象,可导致心脏停搏,主要是由室颤所致。该室颤的发生没有可发现的心脏、呼吸、代谢、毒理性的可逆性病因,也无明显的器质性和功能性心脏病。家族性 IVF 和 SCN5A(IVF1)及 DPP6(IVF2)变异有关。基线心电图常无异常表现,室颤常由来源于单个起搏点的短的成对的室性期外收缩引发。对该位点进行消融至少可暂时减少该心律失常的发作。

（七）家族性的 Wolff-Parkinson-White 综合征（fWPW）

WPW 是心房和心室之间的一条辅助传导通路。该通路可以处于隐匿状态,或者导致预激综合征(PR间期缩短,delta 波出现)。WPW 倾向导致房室折返性心动过速,因此,WPW 可造成心悸、晕厥及 SCD。房颤沿着这条辅助通路顺行传导可造成 SCD 的发生。最近肥厚性心肌病(HCM)相关的 WPW 被证实是常染色体显性遗传。是由于 PRKAG2 基因变异所致,该基因编码 AMP 激活的蛋白激酶。

（八）进行性心脏传导失常（PCCD）

又称为 Lenegre-Lev 病。特点为心脏传导系统加速纤维化。PCCD 导致 PR 间期延长,QRS 波增宽,束支传导阻滞及最终完全房室传导阻滞。因此容易造成晕厥和 SCD。常常需要安装心脏起搏器预防。IA型(PCCD-IA)是因 SCN5A 基因变异所致,而 PCCD-IB 是由 TRPM4 变异所致。

（九）重叠综合征

BrS 和 SQTS 的重叠综合征显示了 BrS 的心电图特点,但同时也有一个短的 QTc 间期(QTc <360ms),同时有 SCD 的高风险。这与 CACNAIC 基因变异导致的失功能有关。

SCN5A 基因变异与 LQTS-BrS 重叠综合征有关。不仅如此,ERS 怀疑同 BrS 有关,因为二者的心电图表现类似。的确,在 11%～15% 的 BrS 患者中下壁和侧壁的导联可观察到早期的复极化。在这个背景下,注意到 ERS,BrS 和某些 IVF 是一系列 J 点异常疾病的不同表现,因此可建议将这些疾病重新划分为 J波综合征(JWS)。随后,病态窦房结综合征(SSS)、PCCD 和房颤都被证实涉及心脏钠通道。不同的原发性电疾患(PED)之间的联系比以往认为的更加密切,在各种 PED 中涉及的蛋白通过形成心脏 AP 的蛋白级联反应而相互关联,这给重叠综合征提供了一个合理的机制。

二、遗传性心肌病

遗传性心肌病包括一组异质性疾病,心肌病以心肌结构重塑为特点。这些结构异常导致了心脏组织电稳定性进行性丧失。

（一）肥厚性心肌病（HCM）

HCM 定义为在没有异常后负荷的情况下,不对称左心室增厚。在多数成年人中,该病为常染色体显性遗传。HCM 是最常见的遗传性心血管病。SCD 发生在 0.4%～1% 的 HCM 患者中,但是有些 HCM 的亚群发生 SCD 的概率要明显升高。一些基因被证实和 HCM 有关,>90% 编码心肌肌原纤维蛋白。编码肌丝蛋白的基因(MYH7,MYBPC3),Z 盘蛋白(ACTN2,MY022),钙耦联蛋白(JPH2,CASQ2)的变异都和 HCM 有关。非肌源纤维性 HCM 包括 PRKAG2-相关 HCM,这和家族性的 WPW 有关联。具有明确基因诊断的患者中,70%在最常见的两个位点上有突变,β-肌球蛋白重链(MYH7)和肌球蛋白连接蛋白 C(MYBPC3),其他基因突变占 1%～5%的比例。复合突变占大概 7%的 HCM 患者,这些患者心律失常的风险更高。

HCM 因其临床和基因的异质性,基因型和表现型联系不强。然而,那些肌原纤维变异的患者发病可能更早,心肌增厚更严重,家族史的比例更高,SCD 的风险更大。

(二)扩张性心肌病(DCM)

DCM 的特点是患者心室腔病理性扩大,收缩力受损,同时患者没有严重的冠心病,也无异常的负荷。DCM 发病率和致死率都高,因其会进展成终末性心衰,一小部分会发生 SCD。

虽然 DCM 的病因不明,但是估计 50%的 DCM 为遗传性。目前,40 多种基因已被证实和家族性的 DCM 有关,导致了庞大的遗传异质性。

遗传模式有多种,可能是常染色体显性遗传,可能是常染色体隐性遗传,也有可能是 X 染色体遗传,甚至可能是母系遗传。在家族性 DCM 中,PLN(受磷蛋白)依赖性 DCM 在早期即可发病,而 LMNA(层粘连蛋白 A/C)变异,占 0.5%～5%的所有 DCM 病例及超过 33%的家族性 DCM 病例,大约在人生第 4 个十年的时候才会发病。另外,携带 LMNA 和 SCN5A 变异的患者更容易发生室性心律失常,传导功能障碍和SCD。相对而言,PLN 变异携带者通常心脏泵血功能会快速恶化。

(三)致心律失常性右心室心肌病(ARVC)

在 ARVC 患者,纤维脂质进行性替代收缩组织,导致右心室功能减退,及进展为右心室动脉瘤。因此,在大多病例中,该疾病初始症状为来源于右心室的心律失常。

ARVC 可被分为桥粒型和非桥粒型。目前,6 个基因已被证实与桥粒型有关。大部分病例是常染色体显性遗传,但是也存在一些罕见的常染色体隐性遗传形式(比如 JUP 突变)。

另一类不太常见的非桥粒型 ARVC 是由杂合突变所致,比如心脏兰尼碱受体(RYR2),转化生长因子β-3(TGF-β3)基因等,这些基因变异致病的病理生理学机制都不同,有的是细胞内钙耦联受干扰,有的是细胞外基质产生调节的改变。最后,有人怀疑某些 ARVC 可能是由终生高强度的体能训练所致。

(四)左心室收缩功能障碍(LVNC)

LVNC 主要特点是明显的左心室小梁,及较深的小梁间隐窝,导致了血栓栓塞的风险和卒中风险增加。在某些患者,LVNC 可同时伴有左室扩张和收缩功能下降。

孤立(仅累及心脏)LVNC 和作为临床综合征的一部分非孤立 LVNC(比如先天性心脏病和神经肌肉病)在临床上可明显区别。孤立性 LVNC 的患病率在总人口中是 0.26%,在左心室射血分数≤45%的患者中比例上升到 3.7%。虽然半数的 LVNC 的遗传学诊断不明,大部分病例显示出常染色体显性遗传,也有发现 X 连锁遗传的病例。

目前,15 例疾病相关基因得到证实,通常和 HCM 及 DCM 有相同的分子学病因。这些基因表达产物和细胞内钙耦联相关(比如隐钙素),与肌节肌丝形成有关(比如肌钙蛋白 I),与跨膜的离子电导有关(比如hERG),与核包膜形成有关(比如层粘连蛋白 A/C)和还有其他相关产物(α-肌营养蛋白,tafazzin 蛋白,Cypher/ZASP 蛋白)。回想 HCM,复合变异型,占 10%的成年 LVNC 患者,这种类型的患者往往有编码肌原纤维蛋白的基因变异。

(五)限制性心肌病(RCM)

RCM 较为罕见,可导致心壁进行性硬化,阻止了舒张期放松。患者收缩期和(或)舒张期容积正常或减少,没有严重左心室肥厚。在 RCM 早期,最先表现为舒张期功能失常,随着疾病进展,收缩期功能也会受到影响。

肌钙蛋白和肌间线蛋白病理学改变在 RCM 中很典型,二者显示出很独特的表型:肌钙蛋白变异常不会累及传导系统,但是肌间线蛋白变异和房室传导阻滞和骨骼肌病有关。

三、胸主动脉瘤/夹层(TAAD)

若不采取治疗,胸主动脉瘤会进展为夹层甚至破裂。按目前观点,与因腹主动脉破裂死亡者相比,因胸主动脉夹层死亡的患者是其2～3倍。对于腹主动脉瘤破裂，送入急诊的高达75%的患者能够存活。而对于TAAD，40%病例立即死亡，每过一小时死亡比例上升1%。TAAD的遗传倾向很明显，因为20%的患者都有阳性的家族史。由于很多家庭成员都没有意识到动脉瘤的存在，这一数字可能被低估了。在腹主动脉瘤中一些易感基因型被证实［如LRP1，RAAS的变异型，等等］。总的来说，在所有的先证者中，遗传因素占有大约30%的作用。在无症状的病例中，多种编码VSMC收缩器成分的基因已被证实，而在那些有症状的病例中，发生变异的基因是编码细胞外基质的（比如原纤维蛋白-1，胶原蛋白3，等等），且TGFp信号系统（TGFBR1/2，SMAD3等等）是致病的罪魁祸首。

（一）马方综合征（MFS）

MFS为常染色体显性遗传，是结缔组织病，估计患病率为1∶5000到1∶3000之间。大约2/3的患者有家族史，1/3是由于新生突变。这一疾病主要累及三个系统：眼睛（晶状体异位），骨骼（过度生长）以及心血管系统（主动脉瘤和夹层）。该病主要是FBN1基因突变，该基因编码原纤维蛋白-1，一个重要的微纤维的细胞外成分。使用最近的突变检测技术，大约可在90%的先证者中检测出突变。内含子、启动子和非编码区的改变可能占据剩余10%的FBN1突变情况。

（二）Loeys-Dietz综合征（LDS）——动脉瘤-骨关节炎（AOS）

LDS是常染色体显性遗传，是一种结缔组织病，累及多个系统。起初，两个常见基因被鉴别出来：转化生长因子β受体1和2（TGFβR1/2）。最近，其他两个基因，SMAD3和TGFβ2，被报道出来其临床表现和LDS有重叠。SMAD3变异是在AOS综合征患者中发现的，这一综合征和LDS有很多共同特点。有SMAD3变异但无骨关节炎的病例得到报道。类似的，虽然TGFβ2变异在MFS样表型患者中发现，其他的患者的临床表现和LDS很相似。重要的是，在任何这四种基因失功突变LDS患者的动脉组织中，TGFβ信号增强。在LDS中，夹层可发生于直径小至4cm的主动脉段上。

（三）Ehlers-Danlos综合征（EDS）

EDS是一组异质性的疾病，主要涵盖皮肤（伸展过度），关节（运动过度，脱臼），血管（动脉撕裂）表现。有主要的三种亚型：经典型（主要累及皮肤），活动过度型（主要累及关节）及血管型（Villefranche分类）。导致单倍体不足的COL3A1基因变异会使表型改变较温和，而错义突变替换了关键的甘氨酸残基，这会使表型改变更严重。最终的诊断依赖于COL3A1突变的确定。有50%的患者缺乏家族史。他们的疾病是由新发突变所致。

（四）无症状的动脉瘤综合征

有一些基因，之前和有症状的主动脉瘤/夹层（TGFβR2，SMAD3，FBN1）有关，同样证实和无症状的主动脉瘤有关。许多家系都显示出一些骨骼的特点并可能因此代表有症状型最温和的表型了。编码VSMC收缩器成分的基因变异典型地会导致无症状的家族性胸主动脉瘤和夹层（FTAAD）。最常见的形式，是由ACTA2基因变异引起的，该基因编码一种VSMC特异性的肌动蛋白。MYH11（肌球蛋白重链11）变异与动脉导管未闭相关的TAA有关。另外，罕见的变异（少于1%），包括MYLK和PRKG1基因变异，编码蛋白修饰肌球蛋白的功能已被证实。

虽然ACTA2、MYH11、MYLK和PRKG1基因变异主要影响VSMC功能，TGFβ信号的上调在ACTA2，MYH11变异TAA患者的主动脉壁上也能观察到。细胞表面整合蛋白，通过TGFp的介导作用与VSMC收缩器相连，可能解释这一发现。

（五）二叶式主动脉瓣相关动脉瘤

二叶式主动脉瓣（BAV）是最常见的先天性心脏畸形，发生于1%～2%的人群，有3∶1的男性优势。BAV是常染色体显性遗传且不完全外显，有多种的表现型。虽然BAV的遗传形式基本确定，但是这一缺陷的相关基因还不明确。一些研究人文BAV相关的TAA有高的位点异质性。

（麻京豫）

第二章 心力衰竭

第一节 急性心力衰竭

急性心力衰竭又称急性心功能不全。是由心脏做功不正常引起血流动力学改变而导致的心脏和神经内分泌系统的异常反应的临床综合征。机械性循环障碍引起的心力衰竭称机械性心力衰竭。心脏泵血功能障碍引起的心力衰竭，统称泵衰竭。由各种原因引起的发病急骤、心排血量在短时间内急剧下降、甚至丧失排血功能引起的周围循环系统灌注不足称急性心力衰竭。

一、诊断

（一）症状

根据心脏排血功能减退程度、速度和持续时间的不同，以及代偿功能的差别，分下列4种类型表现：昏厥型、心源性休克型、急性肺水肿型、心脏骤停型。

1.昏厥型

又称之心源性昏厥，以突发的短暂的意识丧失为主。发作时间短暂，发作后意识立即恢复。并伴随面色苍白、出冷汗等自主神经功能障碍的症状。

2.心源性休克型

早期见神志清醒、面色苍白、躁动、冷汗、稍有气促；中期见神志淡漠、恍惚、皮肤湿冷、口唇四肢发绀；晚期见昏迷、发绀加重、四肢厥冷过肘膝、尿少。同时见颈静脉怒张等体循环淤血症状。

3.急性肺水肿型

突发严重气急、呼吸困难伴窒息感，咳嗽，咯粉红色泡沫痰（严重者由鼻、口涌出）。

4.心脏骤停型

意识突然丧失（可伴全身抽搐）和大动脉搏动消失，并伴呼吸微弱或停止。

（二）体征

1.昏厥型

意识丧失，数秒后可见四肢抽搐、呼吸暂停、发绀，称阿-斯综合征。伴自主神经功能障碍症状，如冷汗、面色苍白。心脏听诊可发现心律失常、心脏杂音等体征。

2.心源性休克型

早期脉搏细尚有力，血压不稳定，有下降趋势，脉压<2.7kPa（<20mmHg）；中期神志恍惚、淡漠，皮肤呈花斑纹样，厥冷，轻度发绀，呼吸深快，脉搏细弱，心音低钝，血压低，脉压小，尿量减少；晚期昏迷状态，发绀明显，四肢厥冷过肘、膝，脉搏细或不能触及，呼吸急促表浅，心音低钝，呈钟摆律、奔马律。严重持久不纠正时，合并消化道出血，甚至DIC。

3.急性肺水肿型

端坐呼吸，呼吸频率快，30～40次/分，严重发绀，大汗，早期肺底少量湿啰音，晚期两肺布满湿啰音，心脏杂音常被肺内啰音掩盖而不易听出，心尖部可闻及奔马律和哮鸣音。

4.心脏骤停型

为严重心功能不全的表现,昏迷伴全身抽搐,大动脉搏动消失,心音听不到,呼吸微弱或停止,全身发绀,瞳孔散大。

(三)检查

1.X线检查

胸部X线检查对左心衰竭的诊断有一定帮助。除原有心脏病的心脏形态改变之外,主要为肺部改变。

(1)间质性肺水肿:产生于肺泡性肺水肿之前。部分病例未出现明显临床症状时,已先出现下述一种或多种X线征象。①肺间质淤血,肺透光度下降,可呈云雾状阴影;②由于肺底间质水肿较重,肺底微血管受压而将血流较多地分布至肺尖,产生肺血流重新分配,使肺尖血管管径等于甚至大于肺底血管管径,肺尖纹理增多、变粗,尤显模糊不清;③上部肺野内静脉淤血可致肺门阴影模糊、增大;④肺叶间隙水肿可在两肺下野周围形成水平位的KeRley-B线;⑤上部肺野小叶间隙水肿形成直而无分支的细线,常指向肺门,即KeRley-A线。

(2)肺泡性肺水肿:两侧肺门可见向肺野呈放射状分布的蝶状大片雾状阴影;小片状、粟粒状、大小不一结节状的边缘模糊阴影,可广泛分布两肺,可局限一侧或某些部位,如肺底、外周或肺门处;重度肺水肿可见大片绒毛状阴影,常涉及肺野面积的50%以上;亦有表现为全肺野均匀模糊阴影者。

2.动脉血气分析

左心衰竭引起不同程度的呼吸功能障碍,病情越重,动脉血氧分压(PaO_2)越低。动脉血氧饱和度低于85%时可出现发绀。多数患者二氧化碳分压($PaCO_2$)中度降低,系PaO_2降低后引起的过度换气所致。老年、衰弱或神志模糊患者,$PaCO_2$可能升高,引起呼吸性酸中毒。酸中毒致心肌收缩力下降,且心电活动不稳定易诱发心律失常,加重左心衰竭。如肺水肿引起$PaCO_2$明显降低,可出现代谢性酸中毒。动脉血气分析对早期肺水肿诊断帮助不大,但据所得结论观察疗效则有一定意义。

3.血流动力学监护

在左心衰竭的早期即行诊治,多可挽回患者生命。加强监护,尤其血流动力学监护,对早期发现和指导治疗至关重要。

应用Swan-Ganz导管在床边即可监测肺动脉压(PAP)、肺毛细血管楔嵌压(PCWP)和心排血量(CO)等,并推算出心脏指数(CI)、肺总血管阻力(TPR)和外周血管阻力(SVR)。其中间接反映LAP和LVEDP的PCWP是监测左心功能的一个重要指标。在血浆胶体渗透压正常时,心源性肺充血和肺水肿是否出现取决于PCWP水平。当PCWP2.40~2.67kPa(18~20mmHg),出现肺充血,PCWP2.80~3.33kPa(21~25mmHg),出现轻度至中度肺充血;PCWP高于4.0kPa(30mmHg),出现肺水肿。

肺循环中血浆胶体渗透压为是否发生肺水肿的另一重要因素,若与PCWP同时监测则价值更大。即使PCWP在正常范围内,若其与血浆胶体渗透压之差<0.533kPa(4mmHg),亦可出现肺水肿。

若PCWP与血浆胶体渗透压均正常,出现肺水肿则应考虑肺毛细管通透性增加。

左心衰竭患者的血流动力学变化先于临床和X线改变,PCWP升高先于肺充血。根据血流动力学改变,参照PCWP和CI两项指标,可将左心室功能分为4种类型。

Ⅰ型:PCWP和CI均正常。无肺充血和末梢灌注不足。予以镇静剂治疗。

Ⅱ型:PCWP>2.40kPa(18mmHg),CI正常,仅有肺淤血。予以血管扩张剂加利尿剂治疗。

Ⅲ型:PCWP正常,CI<2.2U(min·m²)。仅有末梢灌注不足。予以输液治疗。

Ⅳ型:PCWP>2.40kPa(18mmHg),CI<2.2L/(min·m²)。兼有肺淤血和末梢灌注不足。予以血管扩张剂加强心药(如儿茶酚胺)治疗。

4.心电监护及心电图检查

可以发现心脏左、右房室肥大及各种心律失常改变。严重致命的心律失常如室性心动过速、紊乱的室性心律、室颤、室性自律心律,甚至心室暂停、严重窦缓、Ⅲ度房室传导阻滞等有助于诊断。

5.血压及压力测量

(1)动脉血压下降:心源性休克时动脉血压下降是特点,收缩压<10.6kPa(80mmHg),一般均在9.2kPa(70mmHg),脉压<2.7kPa(20mmHg);高血压者血压较基础血压下降20%以上或降低4kPa(30mmHg)。

(2)静脉压增高:常超过1.4kPa(14cmH_2O)。

(3)左心室充盈压测定:左心室梗死时达3.3~4kPa(25~30mmHg),心源性休克时达5.3~6kPa(40~45mmHg)。

(4)左心室舒张末期压力:以肺楔压为代表,一般均超过2.77kPa(20mmHg)。

(5)冠状动脉灌注压:平均<8kPa(60mmHg)。

(四)诊断要点

1.病因诊断

急性心力衰竭无论以哪种表现为主,均存在原发或继发原因,足以使心排血量在短时间内急剧下降,甚至丧失排血功能。

2.临床诊断

(1)胸部X线片见左心室阴影增大。

(2)无二尖瓣关闭不全的成人,于左心室区听到第三心音或舒张期奔马律。

(3)主动脉瓣及二尖瓣无异常而左心室造影见左心室增大,心排血量低于2.7L/(min·m²)。

(4)虽无主动脉瓣及二尖瓣膜病变,亦无左心室高度肥大,但仍有如下情况者:①左心室舒张末期压力为1.3kPa(10mmHg)以上,右心房压力或肺微血管压力在1.6kPa(12mmHg)以上,心排血量低于2.7L/(min·m²);②机体耗氧量每增加100mL,心排血量增加不超过800mL,每搏排血量不增加;③左心室容量扩大同时可见肺淤血及肺水肿。

(5)有主动脉狭窄或闭锁不全时,胸部X线检查左心室阴影迅速增大,使用洋地黄后改善。

(6)二尖瓣狭窄或闭锁不全,出现左心室舒张末期压升高,左心房压力或肺微血管压力增高,体循环量减少,有助于诊断由瓣膜疾病导致的心力衰竭。

(五)鉴别诊断

急性心力衰竭应与其他原因引起的昏厥、休克和肺水肿鉴别。

1.昏厥的鉴别诊断

昏厥发生时,心律、心率无严重过缓、过速、不齐或暂停,又不存在心脏病基础的,可排除心源性昏厥。可与以下常见昏厥鉴别。

(1)血管抑制性昏厥:其特点是①多发于体弱年轻女性;②昏厥发作多有明显诱因,如疼痛、情绪紧张、恐惧、手术、出血、疲劳、空腹、失眠、妊娠、天气闷热等,晕厥前有短时的前驱症状;③常在直立位、坐位时发生晕厥;④晕厥时血压下降,心率减慢,面色苍白且持续至晕厥后期;⑤症状消失较快,1~2日康复,无明显后遗症。

(2)直立性低血压性昏厥:其特点是血压急剧下降,心率变化不大,昏厥持续时间较短,无明显前驱症状。常患其他疾病,如生理性障碍、降压药物使用及交感神经截除术后、全身性疾病如脊髓痨、多发性神经炎、血紫质病、高位脊髓损害、脊髓麻醉、糖尿病性神经病变、脑动脉粥样硬化、急性传染病恢复期、慢性营养不良。往往是中枢神经系统原发病的临床症状之一。故要做相应检查,以鉴别诊断。

(3)颈动脉窦综合征:特点是①患者有昏厥或伴抽搐发作史;②中年以上发病多见,各种压迫颈动脉窦的动作,如颈部突然转动、衣领过紧均是诱因;③发作时脑电波出现高波幅慢波;④临床上用普鲁卡因封闭颈动脉窦后发作减轻或消失可支持本病诊断。

2.心源性休克与其他类型休克的鉴别诊断

由心脏器质性病变和(或)原有慢性心力衰竭基础上的急性心力衰竭而引发心源性休克,患者的静脉压和心室舒张末压升高,与其他休克不同。而且,其他类型休克多有明确的各类病因,如出血、过敏、外科创伤及休克前的严重感染等,可相应鉴别。另外,即刻心电图及心电监护有致命性心律失常,可有助于诊断。

3.急性心力衰竭肺水肿与其他原因所致肺水肿的鉴别诊断

（1）由刺激性气体吸入中毒引起的急性肺水肿的特点是：①有刺激性气体吸入史；②均有上呼吸道刺激症状，重者可引起喉头水肿、肺炎及突发肺水肿，出现明显呼吸困难；③除呼吸道症状外，由于吸入毒物种类不同，可并发心、脑、肾、肝等器官损害。

（2）中枢神经系统疾病所致的肺水肿，有中枢神经系统原发病因存在，如颅脑创伤、脑炎、脑肿瘤、脑血管意外等。

（3）高原性肺水肿是指一向生活在海拔1000m以下，进入高原前未经适应性锻炼的人，进入高原后，短则即刻发病，长则可在两年后发病，大多在一个月之内发病，且多在冬季大风雪气候发病，亦与劳累有关。前驱症状有头痛、头晕，继之出现气喘、咳嗽、胸痛、咳粉红色泡沫样痰、双肺湿啰音、发绀等急性肺水肿症状。依其特定的发病条件不难诊断。

二、治疗

（一）治疗目的

急性心力衰竭的治疗目的是快速改善症状和稳定血流动力学状况。

1.立即送急诊科/ICU/CCU

措施有改善症状、恢复氧疗、改善器官灌注和血流动力学、限制心肌和肾脏损害、缩短ICU住院期限。

2.暂缓紧急情况（在医院）

措施有稳定病情和制订最佳治疗方案、启动改善预后的药物治疗、选择合适患者进行器械治疗、缩短住院日。

3.长期和出院前处理

措施有制订随访计划、指导患者进行合理生活方式调整、提供充分的二级预防、预防再住院、改善生活质量和提高生存率。

（二）处理原则

1.慢性心衰失代偿

推荐襻利尿药联用血管扩张药。肾功能异常者可将利尿药加量，伴低血压和器官低灌注体征时用正性肌力药物。

2.肺水肿

吗啡用于肺水肿，尤其是有疼痛和焦虑伴随的呼吸困难。血压正常或高于正常时使用血管扩张药，容量过负荷或液体潴留的心衰患者用利尿药。伴低血压和器官低灌注体征时用正性肌力药。氧饱和度低的用机械通气和面罩吸氧改善。

3.高血压性心衰

推荐用血管扩张药，若无禁忌证硝普钠为首选，但必须密切监测血压。如果患者有容量过负荷或肺水肿时要用利尿药治疗。

4.心源性休克

收缩压<90mmHg的患者建议用正性肌力药。如收缩压仍不能恢复同时伴有持续器官低灌注体征的，必须慎用去甲肾上腺素。同时考虑气管插管和主动脉内球囊反搏（IABP）。考虑外科治疗者可使用左心室辅助装置治疗（LVADS）。

5.右侧心力衰竭

补充液体一般无效，避免机械通气。当有器官低灌注体征时要使用正性肌力药物。要考虑肺动脉栓塞和右心室梗死的问题。

6.急性心力衰竭和急性冠状动脉综合征(ACS)

所有伴有心衰症状和体征的 ACS 患者要做超声心动图评估收缩和舒张功能、瓣膜情况,要除外其他心源性异常或心梗的机械并发症。

(三)氧疗

伴有低氧血症患者应尽早使用氧疗,使氧饱和度≥95%(COPD 患者＞90%),严密监护严重气道阻塞患者以避免发生高碳酸血症。

(1)无创通气的适应证:无创通气可用于无气管内插管的患者。每位急性心源性肺水肿和高血压急性左侧心力衰竭患者应尽早使用呼气末正压通气(PEEP)以便改善呼吸窘迫症状和相应的临床参数。PEEP无创通气通过降低左心室后负荷改善左心室功能。心源性休克和有心衰患者慎用。

(2)无创通气的禁忌证:无意识、严重智力障碍或焦虑患者,进行性危及生命的低氧血症需要立即气管插管的患者,严重阻塞性气道疾病的患者。

(3)无创通气的使用方法:①开始用 $5\sim7.5cmH_2O$ 的 PEEP,逐渐滴定到临床有反应的水平 $10cmH_2O$;吸入氧浓度(Fio$_2$)要≥0.40。②持续时间通常为30L/h 直到患者气短和氧饱和度得到改善。

(4)无创通气可能的不良反应有右侧心衰竭严重恶化,高碳酸血症,焦虑,气胸,抽吸。

(四)镇静或止痛

对有气短、呼吸困难、焦虑和胸痛的急性心衰患者早期就应给予吗啡。静脉给予吗啡 2.5～5mg,可重复使用,要监测呼吸情况。常有呕吐可使用止吐药。伴低血压、心动过缓、进行性房室传导阻滞或二氧化碳潴留患者慎用。

(五)襻利尿药

1.适应证

有肺瘀血和容量超负荷症状存在的急性心衰患者要静脉用利尿药。

2.利尿药的使用方法

①推荐初始剂量:呋塞米 20～40mg 静脉推注,或(0.5～1mg 布美他尼;10～20mg 托拉塞米)。起始阶段应定时监测患者尿量,可插导尿管监测患者尿量以便评价治疗反应。

②患者有容量超负荷:呋塞米静点剂量可依据肾功能和口服剂量情况来增加。也可在给予初始剂量后连续静脉滴入。呋塞米总量在初始 6 小时要＜100mg,在初始 24 小时应＜240mg。

③与其他利尿药联用:襻利尿药与噻嗪类利尿药合用可预防利尿药免疫。急性心衰患者如果出现容量过负荷,襻利尿药加用氢氯噻嗪 25mg(口服)及螺内酯 20～40mg(口服)。小剂量联用比单药大剂量更有效,且不良反应小。

④急性心力衰竭利尿药剂量和适应证:见表 2-1-1。

表 2-1-1 常用急性心力衰竭利尿药和剂量

液体潴留	利尿药	日剂量(mg)	注释
中度	呋塞米	20～40	依据临床症状口服或静脉使用
	布美他尼	0.1～1.0	依据临床反应滴定剂量
	托拉塞米	10～20	监测 K^+、Na^+、肌酐、血压
重度	呋塞米	40～100	静脉增加剂量
	呋塞米静脉滴注	(5～40)mg/h	优于大剂量注射
	布美他尼	1～4	口服或静脉使用
	托拉塞米	20～100	口服
对襻利尿药免疫	加噻嗪类	50～100	联合优于大剂量襻利尿药
	或美托拉宗	2.5～100	如肌酐清除率＜30mL/min 效果更强

液体潴留	利尿药	日剂量(mg)	注释
	或螺内酯	20～40	如无肾衰竭和血钾正常或低钾为最佳选择
对襻利尿药和噻嗪类利尿药免疫	加多巴胺或多巴酚丁胺		如伴有肾衰竭和低钠时考虑超滤或血液透析

(六)血管扩张药

1.适应证

收缩压＞110mmHg 的急性心衰患者推荐静脉应用硝酸甘油和硝普钠。收缩压在 90～110mmHg 的患者要慎用。这些药物可降低收缩压、左心室和右心室充盈压及外周血管阻力,改善呼吸困难。

2.使用方法

①初始硝酸甘油静脉推荐剂量 10～20μg/min,如果需要,每 3～5 分钟按 5～10μg/min 增加剂量。注意监测血压,避免收缩压过度降低。②硝普钠,起始剂量 0.3μg/(kg·min),逐步滴定到 5μg/(kg·min),要建立动脉通路。

3.不良反应

头痛。急性冠脉综合征患者慎用硝普钠,因可致血压迅速降低及冠脉盗血。

4.常用血管扩张药和剂量(见表 2-1-2)

表 2-1-2　常用血管扩张药和剂量

血管扩张药	适应证	剂量	主要不良反应	其他
硝酸甘油	肺瘀血/肺水肿 SBP＞90mmHg	起始 10～20μg/min,可增加至 200μg/min	低血压头痛	连续用易产生耐药
三硝酸异山梨醇酯	肺瘀血/肺水肿 SBP＞90mmHg	起始 1mg/h,可增加至 10mg/h	低血压头痛	连续用易产生耐药
硝普钠	高血压性心衰、肺瘀血/肺水肿 SBP＞90mmHg	起始 0.3μg/(kg·min),增加至 5μg/(kg·min)	低血压氰化物中毒	光敏感
奈西立肽	肺瘀血/肺水肿 SBP＞90mmHg	2μg/(kg·min)静脉注射,随后(0.015～0.03)μg/(kg·min)静脉滴注	低血压	

(七)正性肌力药

1.适应证

正性肌力药仅用于收缩压低或伴有低灌注或肺瘀血体征的低心排血量心衰患者。低灌注体征包括四肢冰冷,皮肤潮湿,肝肾功能异常,或神志异常。如果需要,正性肌力药要尽早使用。一旦器官灌注得到恢复或肺淤血减轻要立即停用。

2.使用方法

(1)多巴酚丁胺:它是通过刺激 β₁ 受体兴奋产生剂量依赖正性肌力作用。起始剂量为(2～3)μg/(kg·min)静脉滴注,无负荷剂量。依据临床症状、对利尿药反应和临床状态来调整静脉滴注速度。可调至 15μg/(kg·min),同时要监测血压。接受 β 受体拮抗药治疗的患者,多巴酚丁胺剂量要增加至 20μg/(kg·min),才能恢复其正性肌力作用。

(2)多巴胺:它也是通过刺激 β 肾上腺素能受体来增加心肌收缩力和心排血量。一般使用中等剂量即(3～5)μg/(kg·min)有正性肌力作用。小剂量多巴胺有扩张肾动脉利尿作用,多巴胺和多巴酚丁胺对心率＞100/min 的心衰患者要慎用。一般情况下,小剂量多巴胺与较高剂量多巴酚丁胺联合使用。

(3)米力农:它是 PDE 抑制药,可抑制 cAMP 降解起到正性肌力和周围血管扩张作用。同时增加心排血量和每搏排血量,而肺动脉压力、肺毛细血管压、总外周及肺血管阻力下降。使用方法可先按 $25\sim75\mu g/kg$ 于 $10\sim20$ 分钟静脉推注,然后按 $0.375\sim0.75\mu g/(kg\cdot min)$ 速度静脉滴注。冠心病患者要慎用,因为可增加中期病死率。

(4)左西孟旦:它是钙增敏药,通过 ATP-敏感 K 通道介导作用和轻微 PDE 抑制作用来扩张血管。它可增加急性失代偿心衰患者心排血量、每搏排血量,降低肺毛细血管楔压、外周血管和肺血管阻力。使用方法:先按 $3\sim12\mu g/kg$ 于 10 分钟内静脉注射后以 $(0.05\sim0.2)\mu g/(kg\cdot min)$ 连续静点 24 小时。病情稳定后滴注速度可增加。如果收缩压 $<100mmHg$,不需要弹丸静脉注射,可直接先开始静脉滴注以避免发生低血压。

(5)去甲肾上腺素:如果正性肌力药仍然不能将收缩压恢复 $>90mmHg$、患者处于心源性休克状态时就要使用。使用剂量为 $0.2\sim1.0\mu g/(kg\cdot min)$。

(6)洋地黄制剂:这类制剂可轻微增加急性心衰患者心排血量和降低充盈压,可用于心室率快的心房颤动患者。

三、急性心力衰竭诊疗新进展

(一)院前诊疗策略

回顾以往研究发现,急诊和院前 AHF 患者不同于住院患者的临床特征,绝大多数 AHF 患者的血压正常或升高,伴有肺淤血症状和体征,而不是低心输出量,并且老年和女性患者占多数。对 AHF 流行病学特点分析,奠定了其院前和急诊阶段 AHF 治疗推荐的理论基础。

2015 年 ESC 发布的 AHF 患者院前及入院早期处理专家共识强调尽早开始治疗,指出 AHF 患者尽早接受治疗会有更多的潜在获益。AHF 患者获得早期及时治疗的方式之一在于院前即开展急救。新共识指出 AHF 患者在院前阶段可以从如下方面获益:尽早进行无创监测,包括血氧、血压、呼吸频率及连续心电监测等;根据临床情况决定是否氧疗,若血氧饱和度 $<90\%$ 时给予常规氧疗;呼吸窘迫者给予无创通气,使用持续气道正压通气更具有可操作性;根据血压或充血程度决定是否应用药物血管扩张剂和(或)利尿剂;尽快转运至最近有心血管病房、CCU/ICU 的医院;一旦进入急诊科/CCU/ICU,立即开始临床检查、评估及治疗。上述措施突出了 AHF 治疗上越来越强调"急诊战线前移"。

(二)急诊诊疗策略

AHF 病情危重紧急,需立即处理,通常诊断与治疗同时进行。初始评估和治疗时,需密切监测生命体征,尽快完善相关检查。对于 AHF 患者抢救成功的关键是对患者迅速做出正确的诊断和病情评估,并及时给予规范的药物治疗。有研究表明,对于 AHF 患者及时的治疗干预能够改善患者预后及住院天数。

1.急诊评估、监测

急诊初始评估要体现"先救命、后辨病"原则。关键第一步是判断患者呼吸困难程度、血流动力学情况以及心脏节律,并可根据"严重程度评分"进行初始评估,若为休克、急性冠脉综合征(ACS)高风险、评分为高危患者,不必等待脑钠肽(BNP)等的实验室结果,即应尽快开始抢救…。此外,要常规进行心电图、实验室检查等,影像学中应合理应用 X 线、CT、超声检查。

对全部可疑的 AHF 患者均需进行心电图检查,以初步判断常见病因,如是否存在 ST 段抬高型心肌梗死。在 AHF 患者中,心电图经常有异常,但无特异性的临床价值。此外,实验室检查包括血浆脑利钠肽,如 BNP 或 N 氨基末端脑钠肽(NT-proBNP),以及肌钙蛋白、D-二聚体、肌酐、尿素、血糖、电解质、血常规等。近年来,国内外指南已公认血浆脑利钠肽是心衰诊断中的客观指标,有助于鉴别 AHF 与其他原因所致呼吸困难。2012 年 ESC 心力衰竭指南建议当 NT-proBNP $<300ng/L$,BNP $<100ng/L$ 可排除 AHF。另外,血浆脑利钠肽也可反映病情严重程度、预后。Januzzi 等研究发现,NT-proBNP 水平与心力衰竭症状的严重程度(基于 NYHA 分级)相关。大宗人群研究证实,BNP/NT-proBNP 是 AHF 患住院死亡的独立预测因素。D-二聚体在怀疑急性肺栓塞患者中应进行检测。此外,常规血气分析是非必要手段,主要用于

氧合不能通过脉搏血氧饱和度监测的患者、合并心源性休克的、合并急性肺水肿或既往有慢性阻塞性肺疾病病史的患者。

胸部 X 线检查是胸部影像学中应用最广泛的,在评估肺静脉充血、胸腔积液、间质水肿或肺泡水肿有特异性,有助于排除其他原因导致的呼吸困难。肺部 CT 对明确病变性质和鉴别诊断肺栓塞有临床价值。另外,超声可提供额外的信息,近 10 年来急诊医生应用床旁超声越来越多。床旁超声心动图可助于判断 AHF 的主要原因,大致评估心脏功能、鉴别心包积液。床旁胸部超声显示 B 线提示肺水肿,提高了肺水肿的临床诊断。即时的超声检查在绝大多数病例的初始评估中并不需要,除非患者存在血流学动力学异常。通过上述检查,大部分 AHF 患者可确诊。

2.急诊治疗

在 2012 年 ESC 更新的急慢性心衰治疗指南中,提出 AHF 治疗目标:即刻目标(在急诊、CCU 或 ICU)、中间目标(住院期间)及出院前和长期管理目标。2015 年发布的 ESC 新共识并不是替代目前指南,而是对早期院前、院内处理、急诊管理提供当前视点,为临床医生提供指导。AHF 的抢救与治疗首先要达到迅速治疗症状、恢复氧合、改善血流动力学、减少肾损害的即刻目标。目前新共识提出药物治疗关键是首选利尿剂,次选血管扩张剂,不常规使用吗啡,除心源性休克外,通常不应用正性肌力药物及缩血管药物,并强调治疗期间频繁检查患者生命体征、脉搏血氧饱和度、尿量等。

(1)氧疗和机械通气:低氧可增加患者短期死亡风险,因此对于低氧血症($SpO_2 < 90\%$)应常规给予氧疗,出现呼吸窘迫的患者建议尽早给予无创机械通气。无创通气可改善呼吸窘迫,并降低机械通气气管插管率。若出现酸中毒或高碳酸血症,尤其对于既往有慢性阻塞性肺疾病病史或出现疲劳的患者,无创通气首选压力支持,呼气末正压通气(PS-PEEP)模式。出现呼吸衰竭、意识障碍或全身衰竭者,可考虑行有创机械通气。

(2)利尿剂:利尿剂是治疗 AHF 的首选药物,静脉使用袢利尿剂能有效减轻淤血状态。大多数 AHF 患者因肺水肿导致呼吸困难,经利尿剂的治疗可迅速缓解症状。研究发现,对于 AHF 患者早期使用利尿剂可改善患者预后。所有 AHF 均应考虑静脉给予呋塞米 20～40mg。如果确认存在容量负荷过重,对于新发的心力衰竭或没有用口服利尿剂维持治疗的患者,应静脉应用呋塞米 40mg,如果正在应用维持剂量口服利尿剂的慢性心力衰竭患者,静脉注射呋塞米的剂量至少应等同于口服剂量呋塞米或相当剂量。

(3)血管扩张剂:静脉血管扩张剂是 AHF 的第二位常用药物。血管扩张剂是通过扩张周围血管减轻心脏前和(或)后负荷,改善心脏功能。目前达成的共识是,如果收缩压≥110mmHg,可以静脉应用血管扩张剂,亦可选择舌下给予硝酸酯类药物。注册研究显示,早期运用(<6 小时)扩血管药物可降低死亡率,延迟给药则与高死亡率相关。对有明显二尖瓣狭窄或主动脉瓣狭窄的患者,血管扩张剂应慎用。此外,奈西立肽(重组人 BNP)是一种以血管扩张为主兼有利尿作用的血管扩张剂,最近研究发现,当给予常规治疗(主要为利尿剂)时,加用此药可减轻 AHF 患者呼吸困难的症状。

(4)吗啡:除心源性休克外,AHF 患者不推荐常规应用阿片类药物。小规模研究显示吗啡有降低前、后负荷,减慢心率和缓解呼吸困难的作用。ADHERE 研究显示,吗啡与更高的机械通气率、ICU 住院时间、死亡率有关。

(5)缩血管药物:拟交感神经药物或缩血管药物在 AHF 患者(心源性休克)中作用有限,仅适用于在血容量充足时,仍有持续低血压、低灌注状态的患者。当收缩压>110mmHg 时不推荐应用血管收缩药物。长期应用可增加左室后负荷,并有类似于正性肌力药的不良反应。

(6)其他:心衰患者合并心房颤动时,推荐可静脉给予强心苷类药物快速控制心室率。β受体阻滞剂亦可作为心衰合并心房颤动患者控制心室率的一线药物。2015 年 ESC 指南还提出,对于因慢性心衰失代偿而出现的 AHF 患者,应尽力维持改善患者病情的循证口服药物治疗,除非患者存在血流动力学不稳定、高钾血症或严重肾功能损害。特别是β受体阻滞剂,除心源性休克外的 AHF 患者均可安全地继续应用β受体阻滞剂。对于初发的 AHF 患者,应在血流动力学稳定后尽快启用循证口服药物治疗。

（三）治疗路径管理

AHF 患者经过急诊初始治疗病情相对稳定后就需要决定患者转出急诊科后的去向，即进入重症监护室、入住普通病房，或是回家。目前数据显示，大约 80% 的 AHF 患者通过急诊被收入院，可见急诊科医师在 AHF 患者的治疗和去向起着重要的作用。然而，不必要的住院可能导致医疗费用的增加及住院相关的并发症。由于缺乏急诊科出院的明确指导规范，急诊医生往往出于谨慎，让大多数 AHF 患者住院，主要是因为患者出院后医生无法评估治疗效果、进行有效干预。另外，错误的从急诊科"出院回家"的决定，不仅可能导致患者预后不良，也存在潜在的诉讼风险。鉴于此，为了帮助医生决定患者转出急诊科后的去向，于 2016 年 2 月 ESC-ACCA 发布了关于 AHF 患者从急诊科安全出院指南，指南中均给出了相应的方案，这是向着追赶心肌梗死治疗路径、建立 AHF 相似标准的第一步。

新指南建议只有在明确诱因、确定危险分层和评估治疗效果之后，AHF 患者才可以从急诊科安全出院，并强调了急诊观察单元在允许患者回家、不需住院中的重要作用。在开始制定决策之前，对患者早期评估的要点之一是明确急性发病的原因。例如，发病由不当饮食引起，可以通过临时增加利尿剂治疗，随后可从急诊科出院；若同时伴有急性冠脉综合征、肺部感染或心律失常，则需要住院治疗。研究表明，超过 50% 的 AHF 患者至少存在 1 种以上的病因，在急诊评估中需及时明确病因和早期治疗。

另外，对 AHF 患者准确进行危险分层，目的是对 AHF 患者制定决策建立客观和理性的标准。但目前大多数急诊科并未执行这一步骤，主要是因为没有合适而有效的工具，而且，对于 AHF 患者没有明确的低风险定义。目前，对于识别存在高风险、预后不良和住院获益更大的 AHF 患者时相对容易，而确定低危 AHF 患者仍具有挑战性。并且，排除了高风险并不等同于确定 AHF 患者为低风险，因此需要量表工具来帮助急诊医生做决定。近年来，至少已发布 10 余个量表，但大多数数据来源于住院 AHF 患者，并不适用于急诊。目前仅有 2 个分层量表来源于急诊 AHF 患者的队列研究，分别是渥太华心衰风险量表（OHFRS）和急诊心脏衰竭死亡率风险等级（EHFMRG）。OHFRS 来源于 6 个急诊科的 559 例 AHF 患者，其数据模型包含 10 个临床变量，可得出轻度辨别能力，将 BNP 纳入后并无明显差异。EHFMRG 来源于加拿大 84 个急诊科的 7433 例 AHF 患者，是基于 10 个急诊相关变量（如年龄、收缩压、心率等）来评估 AHF 患者 7 天死亡率，其辨别能力高于 OHFRS，并简单易用，将来可能应用于预测 AHF 患者风险。另外，EHFMRS 中并未包含 BNP。指南指出，反映 AHF 预后的 BNP 可能会给患者的危险分层提供帮助。然而，量表评分可作为临床医生决策的辅助工具，并不能取代临床经验丰富的医生。

此外，新指南强调了急诊观察单元在制定临床决策中的重要作用。一些医院设立了专门的急诊观察单元，在观察期间可以对患者进行危险分层。对于症状较轻的患者来说，入住观察单元是一种不错的方法，可以方便观察临床改善情况，获得专家建议，接受相关的教育和指导，安排出院后的预约等，从而允许患者直接出院，无需住院治疗。若条件允许，心衰团队医生可协助为患者做出院前评估。另外，即使患者的风险较低，患者从急诊科出院前，主治医师也应在出院前告知患者一些注意事项，包括鼓励患者进行自我护理，要有配偶或其他监护人，提供药物治疗，安排随访事宜，建议何时寻求帮助等。如果发现患者无法自我护理，即使风险较低，也应住院治疗。若医院无急诊观察单元时，几乎所有的 AHF 患者都应住院治疗。另外，指南规定第一次发作 AHF 的患者不宜从急诊科直接出院，应强制住院治疗。过渡到门诊管理背后的主要目标是降低成本，防止住院相关并发症和再住院，并在患者习惯的环境中提供医疗服务。从急诊安全出院，无论是对 AHF 患者的生活质量还是对社会成本，都将产生重大影响。

（麻京豫）

第二节　慢性心力衰竭

一、概述

慢性心力衰竭（CHF）也称慢性充血性心力衰竭（CHF），是由于任何原因的初始心肌损伤（如心肌梗死、心肌病、血流动力学负荷过重、炎症等)引起心肌结构和功能的变化,最后导致心室泵血和(或)充盈功能低下的复杂临床综合征。在临床上主要表现为气促、疲劳和体液潴留,是一种进展性疾病,其发生率近年呈上升趋势。据2006年我国心血管病报告,我国心力衰竭患者有400万,心力衰竭患病率为0.9%,其中男性为0.7%,女性为1.0%,且随着年龄增加,心力衰竭发病率增高。尽管心力衰竭的治疗水平有明显提高,但其病死率居高不下,住院心力衰竭患者1年和5年病死率分别为30%和50%。

　　心力衰竭的进程主要表现为心肌重量、心室容量增加及心室形态改变即心肌重构。心肌重构的机制主要为神经内分泌激活,在初始的心肌损伤后,肾素-血管紧张素-醛固酮系统(RAAS)和交感神经系统兴奋性增高;多种内源性神经内分泌和细胞因子激活,促进心肌重构,加重心肌损伤和心功能恶化,进一步激活神经内分泌和细胞因子等,形成恶性循环。

　　根据临床症状及治疗反应,常将心力衰竭分为:①无症状性心力衰竭(SHF):指左室已有功能障碍,左室射血分数降低,但无临床"充血"症状的这一阶段,可历时数月至数年;②充血性心力衰竭:临床已出现典型症状和体征;③难治性心力衰竭(RHF):指心力衰竭的终末期,对常规治疗无效。

　　根据心力衰竭发生的基本机制分为:收缩功能障碍性心力衰竭和收缩功能保留的心力衰竭。收缩性心力衰竭定义为左心室射血分数(LVEF)≤40%,大多数为缺血性心肌病且既往有过心肌梗死病史,其次为非缺血性心肌病如扩张性心肌病、瓣膜病等。收缩功能保留的心力衰竭也称为舒张功能障碍性心力衰竭,是由于左心室舒张期主动松弛能力受损和心肌顺应性降低,亦即僵硬度增加(心肌细胞肥大伴间质纤维化),导致左心室在舒张期的充盈受损,心搏量(即每搏量)减少,左室舒张末期压增高而发生的心力衰竭。往往发生于收缩性心力衰竭前。既往心脏疾病主要为高血压、糖尿病、肥胖,以及冠心病(表2-2-1)。

表2-2-1　心力衰竭常见病因

收缩性心力衰竭	收缩功能保留的心力衰竭
冠心病	高血压
高血压	糖尿病
心肌炎	冠心病
感染	二尖瓣狭窄
心肌病	淀粉样变性
瓣膜病	肥厚性心肌病
毒物诱导	心包疾病
酒精	高心输出量
可卡因	动静脉畸形
基因	动静脉瘘
致心律失常右室心肌病	甲状腺功能亢进
肌营养不良心肌病	贫血
心动过速心肌病	
糖尿病	

二、CHF 的诊断

　　当首次接诊心力衰竭患者时,病史内容主要包括:心力衰竭的病因;评估疾病的进展和严重程度;评估容量状态。

　　首先,弄清病因非常重要,病史询问应有针对性。考虑缺血性心肌病时,应问既往有无心肌梗死、胸痛、动脉粥样硬化危险因素;考虑心肌炎或心肌病时,应询问近期有无病毒感染或上呼吸道感染史,有无家族性心肌病史;是否存在高血压病或糖尿病等。

对于初发的或已经确诊的心力衰竭患者,明确其心功能状态和运动耐力下降非常重要。需要仔细询问患者有无端坐呼吸、夜间阵发性呼吸困难,此外,体重有无增加、下肢有无水肿等有助于了解水钠潴留状态。

(一)临床诊断

1.左心衰竭的诊断

(1)症状:主要表现为肺循环淤血,表现为疲劳、乏力;呼吸困难(劳力性呼吸困难、阵发性夜间呼吸困难、端坐呼吸)。

(2)体征:心脏扩大,心率增快,奔马律,收缩期杂音,两肺底闻及湿啰音,继发支气管痉挛时,可闻及哮鸣音或干啰音。

(3)实验室检查:①胸部 X 线:肺门动脉和静脉均有扩张,肺门阴影范围和密度均有增加;②心电图:明确有无心肌缺血和心律失常;③超声心动图:了解左心室舒张末期内径(LVEDd)增大、LVEF 下降等。

2.右心衰竭的诊断

(1)症状:胃肠道症状(食欲不振、恶心、呕吐、腹胀、便秘及上腹疼痛),肾脏症状(夜尿增多、肾功能减退),肝区疼痛(肝脏淤血肿大、右上腹饱胀不适,肝区疼痛),失眠、嗜睡、精神错乱。

(2)体征:颈静脉怒张,肝大与压痛(肝颈静脉回流征阳性),低垂部位、对称性水肿,甚至出现胸腔积液,多见右侧胸腔积液,腹水,发绀,心包积液,营养不良、消瘦、恶病质。

(3)实验室检查:①胸部 X 线:以右心室和右心房增大为主;②超声:肝脏肿大明显;③静脉压升高:中心静脉压>1.18kPa(12cmH$_2$O),肘静脉压>1.37kPa(14cmH$_2$O);④肝功异常:胆红素升高、GPT 升高。

3.全心衰竭诊断

如果患者左、右心功能不全的表现同时存在,称为全心衰竭,但患者或以左心功能不全的表现为主,或以右心功能不全的表现为主。

4.舒张性心力衰竭的诊断

①有典型心力衰竭的症状和体征;②LVEF 正常(>45%),左心腔大小正常;③超声心动图有左室舒张功能异常的证据,并可排除心瓣膜病、心包疾病、肥厚型心肌病、限制性(浸润性)心肌病等。

(二)心功能不全程度的判断

(1)纽约心脏病协会(NYHA)分级法和 ACC/AHA 心力衰竭分期法对心力衰竭患者进行评估并指导治疗(表 2-2-2)。

表 2-2-2　心力衰竭的分类

NYHA 心功能分级	ACC/AHA 心力衰竭分期	
	Ⅰ-A 期	有心力衰竭危险但无结构性心脏疾病和心力衰竭症状
Ⅰ级　有心脏病,无明显活动受限	Ⅱ-B 期	有结构性心脏疾病但无心力衰竭症状
Ⅱ级　一般体力活动出现心力衰竭症状	Ⅲ-C 期	有结构性心脏疾病并既往或当前有心力衰竭症状
Ⅲ级　轻微活动即出现心力衰竭症状		
Ⅳ级　静息时仍有心力衰竭症状	Ⅳ-D 期	顽固性心力衰竭需特殊治疗

(2)6 分钟步行试验:在平直走廊尽可能快行走,测定 6 分钟步行距离。<150m 为重度,150~425m 为中度,426~550m 为轻度。评定运动耐量、心功能、疗效及预后。

(三)BNP/NT-proBNP 在心力衰竭诊断中的作用

血清脑利钠肽(BNP)和 N 端脑利钠肽前体(NT-proBNP)的测定在心力衰竭诊断中的地位不断提高。2008 年中西方 BNP 专家共识指出,BNP 的作用已经得到所有重要指南的推荐,用于辅助诊断、分期、判定入院及出院治疗时机,以及判断患者发生临床事件的危险程度(表 2-2-3)。

表 2-2-3　BNP 水平测定的意义

1.高 BNP 水平提示包括死亡在内的严重心脏事件

2.如果心力衰竭患者的 BNP 水平治疗后下降,患者的预后可得到改善

3.存在心源性呼吸困难患者的 BNP 水平通常高于 400ng/L

4.如果 BNP<100ng/L,则不支持心力衰竭的诊断

5.如果 BNP 水平在 100～400ng/L 之间,医生必须考虑呼吸困难的其他原因,如慢性阻塞性肺病,肺栓塞以及心力衰竭的代偿期

关于 NT-proBNP 临床应用中国专家共识出台,该共识指出 NT-proBNP 可以作为慢性心力衰竭的客观检测指标,采用双截点进行判别(表 2-2-4),其水平高于正常人和非心力衰竭患者,但增高程度不及急性心力衰竭。NT-proBNP 受肾功能影响较大。

表 2-2-4　nT-proBNP 截点的意义

1.排除截点	nT-proBNP<300ng/L,心力衰竭可能性很小
2.诊断截点	以下情况心力衰竭可能性很大 ＜50 岁,NT-proBNP>450ng/L 大 50～75 岁,NT-proBNP>900ng/L 大 ＞75 岁,NT-proBNP>2 000ng/L
3.两截点之间为灰区	可能是较轻的急性心力衰竭,或是非急性心力衰竭原因所致(心肌缺血、心房颤动、肺部感染、肺癌、肺动脉高压或肺栓塞等)

三、治疗

(一)治疗原则

根据慢性心衰发生发展的四个阶段,治疗原则或目标分别有所不同。

1.心力衰竭易患阶段

控制或消除各种导致心力衰竭和心脏重构的危险因素,早期阻断心室重构的始动环节,预防心室重构的发生。

2.无症状心力衰竭阶段

逆转或减缓心脏重构的进展,治疗心脏病的病因,防止进展到有症状心力衰竭,减少不良事件。

3.有症状心力衰竭阶段

改善或消除心衰的症状和体征,逆转或减缓心脏重构,降低心衰的病死率或致残率。

4.顽固性或终末期心力衰竭阶段

提高患者生存质量,降低心衰住院率。

(二)早期干预

1.降压目标

一级目标血压<140/90mmHg;高危人群(糖尿病,或肾功能不全,或脑卒中/TIA 史)血压<130/80mmHg;肾功能不全,尿蛋白>1g/d,血压<125/75mmHg。

2.调脂治疗目标

积极的调脂治疗将减少冠心病和动脉粥样硬化的发生,慢性心衰患者的调脂治疗目标为:①极高危人群:LDL-C<2.07mmol/L;②高危人群:LDL-C<2.6mmol/L;③中危人群:LDL-C<3.41mmol/L;④低危人群:LDL-C<4.14mmol/L。

3.慢性心衰患者糖尿病的治疗目标

餐前血糖<5.6mmol/L(次级目标 5.0mmol/L、7.2mmol/L),餐后 2 小时血糖<7.8mmol/L(次级目标

＜10mmol/L)，糖化血红蛋白 HbAlc＜7％,LDL＜100mg/dL,TG＜150mg/dL,HDL＞40mg/dL。

4.动脉粥样硬化的治疗

一旦肯定冠心病的诊断和存在外周动脉粥样硬化的依据，推荐抗动脉粥样硬化的治疗，建议采用 ABCDE 方案。①A:抗血小板聚集或抗凝，抗 RAS 系统，推荐阿司匹林和血管紧张素转换酶抑制药，不能耐受 ACEI 的患者选用 ARB，心肌梗死后患者加用醛固酮受体拮抗药，特殊情况选用其他抗血小板聚集药物或抗凝;②B:控制血压，使用 β 受体拮抗药;③C:调脂治疗，戒烟及不暴露在吸烟环境;④D:健康饮食，治疗糖尿病;⑤E:运动和健康教育。

5.早期发现和干预心脏重构

定期随访和评估高危人群，包括明确心肌病家族史或接受心脏毒性物质的人群。

6.心力衰竭易患阶段药物

血管紧张素转换酶抑制药应用于动脉粥样硬化性疾病、糖尿病、高血压合并心血管危险因素的患者。在这些高危人群中，ACEI 能够减少新发的心力衰竭，有效干预心脏重构的始动过程，血管紧张素受体拮抗药也有类似的作用(Ⅱa 级推荐)。

(三)药物治疗

1.无症状心力衰竭阶段的治疗

(1)逆转心脏重构的治疗:一旦明确存在左心室重构，推荐使用 ACE 抑制药和 β 受体拮抗药。大规模的临床研究证实，慢性左心室射血分数下降而无症状的患者长期应用 ACEI 可延续心衰症状的发生，降低心衰病死率和住院的联合终点。心肌梗死的患者联合应用 ACEI 和 β 受体拮抗药可以降低再梗死和死亡的危险，延缓心力衰竭的进展。

(2)针对病因治疗:冠心病、心肌梗死和心绞痛的患者应遵循相应的指南进行冠脉血供重建，挽救缺血和冬眠的心肌，逆转和阻断心室重构。瓣膜性心脏病，如严重的主动脉瓣或二尖瓣狭窄或关闭不全，即使没有心力衰竭的症状也应考虑行瓣膜修复(球囊扩张)或置换术。

(3)无症状心力衰竭阶段的药物推荐:除非存在禁忌证，推荐使用血管紧张素转换酶抑制药(ACEI)和 β 受体拮抗药，逆转心脏重构，延缓无症状心功能不全进展到有症状心衰。不能耐受 ACEI 者，可选用 ARB。

2.左室功能下降,有症状心力衰竭的治疗

(1)一般治疗

①去除诱发因素:监测体重，每日测体重，以早期发现液体潴留非常重要。调整生活方式，限钠:轻度心衰患者钠盐摄入应控制在 2～3g/d，中到重度心衰患者应＜2g/d；限水:严重低钠血症(血钠＜130mmol/L)，液体摄入量应＜2L/d；营养和饮食:宜低腊饮食，肥胖患者应减轻体重，严重心衰伴明显消瘦(心脏恶病质)者，应给予营养支持，包括给予人血白蛋白;戒烟戒酒。

②休息和适度运动:失代偿期需卧床休息，多做被动运动以预防深部静脉血栓形成。临床情况改善后应鼓励在不引起症状的情况下进行体力活动，以防止肌肉的"去适应状态"，但要避免长时间的用力运动。较重患者可在床边围椅小坐。其他患者可每日步行多次，每次 5～10 分钟，并酌情逐步延长步行时间。

③心理和精神治疗:压抑、焦虑和孤独在心衰恶化中有很大的作用，也是心衰患者死亡的主要预后因素。综合性情感干预包括心理疏导可改善心功能状态，必要时可考虑酌情应用抗抑郁或焦虑的药物。

④治疗中避免使用的药物:下列药物可加重心衰症状，应尽量避免使用:a.非甾体类抗炎药和 COX-2 抑制药，可引起钠潴留、外周血管收缩，减弱利尿药和 ACEI 的疗效，并增加其毒性;b.皮质激素，生长激素或甲状腺激素等激素疗法;c.Ⅰ类抗心律失常药物;d.大多数 CCB，包括地尔硫䓬、维拉帕米、短效二氢吡啶类制剂;e."心肌营养"药，包括辅酶 Q_{10}、牛磺酸、抗氧化药等，因疗效尚不确定，且和治疗心衰的药物之间可能有相互作用，不推荐使用。

⑤氧疗:氧气用于治疗急性心衰伴有的低氧血症，单纯慢性心衰并无应用指征，但对心衰伴夜间睡眠呼吸障碍者，夜间给氧可减少低氧血症的发生。

（2）常规药物治疗：左心功能下降，有症状心力衰竭阶段的常规药物治疗主要包括：利尿药、血管紧张素转换酶抑制药（ACEI）或血管紧张素Ⅱ受体拮抗药（ARB）和β受体阻滞药，必要时加用地高辛。

3.左室功能正常，有症状心力衰竭（HFnEF）的治疗

（1）针对病因治疗：进行基础心脏病的规范化治疗，对高血压伴有 HFnEF 的患者强化降压治疗，达标血压宜低于单纯高血压患者的标准，即收缩压＜130mmHg、舒张压＜80mmHg；冠心病的高危患者，推荐血供重建；治疗糖尿病；纠正贫血、甲状腺功能亢进、动静脉瘘等高动力学状态；有可能转复为窦性心律的心房颤动患者，恢复窦律并维持窦律等。

（2）缓解症状：有液体潴留征象的患者选用利尿药，可以选用噻嗪类利尿药或襻利尿药；噻嗪类利尿药无效时，改用襻利尿药。过度的利尿，有可能影响血压，使肾功能恶化，应该避免；快速心房纤颤的患者控制心室率，可选用β受体拮抗药或非二氢吡啶类钙拮抗药。

（3）逆转左心室肥厚，改善舒张功能：推荐使用 ACEI、ARB、β受体拮抗药等。维拉帕米有益于肥厚型心肌病。对心肌肥厚或纤维化疾病的患者，如高血压、糖尿病等，可以应用醛固酮受体拮抗药。

（4）其他：地高辛不能增加心肌的松弛性，不推荐使用地高辛。

4.难治性或终末期心力衰竭阶段的治疗

顽固性或终末阶段心衰的诊断需排除因治疗不当或可逆性心衰诱因未纠正等因素，确认所有常规心衰治疗均得到合理应用，而患者仍有静息或轻微活动时气促，极度无力，常有心源性恶病质，需反复住院甚至无法出院。此期的心衰患者病死率高，治疗目的是改善症状，提高生活质量，减少病死率和病残率。

（1）液体潴留：顽固性终末期心力衰竭的治疗，最重要的是如何使利尿药的应用最佳化，在水盐代谢、肾功能、电解质之间寻求平衡。每日限盐 2g 或更少，入液量＜2000mL。每日测体重，若体重增加超过每日 1kg，应考虑有隐性水肿。顽固性心衰患者低钠血症常常是血管加压素系统高度激活和（或）肾素-血管紧张素-醛固酮系统抑制不充分的结果。血管加压素受体拮抗药可减轻体重和水肿，使低钠血症患者的血钠正常化，有望减少低钠血症的发生。另外，可考虑增加对肾素-血管紧张素-醛固酮系统的抑制或使用重组 B 类利钠肽。出现低钠血症时，应鉴别缺钠性或稀释性低钠血症，前者发生于大量利尿后，属容量减少性低钠血症，患者可有直立性低血压，尿少而比重高，治疗应予补充钠盐；后者又称难治性水肿，见于心衰进行性恶化者，此时钠、水有潴留，而水潴留多于钠潴留，故称高容量性低钠血症，患者尿少而比重低，治疗应严格限制入水量，并按利尿药免疫处理。伴有低钠血症的顽固性水肿可选用新型利尿药托伐普坦。

（2）神经内分泌拮抗药：顽固性终末期心力衰竭的患者常常仅能耐受小剂量的神经内分泌抑制药，或者完全无法耐受。对血压＜80mmHg 或呈外周低灌注状态的患者不要使用 ACEI，对能够耐受小剂量神经内分泌抑制药的患者则应坚持使用。有液体潴留或正在使用正性肌力药的患者不宜用β受体阻滞药。终末期心衰的患者常常血压偏低、肾功能不全，合用 ACEI 易诱发低血压和肾衰竭，加用β受体阻滞药后心衰可进一步加重，此时应权衡利弊，个体化处理。

（3）血管扩张药和正性肌力药物：在临床症状恶化期可选用血管扩张药（硝普钠、硝酸甘油和奈西立肽）和持续静脉滴注正性肌力药物缓解症状，作为姑息治疗手段。不主张常规间歇静脉滴注正性肌力药，可试用钙增敏药左西孟旦。

（4）心衰的非药物治疗：优化的内科药物治疗无效，应考虑非药物治疗，包括心脏移植、左室辅助装置、超滤等。

（5）临终关怀：主张尽力缓解患者的痛苦，以减轻症状为目的，包括使用麻醉药、频繁使用利尿药、持续静脉静滴正性肌力药等。避免不必要的检查和干预，与患者和家属协商终末期的支持治疗。在生命弥留之际是否进行心肺复苏，应征询家属意见，当进行积极的操作（气管插管、应用 ICD）也无法改变最终的结局时，不推荐这些操作。

（四）慢性心衰的非药物治疗

1.心脏再同步化治疗

心脏失同步的慢性心力衰竭患者常规药物治疗效果不佳，可应用心脏再同步化治疗（CRT），不仅提高

CHF患者生活质量、增加日常生活能力,缓解临床症状,而且使CHF患者住院率、病死率明显下降。心脏再同步化治疗的适应证如下。

(1)Ⅰ类:①缺血或非缺血性心肌病;②充分抗心力衰竭药物治疗后,心功能仍在Ⅲ级及不必卧床的Ⅳ级;③窦性心律;④左心室射血分数(LVEF)≤35%;⑤左心室舒张末期内径(LVEDD)≥55mm;⑥QRS时限≥120毫秒伴有心脏运动不同步。

(2)Ⅱa类:①充分药物治疗后心功能好转至Ⅱ级,并符合Ⅰ类适应证其他条件;②慢性心房颤动患者,符合Ⅰ类适应证其他条件可行CRT治疗,部分患者结合房室结射频消融以保证有效夺获双心室。

(3)Ⅱb类:①符合常规心脏起搏适应证并心室起搏依赖患者,合并器质性心脏病或心功能Ⅲ级以上;②常规心脏起搏并心室起搏依赖患者,起搏治疗后出现心脏扩大,心功能Ⅲ级及以上;③QRS时限<120毫秒并符合Ⅰ类适应证的。

2.左心室辅助装置(LAVD)

LAVD是将人工制造的机械装置植入体内,从左心房或左心室引出血液,通过植入的机械装置升压后将血液泵入主动脉系统,起到部分或全部替代心脏泵血功能,以维持全身组织、器官血液供应;此外LAVD免除左心室负荷,可改善心力衰竭患者症状;同时通过正常化心室压力容积,使肥大的心室逐渐缩小,发挥逆转左心室重塑、降低病死率的作用。

LAVD适用于心脏手术后心功能不全恢复前辅助治疗,心脏移植术前临时支持,终末期心力衰竭长久支持。

3.基因治疗

当前采用的药物治疗虽能控制心力衰竭症状,减轻左心室扩张,改善功能,延缓死亡,但不能使其治愈。心力衰竭的实质是心肌细胞基因异常表达,造成心肌细胞膜上受体、细胞内信号传导系统、钙离子(Ca^{2+})调节及细胞生长和凋亡调控机制等发生一系列改变,从而出现以心肌舒缩功能不全为特征的临床综合征,最终导致心肌储备能力耗竭。基因治疗通过对引起心力衰竭的相关基因进行调整和修补,从而达到获得、替代或放大目标蛋白组、改善心功能目的。

4.心脏移植

心脏移植可作为终末期心衰的一种治疗方式,主要适用于无其他可选择治疗方法的重度心衰患者。

(1)心脏移植适应证:①药物及其他治疗均无法治愈的终末期心力衰竭的患者;②顽固性心力衰竭引起血流动力学障碍;③难治性心源性休克;④长期依赖正性肌力药来维持器官灌注;⑤运动峰耗氧量<10mL/kg伴无氧代谢;⑥严重心肌缺血,即使冠状动脉搭桥或经皮冠状动脉血供重建也无法缓解症状;⑦顽固性恶性室性心律失常,各种干预措施无效。

(2)心脏移植的禁忌证:①严重的外周及脑血管疾病;②其他器官(肾、肝、肺)不可逆损害(除非考虑多器官移植);③有恶性肿瘤史及恶性肿瘤复发;④无法或不能耐受术后的药物综合治疗;⑤不可逆的肺动脉高压(肺血管阻力>6Wood单位);⑥全身感染(HIV、播散性肺结核等);⑦胰岛素依赖的糖尿病伴有终末器官损伤;⑧吸毒;⑨精神状态不稳定;⑩高龄。

(麻京豫)

第三节　难治性心力衰竭

顽固性心衰亦称为难治性心衰,是指症状持续,且对各种治疗反应较差的充血性心衰,它可能是心脏病终末期的表现,亦可能是由急性暴发性心肌炎所致,其中一部分还有可能是由于考虑不周、治疗措施不力或治疗不当所致。对于这部分患者,经过努力调整治疗方案和悉心治疗后,有可能挽回患者生命,康复出院,变难治为可治。必须指出,不同时期对顽固性心衰的概念和诊断标准不尽相同。近年来由于心肌力学、心脏血流动力学和心衰的病理生理机制的认识深化,心衰治疗也取得了长足的进步,使以往认为是顽固性心衰的患者病情得到控制。经典的所谓顽固性心衰是指休息、限制水钠等非药物治疗的基础上给予标准(恰当)的抗心力衰竭药物(如利尿剂、强心剂及血管活性药物)后,心衰仍难以控制者,而这类心衰可能仍有部分患者通过更合理地应用利尿剂、血管扩张剂、血管紧张素转换酶抑制剂和非洋地黄类正性肌力药物以及心脏辅助装置等而控制。因此,目前顽固性心衰的诊断标准应包括上述治疗措施均难以控制的心衰。

一、病因

(一)心脏疾病

1.心肌梗死

心肌梗死导致心肌收缩单位的减少,心脏构型的改变。收缩功能的障碍,在心肌梗死后的重构过程中,心肌的肥厚。心肌的缺血又使得舒张功能明显障碍,从而导致难治性心力衰竭。

2.心脏炎症疾病

(1)风湿性心脏炎、病毒性心肌炎等引起心肌弥漫性病变时,由于大面积的心肌炎症、损伤,易导致难治性心力衰竭的发生。

(2)感染性心内膜炎等感染性疾病,若不能及时控制感染,常常导致难治性心力衰竭的发生。

(3)缩窄性心包炎因周围机械限制的存在,药物治疗常常疗效欠佳,而手术剥离后常发生急性心脏扩张,若处理不当,均易导致难治性心力衰竭。

3.心肌病

(1)肥厚型心肌病:因心室肥厚和(或)心肌缺血或梗死,收缩有余而舒张不足,使得舒张功能严重障碍,若高血压未能有效控制,常常导致难治性心力衰竭。

(2)扩张型心肌病:因其心腔极度扩张,同时又受到心包的制约,使得收缩和舒张功能均发生障碍。

(3)限制型心肌病:由于心内膜增厚,左室对称性肥厚,部分患者出现心包积液,均使得心脏收缩与舒张功能显著下降,出现难治性心力衰竭。

4.风湿性心瓣膜病变与先天性心脏病

某些心瓣膜病,如重度二尖瓣狭窄、三尖瓣腱索断裂等,其相关杂音常因心率变化、心律失常或心力衰竭而变得不明显,造成诊断困难。三尖瓣腱索断裂可发生明显的三尖瓣反流,由于其发生在低阻力的小循环系统,临床表现不明显,病变进展隐袭,往往造成漏诊。某些先天性心脏病,如房间隔缺损、三尖瓣下移畸形等,其症状、体征较轻,常规体检时易被忽视,而出现严重心力衰竭时,原有的特征性杂音常变得不明显,甚至消失,易于漏诊。若处理不当,易导致难治性心力衰竭。

5.其他

(1)心肌浸润性病变(肿瘤、淀粉样变性、血色病等)。

(2)心内的血栓。

(3)赘生物等。

(二)水、电解质代谢紊乱

1.低钠综合征

低盐饮食,所有利尿药均可导致低钠综合征。随着细胞外液中钠离子及阴离子丢失,细胞外液渗透压降低,水液遂向细胞内转移,有效循环血量减少,可致低血压、休克,升压药对此类休克常常无效,使得心力衰竭加重,出现难治性心力衰竭。

2.低钾血症

除保钾利尿药(如氨苯蝶啶、螺旋内酯等)外,大多数利尿药均可引起钾离子的排泄,若长期、过量应用,钾离子的补充不足或吸收障碍等均可发生严重的低钾血症。患者血钾浓度若$<3mmol/L$,往往伴有血浆氯离子浓度的降低。低钾血症临床症状较少,但常诱发心律失常或洋地黄中毒,使得心力衰竭难以治疗。

3.低氯性碱中毒

随着血钾和血氯的排泄过多,患者常常发生低氯性碱中毒,若血浆氯离子浓度降至 90mmol/L 以下,尿检 pH 值常趋于酸性,利尿药此时往往失效。若伴随血浆钙离子的丢失,血钙浓度降低,患者还可出现搐搦或昏迷,使得心力衰竭难以治疗。

4.水过多综合征

慢性心力衰竭患者因过度的低钠饮食、饮水过多或抗利尿激素(ADH)分泌过多,可引起水液的潴留,称之为"水过多综合征"(水中毒或稀释性低钠血症)。尤其当水过多综合征缓慢发生时,患者常无特殊临床表现,或有厌食、恶心、少尿、水肿等症状,易于忽视。若不能很好地处理低钠、呼吸性碱中毒,患者常因血钠过低(<110mmol/L)而出现抽搐、昏迷而使心力衰竭难以治疗。

(三)治疗不当

1.低氧血症

氧疗的不正确或不足均会产生低氧血症,血氧分压的降低会刺激机体交感神经系统,导致儿茶酚胺类物质的大量分泌,儿茶酚胺类物质既可诱发心律失常,又会降低洋地黄的疗效,使心力衰竭难以治愈。

2.利尿药使用不当

对心力衰竭前负荷过重、心包积液、肺心病及右室心肌梗死者,利尿药的使用应严格掌握适应证,如果利尿过度,会导致血容量不足或静脉压下降。由于心脏充盈不足,心排血量下降,使心力衰竭难以治愈。

3.洋地黄使用不当

过量的洋地黄和(或)中毒量的洋地黄均可导致心肌收缩力的降低,并能引起各种类型的心律失常,使得心排血量减少,心力衰竭顽固难治。

4.心肌抑制药

治疗过程中使用了某些抗心律失常药(如钙离子通道拮抗药等)或其他能引起心肌收缩力下降的药物,使得心力衰竭难以治疗。

(四)间发性疾病

1.感染

任何感染,尤其是伴有发热时,由于机体新陈代谢的增强,交感神经的兴奋,以及毒素的刺激,既可增加心率,增加耗氧量,又可直接累及心肌,若感染不能及时控制,则心力衰竭难以治愈。

2.严重心律失常

严重缓慢性心律失常、顽固的心动过速、病态窦房结综合征等心律失常因为心排血量明显下降,若不能进行正确、有效的干预,则心力衰竭难以治愈。

3.肺栓塞

小而反复的肺动脉栓塞或多发性栓塞,常常仅表现为右侧心力衰竭进行性加重,导致难治性心力衰竭。

4.甲状腺功能亢进

由于 T_3 和 T_4 的升高,基础代谢率随之增加,可并发高排量心力衰竭。而心脏病合并甲状腺功能亢进者,则易出现快速性房性心律失常,心室率难以用常规方法控制,心力衰竭成为难治。

5.贫血

严重贫血可诱发高排量心力衰竭。器质性心脏病发生心力衰竭时,若合并贫血则对心力衰竭常规治疗往往无效。

6.脚气病

多见于机体维生素 B_1 需要量增加,体内维生素 B_1 相对缺乏或消耗过多者,如长期发热、长期腹泻、妊娠、长期服用碱性药物者,经常出现高输出量右侧心力衰竭,心脏扩大而心律整齐,明显下肢水肿,周围神经炎,常规心力衰竭治疗效果欠佳。

二、临床表现

（一）症状

患者休息或轻微活动即感气急、端坐呼吸、极度疲乏、发绀、倦怠、四肢发冷,运动耐量降低伴呼吸困难,骨骼肌萎缩,心源性恶病质,顽固性水肿,肝进行性增大伴右上腹疼痛。

（二）体征

心尖冲动向左下扩大,可闻及第三心音奔马律,肺动脉瓣第二心音亢进,继发于二尖瓣关闭不全的收缩早期或全收缩期杂音;右心室第三心音奔马律;三尖瓣反流时,沿着胸骨左下缘可闻及收缩早期及全收缩期杂音。

三、辅助检查

（一）血压

患者血压常显著升高。

（二）胸部 X 线片

心影增大(左心室或左房扩大),可出现肺瘀血、间质性肺水肿、肺泡性肺水肿等肺静脉压增高的表现。

（三）心电图

可有心肌劳损、左心室肥厚、陈旧性心肌梗死及各种心律失常。

（四）有创血流动力学监测

漂浮导管检查示 CI 减低,PCWP 增高。

（五）超声心动图检查（UCG）

左心室收缩功能减低,左室功能(LVEF)＜40％。

（六）血氧饱和度监测

可有血氧饱和度减低。

四、诊断

难治性心力衰竭往往兼有左侧心力衰竭和右侧心力衰竭,有心率增快、顽固性水肿、倦怠、四肢厥冷、发绀、脉压小、少尿、低血钾或稀释性低钠血症等。血流动力学检查示左心室充盈压明显升高,心脏指数常低于 $2.0L/(min \cdot m^2)$,周围血管阻力升高。

五、治疗

难治性心力衰竭不同于治疗措施不力或方法不当所致的严重心力衰竭,有进行性结构性心脏病,是严重器质性心脏病终末期的表现,虽经内科治疗,通过休息、限钠、限水,给予利尿药和强心剂后,心衰仍难以控制,仍需应用扩张血管药、ACE 抑制药、非洋地黄类正性肌力药物及改善心肌顺应性、不能安全出院、反复住院、等待心脏移植、应用心脏机械辅助装置来控制心力衰竭者,预后极差。

治疗原则首先是明确造成难治性心力衰竭的原因,并对病情进行全面评估;治疗加重心力衰竭的因素和并发症;明确有无可以手术纠正的心脏疾病;重新复核以往的治疗方案;采取增强心肌收缩力和减轻心脏前、后负荷的措施。

（一）常规药物治疗

由于难治性心衰患者常合并肾功能不全,ACEI 或血管紧张素Ⅱ受体拮抗药(ARB)的临床使用受到限制;β受体阻滞药因其负性变时和变力作用,在难治性心衰中的使用受到限制;地高辛对于难治性心衰治疗效果比较差。而利尿药是目前唯一不受限制并且是改善容量负荷过重的良好药物,恰当使用利尿药是治疗难治性心衰的关键。

在使用利尿药过程中,既要避免用量不足,又要避免利尿过度。因难治性心衰患者的活动严重受限,检测体重有时不易实施。对于严重水、钠潴留的患者每日监测其出入量(尤其是尿量)是最为可行的方法,对指导利尿药的使用具有较大的帮助。原则上在严格控制入量的基础上(1000~1500mL),每日出量与入量平衡或每日体重降低 0.5~1.0kg 较为适宜,两种方法联合使用评估利尿药的效果和水、钠潴留状况更为准确。

利尿药免疫是难治性心衰的常见原因。改善利尿药免疫的措施有:①加大利尿药剂量,如增加呋塞米剂量,每日 3~4 次服用;②采用作用机制不同的利尿药联用,如襻利尿药联用氢氯噻嗪,或再加用醛固酮受体拮抗药,可明显改善利尿药的免疫和增强利尿效果;③静脉滴注呋塞米 100~200mg,以 0.5~1mg/min 持续静脉滴注,每次剂量<300mg;④利尿药联合使用正性肌力药物如儿茶酚胺类、钙增敏剂;⑤利尿药联合应用提高渗透压的药物如甘露醇或白蛋白等。

(二)静脉制剂的应用

1.正性肌力药物

分为洋地黄类,儿茶酚胺类(多巴胺、多巴酚丁胺),磷酸二酯酶抑制药(氨力农、米力农)和钙增敏剂(左西孟旦),适用于低灌注伴或不伴有肺瘀血的患者。①不主张难治性心衰患者常规间断地静脉使用除洋地黄类之外的正性肌力药物,因其使用对于无低灌注的患者无益甚至有害。低血压和诱发心律失常是限制正性肌力药物应用的首要问题。洋地黄类药物静脉使用时最好停用地高辛,并且在高龄、心肌缺血、肾功能不全患者酌情减量。②多巴酚丁胺很少引起低血压,但用量过大可引起心率加快和心律失常。③米力农引起低血压的概率较多巴酚丁胺明显增多,在伴有低血压的患者中不宜使用米力农;米力农与 β 受体阻滞药联用治疗心力衰竭有协同作用,能够预防米力农引起的 Q-T 间期延长,可进一步降低病死率。④左西孟旦与其他正性肌力药物不同的是,不增加心肌耗氧量,低血压、心律失常发生率低,可用于难治性心衰。给予利尿药、ACEI 和 β 受体阻滞药最佳标准治疗的基础上,患者心衰症状持续存在,可以考虑联用硝酸酯类和肼屈嗪。虽然正性肌力药物不能改善预后,但对严重心衰患者短期使用能够明显改善血流动力学,缓解临床症状,延缓病程的进展,提高生存率。

2.血管扩张药

仅适用于低灌注伴有外周阻力升高伴或不伴肺瘀血的患者。血管扩张药按照扩张动脉、静脉的不同效应分为以扩张动脉为主(如乌拉地尔)、以扩张静脉为主(如硝酸酯类)和混合型血管扩张药(如硝普钠),分别根据临床特点(低心排血量、心室充盈压升高、水钠潴留,以及肺瘀血的程度)合理选用。若使用不当反而会加重病情。使用血管扩张药常需要有创血流动力学监测。使用硝普钠时要注意控制剂量和使用时间,以防氰化物中毒,尤其是心衰伴有肝肾功能不全者。

3.重组人脑利钠肽

既具有扩张血管又具有显著的利尿作用,能够有效降低心室充盈压和改善水钠潴留,迅速改善症状,适用于低灌注伴有外周阻力升高以及明显水钠潴留的患者。重组人脑利钠肽治疗重度心衰的疗效优于正性肌力药物和其他血管扩张药,且不良反应较少。因半衰期(18 分钟)较硝酸甘油长,使用中应避免低血压的发生。

(三)顽固性水肿的处理

治疗顽固性水肿的关键是识别低钠血症的类型,即稀释性低钠血症还是缺钠性低钠血症(真性低钠血症)。稀释性低钠血症是心衰的严重表现,与患者预后密切相关,纠正极为困难。因低钠血症的类型不同,治疗原则也截然不同,需要临床上加以鉴别。

1.稀释性低钠血症性水肿

临床特点为水、钠潴留显著,利尿药效果差,心衰症状明显加剧,而血钠水平降低而尿钠水平升高是其显著特点。治疗重点是提高血浆渗透压和积极利尿。若合并低蛋白血症可静脉输入人血白蛋白基础上应用利尿药,提高胶体渗透压,目前指南建议应用新型利尿药托伐普坦(苏麦卡)。

2.缺钠性低钠血症性水肿

胃肠道和肝瘀血导致患者食欲差,长期使用利尿药和限制钠盐摄入容易引起缺钠性低钠血症的发生。临床特点为精神神经症状如嗜睡等显著,多发生于应用利尿药且水肿逐渐消退后,科索尤其是渗透性利尿引起低钠血症更为明显,而血钠水平降低与尿钠水平也降低是其特点。由于同样可出现显著的水钠潴留,容易误诊为稀释性低钠血症。治疗的关键是静脉补充高渗盐水,根据血浆钠的水平决定补钠浓度和补钠量,一般补钠浓度为 $1.4\% \sim 4.6\%$。当血钠水平$<125mmol/L$ 时,盐水浓度为 4.6%;血钠水平为 $126 \sim 135mmol/L$ 时,盐水浓度为 3.5%;轻度低钠多主张口服补盐液纠正。补盐量$(g)=(142mmol/L-实测血浆钠)\times 0.2 \times 体重(kg)/17$,首日补充总补盐量的 $1/3 \sim 1/4$,根据次日血钠检测结果决定随后的补盐量。需特别提醒的是,严重低钠血症时补充等渗盐水不但难以提高血钠水平,而且会加重水、钠潴留,导致心衰恶化,甚至死亡。注意血钠上升速度不宜过快,以免造成脑细胞脱髓鞘改变。

3.心肾综合征

心肾综合征是严重心衰患者临床症状不能缓解的较为常见的原因。具有基础肾损害的患者尽管使用利尿药后症状缓解,但肾功能仍呈进行性减退。主要见于严重右心衰竭和显著水、钠潴留的患者。其发生的原因主要是低心排血量引起肾脏低灌注,部分原因为低血容量。血肌酐水平越高,心衰越重,患者再住院率和病死率增高,与患者预后显著相关。低心排血量引起的肾功能不全的临床特点为低血压、少尿,对利尿药和血管扩张药反应差,心衰好转后肾功能不全可明显缓解。治疗的关键是静脉应用正性肌力药物,提高心排血量,改善肾脏低灌注,提高利尿药的效果。常联合使用毛花苷 C 和(或)多巴胺十利尿药。利尿药联合氨茶碱有利于增加尿量和减轻水肿,可能与氨茶碱增加肾血流量有关。遇有心衰伴有肾功能不全的患者,也应认真区别肾前性、肾性和肾后性,以决定不同的治疗方案。对于低血容量引起的肾功能不全,患者既往无基础慢性肾病史,过度限制钠水的摄入或过度利尿,心衰好转后肾功能不全反而加重,主要以尿素氮水平升高比较显著,与肌酐升高不成比例。此类患者合理补充血容量是治疗的关键。需要注意的是,肾功能不全患者应当根据血肌酐水平及时调整或停用 ACEI 或 ARB,以免肾功能的恶化。

(四)贫血的处理

(1)对于轻度贫血患者(血红蛋白≥100g/L)可暂时不予处理。

(2)重度贫血患者可考虑采取治疗措施:①铁剂补充:难治性心衰口服铁剂吸收差,不良反应多,而静脉补充铁剂是较为安全有效的方法,能够改善患者的心功能,提高 6 分钟步行距离。在补充铁剂的同时,注意补充叶酸和维生素 B_{12}。②EPO 及其合成刺激剂:EPO 及铁剂补充联合应用是临床常用手段,能够明显提高血红蛋白浓度,改善心功能,降低心血管病患者的住院率,但明显增高血黏度,血栓形成的风险升高。③输血治疗:当血红蛋白浓度$<60 \sim 80g/L$ 时可考虑输血治疗,但应注意输血并发症、输血后心衰加重,以及血栓形成的风险升高。

(五)抗栓治疗

1.抗凝治疗

合并栓塞或阵发、持续性心房颤动病史的患者需要抗凝治疗,患有淀粉样变性、左心室致密化不全、家族性扩张型心肌病或一级亲属有血栓栓塞病史的患者应考虑抗凝治疗。

2.抗血小板治疗

阿司匹林能够降低心衰患者的病死率,尤其对缺血引起的心衰患者保护作用更为明显。

(六)循环辅助装置治疗

主要有反搏装置(IABP)、心肺辅助装置(CPS)、心室辅助装置(VAD)。

1.反搏装置(IABP)

患者存在明显心肌缺血证据,药物治疗或其他治疗效果不佳,或血压无法维持时采用 IABP 治疗。操作简易迅速,成功率高,费用低,需要的监护人员少,不足之处是使用时间不宜过长。IABP 的禁忌证为存在严重的外周血管疾病、主动脉瘤、主动脉瓣关闭不全、存在活动性出血或其他抗凝禁忌者(如严重血小板减少症)。

2.心肺辅助装置（CPS）

提供充分的包括血流动力学及静脉血氧合在内的心肺支持，类似于外科手术中的体外循环，短期使用可改善预后，对技术人员要求高。体外人工膜肺氧合器也属于心肺支持装置，主要用于成人急性呼吸衰竭和急性心衰，短期使用能够达到左心室辅助装置的效果，主要用于心脏移植和心肺联合移植的过渡阶段。

3.心室辅助装置（VAD）

根据泵装置和心腔的连接部位分为左心室辅助装置（LVAD）、右心室辅助装置（RVAD）和双心室辅助装置（BiVAD），根据泵装置的置入部位分为体外型（非置入型）和体内型（置入型）。

（七）非药物治疗

1.心脏再同步化治疗

适宜于房室、左右心室及室内传导不同步患者，可显著改善心衰症状，降低心衰病死率。严重心衰常存在传导的不同步现象，是病情持续恶化和药物治疗效果不佳的重要原因，实施心脏再同步化治疗是一种合理的选择。

2.血供重建治疗

对于缺血性心肌病患者，血供重建术是改善心肌供血和心衰加重的最有效的方法。经充分评估后确定患者确实存在心肌缺血，经药物治疗不能缓解者，采用积极的血供重建治疗，可显著改善患者的心衰症状，改善生活质量，提高生存率。对于心肌梗死患者，应当评估坏死心肌和存活心肌，以决定是否进行血供重建的治疗策略。

3.血液超滤

适用于对利尿药治疗反应差的难治性心衰患者，血液超滤可促进排钠、减轻容量负荷，改善症状，与静脉应用利尿药比较可缩短住院时间。

4.干细胞移植

对心肌梗死后心功能低下患者向冠状动脉内注入骨髓干细胞，结果显示不能够提高 LVEF。缺血性心肌病自体成肌细胞移植初步显示可改善左心室功能，防止心衰发展。

5.心脏移植

（1）绝对适应证：心衰生存积分（HFSS）为高危，同时具有以下情况：①难治性心源性休克；②只有通过静脉使用正性肌力药物才能维持外周器官的灌注；③最大运动氧耗量<10mL/（kg·min），合并无氧代谢存在；④严重的缺血症状持续存在，患者日常活动受限，且不能耐受 CABG 和 PCI；⑤无法控制的反复发作的室性心律失常，药物、ICD 和外科手术效果差。

（2）相对适应证：HFSS 评分中危，同时具有以下情况：①最大运动氧耗量在 11~14mL/（kg·min），并且日常活动受限；②反复发作的不稳定性心肌缺血，且不能耐受 PCI；③药物无法控制的体液失衡反复发作，药物种类和剂量不断增加。

（麻京豫）

第三章　高血压

第一节　原发性高血压

一、概述

原发性高血压(EH)是一种以体循环动脉压升高为主要临床表现而病因未明的独立性疾病,占所有高血压90%以上。2005年美国高血压协会(ASH)将高血压定义为:高血压是由多种复杂和相关因素引起的处于不断进展状态的心血管综合征,在血压持续升高以前即有早期标志物出现,其发展过程与心血管功能和结构的异常密切相关,最终导致心脏、肾脏、大脑、血管和其他器官的损害。近年来有关高血压临床研究为高血压的治疗积累了大量循证医学证据。因此,用循证医学结果指导临床科学控制血压,早期干预各种危险因素,改善糖、脂代谢紊乱,预防和逆转靶器官的不良重塑已成为防治高血压的重要途径。

二、流行病学

高血压是心血管疾病中最常见的疾病之一。据2002年调查资料显示,我国18岁及以上居民高血压患病率为18.8%,相比1991年上升了31%,全国约有高血压患者2.0亿人。中国南北方共14省市的自然人群调查显示,高血压总患病率为27.86%,且北方多于南方。国外资料显示,美国现有高血压患者约5千万,而全球约有10亿。预计2025年全球高血压的患病率将增长60%,达15.6亿。2002年,我国高血压的知晓率、治疗率及控制率分别为30.2%、24.7%、6.1%,远远低于美国(2000年)的70%,59%和34%。血压升高使脑卒中、冠心病事件、终末期肾病的风险显著增加。高血压是脑卒中的最重要危险因素。资料显示,高血压患者的死亡率比无高血压者高48%。根据WHO调查,每年大约有1700万人死于高血压。目前我国每年用于治疗高血压及其导致的相关心脑血管疾病费用高达3000亿元。高血压已经成为危害人类健康的主要疾病之一。

三、病因和发病机制

(一)病因

高血压是一种多因素多基因联合作用而导致的疾病,其具体发病原因并不十分清楚。研究发现,父母均患高血压,其子女的高血压发生率可达46%,父母中一人患高血压,子女高血压发生率为28%,显示高血压与遗传因素有关。不良生活方式如膳食过多的钠盐、脂肪,以及缺少体力活动、长期精神紧张、吸烟、过量饮酒均可引发高血压。资料表明,每天摄入食盐增加2g,则收缩压和舒张压分别升高2.0mmHg及1.2mmHg。男性持续饮酒者比不饮酒者4年内高血压发生危险增加40%。年龄、性别及肥胖也与高血压密切相关。另外,糖尿病和胰岛素免疫也是高血压的重要危险因素,据WHO资料,糖尿病患者中高血压的患病率为20%~40%。近来研究发现,炎症及细胞因子、氧化应激、睡眠呼吸暂停等均是高血压发病的重要原因。

(二)发病机制

高血压的发病机制较为复杂。心排出量升高、交感神经过度兴奋、肾素分泌过多、血管内皮细胞分泌过多内皮素等是高血压的传统发病机制,其中 RAS 的逆度激活起着至关重要的作用。这些因素通过中枢神经和交感神经系统功能亢进、肾脏钠水潴留、离子转运异常、血管内皮细胞功能异常、胰岛素免疫等环节促使动脉内皮反复痉挛缺氧,不能承受血管内压力而被分开,血浆蛋白渗入,中膜平滑肌细胞肥大和增生,中膜内胶原、弹性纤维及蛋白多糖增加,最后导致血管的结构和功能发生改变,即血管重塑。因此,外周血管重塑、顺应性下降、血管阻力增加是高血压的主要病理生理表现。随着病情的进一步发展,血压不断升高,最终导致心脏、大脑、肾脏及眼底等靶器官循环障碍、功能受损。

四、诊断

(一)血压水平

我国高血压防治指南(以下简称我国指南)将血压分为正常、正常高值及高血压三类(见表 3-1-1)。高血压诊断标准采用国际公认标准,即在未用抗高血压药情况下,收缩压≥140mmHg 和(或)舒张压≥90mmHg。由于血压水平与心血管发病危险之间的关系呈连续性特点,各国在血压水平定义上也不完全一样。我国指南将血压 120~139/80~89mmHg 定为正常高值,该人群 10 年中心血管发病危险较<110/75mmHg 水平者增加约 1 倍以上。而美国高血压预防、检测、评估和治疗联合委员会第七份报告(简称 JNC-7)则将血压 120~139/80~89mmHg 定为高血压前期,目的是为了对高血压进行提前干预,而将收缩压≥160mmHg 或舒张压≥100mmHg 定为 2 级高血压,不设 3 级高血压,认为 2 级以上高血压其临床处理相似,操作更为简便。收缩压≥140mmHg 和舒张压<90mmHg 单列为单纯性收缩期高血压。

表 3-1-1　血压水平的定义和分类

类别	收缩压/(mmHg)	舒张压/(mmHg)
正常血压	<120	<80
正常高值	120~139	80~89
高血压:	≥140	90~99
1 级高血压(轻度)	140~159	≥90
2 级高血压(中度)	160~179	100~109
3 级高血压(重度)	≥180	≥110
单纯收缩期高血压	≥140	<90

(二)危险分层

根据高血压危险因素、靶器官的损害程度及血压水平对患者进行危险分层及风险评估。2007 ESC/ESH 欧洲高血压指南(以下简称 2007 欧洲指南)强调"高血压诊断分类中要综合考虑总体心血管危险的重要性"。认为高血压的治疗与预后不单纯取决于血压升高水平,同时也取决于总体心血管危险,并提出临床上应更加关注亚临床靶器官损害。包括颈动脉增厚(IMT>0.9mm)或斑块形成、颈股动脉脉搏波速率>12m/s、踝臂血压指数<0.9、轻度血肌酐升高(男 1.3~1.5mg/dL,女 1.2~1.4mg/dL)、肾小球滤过率或肌酐清除率降低、微量白蛋白尿(30~300mg/24h)等。虽然亚临床靶器官损害常常无明显临床表现,但与预后密切相关,研究表明纠正上述亚临床损害可降低患者的心血管病发病率与死亡率。

五、治疗

(一)治疗原则

1.血压控制的目标值

不同人群降压的目标值:一般人群降压的目标血压值是<140/90mmHg;对于有糖尿病或肾病的高危高血压患者,血压目标是<130/80mmHg;对于其他特殊人群,如脑卒中患者、心肌梗死后患者等,危险性分层属于高危患者,对其血压控制仍要求必须控制在<140/90mmHg。老年收缩期高血压是高血压治疗的难点,尽量将收缩压控制在 140mmHg 以下。

2.高血压防治策略

(1)低危患者:以改善生活方式为主,如 6 个月后无效,再给药物治疗。

(2)中危患者:首先是积极改善生活方式,同时观察患者的血压及其他危险因素数周,进一步了解情况,然后决定是否开始药物治疗。

(3)高危患者:必须立即给予药物治疗,同时要积极改善生活方式。

(4)很高危患者:必须立即开始对高血压及并存的危险因素和临床情况进行强化治疗。

部分轻型高血压患者改善生活方式后,可减少甚至免于降压药物治疗;病情较重的患者在改善生活方式后也可提高降压药物的治疗效果。

3.防治原则

必须全方位把握心血管病的危险因素、靶器官的损害(TOD)和并存的临床情况(ACC),做好危险分层,全面降低心血管病的发病率和死亡率。

(二)非药物治疗

非药物治疗包括提倡健康的生活方式,消除不利于心理和身体健康的行为和习惯,尽力减少高血压以及其他心血管病的发病危险。

1.减重

建议体重指数(kg/m²)应控制在 24 以下。减重对健康的利益是巨大的,如在人群中平均体重下降5～10kg,收缩压可下降 5～20mmHg;高血压患者体重减少 10%,则可使胰岛素免疫、糖尿病、高脂血症和左心室肥厚改善。减重的方法一方面是减少总热量的摄入,强调减少脂肪并限制过多碳水化合物的摄入;另一方面则须增加体育锻炼,如跑步、打太极拳、跳健美操等。在减重过程中还须积极控制其他危险因素,老年高血压则须严格限盐等。减重的速度可因人而异,但首次减重最好达到减重 5kg 以增强减重信心,减肥可提高整体健康水平,包括减少癌症等许多慢性病,关键是"吃饭适量,活动适度"。

2.合理膳食

(1)减少钠盐摄入:WHO 建议每人每日食盐量不超过 6g。我国膳食中约80%的钠来自烹调或含盐高的腌制品,因此限盐首先要减少烹调用盐及含盐高的调料,少食各种咸菜及腌制食品。北方居民减少日常用盐一半,南方居民减少 1/3,则基本接近 WHO 建议。

(2)减少膳食脂肪,补充适量优质蛋白质:有流行病学资料显示,即使不减少膳食中的钠和不减重,如果将膳食脂肪控制在总热量 25%以下,P/S 比值维持在 1,连续 40 日可使男性收缩压和舒张压下降 12%,女性下降 5%。研究表明,每周吃鱼>4 次与吃鱼最少者相比,冠心病发病率减少 28%。建议改善动物性食物结构,减少含饱和脂肪酸高的猪肉,增加含蛋白质较高而脂肪较少的禽类及鱼类。蛋白质占总热量15%左右,动物蛋白占总蛋白质 20%。蛋白质含量依次为奶、蛋;鱼、虾;鸡、鸭;猪、牛、羊肉;植物蛋白中豆类最好。

(3)注意补充钾和钙:MRFIT 研究资料表明钾与血压呈明显负相关,这一相关在 INTERSALT 研究中被证实。中国膳食低钾、低钙,应增加高钾高钙的食物,如绿叶菜、鲜奶、豆类制品等。

(4)多吃蔬菜和水果:研究证明增加蔬菜或水果摄入,减少脂肪摄入可使收缩压和舒张压有所下降,素食者比肉食者有较低的血压。其降压的作用可能基于水果、蔬菜、食物纤维和低脂肪的综合作用。人类饮食应是以素食为主,并辅以适当肉食最理想。

(5)限制饮酒:尽管有研究表明少量饮酒可能减少冠心病发病的危险,但是饮酒和血压水平及高血压患病率之间却呈线性相关,大量饮酒可诱发心脑血管疾病发作。因此不提倡用少量饮酒预防冠心病,提倡高血压患者应戒酒。因饮酒可增加服用降压药物的抗性。如果饮酒,建议饮酒量应为少量,男性饮酒每日不超过 30g,即葡萄酒<100～150mL,或啤酒<250～500mL,或白酒<25～50mL;女性则减半量,孕妇不饮酒;不提倡饮高度烈性酒。WHO 对饮酒的新建议是越少越好。

3.增加体力活动

每个参加运动的人特别是中老年人和高血压患者在运动前最好了解一下自己的身体状况,以决定自己的运动种类、强度、频度和持续运动时间。对中老年人应包括有氧、伸展及增强肌力练习三类,具体项目可选择步行、慢跑、太极拳、门球、气功等。运动强度必须因人而异,按科学锻炼的要求,常用运动强度指标可用运动时最大心率达到 180(或 170)减去年龄,如 50 岁的人运动心率为 120～130 次/分,如果求精确则采用最大心率的 60%～85% 作为运动适宜心率,须在医师指导下进行。运动频率一般要求每周 3～5 次,每次持续 20～60 分钟即可,可根据运动者身体状况和所选择的运动种类以及气候条件等而定。

4.减轻精神压力,保持平衡心理

长期精神压力和心情抑郁是引起高血压和其他一些慢性病的重要原因之一,对于高血压患者,这种精神状态常促使他们酗酒、吸烟,继而降低对抗高血压治疗的依从性。对有精神压力和心理不平衡的人,应减轻精神压力和改变心态,要正确对待自己、他人和社会,倡导健康的生活方式,积极参加社会和集体活动。

5.其他方面

对高血压患者来说戒烟也是重要的。虽然尼古丁只使血压一过性地升高,但它降低服药的依从性并导致增加降压药物的剂量。

(三)药物治疗

降压药物治疗原则:已有证据表明降压药物治疗可以有效地降低心血管疾病的发病率和死亡率,并可防治卒中、冠心病、心力衰竭和肾病的发生和发展。降压药的共同作用为降低血压,不同类别降压药可能有降压以外作用的差别,这些差别是针对不同患者选用药物时的主要参考。

1.常用药物的分类

(1)利尿剂:常用作高血压的基础治疗,主要用于轻中度高血压。应注意这类药物可以影响电解质和血糖、血脂和尿酸代谢,故应慎用于糖尿病、血脂异常患者,痛风患者禁用。包括噻嗪类利尿剂,如氢氯噻嗪,在血肌酐 >2.0mg/dL,CFR<15～20mL/min 时噻嗪类作用明显降低,应该慎用;吲达帕胺具有利尿剂与钙通道阻滞剂双重作用,对血脂的影响比噻嗪类小,有引起低血钾的可能性,在肝脏内代谢,服药后 4 周达到最大降压效果;保钾利尿剂包括螺内酯、阿米洛利,有保钾作用,肾功能不良时慎用。

(2)α-受体阻滞剂:这类药物对血糖、血脂等代谢过程无影响,包括哌唑嗪、特拉唑嗪、多沙唑嗪等。后两者与 α_1-受体亲和力较哌唑嗪弱,血压下降缓和,而直立性低血压发生率较低。

①哌唑嗪:哌唑嗪口服后,1～3 小时血药浓度达高峰,半衰期为 2～3 小时,降压时间可持续 4～6 小时。

②特拉唑嗪:特拉唑嗪半衰期较长,约 12 小时,给药后 1～2 小时达血药浓度峰值。

③多沙唑嗪:多沙唑嗪起效缓慢,2～3 小时血药浓度达峰值,半衰期为 9～12 小时。

(3)β-受体阻滞剂:降压作用较弱,起效时间较长(1～2 周)。心脏传导阻滞,严重心动过缓、哮喘、慢性阻塞性肺病与周围血管病患者禁用;胰岛素依赖性糖尿病和高脂血症患者慎用。

(4)钙拮抗剂:可用于各种程度的高血压,在老年人高血压或并发稳定性心绞痛时尤为适用。非二氢吡啶类药物在心脏传导阻滞和心力衰竭时禁忌使用。不稳定性心绞痛和急性心肌梗死时不宜应用速效二氢吡啶类钙拮抗剂。

(5)血管紧张素转换酶抑制剂:适用于各种类型高血压,尤可用于下列情况如高血压并发左心室肥厚、心功能不全或心力衰竭、心肌梗死后、糖尿病肾损害、高血压伴周围血管病变等。妊娠和肾动脉狭窄、肾功能衰竭(血肌酐 >265μmol/L 或 3mg/dL)患者禁用。

(6)血管紧张素 II 受体阻滞剂:临床药理作用与 ACE 抑制剂相似,但不引起咳嗽等不良反应。临床主要适用于 ACE 抑制剂不能耐受的患者。

2.高血压药物治疗方法

大多数慢性高血压患者应该在几周内逐渐降低血压至目标水平,这样对远期事件的减低有益。推荐应用长效制剂,其作用可长达 24 小时,每日服用 1 次,这样可以减少血压的波动、降低主要心血管疾病的发生和防治靶器官损害,并提高用药的依从性。强调长期有规律的抗高血压治疗,达到有效、平稳、长期控制的要求。根据基线血压水平、有无靶器官损害和危险因素,选用单药治疗或联合治疗。

(1)单药治疗:起始时用低剂量单药,如血压不能达标,增加剂量至足量或换用低剂量的另一种药物,如仍不能使血压达标,则将后一种药物用至足量,或改用联合药物治疗。起始用低剂量单药的优点是可以了解患者对各种药物的疗效和耐受性的反应,但需要时间。

(2)联合治疗:为了最大程度取得治疗高血压的效果,单药增大剂量易出现不良反应。随机临床试验证明,大多数高血压患者为控制血压需要用两种或两种以上降压药,合并用药时每种药物剂量不大,选用药物间有协同治疗作用或相加作用的药物,其不良反应相互抵消或至少不相加。合理的配方还要考虑到各类药物作用时间的协调性。高血压防治指南支持以下类别降压药组合:

①利尿药和β-受体阻滞剂。

②利尿药和 ACEI 或血管紧张素Ⅱ受体阻滞剂(ARB)。

③钙拮抗剂(二氢吡啶)和β-受体阻滞剂。

④钙拮抗剂和 ACEI 或 ARB。

⑤钙拮抗剂和利尿剂。

⑥α-受体阻滞剂和β-受体阻滞剂。

⑦必要时也可用其他组合,包括中枢作用药如 α_2-受体激动剂和咪哒唑啉受体调节剂合用,或者联合 ACEI 或 ARB。有些患者需要用到 3 种或 4 种药物联合应用。

(3)伴有其他疾病时降压治疗药物的选择:高血压并发其他心血管病时,需要考虑降压药物的器官保护作用,应该充分考虑现有大量临床试验的证据,选用对器官具有保护作用、降低相关临床情况病死率、提高生存率的抗高血压药物。

(四)高血压急症的治疗

1.治疗原则

高血压急症时必须迅速使血压下降至安全水平,以静脉给予降压药为宜,以便根据血压下降水平随时改变药物使用剂量。最初目标是在数分钟至 2 小时内使平均动脉压下降不超过 25%,以后的 2～6 小时使血压降至 160/100mmHg,避免血压下降过快、过猛而加重心、脑和肾脏缺血。

2.常用治疗药物

(1)静脉用药:见表 3-1-2。

表 3-1-2　高血压急症时静脉用降压药

药物	作用机制	剂量与用法	起效时间	作用持续时间	不良反应和特殊适应证
硝普钠	动脉和静脉扩张剂	10g/min 开始,逐渐增加至 200～300g/min	即刻	停药后 1～2 分钟	恶心、呕吐、肌颤、出汗、硫氰酸盐中毒、高铁血红蛋白血症;对大多数高血压急症均适用
硝酸甘油	静脉和外周动脉扩张剂	10g/min 开始,逐渐增加至 200g/min	1～5 分钟	3～5 分钟	头痛、恶心、心动过速、长期使用产生耐受性;适用于冠状动脉缺血
肼苯达嗪	直接血管扩张剂	10～20mg 静脉注射,必要时 4～6 小时后重复给药	5～30 分钟	3～9 小时	心率增快、头痛、面红、心绞痛加重;尤其适用于子痫
尼卡地平	钙拮抗剂	5～15mg/h 静脉注射	5～10 分钟	30～40 分钟	心动过速、头痛、颜面潮红;适用于心力衰竭以外高血压急症

药物	作用机制	剂量与用法	起效时间	作用持续时间	不良反应和特殊适应证
乌拉地尔	α-受体阻滞作用兼有中枢 5-羟色胺激动作用	首剂 12.5～25mg 随之 5～40mg/h 静脉输注	3～5 分钟	4～6 小时	头晕,恶心,疲倦:适用于各类高血压
酚妥拉明	α-阻滞剂	5～15mg 静脉注射	1～2 分钟	10～30 分钟	心动过速、头痛、潮红:尤其适用于嗜铬细胞瘤
地尔硫䓬	钙拮抗剂	10mg,或每分钟 5～15g/kg 静脉注射			低血压,心动过缓:适用于心绞痛
艾司洛尔	β-受体阻滞剂	250～500g/(kg·min) 静脉注射,此后 50～100μg/(kg·min)静脉注射	1～2 分钟	10～20 分钟	低血压,恶心:适用于快速室上性心律失常

(2)如无静脉给药的条件,也可以口服给药。常见药物有卡托普利 12.5～25mg 口服或舌下给药,最大作用见于给药后 30～90 分钟内,血容量不足者,易有血压过度下降,肾动脉狭窄患者禁用。硝苯地平缓释片 10～20mg 口服,降压缓慢而持久;尼卡地平 10～30mg 口服或舌下给药,仅有少数患者心率增快,比硝苯地平疗效慢而降压时间更长,可致低血压和颜面潮红。

（于　辉）

第二节　继发性高血压

一、概述

继发性高血压在高血压中占 5%～10%,但随着诊断手段的不断提高,这一比例仍在上升;同时,继发性高血压在中重度高血压和难治性高血压中占有更大的比例;继发性高血压的识别是高血压临床诊治中最常遇到的问题之一。继发性高血压病因繁多,至少有 50 种以上的疾病可导致继发性高血压。常见的继发性高血压主要包括:肾实质性高血压、肾血管性高血压、嗜铬细胞瘤、原发性醛固酮增多症、Cushing 综合征、妊娠高血压、睡眠呼吸暂停综合征、药物引起的高血压等。由于多数继发性高血压可通过病因治疗得以根治,因此继发性高血压的识别和诊断具有重要的意义。

二、诊断

(一)症状

症状性高血压患者的临床表现主要是有关的原发系统性疾病的症状和体征,高血压仅是其中的一个症状。但有时也可由于其他症状和体征不甚显著而使高血压成为主要的临床表现。症状性高血压本身的症状、体征和临床过程,与高血压病相类似。但在不同病因的高血压中,可各有自身的特点。

(二)体征

(1)血压升高是本病最主要的体征。心界可向左下扩大;可闻及主动脉瓣第二心音亢进,年龄大者可呈金属音,可有第四心音或主动脉收缩早期喷射音。若患者伴有靶器官受损.可有相关体征。

(2)高血压时,检查眼底可见有视网膜动脉变细、反光增强、狭窄,眼底出血、渗出等;检查颈、腹部有无血管杂音,以及颈动脉、上下肢及腹部动脉搏动情况,注意腹部有无肿块、肾脏是否增大等,这些检查有助于鉴别继发性高血压。

（3）部分患者体重明显超重,体重指数均值升高。

（三）检查

1.实验室检查

（1）血常规:红细胞和血红蛋白一般无异常,急进型高血压时可有 Coombs 试验阴性的微血管性溶血性贫血,伴畸形红细胞、血液黏度增加。

（2）尿常规:早期患者尿常规正常,肾浓缩功能受损时尿比重逐渐下降,可有少量尿蛋白、红细胞,偶见管型;随肾病变进展,尿蛋白量增多,良性肾硬化者如 24 小时尿蛋白在 1g 以上时,提示预后差,红细胞和管型亦可增多,管型主要为透明和颗粒管型。

（3）肾功能:早期患者检查并无异常,肾实质受损害到一定程度时,尿素氮、肌酐开始升高;成人肌酐＞114.3μmol/L,老年人和妊娠者＞91.5μmol/L 时提示有肾损害,酚红排泄试验、内生肌酐清除率等可低于正常。

（4）其他检查:可见有血清总胆固醇、三酰甘油、低密度脂蛋白胆固醇增高和高密度脂蛋白胆固醇、载脂蛋白 A1 的降低;部分患者血糖升高和高尿酸血症;部分患者血浆肾素活性、血管紧张素Ⅱ的水平升高。

2.特殊检查

（1）X 线胸部检查:可见主动脉升部、弓部纡曲延长,其升部、弓部或降部可扩张;高血压性心脏病时有左心室增大,有左心衰竭时左心室增大更明显,全心衰竭时则可左右心室都增大,并有肺淤血征象;肺水肿时则见肺间质明显充血,呈蝴蝶形模糊阴影。

（2）心电图检查:左心室肥厚时心电图可显示左心室肥大或劳损的表现,左心室舒张期顺应性下降,左心房舒张期负荷增加,可出现 P 波增宽、切凹、pV_1 的终末电势负值增大等,上述表现甚至可出现在心电图发现左心室肥大之前,可见室性早搏、心房颤动等心律失常。

（3）动态血压监测:推荐以下参考标准正常值:24 小时平均＜130/80mmHg,白昼平均＜135/85mmHg,夜间平均小于 125/75mmHg。正常情况下,夜间血压均值比白昼血压均值低 10%～20%。

（4）超声心动图检查:目前认为,此项检查和 X 线胸部检查、心电图比较,超声心动图是诊断左心室肥厚最敏感、可靠的手段;可在二维超声定位基础上记录 M 型超声曲线或直接从二维图进行测量,室间隔和（或）心室后壁厚度＞13mm 者为左心室肥厚。高血压病时左心室肥大多是对称性的,但有 1/3 左右以室间隔肥厚为主(室间隔和左室后壁厚度比＞1.3),室间隔肥厚上端常先出现,提示高血压最先影响左心室流出道。此外,超声心动图尚可观察其他心脏腔室、瓣膜和主动脉根部的情况并可作心功能检测。左心室肥厚早期虽然心脏的整体功能如心排血量、左心室射血分数仍属正常,但已有左心室收缩期和舒张期顺应性减退,如心肌收缩最大速率(Vmax)下降,等容舒张期延长、二尖瓣开放延迟等。出现左心衰竭后,超声心动图检查可发现左心室、左心房心腔扩大,左室壁收缩活动减弱。

（5）眼底检查:测量视网膜中心动脉压可见增高,在病情发展的不同阶段可见下列的眼底变化。Ⅰ级:视网膜小动脉普遍变细,反光增强;Ⅱ级:视网膜动脉狭窄,动脉交叉压迫;Ⅲ级:眼底出血或棉絮状渗出;Ⅳ级:出血或渗出物体有视神经乳头水肿。

（四）诊断要点

引起症状性高血压的疾病,较常见者有下列五类,诊断时必须抓住这些线索。

1.肾脏疾病

包括:①肾实质性病变,如急性和慢性肾小球肾炎、慢性肾盂肾炎、妊娠高血压综合征、先天性肾脏病变(多囊肾、马蹄肾、肾发育不全)、肾结核、肾结石、肾肿瘤、继发性肾脏病变(各种结缔组织疾病、糖尿病性肾脏病变、肾淀粉样变、放射性肾炎、创伤和泌尿道阻塞所致的肾脏病变)等;②肾血管病变,如肾动脉和肾静脉狭窄阻塞(先天性畸形、动脉粥样硬化、炎症、血栓、肾蒂扭转);③肾周围病变,如炎症、脓肿、肿瘤、创伤、出血等。肾脏疾病引起的高血压,是症状性高血压中最常见的一种,称为肾性高血压。占肾脏病的 19.6%～57.7%,占成人高血压的 2%～4%。

2.内分泌疾病

如原发性醛固酮增多症、皮质醇增多症(库欣综合征)、嗜铬细胞瘤、有高血压的肾上腺变态综合征、甲状旁腺功能亢进、垂体前叶功能亢进、绝经期综合征和女性长期口服避孕药等。内分泌疾病伴有高血压的并不少见。

3.血管病变

如主动脉缩窄、多发性大动脉炎等,主要引起上肢血压升高。

4.颅脑病变

如脑部创伤、脑瘤、脑干感染等。

5.其他

妊娠高血压综合征、红细胞增多症、高原病、药物(糖皮质激素、拟交感胺、甘草)。

(五)鉴别诊断

1.肾小球肾炎

儿童与青少年期的症状性高血压,以肾小球肾炎引起者最为常见。急性肾小球肾炎的临床表现具有特征性:发病前可有链球菌等细菌或病毒的感染史,有发热、水肿、血尿,严重者可并发心力衰竭或高血压脑病;尿检查有蛋白、红细胞和管型;血中尿素氮、肌酐水平可略增高;X线检查可见心脏普遍增大,静脉肾盂造影常因肾小球滤过率明显降低而不显影;眼底检查视网膜动脉痉挛、水肿等。诊断一般并不困难。慢性肾小球肾炎的症状可能比较隐蔽,与高血压病的鉴别有时不易,在血压显著升高或发生肾功能衰竭时,就更不易与第三期高血压病以及急进型高血压病相鉴别。患者可能均有肾功能衰竭的临床表现,尿中有蛋白、红细胞和管型,并伴氮质血症和视网膜动脉硬化、出血、视神经乳头水肿等病变。如患者过去有肾小球肾炎的病史,或有反复水肿史,有较明显贫血、血浆白蛋白降低和氮质血症而视网膜病变还不明显,蛋白尿出现在高血压之前,或蛋白尿持续而血压增高不显著,静脉肾盂造影显示造影剂排泄延迟,双侧肾影缩小等情况,有利于慢性肾小球肾炎的诊断。反之,如患者有多年的高血压史后出现尿的变化,则高血压病的可能性较大。如血压长期地停留在极高水平(收缩压≥250mmHg 和(或)舒张压≥130mmHg),则以急进型高血压更为多见。

2.慢性肾盂肾炎

慢性肾盂肾炎常伴有高血压,有时临床表现如高血压病,甚至可伴高血压性心脏病。若肾脏症状不明显时,可误诊为高血压病,必须详细询问病史和详查尿常规、肾功能和尿培养等方可鉴别。本病多有尿路感染的病史,临床表现包括发热、腰酸痛、尿频、尿痛、尿中出现红细胞等,即使是发生在多年以前仍有意义。急性期和慢性活动期尿细菌培养多为阳性(菌落数>1000/mL),尿中白细胞增多(离心沉淀 10 分钟,高倍视野下有 10 个以上),也可同时有蛋白、红细胞和颗粒管型,后期尿浓缩功能差,比重可在 1.012 以下。静脉肾盂造影可显示肾盂与肾脏的瘢痕和萎缩性变化(杆状肾盂和肾轮廓扭曲),并可能发现下泌尿道有阻塞。单侧慢性肾盂肾炎病肾萎缩或排尿功能明显受损,但当膀胱中的尿主要为健侧肾所排时,则尿常规检查时可能阴性.需特别注意。

3.妊娠高血压综合征

妊娠高血压综合征与高血压病的鉴别.有时颇为困难,且两者常可同时存在。原有高血压的患者,妊娠后约 30% 发生妊娠中毒症。两者的鉴别要点是:高血压患者在妊娠早期血压即已增高,过去有高血压病史,多不伴有明显的蛋白尿;妊娠高血压综合征则一般在妊娠晚期出现高血压,且逐渐增高,并伴有水肿和蛋白尿。

4.肾动脉狭窄

本病可为单侧性或双侧性。病变性质可为先天性、炎症性(在我国常为多发性大动脉炎的一部分)或动脉粥样硬化性等。后者主要见于老年人,前两者则主要见于青少年,其中炎症性者尤多见于 30 岁以下的女性。凡突然发生高血压(尤其青年或老年人),高血压呈恶性或良性高血压突然加重,以及对药物治疗无反应的高血压患者,都应怀疑本症。本病患者多呈舒张压的中、重度固定性增高,体检时约 50% 患者可在上腹部或背部肋脊角处听到高音调的收缩一舒张期或连续性杂音。对怀疑本病者,可作①静脉肾盂造影,如见一侧肾排泄造影剂迟于对侧、肾轮廓不规则或显著小于对侧(直径 1.5cm 以上)、造影剂密度深于对侧或输尿管上段和肾盂有压迹(可能为扩大的输尿管动脉的压迹)、提示有肾血管病变的可能;②放射性核素肾图测定,通过分析曲线血管相、实质相和排泄相,有助于判断两侧肾脏的血液供应、肾小管功能和排尿情况,从而估计有无肾缺血的存在;③腹部超声波检查;④药物(如血管紧张素转换酶抑制剂)筛选试验。对有阳性发现者,可进一步作肯定性诊断试验,即选择性肾动脉造影和分侧肾静脉血浆肾素测定。前者用以确定狭窄部位,后者通过证实患侧肾脏肾素产生增多而评定肾动脉狭窄的功能意义。分侧肾素测定如显示病侧的肾素活性为健侧 1.5 倍或以上,且健侧的肾素活性不高于下腔静脉血,可诊断本病且预测手术治愈率可达 80%～90%。测定前给予一定的激发措施,包括倾斜体位、低盐饮食或给予血管扩张剂、利尿剂或转换酶抑制剂(如测定前 24 小时口服卡托普利 25mg)可刺激患侧肾脏释放肾素。转换酶抑制剂刺激患侧肾脏分泌肾素增加的机制为降低血压和阻断血管紧张素 Ⅱ 对肾素释放的反馈性抑制。如不作激发或测定前未停用抑制肾素分泌的降压药(β-受体阻滞剂,交感神经抑制剂和神经节阻滞剂),可导致假阴性结果。

5.其他肾脏疾病

多囊肾患者常有家族史或家族中有中年死于尿毒症者。肾脏肿瘤和多囊肾可在肾区扪到肿块,肾盂造影或超声波检查有助于明确肾脏肿块为囊性或实质性。马蹄肾和肾发育不全可通过静脉肾盂造影来发现。肾结核、肾结石和继发性肾脏病变本身的临床表现比较明显,诊断一般不难。

6.嗜铬细胞瘤

对以下高血压患者要考虑本病的可能:血压波动明显,阵发性血压增高伴有心动过速、头痛、出汗、苍白等症状,对一般降压药无反应,高血压伴有高代谢表现和体重减轻、糖代谢异常,以及对诱导麻醉和降压药治疗的升压反应。进一步的诊断需证实患者血浆或尿中儿茶酚胺或其代谢产物的浓度增高,然后经 CT、放射性核素检查或血管造影对肿瘤进行定位。前者包括 24 小时尿儿茶酚胺、3-甲氧基 4 羟基苦杏仁酸(VMA)和 3-甲氧基肾上腺素测定,对增高者可作血浆儿茶酚胺测定,测定前患者须充分休息。嗜铬细胞瘤患者的血浆儿茶酚胺水平较高血压病患者明显增高,而 VMA 水平在两种疾病可有相当大的重叠。对有一定症状而休息时血浆儿茶酚胺水平在临界状态的高血压患者,可在给予可乐定后复查血浆儿茶酚胺水平,正常人和高血压病患者的儿茶酚胺水平将下降,而嗜铬细胞瘤患者则不受影响。但对已在接受降压药治疗者应慎用,曾有报道可乐定抑制试验引起严重的低血压。大多数患者使用 CT 可对嗜铬细胞瘤做出定位诊断,约 10% 患者的嗜铬细胞瘤由于较小(直径 1.0cm 以下)或位于肾上腺外,不能用 CT 对肾上腺的检查而发现,可用[131]碘-间碘苯甲酸胍作嗜铬细胞瘤显像。以上两种方法检查均可有假阴性存在,因此必要时可作选择性血管造影或分侧静脉插管测定局部血浆儿茶酚胺水平,但这些方法都有一定的危险性,要严格掌握应用指征。

7.皮质醇增多症(库欣综合征)

本病除高血压外,还有向心性肥胖、面色红润、皮肤紫纹、毛发增多,以及血糖增高等临床体征,诊断一般并不困难。但本病为一组较复杂的疾病,尤其是病因多种,症状稍可不同,诊断治疗方案各异。

8.原发性醛固酮增多症

本病多见于成年女性,临床上以长期的血压增高和顽固的低血钾为特征。表现为肌无力、周期性四肢麻痹或抽搐、烦渴、多尿等。实验室检查有低血钾、高血钠、代谢性碱中毒、尿比重低而呈中性或碱性、尿中醛固酮排泄增多、血浆肾素活性低且对缺钠的反应迟钝、尿 17-酮皮质类固醇和 17-羟皮质类固醇等正常。高血压患者伴有低血钾时要考虑到本病的可能,但也要注意排除失钾性肾炎、长时间应用利尿剂引起尿排钾过多和各种原因所致的继发性醛固酮增多症。正常的血钾水平也不能排除原发性醛固酮增多症,特别是在患者饮食中限制钠盐摄入或摄钾增多的情况下。在不控制饮食的情况下所测的血浆肾素活性和血浆或尿中醛固酮水平对原发性醛固酮增多症的诊断没有帮助。给予高钠饮食 3 日后所测得的 24 小时尿中醛固酮排出量.如超过 $14.0\mu g$ 则可诊断本病。应用 CT 可对多数病例的病变进行定位,鉴别为增生或肿瘤。

如鉴别有困难,可经皮穿刺直接由肾上腺静脉抽血测定醛固酮水平,患侧增高不到健侧两倍则提示为双侧增生,超过 3 倍者提示为腺瘤。肾上腺静脉造影对肾上腺肿瘤的定位十分精确,但有较高的腹膜后或肾上腺内出血的发生率,现已较少使用。

9.其他内分泌疾病

伴有高血压的内分泌疾病尚有多种,如先天性肾上腺皮质增生、前(腺)脑垂体功能亢进症、甲状旁腺功能亢进症、更年期综合征等。

10.主动脉缩窄

先天性主动脉缩窄或多发性大动脉炎引起的降主动脉和腹主动脉狭窄,都可引起上肢血压增高,多见于青少年。本病的特点是上肢血压高而下肢血压不高或降低,因上肢血压高于下肢而形成反常的上下肢血压差别(正常平卧位用常规血压计测定时下肢收缩压读数较上肢高 2.7～5.3kPa(20～40mmHg),同时伴下肢动脉搏动减弱或消失,有冷感和乏力感。在胸背和腰部可听到收缩期血管杂音,在肩胛区、胸骨旁、腋部和中上腹部,可能有侧支循环动脉的搏动、震颤和杂音。胸部 X 线片可显示肋骨受侧支循环动脉侵蚀引起的切迹,主动脉造影可以确立诊断。多发性大动脉炎在引起降主动脉或腹主动脉狭窄的同时,还可以引起主动脉弓在头臂动脉分支间的狭窄或一侧上肢动脉的狭窄,这时一侧上肢血压增高,而另一侧则血压降低或测不到,应予注意。

11.颅脑病变

本类病变的神经系统表现多具有特征性,诊断一般并不困难,有时需与高血压病引起的脑血管病变相鉴别。

三、治疗

治疗原则为症状性高血压的治疗。

症状性高血压的治疗,主要是针对其原发疾病,进行病因治疗。如单侧肾脏病变、肾脏肿瘤、肾动脉狭窄、泌尿道阻塞、嗜铬细胞瘤、肾上腺皮质肿瘤或增生、主动脉缩窄、多发性大动脉炎、脑瘤和脑外伤等可行手术治疗,及时而成功的手术可使血压下降,甚至可完全根治。对原发病不能手术或术后血压仍高者,除采用其他针对病因的治疗外,对高血压可按治疗高血压病的方法进行降压治疗。α-受体阻滞剂酚苄明10～30mg(开始用小剂量逐渐增加),每日 1～2 次,或合并应用 β-受体阻滞剂,对控制嗜铬细胞瘤所致高血压有效,可在手术准备阶段或术后使用。醛固酮拮抗剂螺内酯 20～40mg,每日 3 次,可用于原发性醛固酮增多症手术前的准备阶段,有利于控制血压和减少钾的排泄,对术后血压仍高或不能手术者,可长期给予螺内酯控制血压。

(于 辉)

第三节 高血压危象

一、概述

高血压危象(HC)为临床急症,是指原发性或继发性高血压患者在某些诱因作用下,血压突然或显著升高,出现心、脑、肾的急性损害危急症候,其病情凶险,如抢救措施不及时,常会导致死亡。现国际上通常将高血压的急危重症统称为高血压危象,需要指出的是,高血压危象的概念构成中除血压增高的绝对水平和速度外,靶器官损害的情况极为重要,在一些情况下,如并发急性肺水肿、主动脉夹层、心肌梗死、脑卒中时,即使血压中度升高,也应视为高血压危象处理;若同时舒张压(DBP)高于 140～150mmHg 和(或)收缩压(SBP)高于 220mmHg,无论有无症状和靶器官损害,亦应视为高血压危象。

二、病理生理学

(一)自我调节机制

对自我调节机制的了解是安全治疗高血压危象,把医源性并发症最小化的基石。肾、大脑、眼底及心脏都有各自的自我调节机制,从而使得血压水平在反复波动的情况下器官的血流保持在一个相对稳定的水平,这种机制保证在高血压和低血压的状态下重要器官的血液供应。心血管系统的情况相当于物理学中欧姆定律($I=U/R$),即血流-压力/阻力。稳定的血流是由压力和阻力的平行变化维持的。血管的内皮质在灌注压升高时通过自我调节机制控制局部血管收缩,在灌注压降低时控制局部血管扩张。自我调节机制是在一定血压波动范围内起作用的。在那些血压正常或降压治疗充分的患者中,这个范围平均动脉压(MAPs)大致为 60~120mmHg。在既往无慢性高血压病史的患者,自我调节机制的消失解释了在血压水平升高至 160/100mmHg 即 MAP 为 120mmHg 就可出现严重的终末器官损害的现象。这种现象经典的例子有急性肾小球肾炎、先兆子痫和可卡因滥用。然而,在慢性高血压的患者中,无论是未被诊断或是治疗控制不佳,自我调节的血压曲线右移,原因是小动脉平滑肌的肥大。这种平滑肌肥大可以使传导至毛细血管床的压力减小,结果是组织可以耐受更高的血压,但同时让患者在正常血压时存在组织低灌注的风险。在慢性高血压的患者中,血压不应被降低太快,否则会因为相对低血压引起组织的低灌注。血压的逐级降低让右移的自我调节曲线随着小动脉肥大的逐渐缓解渐进正常化。治疗方案必须适中,因为过快的血压下降可能导致低血压和缺血,可能导致肾的不可逆损伤。既往报道过度的血压下降曾经出现脑血管事件、失明、偏瘫、昏迷、心肌梗死甚至患者死亡。

(二)血管内皮损伤

高血压急症是由于体循环血管阻力(SVR)突然升高导致,而后者是因为循环中血管收缩因子(如去甲肾上腺素和血管紧张素Ⅱ)的作用。血压的上升导致小动脉纤维蛋白样坏死以及内皮损伤。这种内皮损伤是导致自我调节功能丧失的病因。此外,坏死的纤维蛋白样碎片沉积可致血管腔狭窄甚至阻塞。这两个因素造成靶器官功能失调,进一步促使血管活性物质的释放,导致 SVR 的上升,继而升高血压,导致血管和组织损伤。该恶性循环促使高血压急症的发生。

(三)临床表现

在高血压危象时,内皮损伤及自我调节控制的丧失导致经典的急性终末器官损伤的并发症。因为大脑是在颅骨内固定大小的空间,过多的血流量会导致脑水肿,颅内压(ICP)升高,导致脑病及癫痫发作。肾方面,纤维蛋白样坏死及过多的血流量可以破坏肾小球,导致蛋白尿、血尿,甚至急性肾衰竭。眼底的急性损伤表现为视网膜渗出、出血、视盘水肿及可能失明。心血管系统可表现为心肌缺血、肺水肿(后负荷增加)及血管切应力增加导致的主动脉夹层和溶血。

三、病因学

高血压危象的患者中 30%~40%可以找到明确病因,而<5%的首次出现高血压危象的患者找不到确切的病因。对于所有发生高血压危象的患者应该评价有无继发性高血压的病因。

(1)一种常见的情况是患有慢性高血压的患者治疗未达标或者服药依从性差。

(2)高血压危象的危险因素包括:男性、黑种人、社会经济地位低下、吸烟或烟草滥用及口服避孕药。与原发性高血压随年龄的增长而升高不同,高血压危象的最高发年龄为 40~50 岁。

(3)潜在的病理状态如肾实质疾病、肾血管性高血压、胶原血管病、硬皮病、嗜铬细胞瘤、血管炎、先兆子痫及神经系统疾病都会参与高血压危象的发生(表 3-3-1)。

(4)很多药物及违禁药物的滥用可以导致收缩压的显著上升。最常见的药物有可卡因、口服避孕药、拟交感神经类药物(如减肥药和安非他明),感冒药(特别是伪麻黄碱),非甾体抗炎药(NSAIDs)、三环类抗抑郁药、单胺氧化酶抑制药。戒断药物滥用也可有严重高血压出现,如酒精、苯二氮䓬类及可乐定戒断后可出现严重高血压。

表 3-3-1　诱发高血压危象的原因

未经诊断和控制的原发性高血压(最常见)
对降压药物治疗依从性差
肾血管疾病
急性、慢性的肾实质疾病
急性中枢神经系统损伤(如缺血性卒中、颅内出血)
药物诱发的(如相互作用、特异质反应、过度反应、药物戒断效应)
胶原血管性疾病和血管炎(尤其是硬皮病)
先兆子痫
嗜铬细胞瘤
阻塞性睡眠呼吸暂停

四、临床表现

(一)既往史

1.症状

既往史应该着重在已知的终末器官损伤上如:心血管系统、神经系统、肾系统及视觉系统。心肺系统症状包括气短和胸痛;神经系统症状包括头痛、视物模糊、嗜睡、精神状态改变、恶心及呕吐;少尿和尿色改变(可能为血尿)可提示肾脏系统损伤;视物模糊或视野改变提示视觉系统受累。

2.症状出现的时间表

在伴有严重高血压的患者中,症状出现的时间顺序及血压难以控制的时间长短应详细了解,因为这些能了解血压控制的程度和速度。

3.高血压的病史

大多数发生高血压危象的患者有慢性原发性高血压的病史,但是,相当一部分患者有继发性高血压。高血压发生的年龄及其他可能有继发性高血压的线索应该全面评价。

4.相关用药史

相关用药包括 NSAIDs、口服避孕药、促红细胞生成素、精神类药物、单胺氧化酶抑制药、麻黄碱、环孢素、他克莫司、无须处方的感冒药及许多其他类药物。对于既往应用可乐定控制血压的高血压患者停药是高血压危象的一个危险因素。对于那些正在服用降压药物的患者,问明其用药病史非常重要,因为对服药依从性不好的患者来说,经常会因为同时用了多种降压药物引起低血压,从而引起潜在的级联反应的并发症。

5.毒品使用史

应用可卡因、安非他明、非处方药(如拟交感神经类减肥药物)和可以提高运动员成绩药物的病史应该详细询问。

6.吸烟史

吸烟者更容易发生严重高血压,可能是由于其破坏血管内皮,使自我调节功能障碍。

(二)体格检查

1.生命体征

应该测量双上肢及双下肢血压以评价是否有主动脉夹层或狭窄或者其他大血管异常。严重高血压应该间隔15～30 分钟的两次血压测量确诊。高血压急症和亚急症没有一个绝对的血压水平区别,两者的区别在于是否有急性终末器官损伤。

2.眼底

眼底检查用来检测视网膜病变,包括渗出、出血或视盘水肿。

3.神经系统评价

神经系统评价包括精神状态的评价及神经系统运动缺失评价。有高血压脑病的患者可以表现为神志不清或者癫痫活动状态。

4.心血管和肺血管系统

心血管和肺血管系统评价包括有无第三心音、第四心音,新的杂音,有无肺水肿。应该评价整体的容量状态,因为某些药物在容量不足的状态下可以引起严重的低血压,而另一些药物在容量负荷过重时药效会减弱。

5.血管系统

血管系统是通过脉搏的触诊和杂音听诊来实现,尤其注意肾听诊区杂音。

五、诊断性评价

如果怀疑高血压危象,应该入住重症监护病房,及时静脉用药,不能因为等待进一步检验结果而延迟静脉用药时机。胸痛、呼吸困难、头痛、视物模糊、神志改变、局灶性神经功能缺失、视网膜渗出或出血、爆裂音、第三心音奔马律及脉搏短促都提示高血压急性可能。诊断性试验也可以在治疗开始后进行。

(1)全血细胞计数和血涂片:含有碎裂细胞的贫血应该注意是否有溶血或者微血管源性溶血性贫血存在。

(2)血生化检查:血生化检查可以评价肾功能状况及电解质水平。低钾血症或其他电解质紊乱可以为是否继发性高血压提供线索(如:原发性醛固酮增多症或库欣综合征)。

(3)尿液检验:发现蛋白尿、血尿和管型。血尿和中重度蛋白尿是肾小球损伤的表现。

(4)指尖血糖测试:除外低血糖症,在怀疑高血压脑病的患者,低血糖症可导致神志改变,亦可引起假性高血压急症。

(5)心电图检查:评价有无心肌缺血、有无长期高血压导致的左心室肥大的表现。心肌缺血的标志物(肌酸激酶和肌钙蛋白)应该检测,但肌钙蛋白是一个非常敏感的生化标志物,对于严重的高血压患者,其水平有可能比其上限值稍有增高。这种孤立性肌钙蛋白升高并不能被解读为急性终末器官损伤。

(6)胸部 X 线检查:胸部 X 线片可以评价心脏大小,可以验证听诊发现有无肺水肿,也可以发现是否有纵隔增宽,后者提示可能主动脉夹层。

(7)头颅 CT 或 MRI 检查:可以评价神经系统功能缺失或神志改变,尤其在怀疑原发性卒中、出血或外伤方面时更为重要。

(8)尿液的药检:应行尿液的毒性药物检查,如能引起严重高血压的可卡因或其他非法药物。

(9)在启动治疗以前,尤其是在高血压亚急症,获取肾素和醛固酮水平以及血浆和尿液的去甲基肾上腺素的样本,用来回顾性分析患者是否有继发性高血压的可能。大多数降血压药物(β 受体阻滞药、利尿药、血管紧张素转化酶抑制药)会妨碍上述检验的结果判断。这些检验不能耽误高血压急症患者的救治。

(10)在对高血压危象的合理处置后,应该开始筛查是否有继发性高血压存在。这些患者中最常见的是肾血管性高血压。除此之外,原发性醛固酮综合征、主动脉缩窄、睡眠呼吸暂停和库欣综合征经常漏诊,如果患者有相应疾病的线索应仔细排查。

六、治疗

(一)高血压危象的治疗原则

1.高血压急症

当怀疑高血压急症时,应进行详尽的病史收集、体检和实验室检查,评价靶器官功能受累情况,以尽快明确是否为高血压急症。高血压急症的患者应进入急诊抢救室或加强监护室,持续监测血压;尽快应用适合的降压药;酌情使用有效的镇静药以消除患者恐惧心理;并针对不同的靶器官损害给予相应的处理。

(1)及时降低血压:需要住院和静脉降压药物治疗,同时监测血压。如情况允许,及早开始口服降压药治疗。

(2)控制性降压:高血压急症时短时间内血压急骤下降,有可能使重要器官的血流灌注明显减少,应采取逐步控制性降压。一般情况下,初始阶段(数分钟到 1 小时内)血压控制的目标为平均动脉压的降低幅度不超过治疗前水平的 25%;在随后的 2~6 小时内将血压降至较安全水平,一般为 160/100mmHg 左右;如果可耐受,临床情况稳定,在随后 24~48 小时逐步降低血压达到正常水平。如果降压后发现有重要器官缺血表现,血压降低幅度应更小。在随后的 1~2 周内,再将血压逐步降至正常水平。

(3)合理选择降压药:处理高血压急症的药物,要求起效迅速,短时间内达到最佳作用;作用持续时间短,停药后作用消失较快;不良反应较小。另外,最好在降压过程中不明显影响心率、心排血量和脑血流量。

2.高血压亚急症

(1)可不需要住院。

(2)需在 24~48 小时内降低血压,可以使用快速起效的口服降压药物。

(二)各种疾病的高血压危象的治疗

1.高血压脑病

(1)治疗原则

①快速平稳降压,把血压降至安全水平(160/100mmHg)或将平均动脉压(1/3 收缩压＋2/3 舒张压)下降不超过 25%~30%。

②脱水降颅压。

③解痉止抽搐。

④防治心、脑、肾等并发症。

(2)治疗措施

①降压治疗

a.硝普钠:

作用机制:与半胱氨酸结合生成亚硝基半胱氨酸,后者激活鸟苷酸环化酶,使 cGMP 生成增加,从而扩张动静脉,致使血压下降,回心血量减少,心脏前、后负荷同时均匀降低,心肌耗氧量减少,同时扩张冠状动脉。

本药静脉滴注起效快,消除亦快,其半衰期为 3~4 分钟,持续时间为 1~2 分钟,在肝脏代谢为硫氰酸盐,通过肾脏排泄,氰化物中毒较少见。

临床应用:除子痫外(能通过胎盘),适应所有高血压危象的急症。

用法及用量:10~15μg/min 开始静脉滴注,常用量 20~100μg/min,最大量可达 200μg/min,静脉滴注管及药物需避光,药物应新配。用药期间,必须严密监测血压,一般可用 3~5 天连续静脉滴注给药,也有报道,可达 2~9 周,有肝肾功能严重损害者,用药剂量过大或时间过长者,需做血液氰化物监测,需注意硫氰酸盐中毒。

不良反应:血管扩张或低血压表现;肝肾功能不全,易出现硫氰酸盐蓄积中毒症状。

b.乌拉地尔:

作用机制:α_1 受体阻滞剂,轻度阻滞 β_1 受体和突触前膜 α_2 受体,同时兼有中枢神经性降压和降低外周血管阻力,增加心排血量,肾脏血流量,而不引起反射性心动过速。

用法与用量:10~50mg,15 分钟静脉推注完毕,血压未降或降得不满意,5~10 分钟后可重复,血压已下降,可用 50~100mg＋5%葡萄糖或 0.9%氯化钠 250mL 静脉滴注,维持 1~2 天。

不良反应:较少,但有个体差异。不良反应为:剂量过大可导致低血压或虚脱,体位性低血压;胃肠道反应或皮疹等。

c.硝酸甘油：

作用机制：小剂量扩张静脉，大剂量可扩张动脉(包括冠状动脉)。

适应证：心绞痛合并高血压，较少用于降压。

用法及用量：一般开始用 $5\mu g/min$，静脉滴注，每隔 $3\sim5$ 分钟增加 $5\mu g/min$，直至满意疗效。最大剂量 $200\sim400\mu g/min$，可连续用 $24\sim48$ 小时，病情需要者，可用 $1\sim2mg+5\%$ 葡萄糖 $10\sim20mL$，直接静脉注射或冠状动脉(CA)内注射，$2\sim5$ 分钟注射完毕。

d.尼卡地平：

作用机制：本药为选择性钙拮抗剂，抑制冠状动脉和脑的磷酸二酯酶，增高细胞内 CAMP，扩张冠状动脉和脑血管，增加心肌血流灌注，减少心肌耗氧，降低心脏后负荷，改善心功能；同时降低脑血管阻力，增加血流量，保护脑细胞功能。

用法与用量：$25\sim50mg+5\%$ 葡萄糖或 0.9% 氯化钠 $250mL$ 静脉滴注，开始用 $10\sim30\mu g/(kg\cdot min)$，血压下降后可用 $0.5\sim0.6\mu g/(kg\cdot min)$，持续用 $24\sim48$ 小时。

e.酚妥拉明：非选择性 α_1 受体阻滞剂，易产生反射性心动过速和心排血量增多，常用于嗜铬细胞瘤高血压并脑病。

用法及用量：$5\sim10mg+5\%$ 葡萄糖 $20mL$，静脉注射 $1\sim3$ 分钟，后改为 $50\sim150mg+5\%$ 葡萄糖 $500mL$，$1\sim3mg/min$ 静脉滴注，持续 $1\sim2$ 天。

f.其他：

拉贝洛尔(柳氨苄心定)：阻滞 β_1、β_2、α_1 受体作用，降压，减慢心率，降低外周血管阻力，增加冠状动脉血流量。

用法及用量：$50mg+5\%$ 葡萄糖 $10mL$ 静脉注射，2 分钟，效果不佳 5 分钟后重复，血压下降者再用 $100mg+5\%$ 葡萄糖 $200mL$ 静脉滴注，$2mL/min$，疗效满意可改口服。

地尔硫䓬：非二氢吡啶类钙拮抗剂，降压而不反射性引起心动过速。$10\sim50mg+$ 葡萄糖或生理盐水溶解，按 $5\sim15\mu g/(kg\cdot min)$，静脉滴注，维持 $24\sim48$ 小时。

二氮嗪、硫酸镁、利血压、肼屈嗪等可静脉滴注或静脉推注，但国内现已少用。

②制止抽搐：可选区用地西泮 $10\sim20mg$ 静脉推注或肌内注射。苯巴比妥钠 $0.1\sim0.2g$ 肌内注射。

③降低颅内压，改善脑水肿：可选用呋塞米 $20\sim40mg$ 静脉推注。20% 甘露醇或 25% 山梨醇 $250mL$ 快速静脉滴注，必要时 $4\sim6$ 小时后重复，或用 50% 葡萄糖、白蛋白、血浆等静脉推注。

④对症、支持治疗：卧病休息，吸氧，镇静，解除焦虑，通便，加强护理等。

2.高血压合并急性左心衰竭

(1)治疗原则

①降低血压、降低左心室前后负荷为主。有作者建议血压降至小于 $140/90mmHg$。

②强心、利尿、吸氧、镇静为辅。

(2)治疗措施

①迅速降压：尽快降低血压，降低前后负荷。首先用硝普钠，襻利尿剂，如呋塞米(速尿)$20\sim40mg+5\%$ 葡萄糖 $20mL$ 缓慢静脉推注；也可选硝酸甘油或硝酸甘油加酚妥拉明；或乌拉地尔、尼卡地平等。也可选用口服 ACEI、ARB 或口服利尿剂。

降压中需注意：a.注意严密监测血压，以防血压过低或过度波动；b.注意及时纠正水、钠、电解质紊乱；c.老年人血压不宜降得过快或过低；d.静脉用药，心功能改善后要改为口服制剂；e.合理联合应用降压药物，既降压，又降低前后负荷。

②镇静：吗啡 $5\sim10mg+5\%$ 葡萄糖 $10mL$ 静脉推注或 $5\sim10mg$ 皮下注射，老年人，呼吸功能衰竭，休克，神志不清需慎用或禁用。

③吸氧：加压高流量给氧 $6\sim8L/min$ 或经 $25\%\sim35\%$ 乙醇后吸氧；或用有机硅消泡剂吸氧。

④半坐卧位,两腿下垂,减少静脉回流等。

⑤强心药物:血压下降后,心衰仍不改善者,可用毛花苷丙(西地兰)0.2~0.4mg+5%葡萄糖20mL缓慢静脉推注,必要时4~6小时后可重复静脉推注0.2mg,总量0.6mg/d。

⑥原有疾病或诱发因素治疗,如肺部感染、心律失常等,应快速处理/控制。

3.高血压合并急性冠状动脉综合征(ACS)

急性冠状动脉综合征包括不稳定型心绞痛,非ST段抬高急性心肌梗死(无Q波性急性心肌梗死),ST段抬高急性心肌梗死(有Q波性急性心肌梗死)。

(1)治疗原则

①急性冠状动脉综合征多有合并糖尿病或糖尿病肾病/大量白蛋白尿等,其达标血压可能<130/80mmHg,患者容允可以再低一些。

②按无ST段抬高或有ST段抬高急性冠状动脉综合征处理。

(2)治疗措施

①抗凝:抗血小板聚集治疗,建议在血压控制的基础上使用。

a.普通肝素,产生抗栓作用快,但个体差异大,多用APTT(延长至60~90秒为治疗窗口)监测。

b.低分子肝素:疗效较易控制,不需监测APTT,皮下给药,用药方便,且有高比例抗Xa和Ⅱa活性。生物利用度高,半衰期长,在急性冠状动脉综合征治疗中有重要地位。达肝素钠5000U,那屈肝素0.4mL,依诺肝素40mg均腹壁皮下1次/12小时,治疗期可为5~7天,可加抗血小板聚集药物。

c.抗血小板聚集治疗:

阿司匹林,0.15~0.3g,每天1次,3~5天,后为0.1g,每天1次,口服。

氯吡格雷,75~150mg,每天1次,3~5天,后为75mg,每天1次,口服。

血小板糖蛋白Ⅱb/Ⅲa受体拮抗剂:阿昔单抗或阿加曲班。

直接凝血酶抑制剂:比伐卢定、水蛭素等。

②抗/调脂治疗:主要是他汀类药物。

③抗缺血治疗:可选用硝酸酯类、β受体阻滞剂类或CCB类药物。

④改善预后:选用ACEI/ARB。

⑤降压治疗:多选硝酸酯、硝普钠、压宁定、β受体阻滞剂、ACEI、ARB或CCB类。

4.高血压合并脑卒中

脑卒中包括出血性、缺血性脑卒中,还有短暂脑缺血综合征(TIA)。

(1)治疗原则

①血压处理

a.缺血性脑卒中:血压>220/120mmHg或在<220/120mmHg,合并急性肺水肿、急性心肌梗死、主动脉夹层、急性肾损伤、妊娠高血压综合征等才考虑降压,使血压保持在安全水平[(160~180)/(100~110)mmHg]。否则,在急性期5~7天内不必积极降压。

b.出血性脑卒中:与高血压脑病相似,可能要把血压尽早降至安全水平。

②抗血小板及抗栓治疗:缺血性脑卒中需进行治疗,使血压下降至160/100mmHg,出血概率可能会减少。

③自由基清除剂及神经细胞保护剂应用,如尼莫地平等。

(2)治疗措施

①降压治疗:静脉滴注给药,按高血压脑病方案。

②脱水:呋塞米(速尿),20%甘露醇,高渗葡萄糖,每8~12小时1次。

③抗凝/溶栓:缺血性脑卒中,同急性心肌梗死处理。

④颈动脉(IMT)内膜剥离术或支架植入术。

5.主动脉夹层分离

（1）治疗原则

①迅速降压，尽量用静脉滴注降压药把血压降至安全或适宜水平，有学者主张将收缩压降至 100～120mmHg。

②减低心肌收缩力，减慢左心室收缩速度（dp/dt），避免夹层分离的扩展或再破裂。

（2）治疗措施

①早期紧急处理：a.收入重症监护室（ICU），严密监测血压、心率、心律、神志、出入水量等。b.严格卧床休息。c.积极镇静、止痛，选用吗啡 5～10mg 皮下或静脉注射，地西泮或苯巴比妥等。d.有休克者，可用多巴胺、多巴酚丁胺、间羟胺等，必要时可输血或血代用品。e.呼吸困难者：吸氧等。f.禁用溶栓或抗凝治疗。

②血压高者，要迅速有效降压，多选用硝普钠加 β 受体阻滞剂，美托洛尔：5mg 静脉注射后用 10～20mg＋5％葡萄糖 250mL 静脉滴注，维持 48～72 小时，稳定后可改口服美托洛尔 25～50mg 每天 2 次。

降压不满意或不耐受，可选用乌拉地尔、柳胺苄心定、地尔硫䓬等。

③介入性血管治疗：用带膜支架封闭治疗 B 型主动脉夹层分离。

④外科手术治疗。

6.嗜铬细胞瘤

嗜铬细胞瘤仅占高血压的 0.05％～0.1％，但近年病例报道渐增多，且有 13％～16％的嗜铬细胞瘤可致高血压危象。

（1）治疗原则

①快速降压，使血压迅速恢复至安全水平。

②降压药物，宜先静脉给予，后改口服。

（2）治疗措施

①迅速降压：

乌拉地尔：10～15mg 首次静脉推注，然后 100～400μg/min 静脉滴注。根据血压调整滴速，维持 24～48 小时，后改口服。

酚妥拉明：5～10mg 首次静脉推注，后 0.3～0.5mg/min 静脉滴注，使血压降到安全水平 160/100mmHg 为宜。

妥拉唑啉（苄唑啉）：10～50mg 静脉推注，1～3 次/天。

②血压恢复至安全水平后，可用酚苄明 10～20mg/次，每天 2 次，也可用盐酸特拉唑嗪（高特灵）、多沙唑嗪、柳胺苄心定加倍他洛尔等口服。

③镇静及对症处理：吸氧，卧床休息，避免刺激和压迫腹部，必要时选用地西泮、苯巴比妥等。

④病情稳定后，有手术指征者应进行手术治疗。

7.妊娠先兆子痫或子痫

妊娠先兆子痫或子痫，危及母子生命，则应视为高血压危象中的急症，应迅速处理。

（1）治疗原则

①迅速降压，选用不影响胎儿降压药，给药方式以静脉注射为宜，血压降至安全范围［（150～160）/（95～100）mmHg］方过渡到口服降压药维持。

②尽快终止妊娠。

（2）治疗措施

①降压治疗，可选用硝普钠，多数学者认为此药较少影响子宫收缩，但也可通过胎盘，而影响胎儿，所以应避免长期使用，以免胎儿氰化物中毒。也可以选用硝酸甘油，静脉应用 CCB、β 受体阻滞剂，临床上有用 10％硫酸镁 10mL＋5％葡萄糖液 250mL20mL 静脉推注（缓慢）。

2007ESH/ESC 高血压指南指出，病情紧急时：a.可选用静脉推注拉贝洛尔，口服甲基多巴及硝苯地平。b.高血压危象时，可静脉滴注硝普钠，但应避免长期使用，以免胎儿氰化物中毒。c.伴发肺水肿的子痫前期可选用硝酸甘油。d.惊厥时硫酸镁有效。e.血压控制可选择口服甲基多巴、拉贝洛尔、CCB 和 β 受体阻滞剂进行治疗。

ESH/ESC 高血压指南建议：a.由于静脉注射肼屈嗪，围生期不良反应过大，不再选用。b.鉴于子痫前期血浆容量减少，因此这类患者不宜进行利尿剂治疗。

②对症治疗：镇静，卧床休息，不限水钠摄入，但有抽搐考虑有颅内压增高，则可用 20% 甘露醇 250mL 静脉滴注或用地西泮(安定)10mg 静脉推注。

③有适应证及手术条件者，尽快终止妊娠。

8.高血压合并急性肾功能不全

(1)治疗原则

①迅速控制血压：使血压＜130/80mmHg，如若蛋白尿＞1g/d 时，血压应＜125/75mmHg。

②防止或控制肾脏病变持续进展和心血管并发症的发生。

(2)治疗措施

①降压治疗：血压过高，可静脉滴注降压药物如硝普钠或硝酸甘油，CCB-尼卡地平、地尔硫䓬；乌拉地尔、艾司洛尔等。血压稳定后，联合用药 ACEI/ARB 与 CCB，小剂量利尿剂，β 受体阻滞剂合用。当血肌酐＞2mg/dL 时，用襻利尿剂。

②高血压伴严重肾功能不全者需采用透析疗法。

③为减少或消除微量蛋白尿或大量白蛋白尿者，ACEI 或 ARB 需每天增加剂量治疗。

9.围手术期高血压

随着高血压发病率增高，围手术期高血压相当常见。增加了麻醉及手术的风险，也增加了围手术期心脑血管意外及并发症发生，所以重视围手术期高血压处理是确保手术安全的主要措施。

(1)治疗原则

①控制平稳血压，维持足够冠状动脉灌注压。

②保证足够通气和氧化。

③适当应用麻醉药物，减少镇静药物应用。

④积极控制寒战。

(2)治疗措施

①术前治疗

a.术前严重高血压(≥180/110mmHg)者，择期手术应延迟进行，然后进行降压治疗，除高血压危象中的急症，一般不主张静脉应用降压药物，而采取口服降压药物直至手术日晨，以防止术中血压剧烈波动。

b.为使高血压患者麻醉安全，术前抗高血压药物治疗应使血压得以控制，并持续到麻醉诱导前。

c.利尿剂可能会导致低血钾和低血容量，术前需监测和纠正。ACEI 可引起麻醉诱导后低血压，β 受体阻滞剂可出现术中心动过缓及支气管痉挛，需依不同患者加以注意。

②术中监护和防治

a.术中监护：高血压患者围手术期血压波动大，因此，术中必须监测血压、心率及心律(心电图)、氧饱和度或尿量等。然后根据患者出现情况(如高血压危象、脑卒中、心肌缺血等)加以处理。

b.术中降压处理：如果术中出现难以控制高血压，应考虑：去除诱因，如镇痛不足，膀胱过胀，睡眠窒息等。调整麻醉深浅程度，解除气道梗阻，改善通气。

c.合理使用降压药物：术中以静脉降压药物为主，选用硝普钠、硝酸甘油、尼卡地平 2.5mg，5 分钟静脉注射，可重复应用 2~4 次，间隔 10 分钟以上，以后 2~4mg/h；地尔硫䓬 0.25mg/kg，2 分钟静脉注射，再给 0.35mg/kg，2 分钟静脉注射，后 5~15mg/h，静脉滴注维持；艾司洛尔 0.25~0.5mg/kg，1 分钟静脉注射，后 50~200μg/(kg·min)，静脉滴注维持；拉贝洛尔 0.25mg/kg，2 分钟静脉注射，以后每 15 分钟 0.5mg/kg 静脉注射或 1~4mg/min，静脉滴注维持。

③术后处理

a.随着麻醉的终止,患者在逐渐恢复意识的过程中,由于手术后疼痛、吸痰、拔管、反应性恶心、呕吐或膀胱胀尿等,均可引起血管反应强烈,血压升高更明显,需认真积极处理。

b.苏醒期激动所致高血压,应给镇痛或镇静药。

c.如若有反跳性高血压,可再给静脉降压药。

d.老年、体弱、心功能不全者可给静脉硝酸甘油点滴。

10.难治性高血压

难治性高血压系指在应用治疗性改善生活方式(比如戒烟,减体重/维持体重,少喝酒,限盐摄入,增加蔬果摄入,运动/体育锻炼)和至少用 3 种降压药物治疗 3 个月以上,仍不能把收缩压和舒张压控制在目标水平时,称为难治性/顽固性高血压。

(1)原因

①难治性高血压确诊前,需注意有无假性难治性高血压,包括:a.单纯诊室(白大衣)血压;b.使用测量血压袖带不恰当;c.假性高血压。

②降压治疗依从性差(包括患者和医师)。

③改变生活方式失败:如体重增加,大量乙醇摄入。

④继续服用升压药物(如甘草片、可卡因、糖皮质激素、避孕药、非甾体消炎药物等)。

⑤夜间阻塞性睡眠呼吸暂停。

⑥未觉察的继发原因(如老年肾动脉狭窄、甲状腺功能亢进/减退等)。

⑦容量负荷过量(如利尿剂治疗不充分,进展性肾功能不全,高盐摄入,醛固酮增多症)。

⑧降压药物联合不当。

(2)处理原则

①找出原因及诱因,并加以纠正。

②提高治疗依从性。

③转高血压专科诊治。

④调整治疗方案及重新应用联合药物。

(3)处理措施

①寻找病因及诱因,加以治疗性生活方式干预。

②提高治疗的依从性

a.告知患者关于高血压不进行治疗的风险/危害和有效治疗(联合、长期或终身治疗)的益处。

b.指导患者生活方式干预和方法,制订新的降压治疗方案,并使患者及家人了解治疗方案。

c.指导患者及家人采用家庭自测血压方法及行为提醒方法,必要时需进行动态血压测定。

d.关注药物不良反应(即使很轻微),必要时要及时更换药物剂量和种类。

e.指导患者或家人定期到医院就诊或参加健康保健教育,以便了解病情,了解用药方法,了解合理价格,了解自救方法等。

③药物应用

a.强调个体化,联合应用药物,选择最佳联合用药,尽快达标。即强化,优化,简化,个体化降压达标,提高降压质量。

b.经过有效药物口服治疗仍未能达标,有条件入院诊治,或选用静脉给予降压药物,待病情稳定,改为口服降压药物。

c.注意相关危险因素治疗(如降脂,抗血小板治疗,血糖控制达标治疗等)。

（于　辉）

第四节　降压药物的研究进展

一、概述

(一)高血压药物概述

高血压病是一种心血管综合征,是我国的重大公共卫生问题。高血压是多种心脑血管疾病的"导火索",可促使冠心病、心力衰竭、脑卒中、脑出血及肾疾病等疾病的发病风险大大增加。国内外大量临床与基础研究资料表明,高血压病是可以预防和控制的疾病,积极控制血压可明显减少脑卒中及心血管事件,显著改善高血压患者的生存质量。尽管目前抗高血压药物已逾百种,但新的降压药物仍需进一步研发,因为目前高血压的治疗率和控制率仍然较为低下,高血压治疗问题尚未完全解决。指导患者合理用药,开发新型降压药物,在降压的同时有效保护靶器官,是改善我国人群高血压治疗率和控制率的重要策略。根据2010年中国高血压防治指南和美国预防、检测、评估与治疗高血压联合委员会第七次报告(JNC7)的高血压治疗指南,目前临床上常用的降压药物主要有6大类:噻嗪类利尿药、β受体阻滞药、钙通道阻滞药(CCB)、血管紧张素转化酶(ACE)抑制药、血管紧张素(Ang)Ⅱ受体拮抗剂(ARB)以及α受体阻滞药,前5类为一线降压药物。此外还有肾素抑制剂,作用于中枢系统的降压药物,醛固酮受体拮抗剂,作用于血管内皮的降压药物,以及直接血管扩张药等其他非一线降压药物。

(二)肾素-血管紧张素-醛固酮系统研究进展

自1898年肾素被发现100多年来,肾素-血管紧张素-醛固酮系统(RAAS)始终是高血压等心血管疾病药物治疗研究的主要方向之一。在现有降压药物中,RAAS阻滞药在高血压防治中具有极为重要的地位,其优势不但体现在降低血压水平方面,而且体现在保护靶器官、减少脑卒中和心血管事件发生以及改善高血压患者的生存质量方面。从高血压患者心血管危险因素控制,到高血压进展不同阶段的治疗,RAAS阻滞药的应用最为普遍。在RAAS的经典通路中,肾球旁细胞分泌的蛋白水解酶肾素将肝合成释放的血管紧张素原(AGT)裂解为血管紧张素(Ang)Ⅰ,后者又被位于血管内皮表面的蛋白水解酶ACE和糜蛋白酶进一步水解为具有强烈缩血管活性的八肽——AngⅡ。AngⅡ是RAAS的主要效应物质,通过与血管紧张素1型受体(AT₁)受体结合发挥诸如收缩血管、释放醛固酮、促氧化应激、促炎性反应、促纤维化和促心血管增殖作用,最终导致血压上升。在氨基肽酶的作用下,AngⅡ还可进一步水解为AngⅢ。AngⅡ和AngⅢ刺激肾上腺皮质球状带分泌和释放醛固酮。醛固酮作用于肾远曲小管和集合管,增加其对Na^+的主动重吸收,提高细胞外液晶体渗透压,并通过释放抗利尿激素增加水的重吸收,从而维持人体血容量。另外,ACE可以灭活缓激肽(BK),因而传统RAAS主要是通过其关键酶ACE阻滞降低血压的BK-B2通路而同时又产生强烈的缩血管物质如AngⅡ来实现其全身的血管加压作用。作为人类ACE的第一个同源酶,血管紧张素转化酶2(ACE2)的发现是近年来人们在高血压及心血管疾病防治新靶点研究中的一个重大突破。ACE2不仅能够直接高效降解ACE的作用产物AngⅡ而生成Ang-(1-7),还能竞争性地作用于ACE的底物AngⅠ,使之产生Ang-(1-9),后者经ACE作用进一步水解为Ang-(1-7)。ACE2最主要的生物活性产物是Ang-(1-7),后者为G蛋白偶联受体Mas的一个内源性配体,其扩血管降压效应至少部分通过提升一氧化氮(NO)、BK和前列腺素等舒血管物质的作用实现。尽管ACE2与ACE分子结构极为相近,但两者功能却大不相同。ACE2在血压、心血管和肾功能调节中起到与ACE/AngⅡ相反的作用。ACE抑制剂和ARB可通过促进ACE2/Ang-(1-7)表达或活性增加,抑制心血管组织氧化应激形成与缓激肽降解,调节MMP活性与细胞外基质生成,在保护高血压患者靶器官方面发挥重要作用。新的RAAS参与血压调控主要依赖于两条路径:其中一条为ACE-AngⅡ-AT₁受体轴,起升压效应;另一条为ACE2-Ang-(1-7)-Mas受体轴,通过对抗前一路径,引起血压下降。ACE与ACE2一旦失衡,将使血压改变。在ACE2相对缺乏状态,AngⅡ作用占优势,导致血管收缩增强,引发血压增加。而ACE2表达充足时,Ang-(1-7)舒血管效应与 AngⅡ 缩血管效应势均力敌,体内血压维持在正常水平。当 ACE2 过表达或其活性过度增高情况下,可能引发低血压。由于 ACE2、Ang-(1-7) 新成员的加入,RAAS 较以往变得更富挑战性,同时为降压药物的研发带来新的契机。

(三)高血压防治新指南发布与降压药物临床应用推荐

自从 2013 欧洲高血压学会(ESH)/欧洲心脏病学会(ESC)高血压管理指南,美国预防、检测、评估与治疗高血压联合委员会第八次报告(JNC8)——2014 年美国成人高血压治疗指南以及美国高血压学会(ASH)/国际高血压学会(ISH)的美国社区高血压管理临床实践指南公布以来,国内外专家学者针对降压药物的选择与高血压防治趋势展开了热烈讨论与争论,议题中包括 β 受体阻滞药能否作为一线降压药、降压药物起始治疗的血压阈值以及降压药物使用策略与流程改变等。2013ESH/ESC 高血压管理指南针对降压药物靶目标值进行了相应调整。2013ASH/ISH 美国社区高血压管理临床实践指南对降压药物进行了分类概述,并针对高血压患者的一线、二线临床用药以及高血压患者各种并发症情况用药进行了推荐,与美国 JNC8 新指南有所不同。JNC8 新指南建立了高血压治疗的临床证据条款和推荐,包含一张高血压患者治疗流程图和 9 条指南推荐来帮助临床医师如何选择降压药物。与 JNC7 指南不同,JNC8 新指南针对高血压治疗起始用药(一线降压药物)推荐进行了修改,建议 RAAS 阻滞药如 ACE 抑制剂和 ARB、CCB 以及噻嗪类利尿药作为一线降压药物,不再推荐 β 受体阻滞药为高血压患者初始降压药物。JNC8 全体专家强调高血压治疗的主要目的是达标和维持目标,认为高血压治疗的获益来源于血压的控制而不是降压药物的种类。

上述系列高血压新指南的制定与推出对于提高高血压专科医师临床降压药物应用水平与诊疗效果、改善高血压患者健康具有极其重要意义。但国际高血压学界经历了数十年研究和临床实践后,还不能找到一个共同认可并统一的高血压防治指南,也未能找到一个被普遍接受的高血压诊断标准和降压目标值以及降压药物使用的最佳方案。不管是管理指南还是临床实践指南,其核心内容都变成了降压药物的用药指南。在国内高血压临床实践中,仍应以中国现行高血压防治指南为主要参考依据开展工作。另外,从新指南规范转换为高血压临床诊疗措施的一些环节尚需进行更深入的研究。在可预见的未来,高血压治疗仍存较多争议,尚需进行更多的有关 RAAS 拮抗剂等降压药物大规模临床研究来充实验证。

(四)降压药物的选择与应用基本原则

降压药物的药动学和药效学特点,直接影响其在人体吸收、分布和排泄。在降压药物选择时,应根据每种降压药物的作用特点及高血压患者具体情况,选择合理的剂量、合适的药物及科学的给药时间间隔。根据 2010 中国高血压防治指南的建议,降压药物的应用应遵循以下基本原则:小剂量开始、优先选择长效制剂、联合用药及个体化原则。

二、利尿药

临床上,利尿药因其疗效确切、价格低廉而在高血压患者的治疗中始终占有一席之地。利尿药是一类作用于肾,主要通过利钠排水、降低高血容量负荷从而维持体内水、电解质平衡的药物,临床上主要用于高血压、心力衰竭和肾衰竭等、疾病的治疗。

(一)利尿药的分类与作用特点

目前,临床上用于治疗高血压的利尿药主要分为 3 类:噻嗪类及其类似物(氢氯噻嗪、氯噻酮和吲达帕胺等),保钾利尿药(螺内酯、氨苯蝶啶和阿米洛利等)和袢利尿药(呋塞米、托拉塞米和布美他尼)。而不同类利尿药的具体作用机制因其作用部位和化学结构的不同而有所差异。

1.噻嗪类及其类似物

主要作用于髓袢升支粗段的皮质部和远曲小管的近段,通过抑制肾小管对 Na^+ 的重吸收而起作用。由于 Na^+ 和 Cl^- 的重吸收减少,从而引起肾小管腔内渗透浓度增高,最终导致大量 NaCl 带着水分排出体外。此外,噻嗪类利尿药可通过增加远曲小管钠负荷和促进 Na^+-K^+ 交换,可增加 K^+ 排泄,也可以直接增

加远曲小管 K^+ 的分泌,因此长期使用会引起低钾血症。

2.保钾利尿药

其作用机制有两种:①通过抑制远端肾小管对 Na^+ 的重吸收和 K^+ 的分泌,从而起到保钾排钠的作用;②非选择性醛固酮受体拮抗剂螺内酯和选择性醛固酮受体拮抗剂依普利酮因结构与醛固酮相似,可与醛固酮受体结合,在远端小管和集合管部位与醛固酮受体竞争性拮抗,抑制醛固酮引起的保钠排钾作用。保钾利尿药因降压作用较弱,通常不单独用于治疗高血压,多与噻嗪类利尿药合用或做成单片复方制剂,以增强降压作用,减少不良反应。

3.袢利尿药

主要作用于髓袢升支髓质,通过阻断该部位对 Cl^- 的重吸收而起作用。因 Cl^- 的重吸收被阻断而影响 Na^+ 的重吸收,使肾小管腔内溶质浓度增高,而肾髓间质内的渗透浓度减低,因而肾的浓缩功能受到破坏,以致集合管的水分不能充分吸收,结果大量水盐排出体外。此类药物作用时间短,通常不作为降压治疗的首选药物,但当高血压伴肾衰竭、充血性心力衰竭和高血压危象时可选择此类药物。

(二)噻嗪类利尿药的降压机制

噻嗪类利尿药降压作用主要是由于其可以通过影响肾小管的重吸收和分泌,促进体内电解质(Na^+、K^+ 和 Cl^- 等)和水分的排出从而达到利尿降压的作用。该类利尿药初始作用来自于促进水钠排泄而使血容量下降,进而使心排血量下降,起到降压作用。随着时间的推移,人体通过自身调节使心排血量逐渐恢复到给药前的水平,外周血管阻力下降,降压效果保持。此外,噻嗪类利尿药可以通过减少血管平滑肌内的 Na^+ 浓度,通过 Na^+-Ca^{2+} 交换机制使细胞内 Ca^{2+} 浓度降低,从而降低血管平滑肌对缩血管活性物质的反应。新近研究认为利尿药可以下调 AT_1 受体的数量,而后者是 $Ang\,II$ 发挥强大的缩血管作用不可缺少的介质,故利尿药可以通过此作用起到降压和靶器官保护作用。

(三)利尿药降压治疗的新近临床试验结果

自利尿药应用于临床以来,实践证明其是一类有效的抗高血压药物。利尿药不仅降压作用平稳,还能与其他种类的降压药物联合应用,可以显著增强疗效,并减少不良反应的发生。以降压药物、心脑血管并发症为主要研究目标的大规模 RCT 临床试验为高血压的治疗和靶器官保护评估与科学管理提供了理论依据。我国学者积极参与了国际大型临床降压治疗的一级预防临床试验,如高龄老年高血压试验(HYVET)、培哚普利对脑卒中后降压治疗预防再发研究(PROGRESS)。上述临床试验表明,较新一代的噻嗪类长效利尿药吲哒帕胺单独或联合使用均有确切的降压效果和预防脑卒中作用,可减少心血管疾病的终点事件及死亡危险,减轻患者左心室肥厚及微量蛋白尿的排出率,且不影响糖、脂代谢及血钾水平,具有广阔的应用前景。

(四)常用利尿药使用方法与各型利尿药的药动学参数

1.噻嗪类利尿药

小剂量噻嗪类利尿药对代谢影响较小,与其他降压药物(尤其是 ACE 抑制药和 ARB)合用可显著增强后者的降压作用。此类药物尤其适用于老年和高龄老年高血压、单纯收缩期高血压或伴心力衰竭的高血压患者,也是难治性高血压患者的基础药物之一。在我国,噻嗪类利尿药见表222,其中常用药物的剂量与用药时间间隔如下:①氢氯噻嗪 6.25～25mg/d,每日口服 1 次;②吲达帕胺 0.625～2.5mg/d,每日口服 1 次;③吲达帕胺缓释片 1.5mg/d,每日口服 1 次。

2.保钾利尿药

通常不单独用于高血压的治疗,常与排钾利尿药联合使用,以增强疗效,减少不良反应。其中常用药物的剂量与用药时间间隔如下:①阿米洛利 5～10mg/d,每日口服 1～2 次;②氨苯蝶啶 25～100mg/d,每日口服 1～2 次;③螺内酯 20～80mg/d,每日口服 1～3 次;④依普利酮 50～100mg/d,每日口服 1～2 次。

3.袢利尿药

主要用于治疗高血压伴肾功能不全,高血压伴充血性心力衰竭和难治性高血压。常用的袢利尿剂物用法如下:①呋塞米 10～80mg/d,每日口服 1～2 次;②托拉塞米 10～80mg/d,每日口服 1～2 次;③布

美他尼 $0.5\sim3mg/d$，每日口服 $1\sim2$ 次。

（五）利尿药的不良反应及禁忌证

尽管利尿药是较为常用的降压药物，但在临床上还应经常注意利尿药的不良反应。利尿药常见的不良反应和禁忌证如下：

1.电解质紊乱

包括低钾血症（常见）、低钠血症和低镁血症，主要症状为乏力、疲倦、眩晕和轻度胃肠道症状，减量以调整电解质紊乱后，上述症状可消失。长期使用噻嗪类利尿药患者饮食中需要包含足够的钾，并定期检测血钾，以防止低血钾的发生，或者将噻嗪类利尿药与 ACE 抑制剂或 ARB 联用，也可与保钾利尿药联用。低钠血症和低镁血症主要出现在长期使用袢利尿药的患者中，与其促进 Na^+ 的排泄和 Mg^{2+} 的重吸收有关，使用时应注意监测血电解质的变化，必要时适当补充 Na^+ 和 Mg^{2+}。

2.尿酸升高

噻嗪类利尿药可干扰尿酸从肾小管排出，从而使血中尿酸升高，使痛风患者病情加重，故已有高尿酸血症的患者慎用，痛风者禁用。

3.影响肾功能

噻嗪类利尿药可降低肾小球滤过率而使肾功能受损的患者血尿素氮升高或导致肾衰竭，故禁用于肾功能受损者；在血容量不足的心力衰竭患者中，利尿药也可诱发氮质血症，血肌酐水平一过性增高。

4.糖代谢紊乱

利尿药可使空腹血糖增加，糖耐量下降并增加高血压患者的胰岛素免疫，故对糖尿病和糖耐量减低的高血压患者应对此类利尿药减量使用。

5.脂代谢紊乱

噻嗪类利尿药长期应用可影响脂肪酶活性，使血中三酰甘油、低密度脂蛋白升高和胆固醇轻度增高。

6.男性乳房发育

螺内酯长期应用有可能导致男性乳房发育，而新型选择性醛固酮受体阻滞剂依普利酮与雄激素和黄体酮受体相互作用极小，因此引起男性乳房发育的可能性大大减小，耐受性良好。

三、血管紧张素转化酶抑制药

血管紧张素转化酶（ACE）抑制药是一类通过抑制 ACE 阻断 RAAS 发挥作用的一线降压药物，目前已经广泛应用于临床治疗高血压。ACE 是 AngⅠ水解为 AngⅡ过程中最重要的限速酶，ACE 抑制药通过竞争性抑制 ACE，不但能直接降低血压，而且对高血压患者具有、良好的靶器官保护作用和心血管终点事件预防作用。ACE 抑制药作用明确，其对心率和糖脂代谢几乎无不良影响。

（一）ACE 抑制药的降压机制

ACE 抑制药的主要降压机制包括以下几点：

第一，作用于循环与组织中的 RAAS，通过阻断 ACE 减少血浆及组织 AngⅡ的水平，从而减轻 AngⅡ的升压作用。

第二，通过抑制 AngⅡ对靶器官的作用，使肾上腺皮质球状带释放醛固酮减少，促进尿钠排泄，削弱病理状态下因醛固酮增多所致的水钠潴留，进而降低血压。

第三，通过阻断 ACE 还可以提高循环中的缓激肽水平，而后者可以刺激内皮细胞生成 NO、前列腺素等舒血管物质引起血管舒张，并且促进肾尿钠排泄来减少血容量。

第四，通过使 AngⅡ生成减少，抑制激肽酶使缓激肽降解减少，降低交感神经兴奋性，减少去甲肾上腺素（NE）的合成和释放，降低外周血管阻力，使血管舒张，血压下降。

第五，促使循环和组织中的 ACE2 和 Ang-(1-7) 水平增加，而 ACE2/Ang-(1-7) 通过拮抗 AngⅡ/AT_1 受体的作用，可发挥扩血管、抗氧化、抗炎症、抗血栓、抑制平滑肌细胞增生以及减轻心肌梗死后心室重构等功效。

(二)ACE 抑制药降压治疗的新近临床试验

ACE 抑制药自问世以来,大量的临床试验已经明确了该类药物平稳的降压作用,以及良好的靶器官保护作用。收缩期高血压患者联合降压治疗预防心血管事件研究(ACCOMPLISH)试验表明,ACE 抑制药贝那普利单用或联合氨氯地平治疗可减少收缩期高血压患者心血管事件的发生率和死亡率,可以分别降低心血管事件、脑卒中及心肌梗死发生率 18%、25%、25%。培哚普利对脑卒中后降压治疗预防再发研究(PROGRESS)试验表明,应用培哚普利治疗使得单纯收缩期高血压、单纯舒张性高血压和全期高血压患者的主要心血管危险事件发生率分别降低了 27%、28%和 32%,同时上述各种类型高血压心血管危险事件的发生率亦显著降低。降压降糖治疗 2 型糖尿病高危患者血管疾病预防作用的析因随机试验(ADVANCE)研究表明,应用 ACE 抑制药培哚普利治疗后,高血压患者主要终点事件全因死亡和心血管死亡风险明显降低(风险比分别是 0.91 和 0.88)。

(三)ACE 抑制药的分类

ACE 抑制药通过与 ACE 活性部位的 Zn^{2+} 结合,使之失活而发挥作用。与 Zn^{2+} 结合的强度及"附加结合点"结合的数目决定了不同 ACE 抑制药的作用强度和作用持续时间。根据 ACE 抑制药与 Zn^{2+} 结合的基团的不同可将 ACE 抑制药分为以下四类:

第一类,含有与 Zn^{2+} 结合的巯基类(SH):卡托普利、阿拉普利、佐芬普利等。

第二类,含有与 Zn^{2+} 结合的羧基类(COO^-):依那普利、赖诺普利、培哚普利等。

第三类,含有与 Zn^{2+} 结合的次磷酸基(POO^-):福辛普利、西罗普利等。

第四类,含有与 Zn^{2+} 结合的异羟肟基类:依屈普利等。

(四)常用 ACE 抑制药的临床适应证与使用方法

1.ACE 抑制药的临床适应证

ACE 抑制药作为抗高血压治疗的一线药物之一,其疗效已经得到充分肯定。ACE 抑制药可用于轻、中度和严重高血压,其作用与年龄和性别无关,单药治疗对 60%~70%的高血压患者都有效,长期服用无耐药性,停药无反跳,无直立性低血压。在降压的同时不引起反射性心率加快和水钠潴留,对糖脂代谢也无不良影响。美国 JNC7 和 JNC8 提出了对于高血压合并心力衰竭、心肌梗死后、高危冠心病、糖尿病、慢性肾脏疾病或需要预防再发脑卒中的患者,ACE 抑制药具有强适应证,可优先考虑使用。ACE 抑制药尤其适用于合并以下情况的高血压患者:慢性心力衰竭、心肌梗死后心功能不全、心房颤动、糖尿病肾病、非糖尿病肾病、代谢综合征、蛋白尿和微量白蛋白尿。

2.常用的 ACE 抑制药及其使用方法如下:

(1)卡托普利:第一个广泛使用的 ACE 抑制药。对于肾功能正常的患者每次 12.5~25mg,每日 2~3 次;对于肾功能减退患者、老年人和反应敏感者,第 1 日可试用 6.25mg,酌情逐渐加量,最大量为每日 150mg。

(2)依那普利:唯一可静脉给药的 ACE 抑制药,是一种前体药物。日常应用口服 10mg,每日口服 1~2 次,必要时也可静脉注射以加速起效,可根据患者情况增加至每日 40mg。

(3)贝那普利:由小剂量开始,逐渐增量。开始剂量为 10mg/d,每日口服 1 次,然后可根据病情增加至 40mg/d,分 1 次或 2 次服用。严重肾功能不全或心力衰竭患者或服用利尿药的患者,初始剂量为 5mg/d。

(4)培哚普利:治疗高血压,剂量为 4mg/d,若需要,可于 1 个月后增至 8mg/d,每日 1 次;老年高血压应以 2mg/d 开始治疗,如需要,可于 1 个月后增至 4mg/d;合并充血性心力衰竭的患者初始剂量为 2mg/d,在血压可以耐受的前提下,可增至 4mg/d。

(5)雷米普利:治疗高血压,开始第 1 周口服 1.25mg/d,每日 1 次,后逐渐增加到 2.5~7.5mg/d。

(6)福辛普利:常用剂量是 10~20mg/d,每日口服 1 次。

(7)赖诺普利:治疗高血压时开始剂量为 2.5~5mg/d,可增加到 10~20mg/d,超过 20mg/d 药效不再增强。

（五）ACE 抑制药的禁忌证与不良反应

ACE 抑制药对妊娠妇女，双侧肾动脉狭窄、高钾血症患者禁用。总体来说，ACE 抑制药的安全性良好，但长期使用时该类药物的不良反应并不少见，主要包括咳嗽、低血压、高钾血症、肾功能恶化等。ACE 抑制药的常见不良反应如下：

1.咳嗽

咳嗽是 ACE 抑制药的最常见的不良反应，多为无痰的阵发性干咳，伴咽喉壁发痒感，无特效药治疗，停药后咳嗽消失，无长期不良后果。这种咳嗽的机制尚不清楚，可能与缓激肽或 P 物质以及迷走神经 C 纤维受刺激有关。咳嗽程度较轻时，可鼓励患者坚持服药，部分患者会逐渐减轻或消失。但对于咳嗽严重或患者不能坚持服药时，应停用 ACE 抑制药，改用 ARB 或其他降压药物。

2.肾功能恶化

ACE 抑制药对肾功能的影响一直是令人感到困惑的问题。一方面，大量研究证实 ACE 抑制药有显著的肾功能保护作用；另一方面，在使用的最初阶段 ACE 抑制药会引起暂时性肾功能恶化。特别是对于已有肾功能不全的患者，应用 ACE 抑制药后部分患者可出现快速、大幅度的血压下降或急性肾衰竭，因此，ACE 抑制药在重度肾功损害者中的使用应引起高度关注，应用中必须监测肾功能。大量国内外文献和我国 ACE 抑制药在肾疾病正确应用共识建议：用药初始 2 个月左右血肌酐(SCr)可轻度上升(升幅＜30％)者不需停药。但如用药过程中 SCr 升幅＞30％～50％，提示肾缺血，应停用 ACE 抑制药，若肾缺血被纠正且 SCr 恢复至用药前水平，才可再用 ACE 抑制药。

3.高钾血症

ACE 抑制药减少 AngⅡ的生成，进而抑制醛固酮的释放，因此有增高血钾的倾向，但在肾功能正常的患者中，血钾增高的幅度通常不是很大。

4.低血压

在低盐饮食、大量使用利尿药等导致低钠和血容量不足时，以及在高龄老年人和严重心力衰竭患者中，有症状的低血压，特别是首剂低血压反应的发生率较高。因此在这些情况下，建议使用较小剂量的 ACE 抑制药，后逐步上调剂量。

5.其他不良反应

包括支气管痉挛、血管神经性水肿、皮疹和味觉障碍等。

四、血管紧张素Ⅱ受体拮抗剂

20 世纪末随着临床医学成功地从经验医学转型为循证医学，1996 年血管紧张素Ⅱ受体拮抗剂(ARB)的问世，又产生了一阵新的冲击波。ARB 是继 ACE 抑制药之后，对高血压、心肌肥厚、心力衰竭等心血管疾病具有良好作用的新一类作用于 RAAS 的重要药物。与 ACE 抑制药相比，它作用于 RAAS 最重要的活性介质－AT₁ 受体，更直接、更具选择性地阻断 RAAS，且无 ACE 抑制药引起的干咳、血管神经性水肿等不良反应，具有较好的临床应用价值。ARB 问世的意义一方面在于找到一种疗效和 ACE 抑制药同样好，而不良反应发生率则低得多，患者的依从性更好的新药；另一方面，可能具有更深远意义的是，证实了抑制神经内分泌系统尤其 RAAS 的过度兴奋，对于治疗高血压等心血管疾病是极其有效的手段。

（一）ARB 类药物的降压机制

ARB 是抗高血压药物的一线药物之一，与 ACE 抑制药的作用机制不同的是，ACE 抑制药是通过抑制 ACE，使 AngⅡ生成减少和组织中缓激肽含量增加，进而引起血压下降，而 ARB 是通过竞争性和特异性阻滞 AngⅡ受体而发挥作用。由于 AngⅡ还可通过乳糜酶等旁路途径生成，因此，ACE 抑制药抑制 RAAS 的作用不如 ARB 完全。ARB 与 AT₁ 受体有较高的亲和力，而与 AT₂ 受体的亲和力较低，当 AT₁ 受体被阻滞后，血浆和组织中的 AngⅡ增加，激活 AT₂ 受体，进而产生血管舒张和抑制心血管重构的作用。阻滞 AT₁ 受体后可消除 AngⅡ增加引起的交感张力增高、交感神经末梢释放 NE 增加以及醛固酮分泌的增多，最终促使血压降低；ARB 还可以抑制由 Ang Ⅱ 促进的 TGF-β_1、PDGF 和 IGF1 等生长因子慢性释放，后者可以引起心肌肥厚和动脉粥样硬化等，从而起到保护心、脑、肾等靶器官的作用。此外，ARB 可通过促使循环和心血管、肾组织中的 ACE2 和 Ang-(1-7) 水平增加，后者在实现其降压效应同时，还可发挥抗氧化、抗炎症、抗增殖重构等功效。

(二)ARB 降压治疗的新近临床试验

自 20 世纪 90 年代以来，在全球范围内进行了数十个以高血压患者为研究对象进行靶器官保护评估的大规模临床试验，其中包括氯沙坦干预以减少高血压终点研究(LIFE 项目)、持续单独使用替米沙坦和联合使用雷米普利全球终点试验(ONTARGET 项目)以及对 ACE 抑制药不耐受的心血管疾病患者应用替米沙坦疗效评估研究(TRANSCEND 项目)等表明，应用 ARB 治疗后，高血压患者的心血管死亡率、心肌梗死发生率、脑卒中发生率分别降低 35%、14%、19%。随着 ARB 的广泛应用而有不少关于 ACE 抑制药和 ARB 这两类药物临床应用上孰优孰劣的讨论。ACE 抑制药治疗高血压、冠心病或心力衰竭均十分有效，证据充分，但其不良反应尤其咳嗽的发生率较高。而 ARB 的临床研究相对较少，但这些研究同样证实其疗效不逊于 ACE 抑制药，突出的优点是不良反应发生率很低，且患者依从性良好，其安全性获得广泛的肯定。一线临床医师在对高血压患者给予具体治疗用药时仍需考虑高血压患者的个体化原则。目前和未来，高血压治疗中 ACE 抑制药和 ARB 这两类药物应用仍存在较多争议，尚需进行更多的有关 RAAS 阻断剂等降压药物大规模的临床研究来充实验证。

(三)常用 ARB 治疗高血压的使用方法

ARB 尤其适用于高血压伴左心室肥厚、心力衰竭、心房颤动、糖尿病肾病、冠心病、代谢综合征、微量白蛋白尿或蛋白尿患者，以及不能耐受 ACE 抑制药的高血压患者。

1.氯沙坦

适用于治疗原发性高血压。对大部分患者，通常起始和维持剂量为 50mg/d，每日口服 1 次。治疗 3~6 周可达到最大降压效果。在部分患者中，剂量增加到 100mg/d，每日口服 1 次，可进一步产生降压作用。对血管容量不足的患者可考虑采用 25mg/d，每日口服 1 次的起始剂量。

2.缬沙坦

适用于轻、中度原发性高血压。推荐剂量为 80~160mg/d，每日口服 1 次。用药 2 周内达确切降压效果，4 周后达最大效果。降压效果不满意时，每日剂量可加至 160mg，或加用利尿药。

3.替米沙坦

适用于原发性高血压。常用起始剂量为 40mg/d，每日口服 1 次；维持剂量为 20~80mg/d，每日口服 1 次。每日剂量超过 80mg 并不能提高疗效。轻、中度肾功能不全(肌酐清除率为 30~80mL/min)患者每日用量不应超过 40mg。

4.厄贝沙坦

适用于治疗原发性高血压。通常建议的初始剂量和维持剂量为每日 150mg。一般情况下，厄贝沙坦 150mg 每日 1 次比 75mg 每日 1 次能更好控制 24 小时的血压。但对进行血液透析和年龄超过 75 岁的患者，初始剂量可考虑用 75mg 每日 1 次。使用厄贝沙坦 150mg 每日 1 次不能有效控制血压的患者，可将剂量增至 300mg 每日 1 次，或者增加其他降压药物。对于患有 2 型糖尿病的高血压患者，治疗初始剂量应为 150mg 每日 1 次，并可增量至 300mg 每日 1 次，作为治疗肾脏疾病较好的维持剂量。

5.坎地沙坦

适用于治疗高血压。成人初始剂量 4mg 每日 1 次，维持剂量一般是 8mg 每日 1 次，最大剂量 16mg 每日 1 次。不推荐在儿童中使用。

6.奥美沙坦

适用于治疗高血压。推荐剂量为 20mg 每日 1 次。对经 2 周治疗后仍需进一步降低血压的患者，剂量可增至 40mg 每日 1 次。

（四）ARB 类降压药物的不良反应及禁忌证

ARB 的不良反应少见,但值得注意的是,在心力衰竭和心肌梗死患者中 ARB 的不良反应的发生率会相对较高。不良反应主要有:ARB 影响醛固酮的释放,有增高血钾的倾向,因此肾功能异常的患者使用 ARB,应检测血钾以防发生高钾血症;ARB 用于严重心力衰竭、双侧肾动脉狭窄或者大剂量利尿药引起血容量不足的患者时,有可能会引起暂时性的肾功能恶化;因 ARB 不抑制循环系统 ACE,不产生由缓激肽诱发的干咳;此外,还有腹泻、低血压和血管性水肿等。但是,双侧肾动脉狭窄者、妊娠妇女、高钾血症者禁用。

五、钙通道阻滞药

钙通道阻滞药(CCB)是具有选择性的拮抗钙离子通道的药物,主要通过阻断血管平滑肌细胞钙离子通道而降低细胞内钙离子浓度,从而使小动脉选择性扩张。CCB 具有长效、不良反应低和服用方便的特点,在临床上被广泛用于治疗高血压、心绞痛、心律失常和肥厚型心肌病等心血管疾病。本节主要介绍 CCB 在高血压治疗中的应用。

（一）CCB 类降压药物的分类

目前对 CCB 的分类先根据对钙通道的选择性分为选择性和非选择性;再按药物的化学结构特点与其对心血管作用的药理学特点将前者分为二氢吡啶类、苯烷胺类及硫氮䓬类,后者又分为氟桂利嗪类、普尼拉明类、其他类如哌克昔林。CCB 降压药物具体分类如下:

1.选择性钙通道阻滞药

主要有 3 类:①二氢吡啶类:如硝苯地平、氨氯地平、拉西地平和非洛地平等;②苯烷胺类:维拉帕米等;③硫氮䓬类:地尔硫䓬。

2.非选择性钙通道阻滞药

包括氟桂利嗪类、普尼拉明类及哌克昔林。

（二）CCB 类药物的降压机制

目前,临床用于治疗高血压的主要为选择性钙通道阻滞药中的二氢吡啶类(DHP)、苯烷胺类和硫氮䓬类。其降压机制主要是通过阻止 Ca^{2+} 内流,降低细胞内 Ca^{2+} 水平,使血管平滑肌松弛来减少外周阻力,虽然 CCB 可以增加心输出量,而后者虽然可以部分抵消其降压作用,但其最终结果是使血压降低。钙通道阻滞药主要通过舒张动脉血管,尤其是小动脉和毛细血管前括约肌,对静脉系统影响很小,降低心脏后负荷的同时对容量血管影响不明显,不降低前负荷,对血压较高的患者具有更大的血管减压反应。其降压特点主要有:选择性松弛小动脉平滑肌,降低外围阻力和左心后负荷;降低血压同时不减少心、脑、肾等重要器官的血流量,因而不影响这些器官的功能,长期应用还可防止和逆转心肌肥厚;不但不引起水钠潴留,而且其本身还有轻度的利尿作用;对脂质和糖代谢无不良影响;可引起大动脉松弛,增加其顺应性,因而对老年人高血压更为有益;很少发生直立性低血压和"首剂效应"。

（三）CCB 降压治疗的新近临床试验

我国高血压患者将近 60% 以上为盐敏感者,其细胞内钠、钙、镁多代谢异常,钙通道阻滞药有助于对抗盐介导的细胞内外离子浓度改变及升压反应,有利尿钠作用,延缓肾损害,在我国高血压治疗中有着重要的地位。2010 年中国高血压防治指南明确指出钙通道阻滞药在预防脑卒中方面具有相对优势。我国较早进行的中国老年收缩期降压治疗临床试验、上海硝苯地平降压治疗试验(STONE)以及国外大型临床试验 ACCOM-PLISH 公布的数据表明:氨氯地平联合用药可进一步增加降压效果,减少心血管事件的发生率和死亡率。在高血压靶器官保护方面,有研究表明:氨氯地平同 ACE 抑制药类降压药物联用时更有助于逆转心室肥厚及左心室舒张功能不全。

（四）常用 CCB 的临床适应证及使用方法

CCB 治疗高血压的适应证广泛,禁忌证相对较少,可与其他 4 类药联合应用,适用于治疗老年高血压、单纯收缩期高血压、伴有各种代谢异常的高血压,如糖尿病、血脂紊乱、高尿酸血症等,尤其适用于合并心绞痛、冠心病、周围血管疾病和妊娠的高血压患者。

1.二氢吡啶类钙通道阻滞药

二氢吡啶类钙通道阻滞药是钙通道阻滞药中对外周动脉血管扩张作用最强的。

2.非二氢吡啶类钙通道阻滞药

代表性药物如维拉帕米可通过降低周围血管阻力降压,对心肌和传导组织有抑制作用,单独使用可用于轻、中度高血压患者,一般血压可获得良好的控制,如果单独服药疗效不满意或用于重度高血压时可与ACE抑制药合用,不适用于心力衰竭和传导阻滞的高血压患者。地尔硫草可以扩张周围血管而不伴反射性心动过速,增加心肌舒张顺应性,改善舒张功能,可用于治疗轻、中度高血压患者,无耐药现象,对老年高血压患者作用较明显,用于高血压危象时可静脉滴注给药。其缓释片也可以治疗高血压。

(五)CCB类降压药物的不良反应及禁忌证

1.二氢吡啶类CCB

该类CCB的不良反应比其他直接血管扩张药和抗交感神经药轻,对水盐代谢和糖脂代谢都无不良影响,主要的不良反应是由扩张血管所引起的头痛、颜面潮红、多尿、直立性低血压和踝部水肿等,其中硝苯地平的不良反应较明显。此外,还可出现乏力和胃肠道反应,若先从小剂量开始,逐渐加大剂量可明显减少此不良反应。

2.非二氢吡啶类CCB

维拉帕米对糖脂代谢无不良影响,最常见的不良反应是便秘,其他还有头痛、头晕、乏力、面红、胃肠不适、直立性低血压和房室传导阻滞等;地尔硫草的不良反应是非二氢吡啶类CCB中最低的,不良反应主要有:心动过缓、头痛、头晕、乏力、胃肠道不适等,偶尔可出现心力衰竭和房室传导阻滞,当与β受体阻滞药合用时,此种不良反应增加。禁用于病窦综合征和房室传导阻滞患者。因此,在使用非二氢吡啶类CCB前应详细询问病史,应进行心电图检查,并在用药2～6周内复查。

六、β受体阻滞药

β受体阻滞药选择性地与β受体结合,竞争性阻断β受体激动物质与β受体结合,从而起到拮抗β受体激动后产生的一系列生物学效应的作用。1957年合成了第一个β受体阻滞药——二氯异丙肾上腺素,但其具有较强的拟交感活性,随即合成了其衍生物——丙萘洛尔,但因其具有严重的不良反应而被禁用于临床。直到普萘洛尔的问世,其治疗心绞痛和高血压的作用得到公认,使β受体阻滞药成为一类治疗心血管疾病的常规药物。

(一)β受体阻滞药的分类

1.非选择性β受体阻滞药

(1)无内在拟交感活性的β受体阻滞药,如普萘洛尔、噻吗洛尔等。

(2)有内在拟交感活性的β受体阻滞药,如吲哚洛尔。

2.β_1受体阻滞药

由于此类药物对β_1受体有较高的选择性,因阻断β_2受体而产生的支气管痉挛等不良反应较少,既可降低血压,也可保护靶器官,降低心血管事件风险。

(1)无内在拟交感活性的β_1受体阻滞药,如阿替洛尔、美托洛尔等。

(2)有内在拟交感活性的β_1受体阻滞药,如醋丁洛尔、塞利洛尔等。

3.α、β受体阻滞药

如拉贝洛尔、卡维地洛等。

(二)β受体阻滞药的降压机制

β受体阻滞药的降压机制还缺少完整的解释,但目前其机制可归纳为:降低心排血量,而人体产生适应性,从而使外周血管阻力降低;阻断肾β受体,抑制肾素分泌;阻滞中枢β受体减少中枢的交感输出;对突触前膜的β受体的阻断作用从而降低去甲肾上腺素的释放;改善血管顺应性;降低血管运动中枢的紧张度;减少血浆容量;压力感受器敏感性的重建;削弱应急和运动状态时儿茶酚胺的升压效应等,特别是其中的抑制过度激活的交感神经活性、抑制心肌收缩力和减慢心率作用,在发挥降压过程中显得尤为重要。

(三)有关β受体阻滞药降压治疗的临床试验

β受体阻滞药直接用于降压的临床证据不多,美国JNC7认为β受体阻滞药是降压药物中5大类一线药物之一,但因为没有β受体阻滞药的RCT单纯降压治疗的临床研究证据,基本上临床试验均是研究β受体阻滞药治疗心力衰竭的,因此β受体阻滞药在降压治疗中的地位发生了一些变化。目前英国2011年NICE高血压指南、2013欧洲高血压指南以及美国JNC8都认为β受体阻滞药不再推荐作为降压的初始药物。但交感神经系统活性增加是高血压发生发展中的重要机制,而β受体阻滞药主要作用于交感神经系统,有效抑制交感神经活性亢进,因此该药仍然是高血压治疗的重要药物。故新指南同时认为,β受体阻滞药可能适用于年轻的高血压患者,特别是伴有以下情况:对ACEI或ARB不耐受或有禁忌证,妊娠高血压以及交感张力增加的高血压患者。

(四)常用β受体阻滞药治疗高血压的使用方法

β受体阻滞药适用于不同程度的高血压患者,尤其是心率较快的中青年患者,也适用于合并有冠心病、心绞痛、心肌梗死后、快速心律失常、充血性心力衰竭、妊娠、交感神经活性增高以及高动力状态的高血压患者。

1.非选择性β受体阻滞药

(1)普萘洛尔:适用于高血压伴心绞痛、心力衰竭、室性心律失常、心肌梗死及肥厚性心肌病等。但现在很少用于治疗高血压,主要为甲状腺功能亢进患者用于控制心室率,同时具有抑制T_4转化为活性更强的T3的作用。

口服:初始剂量5～10mg,每日3～4次,剂量应逐渐增加,1日最大剂量200mg。

静脉注射:成人缓慢注射1～3mg/次,必要时5分钟后可重复,总量5mg;儿童按每千克体重0.01～0.1mg,缓慢注入(大于10分钟),不宜超过1mg/次。

(2)噻吗洛尔:可用于治疗轻中度高血压,或作为心绞痛或心肌梗死后的治疗。初始剂量2.5～5mg,每日2～3次,根据心率及血压变化增减剂量,维持量通常为每日20～40mg,一日最大剂量60mg。增加药物的间期至少为7日。

(3)吲哚洛尔:常用于高血压的单用或联合用药,也可用于心绞痛、心律失常和心肌梗死等。口服给药5～10mg,每日2次,根据病情可增至60mg/d。静脉注射每次0.2～1.0mg,静脉滴注同静脉注射。

2.选择性β受体阻滞药

(1)阿替洛尔:可用于高血压、心绞痛、心肌梗死、心律失常和嗜铬细胞瘤等的联合用药。成人口服初始剂量为6.25～12.5mg,每日2次,按需要及耐受量渐增至50～200mg。儿童口服初始剂量按体重0.25～0.5mg/kg,每日2次。

(2)美托洛尔:对于高血压患者,普通制剂25～200mg,每日2～3次;缓释剂47.5～190mg,每日1次;控释剂0.1mg/d,早晨顿服或遵医嘱。由于静脉注射给药易出现心率、血压及心排血量的急剧变化,应在心电监测下谨慎使用。

3.α、β受体阻滞药

(1)拉贝洛尔:多用于高血压、妊娠高血压和心绞痛。静脉注射可用于治疗高血压危象。口服常用起始剂量为10mg,每日2～3次,2日后根据需要加量,常用维持剂量为200～400mg,每日2次,最大剂量为2400mg/d;静脉注射每次25～50mg。加10%葡萄糖注射液20mL,于5～10分钟内缓慢注射,如降压效果不理想可于15分钟后重复一次,直至产生理想的降压效果,总剂量不应超过200mg。该药100mg加5%葡萄糖注射液或生理盐水注射液250mL,以1～4mg/min的速度滴注,取得良好效果后停止滴注,有效剂量为50～200mg。

（2）卡维地洛：用于轻、中度高血压，以及高血压伴有肾功能不全、糖尿病和有症状的心力衰竭。开始 2 天口服剂量为每次 12.5mg，每日 1 次，第 3 天以后每次服 25mg，每日 1 次，最大剂量 50mg/d，分 1～2 次服用。

（五）β 受体阻滞药的不良反应及禁忌证

β 受体阻滞药不良反应主要有：心力衰竭（少见），只有在治疗前心功能已经处于衰竭边缘，应用 β 受体阻滞药才有可能引起心力衰竭。故以下情况慎用 β 受体阻滞药：心功能减退的扩大心脏和需要依赖增加交感神经紧张性来维持心排血量的患者；心脏每搏量不足，需要加快心率以维持心排出量患者；有主动脉关闭不全，舒张期延长而增加反流量时。支气管痉挛，故哮喘患者禁用。窦房结功能障碍和房室传导阻滞，故二、三度房室传导阻滞患者禁用。可能影响糖脂代谢，故糖脂代谢异常时一般不首选 β 受体阻滞药，必要时也可慎重选用高选择性 β 受体阻滞药。其他不良反应还有肢端循环障碍、抑郁、疲乏、腹泻和恶心等。此外，长期应用者突然停药可发生反跳现象，即原有的症状较重或出现新的表现，较常见的反应有血压反跳性升高，伴头痛、焦虑等，称之为撤药综合征。

七、直接肾素抑制药

肾素作为 RAAS 的启动者并控制该级联反应的首个限速步骤，阻断它的作用可能是抑制 RAAS 的最佳途径。但是，由于早期开发的肽类肾素抑制药，如地特吉仑、依那吉仑和瑞米吉仑等口服生物有利用度较低、疗效差和合成途径复杂等缺点，直接肾素抑制药一度未能用于高血压治疗领域。在首个可口服的非肽类直接肾素抑制剂阿利吉仑问世后，直接肾素抑制药才开始在高血压治疗中崭露头角。

（一）阿利吉仑的降压机制

阿利吉仑可通过与肾素结合来降低肾素活性，作用于肾素-血管紧张素系统，减少 Ang I 和 Ang II 的生成，以及降低血浆肾素活性（PRA）。阿利吉仑可以克服 ACE 抑制药和 ARB 类药物引起的 Ang II 堆积和 PRA 代偿性升高，因为 ACE 抑制剂和 ARB 类 RAAS 阻滞药尽管阻断了 Ang II 的生成和起效，但是 PRA 代偿反应性升高，导致了 RAAS 的持续激活。此外，在 Ang I 向 Ang II 转变过程中，除了 ACE 途径外，还有旁路途径。长期使用 ACE 抑制药和 ARB 类药物，可导致 Ang I 堆积，激活旁路途径，使得循环和组织中的 Ang II 浓度逐渐回升到治疗前的水平。上述两者都可影响 ACE 抑制药和 ARB 类药物临床治疗效果。此外，阿利吉仑还可降低血尿中的醛固酮水平，促进尿钠排出，而不影响尿钾排泄，为高血压的药物治疗提供了新思路。

（二）阿利吉仑降压治疗的新近临床试验结果

大量实验表明阿利吉仑与 ARB 或 ACE 抑制药合用可以抑制后者引起的 Ang II 堆积和 PRA 代偿性升高，优于单一用药。在阿利吉仑的临床降压疗效研究中，显示无论是单独使用还是联合其他降压药物均可有效降低血压，而且安全性和耐受性良好。并且对于伴有肥胖、代谢综合征、糖尿病或肾功能不全的高血压患者，也有明显的降压疗效。使用心肾终点的阿利吉仑治疗 2 型糖尿病试验（ALTITUDE）发现，阿利吉仑的降压和靶器官保护作用与 ACEI/ARB 相比，差异并不十分明显。

（三）阿利吉仑治疗高血压的使用方法

阿利吉仑为高血压治疗领域首个具有直接抑制肾素活性的新型长效降压药物，被 2013 年 ESH/ESC 高血压治疗指南推荐为一线用药。可单独或与其他降压药物联用，起始剂量 150mg，每日 1 次，对于血压仍不能完全控制者，剂量可增加至 300mg，每日 1 次。

（四）阿利吉仑的不良反应及禁忌证

阿利吉仑的不良反应发生率很低，最常见的不良反应是疲劳、头晕、头痛和腹泻，其他不良反应还有尿酸升高、痛风、肾结石和高钾血症等。其中腹泻、腹痛等胃肠道不良反应与剂量相关，症状通常是轻微的，很少导致停药。

八、α 受体阻滞药

α 受体可以通过介导交感神经兴奋和儿茶酚胺释放,引起血管收缩,导致血压升高。而 α 受体阻滞药能选择性地与 α 肾上腺素受体结合,阻断了与血管收缩相关的 α 受体,仅留下与血管舒张有关的 β 受体,以致肾上腺素的血管收缩作用被抵消,而血管舒张作用得以充分表现出来,这个现象称为"肾上腺素作用的翻转"。

(一)α 受体阻滞药的分类

根据 α 受体阻滞药对 α_1、α_2 受体亲和力的不同,可将其分为以下 3 类:

1.α_1、α_2 受体阻滞药

既可以阻断 α_1 受体,也可以阻断 α_2 受体,如酚妥拉明和酚苄明等;因该类药物同时阻断了 α_1 和 α_2 受体,故反馈性地引起神经末梢释放去甲肾上腺素,从而引起心率加快,并部分拮抗其自身阻断突触后 α_1 受体引起的降压效应。而这一不足之处大大限制了这类药物的推广使用。

2.选择性 α_1 受体阻滞药

能选择性阻断 α_1 受体,如哌唑嗪和多沙唑嗪等;对 α_1 受体有高度选择性,不影响突触前膜的 α_2 受体,克服了非选择性 α 受体的不足之处。故 α_1 受体阻滞药常用于治疗高血压,而基本不用非选择性 α 受体阻滞药。单独使用一般仅对轻、中度高血压有明确疗效,适用于高血压伴前列腺增生患者和难治性高血压患者的治疗。

3.选择性 α_2 受体阻滞药

(1)选择性阻断外周 α_2 受体,如育亨宾和米氮平。

(2)选择性阻断中枢 α_2 受体,如甲基多巴和可乐定。

(二)α 受体阻滞药的降压机制

α 受体可介导内源性儿茶酚胺在体内的多种重要功能,一方面,它可激动 α 受体引起动脉、静脉收缩;另一方面,α 受体可介导交感神经兴奋和儿茶酚胺释放,从而引起血管收缩,导致血压升高。而 α 受体阻滞药与 α 受体结合后,可竞争性抑制去甲肾上腺素能神经递质及肾上腺素受体激动药与 α 受体结合,从而起到扩张阻力血管和容量血管,使血压下降的作用,而其本身并不产生或较少产生拟肾上腺素作用。

(三)常用 α 受体阻滞药治疗高血压的使用方法

目前,α 受体阻滞药并不推荐作为治疗高血压的首选药物,主要用于高血压伴有前列腺增生患者及难治性高血压患者多药联合应用时的联合药物之一。

1.α_1、α_2 受体阻滞药

(1)酚妥拉明:口服 25～100mg/次,每日 4～6 次;肌内或静脉注射 5mg/次,每日 1～2 次;静脉滴注 5mg/d,以 0.3mg/min 速度滴注。

(2)酚苄明:目前主要用于嗜铬细胞瘤或副交感神经节瘤的血压控制,以及嗜铬细胞瘤术前用药。口服 10～20mg/次,每日 2 次;注射剂,抗休克,0.5～1mg/kg,加入 5% 葡萄糖注射液 200～500mL 中静脉滴注,最快不得少于 2 小时滴完。

2.选择性 α 受体阻滞药

(1)哌唑嗪:口服首次 0.5mg/次,然后 1mg/次,每日 3 次,一般每隔 2～3 日增加 1mg。

(2)特拉唑嗪:常用于前列腺增生的高血压患者,嗜铬细胞瘤或副交感神经节瘤的血压控制。推荐的剂量范围为 1～5mg,每日 1 次,仅有少数患者剂量需增至 20mg 才有效,首次服用剂量为 1mg,睡前给药。

3.选择性 α_2 受体阻滞药

(1)甲基多巴:适用于肾功能不全患者和妊娠高血压患者。口服 250mg,每日 2～3 次。可逐渐增至 2～3g/d;小儿 10mg/(kg·d),分 2～3 次。以后根据病情,每 2 日调整 1 次,最大量可用至 65mg/kg。

(2)可乐定:主要用于高血压急症、重度高血压以及难治性高血压的联合用药。口服 75～150μg,每日

2～3次,可酌情加量,最大剂量1.0mg/d。贴片剂用法:将粘片贴于耳后乳头部,每次1～2片,每3日换1次,15日为一个疗程。

(四)α受体阻滞药的不良反应及禁忌证

α受体阻滞药的最大优点是没有明显的代谢不良反应,而且可以降低总胆固醇、低密度脂蛋白和甘油三酯,增加高密度脂蛋白,对糖代谢无不良作用,并可改善组织对胰岛素的敏感性。而其主要不良反应为直立性低血压,故应在入睡前服用,首剂减半,以防止体位性低血压的发生,使用中应注意测量坐、立位血压,最好使用控释制剂。直立性低血压者禁用,心力衰竭者慎用。其他不良反应有头痛、头晕、恶心、腹痛和鼻塞等。

九、其他类型降压药物

(一)直接血管扩张药

此类药物直接作用于动脉血管平滑肌,使血管舒张,外周血管阻力降低和血压降低,其代表药物有肼曲嗪和硝普钠。

1.肼曲嗪

肼曲嗪主要作用于小动脉,产生血管扩张,其直接松弛小动脉的机制尚未明了,有人认为这有赖于内皮细胞产生一氧化氮,进而增加细胞内环磷酸鸟苷(cGMP)和血管平滑肌细胞的超极化,降低血管平滑肌内Ca^{2+},从而使血管平滑肌舒张,血压降低。此外,它还可以选择性降低脑动脉、冠状动脉、肾动脉的血管阻力,使肾血流与肾小球滤过率增加。

临床上多用于高血压急症和亚急性的治疗。肼曲嗪合并应用利尿药和(或)β受体阻滞药治疗中度高血压可以获得良好疗效,但本药不宜单独使用,老年患者应用此药时须特别注意。可口服、肌内注射或静脉给药。每日口服2次,每次10～25mg,最大剂量为每次50mg。高血压急症可20～40mg肌内注射或缓慢静脉注射。肼曲嗪可引起与血管扩张作用相关的不良反应,如头痛、颜面潮红、低血压、心悸、心动过速、心绞痛等,因此不稳定冠心病的患者禁用,有主动脉瘤患者应禁用。另外,长期应用还可发生狼疮综合征及类风湿关节炎的症状。

2.硝普钠

硝普钠是一种无选择性的血管扩张药,对小动脉和小静脉均有扩张作用,血管扩张使外周血管阻力减低,因而有降压作用。其降压机制主要为硝普钠进入血液与内皮细胞和红细胞接触后,其分子分解释放一氧化氮,后者激活鸟苷酸环化酶,增加细胞内cGMP含量。而cGMP可抑制蛋白激酶C磷酸化,进而抑制Ca^{2+}内流,降低细胞内Ca^{2+}释放,增加细胞内Ca^{2+}外排,最终降低细胞内Ca^{2+}浓度。同时,收缩蛋白对Ca^{2+}的敏感性也减弱,平滑肌细胞膜上的K^+,通道活性降低,从而导致血管舒张,降低血压。

临床上主要用于高血压急症及高血压危象、高血压脑病、恶性高血压、主动脉夹层、妊娠高血压、急性左心功能不全,以及高血压合并急性心肌梗死者。静脉给药先将本品25～50mg用5%葡萄糖溶液2～3mL溶解,然后加入5%的葡萄糖溶液500mL中,以1～3μg/(kg·min)的速度缓慢滴注,可根据患者的血压情况调整剂量,最大剂量为10μg/(kg·min)。但因硝普钠性质不稳定,易分解,静脉给药后,收缩压与舒张压迅速下降,前后负荷减轻,停药后血压很快恢复,故应在避光的条件下使用,超过4小时溶液不宜再用。使用硝普钠降压如血压下降过快可出现眩晕、大汗、头痛、肌肉抽搐、神经紧张或焦虑、烦躁、胃痛、反射性心动过速或心律不齐等;此外,当本药使用时间长、用量过大或者肾功能减退时,可造成体内硫氰酸盐浓度过高而产生乏力、厌食、恶心、耳鸣、定向障碍、昏迷等中毒症状,同时给予硫代硫酸钠可预防氰化物的蓄积,而药物,的效力不受影响。

(二)中枢交感神经阻滞药

中枢交感神经末梢阻滞药通过耗竭外周肾上腺素能神经末梢的神经递质去甲肾上腺素而使血压降低,因此类药物不良反应较多,已不作为高血压治疗的一线用药。此类药物多小剂量与其他降压药联合,制成固定的单片复方制剂,具有良好的降压作用,用于顽固性高血压的治疗,其代表药物有利血平和胍乙啶等。

1.利血平

利血平的降压作用不是很强,其降压作用主要通过减少心排出量和降低外周阻力、部分抑制心血管反射实现。其具体机制一方面是通过减少和耗竭交感神经递质去甲肾上腺素在交感神经末梢的储存;另一方面是与神经末梢囊泡膜上的胺泵结合,使神经递质不被囊泡再摄取,而被单胺氧化酶降解,从而使囊泡内的递质含量减少以致耗竭。此外,利血平还可以作用于中枢产生镇静作用,可缓解高血压患者焦虑、紧张和头痛。降压治疗时一般口服每日 1 次,每次 0.05～0.1mg,最大剂量每日 0.25mg;对于高血压急症的患者可肌内注射或静脉注射给药,每次 1～2mg。其主要不良反应有消化道出血、心率减慢、鼻塞、乏力和嗜睡等;长期用药偶可见精神抑郁,故有溃疡病史和抑郁病史者禁用。

2.胍乙啶

胍乙啶是一种强效的降压药,其降压作用主要是通过抑制交感神经末梢的囊泡释放去甲肾上腺素,并阻止其再吸收,促进耗竭,从而干扰肾上腺素能节后神经末梢的递质传递。该作用可降低外周血管阻力,使心率下降,血压降低。治疗高血压一般起始剂量为 10mg,每日 1～2 次,根据血压情况逐渐调整剂量,最大剂量每日 60mg。因不良反应较多,临床已很少使用,其主要的不良反应为直立性低血压,可致眩晕甚至晕厥,故伴有严重的动脉粥样硬化导致的心、脑、肾供血不足者慎用或禁用;其他不良反应有鼻塞、乏力、呕吐、腹泻等。

（三）ATP 敏感性钾通道开放剂

ATP 敏感性钾通道（KATP）是受细胞内 ATP 浓度调节的一种内向整流钾通道,其开放和关闭在体内发挥着重要的生理和病理生理作用。大多数 KATP 开放剂都是强力的血管舒张剂和平滑肌松弛剂,临床上用于高血压、哮喘和尿失禁的治疗。在这里主要讨论 KATP 开放剂在高血压治疗中的作用,其主要机制为开放平滑肌细胞膜 KATP,降低血压,使细胞内 K^+ 外流膜超极化,动作电位时程缩短,减少 Ca^{2+} 内流,松弛血管平滑肌,外周血管阻力下降,血压降低。常用的 KATP 开放剂有二氮嗪、米诺地尔和吡那地尔等。

1.二氮嗪

二氮嗪主要影响小动脉,对静脉没有影响,因其具有强力的扩血管作用,临床上曾作为直接血管扩张剂通过快速静脉注射治疗高血压危象。静脉给药,200～400mg/次,在 15～20s 内注完;抢救高血压危象时,可在 0.5～3 小时内再注射 1 次,每日总量不超过 1200mg,血压稳定后改用口服或其他降压。其主要不良反应为水钠潴留、血糖升高、发热感、恶心、失眠、便秘、腹部不适感、听觉异常等。因此,充血性心力衰竭、糖尿病、肾功能不全的重型高血压患者禁用。

2.米诺地尔

该类降压药物作用可能与其代谢产物有关,其一般口服剂量为每次 12.5～25mg,每日 2 次。常见的不良反应有心悸、水肿和颜面潮红等。

3.吡那地尔

该类降压药物可以选择性作用于血管平滑肌的 KATP 开放剂,其一般口服剂量为 12.5～25mg/次,每日 2 次。常见的不良反应有头痛、心悸、水肿、毛发增生、疲乏和颜面潮红等。

（四）其他类型降压药物

1.内皮素受体拮抗剂

内皮素（ET）是主要由内皮细胞、心肌、平滑肌等合成及分泌的一种具有强烈而持久的血管收缩作用的活性多肽,其缩血管效应是去甲肾上腺素的 100 倍。ET 有 3 个亚型:ET-1、ET-2 和 ET-3,其中 ET-1 是发挥生物学效应的主要亚型。除缩血管效应外,ET-1 还具有促进细胞生长和有丝分裂的特性,是导致多种疾病的炎性因子。目前,已经上市的内皮素受体拮抗剂有波生坦、安立生坦、达卢生坦和阿曲生坦等 10 余种,在治疗高血压、肺动脉高压、肿瘤、糖尿病并发症及心肌梗死等方面取得很好效果。在国内上市的只有波生坦。

波生坦是一种双重内皮素受体拮抗剂,能与内皮素的 2 个受体亚型(ET₁ 和 ET₂)受体竞争性结合。在动物肺动脉高压模型中,长期口服波生坦能减少肺动脉阻力,逆转肺血管和右心室肥大。给药初始剂量为每次 62.5mg,每日 2 次,持续 4 周;维持剂量为每次 125mg,每日 2 次,可在进食前或后,早晚服用。该药的不良反应主要为肝损害和致畸作用,常可引起与剂量相关的血清转氨酶升高,并可引起血红蛋白显著减少,故轻度肝损害慎用,中重度肝损害禁用。其他不良反应有头痛、恶心、呕吐、颜面潮红、肝功能异常和贫血等。

2.马来酸依那普利叶酸制剂

H 型高血压是伴有同型半胱氨酸(Hcy)升高的原发性高血压。我国 H 型高血压发生率高达 75%,而高血压与 Hcy 两种危险因素在导致心脑血管事件上存在明显的协同作用,患者心脑血管事件发生率约为单纯高血压患者 5 倍,约为正常人 25～30 倍。Hcy 是一种含硫基的氨基酸,是蛋氨酸代谢的中间产物。而叶酸为人体细胞生长和繁殖必需物质,可经二氢叶酸还原酶及维生素 B₁₂ 的作用,形成四氢叶酸(THFA),后者与多种一碳单位结合成四氢叶酸类辅酶,传递一碳单位,参与体内很多重要反应及核酸和氨基酸的合成。更重要的是,叶酸是蛋氨酸循环中的重要辅酶,可作用于蛋氨酸循环,其一碳单位转化为甲基可使同型半胱氨酸重甲基化,生成蛋氨酸用于细胞甲基化反应及蛋白质合成。当体内叶酸缺乏时,会导致 Hcy 代谢受阻,使其在血液中的浓度升高。因此,外源性补充叶酸能够促进同型半胱氨酸甲基化过程,降低血浆同型半胱氨酸。此外,叶酸还通过直接改善内皮细胞功能、抗氧化、恢复一氧化氮合酶的活性等途径发挥靶器官保护作用。故对 H 型高血压患者给予补充叶酸治疗有望降低其心脑血管事件的发生率,对高血压靶器官保护有着重要意义。

新近在《美国医学会杂志》上发表了中国卒中初级预防试验(CSPPT)有关叶酸联合 ACE 抑制药依那普利治疗高血压患者的临床试验结果。该试验针对 2 万名没有卒中或心脏病病史的高血压成年患者随机分为单独依那普利治疗组和依那普利联合叶酸组。结果显示,与单独依那普利治疗组相比,叶酸联合依那普利组显著降低了高血压患者第一次卒中发作的风险(绝对风险下降了 0.7%,相对风险下降了 21%),且缺血性卒中风险(2.2% vs.2.8%)和复合心血管事件(心血管性死亡、心脏病发作及卒中;3.1% vs.3.9%)皆有显著地下降。这对于我国这样一个以卒中为主要死亡原因的大国进一步开展高血压防治工作有积极意义。

3.RAAS 相关的其他潜在降压药物

新近发现的 ACE2 激动剂(XNT)和人工重组 ACE2(rACE2)为高血压与靶器官损害防治策略开拓了新的亮点。通过调控 ACE2 的活性靶点,并据此设计 ACE2 激动剂 XNT,后者可以增加内源性 ACE2 活性,大大降低高血压大鼠血压、逆转心脏、血管和肾的纤维化及重塑。Wysocki 等通过埋置渗透性微泵给小鼠每天输注重组 rACE2(1mg/kg),发现经 rACE2 治疗后高血压小鼠体内血压下降的同时,其心血管损害明显减轻,且伴有血浆中 ACE2 活性增加及 Ang II 含量降低。如前所述,临床上一些经典的降压药物如 ARB 与 ACE 抑制药,在降低血压水平的同时还可改善 ACE2/Ang-(1-7)信号表达及活性,最终延缓心肾等靶器官损害的发生、发展。有学者新近研究报道,通过对高血压小鼠给予重组 rACE2 治疗后,高血压小鼠体内血压水平出现下降,心血管与肾组织 NADPH 氧化酶活性明显降低,伴有氧自由基和单核细胞趋化蛋白-1(MCP-1)、IL-1 及趋化因子(C-C 基元)配体 5(CCL5)等促炎性因子生成减少,提示通过外源性增加 ACE2 表达和(或)活性可能是改善心血管与肾组织损伤以发挥高血压靶器官保护的新途径。目前,越来越多的证据提示 ACE2 激动剂 XNT 和人工重组 ACE2 在高血压及心血管疾病的治疗中有着重要的靶器官保护功效,ACE2 成为高血压等心血管疾病药物治疗的新靶点。

100 多年来 RAAS 始终是心血管医学界的一颗最耀眼的明星,引领着我们心血管临床与科技工作者不断向前,去研究探索、开拓创新、预防治疗高血压等心血管疾病。尽管 100 多年来高血压防治成绩斐然,但高血压的达标率仍然较低。除了经典的 ACE 抑制药和 AT₁ 受体拮抗剂外,现在针对 RAAS 系统开发的药物还有新型 AT₁ 和 AT₂ 受体阻滞药和激动剂、Mas 受体激动剂、AGTiv 受体激动剂、新型肾素抑制药和阻滞药、醛固酮合成抑制药、新型 ACE 和非 ACE 的抑制药以及其他 ACE2 激动剂等等。

随着我国经济的转型,高血压已日益成为现代社会危害人类健康的"头号杀手"。目前高血压研究者仍在研发一些新的降压药物,如双效受体拮抗剂(阻断 AT₁ 受体和内皮素受体)、免疫调节剂、抗高血压疫苗等,这些研发工作将为降压药物的开发以及高血压等心血管疾病的防治提供新的思路与策略,势必大大促进 21 世纪高血压药物治疗研发的发展速度。

(于　辉)

第五节　高血压基因治疗研究进展

高血压是一种以血压持续性升高为主要表现,伴或不伴心血管危险因素的综合征。高血压可使冠心病、心力衰竭、脑卒中、脑出血及肾损伤等疾病的发病风险大大增高。随着我国逐步进入老龄化时代,高血压正逐步成为危害我国居民健康的第一大疾病。高血压患病率在不同地域、人群和种族之间有很大不同,我国曾分别于 1958 年、1979 年、1991 年和 2000 年进行了四次大规模的高血压人群抽样调查,结果显示高血压患病率和患者数不断升高。流行病学调查显示,我国高血压呈现明显的"三高三低",一方面我国高血压的患病率、病死率和致残率呈明显上升趋势,而另一方面,我国的高血压人群又存在对高血压的低知晓率、低治疗率和低控制率。目前全国高血压患者约 2.66 亿,每 10 位成年人中即有 2~3 人患病。中国心血管病报告显示:我国心血管病死亡率仍居疾病死亡构成的首位,高于肿瘤及其他疾病。心血管病占居民疾病死亡构成在农村为 44.60%,在城市为 42.51%。全国每 5 个死亡的人中,就有 2 个死于心脑血管病。高血压是心脑血管疾病的首要病因,且高血压所导致的心脑血管疾病病死率逐渐升高。因此,提高我国高血压的防治水平已经成为重要的医学、公共卫生问题。制约解决这个重要问题的瓶颈包括对高血压遗传发生机制认识有限,缺乏有效的早期诊断方法和干预靶点。高血压药物治疗方面目前仍然存在诸多问题,难以从根本上治疗高血压,而基因治疗可能为高血压的防治提供了新策略。

一、高血压具有家族聚集性特点

高血压的基因研究成为近年来高血压领域的研究重点和热点。功能克隆、候选基因策略、定位克隆以及定位候选策略等均是高血压基因研究的主要策略。既往研究提示,高血压有明显的家族聚集性,并有遗传流行病学调查数据显示约有 60% 高血压患者有高血压家族史。此外,高血压的家族聚集性还有以下表现:患有高血压的人群其亲属的高血压发病率及血压水平高于其他人群;夫妻双方均患高血压,其子女发病概率达 46%,因为父母与亲生子女之间存在共同的遗传基础,可以证明高血压的家族聚集性主要是遗传因素的作用。高血压的家族聚集现象提示了遗传因素在高血压发病中的重要作用,但同时也可能与其他因素相关,如因有共同生活环境而共同存在的某些环境因素。

二、全基因组关联研究与高血压治疗潜在基因靶点

原发性高血压为遗传和环境共同作用的多基因遗传病,占高血压患者总数的 95%(以多基因遗传及显性遗传为主要遗传方式,目前对其致病基因了解甚少),而仅有 1% 的高血压病例为单基因遗传性高血压(即符合孟德尔遗传规律的遗传性高血压综合征)。随着技术的不断进步,全基因组关联研究(GWAS)和外显子测序研究发现了大量与高血压相关的基因变异,揭示了血压调控的新机制,为高血压治疗药物的开发提供了新靶点。迄今,国内外研究者所涉及的原发性高血压候选基因有百余种,研究较多的候选基因主要集中于肾素-血管紧张素-醛固酮系统(RAAS)基因(ACE、ACE2、AGT、REN、AGTR1)、离子通道基因(KCNJ1、CLCNKB、SLC12A3、SLC12A1、SCNNIA、SCNN1B、SCNN1G)、血管活性物质及相关酶(eNOS、CYP1182、CYP2C8、EDN1、EDN-RA)、G 蛋白信号转导系统(GNB3)、肾上腺素系统(TH、COMT、DRD1、DRD2、ADRB1、ADRB2、ADRB3、DBH、ADRAIA)及水盐代谢(ADDI)等。尽管高血压 GWAS 发现了许多与高血压关联的基因位点,为研究高血压的发病机制提供了新线索,但目前 GWAS 发现的基因变异位

点只能解释人群中约 2% 的血压变异。DNA 甲基化、组蛋白修饰、染色质重塑和 RNA 干扰等表观遗传学机制都可能参与血压调节和高血压发病。表观遗传参与高血压的调控,是联系基因、环境和高血压病的重要遗传机制,为高血压发病机制的研究提供了新思路。

三、单基因遗传性高血压的诊治

单基因遗传性高血压又称为孟德尔型高血压,是由单一基因突变引发的高血压,多表现为中、重度高血压或难治性高血压,并发症发生早,符合孟德尔遗传定律。该类高血压的降压治疗有其特殊性,常规降压药物疗效不佳,是临床"难治性高血压"的重要原因。目前已明确的单基因高血压有近 20 种,包含 40 余种亚型。单基因遗传性高血压的发病原因主要为远端肾单位功能发生改变,导致钠一氯重吸收增加,引起血容量扩张。单基因高血压根据基因变异的不同,可分为两类:一类为肾上腺类固醇合成异常,导致远端肾单位的盐皮质激素受体异常激活,钠转运失调,如先天性肾上腺皮质增生症、家族性醛固酮增多症(FH)及家族性糖皮质激素免疫综合征等;另一类为因远端肾单位转运系统异常,水钠吸收增加,包括 Liddle 综合征、类盐皮质类固醇过多症(AME)、Gordon 综合征等。传统诊断方法一般难以确诊单基因型高血压,随着基因诊断技术的发展,通过基因突变筛查可发现致病突变,进而发现携带突变基因的家庭成员。目前对单基因型遗传性高血压已经可以做到早期诊断,同时开展针对性的药物早期治疗,效果较好,可以改善患者预后。在临床上,其中一些单基因致病高血压患者可采用特定的药物针对致病基因进行治疗,比如 ENaC 阻滞药氨苯蝶啶和保钾利尿药阿米洛利治疗 Liddle 综合征;醛固酮受体拮抗剂依普利酮、盐皮质激素受体拮抗剂螺内酯治疗 AME;噻嗪类利尿药治疗 Gordon 综合征;小剂量地塞米松联合醛固酮受体拮抗剂治疗 GRA。

四、原发性高血压的基因治疗

原发性高血压属于多基因疾病,传统的药物治疗并不能从根本上解决问题,基因治疗是目前高血压治疗研究的热点,包括正义基因治疗、反义基因治疗和 RNA 干扰。

1.正义基因治疗

正义基因治疗是指以脂质体或病毒为基因载体,将目的基因转染到体内使之表达,以达到治疗高血压的目的。在血管紧张素Ⅱ(AngⅡ)诱导制备的高血压小鼠体内,白介素-24(IL-24)表达水平明显低于对照组。采用脂质体将 IL-24 基因转染到人脐静脉血管内皮细胞可显著下调内皮细胞内的氧自由基水平,减少细胞凋亡及氧化损伤。采用腺相关病毒(AAV)将 miRNA-21 导入自发性高血压大鼠(SHR)体内干预治疗后,SHR 的血压明显降低,伴有心肌肥厚减轻。通过 AAV 载体将 CyP2J2 基因转染进高血压小鼠体内后,在降低高血压小鼠血压水平的还明显减轻高血压介导的血管炎症反应,并减轻外膜胶原沉积和血管外膜细胞的增殖迁移反应。Elabela(ELA)是近年发现的 Apelin 受体激动药,通过激活 Apelin 受体可舒张大动脉血管,降低血压。通过尾静脉将 AAV-ELA 注射到高盐诱导的高血压大鼠体内,其升压效应明显延迟,提示 ELA/Apelin/APJ 信号可能成为高血压的基因治疗新靶点。

2.反义基因治疗

反义基因治疗是根据靶基因的结构设计反义寡核苷酸(AS-ODN),通过各种方式将 AS-ODN 导入靶细胞或机体,使其与双链 DNA 或 mRNA 结合,从而完全或部分抑制升血压相关基因的复制或表达,进而达到降压目的。学者们已经针对 RAAS 各成员设计了相应的 AS-ODN,并在动物模型上验证了其降压作用,但目前只局限于动物实验阶段。目前临床上一线降压药物仍然以 RAAS 干预药为主,但只有约一半患者的血压得到了完全控制,除了难治性高血压外,药物不良反应是影响治疗效果的主要因素,因而寻找能够调控 RAAS 活性的新方式仍任重道远。

3.RNA 干扰

近年来,非编码 RNA 研究为心血管疾病的诊断和治疗提供了新的可能,其中小干扰 RNA(siRNA)和微小 RNA(miRNA)研究取得了显著进展。病毒是将 RNA 干扰药物导入体内的最好载体,经过化学修饰的 siRNA 可以避免激活免疫系统并降低脱靶效应。miRNA-155 过表达可抑制血管外膜细胞中 Ang Ⅱ 介导 AT_1 受体表达,还可下调人脐静脉内皮的迁移。以血管紧张素原为靶点的短发夹 RNA(shRNA)在纳米粒子载体的介导下导入 SHR 后,血浆中血管紧张素原和 Ang Ⅱ 的浓度下调,血管的动脉粥样硬化性损伤也明显减轻。miRNA 还参与血管紧张素转化酶 2(ACE2)表达的调控,采用人工合成的 miRNA-421 前体转染原代心脏成纤维细胞可降低细胞内 ACE2 的表达,ACE2 在转录后水平受 miRNA421 调控,提示 miRNA 可能成为调控 ACE2 表达的干预靶点。

五、RAAS 与高血压基因治疗新进展

RAAS 是心血管功能调控的重要系统,是高血压基因治疗的研究热点。作为 RAAS 的新成员,ACE2 是人类 ACE 的第一个同源酶,ACE2 不仅能够直接降解血管紧张素Ⅱ(Ang Ⅱ)而生成 Ang-(1-7),还能与 ACE 竞争性结合产生底物 AngI,被催化后生成 Ang-(1-9),Ang-(1-9)经 ACE 催化进一步水解为 Ang-(1-7)。通过重组人 ACE2 转染高血压小鼠基因治疗后,可显著降低高血压小鼠的收缩压水平,伴有高血压小鼠心血管重构、炎症及氧化应激水平减轻。这提示人体内 ACE2/ACE 失衡往往导致 Ang Ⅱ-AT_1 受体作用反馈性增强,通过影响氧自由基和炎症介质生成及心血管结构破坏,造成高血压心血管损伤。新近研究表明,在高血压合并急性心力衰竭患者或者慢性心力衰竭状态下,体内血浆中的 ACE2 水平降低,伴有 Ang Ⅱ 水平上调和 Ang-(1-7)水平下调。国际心血管知名期刊 J AmColl Cardiol 最新研究报道,采用重组人 ACE2 治疗高血压合并心力衰竭与单纯心力衰竭患者后血浆中 Ang Ⅱ 下调,Ang-(1-7)水平和 Ang-(1-7)/Ang Ⅱ 比值升高,提示 ACE2 可通过调节 Ang-(1-7)/Ang Ⅱ 代谢平衡在高血压基因治疗中有重要的临床应用价值。目前重组人 ACE2 基因治疗已处于临床工期研究过程中。

六、总结

高血压病是可以预防和控制的疾病,积极控制血压可明显降低心血管事件的发生率,明显改善高血压患者的生存质量。高血压的基因治疗研究已经取得了瞩目的成就,但大部分研究成果还处于临床转化应用前期阶段,尚有许多问题需要解决。高血压发病涉及多基因、多因素,尽管目前已经发现了许多与高血压发病相关的基因变异位点,但要通过基因治疗技术从根本上治疗高血压,尚需开展更多动物实验和临床研究,进一步深入了解高血压相关基因的调控机制,为基因治疗安全转向高血压患者临床最终应用提供科学依据。

（于　辉）

第六节　老年人直立性低血压和餐后低血压研究进展

一、概述

直立性低血压(OH)又称为体位性低血压(PH),是临床工作中常见的疾病,在患有心脏疾病、糖尿病、体质虚弱和合并多重用药的老年人群中发生率较高,是跌倒、晕厥、心血管事件的危险因素之一。餐后低血压(PPH)也是一种临床常见却又被忽视的老年疾病,主要表现为餐后血压较餐前明显下降,急剧的血压下降可使患者出现头晕、晕厥等低血压症状,并诱发心血管事件、脑卒中,严重时会导致死亡。而随着年龄的增加,直立性低血压和餐后低血压的发生率也相应增加。因此,有效诊断、防治直立性低血压和餐后低血压对于降低老年患者心脑血管事件发生率和死亡率,延长人类寿命有着非常重要的临床意义。

二、直立性低血压

(一)定义

目前通常采用 1996 年美国自主神经科学学会和美国神经病学会的诊断标准:从卧位转为立位 3 分钟以内,收缩压降低≥20mmHg 和(或)舒张压降低≥10mmHg,或在直立倾斜试验中至少倾斜 600,于 3 分钟内出现上述血压变化,伴或不伴各种低灌注症状的临床综合征。也有学者提出,收缩压大于 160mmHg 的高血压患者直立时收缩压降低 30mmHg 及在血压低于正常血压下限的患者完全站立时收缩压＜90mmHg 时可以诊断为 OH。

(二)流行病学

OH 发病率与年龄呈正相关:50 岁以下人群 OH 发病率为 5%,65 岁以上人群 OH 的发病率为 30%,70 岁以上人群约有 1/3 患有 OH。因此,有学者提出,应每年对 70 岁以上老年人群进行常规 OH 筛查。此外,OH 发病率与神经性疾病明显相关,神经性疾病患者 OH 发病率较高:多系统萎缩的患者 OH 的发病率高达 80%,帕金森病患者 OH 发病率为 30%,单纯自主神经衰竭的患者中 OH 发病率为 100%。住院患者的 OH 发病率高达 70%,约有 1/3 的糖尿病、淀粉样变、脊髓损伤患者及低 BMI 患者出现 OH。

(三)发病机制

生理情况下,人体在站立时有 500～1000mL 血液淤积在下肢容量血管和内脏脉管系统,血管内压力增大、血浆外渗,从而导致静脉血回流减少,心输出量减少,平均血压降低。上述改变诱发血管压力自主调节反射支配的血液循环代偿反应,从而出现心率增快、周围血管收缩、外周阻力增加、回心血增加。这些自发性反应导致交感神经兴奋、副交感神经抑制,使 RAAS 抑制,抗利尿激素分泌,血浆动脉利尿钠肽减少,导致水钠潴留从而升高血压。在这过程中,为了保证重要器官能维持适当的灌注压,交感神经系统迅速做出反应,激发肾脏调节反应,在决定血压水平和调节循环血流分布过程中起着非常重要的作用。交感神经系统在调节血压水平和循环血流分布时主要受机械压力感受器作用调节,部分受化学感受器作用调节。人体站立时,颈动脉和主动脉弓内出现突然的血压降低会在数秒内激发压力感受器调节相关的代偿机制,导致心率增快、心脏收缩力增强、外周血管收缩;同时静脉-小动脉轴突反射被激发,使得肌肉、皮肤和脂肪组织中血流减少,从而使站立时肢体的血管阻力增加约 50%。正常情况下,直立时人体会出现一过性收缩压降低(降低 10～15mmHg),轻度舒张压增高(增高 5～10mmHg),以及代偿性心率增快 10～25 次/分。交感神经系统诱发的如上所述的一系列生理反应使得人体在站立后约 1 分钟血压达到平稳。在血压调节过程中,任何一个调节因素受损均可导致循环系统不能代偿早期或持续姿势改变导致的血压波动。例如,受血管压力反射调节的血管收缩能力受损,站立时心脏回心血流量减少,心输出量和周围阻力不成比例,血压降低程度增大就发展为早发型 OH。年龄相关的生理改变,包括压力感受器敏感性下降、肌肉泵活性降低及水液平衡失衡均可导致 OH。

(四)病因及分型

OH 既可被分为原发型 OH、继发性 OH,也可被分为早发型 OH(急性 OH)、迟发型 OH(慢性 OH)。OH 常见病因有神经变性疾病、周围自主神经损害、糖尿病自主神经功能损害、自身免疫性自主神经节病。此外,副肿瘤综合征、淀粉样变性及其他神经疾病(包括维生素缺乏、药物导致的神经性病变)也是常见的 OH 致病原因。早发型 OH 被定义为在站立 30s 的短时间内出现收缩压降低大于 40mmHg 或舒张压降低大于 20mmHg,主要是在突然主动站立时发生,但在被动站立时血压降低程度明显减少,甚至完全不会出现血压下降。此外,该种类型的 OH 经常合并晕厥,可能出现临床漏诊。因此,早发型 OH 只能通过主动站立时持续血压监测进行诊断。迟发型 OH 被定义为在站立 3～45 分钟,患者出现缓慢的动脉血压下降(血压至少降低 20/10mmHg,或高血压患者血压至少降低 30/15mmHg)。该种临床表现可能预示着轻度或早期自主神经功能紊乱,与年龄相关的代偿调节机制受损有关,需要与反射性晕厥相鉴别。在临床中两者经常合并出现,但前者无心率变慢或窦性停搏。

基于病理基础,OH 也可被分为两大类,即 OH 可被大致分为神经源性 OH(nOH)和非神经源性 OH。nOH 是原发型神经退行性疾病(如单纯自主神经衰竭、多系统萎缩、帕金森病)的慢性自主神经功能衰竭的主要表现,也可继发于糖尿病周围神经病变、淀粉样变、晚期肾衰竭。nOH 是临床中最常见的类型,几乎所有没有确切病因的慢性 OH 都可归为 nOH。

(五)临床表现

OH 的症状包括反复发作的晕厥、眩晕、虚弱、恶心、头痛、震颤、头痛、站立时衣架样疼痛(颈部和肩部疼痛),这些症状可能因运动、炎热、脱水、饮酒等在清晨加重。即使患者既往无基础疾病,OH 也可导致心脑血管事件发病率、死亡率增加。OH 不仅与全因死亡存在明显相关性,还与慢性肾病、认知功能损害及血栓形成相关,也可导致严重残疾,使跌倒性损伤风险增高。

(六)诊断

直立倾斜试验、坐站试验、仰卧直立试验、仰卧坐立试验均可用于 OH 临床诊断。虽然坐站试验在临床上广泛运用,但其诊断的准确性尚不确定,而仰卧直立试验和仰卧坐立试验也存在同样的问题。OH 患者在早晨第一次起立时临床表现及血压下降最明显,也最严重,如果在下午做上述检查,结果可能会出现比实际情况轻。

血压测量是目前最常用的临床诊断检查方法。但在测量血压前,患者应保持平卧 5 分钟。其中,间隙血压监测是一种广泛用于 OH 临床诊断的方法。但不同指南推荐的血压测量频率存在较大差异。人体在站立 1 分钟内,通常是 30s 时,血压下降至最低水平。因此,应在站立 30s、60s 及之后每分钟测量一次血压、心率,监测直立时血压 3 分钟。如果考虑有迟发性 OH 应延长监测时间。监测血压时同时测量心率可能有助于鉴别神经源性 OH、非神经源性 OH 及其他疾病相关 OH,如姿势相关性心动过速综合征。直立后心率没有相应增加 10~15 次份则提示神经源性 OH 可能性大。但需注意年龄、平卧试验持续时间和影响心率的药物产生的临床作用,如患者服用的 β 受体阻滞剂会影响监测到的心率。如果患者可以自行记录姿势变化及相应的临床症状,则可使用可移动血压仪来诊断 OH。但 ABPM 在 OH 中的应用主要是监测夜间血压、平卧血压和餐后血压。

(七)治疗

1.非药物治疗

服用降压药的患者应避免白天长期平躺,夜间睡觉时也应取头高斜位,且所用降压药不应在睡前 4 小时内服用,规律检测平卧位血压。缓慢站立有助于防止血压骤降。准备站立时,先将身体前倾可部分缓解 OH 症状,因为身体前倾可挤压腹部,从而增加回心血量,还可通过使头降低到心脏水平以增加脑血流。佩戴腹压带对下腹部施加 10mmHg 或 20~40mmHg 压力也可缓解神经源性 OH 症状,但是对腹部施加最大耐受压力却不能进一步缓解神经源性 OH 症状。于下腹部、大腿、小腿同时佩戴弹力带也可缓解 nOH。佩戴加压袜对踝部施压 40~60mmHg,对髋部施加 30~49mmHg 的压力也有助于提高血压、改善 OH 症状,但许多患者对该种治疗方法的耐受性差。夜间头高斜位睡姿可预防平卧位高血压并减少夜间水钠排泄。既往研究发现,每天 250mg 的咖啡因或每天 2 杯咖啡可抑制周围血管舒张,从而增加站立血压。虽然目前 250mg 剂量的咖啡因治疗 OH 的证据质量较低,但也可以作为今后治疗的一种候选方案。目前尚无足够证据支持饮食、运动、饮水治疗神经源性 OH 的有效性。

2.药物治疗

研究显示,α_1 受体激动剂米多君是一种短效血管收缩剂,可刺激动静脉肾上腺受体,其半衰期为 2~4 小时,可以明显升高多系统萎缩等患者的站立血压,进而缓解神经源性 OH,起始剂量为 2.5mg,每天 2 次或每天 3 次,可增加至 10mg,每天 3 次,在起床前、中午、半下午时服用,注意避免在睡前 4 小时内服用以避免平卧高血压。基于以往的研究数据,可推荐神经源性 OH 患者使用米多君。但米多君不良反应包括尿潴留、感觉异常、脱发、寒战、全身皮肤瘙痒等,用药时应注意有无平卧位高血压、尿潴留等。米多君不仅可单用,还可联合血清扩容剂(如氟氢可的松)治疗 OH。氟氢可的松是一种人工合成的盐皮质激素,可以增强血管压力感受器敏感性,增加循环血量。虽然在有的指南中氟氢可的松是治疗 OH 的一线用药,但考虑到其水钠潴留作用和较长的半衰期,氟氢可的松禁用于心力衰竭、肾衰竭、高血压患者。在大于 0.3mg 的使用剂量时,患者经常出现低血钾和水肿,临床获益很小。阿托西汀(常规使用剂量为 18mg/d),是一种去甲肾上腺素再摄取抑制剂。研究发现,相比米多君,阿托西汀更能增加站立时血压,改善 OH 症状,但其长期作用尚不清楚。

既往研究发现,作为肾上腺素前体药的屈昔多巴可提高血压、改善 OH 症状,且患者对该药的耐受性好,已在日本被用于治疗神经源性 OH 多年,最近该药在美国也通过药物审查用于治疗神经源性 OH。屈昔多巴的半衰期为 2～3 小时,起始剂量为 100mg,每天 3 次,可增加至 600mg,每天 3 次,但在上床 5 小时内应避免服用以防止平卧高血压。然而,屈昔多巴在糖尿病合并神经源性 OH 的患者疗效尚不确切,其安全性和有效性仍有待验证。研究发现,双氢麦角胺联合咖啡因也可升高血压,改善自主神经衰竭患者的症状。因此,双氢麦角胺也可能考虑用于治疗无血管疾病基础患者的自主神经功能障碍。

三、餐后低血压

(一)定义

餐后低血压(PPH)通常指进食后 2 小时内收缩压降低大于等于 20mmHg,或餐前收缩压大于等于 100mmHg,进食后 2 小时内收缩压降低至 90mmHg 或更低。通常在餐后 15 分钟开始出现血压下降,在 30～60 分钟达到高峰并持续 2 小时。

(二)流行病学

年龄与 PPH 的发生呈正相关。然而,PPH 的发生率在不同的研究中差异很大,主要是因为受试者年龄、合并症及研究中所采用的血压测量手段不同。餐后血压降低大多发生于 65 岁及以上的老年人,也经常出现在 60 岁老年人进食后 60～120 分钟,尤其是在进食高碳水化合物食物后。约 50% 的 PPH 患者合并有 OH。PPH 既可出现在高血压和非高血压患者中,也可能出现在停用降压药后的患者中。

(三)发病机制

交感神经反应性降低可能是 PPH 的发病机制。正常人群餐后血压最低值约出现在餐后 45 分钟,但在自主神经功能衰竭的患者中,血压下降的最低值经常出现在餐后 15 分钟内,且血压降低幅度比正常人更大。餐后血压降低反映了外周及内脏血管舒张导致循环系统血管阻力下降,维持正常血压水平的内稳态能力减弱,机体不能产生代偿性心输出量增加。生理情况下,餐后人体交感神经活动增加 200% 以维持餐后血压平稳,PPH 患者肌肉交感神经活动减弱,血浆去甲肾上腺的增加减少。由于交感神经系统不能抵消餐后内脏血管充血产生的血压波动,PPH 患者进食以后出现急剧的血压下降还可导致原有的 OH 病情加重。老年人的交感神经反应能力较青年正常人群减弱,因此老年人 PPH 发病率明显高于青年人群。有研究发现,相对复合饮食(含碳水化合物、脂肪、蛋白质),高碳水化合物饮食更能引起老年患者和诊断为 PPH 的患者低血压反应,提示作为糖吸收主要器官的小肠可能在 PPH 发病中起重要作用,碳水化合物刺激远端小肠分泌的胰高血糖素样肽(GLP)-1、GLP-2 可能与 PPH 发病有关。避免一次性进食大量的高碳水化合物食物、戒酒及停用血管舒张剂可在一定程度上起到防治 PPH 或缓解 PPH 症状的作用。

(四)临床症状

PPH 的典型症状有眩晕、疲劳感、恶心、头痛、视觉障碍、跌倒、晕厥及生活质量降低。既往研究提示,PPH 可能会增加心血管病发病率、全因死亡率,也是动脉硬化、脑缺血性卒中的高危因素。同 OH 一样,PPH 也被认为是导致老年患者死亡的主要原因之一。但是,并非所有的 PPH 均表现出上述典型的临床症状,约半数的 PPH 患者有难以解释的晕厥及突发血管事件,如脑卒中、心绞痛,甚至死亡。由此可见,非典型 PPH 也可导致严重的临床后果。PPH 的症状不能用于预测死亡风险,非症状性 PPH 患者也可能有较高死亡风险。

(五)诊断

到目前为止尚无达成共识的诊断标准。餐后 2 小时内出现晕厥、眩晕及眩晕导致的跌倒应考虑 PPH

可能。但也有专家建议,同时具备 PPH 症状和餐后血压降低的患者才能被诊断为 PPH。但在疗养院许多老年患者出现过餐后血压降低,却未达到诊断标准。PPH 的高危预测因素包括高龄、低体重指数、心脑血管病史(包括短暂性脑缺血发作、脑卒中及 MRI 发现的脑血管病变)、多系统萎缩、帕金森病和办公室高收缩压。当患者出现 PPH 相关症状并合并上述高危预测因素时,对这类患者(尤其是老年患者)可推荐使用家庭可移动血压仪对餐后 2 小时多个固定时间点进行自动血压监测(餐后每 30 分钟测量 1 次血压,至少测量至餐后 90 分钟),同时记录症状,该方法有助于 PPH 诊断。此外,动态监测有餐后症状患者的早餐和午餐血流动力学改变也有助于 PPH 诊断。有研究发现,PPH 患者经常合并 OH,且平卧休息大于 2 小时可能会增加 PPH 风险。鉴于此,在评估 PPH 和 OH 时患者应采用标准姿势,推荐患者取坐位测量血压。

(六)治疗

1.非药物治疗

研究发现,自主神经衰弱的患者餐前快速饮水(5 分钟内喝完 480mL 水)可显著降低餐后血压。同样,在对 5 名多系统萎缩患者的研究中发现,快速饮水(5 分钟内喝完 350mL 水)也可显著降低餐后血压。既往研究提示,咖啡作为一种阻止内脏甲基黄嘌呤敏感的腺苷受体的腺苷拮抗剂,可在一定程度上有效治疗 PPH。餐后咖啡因(200~250g/d 或每天 2 杯咖啡)可减少餐后症状并缓解血压降低程度,可能与其刺激交感神经兴奋有关。少食多餐也可降低餐后血压降低幅度并缓解餐后低血压症状,但对 OH 没有影响。

2.药物治疗

餐前皮下注射奥曲肽(1μg/kg)有助于缓解餐后低血压,也被推荐用于治疗除糖尿病患者以外的 PPH。奥曲肽可能是能完全防治 PPH 的药物,其治疗机制可能与其抑制肠血管活性物质,并且直接或间接减少内脏血管舒张反应有关。因为奥曲肽可能造成糖尿病患者餐后高血糖,所以不推荐用奥曲肽治疗糖尿病自主神经功能障碍导致的 PPH 或糖尿病合并 PPH。但奥曲肽不仅价格昂贵,而且需每天注射,不良反应发生率高,所以临床推广难度较大。患者对长效生长抑素类似物的耐受性比奥曲肽好,但目前尚无该类药物用于 PPH 的相关报道。

阿卡波糖可减少复杂碳水化合物分解,延迟肠内葡萄糖的吸收。既往研究提示,50~100mg 的阿卡波糖可缓解老年人、单纯自主神经功能衰竭、多系统萎缩合并 PPH 的患者(尤其是多系统萎缩患者)餐后收缩压降低。因此,阿卡波糖被推荐用于治疗餐后低血压。但这些试验研究的样本量较小,用药疗程较短,需更多数据支持该研究结果。

(于　辉)

第七节　TRP 通道在高血压中的作用及研究进展

一、概述

细胞钙稳态在血管功能和高血压发病中发挥重要作用。研究发现一类非选择性阳离子通道即瞬时受体电位通道(TRP 通道)在调控细胞钙信号和心血管功能中发挥着重要作用。越来越多的证据表明,TRP 通道参与了血管功能的调控。TRP 通道功能异常可导致高血压的发生、发展。而激活某些特定的 TRP 通道亚型则可改善代谢紊乱导致的血管损害和高血压。近年来,越来越多的研究发现,TRPV1、TRPC、TRPM 在心血管的调控中也具有十分重要的作用。膳食因子辣椒素、薄荷醇激活 TRP 可以改善肥胖和高血压。因此,进一步阐明 TRP 通道在高血压中的作用将有助于高血压的预防和治疗,尤其是为膳食因子干预高血压提供科学可行而经济的防治策略。

高血压是最重要的心血管危险因素之一,我国高血压患病率为 25%,患者人数高达 3 亿。由高血压引起的脑卒中、心肌梗死、心力衰竭及慢性肾病等并发症致残率、致死率高,给家庭和国家造成沉重负担。高血压又是可以控制和预防的疾病,降低血压水平可明显减少其并发症,改善患者的预后。虽然已经有较多的治疗手段和方法,但是由于其机制复杂,目前干预靶点仍有待探讨,寻求更为有效的治疗药物迫在眉睫。近年来,关于细胞膜表面受体及其下游相关信号通路的研究越来越多,给高血压及相关疾病的治疗提供了新靶点。

TRP 通道是一类非常重要的非选择性、非电压依赖性的阳离子通道超家族,位于细胞膜上,通过的离子主要有钙离子、钠离子和镁离子。TRP 通道首次发现于果蝇的感光细胞中,可以引起跨膜钙离子流从而激活磷脂酶 C。TRP 包括七个亚家族 TRPC、TRPV、TRPM、TRPP、TRPML、TRPA 和 TRPN。TRP 通道几乎表达于全身各个组织,包括心脏和血管,大多数都可以介导钙离子内流,从而作为细胞传感器发挥作用。Ca^{2+} 是细胞内重要的信使物质之一,胞内的游离 Ca^{2+} 浓度($[Ca^{2+}]i$)的变化是促发细胞相关信号转导的始动因素,如增殖、基因表达和凋亡等,与心血管疾病的发生、发展密切相关。根据 TRP 通道在调控血管张力中功能的不同,可将其分为两个功能亚型,即参与血管收缩和血管舒张。鉴于 TRP 通道在血管功能调控中的重要作用,其在心血管疾病中的作用被广泛研究。此外,某些 TRP 通道还参与了血糖和脂质代谢的调控,参与了代谢性高血压的发生。因此,TRP 通道可能是高血压及其心血管损害的潜在干预靶点。

二、TRP 通道在调控血管生理功能中的作用

(一)TRPC 通道在调控血管生理功能中的作用

TRPC 通道有 7 个成员,分属 4 类,如 TRPC1、TRPC2、TRPC4/5 和 TRPC3/6/7,其中 TRPC1、TRPC3、TRPC6 已经被明确在心血管疾病中发挥致病作用,在心血管疾病的模型中,TRPC1、TRPC3、TRPC6 的表达常常是上调的,而抑制它们的表达能减轻相关的病理生理学改变。TRPC 通道被 Na^+ 和 Ca^{2+} 的跨膜流动激活,胞外钙内流触发的胞内钙离子池释放也可以激活此通道。TRPC3 和 TRPC6 这两个亚型在引起心血管系统病理生理变化信号通路中各自发挥作用。有研究表明,单独的机械刺激不能激活离子流动,却能增加共存的受体偶联通道的活性。二者共表达于心肌细胞、平滑肌细胞和内皮细胞,发挥血管功能调控作用。免疫共沉淀反应揭示了二者之间的内在关系,TRPC6 的下调会导致共表达的 TRPC3 功能的抑制。然而,在敲除了 TRPC6 的小鼠身上却发现,TRPC3 的 mRNA 是上调的,提示 TRPC6 的表达水平可负调控 TRPC3,可能是影响 TRPC3 活性的重要调节分子。

已知,TRPC 通道在血管组织中有表达及功能,并参与血管生理功能的调控。血管平滑肌细胞 STIM/Orai 是调节钙库操纵钙内流途径(SOCE)的经典信号分子。研究发现,某些 TRPC 亚型是 SOCE 途径的重要调节分子。TRPCI 参与了血管平滑肌细胞和内皮细胞 SOCE 的调控。TRPC3 在血管张力调控中起重要作用。TRPC3 可促进内皮来源超极化因子介导的血管舒张作用。TRPC3 还参与了脑动脉血管和血管平滑肌的收缩作用。主动脉内皮细胞 TRPC4 介导的 SOCE 可诱导内皮依赖性的舒张作用。鞘氨醇磷酸酯激活 TRPC5 可调控血管平滑肌细胞的运动活性。TRPC6 是调控血管肌源性张力的重要分子之一。抑制 TRPC6 可显著抑制脑动脉血管平滑肌的去极化作用并抑制血管条的收缩。有趣的是,电生理研究发现 TRPC6 敲除的血管平滑肌细胞基础性阳离子内流显著增强,TRPC 介导的阳离子电流增加,膜电位去极化更加显著,其机制与 TRPC3 的表达上调有关,该研究结果提示 TRPC3 和 TRPC6 之间存在着某种相互作用。进一步研究发现,TRPC6 能够抑制 TRPC3/6 多聚体中 TRPC3 的基础活性,该多聚体在调节血管平滑肌张力中起重要的生理作用。内皮细胞 cGMP 依赖的蛋白激酶 I 信号途径紊乱也参与了 TRPC6 缺血导致的血管功能障碍。

(二)TRPV 通道在调控血管生理功能中的作用

TRPV1 在血管内皮广泛表达。激活 TRPV1 可促进辣椒素敏感神经释放降钙素基因相关肽(CGRP)释放,增加内皮细胞 NO 的生物利用度,引起血管舒张。TRPV2 可被膜牵张和低渗透压刺激激活,在小鼠主动脉、肠系膜动脉和基底动脉肌细胞中表达。同时,机械应力激活 TRPV2 在维持心脏结构和功能中起重要作用。TRPV3 介导的钙内流参与脑实质小动脉内皮依赖性的舒张。TRPV4 介导的钙内流在血流诱

导的血管舒张中起重要作用,TRPV4 敲除后剪切力诱导的血管舒张反应受损。

(三)TRPM 通道在调控血管生理功能中的作用

TRPM 通道是 TRP 通道超家族中最大的一个亚家族,有 8 个成员分为 4 个组:TRPM1/3、TRPM6/7、TRPM4/5、TRPM2/8,广泛分布于全身的兴奋细胞和非兴奋细胞,参与的生理功能涉及感受味觉、冷刺激、渗透压、氧化还原状态、pH、Mg^{2+} 稳态、细胞增殖和凋亡等。新近研究发现,TRPM 基因表达于血管平滑肌,而且 TRPM8 优势表达。已有相关实验证实,TRPM8 在大鼠主动脉、尾部动脉、股动脉和肠系膜动脉均有表达,免疫细胞化学的方法还表明 TRPM8 表达于细胞边缘。生理条件下,TRPM 能引起 Na^+ 和 Ca^{2+} 内流从而使细胞去极化,动脉平滑肌细胞上使电压门控的 Ca^{2+} 通道开放也可以使细胞去极化。TRPM4、TRPM5、TRPM7、TRPM8 介导的细胞内钙离子水平增高能引起磷脂酶 C 的激活,PIP2 的消耗和通道脱敏、磷脂酶 c 激活后,其下游信号通路会发生相应改变。TRPM8 也可以被外源性的 PIP2 直接活化,而且冷刺激、薄荷醇、膜的去极化能提高其与 PIP2 的亲和力。Gq/11 偶联受体的激活能抑制 TRPM8。钙离子池的释放能够活化 TRPM3/8。

薄荷醇是 TRPM8 的受体激动剂。体内外实验中,薄荷醇诱导的瞬时钙离子内流由一个起始相和之后的持续相组成,起始阶段可以看作血管局部的微收缩引起的不同步机械振动和细胞内不同步的钙离子波的共同体,并且两个时相对硝苯地平均有免疫作用。TRPMβ 受体激动剂薄荷醇依赖于胞外钙离子和硝苯地平免疫,也说明了其在肺动脉和循环系统中的作用。钙池释放可以激活 TRPM8,因此 TRPM8 可能是血管平滑肌细胞中 SOC 的组成部分之一,此通路包含非钙依赖性磷脂酶 A2 和磷脂(磷脂可激活 TRPM8),故 TRPM8 可能参与动脉粥样硬化,有待于进一步研究。

近期研究发现,TRPM4 在脑动脉肌源性收缩中有重要作用。激活 TRPM4 介导的离子内流会引起脑动脉肌源性收缩,使用反义寡核苷酸抑制 TRPM4 则显著抑制压力诱导的血管平滑肌细胞去极化。TRPM4 可能是调节大脑血流的重要分子。

(四)TRPA 通道在调控血管生理功能中的作用

TRPA1 属非选择性阳离子通道,是机体氧化应激的感受器,多种氧化应激代谢产物均可激活 TRPA1。研究显示,TRPA1 在血管系统中发挥调控血管功能作用。研究发现在内皮细胞中表达 TRPA1,其参与了脑动脉内皮依赖性血管舒张作用,利用烯丙基氰酸盐激活 TRPA1 通道,通过内皮细胞钙激活性钾通道和平滑肌细胞内向整流钾离子通道导致细胞膜超极化,使血管平滑肌细胞内 Ca^{2+} 水平降低,介导脑动脉舒张,上述作用在去除内皮后显著减弱,提示激活 TRPA1 诱导的脑血管舒张作用至少部分为内皮依赖性。

三、TRP 通道在高血压中的作用

TRP 通道在血管生理功能的调控中具有重要作用。尽管尚未发现 TRP 通道基因突变与高血压的发病有关,但在人和动物高血压研究中均发现 TRP 通道明显异常。目前还很难区分这些改变是原发性还是继发性,但存在高血压发病危险因素的情况下,TRP 通道可出现功能异常参与高血压的发生。

(一)TRPC 通道在高血压中的作用

在原发性高血压患者和动物高血压模型的研究中发现,TRPC 通道表达或功能有显著改变与异常。前期研究发现,TRPC3 和 TRPC5 蛋白表达水平及钙内流在高血压患者和动物的血管平滑肌及单核细胞中均显著升高。Ang II 或去甲肾上腺素处理可显著增加 SHR 肠系膜动脉 TRPC1、TRPC3 和 TRPC5 的蛋白质表达丰度。TRPC6 基因敲除后,小鼠血压明显升高,血管收缩能力增强,血管平滑肌细胞膜电位去极化更显著,机制与 TRPC6 基因敲除后的 TRPC3 通道激活有关。提示 TRPC 通道和血管功能异常可能是高血压危险因素导致的继发性改变。某些特定亚型的 TRP 通道功能异常可导致血管功能障碍。

(二)TRPV 通道在高血压中的作用

TRPV1 是所有 TRP 通道中研究最多的亚型之一,其在血管内皮广泛表达并发挥重要生理功能。最近研究发现,TRPV1 还在糖脂代谢的调控中有重要作用。激活 TRPV1 可增加内皮 NO 的生物利用度,改善内皮依赖性的舒张功能,从而改善 SHR 和高盐饮食诱导小鼠的血压水平。长期膳食辣椒素激活 TRPV1 可促进卒中倾向 SHR 脑动脉 eNOS 的表达并改善血管功能,从而延缓卒中的发生。膳食补充辣椒素还可改善高盐喂养小鼠心肌线粒体功能,减轻心肌肥厚。高盐处理会减弱皮质集合管 TRPV1 的功能,膳食补充辣椒素能慢性激活 TRPV1 抑制集合管 ENaC 的活性,减少尿钠重吸收,促进尿钠排泄,改善高盐诱导的血压升高。TRPV4 与盐敏感性高血压的发生密切相关。高盐摄入可通过增加 TRPV4 的表达拮抗高盐诱导的血管功能障碍和盐敏感性高血压。

(三)TRPM 通道在高血压中的作用

近期研究发现,TRPM4 在心血管系统病理生理作用中有重要作用。脑动脉 TRPM4 参与了压力诱导的血管收缩和脑血流调控。TRPM4 基因敲除小鼠血压明显升高有发展为高血压的趋势,机制还与嗜铬细胞儿茶酚胺释放增加有关。此外,还发现 TRPM4 基因多态性与心脏传导异常有关联。TRPM7 主要对 Mg^{2+} 通透负责跨细胞间的 Mg^{2+} 转运,其功能障碍可导致 SHR 血管平滑肌细胞 Mg^{2+} 稳态失衡和功能异常。研究证实 TRPM8 在疼痛和温度敏感的感觉神经元中表达,哺乳动物感觉神经元的 TRPM8 在 $-25℃$ 能被激活,TRPM8 也能被一些天然的物质所激活,如薄荷。近年研究证实,寒冷应激导致高血压的发生,促使大量儿茶酚胺释放,激活肾上腺素 α_1 受体(α_1-AR),促进 IL-6、TNF-α 炎症因子释放,增加活性氧产生,与激活 ERK 及 NAD(P)H 氧化酶有关。激活 α_1-AR 可抑制 TRPM8 活性与 G 蛋白/PKA 有关。体外实验发现,薄荷醇激活血管平滑肌细胞 TRPM8 可抑制肌浆网钙库钙释放和 RhoA/ROCK 活性,诱导血管舒张;而长期膳食补充薄荷醇慢性激活 TRPM8 可显著改善高血压动物和高血压前期志愿者的血压水平。

(四)TRPA 通道在高血压中的作用

已知低温环境可使血管收缩,导致寒冷引起高血压的发生。低温($<17℃$)可激活 TRPA1,在寒冷引起高血压发生的不同阶段中作用不同。研究发现,TRPA1 参与低温介导的血管张力变化,在寒冷最初诱导血管收缩中,TRPA1 通过氧化应激及介导 Rho 通路、a2 肾上腺受体等激活促使血管收缩,而在之后的血管舒张中,TRPA1 通过促进神经源性舒张因子 CGRP 和 NO 释放而参与了血管舒张过程。有关 TRPA 通道在高血压中的作用有待进一步探讨。

四、干预 TRP 通道对高血压的改善作用

(一)牛磺酸抑制 TRPC3 改善高血压的作用

近年来研究发现 H_2S 在高血压发病中起重要作用,在心血管组织中 H_2S 的合成主要依赖胱硫醚-γ-裂解酶(CSE)。他人研究证实,原发性高血压中 CSE 的活性及表达被抑制,血浆 H_2S 含量降低,其机制尚不清楚。我们在前期研究中发现,高血压前期人群给予外源性牛磺酸干预可上调 CSE 增加血浆 H_2S 的生成,改善血管功能,降低血压。有研究发现,血管平滑肌细胞的 CSE 在钙信号的介导下可以进入线粒体发挥作用。我们研究发现,通过补充牛磺酸促进血管组织 H_2S 的合成可以改善血管平滑肌的线粒体呼吸功能,抑制活性氧的产生。同时我们也发现,TRPC3 与 CSE 在血管平滑肌中共表达,且 CSE/H_2S 通路受细胞内钙调控,SHR 主动脉 TRPC3 表达增强介导细胞内 $[Ca^{2+}]$ 增加,可抑制 CSE 表达,活性氧生成增多;与同窝野生型 WT 小鼠相比时血管组织 TRPC3 激活与 CSE 调控活性氧有关。高血压时 TRPC3 激活介导平滑肌细胞钙异常与 TRPC3 有关的通路有关。牛磺酸干预能降低血压和改善血管功能,其机制与抑制血管 TRPC3 介导的 Ca^{2+} 内流有关。

(二)膳食辣椒素激活 TRPV1 改善高血压的作用

辣椒在饮食文化中占有举足轻重的地位,被用作调味品和药物也有着悠久的历史。在世界范围内,辣椒的食用也越来越广泛。辣椒素是辣椒中的辛辣刺激成分,是不可或缺的日常调味品和营养素。大量基础研究和人群研究结果已经证实辣椒素有益于身体健康。

新出现的研究结果发现,TRP 通道还在调控细胞生长、矿物质吸收、体液平衡、胃肠道运动和心血管功

能中起重要作用。TRPV1 是 TRP 通道家族中被研究的最广泛的亚型之一。辣椒素的特异性受体是 TRPV1。TRPV1 属于瞬时受体电位通道家族。除了在神经系统的经典作用外,TRPV1 还在维持生理功能稳态中发挥重要作用。辣椒素在胃肠道的被动吸收率高于 80％,被吸收后通过白蛋白在血液中转运;因此,辣椒素可能具有广泛激活各组织器官 TRPV1 的作用并启动一系列的生物学效应。TRPV1 与高血压和高血压相关的靶器官功能障碍有关,其机制仍有待深入研究。研究显示,辣椒素激活 TRPV1 的抗高血压效应与辣椒素敏感神经促进降钙素基因相关肽(CGRP)和内皮细胞一氧化氮释放有关。急性辣椒素处理可短暂地升高血浆中 CGRP 的浓度,并伴有血压下降。膳食辣椒素激活 TRPV1 上调血管组织蛋白激酶 A 和 eNOS 的磷酸化,增加内皮 NO 的生物利用度。长期辣椒素干预可促进遗传性高血压大鼠内皮依赖性的舒张功能并降低血压。而 CGRP 在慢性辣椒素干预降血压中的作用较弱。近期研究发现,抑制血管平滑肌细胞 L 型钙通道是辣椒素诱导血管舒张的机制之一。Dahl 盐免疫大鼠可免疫高盐诱导的血压升高,其背后机制涉及 TRPV1 的激活。TRPV1 的表达及功能在 Dahl 盐敏感大鼠中受损,导致其对盐负荷敏感性增加。慢性膳食辣椒素可改善高盐喂养小鼠的血管功能及夜间血压升高,机制与激活 TRPV1 抑制血管氧化应激有关,该效应在 TRPV1 基因敲除小鼠中缺失。与单纯高盐喂养小鼠相比,高盐加辣椒素喂养小鼠尿钠排泄更高,血压水平也更低,提示辣椒素可改善高盐导致的血压升高。此外,TRPV1 激活还可诱导对高盐的厌恶行为,从而减少盐的摄入。

(三)激活 TRPM8 改善寒冷性高血压的作用

薄荷醇激活 TRPM8 能抑制 α_1-AR 介导的血管收缩。激活 DAG/PKC 信号通路对 TRPM8 也有抑制作用,研究提示寒冷应激引起交感激活与抑制 TRPM8 有关。激活血管组织 TRPM8 能抑制血管收缩反应性。近年我们开展了薄荷醇胶囊干预高血压前期人群(45～65 岁)随机双盲的临床研究。我们的研究显示,薄荷醇胶囊干预 8 周能显著降低高血压前期受试者的血压及改善血管舒张功能,且对心率也有明显降低。重要的是,我们发现薄荷醇胶囊干预 8 周后,高血压前期受试者血浆 CRP 及 TNF-α 也显著下降。在离体实验中我们也证实薄荷抑制血管的收缩反应,减少 TRPM8 介导的 Ca^{2+} 内流与抑制 RhoA/ROCK 信号通路有关,且与维持线粒体钙稳态,抑制 Ang Ⅱ 介导的线粒体呼吸功能障碍及活性氧导致的钙内流有关。

(四)激活 TRPA1 改善高血压的作用

TRPA1 能被多种食材成分激活,如大蒜素、桂皮醛和芥末等。研究发现,大蒜素和桂皮醛能激活 TRPA1 舒张肠系膜动脉及脑动脉和改善糖尿病诱导的高血压。我们研究发现,长期高盐摄入可抑制 WT 小鼠肾近曲小管 TRPA1 表达,且近曲小管顶端膜 NHE3 和基侧膜 Na^+-K^+-ATP 酶表达明显增高,高盐加桂皮醛可增加近曲小管 TRPA1 的表达,抑制顶端膜 NHE3 和基侧膜 Na^+-K^+-ATP 酶,显著促进尿 Na^+ 排泄,而桂皮醛对高盐干预的 $TRPA1^{-/-}$ 小鼠无作用。

综上所述,TRP 通道家族在高血压的发生发展过程中发挥重要作用,可以通过调节血管平滑肌细胞而调节血压,从而对整个循环系统产生影响,通过调节细胞内 Ca^{2+} 水平,使相关的信号通路发生变化,从而触发一系列生理变化,这些均为临床治疗高血压相关疾病提供了新的切入点,进一步对 TRP 进行转化研究可能为高血压的治疗提供新的治疗手段。

（于　辉）

第四章　冠心病

第一节　稳定型心绞痛

稳定型心绞痛(SAP)又称为稳定性劳力型心绞痛,是由于劳力引起心肌耗氧量增加,而病变的冠状动脉不能及时调整和增加血流量,从而引起可逆性心肌缺血,但不引起心肌坏死。这是由于心肌供氧与耗氧之间暂时失去平衡而发生心肌缺血的临床症状,是在一定条件下冠状动脉所供应的血液和氧不能满足心肌需要的结果。

一、病因和发病机制

稳定型心绞痛是一种以胸、下颌、肩、背或臂的不适感为特征的临床症候群,其典型表现为劳累、情绪波动或应激后发作,休息或服用硝酸甘油后可缓解。有些不典型的稳定型心绞痛以上腹部不适感为临床表现。William Heberden 在 1772 年首次提出"心绞痛的概念",并将之描述为与运动有关的胸区压抑感和焦虑,不过那时还不清楚它的病因和病理机制。现在我们知道它由心肌缺血引起。心肌缺血最常见的原因是粥样硬化性冠状动脉疾病,其他原因还包括肥厚型或扩张型心肌病、动脉硬化以及其他较少见的心脏疾病。

心肌供氧和需氧的不平衡产生了心肌缺血。心肌氧供取决于动脉氧饱和度、心肌氧扩散度和冠脉血流,而冠脉血流又取决于冠脉管腔横断面积和冠脉微血管的调节。管腔横断面积和微血管都受到管壁内粥样硬化斑块的影响,从而因运动时心率增快、心肌收缩增强以及管壁紧张度增加导致心肌需氧增加,最终引起氧的供需不平衡。心肌缺血引起交感激活,产生心肌耗氧增加、冠状动脉收缩等一系列效应从而进一步加重缺血。缺血持续加重,导致心脏代谢紊乱、血流重分配、区域性以至整体性舒张和收缩功能障碍、心电图改变,最终引起心绞痛。缺血心肌释放的腺苷能激活心脏神经末梢的 A1 受体,是导致心绞痛(胸痛)的主要中介。

心肌缺血也可以无症状。无痛性心肌缺血可能因为缺血时间短或不甚严重,或因为心脏传入神经受损,或缺血性疼痛在脊的和脊上的部位受到抑制。患者显示出无痛性缺血证据、气短以及心悸都提示心绞痛存在。

对大多数患者来说,稳定型心绞痛的病理因素是动脉粥样硬化、冠脉狭窄。正常血管床能自我调节,例如在运动时冠脉血流增加为平时的 5~6 倍。动脉粥样化斑块减少了血管腔横断面积,使得运动时冠脉血管床自我调节的能力下降,从而产生不同严重程度的缺血。若管腔径减少>50%,当运动或应激时,冠脉血流不能满足心脏代谢需要从而导致心肌缺血。内皮功能受损也是心绞痛的病因之一。心肌桥是心绞痛的罕见病因。

用血管内超声(IVUS)观察稳定型心绞痛患者的冠状动脉斑块,发现 1/3 的患者至少有 1 个斑块破裂,6% 的患者有多个斑块破裂。合并糖尿病的患者更易发生斑块破裂。临床上应重视稳定型心绞痛患者的治疗,防止其发展为急性冠脉综合征(ACS)。

二、临床表现

稳定型心绞痛的发作具有较为特征性的临床表现,对临床的冠心病诊断具有重要价值,可以通过仔细的病史询问获得这些有价值的信息。

（一）症状

1.诱因

劳力最为常见，如走路快、上楼、爬坡、顶风骑车等。亦可为情绪激动或精神打击所诱发。

2.性质

心绞痛发作时，患者常无明显的疼痛，而表现为压迫、发闷或紧缩感，也可有烧灼感，但不尖锐，非针刺样或刀割样痛，偶伴濒死、恐惧感。发作时，患者往往不自觉地停止活动，至症状缓解。

3.部位

主要位于心前区、胸骨体上段或胸骨后，界线不清楚，约有手掌大小。常放射至左肩、左上肢内侧，达环指和小指、颈、咽或下颌部，也可以放射至上腹部，甚至下腹部。

4.持续时间

多为3～5分钟。短者亦可为30秒，长者可达20分钟。心绞痛的症状是逐渐加重的，需数分钟达高峰。心绞痛很少在数秒钟其程度即达高峰。

5.发作频率

稳定型心绞痛可数日或数星期发作一次，也可一日内发作多次。一般来说，发作频率固定，如短时间内发作频率较以前明显增加，应该考虑不稳定型心绞痛（恶化劳力型）。

6.缓解方式

休息（静止）或含化硝酸甘油。后者常为有用的诊断工具，尽管食管疾病或其他引起胸痛的病症有时亦可通过含化硝酸甘油而缓解。硝酸甘油对劳力型或自发型心绞痛均有良好的疗效。

（二）体征

稳定型心绞痛患者在心绞痛发作时常见心率增快、血压升高。通常无其他特殊发现，但仔细的体格检查可以明确患者存在的心血管病危险因素。体格检查对鉴别诊断有很大的意义，如在胸骨左缘闻及粗糙的收缩期杂音应考虑主动脉瓣狭窄或肥厚梗阻型心肌病的可能。在胸痛发作期间，体格检查可能发现乳头肌缺血和功能失调引起的二尖瓣关闭不全的收缩期杂音；心肌缺血发作时可能出现左心室功能障碍，听诊时有时可闻及第四或第三心音奔马律、第二心音逆分裂或出现交替脉。

三、辅助检查

（一）心电图检查

心电图是发现心肌缺血，诊断心绞痛最常用，最便宜的检查方法。

1.静息心电图检查

静息心电图正常不能除外冠心病心绞痛，但如果有 ST-T 段改变符合心肌缺血时，特别是疼痛发作时检查，则支持心绞痛的诊断。心电图检查显示陈旧性心肌梗死时，则心绞痛的可能性增大。静息心电图检查以 R 波为主的导联出现 ST 段压低或 T 波倒置，对诊断有较大价值，但必须排除其他疾病引起的 ST-T 改变。

2.心电图负荷试验

心电图负荷试验是对疑有冠心病的患者，通过给心脏增加负荷（运动或药物）而激发心肌缺血来诊断冠心病。最常用的是运动负荷试验，即次极量心电图活动平板（或踏车）试验。但必须在配备严密的监测、抢救设备，以及抢救药品的情况下实施，以防试验中的不测事件发生。

（1）适应证：①临床上怀疑冠心病，为进一步明确诊断；②对稳定型心绞痛患者进行危险分层；③冠状动脉搭桥及心脏介入治疗前后的评价；④陈旧性心肌梗死患者对非梗死部位心肌缺血的监测。

（2）禁忌证：①急性心肌梗死；②高危的不稳定型心绞痛；③急性心肌、心包炎；④严重高血压［收缩压≥200mmHg 和（或）舒张压≥110mmHg］，心功能不全；⑤严重主动脉瓣狭窄；⑥肥厚型梗阻性心肌病；

⑦静息状态下严重心律失常;⑧主动脉夹层。

(3)阳性标准:运动试验的阳性标准为运动中出现典型心绞痛,运动中或运动后出现 ST 段水平或下斜型下降≥1mm(1 点后 60~80 毫秒),或运动中出现血压下降者(≥1.33kPa,即 10mmHg)。

(4)负荷试验终止的指标:①出现明显症状,并伴有意义的 ST 段变化;②ST 段明显压低(压低>2mm 为终止运动相对指征,≥4mm 为终止运动绝对指征);③ST 段抬高≥1mm;④出现有意义的心律失常;收缩压持续降低>10mmHg 或血压明显升高(收缩压>250mmHg 或舒张压>115mmHg);⑤已达目标心率者。

(5)Duke 活动平板评分:Duke 活动平板评分是可以用来进行危险分层的指标。

Duke 评分=运动时间(min)-5×ST 段下降(mm)-(4×心绞痛指数)

心绞痛指数:0:运动中无心绞痛;1:运动中有心绞痛;2:因心绞痛需终止运动试验。

Duke 评分:≥5 分低危,1 年病死率 0.25%;-10~+4 分中危,1 年病死率 1.25%;≤-11 分高危,1 年病死率 5.25%。Duke 评分系统适用于 75 岁以下的冠心病患者。

3.心电图连续监测(动态心电图)

连续记录 24 小时的心电图,可从中发现心电图 ST-T 改变和各种心律失常,通过将 ST-T 改变出现的时间与患者症状的对照分析,从而确定患者症状与心电图改变的意义。心电图中显示缺血性 ST-T 改变而当时并无心绞痛发作者称为无痛性心肌缺血。诊断无痛性心肌缺血时,ST 段呈水平或下斜型压低≥0.1mV,并持续 1 分钟以上。进行 12 导联的动态心电图监测对心肌缺血的诊断价值较大。

(二)实验室检查

遇到稳定型心绞痛,应检查以下项目:①冠心病的危险因素,如空腹血糖、血脂,包括 TC、HDL-C、LDL-C 及 TG,必要时检查 OGTT 试验;②检查血红蛋白,了解有无贫血,因可诱发心绞痛;③检查甲状腺功能;④检查尿常规、肝肾功能、血电解质、肝炎相关抗原、人类免疫缺陷病毒(HIV)及梅毒血浆试验,需在冠状动脉造影前进行;⑤胸痛明显者,需查血肌钙蛋白 T 或 I(cTnT 或 cTnI)、肌酸激酶(CK)及其同工酶(CK-MB),以与急性冠状动脉综合征相鉴别。

(三)超声心动图检查

稳定型心绞痛患者在心绞痛发作时,进行超声心动图检查可以发现节段性室壁运动异常,并可以出现一过性左室收缩与舒张功能障碍的表现。超声心动图负荷试验是诊断冠心病的手段之一,可以帮助识别心肌缺血的范围和程度,敏感性和特异性均高于心电图负荷试验。超声心动图负荷试验按负荷的性质可分为药物负荷试验(常用多巴酚丁胺)、运动负荷试验、心房调搏负荷试验及冷加压负荷试验。根据负荷后室壁的运动情况,可将室壁运动异常分为运动减弱、运动消失、矛盾运动及室壁瘤。

(四)负荷影像学检查

包括负荷超声和核素心肌灌溉显像,主要用于缺血心肌范围的判定,区别坏死心肌,对于诊断、危险性判定及血供重建治疗的决策,有重要的临床价值。主要用于①原有心电图检查异常影响心肌缺血诊断的冠心病患者;②心电图检查包括 24 小时心电图正常,且运动平板试验受限而高度怀疑冠心病的患者;③冠心病患者危险性的评估;④鉴别缺血心肌和坏死心肌,以帮助决定治疗策略。

(五)CT 冠状动脉造影

CT 冠状动脉造影(CTA)为显示冠状动脉病变及形态的无创检查方法,具有较高的阴性预测价值,若 CTA 未见狭窄病变,一般无须进行有创检查。但 CT 冠状动脉造影对狭窄部位病变程度的判断仍有一定局限性,特别当存在明显的钙化病变时,会显著影响狭窄程度的判断,而冠状动脉钙化在冠心病患者中相当普遍,因此 CTA 对冠状动脉狭窄程度的显示仅能作为参考。

(六)左心导管检查

左心导管检查主要包括冠状动脉造影术和左心室造影术,是有创性检查方法。冠状动脉造影术目前仍然是诊断冠心病的金标准。左心导管检查通常采用穿刺股动脉(Judkins 技术)、肱动脉(Sones 技术)或桡动脉的方法。选择性冠状动脉造影将导管插入左、右冠状动脉口,注射造影剂使冠状动脉主支及其分支显影,可以较准确地反映冠状动脉狭窄的程度和部位。左心室造影术是将导管送入左心室,用高压注射器将造影剂以 12~15mL/秒的速度注入左心室,以评价左心室整体收缩功能及局部室壁运动状况。

四、危险分层

根据临床评估、对负荷试验的反应、左心室收缩功能状态及冠状动脉造影显示的病变情况综合判断,定义出发生冠心病事件的高危患者,对采取个体化治疗,改善长期预后具有重要意义。

(一)临床评估

患者病史、症状、体格检查、心电图检查及实验室检查可为预后提供重要信息。冠状动脉病变严重、有外周血管疾病、心力衰竭者预后不良。心电图显示陈旧性心肌梗死、完全性左束支传导阻滞、左心室肥厚、二至三度房室传导阻滞、心房颤动、分支阻滞者,发生心血管事件的危险性也增高。

(二)负荷试验

Duke 活动平板评分可以用来进行危险分层。此外,运动早期出现阳性(ST 段压低>1mm)、试验过程中 ST 段压低>2mm、出现严重室律失常时,预示患者高危。超声心动图负荷试验有很好的阴性预测价值,年死亡或心肌梗死发生率在 0.5% 以上。而静息时室壁运动异常、运动引发更严重的室壁运动异常者高危。

核素检查显示运动时心肌灌注正常则预后良好;运动灌注明显异常提示有严重的冠状动脉病变,预示患者高危,应动员患者行冠状动脉造影及血供重建治疗。

(三)左心室收缩功能

左心室收缩功能稳定型心绞痛患者危险分层的重要评价指标,也是患者长期预后的预测因子。左心室射血分数(LVEF)≤35% 的患者,每年病死率>3%。男性稳定型心绞痛伴心功能不全者 5 年存活率仅 58%。

(四)冠状动脉造影

冠状动脉造影显示的病变部位和范围决定患者预后。

五、诊断及鉴别诊断

(一)诊断

(1)根据典型的发作特点,结合年龄和存在的其他冠心病危险因素,除外其他疾病所致的胸痛,即可诊断。

(2)发作时典型的心电图改变为以 R 波为主的导联中 ST 段压低,T 波平坦或倒置,发作过后数分钟内逐渐恢复。

(3)心电图无改变的患者可考虑做心电图负荷试验。

(4)发作不典型者,要依靠观察硝酸甘油的疗效和发作时心电图的变化诊断,如仍不能确诊,可考虑做心电图负荷试验或 24 小时的动态心电图连续监测。

(5)诊断困难者可考虑行超声心动图负荷试验、放射性核素检查和冠状动脉 CTA。考虑介入治疗或外科手术者必须行选择性冠状动脉造影。

(6)在有 CTA 设备的医院,单纯进行冠心病的诊断已经很少使用选择性冠状动脉造影检查。

(二)鉴别诊断

根据稳定型心绞痛的临床症状,临床上应与以下疾病相鉴别,见表 4-1-1。

表 4-1-1　稳定型心绞痛

需鉴别的疾病	鉴别要点
心脏神经症	患者胸痛常为几秒钟的刺痛或持久几小时的隐痛,胸痛部位多在左胸乳房下心尖部附近,部位常不固定。症状多在劳力之后出现,而不在劳力的当时发生。患者症状多在安静时出现,体力活动或注意力转移后症状反而缓解,常可以耐受较重的体力活动而不出现症状。含服硝酸甘油无效或在十多分钟后才"见效",常伴有心悸、疲乏及其他神经衰弱的症状,常喜叹息性呼吸
肋间神经痛	疼痛常累及 1~2 个肋间,沿肋间神经走向,疼痛性质为刺痛或灼痛,持续性而非发作性,咳嗽、用力呼吸和身体转动可使疼痛加剧,局部有压痛不稳定型心绞痛稳定型心绞痛转化为不稳定型心绞痛,由于其危险程度、治疗策略及近期预后的不同,需要临床认真判定。心绞痛的性质、程度、时间对鉴别诊断尤为重要
急性心肌梗死	疼痛比较显著,持续时间长,含化硝酸甘油无缓解,有特征性心电图和心肌损伤标志物异常,可合并心律失常、心力衰竭、低血压、肺水肿、休克,甚至猝死
X 综合征	以反复发作的劳力性心绞痛为主要表现,疼痛也可在休息时发生。多见于绝经前女性,常无冠心病的危险因素,疼痛症状不甚典型。冠状动脉造影未发现有临床意义的狭窄,但常见血流缓慢和冠状动脉血流储备降低,12 导联心电图(发作时)或负荷心电图检查有心肌缺血表现,部分患者超声心动检查显示室壁节段运动异常,核素心肌灌注显像发现节段心肌灌注减低和再分布征象
冠状动脉肌桥	心绞痛发作特点类似于劳力性心绞痛,心电图检查具有心肌缺血表现。但发病年龄较轻,常无冠心病的危险因素,超声心动图检查一般无节段性室壁运动异常,冠状动脉造影时显示收缩期冠状动脉节段受压表现

六、治疗

治疗的目标是预防心血管事件的发病率和死亡率并提高生活质量。

(一)治疗方案

药物治疗、PCI 和冠状动脉旁路移植术(CABG)均已被证实可以控制症状,改善运动至缺血的时间。在初期的药物治疗时代,CABG 已被证实可以减少特定患者群的心血管疾病死亡率。虽然 PCI 已被证明可以缓解稳定型心绞痛症状并改善生活质量,但在随机对照试验(RCT)中,尚没有证据证明其能减少死亡率。

(二)药物治疗

1.血小板抑制药

(1)抗血小板试验者协作是一项荟萃分析,包含来自 174 项关于抗血小板治疗临床试验的约 100000 名患者。该数据组表明,在高风险人群中,阿司匹林降低卒中、心肌梗死和死亡的发生率,包括那些从未有过心肌梗死的稳定型心绞痛患者。最近的一项系统性评价表明,尽管最佳剂量有争议,但人们普遍支持文献中推荐的 ASA 每日 75~81mg 的剂量。5%~10% 的冠心病患者使用阿司匹林并不能显著降低血小板功能,这种情况称为阿司匹林免疫。阿司匹林免疫已被证实可以导致外周血管疾病患者的血栓性事件发生率增加。与阿司匹林敏感的患者相比,血小板活性高的患者发生卒中、心肌梗死和血管性死亡的风险更高。

(2)对于那些对阿司匹林过敏或不能耐受阿司匹林的患者,氯吡格雷已被证实可以降低存在外周血管、脑血管和冠状动脉血管疾病患者的致命和非致命性血管事件的发生率。

①氯吡格雷是不能耐受阿司匹林的患者的二线治疗方案。在既往有心脏手术史或缺血性事件发生的高危患者,使用氯吡格雷作为单一疗法或与阿司匹林合用,都是有益的。对于那些因稳定型冠状动脉疾病而接受金属裸支架(BMS)的患者,推荐至少 1 个月的双联抗血小板治疗(DAPT;阿司匹林 81mg/d,氯吡格雷 75mg/d)。对于置入药物洗脱支架(DES)患者的双重抗血小板治疗方案目前正在紧锣密鼓地探索中。

一方面是由于晚期支架内血栓形成,另一方面质疑 DAPT 时间延长带来的益处。最新 ACC/AHA 的 PCI 指南推荐对于接受 DES 的患者,实行 12 个月的 DAPT 方案,尽管对于特定的高风险患者群,更长时间的 DAPT 仍可考虑(Ⅱb 类推荐)。氯吡格雷通常耐受性良好并具有较少不良反应。

②在 CHARISMA 试验(该试验招募了大量患者,包括先前发生过心血管事件的及具有多重心血管危险因素的患者)的初步分析中我们发现,在预防心肌梗死或死亡方面,DAPT 较单用阿司匹林而言并无显著优势。对高风险患者(陈旧性心肌梗死)的预分析显示,接受 DAPT 的患者心血管事件发生率明显减少。这表明,特定的患者群可能受益于长期的 DAPT。

2.降脂药

在明确诊断冠心病的患者中,降脂治疗作为二级预防,尤其是他汀类药物,可以显著降低心血管事件的风险。他汀类药物是强有效的 3-羟基-3-甲基戊二酰辅酶还原酶(HMG-CoA 还原酶)抑制药。它们是最有效地降低低密度脂蛋白(LDL)的药物,同时也可以上调 NO 合成酶,减少内皮素-1 的 mRNA 表达,改善血小板功能,并降低有害自由基的产生;所有这些都可改善正常内皮功能。

(1)适应证:4S 研究、CARE 研究、LIPID 研究及 HPS 研究均提供了令人信服的证据,罹患心血管疾病的患者无论其胆固醇水平正常亦或升高,他汀类药物都可以降低死亡率、降低心肌梗死和卒中的发生率及 CABG 治疗率。

(2)有效性:最近的研究已经表明,对于稳定型冠心病患者(TNT 研究)或急性冠状动脉综合征(ACS)患者(PROVEIT-TIMI-22 研究),强化降脂使 LDL 达到 70mg/dL 与强化降脂使 LDL 达到 100mg/dL 相比,可以降低心血管死亡、心肌梗死和卒中的风险。之所以建议积极的他汀类药物治疗,还因为它可以阻碍并延缓斑块的进展,这已被 IVUS 证实。

(3)选用的药物:他汀类药物应是治疗冠心病的一线用药。量化脂蛋白 a、纤维蛋白原、载脂蛋白 A 的和载脂蛋白 B100 是具有研究意义的。胆汁酸多价螯合剂主要降低 LDL 胆固醇,由于这些药物可能会加剧高三酰甘油血症,因而不能用于三酰甘油水平高于 300mg/dL 的患者。烟酸可以降低 LDL 和三酰甘油水平,是最有效的降脂药物,同时也增加高密度脂蛋白(HDL)的水平,它也是唯一可以降低脂蛋白 a 的药物。纤维酸衍生物是对高三酰甘油血症最有效的药物,能够提高 HDL 水平而对 LDL 影响不大,是治疗三酰甘油水平高于 400mg/dL 的患者的一线用药。ω-3 脂肪酸也可被用于治疗高三酰甘油血症,特别是对烟酸和纤维酸治疗无效的患者。提高 HDL 和胆固醇酯转移蛋白抑制药的药物,目前正在 RCT 试验中接受临床评价,在将来有可能提供一种有益的辅助他汀类药物治疗的方案。

①对于明确诊断冠心病或者冠心病等危症人群,目前的证据支持积极降低 LDL 胆固醇水平的治疗方案,目标是达到 70mg/dL(Ⅱa 级)。HDL 胆固醇＞45mg/dL 和三酰甘油＜150mg/dL 是饮食、生活方式及药物治疗之外的次级目标。

②他汀类药物的不良反应极其罕见,包括肌炎和肝炎。使用说明中建议于正式治疗前(或增加剂量前)和用药后 3 个月进行肝功能检测评估。除非临床上怀疑有药物不良反应产生,药物治疗相对稳定的常规随访者没有必要进行血液相关检测。

3.硝酸盐

(1)作用机制:硝酸盐类药物通过减轻左心室的前后负荷来降低心脏整体负荷和耗氧。该药物也可以通过减少左心室舒张末期压力、扩张心外膜血管及改善缺血心肌组织的侧支循环使血液重新分布至缺血的心内膜下心肌组织。作为辅助治疗,硝酸盐也可以作为血小板聚集的弱抑制药。

(2)有效性的证据:硝酸盐类药物可降低运动诱发的心肌缺血,缓解症状,提高稳定型心绞痛患者的运动耐量。

①在最佳的 β 受体阻滞药治疗方案中添加硝酸盐并不会增加心绞痛发作的频率、硝酸甘油消耗量、运动持续时间及无症状心肌缺血的持续时间。

②在一些小型研究中,硝酸盐同期使用血管紧张素转化酶(ACE)抑制药,可有效减少心绞痛发作。

③对慢性稳定型心绞痛患者,目前仍然没有研究显示硝酸盐类药物会带来生存获益。

（3）药物的选择：因为硝酸盐起效迅速,舌下含服或口腔喷雾可以立即缓解心绞痛发作。

①当预计活动量可以加重心绞痛时,硝酸甘油片可用于短期预防(最多 30 分钟)。根据心绞痛发作的昼夜节律,用药的时间和频率可以个体化定制。约 8 小时的无硝酸盐用药期足以防止耐药的发生。

②使用长效药物和经皮给药途径可提高药效,但仍需存在一个无硝酸盐的间隔期。

（4）不良反应：硝酸盐类药物应与三餐同服以防止胃灼痛。

①头痛是较常见的不良反应,可以很严重。持续应用药物可使头痛的严重性降低,也可以通过降低药物剂量来缓解头痛。

②一过性面部潮红、头晕、乏力、直立性低血压可以发生,但这些影响通常可以由改变体位和其他促进静脉回流的方法所消除。

（5）药物相互作用：硝酸盐类药物与其他血管扩张药,例如 ACE 抑制药、肼屈嗪或钙通道阻滞药合用时可以发生低血压。PDE5 抑制药如西地那非(万艾可)与硝酸盐合用可导致严重低血压,因此属于绝对禁忌。

（6）争议

①耐药性：持续药物治疗可能减弱硝酸盐药物的血管和抗血小板作用。虽然这种硝酸盐耐药现象的机制并未被完全理解,巯基耗竭、神经激素激活、血浆容量的增加可能参与其中。N 乙酰半胱氨酸、ACE 抑制药或利尿药并没有持续预防硝酸盐耐药。间歇用硝酸盐治疗是避免硝酸盐耐药的唯一方法。

②反弹：对于持续服用 β 受体阻滞药治疗的患者,间断使用硝酸盐并不会引起严重的心绞痛复发。延长用药间歇也不会引起心绞痛复发。

4.β 受体阻滞药

（1）作用机制：阻断心脏表面的 $β_1$ 肾上腺素受体,降低速率压力乘积和氧需。左心室室壁张力下降可以让血流从心外膜重新分配至心内膜。

①$β_2$ 受体阻断所导致的冠状动脉痉挛十分罕见,但对于已知的易产生血管痉挛的患者,β 受体阻滞药应尽量避免。

②β 受体阻滞药还具有一定程度的膜稳定作用。

（2）有效性的证据：心肌梗死后服用 β 受体阻滞药可以降低死亡率。对于稳定型心绞痛患者(从未发生过心肌梗死),尽管改善心绞痛症状方面的作用已被证实,但生存获益尚无证据支持。

（3）不良反应：最主要的不良反应来源于对 $β_2$ 受体的阻滞。然而数据表明,某些不良反应的发生率可能低于预期,但是潜在的急救治疗仍应提供给那些有发生不良事件巨大风险的患者群。

①支气管收缩、掩盖糖尿病患者的低血糖反应、周围血管疾病症状恶化、中枢神经系统不良反应如嗜睡、昏睡、抑郁症、多梦等均已被证实。中枢神经系统不良反应与这些药物的脂溶性相关。

②当患者存在传导系统障碍或心力衰竭时,应注意症状性心动过缓和心力衰竭加重的问题。

③部分患者需要注意性欲降低、性无能和可逆性脱发。

④β 受体阻滞药的不良反应还包括增加 LDL 胆固醇同时降低 HDL 胆固醇。

（4）药物相互作用：与钙通道阻滞药合用易导致严重心动过缓和低血压。

（5）药物的选择：心脏选择性、脂溶性、药物代谢模式和给药频率都是选择具体药物时需要考虑的主要因素。主要针对心脏的特异性药物(如 $β_1$ 受体阻滞药),包括美托洛尔、阿替洛尔、比索洛尔、和奈必洛尔。值得注意的是,奈必洛尔也可诱导内皮细胞的 NO 通路并有助于血管扩张。在选择药物时,尽管具有内在拟交感活性的药物可降低冠心病患者的获益,但内在拟交感活性并非临床上需要考虑的重要因素。

（6）对血脂的影响：与 β 受体阻滞药相关血脂异常的临床意义目前仍不清楚。β 受体阻滞药可使 HDL 水平下降,使三酯甘油水平上升。β 受体阻滞药同时也能够提高 NYHA Ⅰ 级或 Ⅱ 级心力衰竭且存在心绞痛患者的生存率。对于 NYHA 分级 Ⅲ 或 Ⅳ 级患者,应先改善并稳定其心功能状态,然后才能行 β 受体阻滞药治疗。

5.钙通道阻滞药

(1)作用机制:此类药物通过抑制钙通道,阻断钙进入血管平滑肌细胞和心肌细胞内,但不影响细胞内钙释放的调节。其结果是肌细胞的收缩减少。

①四种类型的钙通道分别是 L、T、N 和 P。

②T 型钙通道存在于心房和窦房结内,并影响除极 Ⅰ 期。

③L 型钙通道有助于动作电位 Ⅲ 期钙内流进入细胞内。

④N 型及 P 型钙通道主要存在于神经系统。

⑤钙通道阻滞药主要有三类,包括二氢吡啶类(如硝苯地平)、地尔硫草类(如地尔硫草)及苯烷胺类(如维拉帕米)。

⑥二氢吡啶类结合到 L 型通道胞外部分的特定位点,它们不结合 T 型通道因而不具有负性变时性作用。由于其作用部位在细胞外,二氢吡啶类不抑制受体诱导的细胞内钙释放。

⑦维拉帕米结合到 L 型通道的胞内部分并抑制 T 型通道。维拉帕米能够抑制细胞内钙释放,是由于其结合位点位于细胞内及其反射性交感神经活化抑制效果较差。维拉帕米易产生使用依赖性,因为药物转运到细胞内结合位点需要开放通道。维拉帕米能够改善稳定型心绞痛,主要通过提高速度压力乘积,以及扩张冠状动脉血管进而增加氧的输送。

(2)有效性的证据:众多双盲安慰剂对照试验已经表明,钙通道阻滞药能够降低心绞痛发作次数并减轻运动诱发的 ST 段压低。

①一些研究对 β 受体阻滞药和钙通道阻滞药控制稳定型心绞痛的效果进行比较(其中死亡、心肌梗死和不稳定型心绞痛作为终点结局),证实两者具有相同的疗效。

②一项回顾性研究和荟萃分析发现,短效硝苯地平能够增加冠心病患者的死亡率。如果预期使用硝苯地平,采用长效制剂联合 β 受体阻滞药治疗是更安全的方法。其增加死亡率的机制尚不清楚,但可能的解释是反射性心动过速和冠状动脉盗血现象。

(3)不良反应:最常见的不良反应是低血压、面部潮红、头晕和头痛。由于负性肌力作用可诱发心力衰竭,故左心室功能不全是钙通道阻滞药治疗的相对禁忌证。使用对窦房结和房室结有显著抑制效应的化合物能够导致传导障碍和症状性心动过缓发生。已知苄普地尔可延长 Q-T 间期,使用该药时 Q-T 监测是必要的。使用二氢吡啶类钙通道阻滞药常出现下肢水肿,这时需要降低药物的剂量或停止用药。非二氢吡啶类钙通道阻滞药也可引起便秘。

(4)药物相互作用:非二氢吡啶类钙通道阻滞药维拉帕米和地尔硫草能够增加洋地黄浓度。当存在洋地黄中毒时,应禁用这些药物。

(5)药物的选择:钙通道阻滞药具有不同的负性肌力作用。

①代偿性心力衰竭患者有可能耐受氨氯地平。在失代偿性心力衰竭,应避免使用任何钙通道阻滞药。氨氯地平是美国食品药品监督管理局(FDA)批准用于心绞痛的唯一钙通道阻滞药。

②具有传导障碍的患者应使用对传导系统影响最小的药物。长效制剂能够减少由反射性心动过速诱发的心绞痛风险。

6.血管紧张素转化酶(ACE)抑制药

使用 ACE 抑制药管理慢性稳定型心绞痛的论据来自心肌梗死后和心力衰竭的临床试验,研究显示使用 ACE 抑制药能明显减少缺血事件发生。

(1)ACE 抑制药主要通过降低心脏前负荷,并在一定程度上降低后负荷,减少心肌耗氧量,从而有益于控制慢性稳定型心绞痛。HOPE 研究显示,雷米普利能够显著降低高危冠心病、卒中、糖尿病及周围血管疾病患者群的死亡率、心肌梗死和卒中发生率。最近的一项荟萃分析发现,对于无收缩功能不全证据的动脉粥样硬化患者,ACE 抑制药同样可以降低心脑血管事件的风险。值得注意的是,PEACE 研究旨在评估左心室功能正常的患者使用群多普利的疗效,其结果显示在死亡、心肌梗死、心绞痛、血运重建或卒中方面并无任何获益。许多假说可以解释这些不同的研究结果,包括剂量效应、药效差异及入选患者的风险等级等。然而,ACE 抑制药推荐用于左心室功能不全的患者(Ⅰ类证据),并可合理地用于左心室功能正常的患者(Ⅱa 级推荐)。

(2)不同 ACE 抑制药用于减轻心肌缺血的相对疗效尚未得到很好的研究。

(3)ACE 抑制药的严重不良反应包括咳嗽、高钾血症和肾小球滤过率下降。严禁用于遗传性血管性水肿或双侧肾动脉狭窄患者的治疗。

7.激素替代疗法(HRT)

妇女绝经后血脂谱发生不良变化。LDL、总胆固醇和三酰甘油水平增加而高密度脂蛋白水平降低。所有这些变化对心血管疾病发病率和病死率均有不利影响。几个大型病例对照和前瞻性队列研究表明,绝经后单独使用雌激素或雌激素与醋酸甲羟孕酮联合使用可对血脂谱和心血管事件产生积极影响。然而,无论是针对一级预防的 WHI 研究,还是针对二级预防的 HERS 研究均显示,接受 HRT 的绝经后女性的心血管和脑血管事件的风险增加。另外一项以冠状动脉造影量化冠状动脉粥样硬化的随机试验结果显示使用雌激素产生阴性结果。因此,先前提到的治疗获益被认为可能是"健康用户"效应所致,不推荐 HRT 用于心血管事件的一级预防。

(1)使用获益:虽然使用雌激素已证实增加心血管事件,它同时也明确产生一些良性作用,包括维持正常内皮功能、减少氧化 LDL 水平、改变血管张力、维持正常的凝血功能、对血糖水平的良性作用、减少骨质疏松性骨折及减少更年期症状。

(2)不良反应:包括出血、恶心及水潴留。因为雌激素剂量很小,这些不良反应是罕见的。对于子宫完整的患者,必须行常规妇科检查以筛查癌症。使用 HRT 也增加乳腺癌的风险,常规筛查是有益的。

8.抗氧化剂

维生素 A、维生素 C 及维生素 E 对冠心病患者的作用仍不明确。

(1)早期的观察性研究表明,每日补充维生素 E 可以降低动脉粥样硬化性心脏病患者心血管事件的风险。然而,在随机试验研究中,应用维生素 E 并未显示有益作用。还有数据表明,维生素 E 可以减轻他汀类药物的效果。不建议维生素 A、维生素 C 和维生素 E 用于心血管事件的二级预防。

(2)缺乏有关维生素 A 和维生素 C 的研究数据。现有的大多数资料表明,服用超大剂量维生素没有任何益处。尽管维生素 A 可结合低密度脂蛋白分子,但不能阻止低密度脂蛋白氧化。水溶性的维生素 C 不可结合低密度脂蛋白分子。不推荐这两种维生素用于预防动脉粥样硬化的进展。

9.雷诺嗪

(1)雷诺嗪通过抑制心肌细胞的晚期钠通道发挥作用,这些通道在心肌缺血或心力衰竭等病理状态下持续开放。雷诺嗪减少晚期钠内流入心肌细胞,进而导致钠依赖性地进入细胞质的钙减少。细胞内钙离子水平降低能够减轻心肌舒张期僵硬度,从而改善舒张期血流、减轻缺血和心绞痛。早期的研究已经表明雷诺嗪主要通过其对脂肪酸代谢的影响发挥作用。然而,目前更有力的证据显示抑制晚期钠通道是其主要作用机制。

(2)有关雷诺嗪的许多随机研究,无论有或没有基础抗心绞痛治疗,均已显示其对稳定型心绞痛患者治疗有效,包括心绞痛发作频率、运动持续时间、平板试验中 ST 段压低出现的时间及舌下含服硝酸甘油的频率等。

(3)不良反应:头晕、头痛和 GI 不耐受是已知最常见的不良反应。Q-T 间期延长亦有报道,尤其见于代谢降低引起的肝功能障碍患者。基线或治疗过程中出现 Q-T 间期延长是其使用禁忌。

(4)药物相互作用:CYP3A4 受体抑制药能够抑制雷诺嗪代谢,如唑类抗真菌剂、非二氢吡啶类钙通道阻滞药、大环内酯类抗生素、蛋白酶抑制药和柚子汁等,不可与雷诺嗪同时服用。

10.新兴的药物疗法

(1)在动物模型体内直接注入血管内皮生长因子(VEGF)及碱性成纤维细胞生长因子蛋白已被证实能增加侧支循环血流。探讨这些细胞因子对改善心绞痛患者缺血心肌侧支循环的相关研究正在进行中。虽然早期的结果令人鼓舞,但这些治疗手段长期的风险及获益仍未知。

(2)通过基因疗法使内源性生长因子过度表达,以控制侧支血管形成的方法已被提出,这些方法正在研究中。

11.增强体外反搏(EECP)

已成为稳定型心绞痛患者的一种治疗选择。

(1)EECP涉及下肢的间歇性加压,以努力增加舒张压并增加冠状动脉血流量。3套气囊缠绕在小腿、大腿下部和大腿上部,具有心电图门控的精确箍带充气和放气。在T波的起点处,即舒张期开始时较低的箍带充气,在P波起点处,即收缩期之前3个箍带同时被触发放气。

(2)对于难治性心绞痛患者,临床试验表明EECP能够改善运动耐量,减少心绞痛的症状,减少硝酸甘油使用,并改善由铊显像测定的缺血客观指标。这些获益在2年随访时依然保持。

(三)冠状动脉旁路移植术

1.对比药物治疗

跟药物治疗相比,CABG能够改善高危稳定型心绞痛患者的生存率。对于3支血管病变、左心室功能不全或左主干狭窄患者,其优势尤其显著。

(1)该结论主要来自CASS研究、ECSS研究及VACS研究的结果。但这些试验对于β受体阻滞药、ACE抑制药、抗血小板药物或降脂药物的益处未得到有效共识。

(2)外科技术也显著改进,包括更多地使用动脉桥如乳内动脉(IMA)桥,微创手术的采用及心脏组织保存和麻醉技术的改进。

2.静脉桥或动脉桥的选择

有多种不同的CABG技术。孤立性左主干冠状动脉狭窄患者采用左乳内动脉桥进行的微创旁路移植手术与PCI相比,在死亡率、心肌梗死或卒中发生率方面并无显著性差异,但能够降低再次血运重建。在心脏直视手术中,左乳内动脉的使用已经得到肯定。同静脉桥相比,乳内动脉桥具有较好的远期疗效。由于左乳内动脉的成功应用,其他的动脉桥也在临床使用,如右乳内动脉、桡动脉及胃网膜右动脉等。

(1)20%的静脉桥在5年内失去效果,只有60%~70%的静脉桥在10年后依然有效。相比之下,大于90%的左乳内动脉-左前降支冠状动脉桥在手术20年后依然通畅。

(2)乳内动脉桥用于左前降支部位病变显示更好的10年通畅率(95%),优于左回旋支(88%)或右冠状动脉(76%)部位病变。对于通畅率而言,左乳内动脉优于右乳内动脉,原位桥优于游离桥。

(3)与仅使用大隐静脉桥相比,使用乳内动脉桥的患者生存率更高,这种生存获益持续长达20年。

(4)双侧乳内动脉桥具有良好的应用前景,有证据表明左乳内动脉+右乳内动脉桥同左乳内动脉+大隐静脉桥相比,更够显著改善生存率。右乳内动脉的使用存在技术难度,因此没有得到普及。

(5)桡动脉桥于1970年左右引入临床使用,最初的研究结果好坏参半。然而,92%的桥血管在1年后保持通畅,80%~85%的桥血管在5年后保持通畅。胃网膜右动脉桥已被使用约15年,有报道显示5年造影通畅率达到92%。

3.既往CABG史

既往实施过心脏旁路移植术并有稳定型心绞痛患者的治疗缺乏足够的数据。这类患者虽然可能需要再次旁路移植手术,其手术或药物治疗方面尚无直接比较。首次CABG时应用多支动脉桥血管能够降低再次手术风险。

(四)其他的血运重建方法

经皮和术中心肌血运重建术是不适宜行PCI或CABG的冠心病患者的可选治疗方式。有报道显示,此类方法能够减轻症状、减小心肌灌注缺损并改善心肌收缩功能,但不能显著改善生存率。对于药物不能缓解的难治性心绞痛,或无法选择其他血运重建方法的患者,应保留这类方法,但近年来其已逐渐失去人们的青睐。

经术中或经皮血运重建时注射促血管生成药,如血管内皮生长因子(VEGF),刺激血管再生的方法目前正在研究中。到目前为止,这些干预方法的研究结果有好有坏。一些小规模研究显示积极治疗能够改善灌注和运动耐量。然而,两项更大规模的研究因中期分析无获益,近期已被提前终止。

（五）生活方式的改变

1.运动

（1）原理：运动能够调节骨骼肌，降低同等工作负荷条件下的身体总耗氧量。运动训练还可以降低任何工作负荷条件下的心率水平，从而降低心肌需氧量。一些证据表明，更高强度的体力活动和锻炼可以降低心血管疾病的发病率和死亡率。

（2）建议：作为二级预防，每周进行至少 $3\sim4$ 次持续达到 $70\%\sim85\%$ 最高预测心率目标的有氧等张运动，已被证实能够提高生存率。对初学者而言，进行有监督的运动或康复计划，达到 $50\%\sim70\%$ 最大预测心率，也是有益的。等长运动大幅度增加心肌耗氧量，不推荐进行。

2.饮食

推荐低脂肪饮食，包括谷物、脱脂乳制品、水果和蔬菜、鱼和瘦肉，这些能够有效地降低冠心病患者心血管疾病风险。这些也属于"地中海饮食"的范畴，已被证明能够降低心血管风险。综合方法调理冠心病患者包括一名营养师在内，对个性化患者饮食习惯非常有帮助。

3.戒烟

吸烟与动脉粥样硬化的进展相关，通过上调冠状动脉 α 肾上腺素水平增加心肌负荷，并对凝血功能产生不良影响，所有这些均可能导致稳定型心绞痛恶化。戒烟能够降低包括既往行 CABG 在内的已明确诊断冠心病的患者的心血管风险。医师辅导是实现这一目标的最佳方法，辅助疗法包括尼古丁替代贴片、口香糖、喷雾剂或药物，如苯丙胺和伐尼克兰。

4.精神心理因素

愤怒、敌意、抑郁和压力等因素已被证明对冠心病有不利影响。小规模非随机研究结果显示，生物反馈和多种放松技巧可以帮助降低这些不利影响。

七、稳定型心绞痛的建议

以下方法是对稳定型冠心病患者的治疗建议。

（1）采用负荷试验成像方法对稳定型冠心病患者进行危险分层是可行的，如核素成像或超声心动图。

①通过超声心动图评估左心室收缩功能，以识别有适度左心室收缩功能不全的患者并指导其治疗。

②当患者具有小面积灌注缺损或轻微室壁运动异常、高阈值心肌缺血、左心室收缩功能正常和清楚的症状时，应给予药物治疗。

（2）若给予充分药物治疗后症状持续存在，应行血管造影检查。当有证据表明患者存在多部位心肌灌注缺损、低阈值心肌缺血、中度左心室收缩功能不全时，亦应进行冠状动脉造影检查。

（3）单支血管病变。对于单支病变的冠心病患者，未涉及左主干或供应大面积心肌区域的冠状动脉分支，给予药物治疗并控制危险因素是首选方法。

若患者不能耐受药物治疗或最佳药物治疗后症状持续存在，应进行血运重建。

（4）对于多支病变冠心病患者，当左心室功能正常、临床症状轻微或心肌缺血风险面积较小时，药物治疗仍可作为可选方法。

①对这类患者选择行多支 PCI 或 CABG 时，应进行个体化评估，充分考虑到血管造影解剖、左心室功能、患者并发的疾病、手术风险及患者的偏好。

②进行血运重建之前，关于缺血部位心肌存活存在任何疑问都应行相应的检查明确诊断。

（5）对于无保护左主干狭窄患者，既往建议对能够耐受手术的所有患者行 CABG，近期有所修改，即某些严重左主干病变的患者，PCI 可作为选择。

（6）无论采用何种治疗策略，积极控制危险因素，包括使用降脂药物、改变生活方式、服用阿司匹林等，是疾病管理的重要组成部分。

（杨 　文）

第二节 不稳定型心绞痛和非 ST 段抬高型心肌梗死

一、不稳定型心绞痛

急性冠状动脉综合征(ACS)是以冠状动脉粥样硬化斑块破裂或侵袭,继发完全或不完全闭塞性血栓形成为病理基础的一组临床综合征,包括不稳定型心绞痛(UAP)和急性心肌梗死(AMI)。其中 AMI 又分为 ST 段抬高心肌梗死(STEMI)和非 ST 段抬高心肌梗死(NSTEMI)。

临床上将原来的初发型心绞痛、恶化型心绞痛和各型自发性心绞痛统称为不稳定型心绞痛。其特点是疼痛发作频率增加、程度加重、持续时间延长、发作诱因改变,甚至在休息时也会出现持续时间较长的心绞痛。含化硝酸甘油效果差,或无效。本型心绞痛介于稳定型心绞痛和急性心肌梗死之间,易发展为心肌梗死,但无心肌梗死的心电图及血清酶学改变。

(一)病因及发病机制

目前认为有五种因素与产生不稳定型心绞痛有关,它们相互关联。

1.冠脉粥样硬化斑块上有非阻塞性血栓

为最常见的发病原因,冠状动脉内粥样硬化斑块破裂诱发血小板聚集及血栓形成,血栓形成和自溶过程的动态不平衡过程,导致冠状动脉发生不稳定的不完全性阻塞。

2.动力性冠状动脉阻塞

在冠状动脉器质性狭窄基础上,病变局部的冠状动脉发生异常收缩、痉挛导致冠状动脉功能性狭窄,进一步加重心肌缺血,产生不稳定型心绞痛。这种局限性痉挛与内皮细胞功能紊乱、血管收缩反应过度有关,常发生在冠状动脉粥样硬化的斑块部位。

3.冠状动脉严重狭窄

冠状动脉以斑块导致的固定性狭窄为主,不伴有痉挛或血栓形成,见于某些冠状动脉斑块逐渐增大、管腔狭窄进行性加重的患者,或 PCI 术后再狭窄的患者。

4.冠状动脉炎症

斑块发生破裂与其局部的炎症反应有十分密切的关系,在炎症反应中感染因素可能也起一定作用,其感染物可能是巨细胞病毒和肺炎衣原体。这些患者炎症递质标志物水平检测常有明显增高。

5.全身疾病加重的不稳定型心绞痛

在原有冠状动脉粥样硬化性狭窄基础上,由于外源性诱发因素影响冠脉血管导致心肌氧的供求失衡,心绞痛恶化加重。常见原因有:①心肌需氧增加,如发热、心动过速、甲亢等;②冠状动脉血流减少,如低血压、休克;③心肌氧释放减少,如贫血、低氧血症。

(二)临床表现

1.症状

临床上不稳定型心绞痛可表现为新近 1 个月内发生的劳力型心绞痛,或原有稳定型心绞痛的主要特征近期内发生了变化,如心前区疼痛发作更频繁、程度更严重,时间也延长,轻微活动甚至在休息也发作。少数不稳定型心绞痛患者可仅表现为颌、耳、颈、臂或上胸部发作性疼痛不适,或表现为发作性呼吸困难,其他还可表现为发作性恶心、呕吐、出汗和不能解释的疲乏症状,但无胸部不适表现。

2.体征

不稳定型心绞痛体格检查的目的是努力寻找诱发不稳定型心绞痛的原因,如难以控制的高血压、低血压、心律失常、梗阻性肥厚型心肌病、贫血、发热、甲状腺功能亢进、肺部疾病等,并确定心绞痛对患者血流动力学的影响,如对生命体征、心功能、乳头肌功能或二尖瓣功能等的影响,这些体征的存在高度提示预后不良。

不稳定型心绞痛患者一般无特异性体征。心肌缺血发作时可发现反常的左室心尖冲动,听诊有心率增快和第一心音减弱,可闻及第二心音、第四心音或二尖瓣反流性杂音。当心绞痛发作时间较长,或心肌缺血较严重时,可发生左室功能不全的表现,如双肺底细小水泡音、甚至急性肺水肿或伴低血压。也可发生各种心律失常。

体检对胸痛患者的鉴别诊断至关重要,有几种疾病状态如得不到及时准确诊断,即可能出现严重后果:如背痛、胸痛、脉搏不整,心脏听诊发现主动脉瓣关闭不全的杂音,提示主动脉夹层破裂,心包摩擦音提示急性心包炎,而奇脉提示心脏压塞,气胸表现为气管移位、急性呼吸困难、胸膜疼痛和呼吸音改变等。

3.临床类型

(1)静息心绞痛:心绞痛发生在休息时,发作时间较长,含服硝酸甘油效果欠佳,病程1个月以内。

(2)初发劳力型心绞痛:发病时间在1个月以内新近发生的严重心绞痛,加拿大心脏病学会(CCS)的劳力型心绞痛分级标准(表4-2-1)分级,Ⅲ级以上的心绞痛为初发心绞痛,尤其注意近48小时内有无静息心绞痛发作及其发作频率变化。

(3)恶化劳力型心绞痛:既往诊断的心绞痛,最近发作次数频繁、持续时间延长或痛阈降低(CCS分级增加Ⅰ级以上或CCS分级Ⅲ级以上)。

(4)心肌梗死后心绞痛:急性心肌梗死后24小时以后至1个月内发生的心绞痛。

(5)变异型心绞痛:休息或一般活动时发生的心绞痛,发作时ECG显示暂时性ST段抬高。

表 4-2-1　加拿大心脏病学会的劳力型心绞痛分级标准

分级	特点
Ⅰ级	一般日常活动(如走路、登楼)不引起心绞痛,心绞痛发生在剧烈、速度快或长时间的体力活动或运动时
Ⅱ级	日常活动轻度受限,心绞痛发生在快步行走、登楼、餐后行走、冷空气中行走、逆风行走或情绪波动后活动
Ⅲ级	日常活动明显受限,心绞痛发生在平路一般速度行走时
Ⅳ级	轻微活动即可诱发心绞痛,患者不能做任何体力活动,但休息时无心绞痛发作

(三)辅助检查

1.心电图

静息心电图是诊断不稳定型心绞痛的最重要的方法,并且可提供预后方面的信息。ST-T 动态变化是不稳定型心绞痛最可靠的心电图表现,不稳定型心绞痛时静息心电图可出现2个或更多的相邻导联ST段下移达到或超过0.1mV。静息状态下,症状发作时记录到一过性ST段改变,症状缓解后ST段缺血改变改善,或者发作时倒置T波呈伪性改善(假性正常化),发作后恢复原倒置状态更具有诊断价值,提示急性心肌缺血,并高度提示可能是严重冠状动脉疾病。发作时心电图显示胸前导联对称的T波深倒置并呈动态改变,多提示左前降支严重狭窄。心肌缺血发作时偶有一过性束支阻滞。持续性ST段抬高是心肌梗死心电图特征性改变。变异性心绞痛ST段常呈一过性抬高。心电图正常并不能排除不稳定型心绞痛的可能性。胸痛明显发作时心电图完全正常,应该考虑到非心源性胸痛。

ST-T 异常还可以由其他原因引起。ST段持久抬高的患者,应当考虑到左心室室壁瘤、心包炎、肥厚型心肌病、早期复极和预激综合征、中枢神经系统事件等。三环类抗抑郁药和吩噻嗪类药物也可以引起T波明显倒置。

2.心脏生化标记物

心脏肌钙蛋白复合物包括肌钙蛋白T(TnT)、肌钙蛋白I(TnI)和肌钙蛋白C(TnC)三个亚单位,目前只有TnT和TnI应用于临床。约有35%不稳定型心绞痛患者显示血清TnT水平增高,但其增高的幅度与持续的时间与急性心肌梗死有差别。急性心肌梗死患者TnT>3.0ng/mL者占88%,非Q波心肌梗死中仅占17%,不稳定型心绞痛中无TnT>3.0ng/mL者。所以,TnT升高的幅度和持续时间可作为不稳定型心绞痛与急性心肌梗死的鉴别诊断。

不稳定型心绞痛患者TnT和TnI升高者较正常者预后差。临床怀疑不稳定型心绞痛者TnT定性试验为阳性结果者表明有心肌损伤(相当于 TnT>0.05μg/L),但如为阴性结果并不能排除不稳定型心绞痛的可能性。

3.冠状动脉造影

冠状动脉造影目前仍是诊断冠心病的金标准。在长期稳定型心绞痛的基础上出现的不稳定型心绞痛常提示为多支冠状动脉病变,而新发的静息心绞痛可能为单支冠状动脉病变。冠脉造影结果正常提示可能是冠状动脉痉挛、冠状动脉内血栓自发性溶解、微循环系统异常等原因引起,或冠状动脉造影病变漏诊。

不稳定型心绞痛有以下情况时应视为冠状动脉造影强适应证:①近期内心绞痛反复发作,胸痛持续时间较长,药物治疗效果不满意者可考虑及时行冠状动脉造影,以决定是否急诊介入性治疗或急诊冠状动脉旁路移植术(CABG);②原有劳力性心绞痛近期内突然出现休息时频繁发作者;③近期活动耐量明显减低,特别是低于 Bruce Ⅱ级或 4METs 者;④梗死后心绞痛;⑤原有陈旧性心肌梗死,近期出现由非梗死区缺血所致的劳力性心绞痛;⑥严重心律失常、LVEF<40%或充血性心力衰竭。

4.螺旋 CT 血管造影(CTA)

近年来,多层螺旋 CT 尤其是 64 排螺旋 CT 冠状动脉成像(CTA)在冠心病诊断中正在推广应用。CTA 能够清晰显示冠脉主干及其分支狭窄、钙化、开口起源异常及桥血管病变。CTA 对冠状动脉狭窄病变、桥血管、开口畸形、支架管腔、斑块形态均显影良好,对钙化病变诊断率优于冠状动脉造影,阴性者不能排除冠心病,阳性者应进一步行冠状动脉造影检查。另外,CTA 也可以作为冠心病高危人群无创性筛选检查及冠脉支架术后随访手段。

5.其他

其他非创伤性检查包括运动平板试验、运动放射性核素心肌灌注扫描、药物负荷试验、超声心动图等,也有助于诊断。通过非创伤性检查可以帮助决定冠状动脉造影单支临界性病变是否需要做介入性治疗,明确缺血相关血管,为血供重建治疗提供依据。同时可以提供有否存活心肌的证据,也可作为经皮腔内冠状动脉成形术(PTCA)后判断有否再狭窄的重要对比资料。但不稳定型心绞痛急性期应避免做任何形式的负荷试验,这些检查宜放在病情稳定后进行。

(四)诊断及鉴别诊断

1.诊断

对同时具备下述情形者,应诊断不稳定型心绞痛:①临床新出现或恶化的心肌缺血症状表现,如心绞痛、急性左心衰竭或心电图心肌缺血图形;②无或仅有轻度的心肌酶(肌酸激酶同工酶)或 TnT、TnI 增高,但未超过 2 倍正常值,且心电图无 ST 段持续抬高。

应根据心绞痛发作的性质、特点、发作时体征和发作时心电图改变及冠心病危险因素等,结合临床综合判断,以提高诊断的准确性。心绞痛发作时心电图 ST 段抬高或压低的动态变化或左束支阻滞等具有诊断价值。

不稳定型心绞痛的诊断确立后,应进一步进行危险分层,以便于对其进行预后评估和干预措施的选择。

(1)中华医学会心血管分会关于不稳定型心绞痛的危险度分层:根据心绞痛发作情况,发作时 ST 段下移程度及发作时患者的一些特殊体征变化,将不稳定型心绞痛患者分为高、中、低危险组(表 4-2-2)。

表 4-2-2 不稳定型心绞痛临床危险度分层

组别	心绞痛类型	发作时 ST 降低幅度(mm)	持续时间(min)	TnT 或 TnI
低危险组	初发、恶化劳力型,无静息时发作	≤1	<20	正常
中危险组	1 个月内出现的静息心绞痛,但 48 小时内无发作者(多数由劳力型心绞痛进展而来)或梗死后心绞痛	>1	<20	正常或轻度升高
高危险组	48 小时内反复发作静息心绞痛或梗死后心绞痛	>1	>20	升高

(2)美国 ACC/AHA 关于不稳定型心绞痛/非 ST 段抬高心肌梗死危险分层：美国 ACC/AHA 关于不稳定型心绞痛/非 ST 段抬高心肌梗死危险分层见表 4-2-3。

表 4-2-3　美国 ACC/AHA 关于不稳定型心绞痛/非 ST 段抬高心肌梗死危险分层

危险分层	高危 （至少有下列特征之一）	中危 （无高危特点但有以下特征之一）	低危 （无高中危特点但有下列特征之一）
病史	近 48 小时内加重的缺血性胸痛发作	既往 MI、外周血管病或脑血管病，或冠状动脉旁路手术，曾用过阿司匹林	近 2 周内发生的 CCS 分级 Ⅲ 级或以上伴有高、中度冠状动脉病变可能者
胸痛性质	静息心绞痛＞20 分钟	静息心绞痛＞20 分钟，现已缓解，有高、中度冠状动脉病变可能性，静息心绞痛＜20 分钟，经休息或含服硝酸甘油缓解	无自发性心绞痛＞20 分钟，持续发作
临床体征	第三心音、新的或加重的奔马律，左室功能不全（EF＜40％），二尖瓣反流，严重心律失常或低血压（SBP≤90mmHg）或存在与缺血有关的肺水肿，年龄＞75 岁	年龄＞75 岁	
ECG 变化	休息时胸痛发作伴 ST 段变化＞0.1mV；新出现 Q 波、束支传导阻滞；持续性室性心动过速	T 波倒置＞0.2mV，病理性 Q 波	胸痛期间 ECG 正常或无变化
肌钙蛋白监测	明显增高（即 TnT 或 TnI＞0.1μg/mL）	轻度升高（即 TnT＞0.01，但＜0.1μg/mL）	正常

2.鉴别诊断

不稳定型心绞痛和非 ST 段抬高心肌梗死是在病因和临床表现上相似、但严重程度不同而又密切相关的两种临床综合征，主要区别在于缺血是否严重到导致足够量的心肌损害，以至于能检测到心肌损害的标记物肌钙蛋白（TnI、TnT）或肌酸激酶同工酶（CK-MB）水平升高。如果反映心肌坏死的标记物在正常范围内或仅轻微增高，但未超过 2 倍正常值，就诊断为不稳定型心绞痛，而当心肌坏死标记物超过正常值 2 倍时，则考虑诊断为非 ST 段抬高心肌梗死。

不稳定型心绞痛和 ST 段抬高心肌梗死的区别在于后者在胸痛发作的同时出现典型的 ST 段抬高并具有相应的动态改变过程和心肌酶学改变。

（五）治疗

不稳定型心绞痛的治疗目标是控制心肌缺血发作和预防急性心肌梗死。治疗措施包括内科药物治疗、冠状动脉介入治疗（PCI）和外科冠状动脉旁路移植手术（CABG）。

1.一般治疗

对于符合不稳定型心绞痛诊断的患者应及时收住监护病房，急性期卧床休息 1～3 天，吸氧，持续心电监测。对于低危险组患者留院观察期间未再发生心绞痛，心电图也无缺血改变，无左心衰竭的临床证据，留院观察期间在 12～24 小时未发现有 CK-MB 升高，TnT 或 TnI 正常者，可在 24～48 小时后出院。对于中危或高危组的患者特别是 TnT 或 TnI 升高者，住院时间相对延长，内科治疗亦应强化。

2.控制心绞痛发作

(1)硝酸酯类：硝酸酯类药为血管扩张药，能减少心肌需氧和改善心肌灌注，从而改善心绞痛症状。心绞痛发作时,可舌下含服硝酸甘油,初次含硝酸甘油的患者以先含 0.5mg 为宜。对于已有含服经验的患者,心绞痛发作时若含 0.5mg 无效,可在 3～5 分钟追加 1 次,若连续含硝酸甘油 1.5～2.0mg 仍不能控制疼痛症状,需应用强镇痛药以缓解疼痛,并随即采用硝酸甘油或硝酸异山梨酯静脉滴注。硝酸甘油的剂量以 $5\mu g/min$ 开始,以后每 5～10 分钟增加 $5\mu g/min$,直至症状缓解或收缩压降低 10mmHg,最高剂量一般不超过 $80～100\mu g/min$。一旦患者出现头痛或血压降低(SBP＜90mmHg)应迅速减少静脉滴注的剂量。维持静脉滴注的剂量以 $10～30\mu g/min$ 为宜。对于中危和高危险组的患者,硝酸甘油持续静脉滴注 24～48 小时即可,以免产生耐药性而降低疗效。

(2)β受体阻滞药:β受体阻滞药是通过减慢心率、降低血压和抑制心肌收缩力而降低心肌耗氧量,从而缓解心绞痛症状,对改善近、远期预后有益。除有禁忌证外,主张常规服用。首选具有心脏选择性的药物,如阿替洛尔、美托洛尔和比索洛尔等。除少数症状严重者可采用静脉推注 μ 受体阻滞药外,一般主张直接口服给药。剂量应个体化,根据症状、心率及血压情况调整剂量。阿替洛尔常用剂量为 12.5～25mg,每日 2 次;美托洛尔常用剂量为 25～50mg,每日 2 或 3 次;比索洛尔常用剂量为 5～10mg,每日 1 次。不伴有劳力性心绞痛的变异性心绞痛不主张使用。

(3)钙离子通道阻滞药:已经使用足量硝酸酯类和β受体阻滞药的患者,或不能耐受硝酸酯类和β受体阻滞药的患者或变异性心绞痛的患者,可以使用钙离子通道阻滞药控制进行性缺血或复发性缺血。

3.抗血小板治疗

常用抗血小板治疗药物见表 4-2-4。

表 4-2-4 抗血小板治疗常用药物

阿司匹林	为首选药物。①尽早使用,一般应在急诊室服用第一次;②为尽快达到治疗性血药浓度,第一次应采用咀嚼法,促进药物在口腔颊部黏膜吸收;③剂量 300mg,负荷量后为 100mg,每日 1 次,很可能需终身服用
氯吡格雷	对于不稳定型心绞痛患者和接受介入治疗的患者多主张强化血小板治疗,即二联抗血小板治疗,在常规服用阿司匹林的基础上立即给予氯吡格雷治疗至少 12 个月
血小板 GPⅡb、GPⅢa 受体拮抗药	包括阿昔单抗、依替巴肽和替罗非班。阿司匹林、氯吡格雷和 GPⅡb、GPⅢa 受体拮抗药联合应用是目前最强的抗血小板措施。GPⅡb、GPⅢa 受体拮抗药在行 PCI 的 UA 患者中可能明显获益。而对不准备行 PCI 的低危患者,获益不明显。因此,GPⅡb/Ⅲa 受体拮抗药只建议用于准备行 PCI 的不稳定型心绞痛患者,或不准备行 PCI,但有高危特征的不稳定型心绞痛患者。而对不准备行 PCI 的低危患者不建议使用 GPⅡb、GPⅢa 受体拮抗药

4.抗凝药物治疗

目前临床使用的抗凝药物有普通肝素、低分子肝素和水蛭素。

(1)普通肝素:普通肝素是常用的抗凝药,通过激活抗凝血酶而发挥抗栓作用,静脉滴注肝素会迅速产生抗凝作用,但个体差异较大,故临床需化验部分凝血活酶时间(APTT)。一般将 APTT 延长至 60～90 秒作为治疗窗口。在 ST 段不抬高的急性冠状动脉综合征,治疗时间为 3～5 日,具体用法为 75U/kg,静脉滴注维持,使 APTT 在正常的 1.5～2.0 倍。

(2)低分子肝素:低分子肝素是由普通肝素裂解制成的小分子复合物,分子量在 2500～7000,具有的特点有:①抗凝血酶作用弱于肝素,但保持了抗因子Ⅹa 的作用,因而抗因子Ⅹa 和凝血酶的作用更加均衡;②抗凝效果可以预测,不需要检测 APTT;③与血浆和组织蛋白的亲和力弱,生物利用度高;④皮下注射,给药方便;⑤促进更多的组织因子途径抑制物生成,更好地抑制因子Ⅶ和组织因子复合物,从而增加抗凝效果等。低分子肝素在不稳定型心绞痛和非 ST 段抬高心肌梗死的治疗中起作用至少等同或优于经静脉应用普通肝素。其因生产厂家不同而规格各异,一般推荐量按不同厂家产品以千克体重计算皮下注射,连用 1 周或更长。

(3)抗血栓治疗的联合应用:抗血栓治疗的联合应用方案见表 4-2-5。

表 4-2-5　抗血栓治疗的联合应用方案

联合方案	效果
阿司匹林＋ADP 受体拮抗药	阿司匹林与 ADP 受体拮抗药的抗血小板作用机制不同,联合应用可以提高疗效
阿司匹林＋肝素	普通肝素或低分子肝素与阿司匹林联合使用疗效优于单用阿司匹林;阿可匹林加低分子肝素等同于甚至可能优于阿司匹林加普通肝素
肝素＋血小板 GPⅡb/Ⅲa 抑制药	联合应用肝素与血小板 GPⅡb/Ⅲa 抑制药,患者事件发生率降低。由于两者连用可延长 APTT,肝素剂量应小于推荐剂量
阿司匹林＋肝素＋血小板 GPⅡb/Ⅲa 抑制药	合并急性缺血的非 ST 段抬高心肌梗死的高危患者,主张三联抗血栓治疗,是目前最有效的抗血栓治疗方案。持续性或伴有其他高危特征的胸痛患者及准备做早期介入治疗的患者,应给予该方案

5.调脂治疗

血脂增高的干预治疗除调整饮食、控制体重、体育锻炼、控制精神紧张、戒烟、控制糖尿病等非药物干预手段外,调脂药物治疗是最重要的环节。近代治疗急性冠状动脉综合征的最大进展之一就是 3-羟基-3 甲基戊二酰辅酶 A(HMG-CoA)还原酶抑制药(他汀类)药物的开发和应用,该类药物除降低总胆固醇(TC)、低密度脂蛋白胆固醇(LDL-C)、三酰甘油(TG)和升高高密度脂蛋白胆固醇(HDL-C)外,还有缩小斑块内脂质核、加固斑块纤维帽、改善内皮细胞功能、减少斑块炎性细胞数目、防止斑块破裂等作用,从而减少冠状动脉事件。另外,还能通过改善内皮功能减弱凝血倾向,防止血栓形成,防止脂蛋白氧化,起到了抗动脉粥样硬化和抗血栓作用。随着长期的大样本的实验结果出现,已经显示他汀类强化降脂治疗和 PTCA 加常规治疗可同样安全有效地减少缺血事件。所有他汀类药物均有相同的不良反应,即胃肠道功能紊乱、肌痛及肝损害,儿童、孕妇及哺乳期妇女不宜应用。

6.出院后治疗

不稳定型心绞痛患者出院后仍需定期门诊随诊。低危险组的患者 1～2 个月随访 1 次,中、高危险组的患者无论是否行介入性治疗都应 1 个月随访 1 次,如果病情无变化,随访半年即可。

不稳定型心绞痛患者出院后仍需继续服阿司匹林、β 受体阻滞药。阿司匹林宜采用小剂量,每日 75～150mg 即可,β 受体阻滞药宜逐渐增量至最大可耐受剂量。在冠心病的二级预防中阿司匹林和降胆固醇治疗是最重要的。降低胆固醇的治疗应参照国内降血脂治疗的建议,并达到有效治疗的目标。血浆三酰甘油＞2.26mmol/L(200mg/dL)的冠心病患者一般也需要服降低三酰甘油的药物。其他二级预防的措施包括向患者宣教戒烟、治疗高血压和糖尿病、控制危险因素、改变不良的生活方式、合理安排膳食、适度增加活动量、减少体重等。

二、非 ST 段抬高型急性冠脉综合征

冠心病是目前我国最常见的心血管疾病,急性冠状动脉综合征(ACS)是在冠状动脉粥样硬化的基础上,粥样斑块破裂、破损或出血、血管痉挛,导致血栓形成,继发完全或不完全闭塞性血栓形成的一组临床综合征。此时,心肌的氧需和氧供之间出现了急性或亚急性失衡,患者的症状严重程度及预后结果取决于缺氧的持续时间和程度,临床表现较为多变,包括不稳定型心绞痛(UA)、非 ST 段抬高型心肌梗死(NSTEMI)、ST 段抬高型心肌梗死(STEMI)和心源性猝死(SCD)。

ACS 的发病率和死亡率在我国逐年增加,且呈年轻化的趋势,及时的诊断和治疗是降低其致残率和致死率的关键。根据心电图表现可将 ACS 分为两类:①ST 段抬高型 ACS(STE-ACS):即 STEMI,具有典型的突发性胸痛和持续性 ST 段抬高,提示突发冠状动脉完全闭塞。②非 ST 段抬高型 ACS(NSTE-ACS):表现为突发胸痛(或其他缺血症状),心电图无 ST 段抬高,可出现持续或一过性 ST 段压低或 T 波倒置、低平、假性正常化,或心电图变化不明显;此时,冠状动脉虽严重狭窄,但常常存在富含血小板的血栓性不完全闭塞,根据心肌损伤血清标志物[肌酸激酶同工酶(CK-MB)或心脏肌钙蛋白(cTn)]的检测结果进一步

划分为 UA 和 NSTEMI。流行病学调查显示 NSTE-ACS 是临床上最常见的冠心病类型之一，较 STEMI 更为常见。多数 STEMI 的严重事件发生在入院前及入院后几天内，而 NSTE-ACS 严重心血管事件的风险则持续至发病后的数天到数周，两者 6 个月的死亡率类似，因此对于 NSTE-ACS 的治疗策略不仅针对急性期，还需注重远期治疗。

(一)病因和发病机制

ACS 虽然临床表现多样，但患者的冠状动脉具有相似的病理生理改变，即动脉粥样硬化斑块由稳定转变为不稳定，继而发生破裂，导致血栓形成，心肌供氧不能满足心肌对氧的需求。因此，ACS 的病理生理过程可分为 3 个阶段：①不稳定斑块的破裂；②急性缺血事件的发生；③急性缺血事件后复发冠状动脉事件的风险。NSTE-ACS 患者共同的病理生理机制主要包括：①斑块破裂：导致急性、非闭塞性的血栓形成；②斑块腐蚀：以血栓黏附于斑块表面而无斑块破裂为特征，尸检发现这种斑块腐蚀在 NSTE-ACS 中占 25%～40%，女性多于男性。

1.斑块破裂

动脉粥样硬化病变存在于全身所有主要的血管，主要包括脂核和纤维帽。与稳定斑块相比，具有破裂危险的易损斑块形态学特征有：①大而富含脂质的核心(≥40%斑块体积)；②胶原和平滑肌细胞缺少的薄纤维帽，血管外层扩张伴正向重塑；③纤维帽、脂质核心周围炎性细胞浸润(单核-巨噬细胞、T 细胞、树突状细胞、脱颗粒的肥大细胞等)；④斑块内新生血管增加及斑块内出血。斑块破裂的主要机制包括：单核巨噬细胞或肥大细胞分泌的蛋白酶(如胶原酶、凝胶酶、基质溶解酶等)消化纤维帽；斑块内 T 淋巴细胞通过合成 γ-干扰素抑制平滑肌细胞分泌间质胶原，使斑块纤维帽变薄；动脉壁压力、斑块位置和大小、血流对斑块表面的冲击；冠状动脉内压力升高、血管痉挛、心动过速时心室过度收缩和扩张所产生的剪切力以及斑块滋养血管破裂，诱发与正常管壁交界处的斑块破裂。斑块的大小、管腔的狭窄程度与斑块破裂的危险程度无关，回顾性分析发现，近 2/3 的斑块破裂发生在管腔狭窄＜50%的部位，几乎所有破裂发生在管腔狭窄＜70%的部位。同时，冠状动脉造影发现，具有相同斑块数目及冠状动脉狭窄程度的患者，有些患者可长期无症状，而有些患者能发生严重的心脏事件。NSTE-ACS 患者通常存在多部位斑块破裂，因此多种炎症、血栓形成及凝血系统激活的标志物增高。

2.斑块腐蚀

通常指血栓黏附于斑块表面(无斑块破裂)，但斑块与血栓连接处内皮缺失。这些斑块通常被认为相对容易形成血栓，但实际上，血栓发生的诱因常位于斑块外部，而并非斑块本身。多见于女性、糖尿病和高血压患者，易发生于轻度狭窄和右冠状动脉病变处。

继发性 NSTE-ACS 患者常有稳定型冠心病病史，冠状动脉外疾病导致心肌氧需与氧供不平衡，剧烈活动、发热、心动过速(如室上性心动过速、房颤伴快速心室率)、甲状腺功能亢进、高肾上腺素能状态、精神压力、睡眠不足、过饱进食、左心室后负荷增高(高血压、主动脉瓣狭窄)等均可增加心肌需氧量；而低血压、严重贫血、正铁血红蛋白血症及低氧血症等减少心肌氧供。另外，少数 NSTE-ACS 由非动脉硬化性疾病所致(如动脉炎、外伤、夹层、血栓栓塞、先天异常、滥用可卡因或心脏介入治疗并发症等)。

(二)临床表现

1.症状

绝大多数 NSTE-ACS 患者有典型的缺血性心绞痛表现，通常表现为深部的、定位不明确的、逐渐加重的发作性胸骨后或者左胸部闷痛，紧缩感，可放射至左侧颈肩部、手臂及下颌部等，呈间断性或持续性，通常因体力活动和情绪激动等诱发，常伴有出汗、恶心、呼吸困难、窒息甚至晕厥，一般可持续数分钟至 20 分钟，休息后可缓解。以加拿大心血管病学会(CCS)的心绞痛分级为判断标准，UA 患者的临床特点包括：①静息时心绞痛发作＞20 分钟(不服用硝酸甘油的情况下)；②初发心绞痛：严重、明显及新发心绞痛(就诊前 1 个月内)，表现为自发性心绞痛或劳力型心绞痛(CCS 分级 Ⅱ 或 Ⅲ 级)；③恶化型心绞痛：原来的稳定型心绞痛最近 1 个月内症状加重，时间延长及频率增加(至少 CCS 分级 Ⅲ 级)。表现为 UA 的患者，如心肌损伤标志物(如 CK-MB、cTn)阳性，则应考虑 NSTEMI。

心绞痛发作时伴低血压或心功能不全,常提示预后不良。贫血、感染、炎症、发热和内分泌紊乱(特别是甲状腺功能亢进)易促进疾病恶化与进展。NSTE-ACS 的不典型临床表现有:右胸或者肩胛部疼痛、胸背部疼痛、牙痛、咽痛、上腹隐痛、消化不良、胸部针刺样痛或仅有呼吸困难等,这些常见于老年、女性、糖尿病、慢性肾功能不全或痴呆症患者,应注意鉴别。临床缺乏典型胸痛,特别是当心电图正常或临界病变时,常易被忽略和延误治疗,应注意连续观察。

2.体征

绝大多数 NSTE-ACS 患者无明显的体征。但常有出汗、焦虑,甚至坐立不安、期前收缩增多、心率加快等情况。患者血压通常正常,但如果患者疼痛和(或)焦虑严重,血压会由于肾上腺素释放而增高。UA 患者体温通常不高,但心肌梗死患者(包括 STEMI 和 NSTEMI)通常在心肌梗死 4~8 小时后出现低热,持续 4~5 天。心脏听诊常无阳性体征,但如出现第一心音减弱,则要注意有无急性左心功能不全或者房室传导阻滞的存在;第四心音常在胸骨旁能听到,表明左心室顺应性降低;如出现全收缩期杂音,应考虑有无二尖瓣反流。高危患者心肌缺血引起心功能不全时,可有新出现的肺部啰音或啰音增加、第三心音。

(三)诊断和鉴别诊断

1.诊断

(1)病史及体格检查

①病史:对病史认真的询问是明确胸痛患者诊断的重要部分,大约 80% 的 NSTE-ACS 患者有冠状动脉疾病史,且本次胸痛发作常有诱因,如过量运动、情绪激动等,但是许多 NSTE-ACS 症状不典型,因此单纯的依赖病史是不够的。尽管典型心绞痛的胸部不适常被描述为胸闷或压迫感,但研究发现缺血相关胸痛的患者中有 1/4 表现为锐痛或刺痛。所有 NSTE-ACS 患者中 13% 表现为胸膜炎样疼痛,7% 触诊时可产生疼痛。提示 ACS 的胸痛特征有:a.胸痛为压迫性、紧缩性、烧灼感、刀割样或沉重感;b.无法解释的上腹痛或腹胀;c.放射至颈部、下颌、肩部、背部、左臂或双上臂;d.烧心、胸部不适伴恶心和(或)呕吐;e.伴持续性气短或呼吸困难;f.伴无力、眩晕、头晕或意识丧失;g.伴大汗。提示非典型 ACS 的胸痛特征有:a.胸痛为锐痛,与呼吸或咳嗽有关;b.胸痛与转动身体或按压身体局部有关;c.持续时间很短(<15 秒)。但非典型胸痛不能完全除外 ACS,应注意连续观察和鉴别。

②体格检查:绝大多数是正常的,包括胸部检查、听诊、心率及血压测定。体格检查的目的是发现外部诱因和排除非心源性胸痛表现(如主动脉夹层、急性肺动脉栓塞、气胸、肺炎、胸膜炎、心包炎、心瓣膜疾病),焦虑惊恐症状等。

(2)心电图:静息 12 导联心电图是对疑诊 NSTE-ACS 患者进行筛查和评估的重要首选方法。ST-T 动态变化是 NSTE-ACS 最有诊断价值的心电图表现:症状发作时可记录到一过性 ST 段改变(常表现为 2 个或 2 个以上相邻导联 ST 下移≥0.1mV),症状缓解后 ST 段缺血性改变改善,或者发作时倒置 T 波呈"伪正常化",发作后恢复至原倒置状态更具有诊断意义,并提示有急性心肌缺血或严重冠状动脉疾病。陈旧性束支传导阻滞提示患者有潜在的冠状动脉疾病,但新出现的或可能为新出现的束支传导阻滞是高危患者的标志。有无症状时均应记录心电图,症状发作时的 12 导联心电图非常有价值。必要时应将不同时间的心电图做前后比较,如果有动态 ST-T 变化,应考虑可能存在 NSTE-ACS。但有胸痛症状的患者即心电图正常也不能除外 NSTE-ACS。TIMI-Ⅲb 研究发现,60% 的 NSTE-ACS 患者心电图无变化。

发作时心电图显示胸前导联 T 波对称性深倒置并呈动态改变,多提示左前降支严重狭窄(Wellen 现象)。有冠心病病史的患者如出现胸前导联和(或)aVL 导联的 ST 段改变时应加做后壁导联心电图,以明确是否存在后壁心肌梗死。变异型心绞痛常呈一过性 ST 段抬高。胸痛明显发作时心电图完全正常,还需考虑非心源性胸痛。NSTEMI 的心电图 ST 段压低和 T 波倒置比 UA 更加明显和持久,并可有一系列演变过程(如 T 波倒置逐渐加深,再逐渐变浅,部分还出现异常 Q 波)。约 25% 的 NSTEMI 可演变为 Q 波心肌梗死,其余 75% 则为非 Q 波心肌梗死。反复胸痛的患者需进行连续多导联心电图监测,才能发现 ST-T 波变化及无症状性心肌缺血。

心电图不仅对 NSTE-ACS 的诊断非常关键,其类型及变化幅度也能为预后提供重要参考信息。ST

段压低的患者在未来6个月内死亡风险最大;仅有单纯的T波变化的患者相比心电图正常的患者,长期风险并不增加;ST段压低的患者,随着压低的程度及ST段最低水平点的数目增加,其死亡风险或再发心肌梗死的概率也将增加。

（3）心肌损伤标志物:心肌细胞损伤后坏死,细胞膜完整性破坏,导致这些细胞内大分子释放入循环血液,从而能够被检测到。主要的心肌坏死标志物包括肌红蛋白(MYO)、肌酸激酶(CK)、肌酸激酶同工酶(CK-MB)、心肌肌钙蛋白(cTnT、cTnI),在NSTE-ACS患者的诊断和预后判断中十分重要。主要心肌坏死标志物及其检测时间见表4-2-6。

表4-2-6　主要心肌坏死标志物及其检测时间

时间	MYO	cTnT	cTnI	CK-MB
开始升高时间(小时)	1～2	2～4	2～4	6
峰值时间(小时)	4～8	10～24	10～24	18～24
持续时间(日)	0.5～1.0	10～21	7～14	3～4

①CK、CK-MB:迄今为止,CK、CK-MB仍是评估胸痛患者的重要生化指标。但由于它们在正常患者血中也有一定低水平的浓度;除心脏外还存在于其他组织中,特别是骨骼肌;这些特点限制了它们的预测价值。

②cTnT、cTnI:与传统的心肌酶(如CK、CK-MB)相比,cTn具有更高的特异性和敏感性,是理想的心肌坏死标志物。cTn在正常人体的血液中含量极少,因此具有高度的特异性。cTn的检测使我们能够发现1/3的CK-MB正常的UA患者的心肌坏死,目前已成为NSTEMI患者诊断和危险分层的必备条件,也为NSTE-ACS的早期诊断和预后提供了新的评估内容。高敏肌钙蛋白(hs-cTn)敏感性为cTn的10N100倍,胸痛发作3小时后即可检测到,因此,2011年ESC指南首次推荐hs-cTn对NSTE-ACS患者进行快速诊断筛查(Ⅰ,B)。

床旁生化标志物能快速提供NSTE-ACS的早期诊断及治疗指导。如果症状发作后3～4小时内cTn测定结果为阴性,应该在症状出现后6～9/12～24小时再次监测。但是cTn升高也可见于以胸痛为表现的主动脉夹层和急性肺动脉栓塞、非冠状动脉性心肌损伤(如慢性和急性肾功能不全、严重心动过速和过缓、严重心力衰竭、心肌炎、脑卒中、骨骼肌损伤及甲状腺功能减退等疾病),应注意鉴别。

（4）影像学检查:冠状动脉CTA推荐用于没有明确冠心病病史,肾功能正常者检查,应考虑CT检查的辐射以及造影剂对患者的影响。超声心动图能发现严重心肌缺血引起的左心室射血分数(LVEF)降低和室壁节段性运动异常。利用影像学技术(如MRI、PET等)能进行心肌核素显像,评价心肌灌注、心肌细胞活力及心功能。

2.鉴别诊断

临床上持续性胸痛除ACS外还可能会有其他疾病,特别是危重疾病,应注意鉴别。主动脉夹层是首先要鉴别的疾病,当夹层累及冠状动脉开口时可伴发ACS,心脏彩超、主动脉增强CT有助于鉴别。肺动脉栓塞常表现为突发呼吸困难、胸痛、咯血、晕厥等,心电图可出现典型 $S_I Q_{III} T_{III}$ 表现,血气分析、D-二聚体、肺动脉CT有助于鉴别。还应与以下疾病相鉴别:①其他心脏疾病:如心包炎、肥厚型心肌病伴发的非典型心绞痛;②骨骼肌肉疾病:颈椎、肩部、肋、胸骨等骨骼肌损伤,可表现为非特异性胸部不适,类似心绞痛的症状,但通常为局部疼痛;③病毒感染,如带状疱疹;④消化道疾病:如食管反流伴痉挛、消化道溃疡、胆囊炎等,常与心绞痛混淆;⑤胸腔内疾病:如肺炎、胸膜炎、气胸等都可导致胸部不适;⑥神经精神相关疾病:可表现为惊恐发作及过度通气,也可被误认为NSTE-ACS。

（四）治疗和预后

虽然ACS包括STEMI和NSTE-ACS,但两者的治疗原则完全不同。NSTE-ACS冠状动脉病变为未完全闭塞的富含血小板的白血栓,纤维蛋白溶解剂可进一步激活血小板和凝血酶,促进血栓再形成,从而使原来未完全闭塞冠状动脉病变完全闭塞,使NSTE-ACS恶化为STE-MI,甚至发生死亡。因此,NSTE-

ACS 不宜溶栓治疗,而是进一步评估发展为心肌梗死和死亡的潜在危险程度,并根据危险度分层采取不同的治疗策略。

1.药物治疗

药物治疗是 NSTE-ACS 患者抗心肌缺血的基础措施和最重要的内容之一,不仅可缓解缺血症状,更重要的是改善预后,提高远期生存率。

(1)抗缺血和抗心绞痛药物治疗

①硝酸酯类药物:主要通过介导一氧化氮的产生,刺激鸟苷酸环化酶增加循环环鸟苷酸(GMP)水平,减少缩血管物质,扩张静脉血管,降低心脏前负荷,减少心肌氧需量。同时扩张冠状动脉血管,增加冠状动脉血流。所有血流动力学稳定的胸痛患者应在进行心电图检查后给予舌下含服硝酸甘油片剂。早期的心电图检查对于观察是否存在动态演变及右心室梗死是非常重要的。如果存在右心室梗死,硝酸酯类应禁用(Ⅲ,C)。硝酸酯类主要的不良反应为低血压及反射性心动过速,从而增加心肌氧耗量。如患者症状缓解不满意需应用其他治疗,如β受体阻滞剂和静脉硝酸酯类药物,硝酸酯类药物与β受体阻滞剂联合应用可以增强抗心肌缺血作用,并相互抵消药物的不良反应(例如心动过速)。磷酸二酯酶抑制剂能明显加强和延长硝酸甘油介导的血管扩张,可导致严重的低血压、心肌梗死甚至死亡。急性期持续给予硝酸酯类药物可能会由于巯基消耗而出现耐药,因此,应维持每天至少 8 小时的无药期。硝酸酯类药物可以减轻症状和心肌缺血程度,但并不能降低死亡率。硝酸酯类对 NSTE-ACS 患者远期临床终点事件的影响尚缺乏随机双盲试验证实。

②β受体阻滞剂:通过减慢心率、降低体循环血压和减低心肌收缩力从而降低心肌氧耗量,改善缺血区氧供;同时,通过延长心肌有效不应期,提高心室颤动阈值,可减低恶性心律失常发生率。β受体阻滞剂在缓解心绞痛症状的同时,还能降低急性期患者的死亡率。因此,NSTE-ACS 患者排除禁忌后应早期(24 小时内)给予口服的β受体阻滞剂(Ⅰ,B),并将其作为常规治疗,从小剂量开始,逐渐加量,注意观察患者的心率及血压。口服药治疗要将静息心率降至 50～60 次/分。首选具有心脏选择性的β受体阻滞剂,有阿替洛尔、美托洛尔、比索洛尔、卡维地洛等。如患者不能耐受β受体阻滞剂,可考虑应用非二氢吡啶类钙拮抗剂(维拉帕米或地尔硫䓬)(Ⅰ,B)。NSTE-ACS 患者使用β受体阻滞剂的禁忌证:a.心力衰竭的体征,或未稳定的左心衰竭;b.低心排状态;c.发生心源性休克的危险性高;d.其他相对禁忌证(PR 间期>0.24 秒,二度或三度房室传导阻滞,急性哮喘或反应性气道疾病)。

③肾素-血管紧张素-醛固酮系统抑制剂:主要作用机制是通过影响心肌重构、减轻心室过度扩张而减少充血性心力衰竭的发生。大量临床试验证实,血管紧张素转换酶抑制剂(ACEI)可以对 NSTE-ACS 患者发挥心肌保护作用,并降低左心室收缩功能障碍者、糖尿病伴左心功能不全者和包括左心室功能正常的高危患者的死亡率。TRACE 试验随访显示在心肌梗死伴心功能不全患者中使用 ACEI,死亡率和住院率的长期受益可维持 10～12 年。研究证实血管紧张素受体阻滞剂(ARB)对于心肌梗死后高危患者与 ACEI 同样有效,对于不能耐受 ACEI 的患者可使用 ARB 替代,但联合使用 ACEI 和 ARB 可增加不良事件。EPHESUS 研究显示选择性醛固酮受体阻滞剂可降低心肌梗死合并心功能不全或糖尿病患者的致残率和死亡率。在无禁忌证的情况下,抗凝、抗血小板治疗后血压稳定即可开始使用,剂量和时限根据患者情况而定,一般从小剂量开始,逐渐增加,长期应用。ACEI/ARB 的禁忌证如下:a.ACS 急性期收缩压<90mmHg;b.严重的肾衰竭(血肌酐>265μmol/L);c.双侧肾动脉狭窄;d.对 ACEI/ARB 过敏;e.妊娠、哺乳期妇女。

④钙拮抗剂(CCB):主要通过减轻心脏后负荷、降低心肌收缩力、减慢心率,从而缓解心绞痛症状和(或)控制血压,但目前尚无证据显示 CCB 可以改善 NSTE-ACS 患者的长期预后。主要不良反应为头痛、脸红、低血压、反射性心动过速及周围血管扩张导致的心肌氧耗量增加。因短效 CCB 能引起血压波动及交感兴奋,故禁用于 NSTE-ACS 患者。指南推荐:a.在应用β受体阻滞剂和硝酸酯类药物后患者仍然存在心绞痛症状或难以控制的高血压,可加用长效的二氢吡啶类 CCB(Ⅰ,C);b.如患者不能耐受β受体阻滞剂,

应将非二氢吡啶类 CCB 与硝酸酯类合用；c.非二氢吡啶类 CCB 不宜用于左心室收缩功能不良的 NSTE-ACS 患者，并尽量避免与 β 受体阻滞剂合用（Ⅲ，C）。

⑤吗啡：对于硝酸酯类药物不能控制胸痛的 NSTE-ACS 患者，如无禁忌证可予静脉应用吗啡控制缺血症状。虽然吗啡也在血流动力学方面带来益处，其最主要的益处仍然是缓解疼痛和抗焦虑，从而使患者平静，减少儿茶酚胺的释放，对 NSTE-ACS 患者有潜在的益处。但镇痛的作用可能掩盖持续心肌缺血的表现。因此，对于应用吗啡后症状缓解的患者，应密切观察是否存在持续心肌缺血的证据，以免延误治疗。现有的大规模注册登记资料提示，使用吗啡的患者死亡风险较高，因此新指南将使用吗啡的建议从Ⅰ类降为Ⅱa 类。

（2）抗凝治疗：NSTE-ACS 患者的初始治疗给予阿司匹林及足量的静脉肝素，能使心肌梗死及死亡的发生危险降低 30%～40%。有证据显示，在抗血小板基础上联合抗凝治疗较单一用药更为有效。抗凝和双联抗血小板治疗被推荐为 NSTE-ACS 初始阶段的一线用药。因此，所有 NSTE-ACS 患者如无禁忌证，均应接受抗凝治疗（Ⅰ，A）。

①低分子肝素（LMWH）：肝素和 LMWH 间接抑制凝血酶的形成和活性，从而减少血栓的形成和促进血栓的溶解。与普通肝素相比，LMWH 有更高的抗 Xa/Ⅱa 活性比。LMWH 的优势在于无须监测，可皮下注射给药。各种 LMWH 之间是有差别的，它们的抗 Xa/Ⅱa 活性不同。这种差别是否意味着治疗获益的差别目前尚不清楚，但在 NSTE-ACS 患者的治疗中依诺肝素是唯一有证据优于普通肝素的 LMWH。

②磺达肝癸钠：是目前临床使用的唯一选择性 Xa 因子抑制剂，为人工合成戊糖，通过抗凝血酶介导选择性抑制 Xa 因子，对凝血酶本身无抑制作用。在 OASIS5 研究中，磺达肝癸钠较依诺肝素在 30 天和 6 个月的严重出血发生率都有显著降低，6 个月联合终点事件发生率也显著降低，但磺达肝癸钠组 PCI 术中导管内血栓发生率高于依诺肝素组，因此，对于 PCI 术前使用磺达肝癸钠治疗的患者，术中应在此基础上加用标准剂量普通肝素或 GPⅡb/Ⅲa 受体拮抗剂（Ⅰ，B）。

③直接凝血酶抑制剂：比伐卢定是一种人工合成的拟水蛭素，能够可逆性地结合凝血酶，从而抑制血栓的形成。ACUITY 研究比较了比伐卢定和肝素合并糖蛋白Ⅱb/Ⅲa（GPⅡb/Ⅲa）受体拮抗剂的疗效。在术前接受氯吡格雷负荷组的患者中，单独使用比伐卢定的缺血发生率低于联合使用肝素和 GPⅡb/Ⅲa 受体拮抗剂，且严重出血事件的发生率降低。但在术前未接受氯吡格雷负荷治疗的患者中，单独使用比伐卢定的联合缺血终点事件发生率高于肝素合并 GPⅡb/Ⅲa 受体拮抗剂治疗组。因此，比伐卢定推荐用于 NSTE-ACS 患者需急诊或择期 PCI 术的抗凝替代治疗。

④华法林：一些临床试验将长期口服华法林抗凝加用或不加用阿司匹林及单独应用阿司匹林进行了比较，目前的研究结果并不能明确说明 NSTE-ACS 患者在阿司匹林的基础上加用华法林长期抗凝能够带来获益。目前 NSTE-ACS 的治疗中并不推荐服用华法林，但对有明确使用华法林指征的 NSTE-ACS 患者（中高危心房颤动、人工机械瓣或静脉血栓栓塞者），可与阿司匹林和（或）氯吡格雷合用，但需严密监测，建议将 INR 控制在 2.0～2.5（Ⅰ，B）。

近年来出现了一些新型的抗凝药物（如利伐沙班、阿哌沙班、达比加群等），但目前在 NSTE-ACS 中的应用仍处于临床研究阶段。综上所述，对 NSTE-ACS 患者保守治疗和行侵入性治疗的抗凝策略进行了总结，表 4-2-7 和表 4-2-8。

表 4-2-7　保守治疗的抗凝策略

抗凝药物	用法及注意点
普通肝素	负荷量 60U/kg，维持量 12U/(kg·h)，调整 APTT 1.5～2.0 倍
	维持至 PCI 术或者最长 48 小时（Ⅰ，A）
依诺肝素	年龄＜75 岁，负荷量 30mg iv，15 分钟后 1mg/kg 皮下注射 q12h（最大 100mg）
	年龄＞75 岁无负荷量，0.75mg/kg 皮下注射 q12h（最大 75mg）

抗凝药物	用法及注意点
	肌酐清除率<30mL/min 者 1.0mg/kg 皮下注射 qd
	PCI 术前 8 小时内应用无须另外给药,8～12 小时追加 0.3mg/kg
	维持至 PCI 术或者最长住院 8 天(Ⅰ,A)
磺达肝素	2.5mg iv,维持 2.5mg 皮下注射 qd
	维持至 PCI 术或者最长住院 8 天
	肌酐清除率<30mL/min 者禁用(Ⅰ,B)
	出血风险增加者,磺达肝素优于依诺肝素和普通肝素(Ⅰ,B)
	磺达肝素或依诺肝素优于普通肝素(Ⅱa,B)

表 4-2-8　侵入性治疗的抗凝策略

普通肝素	负荷量 60U/kg,维持量 12U/(kg·h),调整 APTT 1.5～2.0 倍
	维持至 PCI 结束(Ⅰ,A)
依诺肝素	年龄<75 岁负荷量 30mg iv,15 分钟后 1mg/kg 皮下注射 q12h(最大 100mg)
	年龄>75 岁无负荷量,0.75mg/kg 皮下注射 q12h(最大 75mg)
	肌酐清除率<30mL/min 者 1.0mg/kg 皮下注射 qd
	PCI 术前 8 小时内应用无须另外给药,8～12 小时追加 0.3mg/kg
	维持至 PCI 术结束(Ⅰ,A)
磺达肝素	2.5mg iv,维持 2.5mg 皮下注射 qd
	维持至 PCI 术,术中需另加抗凝剂或 GPⅡb/Ⅲa 受体拮抗剂(Ⅰ,B)
	肌酐清除率<30mL/min 者禁用(Ⅰ,B)
比伐卢定	负荷量 0.75mg/kg,维持量 1.75mg/(kg·h)
	肌酐清除率<30mL/min 者 1.0mg/(kg·h)(Ⅰ,B)
	维持至 PCI 术后或术后 4 小时

(3)抗血小板治疗

①阿司匹林:通过不可逆的抑制血小板环氧化酶-1 减少血栓素 A_2 的生成,从而抑制血小板的活化。在所有阿司匹林的临床研究中,针对 NSTE-ACS 的治疗作用最为突出。所有入院的 NSTE-ACS 患者,如无禁忌,立即给予阿司匹林(Ⅰ,A)。对于植入支架的患者,则建议使用较大剂量的阿司匹林维持,依据支架获准的临床试验,并根据出血风险和研究资料的更新,建议初始剂量为每日 150～300mg,金属裸支架植入术后维持 1 个月,药物洗脱支架植入术后维持 3 个月。阿司匹林的治疗不仅能够在急性期带来获益,长期治疗还可以带来长期益处。因此,阿司匹林是 NSTE-ACS 患者抗血栓治疗的基石。

②P2Y12 受体拮抗剂:噻氯吡啶和氯吡格雷均为 ADP 受体拮抗剂,通过特异性抑制 P2Y12-ADP 受体而阻断 ADP 诱导的血小板激活途径,从而抑制血小板的活化和聚集。噻氯吡啶的不良反应(血小板减少、骨髓衰竭等)限制了其使用,氯吡格雷成为应用最广泛的 P2Y12 受体拮抗剂。由于达到完全的抗血小板作用需要一段时间,现有的研究表明给予 1 次负荷剂量氯吡格雷可缩短达到有效抗血小板效果的时间。随着负荷剂量的增加,对血小板抑制的程度增加、发挥作用所需的时间缩短,但最佳的负荷剂量尚未确定。氯吡格雷不可逆的抑制血小板 P2Y12-ADP 受体,从而抑制血小板活性。CAPRIEC 研究结果显示氯吡格雷的疗效等于或大于阿司匹林。作为合理的二级抗血小板药物,当患者存在阿司匹林禁忌时,优先选用氯吡格雷(Ⅰ,A)。

　　氯吡格雷和阿司匹林通过不同的机制抑制血小板活性,因此两者合用其抗血小板的效应相加。两者合用所带来的临床获益在 CURE 研究中得到了证实,在用药早期即可出现,并且平均随访 9 个月,可以观察到获益的持续增加。因此,无论选择介入治疗还是保守治疗,排除禁忌后,均应使用阿司匹林＋氯吡格雷(负荷量＋维持量)(Ⅰ,A)。

　　ACCF/AHA 基于 TRITON-TIMI38 研究和 PLATO 研究结果在 2012 年的 UA/USTEMI 治疗指南更新增加了普拉格雷和替格瑞洛用于 NSTE-ACS 的抗血小板治疗,2011 年 ESC 指南也强烈推荐普拉格雷和替格瑞洛两种 P2Y12 受体拮抗剂,推荐力度甚至高于氯吡格雷。我国 2012 年指南也推荐普拉格雷和替格瑞洛用于 NSTE-ACS。另一种可静脉应用的、选择性的、可逆的 P2Y12 受体拮抗剂坎格雷洛目前正在进行Ⅱ期临床试验。

　　③GPⅡb/Ⅲa 受体拮抗剂:与血小板激活机制无关,血小板的聚集依赖于血小板之间通过血小板表面的 GPⅡb/Ⅲa 受体与纤维蛋白原的相互作用。GPⅡb/Ⅲa 受体拮抗剂通过阻止血小板表面 GPⅡb/Ⅲa 受体与纤维蛋白原的结合,从而抑制血小板聚集。研究显示,在 P2Y12 受体拮抗剂使用之前,阿司匹林和 CPⅡb/Ⅲa 受体拮抗剂联合使用可使高危 ACS 患者获益。CAP-TURE 研究和 ISAR-REACT-2 研究证实,NSTE-ACS 患者给予阿昔单抗治疗后,PCI 术后 30 天死亡和心肌梗死的发生率均明显降低。ESPRIT 研究证实依替巴肽可显著降低 PCI 术后 48 小时死亡、心肌梗死和需紧急血运重建的发生率,上述获益可维持 30 天甚至 6 个月。RESTORET 研究证实替罗非班降低 NSTE-ACS 患者 48 小时及 7 天的缺血事件的发生风险。因此,当 NSTE-ACS 患者行 PCI 治疗前,在应用其他抗凝药物的基础上 GPⅡb/Ⅲa 受体拮抗剂(阿昔单抗、替罗非班、依替巴肽)可作为一线药物使用。

　　对于 GPⅡb/Ⅲa 受体拮抗剂使用时间,EARLYACS 研究和 ACUITY 研究结果均表明早期使用 GPⅡb/Ⅲa 受体拮抗剂和 PCI 术中使用在主要终点上无显著差异,但 EARLYACS 研究还表明早期使用组患者 TIMI 大出血风险显著增加。因此,新指南推荐在已经使用双联抗血小板的基础上,GPⅡb/Ⅲa 受体拮抗剂可在 PCI 术中选择性应用,特别在处理高度血栓负荷的急性病变时。

　　综上所述,PCI 术后口服双联抗血小板药物是目前指南所公认的,在高风险 NSTE-ACS 患者(如反复心肌缺血、伴心电图动态改变、cTn 水平增高、血栓负荷重等),GPⅡb/Ⅲa 受体拮抗剂是应用指征,但应权衡出血风险,进行个体化调整。我们对 NSTE-ACS 保守治疗和行侵入性治疗的抗凝策略进行了总结(表 4-2-9 和表 4-2-10)。

表 4-2-9　保守治疗的抗血小板策略

抗血小板药物	用法及注意点
阿司匹林	立即负荷量 150～300mg,维持量 75～100mg qd(Ⅰ,A)
	不能耐受者应使用氯吡格雷(负荷量＋维持量)(Ⅰ,A)
	有胃肠道出血史或有多个消化道出血危险因素者单用或联合使用氯吡格雷时,应使用质子泵抑制剂(奥美拉唑除外)和胃黏膜保护剂(Ⅰ,A)
氯吡格雷	负荷量 600mg,维持量 75mg qd;至少 1 个月(Ⅰ,A),最好 1 年(Ⅰ,B)
替格瑞洛	用于中、高危缺血和未知冠状动脉病变的患者
	负荷量 180mg,维持量 90mg bid(Ⅰ,B)
CPⅡb/Ⅲa	保守治疗的患者因病情变化需要行 PCI,在阿司匹林＋抗凝药物的基础上＋GPⅡb/Ⅲa
	受体拮抗剂(替罗非班或依替巴肽)(Ⅰ,A)
受体拮抗剂	阿昔单抗不用于未计划行 PCI 的患者(Ⅲ,A)

表 4-2-10　行侵入治疗的抗血小板策略

抗血小板药物	用法及注意点
阿司匹林	立即采取双联抗血小板治疗(负荷量＋维持量同上)(Ⅰ,A)
	有胃肠道出血史或有多个消化道出血危险因素者应使用质子泵抑制剂(奥美拉唑除外)和胃黏膜保护剂(Ⅰ,A)
氯吡格雷	负荷量 600mg,维持量 75mg qd;DES 至少 1 年,BMS 最长 1 年(Ⅰ,A)
替格瑞洛	负荷量 180mg,维持量 90mg bid;DES 至少 1 年,BMS 最长 1 年(Ⅰ,B)
普拉格雷	用于冠状动脉病变明确,拟行 PCI 的患者;有卒中史或 TIA 史禁用(Ⅲ,B)
	负荷量 60mg,维持量 10mg qd;DES 至少 1 年,BMS 最长 1 年(Ⅰ,B)
GPⅡb/Ⅲa受体拮抗剂	替罗非班:负荷量 $25\mu g/kg$,维持量 $0.15\mu g/(kg \cdot min)12 \sim 18$ 小时
	肌酐清除率＜30mL/min 者减半(Ⅱa,B)
	依替巴肽:负荷量 $180\mu g/kg \times 2$ 次,间隔 10 分钟,维持量 $2\mu g/(kg \cdot min)18$ 小时;肌酐清除率＜50mL/min 者减半(Ⅱa,B)
	替罗非班或依替巴肽优先选择(Ⅰ,A)
	已接受阿司匹林准备行 PCI 的高危患者,出血风险较小时,术前使用 GPⅡb/Ⅲa受体拮抗剂(Ⅰ,A)
	术前使用比伐卢定或 6 小时前使用氯吡格雷(＞300mg),可不使用 GPⅡb/Ⅲa受体拮抗剂(Ⅱa,B)

(4)他汀类药物:目前所有指南均把 LDL-C 作为首要干预的靶点(Ⅰ,A),而未把 HDL 作为干预靶点(Ⅲ,C)。如无禁忌证,无论基线 LDL-C 水平如何,所有 NSTE-ACS 患者(包括 PCI 术后)均应尽早给予他汀类药物治疗(Ⅰ,A)。我国 2007 年《血脂异常管理指南》建议 ACS 患者 LDL-C 目标值达到＜2.07mmol/L(80mg/dL)或原基线上下降 40%(Ⅰ,A),2011 年 ESC 血脂异常管理指南建议 LDL-C 目标值更低,达到＜1.8mmol/L(70mg/dL)或原基线上下降 50%(Ⅰ,A)。LDL-C 达标后,长期维持治疗,有利于冠心病二级预防。他汀类药物所带来的临床获益与 LDL-C 降低程度有关,与他汀种类无关,因此他汀类药物选择依赖于 LDL-C 降低程度。

2.二级预防

(1)控制血脂:大量的证据表明,降低胆固醇治疗可以减少冠心病合并高胆固醇血症患者的心血管事件发生率和死亡率。新近的临床试验证实,无论基线 LDL-C 水平是否升高,他汀类药物治疗均可使患者受益。PROVE-ITTIMI22 研究支持 NSTE-ACS 后早期强化降脂可获益。因此,指南推荐:

①所有患者入院 24 小时应评估空腹血脂谱(Ⅰ,C)。

②所有 NSTE-ACS 后的患者(包括血运重建治疗后的患者),如无禁忌证,无论基线 LDL-C 和饮食改善情况如何,均应给予他汀类药物治疗(Ⅰ,A)。

③住院患者出院前应开始使用降脂药(Ⅰ,A);建议降低非 HDL-C 包括强化降低 LDL-C 的治疗(Ⅰ,B);对于 LDL-C＞2.6mmol/L(100mg/dL)的 NSTE-ACS 患者,应该开始降低胆固醇治疗或强化达标至 LDL-C＜2.6mmol/L(100mg/dL)(Ⅰ,A),可以进一步降低至＜1.8mmol/L(70mg/dL)(Ⅱa,A);LDL-C 达标后,若甘油三酯＞2.26mmol/L,则联合使用贝特类或烟酸类药物。

④可以鼓励使用 ω-3 脂肪酸降低风险,降低甘油三酯治疗时可以使用大剂量(2～4g/d)降低风险(Ⅱa,B)。

(2)控制血压:指南建议血压控制在＜130/80mmHg,治疗和控制血压的方法:①患者应开始改变生活方式;②对于血压＞140/90mmHg 的患者,首先使用 β 受体阻滞剂和(或)ACEI(必要时加用其他药物如噻嗪类)有助于血压达标(Ⅰ,A)。

（3）其他包括：①强调戒烟，建议戒烟并避免二手烟；②控制体重，强调控制饮食和适量运动，体重指数控制在 18.5～24.9kg/m²；③积极治疗糖尿病，使糖化血红蛋白<6.5%；④根据过去的体力活动情况或运动试验制订运动方案，鼓励 NSTE-ACS 后的患者每天参加 30～60 分钟的体力活动；⑤叶酸、维生素不再用于二级预防；⑥发病前已开始使用雌激素替代治疗的绝经后女性应继续该治疗；⑦可筛查是否存在精神抑郁，使用抗抑郁药治疗抑郁。

（杨　文）

第三节　急性 ST 段抬高型心肌梗死

急性心肌梗死（AMI）是指以冠状动脉粥样硬化斑块破裂、糜烂或夹层，继发斑块表面血栓形成和（或）远端血栓栓塞，造成完全或不完全心肌缺血为特征的一组疾病。根据发病后心电图有无 ST 段抬高，AMI 又分为 ST 段抬高心肌梗死（STEMI）和非 ST 段抬高心肌梗死（NSTEMI）。本文主要阐述急性 ST 段抬高心肌梗死。

一、病因

（一）基本病因

急性心肌梗死的基本病因是冠状动脉粥样硬化疾病（偶为冠状动脉栓塞、炎症、创伤、先天性畸形、痉挛和冠状动脉口阻塞），造成一支或多支血管管腔狭窄和心肌供血不足，而侧支循环未充分建立。在此基础上，一旦血供急剧减少或中断，使心肌严重而持久地发生急性缺血达 20～30 分钟，即可发生急性心肌梗死。绝大多数急性心肌梗死是由于不稳定的粥样斑块溃破，继而出血和管腔内血栓形成，而使管腔闭塞。少数情况下粥样斑块内或其下发生出血或血管持久痉挛，也可使冠状动脉完全闭塞。

（二）诱因

促使斑块破裂出血及血栓形成的诱因有以下几种。

（1）6:00—12:00 时交感神经活动增加，机体应激反应增强，心肌收缩力、心率、血压增高，冠状动脉张力增高。

（2）在饱餐特别是进食多量脂肪后，血脂增高，血黏稠度增高。

（3）重体力活动、情绪过分激动、血压剧升或用力排便时，致左心室负荷明显加重。

（4）休克、脱水、出血、外科手术或严重心律失常，致心排血量骤降，冠状动脉灌流量锐减。

AMI 可发生在频发心绞痛的患者，也可发生在原来从无症状者中。AMI 后发生的严重心律失常、休克或心力衰竭等并发症，均可使冠状动脉灌流量进一步降低，心肌坏死范围扩大。

二、病理变化

（一）冠状动脉狭窄与闭塞的情况

尸检资料表明，>75% 的 AMI 患者有单支冠状动脉严重狭窄；1/3～1/2 的患者所有 3 支冠状动脉均存在有临床意义的狭窄。冠状动脉造影显示，90% 以上的心肌梗死相关动脉发生完全闭塞，前降支闭塞最多见，导致左心室前壁、心尖部、下侧壁和前内乳头肌坏死；回旋支闭塞累及左心室高侧壁、膈面及左心房，并可累及房室结；右冠状动脉闭塞可导致右心室膈面、后间隔及右心室梗死，也可累及窦房结和房室结。左主干闭塞导致广泛的左心室心肌坏死。极少数 AMI 患者冠状动脉正常，可能为血栓自溶或冠状动脉痉挛所致。

（二）心肌坏死后的病理演变

冠状动脉急性完全闭塞→20～30 分钟供血区域心肌少数坏死→1～2 小时绝大部分心肌凝固性坏死→心肌间质充血水肿＋炎症细胞浸润→肌纤维溶解＋肉芽组织增生→1～2 周后坏死组织开始吸收并出现

纤维化→6～8周后形成瘢痕而愈合。心肌坏死后的病理演变与心脏机械并发症发生的时间密切相关,心脏机械并发症多发生于2周内,包括心脏游离壁或室间隔穿孔、乳头肌断裂等。

(三)心肌坏死后的临床变化

心电图检查显示Q波形成和ST段动态演变,侧支循环逐渐形成,坏死心肌扩展伴发室壁瘤.病变波及心包并发急性心包炎,病变波及心内膜引起附壁血栓形成,坏死室壁破裂发生心包压塞或室间隔瘘,乳头肌缺血、坏死导致急性乳头肌功能不全或断裂。

(四)心肌梗死的血栓成分

心肌梗死时冠状动脉内血栓既可为白血栓,又可为红血栓。白血栓富含血小板,纤维蛋白和红细胞少见,而红血栓富含纤维蛋白与红细胞。STEMI的冠状动脉内血栓为白血栓和红血栓并存,从堵塞处向近端延伸部分为红血栓。心肌梗死后是否溶栓取决于血栓成分和心肌梗死的类型(STEMI与NSTEMI)。

(五)左心室收缩功能的改变

STEMI早期由于非梗死区域收缩增强,梗死区域出现运动同步失调(相邻节段收缩时相不同步)、缩减弱(心肌缩短幅度减小)、无收缩、矛盾运动(收缩期膨出)4种异常收缩方式,主要表现为舒张功能不全。若心肌梗死面积较大或非梗死区也有严重心肌缺血,则收缩功能也可降低。如果梗死区域有侧支循环建立,则对左心室收缩功能具有重要的保护意义。

(六)心肌梗死后心室重构

左心室节段收缩与舒张功能减弱→交感神经兴奋＋RAAS激活＋Frank-Starling代偿机制→心率增快＋非梗死区节段收缩增强→维持血流动力学不发生显著变化→启动心室重构(左心室伸展十左心室肥厚十基质改变等)。心肌梗死的范围大小,左心室负荷状态和梗死相关动脉的血液供应情况(包括侧支循环形成)是心室重构的重要影响因素。

(七)梗死扩展与梗死延展

梗死扩展为梗死心肌节段的面积扩大,但无梗死心肌数量的增加。梗死扩展的特征为梗死区不成比例地变薄与扩张,使心力衰竭和室壁瘤等致命并发症的发生率增高,而心尖部是最薄且最容易受累的部位。

(八)心肌梗死后心室扩大

心室重构在梗死发生后立即开始,持续数月到数年。心室存活心肌首先出现适应性肥厚,随后逐渐发生扩张性的变化。心室扩张的程度与梗死的范围、梗死相关动脉的开放迟早以及非梗死区局部的RAS系统激活程度有关,并决定心力衰竭的严重程度以及致死性心律失常的发生率。

三、临床表现

(一)诱发因素

(1)多发于气候寒冷、气温变化大的春冬季节。

(2)常在安静与睡眠时发病,清晨与上午发病较多。

(3)剧烈运动、过重体力活动、精神紧张与激动、饱餐、创伤、急性出血、休克、发热、心动过速等因素均可诱发。

(4)反复发作的冠状动脉痉挛性心绞痛也可发展为AMI。

(二)先兆

一半以上患者在发病前数日有乏力,胸部不适,活动时心悸、气急、烦躁、心绞痛等前驱症状,其中以新发生心绞痛(初发型心绞痛)或原有心绞痛加重(恶化型心绞痛)为最突出。后者表现为心绞痛发作较以往频繁、程度较剧、持续较久、硝酸甘油疗效差、诱发因素不明显,同时心电图示ST段一过性明显抬高(变异型心绞痛)或压低,T波倒置或增高("假性正常化")。

（三）症状

1.胸痛

为最主要的症状,突发性胸骨后压榨性剧痛,常伴有冷汗、呼吸困难、乏力、轻度头重感、心悸、急性神志模糊、消化不良、呕吐、紧束感、濒死感及恐惧感,多持续 30 分钟以上,且硝酸甘油效果差,可向左肩、左上肢、下颌、牙齿、颈部、上背部、右背部或上腹部放射。发生上述任何部位的疼痛可能并不伴有胸痛,尤其在外科手术后患者、老年人和有糖尿病或高血压的患者中,易被误诊或漏诊。

2.全身症状

包括发热、出汗、心动过速、全身乏力等,体温一般不超过 38℃。

3.胃肠道症状

疼痛剧烈时常伴有频繁的恶心、呕吐和上腹胀痛,与迷走神经受坏死心肌刺激和心排血量降低导致组织灌溉不足等有关。肠胀亦不少见。重症者可发生呃逆。

4.心律失常

多发生在起病 1～2 日,而以 24 小时内最多见,可伴乏力、头晕、晕厥等症状。各种心律失常中以室性心律失常最多,尤其是室性期前收缩。如室性期前收缩频发(每分钟 5 次以上)、成对出现或呈短暂室性心动过速、多源性或落在前一心搏的易损期时(R 波落在 T 波上),常为心室颤动的先兆。心室颤动是急性心肌梗死早期特别是入院前主要的死因。房室传导阻滞和束支传导阻滞也较多见,室上性心律失常则较少,多发生在心力衰竭者中。前壁急性心肌梗死如发生房室传导阻滞表明梗死范围广泛,病情严重。

5.低血压和休克

轻者可为头晕、乏力、血压下降等低血压状态,重者面色苍白、大汗淋漓、四肢湿冷、脉搏细数、烦躁不安、反应迟钝,甚至晕厥等心源性休克的表现。

6.心力衰竭

左心衰竭的患者出现呼吸困难、咳嗽、发绀、烦躁等,严重者可发生肺水肿或进而发生右心衰竭的表现。

（四）体征

1.心脏体征

心浊音界可完全正常,也可有心尖区第一心音减弱、第三或第四心音奔马律。10%～20%的患者发病后 2～3 日出现心包摩擦音,多在 1～2 日消失。乳头肌功能不全时可有收缩期杂音,心力衰竭或休克者有相关体征。

2.血压

除极早期血压可增高外,几乎所有患者均有血压降低。起病前有高血压者,血压可降至正常,且可能不再恢复到起病前的水平。

四、辅助检查

（一）实验室检查

心肌细胞坏死时,细胞膜的完整性遭到破坏,细胞内的大分子物质(血清心脏标记物)开始弥散至心脏间质组织并最后进入梗死区的微血管和淋巴管。患者入院要求即刻测定心肌损伤标记,并于 2～4 小时、6～9 小时、12～24 小时重复测定。推荐测定肌钙蛋白、肌红蛋白和 CK-MB。溶栓治疗时应当监测 CK-MB,不再测定 CK、AST、ALT、乳酸脱氢酶及其同工酶,主要原因为其在体内分布多个器官,对 AMI 诊断的敏感性和特异性均较差。

1.肌钙蛋白(cTn)

它是诊断心肌坏死最特异和最敏感的标记。肌钙蛋白超过正常上限,结合心肌缺血证据即可诊断AMI。肌钙蛋白是肌肉组织收缩的调节蛋白,而心肌肌钙蛋白是心肌独有且特异性很高的心肌标记物,心肌损伤时肌钙蛋白从心肌组织释放并进入血液循环中。肌钙蛋白包括 cTnT、cTnI、cTnC3 个亚单位。肌钙蛋白在健康人血浆中的浓度<0.06ng/L，心肌损伤和坏死时升高。其动态变化的过程与心肌梗死的时间、梗死范围的大小、再灌注治疗的早晚密切相关。肌钙蛋白 2～4 小时开始升高，6～8 小时几乎 100% 的升高，cTnI 于 24 小时后达到高峰，持续 7～10 日，而 cTnT2～5 日达到高峰，持续 10～14 日，两者对于早期和晚期 AMI 具有很高的诊断价值。由于肌钙蛋白具有很高的敏感性，可发现无心电图改变和 CK-MB 异常的小灶性梗死。cTnI 的敏感性和特异性较 cTnT 略低，但也作为敏感而特异的指标进行监测。应注意的是肌钙蛋白在心肌明显损伤而无坏死时也可升高。

2.肌红蛋白

在 AMI 发病后 1～2 小时开始升高，12 小时内达到高峰，24～48 小时恢复正常。出现时间早于肌钙蛋白和 CK-MB，对更早诊断 AMI 有重要的提示价值。由于肌红蛋白广泛存在于心肌和骨骼肌中，并且主要经肾脏代谢清除，在慢性肾功能不全、骨骼肌损伤时可引起升高，其特异性较肌钙蛋白低。

3.CK-MB

对判断 AMI 的敏感性和特异性均较高，分别达到 100% 和 99%。AMI 后 4～6 小时开始升高，16～24 小时达到高峰，持续 2～3 日。其检测值超过正常上限并有动态变化可帮助诊断 AMI，在诊断再发心肌梗死方面具有优势，但对小灶性梗死敏感性较低。CK-MB 还是溶栓是否成功的间接评价指标，由于心肌再灌注时 CK-MB 提前进入血流，峰值提前到 14 小时内，据此可间接判定冠状动脉是否再通。

(二)心电图检查

由于心电图检查方便、无创、广泛用于临床，连续的心电图检测不仅可明确 AMI 的诊断，而且对梗死部位、范围、程度及心律失常情况做出判断。

1.特征性改变

(1)ST 段抬高呈弓背向上型，在面向坏死区周围心肌损伤区的导联上出现。

(2)宽而深的 Q 波(病理性 Q 波)，在面向透壁心肌坏死区的导联上出现。

(3)T 波倒置，在面向损伤区周围心肌缺血区的导联上出现。在背向 MI 区的导联则出现相反的改变，即 R 波增高。ST 段压低和 T 波直立并增高。

2.动态性改变

(1)起病数小时内，可尚无异常或出现异常高大两肢不对称的 T 波，为超急性期改变。

(2)数小时后，ST 段明显抬高，弓背向上，与直立的 T 波连接，形成单相曲线。数小时至 2 日出现病理性 Q 波，同时 R 波减低，是为急性期改变。Q 波在 3～4 日稳定不变，以后有 70%～80% 的患者永久存在。

(3)在早期如不进行治疗干预，ST 段抬高持续数日至 2 周，逐渐回到基线水平，T 波则变为平坦或倒置，是为亚急性期改变。

(4)数周至数月后，T 波呈 V 形倒置，两支对称，波谷尖锐，是为慢性期改变。T 波倒置可永久存在，也可在数月或数年内逐渐恢复。

3.检查要求

对疑似 ST 段抬高心肌梗死的患者，10 分钟内完成 12 导联心电图检查，疑有下壁心肌梗死时需加做心电图 $V_{3R\sim5R}$ 和 $V_{7\sim9}$ 导联检查。如早期心电图不能确诊时，需 5～10 分钟重复检查。T 波高尖可出现在 ST 段抬高心肌梗死的超急性期，与既往心电图检查进行比较，有助于诊断。左束支传导阻滞(LBBB)患者发生 AMI 时，心电图诊断困难，以下变化可提示 AMI：①凡在心电图检查出现 QRS 图形，并基本向上的导联中出现 ST 段未抬高甚至下降，T 波倒置，而在 QRS 图形基本向上的导联中 ST 段未降低反而抬高，T 波直立；②V_4、V_5、V_6、I、aVR 出现 Q 波；③V_1、V_2 出现显著的 R 波；④心电图呈现 ST-T 段动态变化。需强调的是，对 AMI 患者尽早进行心电监测，以发现恶性心律失常。

4.心肌梗死的定位

通过心电图检查对梗死区 ST 段抬高的导联，可对心肌梗死部位进行基本定位。定位标准如下：①前间隔心肌梗死，V_1～V_2 导联；②前壁心肌梗死，V_3、V_4、V_5 导联；③前侧壁心肌梗死，V_5、V_6、V_7 导联；④广泛前壁心肌梗死，V_1、V_2、V_3、V_4、V_5 导联；⑤下壁心肌梗死，Ⅱ、Ⅲ、aVF 导联；⑥下间壁心肌梗死，Ⅱ、Ⅲ、aVF 导联＋V_1～V_2 导联；⑦下侧壁心肌梗死，Ⅱ、Ⅲ、aVF 导联＋V_5、V_6、V_7 导联；⑧高侧壁心肌梗死，Ⅰ、aVL 导联；⑨正后壁心肌梗死，V_7、V_8、V_9 导联＋Ⅰ、aVL 导联。

5.心电图检查 aVR 导联 ST 段变化的诊断价值

aVR 导联 ST 段抬高不仅可识别 AMI 相关的病变血管，而且可判定危险程度。研究表明，aVR 导联 ST 段抬高提示左主干病变或其分支血管严重病变，是临床的严重状态。在前壁 STE－MI 的患者中，aVR 导联 ST 段抬高强烈提示左前降支近端病变；在下壁心肌梗死患者中 aVR 导联 ST 段压低提示左回旋支病变，而不是右冠状动脉病变；在 NSTEMI 患者中，如果 aVR 没有抬高，可以排除左主干病变。

（三）影像学检查

1.超声心动图检查

符合 AMI 的胸痛患者，在心电图不能确认是 AMI 时，此时超声心动图的表现对诊断可能有帮助，出现明确的异常收缩区支持心肌缺血诊断。AMI 患者几乎都有室壁运动异常区，对于非透壁性梗死的患者可能较少表现为室壁运动异常。早期行超声检查，对检出可能存活而处于顿抑状态的心肌有收缩功能储备，残留心肌有缺血可能，AMI 后有充血性心力衰竭及 AMI 后有机械性并发症的患者的早期发现都有帮助。

2.核素心肌灌注

坏死心肌细胞中的 Ca^{2+} 能够结合放射性^{99m}Tc-焦磷酸盐，而肌凝蛋白可与^{111}In-抗肌凝蛋白单克隆抗体特异性地结合，均形成坏死心肌病灶的"热点"显像；201T1 或^{99m}Tc-MIBI 因坏死心肌无血流和瘢痕组织无血管而不能进入细胞内，形成"冷点"显像。"热点"显像用于心肌梗死急性期的诊断，"冷点"显像用于心肌梗死慢性期，对评估梗死区域有无存活心肌有较大价值。负荷核素心肌灌注显像（药物负荷或运动负荷）可用于心肌梗死出院前和出院后危险性的评估，显像异常者预示在此后的 3～6 个月发生并发症的危险显著增加。

3.核素心腔造影

常用^{99m}Tc 标记的红细胞或白蛋白进行心腔造影检查，观察室壁运动和 LVEF，有助于判定心室功能、室壁运动异常和室壁瘤形成。

五、诊断及鉴别诊断

（一）诊断

1.诊断 AMI 的基本条件

①胸痛持续 20～30 分钟以上；②心电图检查 ST-T 呈现动态变化；③心肌损伤标记明显异常。具备两项即可确诊 AMI。但由于 STEMI 患者再灌注治疗的效果与时间密切相关，而诊断是否及时是影响早期再灌注治疗的关键因素，因此 AMI 的快速诊断是临床上应当重视的问题。

2.典型缺血性胸痛

典型缺血性胸痛是快速提示和诊断 AMI 的首要条件。典型的 AMI 胸痛具体体现在胸痛的部位、性质、持续时间、伴随的症状等方面。其特点为：①部位：常位胸骨后或左侧胸部；②性质：常呈剧烈的压榨痛或紧迫、烧灼痛；③时间：持续＞20 分钟；④伴随症状：常伴有出汗、恶心、呕吐、头晕、眩晕等；⑤治疗：含化硝酸甘油无明显缓解。

3.非典型胸痛患者的诊断线索

对于 AMI 无典型胸痛的患者，临床上容易漏诊或误诊，因此应格外注意临床相关的诊断线索，这对 AMI 的诊断具有重要的提示价值。如果患者既往有冠心病、心绞痛病史，或有冠心病的多种危险因素，出现以下情况时应考虑到 AMI 的可能：①新出现的低血压、左心衰竭和心源性休克；②新发生的 LBBB 或 AVB；③原有缺血性心肌病伴心功能不全，短时间内出现心功能的恶化；④突然的黑矇或晕厥；⑤不明原因的上腹部不适、疼痛、恶心、呕吐等症状;⑥难以解释的颈、下颌、肩部、背部疼痛。遇到上述情况,立即检查12导联心电图。

4.心电图的典型改变

对快速诊断 AMI 具有决定性的意义。心电图 ST 段抬高对诊断 AMI 的特异性为91%,敏感性为46%。具有典型缺血性胸痛,相邻2个或2个以上导联 ST 段异常抬高或新发的 LBBB,可立即按 AMI 处理,尽早开始再灌注治疗。对于无胸痛和非典型缺血性胸痛的患者,心电图检查具有决定性的意义时,也应考虑尽早进行抗缺血和再灌注治疗。典型缺血性胸痛而心电图检查无决定性意义时,应密切监测心电图的变化,并快速检测心肌损伤标记。对于原有预激综合征、束支或室内传导阻滞、室壁瘤等患者,由于可能掩盖 AMI 时心电图检查显示 ST-T 变化,因此对于高度疑诊 AMI 者,应立即检查心肌损伤标记和超声心动图检查。

5.即时检验心肌损伤标记

由于实验室检查较慢,影响患者到达医院后的快速诊断,建议即时检验(POCT)心肌损伤标记,尤其是肌钙蛋白,对早期诊断有重要的价值。

(二)鉴别诊断

1.心肌梗死和心绞痛鉴别诊断(表 4-3-1)

表 4-3-1　心肌梗死和心绞痛鉴别诊断要点

鉴别诊断项目	心肌梗死	心绞痛
疼痛		
部位	相同,但可能在较低位置或上腹	胸骨上、中段之后
性质	相似,但更剧烈	压榨性或窒息性
诱因	不如前者常有	劳力、情绪激动、饱食等
时限	长,数小时或1~2天	短,1~5分钟或15分钟以内
频率	不频繁	频繁发作
硝酸甘油疗效	作用较差	显著缓解
气喘或肺水肿	常有	极少
血压	常降低,甚至发生休克	升高或无显著改变
心包摩擦音	可有	无
坏死物质吸收的表现		
发热	常有	无
血白细胞增加	常有	无
红细胞沉降率增快	常有	无
血清心脏标志物增高	有	无
心电图变化	有特征性和动态性改变	无变化或暂时性 ST 段和 T 波变化

2.心肌梗死与其他疾病的鉴别诊断

(1)主动脉夹层:胸痛常呈撕裂样,迅速达高峰且常放射至背部、腹部、腰部和下肢。两上肢血压和脉搏可有明显差别,可有下肢暂时性瘫痪、偏瘫和主动脉关闭不全的表现。无急性心肌梗死心电图的特征性改变及血清酶学改变。二维超声心动图检查有助于诊断。CT 和 MRI 可确诊。

(2)急性心包炎:急性非特异性心包炎也可有严重而持久的胸痛及 ST 段抬高。但胸痛与发热同时出现,呼吸和咳嗽时加重;早期可听到心包摩擦音;心电图改变常为普遍导联 ST 段弓背向上抬高,无急性心肌梗死心电图的演变过程,也无血清酶学改变。

（3）肺动脉栓塞：肺栓塞可引起胸痛、咯血、呼吸困难、休克等表现。但有右心负荷急剧增加表现，如发绀、肺动脉瓣区第二音亢进、颈静脉充盈、肝大、下肢水肿等。心电图示电轴右偏，I 导联 S 波加重，Ⅲ 导联出现 Q 波和 T 波倒置，胸导联过渡区左移，右胸导联 T 波倒置等改变。与急性心肌梗死心电图的演变迥然不同，不难鉴别。

六、危险分层

（一）ST 段抬高性心肌梗死的综合危险分层

（1）危险因素：①高龄、女性、Killip 分级 Ⅱ～Ⅳ 级、既往心肌梗死史、心房颤动、前壁心肌梗死、肺部啰音、血压<100mmHg、心率>100/min、糖尿病、肌钙蛋白明显升高等，均是影响预后的独立危险因素，病死率高；②溶栓治疗失败（胸痛不缓解、ST 段持续抬高），或伴有右心室梗死和血流动力学异常的下壁STEMI，也是影响预后的独立危险因素，病死率也较高；③STEMI 新发生心脏杂音时，提示可能有室间隔穿孔或二尖瓣反流，是临床的严重状态，应及时进行超声心动图检查。AMI 的血流动力学障碍主要包括低血压状态、肺瘀血、急性左心衰竭、心源性休克等情况，均为高危状态，对此应当尽早分析原因并积极干预。

（2）心电图检查显示 QRS 波增宽：既往研究显示，ACS 患者 QRS 增宽与患者预后有关。近期加拿大ACS 注册研究数据分析显示，QRS 波≥120 毫秒不伴束支传导阻滞者较 QRS 波<120 毫秒的患者院内和1 年的病死率增高，而伴有束支传导阻滞者病死率更高。通过多因素分析显示，QRS 波≥120 毫秒伴有束支传导阻滞是心肌梗死患者院内和 1 年死亡的独立预测因子。进一步研究表明，急性前壁心肌梗死合并RBBB 患者的病死率显著增高，通过多变量（年龄、Killip 分级、收缩压、脉搏和既往心肌梗死）分析发现，QRS 间期每增加 20 毫秒会增加 30 天的病死率，其中 QRS 间期≥160 毫秒者较 QRS 间期<160 毫秒者 30天病死率更显著。即使 RBBB 恢复，病死率也不降低。荟萃分析表明，AMI 伴新发 LBBB 不但对近期的不良事件有预测价值，而且对远期不良事件也有预测价值。有研究表明，心肌再灌注治疗后心肌灌注差者预后更差。

（3）心电图检查 ST 段变化：aVR 导联 ST 段抬高不仅可识别 AMI 相关的病变血管，是临床上非常有用的指标，前壁 AMI 患者 aVR 导联 ST 段无压低与分别压低 0.05mV、0.1mV 和≥0.15mV 比较，病死率均增加显著，而与下壁 AMI 无相关性。溶栓治疗 60 分钟后 ST 段回落的患者预后良好。

（4）Killip 分级：Ⅰ 级，无明显的心力衰竭；Ⅱ 级，有左心衰竭，肺部啰音小于肺野的 50%，可伴有奔马律、窦性心动过速或其他心律失常，静脉压升高，X 线检查表现为肺瘀血；Ⅲ 级，肺部啰音大于肺野的 50%，可出现急性肺水肿；Ⅳ 级，心源性休克，有不同阶段和程度的血流动力学障碍。Killip 分级与心肌梗死的近期和远期预后均密切相关，分级越高，预后越差。

（5）Forrester 血流动力学分型：根据肺毛细血管楔压（PC－WP）和心脏指数（CI）评估有无肺淤血和外周组织灌注不足，并将 AMI 分为 4 个血流动力学亚型：Ⅰ 型，既无肺瘀血，也无外周组织灌注不足，心功能处于代偿状态，CI>2.2L/(min·m²)，PCWP≤18mmHg，病死率约为 3%；Ⅱ 型，有肺瘀血，无外周组织灌注不足，CI>2.2L/(min·m²)，PCWP>18mmHg，病死率约为 9%，为常见的临床类型；Ⅲ 型，无肺瘀血，有外周组织灌注不足，CI≤2.2L/(min·m²)，PCWP≤18mmHg，病死率约为 23%；Ⅳ 型，既有肺瘀血，又有外周组织灌注不足，CI≤2.2L/(min·m²)，PC－WP>18mmHg，病死率约为 51%。

（二）ST 段抬高性心肌梗死无创检查危险分层

（1）高危（年病死率>3%）：静息或负荷 LVEF<35%；运动试验评分≤－11；负荷试验诱发大面积灌注不足；大面积且固定的灌注不足（尤其是前壁）；负荷试验诱发的多处中等面积灌注不足；大面积且固定的灌注不足伴左心室扩大或肺摄取 201T1 增加；负荷试验诱发的重度灌注不足伴左心室扩大或肺摄取201T1 增加；心率<120/min、静息或小剂量多巴酚丁胺[≤10μg/(kg·min)]负荷情况下，超声心动图检查显示节段性室壁运动异常（至少 3 个节段）；负荷超声心动图检查显示广泛的心肌缺血。

（2）中危（年病死率 1%～3%）：静息 LVEF35%～4926；运动试验评分介入－11～5；负荷试验诱发中

度灌注不足,不伴有左心室扩大或肺摄取 201Tl 增加;大剂量多巴酚丁胺[＞10μg/(kg·min)]负荷情况下,超声心动图检查显示节段性室壁运动异常(1～2 个节段)。

(3)低危(年病死率＜1％):运动试验诱发中度灌注不足或仅有小面积的心肌灌注不足;负荷超声心动图检查显示无节段性室壁运动异常。

七、治疗

STEMI 的治疗原则是保护和维持心脏功能,挽救濒死的心肌,防止梗死面积扩大,缩小心肌缺血范围,及时处理各种并发症,防止猝死,使患者不但能度过急性期,且康复后还能保持尽可能多的有功能的心肌。

(一)一般治疗

患者应住入冠心病监护病室,卧床休息至少 12～24 小时,给予持续心电监护。病情稳定或血运重建后症状控制,应鼓励早期活动。下肢作被动运动可防止静脉血栓形成。活动量的增加应循序渐进。应尽量对患者进行必要的解释和鼓励,使其能积极配合治疗而又解除焦虑和紧张,可以应用小剂量的镇静剂和抗焦虑药物(常用苯二氮䓬类),使患者得到充分休息和减轻心脏负担。保持大便通畅,如便秘可给予缓泻剂。有明确低氧血症(氧饱和度低于 90％)或存在左心室功能衰竭时才需补充氧气。在最初 2～3 天饮食应以容易消化的流质、半流质为主,宜少量多餐,钠盐和液体的摄入量应根据汗量、尿量、呕吐量及有无心力衰竭而作适当调节。

(二)再灌注治疗

及早再通闭塞的冠状动脉,使心肌得到再灌注,挽救濒死的心肌或缩小心肌梗死的范围,是一种关键的治疗措施。它还可极有效地解除疼痛。

1.溶栓治疗

虽然近年来 STEMI 急性期行直接 PCI 已成为首选方法,但溶栓治疗具有快速、简便、经济的特点,在不具备 PCI 条件的医院或因各种原因使 FMC 至 PCI 时间明显延迟时,对有适应证的 STEMI 患者,静脉内溶栓仍是较好的选择。溶栓获益大小主要取决于治疗时间和达到的 TIMI 血流。在发病 3 小时内行溶栓治疗,梗死相关血管的开通率增高,病死率明显降低,其临床疗效与直接 PCI 相当。发病 3～12 小时内行溶栓治疗,其疗效不如直接 PCI,但仍能获益。发病 12～24 小时内,如果仍有持续或间断的缺血症状和持续 ST 段抬高,溶栓治疗仍然有效。LBBB、大面积梗死(前壁 MI、下壁 MI 合并右心室梗死)患者,溶栓获益最大。而对于 NSTE-ACS,溶栓治疗不仅无益反而有增加 AMI 的倾向,因此标准溶栓治疗目前仅用于 STEMI 患者。

(1)溶栓治疗的适应证:①发病 12 小时内,预期 FMC 至 PCI 时间延迟大于 120 分钟,无溶栓禁忌证者;②发病 12～24 小时仍有进行性缺血性疼痛和至少 2 个胸导联或肢体导联 ST 段抬高＞0.1mV,或血流动力学不稳定,无直接 PCI 条件者;③发病 12 小时后若症状已缓解,不应采取溶栓治疗。④计划进行直接 PCI 前不推荐溶栓治疗;⑤ST 段压低的患者(除正后壁心肌梗死或合并 aVR 导联 ST 段抬高)不应采取溶栓治疗。

(2)溶栓治疗的禁忌证:①近期(14 天内)有活动性出血(胃肠道溃疡出血、咯血、痔疮出血等),作过外科手术或活体组织检查,心肺复苏术后(体外心脏按压、心内注射、气管插管),不能实施压迫的血管穿刺,以及外伤史者;②高血压患者血压＞180/110mmHg,或不能排除主动脉夹层分离者;③有出血性脑血管意外史,或半年内有缺血性脑血管意外(包括 TIA)史者;④对扩容和升压药无反应的休克;⑤妊娠、感染性心内膜炎、二尖瓣病变合并心房颤动且高度怀疑左心房内有血栓者;⑥糖尿病合视网膜病变者;⑦出血性疾病或有出血倾向者,严重的肝肾功能障碍及进展性疾病(如恶性肿瘤)者。由于中国人群的出血性卒中发病率高,因此,年龄≥75 岁患者应首选 PCI,选择溶栓治疗时应慎重,酌情减少溶栓药物剂量。

(3)溶栓药物:①特异性纤溶酶原激活剂:可选择性激活血栓中与纤维蛋白结合的纤溶酶原,对全身纤溶活性影响较小,无抗原性,建议优先采用。重组组织型纤溶酶原激活剂(rtPA)阿替普酶是目前最常用的溶栓剂。但其半衰期短,为防止梗死相关动脉再闭塞需联合应用肝素(24～48 小时)。最常用的为人重组组织型纤溶酶原激活剂阿替普酶。其他新型特异性纤溶酶原激活剂,采用基因工程改良的组织型纤溶酶原激活剂衍生物,溶栓治疗的选择性更高,半衰期延长,适合弹丸式静脉推注,药物剂量和不良反应均减少,使用方便。已用于临床的有瑞替普酶、兰替普酶和替奈普酶(TNK-PA)等,均需要联合肝素(48 小时),以防止再闭塞。②非特异性纤溶酶原激活剂:对血栓部位或体循环中纤溶系统均有作用,常导致全身性纤溶活性增高,常用的有尿激酶(UK 或 rUK)和尿激酶原,无抗原性和过敏反应。链激酶(或重组链激酶)也是非特异性纤溶酶原激活剂,由于存在抗原性和过敏反应,临床上已较少使用。

(4)给药方案:①阿替普酶:首先静脉推注 15mg,随后 0.75mg/kg 在 30 分钟内持续静脉滴注(最大剂量不超过 50mg),继之 0.5mg/kg 于 60 分钟持续静脉滴注(最大剂量不超过 35mg);②瑞替普酶:10 单位溶于 5～10mL 注射用水,2 分钟以上静脉推注,30 分钟后重复上述剂量;③替奈普酶:30～50mg 溶于 10mL 生理盐水静脉推注,根据体重调整剂量:如体重<60kg,剂量为 30mg;体重每增加 10kg,剂量增加 5mg,最大剂量为 50mg;④尿激酶:150 万 U 溶于 100mL 生理盐水,30 分钟内静脉滴入;⑤重组人尿激酶原:20mg 溶于 10mL 生理盐水,3 分钟内静脉推注,继以 30mg 溶于 90mL 生理盐水,30 分钟内静脉滴完。

(5)溶栓治疗期间的辅助抗凝治疗:尿激酶和尿激酶原为非选择性的溶栓剂,故在溶栓治疗后短时间内(12 小时内)不存在再次血栓形成的可能,对于溶栓有效的患者,溶栓结束后 12 小时皮下注射普通肝素 7500U 或低分子肝素,共 3～5 天。对于溶栓治疗失败者,辅助抗凝治疗则无明显临床益处。对于阿替普酶、瑞替普酶和替奈普酶等选择性的溶栓剂,溶栓使血管再通后仍有再次血栓形成的可能,因此在溶栓治疗前均应给予充分的肝素治疗。溶栓前先给予 5000u 肝素冲击量,然后以 1000U/h 的肝素持续静脉滴注 24～48 小时,以出血时间延长 2 倍为基准,调整肝素用量。亦可选择低分子量肝素替代普通肝素治疗,其临床疗效相同,如依诺肝素,首先静脉推注 30mg,然后以 1mg/kg 的剂量皮下注射,每 12 小时 1 次,用 3～5 天为宜。

(6)溶栓再通的判断指标

①直接指征:冠状动脉造影所示血流情况通常采用 TIMI 分级:根据 TIMI 分级达到 2、3 级者表明血管再通,但 2 级者通而不畅,TIMI3 为完全性再通,溶栓失败则梗死相关血管持续闭塞(TIMI0～1 级)。

②间接指征:a.60～90 分钟内抬高的 ST 段至少回落 50%;b.cTnT 峰值提前至发病 12 小时内,CK-MB 酶峰提前到 14 小时内出现;c.2 小时内胸痛症状明显缓解;d.治疗后的 2～3 小时内出现再灌注心律失常,如加速性室性自主心律、房室传导阻滞或束支传导阻滞突然改善或消失,或下壁 MI 患者出现一过性窦性心动过缓、窦房传导阻滞伴或不伴低血压。上述四项中,心电图变化和心肌损伤标记物峰值前移最重要。

2.冠状动脉旁路移植手术(CABG)

对少数合并心源性休克、严重心力衰竭,而冠状动脉病变不适宜 PCI 者,或出现心肌梗死机械并发症需外科手术修复时可选择急诊 CABG。

(三)其他药物治疗

1.抗血小板治疗

抗血小板治疗能减少 STEMI 患者的主要心血管事件的发生,因此除非有禁忌证,所有患者应给予本项治疗。

(1)环氧化酶抑制剂:所有无禁忌证患者起病后都应迅速给予阿司匹林,起始负荷剂量为 150～300mg(非肠溶型),首剂应嚼碎可加快吸收,以便迅速抑制血小板激活状态,以后改用小剂量 75～100mg/d,如无禁忌证或不耐受应无限期使用。阿司匹林主要的不良反应是胃肠道反应和上消化道出血,部分患者还存在血小板免疫现象。对有胃肠道出血或消化道溃疡病史者,推荐联合用质子泵抑制剂。

(2)二磷酸腺苷(ADP)P2Y12 受体抑制剂:氯吡格雷和噻氯匹定属噻吩吡啶类衍生物,能不可逆地选择性阻断血小板 ADP 受体,从而抑制 ADP 诱导的血小板聚集。早年使用的噻氯匹定起效较慢且不良反应多,目前已不再使用,而被氯吡格雷替代,后者的作用和噻氯匹定相当,但不良反应明显减少。普拉格雷和替格瑞洛是新型 ADPP2Y12 受体抑制剂,前者是新一代噻吩吡啶类药物,也是前体药物,代谢后不可逆抑制 P2Y12 受体,但起效快,而后者是另一类抗血小板药物,属环戊基.三唑并嘧啶,活性药物,可逆性地抑制 P2Y12 受体。与氯吡格雷相比,两者具有抗血小板聚集作用更强、起效快、作用更持久、不受代谢酶遗传多态性影响的特点。所有 STEMI 患者,只要无禁忌证,均应在阿司匹林基础上联合血小板 P2Y12 受体抑制剂治疗 12 个月,可以选择氯吡格雷负荷剂量为 300～600mg,以后 75mg/d 维持;或替格瑞洛 180mg 负荷剂量,之后 90mg 每日 2 次维持,但在血小板 P2Y12 受体抑制剂治疗时可优先选择替格瑞洛,尤其是对于中高缺血风险(如 cTn 升高)的患者。在接受 PCI 且出血并发症风险不高的患者,优先选择普拉格雷(负荷剂量 60mg,维持剂量 10mg/d)而非氯吡格雷,但普拉格雷不能用于既往有卒中或短暂脑缺血发作病史的患者。对于阿司匹林不能耐受的患者,氯吡格雷可替代阿司匹林作为长期的抗血小板治疗药物。肾功能不全(eGFR<60mL/nun)患者无须调整 ADPP2Y12 受体抑制剂用量。

(3)血小板膜糖蛋白Ⅱb/Ⅲa(GPⅡb/Ⅲa)受体拮抗药:激活的 GPⅡb/Ⅲa 受体与纤维蛋白原结合,在血小板之间形成桥梁,导致血小板血栓形成。阿昔单抗是直接抑制 GPⅡb/Ⅲa 受体的单克隆抗体,在血小板激活起重要作用的情况下,特别是患者接受介入治疗时,该药多能有效地与血小板表面的 GPⅡb/Ⅲa 受体结合,从而抑制血小板的聚集,进一步降低血栓事件风险。一般使用方法是先静脉注射冲击量 0.25mg/kg,然后 10μg/(kg·h)静滴 12～24 小时,目前建议对血栓负荷大的患者在 PCI 术中开始使用,阿昔单抗不推荐用于不准备行 PCI 的患者。合成的该类药物还包括替罗非班和依替巴肽。替罗非班是目前国内最常用的 GPⅡb/Ⅲa 受体拮抗药,其用法:负荷量 10μg/(kg·min),静推>3 分钟;维持量 0.15μg/(kg·min),静脉泵入 24～36 小时。肌酐清除率<30mL/min 者减半。

(4)环核苷酸磷酸二酯酶抑制剂:西洛他唑(每次 50～100mg,每日 2 次)除有抗血小板聚集和舒张外周血管作用外,还具有抗平滑肌细胞增生、改善内皮细胞功能等作用。但目前西洛他唑预防 PCI 术后急性并发症的研究证据尚不充分,所以仅作为阿司匹林不耐受或氯吡格雷耐药患者的替代药物。

但 STEMI 静脉溶栓患者,如年龄>75 岁,则用氯吡格雷 75mg,以后 75mg/d,维持 12 个月。在服用 P2Y12 受体抑制剂而拟行 CABG 的患者应在术前停用 P2Y12 受体抑制剂,择期 CABG 需停用至少 5 天,急诊时至少停用 24 小时。STEMI 合并房颤需持续抗凝治疗的直接 PCI 患者,建议应用氯吡格雷 600mg 负荷量,以后每天 75mg。在有效的双联抗血小板及抗凝治疗情况下,不推荐 STEMI 患者造影前常规应用 GPⅡb/Ⅲa 受体拮抗剂;高危患者或造影提示血栓负荷重、未给予适当负荷量 P2Y12 受体抑制剂的患者可静脉使用替罗非班或依替巴肽。直接 PCI 时,冠状动脉脉内注射替罗非班有助于减少无复流、改善心肌微循环灌注。

2.抗凝治疗

除非有禁忌证,所有 STEMI 患者无论是否采用溶栓治疗,都应在抗血小板治疗的基础上常规接受抗凝治疗。抗凝治疗能建立和维持梗死相关动脉的通畅,并能预防深静脉血栓形成、肺动脉栓塞以及心室内血栓形成。常用的抗凝药包括普通肝素、低分子肝素、磺达肝癸钠和比伐卢定。

(1)磺达肝癸钠:是选择性Ⅹa因子间接抑制剂。对于接受溶栓或未行再灌注治疗的患者,磺达肝癸钠有利于降低死亡和再梗死,而不增加出血并发症,使用最长 8 天。因此 STEMI 患者整个住院期间或直至行 PCI 时,抗凝治疗优先推荐使用磺达肝癸钠(2.5mg/d,皮下注射);如应用磺达肝癸钠的患者接受 PCI 治疗,则需额外给予抗Ⅱa因子活性的抗凝药[如普通肝素 85U/kg(同时使用 GPⅡb/Ⅲa 受体拮抗药则剂量调整为 601U/kg)或比伐卢定],因存在导管内血栓形成的风险。当没有磺达肝癸钠时,推荐给予依诺肝素;如果没有磺达肝癸钠或依诺肝素,则推荐给予普通肝素[活化部分凝血活酶时间(APTT)为 50～70 秒]或其他特定推荐剂量的低分子肝素(LWMH)。

(2)肝素和 LWMH:肝素的推荐剂量是先给予 60U/kg 静脉注射(最大剂量 4000U),然后以 12U/(kg·h)(最大剂量 1000U/h)的速度静脉滴注,持续 48 小时或直至行 PCI。治疗过程中需注意开始用药或调整剂量后 6 小时测定部分激活凝血酶时间(APTT),根据 APTT 调整肝素用量,使 APTT 控制在 50～

70 秒。但是,肝素对富含血小板的血栓作用较弱,且肝素的作用可由于肝素结合血浆蛋白而受影响。未口服阿司匹林的患者停用肝素后可能使胸痛加重,与停用肝素后引起继发性凝血酶活性增高有关。因此,肝素以逐渐停用为宜。LWMH 与普通肝素相比,具有更合理的抗 Ⅹa 因子和Ⅱa 因子活性的作用,可以皮下应用,不需要实验室监测,临床观察表明,LWMH 较普通肝素有疗效肯定、使用方便的优点。目前推荐的 LWMH 主要为依诺肝素 1mg/kg 皮下注射,每 12 小时 1 次(肌酐清除率<30mL/min 者则每天 1 次),整个住院期间应用(最多 8 天)或直至行 PCI 前 8~12 小时,接受 PCI 时再静脉给予 0.3mg/kg。其他 LWMH 还包括那曲肝素 0.1mL/10kg 或达肝素 120U/kg(最大剂量 10000U),皮下注射,每 12 小时一次。

(3)直接抗凝血酶的药物:直接 PCI 尤其出血风险高时,比伐卢定可以降低介入治疗围术期急性冠状动脉血栓事件的风险且出血并发症少,因此此类患者可用比伐卢定替代普通肝素联合 GPⅡb/Ⅲa 受体拮抗药作为 PCI 术中抗凝用药。比伐卢定的用法:先静脉推注负荷剂量 0.75mg/kg,再静脉滴注 1.75mg/(kg·h),不需监测 ACT,操作结束后继续静滴 3~4 小时有利于减少支架内血栓的形成。

CHA2DS2-VASc 评分≥2 分的房颤患者、心脏机械瓣膜置换术后、合并无症状左心室附壁血栓或静脉血栓栓塞患者应给予口服抗凝药治疗,但需注意出血的风险,服用华法林者需严密监测 INR,缩短监测间隔。DES 后接受双联抗血小板治疗的患者如加用华法林时应控制 INR2.0~2.5。出血风险大的患者可应用华法林加氯吡格雷治疗。HAS-BLED 评分可用于评估患者的出血风险,出血风险小的患者(HAS-BLED 评分<2 分),三联抗栓可使用 6 个月,6 个月后改为口服抗凝药加单抗血小板药,12 个月后单服抗凝药。对出血风险大(HAS-BLED 评分≥3 分)的患者,三联抗栓治疗的时间要缩短(1 个月)或使用口服抗凝药联合氯吡格雷的二联抗栓方案。

3.硝酸酯类药物

对于有持续性胸部不适、高血压、大面积前壁 MI、急性左心衰竭的患者,在最初 24~48 小时的治疗中,静脉内应用硝酸酯类药物有利于控制心肌缺血发作,缩小梗死面积,降低短期甚至可能长期病死率。静脉内应用硝酸甘油开始με 5~10μg/min,每 5~10 分钟增加 5~10μg,直至症状缓解或平均压降低 10% 但收缩压不低于 90mmHg。有下壁 MI、可疑右心室梗死或明显低血压的患者(收缩压低于 90mmHg),尤其合并明显心动过缓或心动过速时,硝酸酯类药物能降低心室充盈压,引起血压降低和反射性心动过速,应慎用或不用。无并发症的 MI 低危患者不必常规给予硝酸酯类药物。

4.镇痛剂

如硝酸酯类药物不能使疼痛迅速缓解,应立即给予吗啡,10mg 稀释成 10mL,每次 2~3mL 静脉注射,必要时 5 分钟重复 1 次,总量不宜超过 15mg。吗啡的不良反应有恶心、呕吐、低血压和呼吸抑制。一旦出现呼吸抑制,可每隔 3 分钟静脉注射纳洛酮 0.4mg(最多 3 次)拮抗。使用非甾体类消炎药(NSAIDs)(除了阿司匹林)会增加主要不良心血管事件的风险,故不应早期使用。

5.β受体阻滞剂

无禁忌证时,应于发病后 24 小时内常规口服,以减少心肌耗氧量和改善缺血区的氧供需失衡,限制 MI 面积,减少复发性心肌缺血、再梗死、室颤及其他恶性心律失常,对降低急性期病死率有肯定的疗效。在无心力衰竭、低排出量状态、心源性休克风险或其他禁忌证(PR 间期>0.24 秒的一度、二度或三度房室传导阻滞但未安装起搏器等)的情况下,应在最初 24 小时内早期口服 β受体阻滞剂,推荐使用琥珀酸美托洛尔、卡维地洛、比索洛尔。急性期一般不静脉应用,除非患者有剧烈的缺血性胸痛或伴血压显著升高且其他处理未能缓解时。口服从小剂量开始(相当于目标剂量 1/4),逐渐递增,使静息心率降至 55~60 次/分。静脉用药多选择美托洛尔,静脉推注每次 5mg,共 3 次,如果心率低于 60 次/分或收缩压低于 100mmHg,则停止给药,静脉注射总量为 15mg。末次静脉给药后应以口服制剂维持。

6.通道阻滞剂(CCB)

非二氢吡啶类 CCB 维拉帕米或地尔硫䓬用于急性期,除了能控制室上性心律失常,对减少梗死范围或心血管事件并无益处。因此,不建议对 STEMI 患者常规应用非二氢吡啶类 CCB。但非二氢吡啶类 CCB 可用于硝酸酯和 β受体阻滞剂之后仍有持续性心肌缺血或房颤房扑伴心室率过快的患者。STEMI 合并难以控制的高血压患者,可在 ACEI 或 ARB 和 β 受体阻滞剂的基础上应用长效二氢吡啶类 CCB。血流动力学表现在 KillipⅡ级以上的 STEMI 患者应避免应用非二氢吡啶类 CCB。不推荐使用短效二氢吡啶类 CCB。

7.ACEI 和 ARB

ACEI 主要通过影响心肌重构、减轻心室过度扩张而减少充血性心力衰竭的发生,降低病死率。对于合并 LVEF≤40% 或肺淤血,以及高血压、糖尿病和慢性肾病的 STEMI 患者,如无禁忌证,应该尽早并长期应用。给药时应从小剂量开始,逐渐增加至目标剂量。如患者不能耐受 ACEI,可考虑给予 ARB,不推荐常规联合应用 ACEI 和 ARB;对能耐受 ACEI 的患者,不推荐常规用 ARB 替代 ACEI。

8.调脂治疗

患者应在入院 24 小时之内评估空腹血脂谱。如无禁忌证,无论血基线 LDL-C 水平和饮食控制情况如何,均建议早期和持续应用(3～6 个月)高强度的他汀类药物,使 LDL-C 水平降至 <70mg/dL 或自基线降低 50%,并长期使用他汀类药物。目前推荐的高强度的他汀类药物主要包括阿托伐他汀 20～80mg/d 或瑞舒伐他汀 10～20mg/d,剂量因人而异,要考虑患者的体重、肝功能、肾功能等情况。使用最大耐受剂量他汀后仍不能达标或不能耐受他汀者可使用其他降脂药物如胆固醇吸收抑制剂依折麦布(口服 10mg/d)或 PCSK9 抑制剂。甘油三酯显著升高者可加用贝特类药物。

9.醛固酮受体拮抗剂

通常在 ACEI 治疗的基础上使用。对 STEMI 后 LVEF≤40%、有心功能不全或糖尿病,无明显肾功能不全、血钾≤5.0mmol/L 的患者,应给予醛固酮受体拮抗剂。

(四)抗心律失常治疗

1.室性心律失常

应寻找和纠正导致室性心律失常可纠治的原因。急性期持续性和(或)伴血流动力学不稳定的室性心律失常需要及时处理。室颤或持续多形性室速应立即行非同步直流电除颤。单形性室速伴血流动力学不稳定或药物疗效不满意时,也应尽早采用同步直流电复律。有效的再灌注治疗、早期应用 β 受体阻滞剂、纠正电解质紊乱,可降低 STEMI 患者 48 小时内室颤发生率。对于室速经电复律后仍反复发作的患者建议静脉应用胺碘酮联合 β 受体阻滞剂治疗。对无症状室性期前收缩、非持续性室速(持续时间<30 秒)和加速性室性自主心律,通常不需要预防性使用抗心律失常药物,但长期口服 β 受体阻滞剂将提高 STEMI 患者远期生存率。室性逸搏心律除非心率过于缓慢一般不需要特殊处理。不支持在 STEMI 患者中常规补充镁剂,除非是尖端扭转型室性心动过速。急性期过后(40 天后),仍有复杂性室性心律失常或非持续性室速尤其是伴有显著左心室收缩功能不全者,死亡危险增加,应考虑安装植入式心脏复律除颤器(ICD),以预防猝死。

2.缓慢的窦性心律失常

除非存在低血压或心率<50 次/分,一般不需要治疗。对于伴有低血压的心动过缓(可能减少心肌灌注),可静脉注射硫酸阿托品 0.5～1mg,如疗效不明显,几分钟后可重复注射。最好是多次小剂量注射,因大剂量阿托品会诱发心动过速。虽然静脉滴注异丙肾上腺素也有效,但由于它会增加心肌需氧量和心律失常的危险,因此不推荐使用。药物无效或发生明显不良反应时也可考虑应用人工心脏起搏器。

3.房室传导阻滞

二度Ⅰ型和Ⅱ型房室传导阻滞以及并发于下壁心肌梗死的三度房室传导阻滞心率>50 次/分且 QRS 波不宽者,无须处理,但应严密监护。下列情况是安置临时起搏器的指征:①二度Ⅱ型或三度房室传导阻滞 QRS 波增宽者;②二度或三度房室传导阻滞出现过心室停搏;③三度房室传导阻滞心率<50 次/分,伴有明显低血压或心力衰竭,经药物治疗效果差;④二度或三度房室传导阻滞合并频发室性心律失常。STEMI 后 2～3 周进展为三度房室传导阻滞或阻滞部位在希氏束以下者应安置永久起搏器。

4.室上性快速心律失常

STEMI 时,房颤发生率为 10%～20%,处理包括控制心室率和转复窦性心律。禁用Ⅰc类抗心律失常药物,可选用β受体阻滞剂、洋地黄类、维拉帕米、胺碘酮等药物治疗,治疗无效时可考虑应用同步直流电复律。房颤的转复和心室率控制过程中应充分重视抗凝治疗。

5.心脏停搏

立即作胸外心脏按压和人工呼吸,注射肾上腺素、异丙肾上腺素、乳酸钠和阿托品等,并施行其他心肺复苏处理。

(五)抗低血压和心源性休克治疗

根据休克纯属心源性,抑或尚有周围血管舒缩障碍,或血容量不足等因素存在,而分别处理。

1.补充血容量

约20%的患者由于呕吐、出汗、发热、使用利尿剂和不进饮食等原因而有血容量不足,需要补充血容量来治疗,但又要防止补充过多而引起心力衰竭。可根据血流动力学监测结果来决定输液量。如中心静脉压低,在 $5\sim10cmH_2O$ 之间,肺楔嵌压在 $6\sim12mmHg$ 以下,心排血量低,提示血容量不足,可静脉滴注低分子右旋糖酐或 $5\%\sim10\%$ 葡萄糖液,输液后如中心静脉压上升 $>18crnH_2O$,肺楔嵌压 $>15\sim18mmHg$,则应停止。右心室梗死时,中心静脉压的升高则未必是补充血容量的禁忌。

2.应用升压药

补充血容量,血压仍不升,而肺楔嵌压和心排血量正常时,提示周围血管张力不足,可选用血管收缩药:①多巴胺:$<3\mu g/(kg\cdot min)$ 可增加肾血流量;严重低血压时,以 $5\sim15\mu g/(kg\cdot min)$ 静脉滴注;②多巴酚丁胺:必要时可以 $3\sim10\mu g/(kg\cdot min)$ 与多巴胺同时静脉滴注;③去甲肾上腺素:大剂量多巴胺无效时,也可以 $2\sim8\mu g/min$ 静脉滴注。

3.应用血管扩张剂

经上述处理,血压仍不升,而肺楔嵌压增高,心排血量低,或周围血管显著收缩,以至四肢厥冷,并有发绀时,可用血管扩张药以减低周围阻力和心脏的后负荷,降低左心室射血阻力,增强收缩功能,从而增加心排血量,改善休克状态。血管扩张药要在血流动力学严密监测下谨慎应用,可选用硝酸甘油($50\sim100\mu g/min$ 静滴)或二硝酸异山梨醇($2.5\sim10mg/$次,舌下含服或 $30\sim100\mu g/min$ 静滴)、硝普钠($15\sim400\mu g/min$ 静滴)、酚妥拉明($0.25\sim1mg/min$ 静滴)等。

4.治疗休克的其他措施

包括纠正酸中毒、纠正电解质紊乱、避免脑缺血、保护肾功能,必要时应用糖皮质激素和洋地黄制剂。

5.辅助循环装置

包括主动脉内球囊反搏术(IABP)和左心室辅助装置。IABP 以增高舒张期动脉压而不增加左心室收缩期负荷,并有助于增加冠状动脉灌流,为 STEMI 合并心源性休克患者接受冠状动脉造影和机械性再灌注治疗(PCI 或 CABG)提供重要的时间过渡和机会,是此类患者的Ⅰ类推荐。对大面积 STEMI 或高危患者(年龄 >75 岁、以往有心力衰竭史、左主干或三支血管病变、持续低血压、Killip Ⅲ~Ⅳ级、收缩压 $<120mmHg$ 且持续性心动过速、顽固性室速伴血流动力学不稳定等)应考虑预防性应用 IABP,出现机械性并发症如室间隔穿孔、乳头肌断裂等时,应尽可能早期使用 IABP。

经皮左心室辅助装置通过辅助泵将左心房或左心室的氧合血液引流至泵内,然后再注入主动脉系统,部分或完全替代心脏的泵血功能,从而减轻左心室负担,保证全身组织、器官的血液供应,可用于 IABP 无效的严重患者。

(六)心力衰竭治疗

主要是治疗左心室衰竭。治疗取决于病情的严重性。病情较轻者,给予袢利尿剂(如:静脉注射呋塞米 $20\sim40mg$,必要时 $1\sim4$ 小时重复 1 次),一般即可见效。病情严重者如无低血压,可应用血管扩张剂(如静脉用硝酸酯类药物)。如无低血压、低血容量或明显的肾衰竭,则应在 24 小时内开始应用 ACEI,不能耐受者则改用 ARB。严重心力衰竭(KillipⅢ级)或急性肺水肿患者,除适量应用利尿药和静脉用硝酸酯类外,应尽早使用机械辅助通气治疗。肺水肿合并高血压是静脉滴注硝普钠的最佳适应证,常从小剂量($10\mu g/min$)开始,并根据血压逐渐增加至合适剂量。当血压明显降低时,可静脉滴注多巴胺[$5\sim15\mu g/$

(kg·min)]和(或)多巴酚丁胺。存在肾灌注不良时,可使用小剂量多巴胺[<3μg/(kg·min)]。应考虑早期血运重建治疗。

(七)并发症治疗

室壁膨胀瘤形成伴左心室衰竭或心律失常时可行外科切除术。并发心室间隔穿孔,如无心原性休克,血管扩张剂(例如静脉滴注硝酸甘油)可产生一定的改善作用,但IABP辅助循环最有效。紧急外科手术对合并室间隔穿孔伴心源性休克患者可提供生存的机会,对某些选择性患者也可行经皮导管室间隔缺损封堵术。乳头肌断裂致急性二尖瓣反流宜在血管扩张剂联合IABP辅助循环下尽早外科手术治疗。急性的心室游离壁破裂外科手术的成功率极低,几乎都是致命的。假性室壁瘤是左心室游离壁的不完全破裂,可通过外科手术修补。但STEMI急性期时因坏死组织脆软,使心外科早期手术难度增大,因此最佳手术时机尚未达成共识。心肌梗死后综合征严重病例必须用NSAIDs或皮质类固醇短程冲击治疗,但应用不宜超过数天,因其可能干扰STEMI后心室肌的早期愈合。

(八)右室心肌梗死的处理

治疗措施与左心室MI略有不同,右室MI多伴有下壁MI伴休克或低血压而无左心衰竭的表现,其血流动力学检查常显示中心静脉压、右心房和右心室充盈压增高,而肺楔嵌压、左心室充盈压正常甚至下降。治疗原则是维持有效的右心室前负荷,避免使用利尿剂和血管扩张剂(如硝酸酯类、ACEI/ARB和阿片类)。经积极静脉扩容治疗,并最好进行血流动力学监测,肺毛细血管楔压如达15mmHg,即应停止补液。若补液1000~2000mL血压仍不回升,应静脉滴注正性肌力药(如多巴酚丁胺或多巴胺)。合并高度房室传导阻滞时,可予临时起搏。

八、二级预防与康复治疗

STEMI患者出院前,应根据具体情况制定详细、清晰的出院后随访计划,包括药物治疗的依从性和剂量调整、定期随访、饮食干预、心脏康复锻炼、精神护理、戒烟计划,以及对心律失常和心力衰竭的评估等。出院后应积极控制心血管危险因素,进行科学合理的二级预防和以运动为主的心脏康复治疗,以改善患者的生活质量和远期预后。

(一)二级预防

1.非药物干预

STEMI患者应永久戒烟。合理膳食,控制总热量和减少饱和脂肪酸、反式脂肪酸以及胆固醇摄入(<200mg/d)。对超重和肥胖的STEMI患者,建议通过控制饮食与增加运动降低体质量,在6~12个月内使体质量降低5%~10%,并逐渐将体质指数控制于25kg/m² 以下。注意识别患者的精神心理问题并给予相应治疗。

值得注意的是,血运重建并不能预防心肌梗死合并严重左心室功能不全患者心脏事件的发生。建议在STEMI后40天(非完全血运重建)或必要时90天(血运重建)后再次评估心脏功能和猝死风险。植入式心脏除颤器(ICD)可以显著降低此类患者心脏性猝死的发生率及总死亡率。STEMI心脏性猝死的一级预防中,植入ICD者的适应证为STEMI40天后经最佳药物治疗仍存在心力衰竭症状和预期寿命1年以上者,或者STEMI40天后虽经最佳药物治疗仍存在轻度心力衰竭症状(NYHA心功能Ⅰ级)且LVEF≤0.30和预期寿命1年以上者。ICD二级预防适应证为有明确的左心室功能不全、存在血流动力学不稳定的持续性室速或非急性期内发生室颤存活的患者,置入ICD可显著获益。

2.药物治疗

若无禁忌证,所有STEMI患者出院后均应长期服用阿司匹林、ACEI和β受体阻滞剂。阿司匹林75~100mg/d,有禁忌证者可改用氯吡格雷(75mg/d)代替。接受PCI治疗的STEMI患者术后应给予至少1年的双联抗血小板治疗。β受体阻滞剂和ACEI可改善心肌梗死患者生存率,应结合患者的临床情况采用最大耐受剂量长期治疗。不能耐受ACEI的患者可改用ARB类药物。无明显肾功能损害和高钾血症的

STEMI 患者,经有效剂量的 ACEI 与 β 受体阻滞剂治疗后其 LVEF 仍＜0.40 者,可应用醛固酮拮抗剂治疗,但须密切观察相关不良反应(特别是高钾血症)。

STEMI 患者出院后应进行有效的血压管理,应控制血压＜140/90mmHg(收缩压不低于 110mmHg)。坚持使用他汀类药物,使低密度脂蛋白固醇(LDL-C)＜2.07mmol/L(80mg/dL),且达标后不应停药或盲目减小剂量。对较大剂量他汀类药物治疗后 LDL-C 仍不能达标者可联合应用胆固醇吸收抑制剂。

STEMI 患者病情稳定后均应进行空腹血糖检测,必要时做口服葡萄糖耐量试验。合并糖尿病的 STEMI 患者应在积极控制饮食和改善生活方式的同时给予降糖药物治疗。若患者一般健康状况较好、糖尿病病史较短、年龄较轻,可将糖化血红蛋白(HbAlc)控制在 7% 以下。过于严格的血糖控制可能增加低血糖发生率并影响患者预后,相对宽松的 HbAlc 目标值(如＜8.0%)更适合于有严重低血糖史、预期寿命较短、有显著微血管或大血管并发症,或有严重合并症、糖尿病病程长、口服降糖药或胰岛素治疗后血糖难以控制的患者。合并糖尿病的 STEMI 患者应强化其他危险因素的控制。

(二)康复治疗

以体力活动为基础的心脏康复可降低 STEMI 患者的全因死亡率和再梗死,有助于更好地控制危险因素、提高运动耐量和生活质量。STEMI 后早期行心肺运动试验具有良好的安全性与临床价值,如病情允许,建议患者出院前进行运动负荷试验,客观评估患者运动能力,为指导日常生活或制定运动康复计划提供依据,建议病情稳定的患者出院后每日进行 30～60 分钟中等强度有氧运动(如快步行走等),每周至少 5 天。阻力训练应在心肌梗死后至少 5 周,并在连续 4 周有医学监护的有氧训练后进行。体力运动应循序渐进,避免诱发心绞痛和心力衰竭。

(杨　文)

第四节　心肌梗死后心源性休克

心源性休克(CS)是由于心排血量降低导致的低血压和终末器官灌注不足。心源性休克是心肌梗死(MI)后最常见的死亡原因。在 MI 住院患者中,ST 段抬高型 MI(STEMI)患者心源性休克的发生率为 5%～8%,在非 ST 段抬高型 MI 患者中,其发生率为 2.5%。尽管随着时间的推移,MI 的介入治疗和药物治疗取得了较大进步,但 CS 的发生率仅有轻微下降,其死亡率仍然高达 50%。

一、病因和发病机制

心肌梗死后心源性休克通常继发于严重的左心室功能不全。这可能源于大面积 MI 或原有左心室功能不全的患者继发急性损伤。在 SHOCK 试验中,有 4/5 的患者有显著的左心功能不全,入选试验的病例中有近 1/3 的患者具有先前发生过 MI 的证据。

急性血流动力学崩溃是一组较为少见的临床状况。急性心肌梗死的机械合并症包括乳头肌断裂或功能障碍引起的急性二尖瓣关闭不全,室间隔破裂或心室游离壁破裂是最常引起 MI 后心源性休克的状态;右心室心肌梗死引发的单纯右心衰竭或同时合并左心衰竭也可出现急性血流动力学崩溃。临床医师需要注意由于不恰当的药物治疗,如 β 受体阻滞剂引起的医源性休克。由于临床操作引起的隐蔽性出血并发症,同时合并抗凝、抗血小板和溶栓治疗也可导致低血压和休克。

(一)严重的左心衰竭

传统的心源性休克定义是,在左心室充盈压正常或升高的情况下,收缩压＜90mmHg,同时伴有末梢器官灌注不足的证据。斑块破裂/血栓形成引起的急性缺血能导致急性心肌功能障碍。MI 时,由于左心室每搏输出量下降引起心排血量减少,首先导致收缩压下降。低血压使冠状动脉灌注压进一步下降,导致心肌缺血更加严重。心肌缺血也可能来自梗死相关血管远处的心外膜冠状动脉的血流受限的固定性狭窄,因此形成缺血,进一步加重缺血的恶性循环,导致血流动力学衰竭并最终死亡。在传统的心源性休克概念中,认为心排血量减少引起低血压时,血管收缩是机体通过神经激素系统进行代偿的一个主要机制。在临床工作中观察到许多患者在这种状态下意外的表现为血管舒张和体循环血管阻力下降,提示心源性休克的定义可能需要修改。研究观察到的证据显示,心源性休克患者体内的炎症因子水平,如白介素 6(IL-6)、IL-1 和肿瘤坏死因子-α(TNF-α)明显升高,其升高程度与败血症患者相似。这些发现提示 MI 可能会导致机体产生一种类似于感染或创伤所致的全身炎症反应综合征,并产生与缺血性坏死无关的心肌抑制和低血压。这些发现对心源性休克患者的诊断评价和最佳治疗方案的制订也具有重要意义。

(二)右心衰竭

右心室功能障碍通常出现在右冠状动脉缘支供应区域的急性心肌梗死。右心衰竭的典型表现为肺野清晰的低血压,并且常伴有缓慢性心律失常,包括高度房室传导阻滞,甚至完全性房室传导阻滞。右心室导联 V_{3R} 和 V_{4R} 的 ST 段抬高是右心室心肌梗死的特征性心电图表现。所有表现为急性下壁心肌梗死和可疑右心室心肌梗死的患者都应该做右心室导联心电图检查。右心室心肌梗死时,通过肺循环流入左心室的前向血流减少,右心室充盈压迅速升高。右心室舒张末期压升高使室间隔向左心室弓形突出,左心室的血液充盈量减少。结果导致左心室充盈不足,心排血量进一步下降。再灌注右冠状动脉可以改善右心室功能,恢复传导,最终促成血流动力学的正常化。

(三)二尖瓣关闭不全

每个二尖瓣瓣叶都通过腱索连接于后中和前外侧乳头肌。后中乳头肌易于受到缺血性损伤的影响,因为它只有一支来自后降支动脉的血供,而前外侧乳头肌通常有分别来自前降支和旋支动脉的双重血供。因此,下壁和后壁的心肌梗死易于引起乳头肌功能失调/断裂,结果导致严重的二尖瓣关闭不全。其他乳头肌断裂的危险因素包括老年、女性、初次 MI、低血压和单支血管病变。这种状态下二尖瓣反流的喷射是偏心的,背离受累的连枷样二尖瓣瓣叶的方向;相反,因心肌缺血导致的二尖瓣后叶活动障碍所致的二尖瓣关闭不全,其反流方向为中心后方。

乳头肌断裂导致的急性严重二尖瓣关闭不全预后很差,3/4 的患者于发病 24 小时内死亡,仅 6% 的患者能存活 2 个月以上。严重的二尖瓣关闭不全使左心房和肺毛细血管楔压显著上升,结果导致肺水肿和低血压。在 SHOCK 试验中,尽管急性严重二尖瓣关闭不全患者的平均左心室射血分数较高,但他们的住院病死率与左心衰竭患者相似。除了血运重建外还进行了外科修补的患者,与只单独进行血运重建的患者相比,其住院存活率呈上升趋势(40%~70%,P=0.003)。急性 MI 时,是否合并缺血性二尖瓣关闭不全在发病初期可能难以确定。因此,在评价合并心源性休克的 MI 患者时需要注意鉴别是否同时存在二尖瓣关闭不全。目前,对合并二尖瓣关闭不全的 MI 患者推荐联合进行紧急血运重建和二尖瓣外科修补或置换术。

(四)室间隔破裂

急性 MI 并发室间隔破裂引起的心源性休克其死亡率超过 75%。以往室间隔破裂被描述为 MI 的晚期并发症,实际上它也可能出现于病程早期。在 SHOCK 试验中,从 MI 发病到出现室间隔破裂平均时间只有 16 小时。前壁和下壁 MI 都可能发生室间隔破裂。下壁梗死引起室间隔下段基底部位的中隔破裂,这种破裂比较复杂,呈匐行性,并常延伸至右心室。与之相反,前壁梗死引起的室间隔破裂在室间隔顶端。与缺血性二尖瓣关闭不全/乳头肌断裂一样,对 MI 所致的室间隔破裂的主要治疗是外科手术;然而,即使接受了手术,患者的死亡率仍然很高。由于室间隔顶端破裂修补的手术操作比较简单,所以其治疗效果好于室间隔下端破裂。经导管封堵破裂的室间隔被越来越多的用于这种情况,特别是合并重大外科疾病的患者。

(五)游离壁破裂

心脏破裂是 MI 的一个灾难性并发症。易患因素为老年和女性。根据 1975 年对 50 具尸体的尸检结果将游离壁破裂划分为三种类型:Ⅰ型破裂主要发生于 MI 发病后的 24 小时之内,表现为穿过正常厚度坏死心室壁的一道裂口;Ⅱ型破裂多发生在后壁心肌梗死,表现为梗死心室壁上的一个局部侵蚀;Ⅲ型破裂常见于前壁心肌梗死,发生在严重扩展、变薄和膨胀了的梗死心肌。心脏破裂通常会导致瞬间死亡。在一些患者中,破裂可能会被包裹并形成一个假性动脉瘤。所有这类患者的处理都是紧急心脏手术。

急性 MI 时,首先是溶栓治疗的常规运用使室间隔破裂和游离壁破裂的发生率下降,而经皮冠状动脉介入治疗的运用则使该发生率进一步下降。然而,这两种并发症在临床仍有发生,必须早期诊断和早期治疗以减少 MI 机械并发症的死亡率。

二、临床表现

心源性休克的临床表现和体征与其病理生理改变相一致。MI 的患者多主诉胸痛,再发的胸痛则提示存在进行性的缺血或再次梗死,但也可能反映了机械并发症的出现,如乳头肌断裂、室间隔破裂或游离壁破裂。缺血相关的症状包括恶心、呕吐、烦躁不安和焦虑。终末器官组织灌注不足,机体通过选择性的血管收缩使血液重新分配至重要的组织器官,引致四肢湿冷。同时也可能出现尿量减少和精神状态改变。

左心室充盈压升高引起肺水肿和呼吸困难,体格检查有呼吸急促和两肺湿啰音。实验室检查可发现有急性肝肾损伤和乳酸性酸中毒的证据。

三、诊断和鉴别诊断

(一)诊断

心肺体格检查能提供导致血流动力学崩溃的病因学线索。心尖搏动弥散、响亮的第三心音奔马律、颈静脉压增高和肺部湿啰音都是心力衰竭的特异性体征。新出现的全收缩期杂音提示可能有二尖瓣关闭不全(尽管杂音在这种急性状态下可能较难检出)、室间隔破裂,或由于右心室扩张和容量负荷过重引发伴有功能性三尖瓣关闭不全的右心衰竭。心前区震颤有助于室间隔破裂的鉴别。低血压合并脉压减小、奇脉和心音遥远提示可能存在游离壁破裂引致的心包填塞。

超声心动图是 MI 患者重要的诊断工具。在心源性休克时,超声心动图能提供病因学的详细信息,并能提供病史和体格检查的补充信息。超声心动图能提供关于左心房和左心室大小及其功能的信息,还能发现是否存在瓣膜和结构并发症。

(二)鉴别诊断

当患者出现低血压,怀疑有心源性休克时,必须要排除一些非缺血性的、心脏外的病因可能。继发于感染或中毒的急性心肌炎可以在首发症状出现后的数小时内病情迅速进展并导致心源性休克。Tako-Tsubo 心肌病又称心尖球形综合征,是另一个能导致急性左心室功能障碍的疾病,该病多发生于情绪或生理应激后,临床表现类似于心源性休克。另外还要注意与急性主动脉夹层鉴别,该病可能合并主动脉瓣反流、冠状动脉夹层、主动脉破裂和心脏压塞。心脏压塞也可能继发于心脏手术或外伤后的心肌局部血肿、恶性肿瘤、心肌梗死和感染导致的心包积液。肺栓塞能使右心室的容量负荷和压力负荷增大,阻塞右心室流出道,并最终导致血流动力学崩溃。此外,还要注意与感染性休克后的心肌抑制相鉴别。

四、治疗

(一)早期治疗

早期血运重建对于急性心肌梗死合并心源性休克的患者至关重要。SHOCK 研究再次验证了早期血运重建获益,相比药物治疗和延期血运重建治疗,在第一年每 100 例早期血运重建能够挽救 13 例患者,因此强烈推荐应用于所有小于 75 岁且没有禁忌证的患者,那些年龄更大的但发病前身体条件尚好的患者亦能获得类似的获益。因此,所有急性心肌梗死合并心源性休克患者都建议及时做冠状动脉造影明确冠脉病变,接下来根据临床表现、病变程度及瓣膜功能指导血运重建治疗。

(二)经皮冠状动脉介入治疗(PCI)

随着急诊 PCI 的广泛应用,急性心肌梗死的合并心源性休克患者的死亡率显著降低。对梗死相关的动脉进行成功的 PCI 后,仍有持续性休克时,提示需要进行多支血管介入干预,特别是当非梗死部位出现心肌缺血时,要怀疑多支血管病变。

(三)冠状动脉旁路移植

存在严重多支血管病变和左冠状动脉主干病变的患者,可考虑紧急的外科血运重建治疗。伴有明显的瓣膜病变导致血流动力学状态异常时也可以考虑冠状动脉旁路移植术。尽管SHOCK研究发现外科手术死亡率和PC1患者死亡率类似,很多中心仍倾向于不对心源性休克患者实施冠状动脉旁路移植术,PCI依然是早期血运重建时的主要选择。

(四)辅助支持治疗

1.主动脉内球囊反搏(IABP)

应尽早用于心源性休克患者以确保血流动力学的稳定和终末器官的血流灌注。IABP可通过降低后负荷,提高心排血量,降低室壁张力以减少心肌耗氧。心肌梗死患者也能从IABP支持中获益,心脏舒张期球囊扩张可以增加(不存在严重限制血流的狭窄)的冠状动脉灌注。禁忌证包括严重的外周动脉病变、主动脉夹层及中度以上主动脉瓣关闭不全。目前尚无随机对照研究支持IABP置入可使此类患者获益。然而值得注意的是,在SHOCK研究中IABP是完整的早期血供重建策略中重要的一部分。

2.经静脉起搏

缓慢性心律失常或心脏变时性功能不全的患者可能需要临时的起搏器来提高心率和增加心排血量。如果患者房室传导正常,心房起搏可以维持房室同步和正常的心室收缩,优于心室起搏。

(五)药物治疗

1.升压药物

患者可能需要升压药来维持正常的平均动脉压。多巴胺起始剂量 $3\mu g/(kg \cdot min)$,最大剂量为 $20\mu g/(kg \cdot min)$;去肾上腺素起始剂量为 $2\mu g/(kg \cdot min)$,最大剂量为 $30\mu g/(kg \cdot min)$。维持心源性休克患者的有效平均动脉压作用中,多巴胺较去甲肾上腺素与更高的死亡率相关。

2.正性肌力药物

严重的左侧心力衰竭及心源性休克患者可能需要临时的正性肌力药物支持。

(1)多巴酚丁胺:有与多巴胺类似的正性肌力作用且能降低后负荷,起始剂量为 $2.5\mu g/(kg \cdot min)$,最大剂量可增加到 $40\mu g/(kg \cdot min)$。

(2)米力农:一种磷酸二酯酶抑制药,具有正性肌力及血管扩张作用,对部分患者特别是右心功能不全的患者有益。应用米力农首先给予静脉负荷量,10分钟内静脉推注 $50\mu g/(kg \cdot min)$,然后 $0.375 \sim 0.75\mu g/(kg \cdot min)$维持,存在低血压的患者可以省略负荷剂量,患者血压过低时可能无法耐受米力农。

(3)左西孟旦:通过与肌钙蛋白C结合及提高肌丝对钙的敏感性而增加心肌收缩力,已经在欧洲和南美一些国家上市,但是在美国还未得到批准。

3.血管扩张药

如硝酸甘油和硝普钠在降低心肌梗死后左心功能不全患者的心脏前、后负荷上具有重要的作用,但在心源性休克治疗上因低血压而受到限制。

4.表4-4-1总结了心源性休克药物治疗对血流动力学的影响

表 4-4-1　心源性休克药物治疗对血流动力学的影响

药物	前负荷	后负荷	心肌收缩	心肌舒张
多巴胺[$3 \sim 10\mu g/(kg \cdot min)$]	0	−	++++	++
多巴胺[$>10\mu/(kg \cdot min)$]	0	+++	+++	+++
去肾上腺素($2 \sim 300\mu g,/min$)	0	++++	+	++
肾上腺素[$0.05 \sim 1\mu g/(kg \cdot min)$]	0	+++	+++	+++
苯肾上腺素[$0.5 \sim 15\mu g//(kg \cdot min)$]	0	++++	0	−

药物	前负荷	后负荷	心肌收缩	心肌舒张
多巴酚丁胺[2.5～25μg/(kg·min)]	－	－	＋＋＋＋	＋＋＋
米力农[0.375～0.75μg/(kg·min)]	－－	－－	＋＋＋	＋
硝酸甘油(2.5～300μg/min)	－－－	－	0	＋
硝普钠[0.3～10μg/(kg·min)]	－－－	－－－	0	＋

0.无影响；－.下降；＋.增加

（杨　文）

第五章　心脏瓣膜病

第一节　主动脉瓣疾病

一、主动脉瓣狭窄

主动脉瓣狭窄是指主动脉瓣膜先天性结构异常和后天病变所致的瓣膜异常,而引起的主动脉瓣口面积减少。主动脉瓣狭窄是一种慢性进行性疾病,男性多于女性。单纯风湿性主动脉瓣狭窄罕见,常常与主动脉瓣关闭不全及二尖瓣病变合并存在,病理变化为瓣膜交界处粘连和纤维化,瓣膜的变形加重了瓣膜的损害,导致钙质沉着和进一步狭窄。

(一)病因

1.风心病

风湿性炎症导致瓣膜交界处粘连融合,瓣叶纤维化、僵硬、钙化和挛缩畸形,因而瓣口狭窄。几乎无单纯的风湿性主动脉瓣狭窄,大多伴有关闭不全和二尖瓣损害。

2.先天性畸形

(1)先天性二叶瓣畸形:为最常见的先天性主动脉瓣狭窄的病因。先天性二叶瓣畸形见于1%～2%的人群,男多于女。出生时多无交界处融合和狭窄。由于瓣叶结构的异常,即使正常的血流动力学也可引起瓣膜增厚、钙化、僵硬及瓣口狭窄,约1/3可发生狭窄。成年期形成椭圆或窄缝形狭窄瓣口,为成年人孤立性主动脉瓣狭窄的常见原因。主动脉瓣二叶瓣畸形易并发感染性心内膜炎,而主动脉瓣的感染性心内膜炎中,最多见的基础心脏病为二叶瓣畸形。

(2)先天性单叶瓣畸形:少见,瓣口偏心,呈圆形或泪滴状,出生时即有狭窄。如狭窄开始时轻,多在成年期进行性钙化使狭窄加重。

(3)先天性三个瓣叶狭窄:十分少见,多为三个瓣叶不等大,可能在出生时就有狭窄,也可能在中年以后瓣叶逐渐纤维化和钙化导致瓣膜狭窄。

3.退行性老年钙化性主动脉瓣狭窄

为65岁以上老年人单纯性主动脉狭窄的常见原因。无交界处融合,瓣叶主动脉面有钙化结节限制瓣叶活动。常伴有二尖瓣环钙化。

4.其他少见原因

大的赘生物阻塞瓣口,如真菌性感染性心内膜炎和系统性红斑狼疮、类风湿关节炎伴瓣叶结节样增厚等。

(二)病理生理

1.狭窄程度

成年人主动脉瓣口面积≥3.0cm^2,当瓣口面积减少一半时,收缩期仍无明显跨瓣压差。主动脉瓣口面积≤1.0cm^2 为重度狭窄,左心室收缩压明显升高,跨瓣压差显著。瓣口面积在 1.0～1.5cm^2 为中度狭窄,1.5～2.0cm^2 为轻度狭窄。

2.病理生理变化

主动脉瓣口梗阻所引起的最早的生理反应为左心室压力增高,左心室壁张力急剧增加,而心肌缩短的速度下降。左心室舒张末期容积和压力增高,经 Frank-Starling 代偿机制,心肌收缩力增强,左心室收缩压增高,主动脉瓣口跨瓣压差增大,促进血液高速通过狭窄的瓣口。随着瓣膜口面积的减小,狭窄程度加重,左心室肥大,呈向心性肥厚,左心室游离壁和室间隔厚度增加,与此同时,左心室舒张期顺应性下降,心室僵硬,舒张末期左心室腔内径缩小。左心室排血量由左心室肥大来保持跨越主动脉瓣较大的压力阶差,这样可多年不出现左心室排血量的减少、左心室扩大或产生心力衰竭症状。长期的压力负荷加于肥大的左心室,终将导致心肌病变,使之不能保持其正常的基本收缩功能,并常伴有一定程度的心肌纤维化,最后左心室功能失常,射血分数降低。

当收缩压力阶差峰值在正常心排血量时超过 50mmHg 或平均身材的成年人的有效主动脉瓣口面积<0.8cm^2,即按体表面积计算为 0.5cm^2/m^2(约小于正常瓣口面积 1/4),一般可认为是左心室流出道严重阻碍。严重主动脉瓣狭窄引起心肌缺血,其机制为:①左心室壁增厚、心室收缩压升高(严重主动脉瓣狭窄时收缩压常达 200mmHg 以上)和射血时间延长,增加心肌耗氧量;②左心室肥厚,心肌毛细血管密度相对减少;③舒张期心腔内压力增高,压迫心内膜下冠状动脉;④左心室舒张末压升高致舒张期主动脉-左心室压差降低,冠状动脉灌注压降低。后二者减少冠状动脉血流。心肌耗氧量增加、供血减少,如加上运动负荷将导致严重心肌缺血。故主动脉瓣狭窄患者虽无冠状动脉病变,也常有心绞痛症状。

(三)临床表现

1.症状

出现时间因病因不同而异,常见的有呼吸困难、心绞痛和晕厥,为典型主动脉瓣狭窄的三联征。

(1)呼吸困难:疲乏、无力和头晕是很早期的症状。劳力性呼吸困难为晚期肺瘀血引起的首发症状。轻度的左侧心力衰竭可出现气短、呼吸困难,严重者可出现夜间阵发性呼吸困难和端坐呼吸,甚或急性肺水肿,预后很差。

(2)心绞痛:见于 60% 的有症状患者。常由运动诱发,休息后缓解。随年龄增长,发作更频繁。主要由心肌肥厚心肌需氧量增加及继发于冠状血管过度受压所致的氧供减少。极少数由瓣膜的钙质栓塞冠状动脉引起。约有 39% 的患者同时伴有冠心病,进一步加重心肌缺血。

(3)晕厥或眩晕:约 1/4 有症状的患者发生晕厥。多发生于直立、运动中、运动后即刻或身体向前弯曲时,少数在休息时发生。

2.体征

(1)心尖冲动:收缩期抬举样搏动,左侧卧位呈双重搏动(心房收缩和心室收缩)。

(2)心浊音界:心力衰竭时心浊音界左下扩大明显。

(3)主动脉瓣收缩期杂音:胸骨右缘第 2 肋间低调、粗糙、响亮的喷射性杂音,呈递增递减型,S$_1$ 后出现,收缩中期最响,于 S$_2$ 前结束,向颈动脉和锁骨下动脉放射,有时向胸骨下段或心尖部放射,吸入亚硝酸异戊酯后杂音可增强,常伴收缩期震颤。

(4)收缩早期喷射音:由主动脉瓣开瓣所致。先天性瓣膜病变多见,瓣膜钙化后消失。

(5)心音改变:主动脉瓣活动受限或明显钙化时 A$_2$ 减弱或消失,可伴有 S$_2$ 逆分裂。常闻及 S$_4$,提示左心室肥厚和舒张末压升高。S$_3$ 常出现于左心室扩大和心力衰竭患者。

(6)脉搏与脉压改变:脉搏细弱,严重狭窄或心力衰竭时收缩压下降,脉压减小。

3.并发症

(1)心力衰竭:主动脉瓣狭窄一般死于进行性心力衰竭,发生左侧心力衰竭后,自然病程明显缩短,因此终末期的右侧心力衰竭少见。

(2)心律失常:10% 可发生心房颤动,致左心房压升高和心排血量明显减少,临床上迅速恶化,可致严重低血压、晕厥或肺水肿。主动脉瓣钙化侵及传导系统可致房室传导阻滞;左心室肥厚、心内膜下心肌缺血或冠状动脉栓塞可致室性心律失常。上述的两种情况均可导致晕厥,甚至猝死。

(3)心脏性猝死:占 10%~20%,猝死前常有晕厥、心绞痛或心力衰竭史。无症状者发生猝死少见,仅见于 1%~3% 的患者。

（4）胃肠道出血：可发生于严重的主动脉瓣狭窄患者，多见于老年患者，出血为隐匿和慢性。

（5）感染性心内膜炎：不常见。年轻人的轻瓣膜畸形较老年人的钙化瓣膜狭窄发生感染性心内膜炎的危险性大。

（6）体循环栓塞：少见。脑血栓可引起卒中或短暂性脑缺血发作，为增厚的两叶式瓣病变的微血栓所致。钙化性主动脉瓣狭窄可引起各种器官的钙化栓塞，包括心脏、肾脏和大脑。视网膜中央动脉发生钙化栓塞可引起视力突然丧失。

（四）辅助检查

1.心电图检查

轻度主动脉瓣狭窄者心电图可正常。严重者心电图左心室肥厚与劳损。ST段压低和T波倒置的加重提示心室肥厚在进展。左心房增大的表现多见。主动脉瓣钙化严重时，可见左前分支阻滞和其他各种程度的房室或束支传导阻滞。

2.X线检查

X线检查可见左心缘圆隆，心影不大或左心室轻度增大。常见主动脉狭窄后扩张和主动脉钙化。心力衰竭时左心室明显扩大，还可见左心房增大，肺动脉主干突出，肺静脉增宽及肺瘀血的征象。

3.超声心动图检查

（1）二维超声心动图上可见主动脉瓣收缩期呈向心性弯形运动，并能明确先天性瓣膜畸形。

（2）M型超声可见主动脉瓣变厚，活动幅度减小，瓣叶反射光点增强提示瓣膜钙化。主动脉根部扩张，左心室后壁和室间隔对称性肥厚。

（3）多普勒超声显示缓慢而渐减的血流通过主动脉瓣，并可计算最大跨瓣压力阶差，评估瓣膜狭窄的严重程度和左心室功能状态。

4.左心导管检查

左心导管检查可直接测定左心房、左心室和主动脉的压力。左心室收缩压增高，主动脉收缩压降低，随着主动脉瓣狭窄病情加重，此压力阶差增大，左心房收缩时压力曲线呈高大的a波。在下列情况时应考虑施行左心导管检查：①年轻的先天性主动脉瓣狭窄患者，虽无症状但需了解左心室流出道梗阻程度；②疑有左心室流出道梗阻而非瓣膜原因者；③欲区别主动脉瓣狭窄是否合并存在冠状动脉病变者，应同时行冠状动脉造影；④多瓣膜病变手术治疗前。

（五）、诊断及鉴别诊断

1.诊断

临床上发现心底部主动脉瓣区喷射性收缩期杂音，超声心动图检查证实主动脉瓣狭窄，可明确诊断。

主动脉狭窄有以下特征：①在正常心排血量时压力阶差峰值＞50mmHg；②平均身材成年人的有效主动脉瓣口面积（按Gorlin公式计算）约0.8cm²，即按体表面积计算0.5cm²/m²（小于正常瓣口面积3.0～4.0cm²的1/4）。

2.鉴别诊断

临床上主动脉瓣狭窄应与下列情况的主动脉瓣区收缩期杂音鉴别（表5-1-1）。

表5-1-1　与主动脉狭窄相鉴别的疾病

疾病	鉴别要点
肥厚梗阻型心肌病	也称为特发性肥厚性主动脉瓣下狭窄（IHSS），胸骨左缘第四肋间可闻及收缩期杂音，收缩期喀喇音罕见，主动脉区第二心音正常。超声心动图显示左心室壁不对称性肥厚，室间隔明显增厚，与左心室后壁之比≥1.3，收缩期室间隔前移，左心室流出道变窄，可伴有二尖瓣前瓣叶向交移位而引起二尖瓣反流
主动脉扩张	见于各种原因如高血压、梅毒所致的主动脉扩张。可在胸骨右缘第2肋间闻及短促的收缩期杂音，主动脉区第二心音正常或亢进，无第二心音分裂。超声心动图可明确诊断

疾病	鉴别要点
肺动脉瓣狭窄	可于胸骨左缘第 2 肋间闻及粗糙响亮的收缩期杂音,常伴收缩期喀喇音,肺动脉瓣区第二心音减弱并分裂,主动脉瓣区第二心音正常,右心室肥厚增大,肺动脉主干呈狭窄后扩张
三尖瓣关闭不全	胸骨左缘下端闻及高调的全收缩期杂音,吸气时回心血量增加可使杂音增强,呼气时减弱。颈静脉搏动,肝大。右心房和右心室明显扩大。超声心动图可证实诊断
二尖瓣关闭不全	心尖区全收缩期吹风样杂音,向左腋下传导;吸入亚硝酸异戊酯后杂音减弱。第一心音减弱,主动脉瓣第二心音正常,主动脉瓣无钙化

(六)治疗

1.内科治疗

内科治疗的主要目的为确定狭窄程度,观察狭窄进展情况,为有手术指征的患者选择合理手术时间。治疗措施包括以下几种。

(1)轻度主动脉瓣狭窄无症状,无须治疗,适当避免过度的体力劳动及剧烈运动,以防止晕厥、心绞痛和猝死。

(2)预防感染性心内膜炎,如为风心病合并风湿活动,应预防风湿热。

(3)无症状的轻度狭窄患者每 2 年复查 1 次,应包括超声心动图定量测定。中重度狭窄的患者应避免剧烈体力活动,每 6~12 个月复查 1 次。

(4)如有频发房性期前收缩,应予抗心律失常药物,预防心房颤动。主动脉狭窄患者不能耐受心房颤动,一旦出现,应及时转复为窦性心律。其他可导致症状或血流动力学后果的心律失常也应积极治疗。

(5)心绞痛可试用硝酸酯类药物。

(6)心力衰竭者应限制钠盐摄入,可用洋地黄类药物和小心应用利尿药。过度利尿可因低血容量致左心室舒张末压降低和心排血量减少,发生直立性低血压。不可使用作用于小动脉的血管扩张药,以防血压过低。

2.外科治疗

手术治疗的关键是解除主动脉瓣狭窄,降低跨瓣压力阶差。人工瓣膜置换术为治疗成年人主动脉狭窄的主要方法。无症状的轻、中度狭窄患者无手术指征。重度狭窄(瓣口面积<0.75cm² 或平均跨瓣压差≥50mmHg)伴心绞痛、晕厥或心力衰竭症状为手术的主要指征。无症状的重度狭窄患者,如伴有进行性心脏增大和(或)明显左心室功能不全,也应考虑手术。严重左心室功能不全、高龄、合并主动脉瓣关闭不全或冠心病,增加手术和术后晚期死亡风险,但不是手术禁忌证。有冠心病者,需同时做冠状动脉旁路移植术。术后的远期预后优于二尖瓣疾病和主动脉关闭不全的换瓣患者。

儿童和青少年的非钙化性先天性主动脉瓣严重狭窄,甚至包括无症状者,可在直视下行瓣膜交界处分离术。

3.介入治疗

经皮球囊主动脉瓣膜成形术是经皮逆行插入一根球囊导管通过狭窄的主动脉瓣,然后扩张球囊,挤压瓣叶的钙化,牵拉主动脉瓣环,从而增加瓣口面积。与经皮球囊二尖瓣成形不同,经皮主动脉瓣成形的临床应用范围局限,不能代替主动脉瓣置换术。由于球囊瓣膜成形术对高危患者在血流动力学方面只能产生轻微和短暂的益处,不能降低死亡率。仅作为一种姑息手术用于有其他严重的全身疾病而不宜实施外科手术治疗的患者。

(1)经皮球囊主动脉瓣膜成形术的适应证:①儿童和青年的先天性主动脉瓣狭窄;②由于严重主动脉瓣狭窄的心源性休克不能耐受手术者;③重度狭窄危及生命需急诊非心脏手术治疗,因有心力衰竭而具极高手术危险者可作为过渡治疗措施;④严重主动脉瓣狭窄的妊娠期妇女;⑤严重主动脉瓣狭窄拒绝手术治疗者。

(2)经皮球囊主动脉瓣膜成形术的禁忌证:①主动脉瓣狭窄伴中度以上主动脉瓣反流;②发育不良型主动脉瓣狭窄;③纤维肌性或管样主动脉瓣下狭窄;④主动脉瓣上狭窄。

二、主动脉瓣反流

(一)引言

AR 可以由瓣叶的原发疾病发展而来,也可以由主动脉根部或升主动脉疾病引起。急性和慢性 AR 是两种不同的疾病,其病因、临床表现、自然病程和治疗策略均有区别。

(二)病因

1.慢性 AR

瓣叶病变可以造成瓣叶结合不良、穿孔或脱垂,导致 AR 的发生。表 5-1-2 中列出了可以引起瓣叶或主动脉根部病变进而导致 AR 的常见原因。主动脉瓣下狭窄可以产生高速血流冲击主动脉瓣,损害瓣叶,造成 AR。膜周部室间隔缺损也与 AR 的发生有关。此外,AVR 后生物瓣的结构退化也是引起 AR 的重要原因。

表 5-1-2　慢性主动脉瓣反流的病因

瓣叶异常	主动脉根部或升主动脉异常
风湿热	年龄相关的主动脉扩张
感染性心内膜炎	主动脉瓣环扩张
外伤	主动脉中膜囊性坏死(主动脉瓣单独受累或马方综合征)
黏液样变性	系统性高血压
系统性红斑狼疮	主动脉炎(梅毒或巨细胞病毒性主动脉炎)
风湿性关节炎	Reiter 综合征
强直性脊柱炎	强直性脊柱炎
大动脉炎	白塞病
Whipple 病	银屑病关节炎
克罗恩病	成骨发育不全
药物导致的瓣膜病	复发性多软骨炎
	Ehlers-Danlos 综合征

2.急性 AR

急性 AR 也可以南主动脉瓣瓣叶和根部病变引起,具体原因见表 5-1-3。

表 5-1-3　急性主动脉瓣反流的病因

瓣叶异常	主动脉根部或升主动脉异常
创伤性撕裂	急性主动脉夹层
急性感染性心内膜炎	人工瓣开裂或瓣周漏
急性人工瓣功能障碍	
主动脉球囊成形术后	

(三)病理生理学

1.慢性 AR

AR 引起的舒张期反流可以增加左心室舒张末期容积,增加室壁应力(即 Laplace 法则),进而引起心肌细胞肥大,左心室向心性肥大。所以,在 AR 的慢性代偿期内,左心室容积增加但舒张末压没有显著升高。左心室每搏排血量升高,维持正常的心输出量。但是,心肌纤维化会逐渐加重,降低左心室顺应性,进入失代偿期。长期容量负荷升高导致心室射血功能下降,左心室收缩末压和舒张末压升高,进一步会造成左心室扩张,射血分数下降。

2.急性 AR

急性 AR 发生时,由于左心室没有充足的时间适应迅速增加的前负荷,会导致急性血流动力学障碍。每搏排血量和心排出量急剧下降,导致低血压甚至心源性休克。同时,左心室舒张压的突然升高导致舒张早期二尖瓣提前关闭,保护肺循环系统。但是,左心室压力进一步升高会导致二尖瓣反流(MR),导致肺循环压力升高和肺水肿。此时心动过速可以缩短舒张期,减少 MR,缓解肺循环压力。

(四)病史和临床表现

1.慢性 AR

起病初期长期处于无症期,出现左心室功能障碍后,患者逐渐出现肺循环淤血的症状,包括劳力性呼吸困难、端坐呼吸和夜间阵发性呼吸困难。左心室扩大常可引起胸前区不适,发生室性期前收缩时或仰卧位时尤为明显。心绞痛症状可由潜在的冠心病、冠状动脉灌注压减小、夜间心动过缓引起的动脉压下降、显著的 LVH 及心内膜下缺血等疾病引起。

2.急性 AR

急性重度 AR 患者通常表现为突然的血流动力学障碍,包括乏力、精神状态改变、严重气短或晕厥。如果不及时治疗,患者很快发展为心源性休克。当患者的初始症状伴有急性胸痛时,应严重怀疑主动脉夹层。

(五)体格检查

1.慢性 AR

慢性 AR 患者可表现多种体征,周围血管征和听诊体征尤其明显。体征可以提示引起慢性 AR 的病因,如感染性心内膜炎、马方综合征、慢性主动脉夹层、胶原血管病等。

(1)周围血管征:每搏输出量的升高导致动脉收缩压突然升高,紧接着在舒张期动脉压力突然下降。脉压差升高可以在一系列体征中得到反映。慢性 AR 患者还会伴有双峰脉,表现为动脉压出现两个收缩峰,收缩期时程延长。高动力循环并不是 AR 的特异性体征,引起高输出量型心力衰竭的疾病,如败血症、贫血、甲状腺毒症、脚气病和动静脉瘘管等,都会有此表现。

(2)触诊:重度 AR 患者左心室增大,触诊显示心尖搏动范围扩大,并向左侧锁骨中线第五肋间移位,可触及抬举性心尖搏动。左侧第二肋间可触及舒张期震颤,同时由于收缩期血流增加,也可能出现收缩期震颤。

(3)听诊

①心音:由于 P-R 间期延长,左心功能障碍或二尖瓣提前关闭,S_1 可能减弱,S_2 可能出现分裂。严重左心室功能障碍时可能听到 S_3,S_4 在左心房收缩时经常可以听到,意味着左心室顺应性较差。

②舒张期杂音:AR 的典型杂音是主动脉区出现的舒张期递减型吹风样杂音,坐位前倾呼气末最为明显。AR 的严重程度与杂音的时程有相关性,但与响度关系不大。病程早期,杂音持续时间较短;随着病情进展,杂音逐渐出现在全舒张期;重度 AR 发生时,由于左心室舒张末压升高,主动脉压和左心室压会很快达到平衡,杂音持续时间反而缩短,AR 的其他症状也会同时出现。

③Austin-Flint 杂音:由于主动脉瓣大量反流,冲击二尖瓣前叶,影响其开启并使其震动,引起相对性二尖瓣狭窄,重度 AR 患者心尖区可闻及舒张中晚期隆隆样杂音,称为 Austin-Flint 杂音。与主动脉瓣杂音不同,AustinFlint 杂音不伴有 S_1 增强或开瓣音。

④心底部可闻及短暂的收缩中期杂音,提示左心室射血量增加,大量血流经过主动脉瓣。

2.急性 AR

急性 AR 的体征与慢性 AR 不同,体格检查是反映血流动力学最显著的指标,如低血压、心动过速、苍白、发绀、大汗、手足厥冷及肺循环淤血等。

(1)周围血管征:急性 AR 发作时往往不伴有慢性 AR 的周围血管征,脉压正常或轻度增大;心脏大小通常正常,心尖搏动点未移位。怀疑主动脉夹层时,必须测四肢血压进行比较。

(2)心音:S_1 可能由于二尖瓣提前关闭而减弱,肺动脉高压通常表现为 P_2 增强。心脏失代偿时可闻及 S_3。

(3)杂音:急性 AR 的舒张期杂音比慢性 AR 持续时间短,响度低。重度急性 AR 左心室舒张压与主动脉压相近,杂音可能不被闻及。收缩期杂音提示左心室搏出量增加,一般响度较低;Austin-Flint 杂音如果存在,持续时间也较短。

(六)实验室检查

1.心电图

慢性 AR 典型的心电图提示 LVH,电轴左偏,左心房肥大。出现左心室功能障碍后可见心室传导功能异常。房性和室性期前收缩较常见,出现左心室功能障碍或并发二尖瓣疾病后,也可见持续性室上性和室性心动过速。急性 AR 发生时,心电图通常仅可见非特异性 ST-T 改变。

2.X 线胸片

慢性 AR 患者 X 线胸片可提示心脏增大,并向左下方移位,主动脉根部和主动脉结可增大。急性 AR 患者左心房和左心室大小通常正常。主动脉夹层表现为中纵隔扩大或心包积液引起的全心扩大。X 线胸片还可见明显的肺静脉淤血。

3.超声心动图和多普勒超声

二维超声和 M 型超声心动图在判断 AR 的病因、评价主动脉根部病变、测量左心室大小和功能等方面很有价值。多普勒超声对发现 AR 和评估病变严重程度很有帮助。彩色多普勒、脉冲波多普勒和连续波多普勒都可以用于评价 AR 的严重程度。

(1)二维和 M 型超声心动图:AR 的病因可以用二维超声心动图检测。风湿性 AR 通常表现为瓣尖的增厚和挛缩,导致瓣膜移位;若发现瓣叶赘生物、瓣叶纤维化、挛缩、穿孔或呈连枷状,应怀疑细菌性心内膜炎;主动脉瓣脱垂可见于多种情况,包括感染性心内膜炎、主动脉瓣二叶化、黏液样变性和马方综合征。胸骨旁长轴可观察主动脉根部病变,主动脉对称性扩张可见中心性血流,而局部扩张可见偏心性血流。主动脉根部扩张多是特发性,也可见于马方综合征、Ehlers-Danlos 综合征、强直性脊柱炎、Reiter 综合征、风湿性关节炎、梅毒、巨细胞病毒动脉炎等其他疾病。同时,升主动脉也需要观察,主动脉壁的感染性损伤和主动脉近段夹层通常可在升主动脉层面观察到。M 型超声心动图可以显示急性重度 AR 发生的二尖瓣提前关闭。急性和慢性 AR 发生时,反流血流可以冲击二尖瓣前叶,造成舒张期二尖瓣的回弹或扑动,二维超声可见二尖瓣前叶穹顶状改变,提示 3～4 级以上的 AR。

(2)彩色多普勒血流图:彩色多普勒血流图可用来发现 AR 并评估其严重程度。AR 在多普勒血流图中表现为全舒张期起源于主动脉瓣下的高速血流。彩色血流图可以测量血流的起源、流量和方向。连续波多普勒可以测量流速和时间。但血流最大长度和造影测得的反流程度并不吻合。其他多普勒超声测量手段也可以用于评估 AR 严重程度。血流宽度与 LVOT 的比值可在胸骨旁长轴测得,此结果与造影测量结果吻合良好。AR 压力减半时间定义为主动脉瓣反流时跨瓣脉压差减半所需时间,与 AR 的严重程度有明显的相关性;压力减半时间越短,反流程度越严重,压力减半时间小于 200 毫秒提示存在重度 AR。反流量和反流指数与造影测量结果最为吻合,反流量的计算方法是 LVOT 总流量(包括前向和反流血流)与二尖瓣总流量的差值(前提是二尖瓣不存在反流)。反流分数是反流量和 LVOT 总流量的比值。近端等速表面积(PISA)法可通过测量有效反流瓣口(ERO)面积来用来估计 AR 的严重程度,ERO 面积≥0.3cm² 提示存在重度 AR,近端出现血流汇聚区则提示至少有中度反流。脉冲波多普勒超声心动图必须在降主动脉近段检测是否存在舒张期血流反流,正常情况下舒张早期可以出现不同程度的反流注入冠状动脉,如果反流速度超过 40cm/s 且延长到整个舒张期,则很有可能存在重度 AR,腹主动脉若出现,可能性更大。舒张期血流反流也可能出现在其他疾病中,如动脉导管未闭、较大的动静脉瘘管等。

(3)TEE:TEE 用来检查怀疑细菌性心内膜炎患者是否存在赘生物和主动脉瓣环脓肿。单纯的 AR,赘生物通常出现在瓣膜心室侧。TEE 还可以用于检查先天性瓣膜疾病(如二瓣化),排除主动脉夹层。

（4）负荷超声心动图：负荷超声心动图可以检查患者的运动耐量，但运动耐量在 AR 患者中的价值并不如 MR 患者。由于运动导致的后负荷升高会直接造成 LVEF 的下降，所以并不能作为 AR 患者的手术指征。

4.心导管

慢性 AR 患者进行其他非侵入性检查后不能判断 AR 的严重程度、血流动力学特点、左心室功能等关键性指标时，需要进行心导管检查。所有大于 50 岁的重度 AR 患者在进行任何瓣膜手术前都需进行冠脉造影检查以排除冠心病。年轻患者应根据其心血管危险因素评估结果决定是否进行心导管检查。由于升主动脉扩张，AR 患者的心导管检查操作较困难。马方综合征和主动脉中膜囊性坏死的患者操作时更需注意避免损伤。冠脉造影完成后应进行主动脉造影评估 AR 严重程度，具体严重程度分级。伴有新发心力衰竭或 AS 的 AR 患者也可以进行右心导管检查。

（七）自然病程

中到重度的 AR 患者若无明显症状，且不伴有左心室功能障碍和严重的左心室扩张，长期预后较好，每年仅 4% 的患者需要接受 AVR，确诊后 3 年、5 年、7 年的无症状率分别在 90%、81%、75%，轻到中度患者 10 年生存率能达到 85%～95%，中重度患者药物治疗后 5 年、10 年生存率分别为 75% 和 50%。一旦出现左心室功能障碍，症状出现速度将迅速加快，每年有 25% 的患者出现症状，随后患者心功能会迅速下降。如果不进行手术治疗，出现心绞痛的患者生存时间小于 4 年，心力衰竭患者小于 2 年，重度 AR 患者还可能出现猝死。原发性或继发于心肌缺血引起的室性心律失常通常是引起心源性猝死最重要的原因。患者手术时间的选择需要根据病情和患者自身情况综合考虑。

（八）治疗

1.药物治疗

（1）慢性 AR

①药物治疗：血管扩张药，如肼屈嗪、血管紧张素转化酶抑制药（ACEI）和钙离子拮抗药等可用于减轻反流程度，延迟手术治疗。重度慢性 AR 患者，当出现症状或心功能障碍但尚不满足手术指征时，可以使用血管扩张药治疗（ACC/AHA Ⅰ类推荐）。患者在 AVR 术前也可短期使用血管扩张药缓解血流动力学障碍和心力衰竭症状。在无症状患者中，重度 AR 患者及左心室扩张但不伴有左心室功能障碍的患者，可进行长期血管扩张治疗。轻到中度患者及左心室收缩功能正常的患者不适用于长期扩血管治疗，这些患者预后较好，扩血管药物治疗获益不明显。左心室功能障碍或有症状的患者，尽管短期药物治疗有一定效果，一旦出现手术指征，则需进行手术治疗。最新的 ACC/AHA 指南指出，当患者存在手术指征且能够耐受手术时，不应用药物替代手术治疗（ACC/AHA Ⅲ类推荐）。AVR 术后若左心室功能障碍继续存在，则需要长期服用血管扩张药治疗。不同种类的药物也有各自的适应证：肼屈嗪可以提高左心室收缩功能，缩小心室体积；在无症状患者中，硝苯地平被证实可以降低心室容积，提高 LVEF；在一项 5 年的非盲随机对照试验中，硝苯地平与地高辛相比，可以延缓左心室功能障碍的进展，延迟手术治疗的时间；另有研究表明，服用 ACEI 降低血压后，心室容积也可以同时缩小。

②若患者伴有主动脉内膜囊性坏死引起的主动脉根部扩张，应考虑服用 β 受体阻滞药延缓主动脉扩张。已有研究证实马方综合征患者服用后有获益，不伴中重度 AR 的主动脉瓣二瓣化及主动脉根部扩张的患者也可使用。血管紧张素受体拮抗药（ARB）也能延缓主动脉疾病的进展，马方综合征相关疾病的患者也应考虑服用。当重度 AR 患者主动脉根部扩张超过 5cm 时（马方综合征患者阈值更小），需要进行主动脉瓣膜和根部置换术。

（2）急性 AR

①急性 AR 药物治疗的目的是在等待手术治疗的过程中缓解血流动力学障碍。当患者出现心源性休克时，应使用静脉血管扩张药降低左心室后负荷、LVEDP；增加前向血流。严重的病例需使用正性肌力药提供支持。β 受体阻滞药可以降低动脉 dP/dt（反映左心室射血速度），在主动脉夹层的治疗中有很大作用。然而，β 受体阻滞药同时也会导致舒张期延长，心率减慢，加重急性 AR 的症状，所以在主动脉夹层引起的

急性 AR 中应谨慎使用。

②对于主动脉夹层和胸部外伤引起的 AR,应迅速评估手术指征。药物治疗的目的是增加心排血量,减少夹层的撕裂。

③如果急性 AR 伴有感染性心内膜炎,应在得到药敏结果后即刻进行抗生素治疗。

2.经皮介入治疗

中度以上的 AR 或伴有主动脉夹层是 IABP 置入的禁忌证。AS 和 AR 同时存在的患者不应进行 PABV 治疗,否则术后会加重 AR。

3.手术治疗

ACC/AHA 指南中慢性 AR 患者的 AVR 手术指征见表 5-1-4。

表 5-1-4 重度主动脉瓣反流患者主动脉瓣置换手术适应证

推荐类型	适应证
Ⅰ	有症状重度 AR 患者,心功能正常或异常
	无症状慢性重度 AR 患者,休息时伴心功能障碍(EF<50%)
	慢性重度 AR 患者需要接受 CABG 或其他主动脉和心脏瓣膜手术时
Ⅱa	无症状重度 AR 患者,EF>50%,但有严重的左心室扩张(EDD>75mm 或 ESD>55mm)
Ⅱb	中度 AR 患者需要接受 CABG 或其他主动脉和心脏瓣膜手术时
	无症状重度 AR 患者,EF>50%,EDD>70mm 或 ESD>50mm,并有左心室进行性扩张的证据,运动耐量下降或运动时出现血流动力学异常
Ⅲ	无症状轻、中、重度 AR 患者,休息时心功能正常(EF>50%),左心室扩张不明显(EDD<70mm 且 ESD<50mm),不推荐 AVR

注:AR:主动脉瓣反流;EF.射血分数;EDD.舒张末径;ESD.收缩末径

①有症状患者:最新的 ACC/AHA 指南指出,有症状的重度 AR 患者均应进行 AVR,无须评价射血分数。

②无症状患者:无症状患者的手术指征仍有争议。慢性重度 AR 患者接受其他心脏手术时应同时进行 AVR。慢性重度 AR 患者,左心室收缩功能欠佳(EF<50%)时,2～3 年发展为心力衰竭的风险很高,需要择期手术治疗。患者心功能正常但出现严重的左心室扩张(左心室舒张末径>75mm,收缩末径>55mm)时,心源性猝死的风险升高,应接受 AVR,术后预后改善明显。若左心室扩张的同时心功能较差或有症状,围术期死亡率会明显增高。左心室体积正常或轻度增大(左心室舒张末径<70mm,收缩末径<50mm),心功能正常,无症状的患者不推荐 AVR 治疗。但是在临床实践中,大部分医师会对 AVR 的获益有夸大,从而错误地建议患者在左心室体积轻度增大时进行 AVR。

③其他术式在第一部分中已有讨论。主动脉瓣脱垂患者可以考虑主动脉瓣修复术,感染性心内膜炎致主动脉瓣穿孔的患者可选择用心包修补术修复穿孔部位。

④重度 AR 患者术后即使心室大小恢复正常,左心功能也有可能进一步下降,这可能是由于消除反流造成的血流动力学改变。通常这些患者在 6 个月后心功能会逐步改善或至少保持功能的稳定。对于左心室收缩功能受损的患者术后应采取减小后负荷的治疗,至少至左心室收缩功能恢复到正常水平。

4.后续治疗

慢性 AR 患者需要严密监测左心室收缩功能,可通过定期复查超声心动图进行随访。当出现左心功能进行性下降时,即使没有症状,也应采取手术治疗。术后进行常规护理即可。

5.重要建议

(1)急性重度 AR 通常是外科急症。充血性心力衰竭和二尖瓣提前关闭往往预示急性 AR 的发生。

(2)感染性心内膜炎导致的 AR 患者服用抗生素治疗后,即使在病情活动期进行手术,也能够避免移植物感染。移植物的最佳选择是主动脉瓣同种移植物。

（3）任何表现为胸痛和 AR 的患者都应怀疑主动脉夹层。

（4）如果左心室功能障碍病史小于 18 个月，手术后心功能往往可以恢复。

（5）AR 病程中心率一般正常，只有在每搏输出量严重下降时，才会发生心率加快，维持心排血量。

（6）感染性心内膜炎或胸部外伤引起的急性 AR 发生时，可采用心房或心室快速起搏作为临时治疗措施，这样可以加快心率，缩短心室舒张时间，减少反流量，增加心排血量。

三、主动脉瓣关闭不全

主动脉瓣关闭不全是指主动脉瓣、瓣环受损或主动脉根部扩大，导致主动脉瓣闭合不严，血液从主动脉反向流入左心室。男性患者多见，约占 75%，女性患者多同时伴有二尖瓣病变。轻症患者常无明显症状。重症患者可有心悸及身体各部分动脉的强烈搏动感，特别是头部和颈部更为明显。约有 5% 患者可出现心绞痛。晚期可出现左心功能不全和右心功能不全的表现。

（一）病因

1.急性主动脉瓣关闭不全

急性主动脉瓣关闭不全的病因有：①感染性心内膜炎；②创伤：伤及主动脉根部、瓣叶、瓣叶支持结构；③主动脉夹层：通常见于马方综合征，特发性升主动脉扩张，高血压或妊娠；④人工瓣膜破裂。

2.慢性主动脉瓣关闭不全

（1）主动脉瓣疾病：①风心病：约 2/3 的主动脉瓣关闭不全为风心病所致，常合并二尖瓣损害；②感染性心内膜炎：可为急性、亚急性或慢性关闭不全，为单纯性主动脉瓣关闭不全的常见病因；③先天性畸形：二叶式主动脉瓣常见；④主动脉瓣黏液样变性；⑤强直性脊柱炎：瓣叶基底部和远端边缘增厚伴瓣叶缩短。

（2）主动脉根部扩张：①梅毒性主动脉炎；②马方综合征：为遗传性结缔组织病；③强直性脊柱炎：升主动脉呈弥漫性扩张；④特发性升主动脉扩张；⑤严重高血压或动脉粥样硬化。

（二）病理生理

1.急性主动脉瓣关闭不全

急性主动脉瓣关闭不全时，左心室突然增加入量反流的血液，而每搏量不能相应增加，左心室舒张末期压力迅速而显著上升，可引起急性左心功能不全；左心室舒张末期压力升高，使冠状动脉灌注压与左室腔内压之间的压力阶差降低，引起心内膜下心肌缺血，心肌收缩力减弱，使每搏量急剧下降，左心房和肺静脉压力急剧上升，引起急性肺水肿。此时交感神经活性明显增加，使心率加快，外周血管阻力增加，舒张压降低可不显著。

2.慢性主动脉瓣关闭不全

慢性主动脉瓣反流时左心室负荷过度，引起进行性左心室增大，室壁张力增高，而室壁张力增高可刺激心室肥厚，从而使室壁张力趋于正常。因此，早期尽管存在主动脉瓣反流，仍可以维持正常心排血量。随着病情的发展，左心室的扩张和肥厚不能长期适应左心室负荷增加，这样就开始出现左心室舒张末压的升高，每搏量的减少，射血分数下降，出现心力衰竭。

（三）临床表现

1.症状

通常情况下，主动脉瓣关闭不全患者在较长时间内无症状，即使明显主动脉瓣关闭不全者到出现明显的症状可长达 10～15 年，一旦发生心力衰竭，则进展迅速。

（1）急性主动脉瓣关闭不全：急性主动脉瓣关闭不全时，由于突然的左心室容量负荷加大，室壁张力增加，左心室扩张，可很快发生急性左心衰竭或出现肺水肿。

（2）慢性主动脉瓣关闭不全：慢性关闭不全，可多年无症状，甚至可耐受运动。

①心悸：心脏搏动的不适感可能是最早出现的症状，由于左心室明显增大，心尖冲动增强所致，尤以左侧卧位或俯卧位时明显。情绪激动或体力活动引起心动过速，或室性期前收缩可使心悸感更为明显。由

于脉压显著增大,患者常感身体各部有强烈的动脉搏动感,尤以头颈部为甚。

②呼吸困难:劳力性呼吸困难最早出现,表示心脏储备能力已经降低,随着病情的进展,可出现端坐呼吸和夜间阵发性呼吸困难。

③胸痛:心绞痛可在活动时和静息时发生,持续时间较长,对硝酸甘油反应不佳。夜间心绞痛的发作,可能是由于休息时心率减慢致舒张压进一步下降,使冠状动脉血流减少。亦有诉腹痛者,推测可能与内脏缺血有关。

④晕厥:当快速改变体位时,可出现头晕或眩晕,晕厥较少见。

⑤其他症状:a.疲乏,活动耐力显著下降;b.在出现夜间阵发性呼吸困难或夜间心绞痛发作时过度出汗、咯血(较少见)、栓塞(较少见);c.晚期右心衰竭时可出现肝瘀血增大、触痛、踝部水肿、胸腔积液、腹水。

2.体征

(1)急性主动脉瓣关闭不全:表现为收缩压、舒张压和脉压正常或舒张压稍低,脉压稍增大。无明显周围血管征。心动过速常见。二尖瓣舒张期提前部分关闭,致第一心音减低。第二心音肺动脉瓣成分增强。第三心音常见。主动脉瓣舒张期杂音较慢性者短和调低,是由于左心室舒张压上升使主动脉与左心室间压差很快下降所致。如出现 Austin-Flint 杂音,多为心尖区舒张中期杂音。

(2)慢性主动脉瓣关闭不全

①血管:收缩压升高,舒张压降低,脉压增大。周围血管征常见,包括随心脏搏动的点头征(DeMusset征)、颈动脉和桡动脉扪及水冲脉、股动脉枪击音(Traube 征)、听诊器轻压股动脉闻及双期杂音(Durozier征)和毛细血管搏动征等。主动脉根部扩大者,在胸骨旁右侧第 2、3 肋间可扪及收缩期搏动。

②心尖冲动:向左下移位,呈心尖抬举性搏动。

③心音:第一心音减弱,由于收缩期前二尖瓣部分关闭引起。第二心音主动脉瓣成分减弱或缺如,但梅毒性主动脉炎时常亢进。心底部可闻及收缩期喷射音,与左心室心搏量增多突然扩张已扩大的主动脉有关。由于舒张早期左心室快速充盈增加,心尖区常有第三心音。

④心脏杂音:可闻及与第二心音同时开始的高调叹气样递减型舒张早期杂音,坐位前倾和深呼气时易听到。轻度反流时,杂音限于舒张早期,音调高;中或重度反流时,杂音粗糙,为全舒张期。杂音为乐音性时,提示瓣叶脱垂、撕裂或穿孔。由主动脉瓣损害所致者,杂音在胸骨左侧中下缘明显;升主动脉扩张引起者,杂音在胸骨右上缘更清楚,向胸骨左缘传导。老年人的杂音有时在心尖区最响。心底部常有主动脉瓣收缩期喷射性杂音,较粗糙,强度 2/6～4/6 级,可伴有震颤,与左心室心搏量增加和主动脉根部扩大有关。重度反流者,常在心尖区听到舒张中晚期隆隆样杂音(Austin-Flint 杂音)。

3.并发症

充血性心力衰竭多见,并为本病的主要死亡原因。感染性心内膜炎是较常见而危险的并发症,常导致瓣膜穿孔和断裂而加重主动脉瓣反流,加速心力衰竭的发生。室性心律失常的出现预示左心功能受损,心脏性猝死较少见。

(四)辅助检查

1.心电图检查

急性患者,窦性心动过速和非特异性 ST-T 改变常见,可有或无左心室肥大。慢性常见为左室肥厚、心室内传导阻滞、室性和房性心律失常。

2.X 线检查

急性主动脉瓣关闭不全时心脏大小正常或稍有增大,常有肺瘀血和肺水肿征。慢性主动脉关闭不全者心脏明显扩大,典型扩大为左心室向左下扩大,致左心室长轴明显增长,但横径仅略有增加。单纯主动脉瓣关闭不全主动脉钙化不常见。升主动脉扩张较明显,严重主动脉瘤样扩张提示主动脉根部疾病,如马方综合征或中层囊性坏死。左侧心力衰竭可见肺瘀血征。

3.超声心动图检查

超声心动图对主动脉瓣关闭不全时左心室功能的评价亦很有价值;还有助于病因的判断,可显示二叶式主动脉瓣,瓣膜脱垂、破裂,或赘生物形成,升主动脉夹层分离等。M 型显示舒张期二尖瓣前叶快速高频的振动是主动脉瓣关闭不全的特征表现。二维超声心动图上能够更全面地观察主动脉瓣及其周围结构,有助于主动脉瓣反流不同病因的鉴别。多普勒超声可显示主动脉瓣下方舒张期涡流,对检测主动脉瓣反流非常敏感,并可判定其严重程度,定量分析主动脉瓣反流程度。

4.放射性核素检查

放射性核素心室造影可测定左心室收缩、舒张末容量和休息、运动射血分数,判断左心室功能。根据左心室和右心室每搏量比值估测反流程度。

5.心脏 MRI 检查

可准确测定反流容量、左心室收缩末期和舒张容量及关闭不全瓣口的大小。

6.心导管检查

评价反流程度、左心室功能状态及主动脉根部大小。主要用于无创检查难以明确诊断或检查结果与临床表现不吻合时。有冠状动脉疾病危险的患者,在主动脉瓣置换术前可实施冠状动脉造影检查。

(五)诊断及鉴别诊断

1.诊断

有典型主动脉瓣关闭不全的舒张期杂音伴周围血管征,可诊断为主动脉瓣关闭不全。急性重度反流者早期出现左心室衰竭,X 线心影正常而肺瘀血明显。慢性如合并主动脉瓣或二尖瓣狭窄,支持风湿性心脏病诊断。超声心动图可助确诊。

2.鉴别诊断

主要与以下心底部其他原因引起的杂音相鉴别,见表 5-1-5。

表 5-1-5　与主动脉瓣关闭不全相鉴别的疾病

疾病	鉴别要点
肺动脉瓣关闭不全	舒张期杂音位于胸骨左缘,吸气时增强,P₂ 亢进,颈动脉搏动正常。心电图显示右心房、右心室扩大。X 线见肺动脉段突出。多见于二尖瓣狭窄和关闭不全,左向右分流的先天性心脏病及特发性肺动脉高压患者
主动脉窦动脉瘤破裂或主动脉夹层	可致急性主动脉瓣关闭不全和急性左心衰竭,但临床表现始于胸痛,胸痛位于胸部和背部,具有突发、剧烈、持续的临床特点。可出现急性肺动脉高压和进行性右心衰竭。心电图无特异性改变,超声心动图或主动脉造影可确诊
冠状动静脉瘘	主动脉瓣区可闻及杂音,杂音常为连续性。心电图、X 线和超声心动图检查正常。主动脉造影显示主动脉、右心房、冠状窦或右心室之间有交通支

(六)治疗

主动脉瓣关闭不全常进展为难治性心力衰竭,并常于心力衰竭发生后 2～3 年死亡,而出现心绞痛者多于 4 年内死亡。因病情发展快,预后差,必须积极治疗病因,给予标准化抗心力衰竭治疗和尽早实施瓣膜置换术。

1.急性主动脉瓣关闭不全

(1)外科治疗(人工瓣膜置换术或主动脉瓣修复术)为根本措施。

(2)内科治疗一般仅为术前准备过渡措施,目的在于降低肺静脉压,增加心排血量,稳定血流动力学,应尽量在 Swan-Granz 导管床旁血流动力学监测下进行。

(3)静脉滴注硝普钠对降低前后负荷、改善肺淤血、减少反流量和增加排血量有益。

(4)也可酌情经静脉使用利尿药和正性肌力药物。

(5)血流动力学不稳定者,如严重肺水肿,应立即手术。

(6)主动脉夹层即使伴轻或中度反流,也需紧急手术。

(7)活动性感染性心内膜炎患者,争取在完成 7～10 天强有力抗生素治疗后手术。

(8)创伤性或人工瓣膜功能障碍者,根据病情采取紧急或择期手术。

（9）个别患者，药物可完全控制病情，心功能代偿良好，手术可延缓。

（10）但真菌性心内膜炎所致者，无论反流轻重，几乎均需早日手术。

2.慢性主动脉瓣关闭不全

（1）内科治疗

①预防感染性心内膜炎，如为风心病或有风湿活动应预防风湿热。

②梅毒性主动脉炎应给予 1 个疗程的青霉素治疗。

③舒张压＞90mmHg 者应用降压药。

④无症状的轻或中度反流者，应限制重体力活动，并每 1～2 年随访 1 次，应包括超声心动图检查。在有严重主动脉瓣关闭不全和左心室扩张者，即使无症状，可使用血管紧张素转换酶抑制药，以延长无症状和心功能正常时期，推迟手术时间。

⑤左心室收缩功能不全出现心力衰竭时应用血管紧张素转换酶抑制药和利尿药，必要时可加用洋地黄类药物。

⑥心绞痛者可用硝酸酯类药物。

⑦积极纠正心房颤动和治疗心律失常，主动脉瓣关闭不全患者耐受这些心律失常的能力极差。

⑧如有感染应及早积极控制。

（2）外科治疗：人工瓣膜置换术为严重主动脉瓣关闭不全的主要治疗方法，应在不可逆的左心室功能不全发生之前进行，而又不过早冒手术风险。无症状（呼吸困难或心绞痛）和左心室功能正常的严重反流不需手术，但需密切随访。

术后存活者大部分有明显临床改善，心脏大小和左心室质量减少，左心室功能有所恢复，但恢复程度不如主动脉瓣狭窄者大，术后远期存活率也低于后者。部分病例（如创伤、感染性心内膜炎所致瓣叶穿孔）可行瓣膜修复术。主动脉根部扩大者，如 Marfan 综合征，需行主动脉根部带瓣人工血管移植术。

①适应证：下列情况的严重关闭不全应手术治疗：a.有症状和左心室功能不全者。b.无症状伴左心室功能不全者，经系列无创检查（超声心动图、放射性核素心室造影等）显示持续或进行性左心室收缩末容量增加或静息射血分数降低者应手术；如左心室功能测定为临界值或不恒定的异常，应密切随访。c.有症状而左心室功能正常者，先试用内科治疗，如无改善，不宜拖延手术时间。

②禁忌证：LVEF≤0.15～0.20，LVEDD≥80mm 或 LV-EDVI≥300mL/m²。

（杨　帆）

第二节　二尖瓣疾病

一、二尖瓣狭窄

在美国，尽管二尖瓣狭窄的发病率正在降低，风湿性疾病仍然是二尖瓣狭窄的主要病因。其他致二尖瓣狭窄的病因（表 5-2-1）。总之，一旦出现了二尖瓣狭窄的症状，大约 10 年患者便会变得虚弱。一旦出现几种固定症状，10 年生存率不到 15％。

表 5-2-1　二尖瓣狭窄的病因

风湿性：最为常见的病因
先天性：
降落伞式二尖瓣：二尖瓣瓣叶腱索附着于单一的乳头肌，导致二尖瓣狭窄或 MR 二尖瓣瓣环上
系统性疾病：可引起瓣膜纤维化
良性肿瘤

| 系统性红斑狼疮 |
| 风湿性关节炎 |
| 黏多糖贮积症 |
| 痊愈的心内膜炎 |
| 既往服用减肥药 |
| 严重的二尖瓣瓣环钙化 |

（一）临床表现

1. 症状及体征

（1）患者常常存在一个较长的约几十年的无症状期。

（2）当症状进展时，呼吸困难常见。主要症状起初为劳力性呼吸困难，进而发展为阵发性夜间呼吸困难和端坐呼吸，这些反映出肺静脉压力的升高。

（3）促使病情突然加重的因素包括运动、情感应激、妊娠、感染或发生了伴有快速心室率的心房颤动。上述因素可使跨瓣压力和左心房压力升高从而使症状显著加重。伴有快速心室率的心房颤动是病情加重的经典因素，即使在那些仅存在轻度二尖瓣狭窄的患者也可发生肺水肿。左心房扩张是心房颤动发生的易患因素。

（4）部分患者可因增高的左心房压力使小支气管静脉破裂而引发咯血。

（5）当扩张的左心房侵犯喉返神经时可发生声音嘶哑。

（6）左心房扩张和心房血液淤滞，尤其是心房颤动（持续性或阵发性）时，可引起血栓形成和血栓栓塞事件的发生。脑血管事件、冠脉栓塞、肾栓塞及梗死均为可能发生的结局。畸形的瓣膜易发生心内膜炎。

（7）由于心排血量减低患者常常出现乏力症状。

（8）随着二尖瓣狭窄病情的持续及肺血管压力的升高，患者逐渐出现右侧心力衰竭的症状。

（9）肺血管压力升高的患者可以有心绞痛样胸痛，这反映了右心室需氧量的增加。

2. 体格检查

（1）视诊和触诊：患者可能有颧面部潮红。如患者肺血管阻力增加且仍然为窦性心律，则可以看到明显的颈静脉搏动。右侧心力衰竭时颈静脉压力升高。当病情进展出现心排血量减低时，可表现为外周性发绀。当心排血量减低时，颈动脉搏动正常但振幅低。心尖搏动不移位，由于第一心音可闻及，心尖搏动呈叩击性。侧卧位时可触及心尖部舒张期震颤，性质类似于猫喘鸣。如果患者存在肺动脉高压，右心室向胸骨旁移位并可闻及第二心音。

（2）听诊

①开瓣音是二尖瓣狭窄最具特点的听诊表现。然而，当二尖瓣钙化、固定叶，开瓣音就会消失（就好像 S_1 变柔和）。

②典型的二尖瓣狭窄性杂音是低调的舒张中期隆隆样杂音，当患者取左侧卧位时以钟型听诊器听诊最为清晰。无论患者是否为窦性心律，都会出现杂音于收缩期前增强（具体机制不明）。运动后可加重二尖瓣狭窄的杂音，这是由于心排血量的增加和心率的加快使得跨瓣压力增加。杂音的长度与二尖瓣狭窄的严重程度相关性好于杂音的响度与其相关性。杂音持续时间越长（时长越长）、S_2 距开瓣音的间隔越短，二尖瓣狭窄的程度越重。

③可导致通过瓣膜的血流量下降的伴随情况，如慢性心力衰竭、肺动脉高压和主动脉狭窄可以减轻舒张期杂音。某些病例中，S_1 亢进可能是二尖瓣狭窄的唯一线索，尤其是当存在肺动脉高压时。

④肺部听诊可闻及吸气性水泡音。然而，一些严重二尖瓣狭窄的患者肺部听诊清晰，可能是由于淋巴系统的功能亢进清除了左心房压力升高所引起的肺泡液体渗出。

⑤其他与二尖瓣狭窄临床表现相似的情况包括：左心房黏液瘤及三房心。黏液瘤瘤体脱落的声音可

能被误认为二尖瓣开瓣音。然而,这种情况下,杂音可随体位的改变而变化。舒张期隆隆样杂音可发生在包括房间隔缺损或室间隔缺损、主动脉瓣反流时的 Austin-Flint 杂音(杂音在后负荷减低时变弱,于 S_3 之前,S_1 正常)、三尖瓣狭窄(于胸骨左缘可闻及,吸气时增强,称为 Carvallo 征)等情况。

(二)病因(表 5-2-1)

(1)在风湿性二尖瓣狭窄,多达 50% 的患者并没有风湿热病史。当今风湿热在发达国家罕见,尽管这种变化是否与居住环境的改善或链球菌的毒力及免疫原性改变有关尚不清楚。

①在急性风湿热时,MR 常常是主要的。狭窄通常在发病后的 2~20 年逐渐进展而来,多年后出现症状。尽管风湿热的发生率在男女之间相似,风湿性的二尖瓣狭窄女性发生率是男性的 2~3 倍。

②瓣叶由于纤维性闭合而增厚是其特征性表现。合缝处与腱索的融合,以及腱索的挛缩导致了二尖瓣狭窄的进展。瓣叶、腱索及瓣环均存在钙化沉着,进一步限制了瓣膜的功能。这些改变共同导致了漏斗状的二尖瓣,二尖瓣开口呈鱼嘴样。

(2)非风湿性二尖瓣狭窄病因包括先天性畸形、老年性瓣环过度钙化、放射性心脏病、MR 修复术后瓣膜开放受限。

(三)病理生理

(1)二尖瓣开口的正常面积为 4~6cm²。当瓣口面积<2cm²,于舒张期左心房和左心室之间就会出现压力阶差。当瓣口面积进一步下降,跨二尖瓣的压力阶差与左心房压力均增高,但是二者也会受到跨瓣血流的影响。尽管跨瓣压是二尖瓣狭窄严重程度的有效评价指标,但该指标在任何时候都会受到心排血量的显著影响。二尖瓣瓣环的横截面面积独立于血流量,是评估二尖瓣狭窄严重程度更为准确的指标。

ACC/AHA 关于二尖瓣狭窄程度的典型表现如下。

①严重狭窄:平均跨瓣压力>10mmHg,PA 压力>50mmHg,瓣口面积<1.0cm²。

②中度狭窄:平均跨瓣压力介于 5~10mmHg,PA 压力介于 30~50mmHg,瓣口面积介于 1.0~1.5cm²。

③轻度狭窄:平均跨瓣压力<5mmHg,PA 压力<30mmHg,瓣口面积>1.5cm²。

二尖瓣狭窄程度的评估不仅要考虑瓣口面积,还要评估症状和运动耐力。与单纯性二尖瓣狭窄或 MR 相比,二尖瓣狭窄合并 MR 常常伴有更严重的症状。

(2)升高的左心房压可以向肺血管床传导,导致肺充血的症状。肺静脉压力的被动性增高可增加肺血管阻力(反应性肺动脉高压)。如果狭窄解除,这种情况是可逆的。然而,在重度二尖瓣狭窄的长期慢性过程中,可能发生肺血管床的闭塞性改变。严重的肺动脉高压反过来会导致右侧心力衰竭。

(3)高达 30% 的患者存在左心室射血分数下降。这可能是由前负荷下降所致(流入左心室的血流减少)或者风湿性心肌炎。前者可以在纠正了二尖瓣狭窄后恢复正常,而后者则不会。

(4)在严重的二尖瓣狭窄患者,低心排血量足以引起低灌注的症状。长期慢性心排血量减低引起体循环血管阻力反射性增加,进而增加了后负荷。这可以进一步降低左心室的功能。

(四)实验室检查和诊断测试

1.心脏超声

心脏超声对评估二尖瓣狭窄有许多重要作用(这些在 ACC/AHA 指南建议中已详细阐述):初次诊断、严重度的评估、经皮球囊二尖瓣成形术的适应证评估、明确并存的瓣膜病变。

(1)M 型超声表现包括二尖瓣回声增强及二尖瓣移动度的下降。主要标志为:舒张期瓣叶分离不良,后叶前向运动不良,前叶 E-F 斜率降低。

(2)二维超声表现包括二尖瓣瓣叶活动受限及舒张性瓣叶凸出(曲棍球棒征)。在高龄患者中,瓣叶及腱索常常增厚并有钙化。

(3)多普勒心脏超声检查在评估狭窄程度中发挥重要作用

①跨二尖瓣峰流速>1m/s 提示二尖瓣狭窄。然而,这需除外心动过速、心脏收缩力增强和室间隔缺损等原因导致的血液流速增快。

②跨瓣平均压力阶差(通过追踪流入二尖瓣的血流)可估计二尖瓣狭窄的严重度。平均压力阶差<5mmHg是轻度二尖瓣狭窄的典型表现;平均压力阶差介于5～12mmHg提示中度二尖瓣狭窄;平均压力阶差>12mmHg提示重度二尖瓣狭窄。

(4)心脏超声可评估二尖瓣瓣膜面积

①可通过胸骨旁短轴平面直接测量二尖瓣开口面积。

a.胸骨旁长轴视野是最佳位置,将二尖瓣开口置于扫描平面的正中,传感器旋转90°以获取短轴视野,通过二尖瓣瓣叶尖端获取测量值。

b.低质量的二维超声图片及瓣下装置增厚、钙化可导致测量的不准确。不恰当的扫描平面方向可产生横跨瓣膜和瓣叶的倾斜剪切。不断上下扫描,直到典型的鱼嘴样图像出现为止有助于准确测量。瓣膜开口边缘处致密的纤维化或钙化可引起瓣膜面积估计不准确。连合处分离术后测量二尖瓣口面积更加困难,但几何法仍是测量方法中的首选。随着经胸三维心脏超声技术的出现,更为准确的几何法测量开口面积成为可能。

②压力半衰期法:左心房排空阻力推迟了跨瓣膜压力阶差的降低。这可推迟压力半衰期(压力降至起始压力一般所需的时间,等于流速降至峰流速的70%所需的时间)。流入二尖瓣的血流E波用于计算。

a.经验性压力半衰期用于校正瓣膜面积:二尖瓣口面积(cm²)=220/压力半衰期。

b.如果没有计算用的软件包,压力半衰期可计算得出:压力半衰期=0.29×减速时间。如果存在心房颤动,应获取5～10个连续搏动的数据并求平均数。

c.使多普勒声波平行于血流方向是很重要的。

d.在左心房血流动力学迅速变化的状态下(如球囊扩张后即刻),压力半衰期法是不准确的。

e.如果窦性心动过速存在(E-A峰融合),获取压力半衰期是困难的。严重主动脉关闭不全时,舒张期血流也可进入左心室,降低压力半衰期,导致二尖瓣口面积的过高估计。

(5)负荷心脏超声用于评价有症状的患者是非常有价值的,特别是当其他检查手段与症状和临床发现不一致时(ACC/AHA I类推荐)。压力阶差可在平卧位自行车锻炼时或跑步机锻炼后即刻进行。测量三尖瓣反流速度有助于估计负荷状态下肺动脉压力。

(6)经食管超声心动图用于瓣膜成形术前除外左心房血栓并评估MR或者作为经食管超声数据不理想,进一步查经食管超声心动图(ACC/AHA I类推荐)。但如果经胸心脏超声数据完善,经食管超声心动图不作为常规检查(ACC/AHA III类推荐)。

(7)三维超声心动图可提供三维数据来确定二尖瓣口面积。这种方法可避免二尖瓣尖端切面排列校正相关的测量错误,加快最佳平面的寻找。使用实时三维经食管超声技术可直观地从左心房或左心室视角展现二尖瓣的情况,有助于经皮球囊二尖瓣成形术的实施。术前经食管三维超声心动图的主要优点在于它可再现打开左心房时二尖瓣的外科手术视野。

2.心脏导管

心导管室可进行血流动力学监测,后者可评估狭窄的严重度。它可同时测定左心室舒张末压力、左心房压力(直接测定左心房压力或更常见的是测定替代指标肺毛细血管楔压)、心排血量(Fick法或热稀释法)、心率和舒张灌注期(秒/次搏动)。左心室压力和肺毛细血管楔压(或左心房压力)测定是同时进行的。平均跨二尖瓣压力阶差通过前述的测量方法[舒张期左心室和肺动脉楔压之间的几何面积;此面积值与梯度因子相乘得到压力阶差(mmHg)]。理想情况下,肺毛细血管楔压测定应向左侧重新排列50～70毫秒二尖瓣狭窄(用记录纸)以抵消左心房压力传导至肺静脉床的延迟。

(1)Gorlin公式

面积=(心排血量/舒张充盈期时长×心率)/(37.7×$\sqrt{平均跨二尖瓣压力阶差}$)

Gorlin公式中经验常数37.7由Gorlin常数(44.3)乘以0.85(二尖瓣校正因子)得出。

(2)Hakki等简化了Gorlin公式,也可提供瓣口面积的合理估计值。

MVA=心排血量/$\sqrt{平均跨二尖瓣压力阶差}$

(3)缺点:肺毛细血管楔压不适用于肺静脉阻塞性疾病或三房心。导管必须恰如其分地楔入。另外,温度稀释法测定心排血量不太准确。MR瓣膜成形术后即刻或房间隔缺损时可能造成二尖瓣血流的估计不准确。

(4)当超声多普勒结果与临床表现不一致时,应采用心脏导管术(ACC/AHA Ⅰ类推荐)。当超声结果不一致时,应采用心脏导管术(Ⅱa类推荐)。当肺动脉高压与超声评价的二尖瓣狭窄程度不符合时,应采用心脏导管术(Ⅱa类推荐)。

3.心电图

当心律为持续窦性心律时,通常出现左心房增大的心电图表现(二尖瓣P波)。当肺动脉高压时,心电图呈现右心室肥大征。心房颤动是常见的心电图,房颤波通常为粗颤。

4.X线胸片

通常表现为左心房增大伴右心室双密度影。肺动脉下方可见凸出影为左心耳。隆凸和左主支气管的放射性展开,吞钡试验可见食管向后移位,这些征象反映了左心房扩大。肺静脉压力增高时可出现Kerley B线。可出现右心室扩大(侧位片可见胸骨后气体减少)。可出现二尖瓣钙化证据或罕见的左心房钙化(McCallum斑)。

(五)治疗

二尖瓣狭窄患者的总体管理应考虑症状轻重,狭窄严重度,经皮球囊二尖瓣成形术指征的符合度。

1.药物治疗

(1)无症状的轻度二尖瓣狭窄患者(瓣口面积>1.5cm² 及平均压力阶差<5mmHg)不需特殊治疗。依据目前AHA指南,不需预防心内膜炎。风湿性瓣膜病患者,应接受指南推荐的预防风湿热的措施。每年需评估病情,但只有临床症状改变时,每年需进行心脏超声检查。

(2)仅轻度劳力性呼吸困难症状的患者可用利尿药、限盐的措施降低左心房压力。β受体阻滞药钝化运动时的心脏变时反应,可增加运动耐力。禁用扩张动脉的药物。

(3)心房颤动可明确地加重症状,心房颤动复律或心室率控制是维持舒张期灌注时长的重要措施。栓塞是二尖瓣狭窄的主要并发症,高达20%患者可发生栓塞。高龄和心房颤动患者栓塞发生率增加。

①洋地黄类药物和β受体阻滞药是控制心室率的首选药物。

②应用华法林抗凝在阵发性、持续性或慢性心房颤动和二尖瓣狭窄患者中是必要的,因为这些患者存在发生血栓栓塞的高风险。抗凝同样适用于那些既往发生过栓塞或已知存在左心房血栓的患者(ACC/AHA Ⅰ类推荐)。抗凝治疗在伴有左心房直径增大(≥55mm)的二尖瓣狭窄患者或二尖瓣狭窄严重伴左心房增大且有超声证据显示左心房自发性收缩的患者不那么必要(ACC/AHA Ⅱb类推荐)。INR目标值为2.5~3.5。

③抗心律失常药物治疗用于恢复窦性节律,但其长期效果取决于二尖瓣狭窄的矫正。

④经皮球囊二尖瓣成形术在新发心房颤动患者及中重度二尖瓣狭窄但无症状患者中的应用存在争议。

2.经皮介入或外科手术治疗(表5-2-2)

表5-2-2 ACC/AHA对经皮二尖瓣球囊成形术的指征

Ⅰ类
急性症状性MR且可以修补(NYHA Ⅱ、Ⅲ或Ⅳ级),伴中重度二尖瓣狭窄,无左心房血栓或中重度MR
经皮二尖瓣球囊成形术可有效治疗无症状中重度二尖瓣狭窄患者,这类患者的瓣膜形态应适宜经皮二尖瓣球囊成形术,存在肺动脉高压(肺动脉收缩压静息时>50mmHg或运动时>60mmHg),无左心房血栓或中重度MR。
Ⅱa类
经皮二尖瓣球囊成形术对于中重度二尖瓣狭窄患者,如果瓣膜钙化、柔韧性差,NYHA Ⅲ~Ⅳ级,不能进行外科手术或属于外科手术高危患者

Ⅱb 类

经皮二尖瓣球囊成形术可用于无症状的中重度二尖瓣狭窄患者,如果瓣膜形态适宜行经皮二尖瓣球囊成形术,合并初发心房颤动,无左心房血栓或中重度 MR

经皮二尖瓣球囊成形术可用于有症状的患者(NYHA Ⅱ、Ⅲ、Ⅳ级),二尖瓣口面积 >1.5cm²,如果有严重二尖瓣狭窄的血流动力学证据(肺动脉收缩压 >60mmHg,肺动脉楔压 ≥25mmHg,或运动时平均跨二尖瓣压力阶差 >15mmHg)

经皮二尖瓣球囊成形术可用于拟行外科手术治疗的中重度二尖瓣狭窄患者,如果瓣膜钙化、柔韧性差,NYHA Ⅲ~Ⅳ级

Ⅲ 类

经皮二尖瓣球囊成形术禁用于轻度二尖瓣狭窄患者

经皮二尖瓣球囊成形术禁用于中重度 MR 或左心房血栓

　　如果患者存在轻度以上症状(NYHA Ⅱ级或以上),建议采用手术治疗或经皮介入治疗。无症状患者,存在中重度二尖瓣狭窄和静息或运动状态肺动脉高压证据,如果瓣膜情况适合,也应该进行经皮介入治疗。随着症状不断加重,死亡率明显增加。在瓣膜成形术出现前,疾病自然史的研究结果显示,年轻有症状的患者 10 年死亡率为 40%,20 年死亡率为 80%。老年患者 10 年死亡率为 60%~70%。即使没有症状,中重度二尖瓣狭窄患者出现显著肺动脉高压(肺动脉收缩压 >60mmHg)是机械性治疗的指征。罕见的情况下,无症状的二尖瓣狭窄患者,无肺动脉高压,可以接受外科或球囊介入治疗。其他指征还包括:有妊娠计划的重度二尖瓣狭窄女性,重度二尖瓣狭窄需要进行大量液体输注的外科大手术或虽然已经抗凝治疗仍反复栓塞的患者。另外,如果需要同时进行左心耳结扎,则进行外科干预。

　　(1)对于有症状的瓣膜结构适宜的中重度二尖瓣狭窄患者,经皮二尖瓣球囊成形术是治疗手段之一。这项技术包括通过房间隔穿刺、跨二尖瓣置入尖端带球囊的导管。给沙漏样的球囊(Inoue 球囊)充气-放气,逐渐扩大二尖瓣直径,直至获得满意的效果。

　　①典型的瓣膜面积增量是 1cm²,主要是粘连的瓣叶分离。平均瓣膜面积通常加倍,并且跨二尖瓣压力阶差降低 50%~60%。

　　②介入操作的禁忌证:大于 3+级的 MR(介入操作通常可增加一个等级的 MR)或左心房或左心耳血栓(操作相关的栓塞风险)。严重三尖瓣关闭不全(如果肺动脉压力不降,那么操作中的房间隔穿刺有发生右向左分流的风险)。

　　③超声心动图评分可指导特定患者接受经皮瓣膜成形术。评估包括四部分,分别是活动性、瓣下厚度、瓣叶厚度和钙化(表 5-2-3)。总之,广泛的瓣下病变可导致瓣膜成形术后较差的预后。X 线透视下广泛瓣膜钙化的患者瓣膜成形术后预后较差。

表 5-2-3　超声评分指导二尖瓣狭窄经皮瓣膜成形术的治疗

活动性(0~4 级,0 级为正常)

　　活动性好,仅瓣尖活动受限

　　瓣叶活动性轻度受限,基底部活动性正常

　　瓣叶舒张期前向移动,主要自基底部

　　瓣叶舒张期没有或仅轻微运动

瓣下增厚(0~4 级,0 级为正常)

　　瓣叶下方轻微增厚

　　增厚的腱索长度达到 1/3 总长度

　　腱索增厚扩展至腱索远端 1/3

乳头肌广泛增厚

瓣叶增厚(0~4级,0级为正常)

接近正常(4~5mm)

略增厚(5~8mm)而瓣叶中部厚度正常

整个瓣叶增厚(5~8mm)

瓣叶组织广泛明显增厚(>8~10mm)

钙化(0~4级,0级为正常)

单一的超声亮区

沿瓣叶边缘散在的亮区

亮区扩展至瓣叶中部

广泛分布于瓣叶组织的亮区

a.总超声评分(将4个部分累加)>11提示预后较差、瓣膜面积增量较小、心力衰竭和再狭窄风险较高。超声评分较高的患者不应行瓣膜成形术,除非外科手术不可行。

b.超声评分介于9~11分是一个灰区,部分患者在瓣膜成形术后预后较好,而其他患者预后较差。

c.超声评分≤8分提示瓣膜成形术可带来最佳的获益。

④经食管超声在瓣膜成形术中发挥重要作用。瓣膜成形术最重要的是除外左心房和左心耳血栓。如果存在血栓,应至少抗凝1个月并用经食管超声反复证实没有血栓,才可进行瓣膜成形术。经食管超声还可指导球囊定位;每次充气后,MR的程度和压力阶差可进行评估。残留二尖瓣狭窄的程度可在充气前后,通过几何法测量瓣口面积做出估计。压力半衰期法在介入前后24~48小时是不准确的。

⑤超声心动图可用于评估介入术后即刻的并发症(表5-2-4)。不同资料报道的MR发生率为3%~8%。超声心动图评分对于术后MR的预测价值有限。

表5-2-4 球囊成形术的并发症

MR

心脏穿孔:发生率高达2%~4%

栓塞:国家心肺血液注册研究中发生率为2%

残余房间隔缺损:大部分在6个月内闭合;10%可长期持续存在;一般为小型房间隔缺损,可很好耐受

⑥瓣膜再狭窄的发生率各异,取决于患者年龄、瓣口面积的术后即刻的增量。来自国家心肺血液注册研究的数据显示:所有类型患者术后4年生存率为84%。高龄、NYHA分级高、心房颤动、二尖瓣口面积小、肺动脉高压、三尖瓣大量反流与较差的长期预后有关。这些指标可从人群中筛选出急需干预、不可避免进行瓣膜成形术的危重患者。术后MR严重和术后二尖瓣口面积小与长期预后较差相关。

(2)外科治疗

①重度瓣下病变或瓣膜钙化通常需要进行外科手术进行瓣膜成形。并存的其他瓣膜的疾病(如主动脉狭窄、主动脉关闭不全)需要处理时,首选外科手术。

②二尖瓣置换:瓣膜广泛纤维化、钙化或并存MR时,常需瓣膜置换。

③二尖瓣修复术更为困难,但当存在二尖瓣狭窄伴关闭不全时,瓣口开大术可以为特定患者开展。

④慢性持续性心房颤动患者,瓣膜手术的同时可进行迷宫手术(外科手术或球囊消融导管)。可同时进行左心耳结扎术以预防远期栓塞。

(3)球囊介入与开胸瓣口开大术的比较:术后即刻和中等时期的随访研究发现,囊介入与开胸瓣口开大术在增加瓣口面积和改善症状方面疗效等同。

(4)术后随访:已接受球囊介入或外科手术治疗的二尖瓣狭窄患者应行超声心动图检测基线水平,最好是术后超过72小时检测。有心房颤动病史的患者应在术后2～3天给予华法林抗凝治疗。临床随访体检应至少每年进行一次,如果症状加重,应更频繁进行检测。尽管指南没有推荐,很多中心均采用每年进行超声心动图随访。

二、二尖瓣反流

(一)临床表现

(1)症状和体征

①急性严重MR,肺毛细血管楔压突然升高引起肺水肿。症状包括静息性呼吸困难,端坐呼吸,体循环血流减少的症状包括心源性休克。

②慢性MR通常数年无症状。最常见的临床表现是无症状的肺部湿啰音。病情发展至活动耐力下降,通常首先出现劳力性呼吸困难。可进一步出现端坐呼吸和夜间阵发性呼吸困难。前向心排血量减少可引起疲劳。随着左心室功能障碍加重,可出现充血性心力衰竭的症状。长期严重的MR可导致肺动脉高压,出现右心室衰竭的症状。随着左心房扩大,通常出现心房颤动。

(2)体格检查

①视诊和触诊:左心室功能正常时,颈动脉波动明显,心尖搏动快速而强烈。舒张早期大量的血液从左心房流入左心室,因此可触及舒张早期左心室充盈引起的冲击。胸骨旁可触及收缩晚期震颤,是由于左心房扩张引起(很难与右心室抬举相鉴别)。

随着左心室扩张的发展,心尖搏动向左侧移位,右心室抬举,肺动脉高压时可在胸骨左缘第2肋间触及收缩期震颤。颈静脉压力升高,肝脏扩大,腹水和外周水肿提示继发性的右心室功能障碍。

②听诊:有时可闻及第四心音,尤其在急性MR时可闻及清晰的第四心音。急性严重MR时,收缩期跨二尖瓣的压力因左心房压升高而降低,因此杂音短暂而相对柔和。如果左心房压明显升高,该杂音可能听不到。当发展到失代偿心力衰竭时,可于吸气末明显闻及细小的肺部啰音。

(3)全收缩期杂音的鉴别诊断包括MR、三尖瓣反流、室间隔缺损(VSD)。全部都是高调杂音,室间隔缺损的杂音为刺耳的高调杂音,而二尖瓣反流和三尖瓣反流的杂音是吹风样。

①MR的杂音通常在心尖部闻及并放射至腋下(虽然可能通过前向射流放射到心底);而典型的三尖瓣反流和室间隔缺损通常不会出现。MR后向可放射至背部。

②三尖瓣反流在胸骨左缘偏下位置,放射至右侧胸骨和左锁骨中线。与所有右心杂音相似,三尖瓣反流的杂音在吸气后加重。

③室间隔缺损的杂音在胸骨左缘可闻及,放射至心前区。

(二)病因和病理生理

MR的病因通常是黏液瘤或缺血性心脏病,而非风湿性心脏病。MR的病因如表5-2-5所示。

表 5-2-5 MR 的病因

瓣叶异常
瓣叶黏液瘤变性伴过度运动(最常见)
风湿性疾病:瘢痕和瘢痕收缩引起瓣叶组织缺失
心内膜炎:可引起愈合期瓣叶穿孔和回缩
动脉瘤:通常源自主动脉瓣膜性心内膜炎;主动脉瓣关闭不全引起二尖瓣的喷射性病变
先天性:二尖瓣分开:孤立性或原发孔房间隔缺损
二尖瓣双出口
肥厚性心肌病:二尖瓣收缩期前叶前移

二尖瓣瓣环异常

　瓣环扩张

　源自左心室扩张：扩张型心肌病、缺血性疾病、高血压

　正常周长 10cm

　充分扩张而瓣叶适应不良

　瓣叶和腱索牵拉可引起瓣叶运动相对受限

　二尖瓣环钙化

　退行性疾病，通常见于老年人

　高血压或糖尿病加重钙化

　肾衰竭和营养不良性钙化

　风湿性心脏病

　Marfan 综合征和 Hurler 综合征

　瓣环运动不良及括约肌活力低下

腱索异常

　腱索断裂，最严重的形式是连枷瓣叶，导致瓣叶支撑力丧失，通常伴有黏液瘤变性

　风湿性心脏病，腱索纤维化和钙化

　乳头肌异常

　心肌梗死后心脏破裂

　典型的心脏完全破裂可导致死亡

　更常见的是心脏部分破裂

乳头肌功能障碍

　缺血性

　后乳头肌，由单一的后降支供血

　前乳头肌，左前降支和左旋支供血

　浸润性病变：淀粉样变和肉瘤

　先天性：异位，降落伞二尖瓣

（1）急性 MR 中，回流入左心房血液导致左心室舒张末期容积的骤增。左心室通过 Frank-Starling 机制代偿：增加的肌节长度（前负荷）可促进左心室收缩（收缩力），但以引起左心室充盈压力增加为代价，可导致肺充血的症状。血液射向体循环的同时，也射向低压的左心房，因此左心室壁张力降低（后负荷）。心肌收缩力增加及后负荷降低可导致左心室排空更完全和高动力循环状态。但大部分血流进入左心房，因此前向血流降低。患者尚可耐受急性血流动力状态改变，但病情会逐渐进展为慢性代偿状态。

（2）慢性代偿性 MR 时，左心室扩张伴偏心性肥厚。

①室壁张力随心肌肥厚的发展而恢复正常，左心房血流阻力较 MR 急性期降低，因此后负荷降低。前负荷仍保持增加，与急性 MR 的机制相同。左心室扩张有助于适应低灌注压下增加的前负荷。左心室高动力循环状态较急性期有所改善，但仍处于正常值以上。

②患者在数年内可保持无症状或者轻微症状，但收缩功能障碍可在这个阶段隐袭地发展。增加的前负荷，增加或降低的后负荷及增加的交感神经介导的收缩力增加均可增加射血分数。而射回左心房的血液降低了实际的前向每搏输出量，因此射血分数可能高估了心排血量。

(3)慢性失代偿性 MR 时,可出现左心室扩大、室壁张力增加、左心室功能障碍。左心室功能障碍和扩大可增加 MR 的严重性,进一步促进这一恶性循环。不可逆的左心室收缩功能障碍可表现为日渐明显的症状,可增加术后心力衰竭发生率及死亡率。

(三)实验室检查

(1)心电图是非特异的,主要特点是左心房扩大和心房颤动。严重 MR 患者可出现左、右心室肥厚。

(2)X 线胸片:慢性 MR 患者可见左心房和左心室扩大。KerleyB 线反映了肺间质水肿,其通常出现于急性左心衰竭或左心衰进展造成的肺泡水肿之后。二尖瓣瓣环钙化时侧位片可见 C 形阴影。

(四)诊断试验

1.超声心动图

是评价 MR 的重要检查,用于诊断 MR,明确其严重度及病因。MR 严重度可采用半定量法衡量反流程度:1+为轻度,2+为中度,3+为较重,4+为严重。目前,越来越多具备超声设备的诊所可定量评价 MR 严重度,通常是通过近端集合法(见下述)。定量提供了丰富的预后信息,并且不受持续的负荷状态影响。美国心脏病学会/美国心脏协会(ACC/AHA)关于超声多普勒使用的 I 类适应证为:评估重度 MR 患者不同阶段左心房、心心室的大小和功能,评估肺动脉压力及评估二尖瓣手术后仍存在轻度以上反流的患者。目前 ACC/AHA 关于 MR 的超声多普勒检测分类总结在表 5-2-6 中。

表 5-2-6　MR 严重度评估

	轻度	中度	重度
定性			
造影评分	1+	2+	3～4+
彩色多普勒反流束面积	小,中央型反流束(<4cm² 或<20%左心房面积)	轻度 MR 征象,但没有重度 MR 的征象	缩流宽度大于 0.7cm,大的中央型反流束(面积大于 40%左心房面积)或任意大小的碰壁型反流束
多普勒缩流宽度(cm)	<0.3	0.3～0.69	≥0.70
定量(导管或超声)			
反流容积(mL/搏动)	<30	30～59	≥60
反流分数(%)	<30	30～49	≥50
反流孔面积(cm²)	<0.20	0.2～0.39	≥0.40

(1)彩超可形象化地显示反流束或者显示反流束进入左心房,从而诊断 MR 及评估其严重度。

①评估方法为测定反流束长度和面积。中心性反流束的评估较为准确,但可低估偏心性反流束。因为反流的血液撞击心房壁,使得反流束面积测量值较同样体积未撞击时反流束面积的测量值小(Coanda 效应),通常在这种情况下 MR 程度的预测值要比实测值增加至少一个等级。MR 束的方向也有助于评估 MR 的病因(表 5-2-7)。

表 5-2-7　MR 的机制、彩色反流束的方向与外科治疗

反流束方向	瓣叶运动	可能病因	外科治疗方法
前向	过度	后叶脱垂	四边形切除术
			瓣膜成形术
			脊索缩短术
			乳头肌缩短术
			后叶切除以移向顶部闭合处
	受限	前叶受限	清创术

反流束方向	瓣叶运动	可能病因	外科治疗方法
后向	过度	前叶脱垂	脊索转移
	受限	后叶受限	清创术，瓣膜成形术
	正常	心室扩大	瓣膜成形术
中央	过度	双瓣尖脱垂	切除术，脊索转移
	受限	双瓣尖受限	清创术
	正常	心室扩大	瓣膜成形术
混合	乳头肌功能障碍		重新连接或折叠乳头肌
	偏心型	贯通或劈开	心包补片

脱垂或连枷造成的反流（过度瓣叶运动）可导致反流束方向与受累瓣叶的方向相反（例如，前叶脱垂可出现后向反流束）。瓣叶狭窄（风湿性和缺血性）引起的 MR 指向受累瓣叶。

a.警告：MR 的经食管彩超评估。患者检查前常需镇静，而镇静可降低体循环血压（后负荷）。与自然状态相比，MR 严重度降低。增加后负荷或谨慎给予苯肾上腺素可部分减轻镇静的效应。在术中评价 MR 时，前后负荷可出现波动。

b.多种因素均可影响彩色多普勒检测的结果，如血流动力学因素、几何学因素（受左心房壁的束缚）及仪器。但这也促使人们寻找定量检测 MR 的其他方法。

②开口下游的近端反流束最窄部分称流颈，其宽度是衡量 MR 严重度的可靠指标。流颈宽度≥0.70 提示重度二尖瓣狭窄。经食管彩超获取的高分辨率和放大的图片可用于紧急地评估流颈宽度或其他指标。因为侧面分辨率有限，可高估近端反流束的宽度。

（2）肺静脉血流的脉搏波多普勒超声检测有助于评价 MR 的严重度。肺静脉采样可出现三种不同的波形：收缩期前向波、较小的舒张期前向波和小的负向波，提示心房收缩时心房倒转。左心室功能正常，但肺静脉血流收缩期延迟提示至少发生了中等程度 MR。收缩期血流倒转提示重度 MR。肺静脉ⅡIL 流延迟也是心房颤动或严重左心室功能障碍较可靠的指标，因为心房颤动或左心室功能障碍时出现收缩期延迟。

（3）流入二尖瓣血流的脉搏波多普勒超声检测。跨过反流的二尖瓣每搏输出量可以通过与正常的瓣膜（如主动脉瓣或肺动脉瓣）相比较，用脉搏波多普勒显像评估。流经二尖瓣的血流与流经主动脉瓣的血流的差值为反流量。这些方法既复杂，也有较大的技术难度。

（4）近端等风速线表面面积（PISA）或血流集中法提供了定量评估 MR 的方法。

每个小图中第一个三角代表收缩期血流，第二个三角代表舒张期血流。图中展示了三种潜在的血流类型：正常血流比例，收缩期血流延迟和收缩期血流倒转二尖瓣峰流速由下面公式计算得出：

$$QFC = 2\pi r^2 V$$

r 是外壳的范围，V 是外壳的混淆速率。

反流开口面积（ROA）是一个相对的负荷非依赖性的反流程度测量指标，通过峰流速率（最大二尖瓣连续波速率，Vmr）计算出来，即通过下面公式计算得出：

$$ROA = 2\pi\pi r^2 V/Vmr$$

反流量（RV）可通过下面公式计算得出：ROA×VTImr，而 VTImr 为反流束的速率-时间积分。

如果前向每搏输出量已知，那么反流分数（RF％）可通过下面公式计算：

$$RF = RV/(RV+SV)$$

每搏输出量可通过在左心室流出道测量面积。VTI 通过连续方程计算出。ROA 对于缺血性或退行性 MR 有重要的预后评估价值。ROA≥0.4cm² 提示重度 MR。

①简化的近端集合法。前述计算方法可简化,以便于用 ROA 来估计一次测量。利用这种方法,二尖瓣流速估计值为 5m/s 并且混淆速度为 40cm/s。ROA 可通过 $r^2/2$ 计算得出。ROA 增加提示 MR 严重。

②当开口不是球面时,使用近端集合法可出现测量不准确,出现多重喷射束或者偏心喷射束时,血流集中区受约束。后者出现在连枷瓣叶,随着反流束和 ROA 明显超过 PISA 法的估计值。利用角度校正公式可增加准确度。

2.心脏导管

(1)血流追踪 v 波高度(反映心室收缩期肺静脉血液充盈左心房)可提示 MR 的严重度,尤其在急性 MR。

①v 波高度超过左心房压力的 2～3 倍提示重度 MR。然而,慢性进展性 MR,异常 v 波可能不出现。v 波也在后负荷降低后消失。但 v 波消失并不能除外 MR。

②在左心室功能障碍伴左心房扩张及顺应性丧失、心肌梗死后室间隔穿孔以及其他肺动脉血流增加的情况下,也可出现明显 v 波。

(2)左心室造影术可直观评价 MR 的严重性。但这种方法受到多种因素影响,如造影剂注射量、导管放置位置、注射造影剂时发生的室性心律失常等。评分系统如下所述。

①1+(轻度):每次心脏搏动后清除,整个左心房不变白。

②2+(轻度):单次心脏搏动不清除,可能左心房微弱变白。

③3+(轻度):2～3 次心脏搏动可灌注整个左心房,整个左心房变白,其强度与左心室相同。

④4+(轻度):单次心脏搏动左心房可完全变白,对比剂逆流入肺静脉。

(3)冠脉造影有助于检测 MR 患者是否伴随冠心病。对于拟行外科手术的患者,即使无症状,冠脉造影检查可从大于 50 岁或有多种危险因素的患者中筛选出 MR 患者。

(五)治疗

理解 MR 的病理生理机制有助于治疗。

1.急性 MR

(1)药物治疗:如果平均动脉压适当,降低后负荷的药物治疗可减轻急性 MR。静脉注射硝普钠和硝酸甘油可降低肺静脉压力并增加前向血流。如果外科手术是择期进行,可以选择口服药物。血管紧张素转化酶(ACE)抑制药和直接血管扩张药(如肼屈嗪)可增加前向血流并降低反流分数。

(2)介入治疗:快速而剧烈增加的左心室容量负荷可引起肺充血的症状,甚至心源性休克,而不是扩张性或者肥厚型心肌病引起的左心室容量负荷增加。对于这类急性血流动力学改变显著的 MR 患者,尤其是心肌梗死后乳头肌断裂者,置入主动脉内球囊可作为外科修复前的一种临时稳定血流动力学措施。

(3)外科治疗:急性、严重 MR 的患者通常需要急诊手术治疗。

2.慢性 MR

(1)选择适当的治疗,对目前 ACC/AHA 指南的总结。

①大多数中重度 MR 患者有相应的症状,应给予外科手术治疗。治疗应采用个体化原则,评估患者年龄、外科手术能否改善症状或者提高存活率的可能性。通常,如果 MR 的病因主要为瓣膜本身(如脱垂、风湿性、先天性),应给予对症治疗。如果瓣膜病变继发于心室功能障碍、缺血性心脏病或扩张型心肌病,应给予积极防治心力衰竭。

②严重 MR 继发于扩张性心肌病,出现严重临床症状并且药物干预效果差,如果符合心脏再同步化治疗指征,二尖瓣修补术可能改善症状,但对于生存率的改善尚无定论。

③重度 MR 伴轻微或无症状的患者更为复杂。关键是应在心室收缩功能障碍发展为不可逆前识别出这类患者。如果等症状逐渐加重才给予干预,则存在发生严重左心室功能障碍甚至不良预后的风险。二尖瓣修补术可行,可改善术后生存率和射血分数(见后述),因此应尽早给予外科手术干预。如果二尖瓣修补术不可行,患者可适当推迟手术治疗。

(2)手术时机:对于严重 MR 但无症状的患者,各种临床、超声和介入相关参数可用于预测术后左心室功能障碍、失代偿心力衰竭、死亡的风险。二尖瓣手术时机必须个体化,评估的指标包括症状、体征、彩超检查、导管参数、血流动力学参数、手术风险及二尖瓣自身可修复性等。通常,无症状 MR 患者的评估指标包括:左心室大小和功能;运动峰值时的活动耐力和左心室大小和功能;瓣膜的可修复性;MR 的严重度,包括连枷瓣叶的出现;肺动脉高压;心房颤动;年龄和其他并发症。

①左心室大小和功能。如前所述,当利用传统左心室功能指标进行评估时,严重 MR 通常会出现收缩功能障碍。心脏导管检测顺应性是不依赖负荷的、反映 MR 时真实收缩功能的最佳指标。然而,因为需要在计算过程中重建一系列压力容量环,所以很少在研究实验室外实施这一检测。幸运的是,传统的左心室大小和功能的指标也可提供 MR 的信息。更新的有意义的非介入技术(如二维张力成像)可在射血分数降低前探测出左心室功能的微小改变。在严重原发性 MR 但收缩功能完好的患者,左心室射血分数可处于正常到偏高的范围内。研究发现,左心室射血分数一旦低于 60%,患者生存率降低及术后持续性左心室功能障碍的风险增高。因此,应考虑在射血分数降至 60% 以前给予外科干预。收缩末期左心室大小及容积增加(较舒张末期更不易受到负荷的影响)可预示生存率降低及术后左心室功能障碍的风险。当左心室收缩末期直径超过 4.0cm,应考虑给予外科干预。

②我们发现负荷超声有助于确定潜在的左心室收缩功能障碍。左心室对负荷的耐受性可反映心脏收缩储备功能。另外,心脏功能障碍是心脏对 MR 的适应性反应(患者并非真的无症状),并可影响外科干预的决策。我们发现运动负荷后左心室射血分数不上升或收缩末期容积不降低是术后左心室功能障碍的预测指标,是较静息射血分数更优的预测指标。对严重无症状的 MR 患者,我们利用负荷超声每 6 个月进行一次检测,一旦发现运动峰值时收缩末期容积降低不明显或左心室射血分数不增加,推荐患者行二尖瓣瓣膜手术。这对有意愿尽量推迟外科干预的患者而言特别有帮助。

③修复的可行性取决于 MR 的病因。这可通过术后超声评估。MVP 是有经验的中心进行瓣膜修复的常见病因,但应排除两个瓣叶的腱索都已分离,心内膜严重受损或瓣叶广泛钙化。修复可行的情况通常是裂开的瓣膜、不伴腱索损害的瓣叶穿孔或继发性 MR(缺血性或扩张型心肌病)等较轻的心内膜炎。不易修复的情况是风湿性瓣膜病或当瓣叶或腱索发生任何原因的严重损害。与置换相比,如果修复手术后长期的发病率和死亡率较低,修复的可行性高,可优先推荐患者进行外科修复。

④MR 越严重,左心室容量负荷通常越重,更易发生左心室功能障碍。MR 不总是全收缩期的。偶尔,明显严重的 MR 并无严重左心室扩大的证据,因为 MR 仅仅在收缩期后半部分发生。

随着 MR 严重度增加,更需要进行干预。如果 MR 的严重度不清楚,应行经食管超声定量测定(见前述)。连枷瓣叶通常(并非总是)提示严重 MR。一项回顾性研究提示:无论有无症状,早期外科干预通常可改善连枷瓣叶患者的长期预后,连枷瓣叶是严重 MR 的重要替代指标。最近定量研究提示:无论有无症状,一旦 ROA≥0.4cm^2,外科手术可改善生存率。

⑤静息肺动脉压力>50mmHg 或运动峰值肺动脉压力>50mmHg,如果没有其他可能病因,则提示严重 MR,生存率降低,ACC/AHA 指南Ⅱa 类推荐外科干预。负荷超声是一种评价 MR 速度的非介入手段。

⑥严重 MR 时心房颤动和心房扑动的外科干预(Ⅱa 类推荐)。伴随的迷宫或更常见的改良的迷宫途径(肺静脉和大静脉分离)可与二尖瓣瓣膜置换同时实施,尤其在心房颤动变为持续性或频发性时。

⑦年龄和其他并发症。患者>75 岁,伴发冠心病或肾功能不全者在外科术后预后不良。缺血性 MR 患者较其他原因所致的 MR 者预后不良。

(3)药物干预

①原发性瓣膜疾病导致的无症状慢性 MR 的治疗方案尚不明确。药物能否延迟疾病进展或避免心室功能障碍尚不明确。严重 MR 患者如果符合指征,应每半年进行超声和负荷超声检查。中度 MR 患者应每年进行评估。

a.急性 MR 患者,减少后负荷有效。血管扩张药 ACEI 和肼屈嗪在慢性 MR 患者的有效性有待临床试验证实。然而,现存的小型临床试验大部分是阴性的。因此,ACC/AHA 和欧洲心脏病学会指南反对在射血分数正常的慢性 MR 患者中使用血管扩张药,尽管这一建议并未付诸实践。

b.交感过度激活是 MR 患者进展为左心室衰竭的关键因素。有限证据支持试验性使用 β 受体阻滞药治疗 MR,而没有临床证据支持推迟外科干预。

c.继发于左心室功能障碍的 MR 可采用包括 ACEI 和 β 受体阻滞药在内的标准心力衰竭治疗。

d.利尿药和硝酸盐类有助于改善肺充血症状。

e.心室率控制药物和抗心律失常药物可由于治疗心房颤动。心室率控制的主要药物是地高辛和 β 受体阻滞药。严重 MR 伴心房颤动的患者,如果不能纠正关闭不全,难以维持窦性心律。

②与最近的 AHA 指南一致,MR 患者不需常规预防心内膜炎。这些新指南建议那些有潜在预后不良的心脏疾病患者,应预防感染性心内膜炎,包括人工心脏瓣膜或既往瓣膜修复术、既往感染性心内膜炎、特定类型先天性心脏病及心脏移植后心脏瓣膜病。

(4)手术治疗

①二尖瓣瓣膜置换和瓣膜下装置横切曾经是外科治疗 MR 的唯一途径。术后左心室功能降低及失代偿性心力衰竭是通常的结局。保留瓣下装置的腱索保留术式可缩小术后左心室容积和室壁张力,已成为可选择的术式。

②随着二尖瓣修复术成功率逐渐增加,严重 MR 患者发病率和死亡率也明显降低。二尖瓣修复术几乎都涉及小型瓣成形环的使用,后者可降低瓣环直径,改善瓣叶适应性,明显改善 MR。其他成分包括瓣叶穿孔处的外周补片、腱索缩短或移位、瓣叶切除及后叶滑行瓣膜成形复位闭合线。人工腱索越来越多地用于前叶脱垂的修复。

③尽管没有随机试验比较修复与置换的差别,现有的比较数据提示修复术更能改善术后左心室功能和生存率(部分可行修复术的患者可选择修复术)。修复术较置换术更能减少长期血栓栓塞和心内膜炎的风险,而修复术和置换术再次手术率相似。大型多中心研究的结果提示修复术后 20 年患者预后良好,再次手术率约 10%。

④最小侵入性视频辅助措施采用半低胸骨切开术和右侧胸廓切开术,可在有经验的中心为特定患者实施。右侧胸廓切开术中,心肺旁路通常通过股动脉和股静脉置管获得。这些措施具有小切口、术后恢复快特点,但需要大批专家参与。引进机器人外科手术装置和高分辨率三维成像仪器可通过孔样切口实施瓣膜修复术,进一步降低手术创伤。机器人辅助瓣膜置换在几个中心显示出良好效果,尽管目前还没有数据支持机器人辅助技术更占优势。利用这一技术,复杂的外科手术可在标准的手术程序下更好地实施,尤其是同时需要冠状动脉旁路移植和多瓣膜修复时。这些技术在未来将得到更广泛的应用。

⑤当二尖瓣修复在技术上不可行时,二尖瓣置换成为了一种选择。机械瓣和生物瓣的选择取决于机械瓣慢性抗凝治疗的风险和生物瓣的寿命之间的权衡。10 年间,生物二尖瓣结构退化发生率在 20%~40%;而 15 年间,这一发生率超过 60%。

⑥术中超声有助于评估瓣膜修复或置换的并发症

a.残余 MR 是安装辅助泵后常见的问题。如果进一步修复是可行的,第二个泵应该考虑到纠正残留的 MR(如果超过 1+);如果进一步修复是不可行的,瓣膜置换可以考虑,第二个泵并未增加院内死亡率。

b.动态左心室流出道梗阻是二尖瓣修复术后重要潜在的并发症。这种情况在有经验的中心已经不常见。二尖瓣后叶过长(典型者高度超过 1.5cm),二尖瓣瓣叶闭合点移位引起左心室流出道梗阻。二尖瓣瓣叶收缩期移向流出道,引起跨流出道压力阶差,形成 MR。这可发生在术后即刻,患者仍在手术室时就已明显出现,术中超声或病程后期超声可检测出。心脏收缩力增加和较小的左心室容积可加重之。这一状况大多可通过停止使用拟交感神经药和扩容药而得到缓解。在手术室中,如果这些措施不奏效,降低二尖瓣后叶高度的外科手术(如滑行瓣膜成形术)或二尖瓣置换术可能发挥作用。

对于术后患者,扩容或辅助使用 β 受体阻滞药通常是必需的,尽管偶尔还需要外科修复。二尖瓣瓣膜修复术后若又出现心尖收缩期杂音,应进行超声检查以除外动态左心室流出道梗阻。

(5)术后随访和护理

①术后应行基线超声心动图检查。理想情况下,应在术后 4~6 周进行超声检查。但为了患者方便,

通常在患者出院前3～4天进行检查。

②因为修复失败或MR的原发病病情进展，MR可能再次出现。患者应至少每年进行一次临床评估。术后每年进行超声检查评估MR和左心室功能。

(6)再同步化治疗：左心室壁运动异常通常是继发性MR的主要病理改变。再同步化治疗可改善严格选择的患者的症状。

(7)介入二尖瓣修复术：利用置入装置行介入二尖瓣修复是新型基于导管的治疗手段，它可促进二尖瓣瓣叶的闭合。当前模仿现有外科措施的技术正在研发，包括以下两类。

①夹子可用于估计二尖瓣瓣叶的中心，因此可提供双出口的瓣膜可模拟外科Alfieri边缘对边缘修复。至今，这是最好的介入策略。血管内瓣膜边缘-边缘修复研究Ⅱ最近报道了279例3～4级MR的患者，随机分为MitraClip(雅培，美国)组和外科二尖瓣修复/置换组。有效性的主要复合终点为免于死亡、免于二尖瓣手术及免于3～4级MR。约55%介入修复组患者在1年到达终点，而73%外科手术组患者在1年到达终点。介入和外科手术组的全因死亡率相仿。介入组不良事件明显减少，尽管当校正了输血这一并发症后，介入组与外科手术组的差别消失。目前在美国置入MitraClip是仍在进行的注册研究。

②弹性环可应用并加固冠状窦(CS)，以有效减少二尖瓣环的面积。需要注意的是冠状窦和二尖瓣环的关系可发生变异。正在研发的器械包括两种置入冠状窦的支架，称为Monarc(Edwards生命科学，美国)可对连接卷曲桥长时间加固；固定长度的双锚定冠状窦设备称为Carillon二尖瓣轮廓系统(美国)；以及紧张状态下一个通过细索连接动脉内隔膜的冠状窦锚定装置，称为经皮间隔缩短系统(美国)。这个夹子更适合修复MVP，而它具备每年重构的特点，更适合修复功能性关闭不全。

三、二尖瓣关闭不全

二尖瓣关闭不全由二尖瓣瓣叶、瓣环、腱索和(或)乳头肌结构异常或功能失调所致。急性重度二尖瓣关闭不全，往往起病急骤，病情迅速恶化，可在短期内死于急性左心力衰竭和肺水肿。风湿性二尖瓣关闭不全病例一般病程发展较为缓慢，左心室代偿功能良好的病例可多年不呈现明显症状，一旦出现临床症状，则提示左心室代偿功能衰减，病情即可迅速恶化。

(一)病因

1.二尖瓣关闭不全按病因将其分为器质性和功能性

(1)器质性由二尖瓣及其辅助结构的病变直接引起，如二尖瓣黏液变性、缺血性、风湿性和感染性。

(2)功能性由缺血和非缺血疾病所致的左心室扩大所致，属于继发性。

2.二尖瓣关闭不全根据病程将其分为急性和慢性

(1)急性二尖瓣关闭不全：患者多因腱索断裂、瓣膜急性损坏或破裂、乳头肌坏死或断裂，以及人工瓣膜术后裂开等原因引起。见于感染性心内膜炎、AMI、胸外伤及自发性腱索断裂等。

(2)慢性二尖瓣关闭不全①风湿活动：由风湿热和风湿活动导致瓣膜炎症和纤维化，使瓣叶变硬、缩短、变形、粘连及腱索融合、缩短，半数患者合并二尖瓣狭窄。②冠心病：心肌缺血、心肌梗死累及乳头肌及邻近的室壁心肌，引起乳头肌缺血、坏死与纤维化，以及功能障碍。③先天性畸形：见于二尖瓣缺损(心内膜垫缺损或纠正型心脏转位多见)、心内膜弹性纤维增生症和降落伞形二尖瓣变形等。④二尖瓣钙化：常为特发性退行性变，以老年女性多见，高血压病、糖尿病、Marfan综合征、慢性肾衰竭和继发性甲状腺功能亢进症患者也易引起。⑤左心室扩大：由瓣环扩大和乳头肌侧移致瓣叶相对关闭不全。⑥二尖瓣脱垂综合征：原发或多种继发原因导致的二尖瓣收缩期向左心房突出，引起二尖瓣关闭不全。⑦其他少见原因：结缔组织疾病(系统性红斑狼疮、类风湿关节炎、Marfan综合征等)、肥厚型梗阻性心肌病、强直性脊柱炎等。

(二)病理生理

1.急性二尖瓣关闭不全

收缩期左室射出的部分血流通过急性二尖瓣关闭不全的瓣口反流到左房，此反流与来自肺静脉的前向血流于舒张期充盈左室,致左房和左室容量负荷骤增。左室的急性扩张能力有限,故左室舒张末期压力急速升高。如左房顺应性正常或降低,则左房压亦急剧升高,导致肺瘀血,甚至急性肺水肿,相继肺动脉高压和右室衰竭发生。

由于急性者左室扩张程度有限,即使左室收缩泵功能正常或增加,总的左室心搏量增加不足以代偿反流量,故前向心搏量和心排血量明显减少。

2.慢性二尖瓣关闭不全

左室对慢性容量负荷过度的代偿为左室舒张末期容量增大,通过 Frank-Starling 机制使左室心搏量增加;加以代偿性离心性肥厚,更利于左室舒张末容量的增加。此外,左室收缩期排血入低压的左房,室壁应力下降快,有利于左室排空。故总的左室心搏量明显增加,射血分数超正常,正常的前向心搏量得以维持。

慢性者左房顺应性增加,左房扩大。同时扩大的左房和左室在较长时期内适应容量负荷增加,使左房压和左室舒张末期压力不致明显上升,故肺瘀血不出现。持续的严重过度负荷,终致左室心肌功能衰竭,左室舒张末期压力和左房压明显上升,肺瘀血出现,最终肺动脉高压和右室衰竭发生。

(三)临床表现

1.症状

二尖瓣关闭不全的临床症状轻重不一,因起病缓急、病程早晚及反流量多少等而异。

(1)急性:急性二尖瓣关闭不全,轻度反流者可仅有轻微劳力性呼吸困难;严重反流由于左心房不能适应急骤的血流动力学改变,肺循环负荷骤然增加,可迅速发生急性左心衰竭,甚至急性肺水肿或心源性休克。

(2)慢性:慢性二尖瓣关闭不全,轻度反流者多无明显症状或仅有轻度不适感。严重反流时,由于体循环的供血减少,往往首发症状是乏力易倦、活动耐量减低;由于左心室代偿功能较强,使肺循环压力早期无明显升高,呼吸困难等肺瘀血症状则出现较晚。急性肺水肿、咯血均较二尖瓣狭窄少见,风湿性二尖瓣关闭不全,病程发展缓慢,通常从初次风湿性心脏炎到出现明显二尖瓣关闭不全的症状可长达 10～20 年;一旦出现临床症状,则提示左心室代偿功能衰减,病情即可迅速恶化;晚期可呈现左侧心力衰竭和右侧心力衰竭症状。

2.体征

(1)急性:心尖冲动力高动力型。第二心音肺动脉瓣成分亢进。非扩张的左房强有力收缩所致心尖区第四心音常见。由于收缩末期左室一房压差减小,心尖区反流性杂音于第二心音前终止而非全收缩期,呈递减型和低调,不如慢性音响。严重反流亦可出现心尖区第三心音和短促舒张期隆隆样杂音。

(2)慢性

①心尖冲动:呈高动力型,左室增大时向左下移位。

②心音:瓣叶缩短所致重度关闭不全(如风心病)的第一心音常减弱;二尖瓣脱垂和冠心病者多正常。由于左室射血时间缩短,第二心音分裂明显。严重反流时心尖区可闻及第二心音。二尖瓣脱垂者有收缩中期高调的喀喇音。

③心脏杂音:瓣叶挛缩所致者(如风心病),有从第一心音后立即开始、与第二心音同时终止的全收缩期吹风性高调一贯型杂音,在心尖区最响,可伴震颤;杂音一般传向左腋下和左肩胛下区。后叶异常时,如后叶脱垂、后内乳头肌功能失常、后叶腱索断裂,杂音传向胸骨左缘和心底部。典型的二尖瓣脱垂者,为随喀喇音后的收缩晚期杂音。冠心病乳头肌功能失常所致为收缩早、中、晚或全收缩期杂音。腱索断裂伴连枷样瓣叶时,杂音似海鸥鸣或呈乐性。反流严重者,心尖区可闻紧随第三心音后的短促舒张期隆隆样杂音。

3.并发症

(1)呼吸道感染:长期肺瘀血容易导致肺部感染,可进一步加重或诱发心力衰竭。

（2）心力衰竭：是二尖瓣关闭不全的常见并发症和致死主要原因。急性患者和慢性患者发生腱索断裂时，短期内发生急性左心衰竭甚至急性肺水肿，预后较差。

（3）心房颤动：常见于慢性重度二尖瓣关闭不全患者，但出现较晚。

（4）感染性心内膜炎：较二尖瓣狭窄患者多见。

（5）栓塞：由于附壁血栓脱落而致，脑栓塞最为多见。

（四）辅助检查

1.心电图检查

轻度二尖瓣关闭不全者，心电图可正常。严重者可有左心室肥大和劳损，电轴左偏。合并肺动脉高压时，显示右心室肥大。慢性二尖瓣关闭不全病程后期可有心房颤动。

2.X线检查

轻度二尖瓣关闭不全者，可无明显异常发现。慢性重度反流显示左心房、左心室明显增大，心脏右缘形成"双房影"。后期左侧心力衰竭时可见肺瘀血征，出现肺间质水肿和 Kerley B 线。肺动脉高压或右侧心力衰竭时，有心室增大。急性二尖瓣关闭不全者早期出现明显肺瘀血征，心影可不增大。

3.超声心动图检查

（1）超声心动图：是确诊二尖瓣关闭不全和定量二尖瓣反流的首选的无创性诊断方法，推荐用于：①二尖瓣关闭不全的程度、左心室大小和功能、右心室和左心房大小、肺动脉压力的初始评估；②明确二尖瓣关闭不全的病因；③中重度二尖瓣关闭不全无症状者的左心室功能进行每年或每半年的随访；④二尖瓣关闭不全症状或体征发生变化时对二尖瓣装置或左心室功能进行评估；⑤二尖瓣瓣膜修复术或瓣膜置换术后对二尖瓣和左心室大小和功能进行评估。

（2）二维超声心动图：可见二尖瓣前后叶反射增强、变厚，瓣口在收缩期关闭对合不佳，腱索断裂时，二尖瓣可呈连枷样改变，在左心室长轴面上可见瓣叶在收缩期呈鹅颈样钩向左心房，舒张期呈挥鞭样漂向左心室。

（3）M 型超声：可见舒张期二尖瓣前叶 EF 斜率增大，瓣叶活动幅度增大，左心房扩大，收缩期过度扩张，左心室扩大及室间隔活动过度。

（4）多普勒超声：显示左心房收缩期反流。

4.心导管检查

（1）心导管检查及左心室造影的适应证为：①无创性检查不能对二尖瓣关闭不全的严重程度、左心室功能和是否需要外科手术提供准确信息；②无创性检查所评估的二尖瓣关闭不全的程度与肺动脉压力不成比例，或与患者的临床表现不一致。

（2）心导管检查及左心室造影不推荐用于二尖瓣关闭不全不拟行外科手术者。

（3）左心导管检查可显示左心房压力增高，压力曲线 V 波显著，而心排血量减低。

（4）右心导管检查可显示右心室、肺动脉及肺毛细血管楔压增高，肺循环阻力增大。

（5）左心室造影显示心脏收缩时造影剂反流入左心房，根据收缩期左心房内造影剂反流量的大小及显影密度，可对二尖瓣反流进行定影，评估二尖瓣关闭不全的轻重程度。

（6）40 岁以上病例考虑手术治疗者，宜做选择性冠状血管造影检查。

（五）诊断及鉴别诊断

1.诊断

急性者，如突然发生呼吸困难，心尖区出现收缩期杂音，X 线心影不大而肺瘀血明显和有病因可寻者，如二尖瓣脱垂、感染性心内膜炎、急性心肌梗死、创伤和人工瓣膜置换术后，诊断不难。慢性者，心尖区有典型杂音伴左心房室增大，诊断可以成立，确诊有赖于超声心动图。

2.鉴别诊断

由于心尖区杂音可向胸骨左缘传导，应注意与以下情况鉴别，见表 5-2-8。

表 5-2-8 与二尖瓣关闭不全相鉴别疾病

疾病	鉴别要点
三尖瓣关闭不全	为全收缩期杂音,在胸骨左缘第 4、5 肋间最清楚,右心室显著扩大时可传导至心尖区,但不向左腋下传导。杂音在吸气时增强,常伴颈静脉收缩期搏动和肝收缩期搏动
室间隔缺损	为全收缩期杂音,在胸骨左缘第 4 肋间最清楚,不向腋下传导,常伴胸骨旁收缩期震颤
胸骨左缘收缩期喷射性杂音	血流通过左或右心室流出道时产生,多见于左或右心室流出道梗阻(如主、肺动脉瓣狭窄)。杂音自收缩中期开始,于第二心音前终止,呈吹风样和递增递减型。主动脉瓣狭窄的杂音位于胸骨右缘第 2 肋间,肺动脉瓣狭窄的杂音位于胸骨左缘第 2 肋间,肥厚型梗阻性心肌病的杂音位于胸骨左缘第 3、4 肋间

(六)治疗

1.急性二尖瓣关闭不全的治疗

急性二尖瓣关闭不全的治疗目的是降低肺静脉压,增加心排血量和纠正病因。内科治疗一般为术前过渡措施,旨在稳定血流动力学,并应尽可能在床旁 Swan-Ganz 导管血流动力学监测指导下进行。静脉滴注硝普钠,通过扩张小动静脉,降低心脏前后负荷,减轻肺瘀血,减少反流,增加心排血量。静脉注射利尿药可降低前负荷。外科治疗为根本措施,视病因、病变性质、反流程度和对药物治疗的反应,采取紧急、择期或选择性手术(人工瓣膜置换术或修复术)。部分患者经药物治疗后症状基本控制,进入慢性代偿期。

2.慢性二尖瓣关闭不全的治疗

(1)内科治疗

①对中、轻度二尖瓣关闭不全患者,应预防风湿活动复发,在进行手术和器械操作前后及时用抗生素预防感染性心内膜炎。

②出现心力衰竭者,应避免过度的体力劳动、限制钠盐摄入,可适当使用利尿药、洋地黄、血管扩张药,包括血管紧张素转换酶抑制药。

③对有心房颤动,伴有体循环栓塞史者可长期应用抗凝药物,防止血栓栓塞。

④减慢心室率的药物及抗心律失常的药物可用于合并心房颤动的治疗,洋地黄与 β 受体阻滞药是控制心率的主要药物。

⑤对无症状的慢性二尖瓣关闭不全伴左心功能正常的患者,无须特殊治疗,应长期进行随访。

(2)外科治疗:二尖瓣反流外科手术治疗的目的减轻患者的症状,或防止无症状患者左室功能的进一步恶化。如同所有的瓣膜疾病,二尖瓣反流增加心脏负荷,最终只能靠外科手术恢复瓣膜的完整。应正确把握手术时机,如二尖瓣关闭不全是心力衰竭的主因,早期手术能取得良好的远期预后。一旦二尖瓣反流出现左室功能严重受损,左室射血分数<30%、左室舒张末内径>80mm,已不适于手术治疗。

在术式的选择上,瓣膜成形术比瓣膜替换术更常用。瓣膜成形术不需要置入人工瓣膜,有助于保护左室功能。在左室功能严重受损,特别是腱索断裂而不适合行二尖瓣替换术者,此时瓣膜成形修补手术可以取得良好效果。

①二尖瓣替换术的适应证:a.出现症状的急性重度二尖瓣关闭不全患者(证据级别:B)。b.慢性重度二尖瓣关闭不全患者,无严重左室功能不全的情况下[严重左室功能不全定义为左室射血分数<30%和(或)左室收缩末期内径>55mm。患者心功能为(NY-HA)Ⅱ至Ⅲ级或Ⅳ级(证据级别:B)]。c.二尖瓣关闭不全和狭窄,以二尖瓣关闭不全为主或者虽以狭窄为主,但为漏斗形病变。d.连枷样瓣叶引起的二尖瓣反流患者,可考虑行瓣膜置换术。

②二尖瓣成形术的适应证:a.无症状慢性的重度二尖瓣关闭不全患者,左室功能为(NYHA)Ⅱ至Ⅲ级左室射血分数 30%~60%和(或)左室收缩末期内径≥40mm(证据级别:B)。b.无症状慢性重度二尖瓣关闭不全患者,左室射血分数>60%,左室收缩末期内径<40mm。成功的二尖瓣成形术残余反流应<10%(证据级别:B)。c.无症状慢性重度二尖瓣关闭不全患者,左室功能正常,但出现新发心房颤动(证据级别:

C）。d.无症状慢性重度二尖瓣关闭不全患者，左室功能正常，但出现肺动脉高压（静息状态下肺动脉收缩压≥5mmHg 或运动时肺动脉收缩压≥60mmHg）（证据级别：C）。若由于瓣环扩张或者瓣膜病变轻，活动度好、非风湿性关闭不全病例，如二尖瓣脱垂、腱索断裂，可考虑行二尖瓣成形术。

（李　明）

第三节　三尖瓣和肺动脉瓣疾病

一、三尖瓣疾病

（一）三尖瓣狭窄

三尖瓣狭窄很少单独存在，而是多瓣膜病变进程中的一部分。三尖瓣狭窄多为生来固有，并且与三尖瓣反流相伴。

1.病因

表 5-3-1 列出了三尖瓣狭窄的成因。

表 5-3-1　三尖瓣狭窄的病因

疾病类型
先天性
风湿性
感染性心内膜炎
人工瓣膜故障
类癌综合征
恶性肿瘤（黏液瘤或转移性肿瘤）
惠普尔疾病
法布里疾病

（1）风湿性心脏病：是现今引起三尖瓣狭窄最常见的原因，90％以上的三尖瓣狭窄皆与其相关。单纯的三尖瓣狭窄很少见，往往狭窄与反流并存。还有一大部分患者同时合并二尖瓣和主动脉瓣疾病。临床上有意义的三尖瓣瓣膜病变只发生在 5％的风湿性心脏病患者中。风湿性心脏病患者的三尖瓣狭窄表现为瓣叶的增厚和纤维化，最终发展为瓣叶的挛缩和融合。

（2）类癌相关的心脏疾病：多见于合并肠道的类癌肿瘤或继发转移到肝脏的类癌肿瘤。转移到肝脏的类癌肿瘤可以分泌血管活性物质（如 5 羟色胺、组胺、缓激肽），并直接作用于右心瓣膜。类癌所致瓣膜病变表现为瓣膜增厚、回缩、缩短，甚至硬化，从而引起瓣膜狭窄和关闭不全。肺动脉瓣通常也会受累，但左心瓣膜通常可以幸免，因为血管活性物质经过肺血管循环后被清除，除非伴有明确的右向左分流（如房间隔缺损或卵圆孔未闭），那么左心瓣膜同样受累。

2.病理生理

（1）三尖瓣狭窄使得右心房与右心室间产生舒张期压力梯度。该压力差随着跨瓣血流量增加而增大。因此当患者吸气或运动时，右心房室压力差增大；而呼气时，该压力差减少。这一现象在三尖瓣面积<$1.5cm^2$ 的患者中常见。

（2）右心房与右心室间舒张期平均压力差增加（例如≥5mmHg），可增加右心房压力（例如≥10mmHg）。这可能造成体循环系统静脉淤血，包括肝大、腹水或水肿。

（3）右心房 A 波可能非常显著，有时接近右心室收缩压。

（4）因右心室的容量负荷有限，静息下的左心排血量可能显著降低或不能随活动而增加。

(5)当右心房不能有序地收缩与排空,右心房起源的心房颤动可能导致右心房压力进一步增加。

3.临床表现

(1)症状:三尖瓣狭窄患者的临床症状取决于狭窄的严重程度、伴随的心脏病变及瓣膜疾病的病因。

①乏力是最常见的临床表现,多源于低而相对固定的心排血量。

②右上腹疼痛,多源于体循环系统静脉淤血造成的肝大、腹水和腹胀。

③偶尔可有颈部冲击不适感,源于传导至颈静脉的巨大 A 波。

④严重的三尖瓣狭窄可能会掩盖其他瓣膜疾病症状,如二尖瓣狭窄。三尖瓣狭窄所导致的跨三尖瓣血流量减少可能掩盖二尖瓣狭窄所致的肺淤血、端坐呼吸或夜间阵发性呼吸困难。

(2)体征:因为没有明确的诊断体征,三尖瓣狭窄经常会被忽略。提示三尖瓣狭窄的指征包括:升高的颈静脉压,吸气时于胸骨左缘闻及的增强的舒张期杂音。

①中心静脉压升高可能导致肝脏显著增大、腹水和外周水肿。在窦性心律下,第一心音后可于颈静脉处触及搏动波,源于心房收缩期右心房的舒张充盈受限。

②舒张期杂音:三尖瓣狭窄所致的低调舒张期杂音,在胸骨左缘三四肋间或剑突处最为响亮。在窦性心律下,杂音多闻及于舒张末期(收缩期前)。该低调的杂音可被同时存在的二尖瓣狭窄所致杂音掩盖。通过吸气或抬腿下蹲动作增加右心负荷量可以使三尖瓣狭窄所致杂音增强,有助于区分两种杂音或至少可从并存的二尖瓣狭窄杂音中分离出三尖瓣狭窄杂音的成分。

③左侧胸骨下缘可闻及开瓣音。不过有时难以闻及,缘于被合并的二尖瓣开瓣音所掩盖。

④除了颈静脉怒张和外周静脉淤血体征外,患者无肺充血,因此可舒适地平卧。外周水肿与肺部淤血程度的不一致,也是三尖瓣狭窄区别于其他瓣膜疾病的主要特点。

⑤三尖瓣狭窄患者较难闻及呼吸时的第二心音分裂,缘于较为固定的舒张期右心室充盈,且不受呼吸影响。

⑥伴有类癌综合征的患者,与神经激素释放相关的症状,如颜面潮红、腹泻要显著多于三尖瓣狭窄相关症状。

4.诊断检查

三尖瓣狭窄的诊断由三尖瓣两侧舒张期压力差决定。通过右心导管检查,三尖瓣两侧舒张期平均压力差＞2mmHg 即可诊断三尖瓣狭窄。现今,通过心导管压力差诊断三尖瓣狭窄已十分罕见,多通过超声多普勒即可诊断。

(1)心电图:三尖瓣狭窄表现为右心房增大(Ⅱ导联 P 波高度＞2.5mV)。因为常合并二尖瓣狭窄,因此心电图常有双心房增大的表现。

(2)二维心脏超声:二维心脏超声是发现三尖瓣狭窄最常用的工具。典型的表现包括三尖瓣瓣孔直径缩小、三尖瓣瓣叶硬化及舒张期的凸形隆起(尤其是前瓣叶)。多普勒检查可以发现通过三尖瓣的血流速度增加,利用连续多普勒技术测得平均跨瓣压差＞5mmHg,即可诊断三尖瓣狭窄。尽管通过压力减半时间法和面积测定法可以预测三尖瓣瓣口面积,但实际应用中一般不用,而以舒张期的三尖瓣跨瓣压差更为常用。经食管超声相较于经胸壁超声对于诊断三尖瓣狭窄并无优势,原因在于三尖瓣解剖位置为位于前方的结构。

(3)三维心脏超声:鉴于三尖瓣的复杂三维构型,在二维心脏超声基础上加用三维心脏超声(经胸壁或经食管)观察三尖瓣更为有效。利用该技术,三尖瓣的瓣膜结构能够同时成像,因此可更为精确地计算瓣口面积,观察瓣膜运动情况。

(4)其他:现代心脏超声技术具有很高的准确性,心导管检查常被遗弃。但利用右心导管检查可以在超声多普勒的基础上进一步明确诊断,其也是瓣膜球囊成形术治疗的前提。当心排血量很低时,右心房压增加,a 波直立高尖,有时接近右心室压力。此时若有两根压力导管(或双腔导管)分别置于右心房及右心室,即可获得舒张期跨瓣压差。该压差与心排血量和心率显著相关。而抬腿或给予阿托品可进一步加大该压差。

5.治疗

（1）药物治疗。包括限制钠盐摄入并使用利尿药。

（2）明确合并其他瓣膜疾病对于处理三尖瓣狭窄尤为重要。例如，同时合并三尖瓣和二尖瓣狭窄的患者，不应只纠正三尖瓣狭窄，因为那样会引起肺淤血。如果其他瓣膜也需手术，那么可以选择同时治疗跨瓣压力差>5mmHg 或三尖瓣口面积<2cm^2 的三尖瓣狭窄。

（3）严重的三尖瓣狭窄需要行球囊扩张术或三尖瓣瓣膜置换术。三尖瓣狭窄的外科换瓣术或球囊成形术的手术指征取决于其合并的二尖瓣或主动脉瓣疾病的严重度。由严重的三尖瓣狭窄而引起的若干症状也是外科和球囊手术的指征。通常球囊成形术较外科换瓣术对于改善患者症状及改善血流动力学益处更为显著，但其也可能导致三尖瓣关闭不全，继而仍旧需要行外科换瓣治疗。

（4）当行三尖瓣换瓣术时，更要推荐生物瓣膜，因为机械瓣更易产生血栓。因类癌综合征合并三尖瓣严重狭窄和反流的患者，通常需要行外科换瓣手术治疗。

（二）三尖瓣反流

1.病因和病理生理

任何可能造成三尖瓣结构（三尖瓣环、瓣叶、腱索、乳头肌）破坏的因素都可能导致三尖瓣反流。最常见的病因并非三尖瓣本身病变，而是右心室扩张造成的继发性（功能性）三尖瓣反流。表 5-3-2 列出了可导致三尖瓣反流的原因。

表 5-3-2　导致三尖瓣反流的病因

主要原因
风湿病
Ebstein 畸形
类癌
结缔组织病（如马方综合征）
三尖瓣瓣叶脱垂
外伤
钝挫伤/穿透伤
因起搏器置入造成的医源性损伤
肿瘤（黏液瘤，三尖瓣瓣叶的肿瘤）
感染性或消耗性心内膜炎
乳头肌功能异常
放射线损伤
联苯或麦角新碱所致瓣膜毒性损伤
次要（功能性）原因
右心扩张（瓣环扩张）
肺动脉高压
右心功能异常
全部：心肌病，心肌炎，心肌梗死
局部：缺血，坏死，纤维化，致心律失常右心室发育不全

（1）最常见的三尖瓣反流为继发性（功能性）三尖瓣反流。三尖瓣反流源于左心室或右心室的病理病变，而三尖瓣的瓣膜形态正常。功能性三尖瓣反流受多种因素调控，调控因素包括瓣环的扩张、瓣环形态、肺动脉高压、心功能不全及瓣叶受牵拉。

（2）三尖瓣反流合并瓣膜解剖学异常（原发性三尖瓣反流）可能是先天性心脏病（例如 Ebstein 畸形，房室管畸形，室间隔缺损）的表现形式之一。此外，风湿性心脏病、黏液样变性、类癌性心脏病、辐射损害、心内膜下心肌纤维化及嗜酸性粒细胞增多症也可导致三尖瓣瓣叶瘢痕或变厚，从而使得瓣叶关闭受限导致三尖瓣反流。

2.临床表现

（1）症状和体征：三尖瓣反流的临床表现较广，与瓣膜的病理性质和病变程度相关。患者可以很好地耐受单纯的三尖瓣反流病变，而当三尖瓣反流与肺水肿同时存在时，心排血量减少，患者可表现为右侧心力衰竭。患者可能表现为肝区淤血疼痛和显著的外周水肿。另一个常见的表现为心排血量减少所致的疲乏。患者可于颈部觉察搏动，源于颈静脉显著的 cv 波。三尖瓣反流经常与二尖瓣瓣膜疾病同时存在。在此类患者中，二尖瓣疾病的相关症状为临床的首要表现。

（2）体征

①在常规体格检查中，严重的三尖瓣反流患者可表现为体重减轻、恶病质、肝淤血而造成的黄疸及肠管水肿。

②颈部的静脉搏动，正常的 x 波和显著的收缩期波形消失，而表现为 cv 波，紧接着出现快速的 y 形波回落。颈静脉处的 cv 波形与三尖瓣反流的严重程度相关。合并显著三尖瓣反流的患者，在第二心音出现时 cv 波达到峰值，随即在吸气时呈现快速的 y 形波下降。严重的三尖瓣反流可在颈部触及震颤并闻及杂音，右心室常表现为高动力状态。

③三尖瓣反流患者可于胸骨左侧三四肋间闻及全收缩期杂音。杂音可随吸气而增强。

④合并肺动脉高压的患者三尖瓣反流杂音音调高，全收缩期皆能闻及。因三尖瓣原发病变（心内膜炎或外伤）造成的三尖瓣反流杂音则短暂（只局限于收缩早期）且低调。

⑤三尖瓣关闭不全可致三尖瓣舒张期血流增加，表现为胸骨左缘闻及舒张早期隆隆样杂音（短暂而低调）。

⑥严重而长期的三尖瓣反流可导致右心房心室化，使三尖瓣跨瓣压差降低，因此三尖瓣反流较难查及。

⑦其他体征：左侧胸骨旁可闻及右侧方向起源的第三和第四心音，该心音随吸气而增强；若合并肺动脉高压，肺动脉瓣区第二心音（P2）亦会增强。肝区的收缩期搏动也是三尖瓣反流患者体格检查时的显著特征，而若肝脏发生纤维化，则该体征消失。

3.诊断检查

（1）心电图：心电图图像通常无特异改变。有时可见不完全右束支传导阻滞。严重三尖瓣关闭不全时常合并心房颤动。

（2）超声心动图：能够发现三尖瓣关闭不全的常见超声体位包括胸骨旁右心室流入道切面、短轴基底段切面和心尖四腔心切面。

①生理性三尖瓣关闭不全：70%的正常人可见轻度的三尖瓣反流，年龄越大，出现反流的人群比例越高。生理性三尖瓣反流在超声检查中表现为流入心房的小于 1cm 的反流流束。

②二维超声

a.风湿性心脏病或类癌所致的三尖瓣反流可于超声下见瓣膜增厚，功能性三尖瓣反流患者的三尖瓣瓣膜则看似正常。三尖瓣脱垂的患者常合并二尖瓣脱垂，并导致严重的三尖瓣反流。在 Ebstein 畸形的患者中，膈肌侧的三尖瓣瓣叶开口于瓣口顶部。有心内膜炎的患者可见瓣膜赘生物，而医源性损伤（如心内膜活检）或右心室梗死造成的乳头肌断裂可导致连枷形瓣叶。

b.中度至重度的三尖瓣反流患者常合并严重升高的右心负荷。表现为右心室增大，室间隔变平或舒张期向左侧偏移，以及收缩期的反向运动。同时右心房和下腔静脉也常常扩张。

③多普勒分析：三尖瓣反流涉及所有多普勒可获取的信息，彩色流束的大小，近端血流汇聚区（在瓣膜

的右心房面),速度分布及三尖瓣反流流束的偏心性程度。偏心性、贴壁的反流流束应当在评估时提高一个等级,这与评价二尖瓣反流时一致,因为超声心动图往往无法进行全面直观评估。

a.三尖瓣反流的方向及严重程度由彩色多普勒进行评价。三尖瓣反流的严重程度分级可由多种方法进行评估,包括以下内容。

流束面积——这种方法非常依赖超声心动图的设置,尤其是脉冲重复频率及流束的方向及偏心程度。

流颈宽度——即瓣口下游最窄的部分可以用来估测有效孔面积。一个反流流束宽度如>0.7cm,提示大量反流。

连续型多普勒——信号密度及连续型多普勒频谱形态也可以帮助进行评价。大量三尖瓣反流可出现致密的频谱,呈三角形,早期出现峰值流速。

肝静脉血流——收缩期下腔静脉或肝静脉反向血流的出现提示三尖瓣大量反流存在。

b.连续性多普勒测量三尖瓣反流峰值流速后,应用伯努利方程估测右心室收缩压。在没有肺动脉狭窄的情况下,肺动脉收缩压(PASP)可应用 PASP=RVSP+RAP 进行估测。

(3)心导管检查:中度或严重的三尖瓣反流,可于有心导管检查时在右心房压力(RAV)曲线上观测到显著的 v 波。右心房压力曲线描绘了右心室的压力,右室舒张末期升高的压力,以及利用热稀释法和 Fick 设备而得出的低心排血量。利用血管造影技术于右前斜位将造影剂注射于右心室,可以直观地观察到并量化三尖瓣反流的流束。不过该方法已很少使用,更多的则使用心导管检查。

4.治疗

(1)在未合并肺动脉高压时,患者可多年耐受于轻度至中度的三尖瓣反流。外科手术不推荐[美国心脏病学会(ACC)和美国心脏协会(AHA)]将其列为Ⅲ类禁忌证。如果右侧心力衰竭进一步加重,应开始利尿治疗以减轻后负荷,这与其他心力衰竭的治疗策略是一致的。

(2)外科手术。当有器官组织病变造成中度或严重三尖瓣反流时,则需根据患者症状和瓣叶受损严重程度来决定是否需要外科修补或换瓣治疗。现今,对于轻度至中度的功能性三尖瓣反流患者是否需要采取外科手术修补尚无统一定论。ACC/AHA 将多瓣膜疾病时重度三尖瓣反流作为强手术适应证(Ⅰ类推荐)。多项临床研究结果发现,对于二尖瓣或主动脉瓣行手术治疗的同时,处理三尖瓣反流相较于单纯处理左侧瓣膜病变可以显著改善患者的心功能。此外,对于行二尖瓣手术治疗的患者,若其合并严重肺动脉高压或三尖瓣环扩张,应同时行三尖瓣环成形术,且被列为Ⅰ类推荐。通常情况下,外科手术处理三尖瓣反流应与处理左侧瓣膜同时完成。患者同时合并二尖瓣狭窄和三尖瓣反流时,是否修补三尖瓣取决于三尖瓣的反流严重程度,以及肺动脉高压的持续时间和严重程度(如长期的肺动脉高压和二尖瓣狭窄合并三尖瓣反流,单纯修补二尖瓣并不能改善三尖瓣反流的状况)。通常情况下,应首选三尖瓣瓣膜修补术或瓣环成形术,其优于瓣膜置换术。其他情况下需要外科手术处理三尖瓣病变的包括:严重三尖瓣反流合并活动能力下降(ACC/AHA Ⅰ类推荐),合并心房颤动(ACC/AHA Ⅱa 类推荐),已扩张的右心室进行性扩大(ACC/AHA Ⅱb 类推荐)。

二、肺动脉瓣疾病

(一)肺动脉瓣狭窄

肺动脉瓣狭窄(PS)是指肺动脉瓣、瓣上或瓣下有狭窄。

1.病因

肺动脉瓣狭窄最常见病因为先天性心脏病,单独或与其他畸形合并存在,如法洛四联症等。获得性肺动脉瓣狭窄少见,其常见病因为类癌综合征,其他病因包括风湿性心瓣膜病、心内膜炎,Noonan 综合征等引起瓣膜继发性损害,见表 5-3-3。

表 5-3-3 肺动脉瓣狭窄的病因

先天性(独立存在或合并其他畸形)
类癌综合征
法洛四联症等外科手术后
风湿性心瓣膜病
感染性心内膜炎
心脏肿瘤和主动脉窦瘤压迫肺动脉瓣环
Noonan 综合征
Williams 综合征
Rubella 综合征
Asplenia 综合征
Cardiofacial 综合征

2.病理和病理生理

肺动脉瓣狭窄分为肺动脉瓣、瓣上和瓣下 3 型。瓣膜型表现为瓣叶纤维化、增厚、粘连、瓣口狭窄,收缩期呈圆锥状突入肺动脉干内;瓣下型为右室流出道漏斗部肌肉肥厚造成梗阻;瓣上型为肺动脉主干或主要分支有单发或多发狭窄。

肺动脉瓣狭窄的病理生理改变表现为狭窄的近端和远端存在压力阶差,这对维持通过狭窄部位的血流是必要的。右心室代偿性肥厚维持了这一前向血流。随着右心室不断肥厚,右心室顺应性下降,右心室舒张末压升高,右心房压随之升高,最后失代偿导致右侧心力衰竭。若合并存在卵圆孔未闭、房间隔缺损,右心房压高于左心房压时,导致右向左分流,出现发绀。狭窄非常严重时,前向血流明显减少,患者出现劳力性呼吸困难,甚至晕厥。

3.临床表现

(1)症状:轻、中度肺动脉瓣狭窄一般无症状;重度狭窄者出现体循环瘀血,右心功能不全的表现,少数患者在活动时出现呼吸困难,胸痛和疲倦,甚至出现晕厥和猝死。合并存在卵圆孔未闭,房间隔缺损的患者有发绀表现。

(2)体征:肺动脉瓣区响亮.、粗糙、吹风样收缩期杂音,吸气后更明显;若闻及收缩期喷射性喀喇音,提示肺动脉瓣活动良好,无明显钙化。P_2 减弱,可伴有 S_2 分裂。右心扩大与肺动脉瓣的狭窄程度及持续时间有关,先天性者早期即有右心室肥大,导致心前区隆起伴胸骨旁抬举样搏动。右心衰竭发生后出现体静脉瘀血征。

4.辅助检查

(1)心电图检查:心电图一般正常。重度肺动脉瓣狭窄表现为右房室肥大、电轴右偏和右束支传导阻滞。

(2)胸部 X 线检查:肺动脉段突出,此为狭窄后扩张所致,肺血管影细小,肺野异常清晰。右心室右心房扩大。

(3)超声心动图检查:二维超声心动图可见肺动脉瓣瓣叶增厚、粘连,可测定其瓣口面积。彩色多普勒血流显示自肺动脉瓣口收缩期花色射流束,射流束在主肺动脉内形成喷泉状,射流主要显示为蓝色或多色斑点的镶嵌图像。

(4)心导管检查:鉴于超声心动图检查对肺动脉瓣狭窄的敏感性和特异性均很高,与心导管检查的结果有很强相关性,绝大多数患者不需要进行心导管检查。对于肺动脉瓣狭窄的青少年和年轻成人患者,如果多普勒峰值射流速率>3m/s(估计峰值梯度>36mmHg),并且有球囊扩张的适应证时进行心导管检查评估,证据级别Ⅰ C。

5.诊断及鉴别诊断

(1)诊断:根据肺动脉瓣区典型收缩期杂音、震颤及 P2 减弱可考虑肺动脉狭窄的诊断。

(2)鉴别诊断:肺动脉瓣狭窄的收缩期杂音注意与瓣膜狭窄、漏斗部狭窄或瓣上狭窄相鉴别。

6.治疗

先天性肺动脉狭窄主要是经皮肺动脉瓣球囊成形术和心内直视下瓣膜切开术,极少数施行瓣膜置换术。对于肺动脉瓣狭窄的青少年和成年患者,有劳力性呼吸困难、心绞痛、近乎晕厥或晕厥,心导管检查显示右心室-肺动脉峰值压力阶差＞30mmHg,或者无症状但导管检查显示右心室-肺动脉压力阶差＞40mmHg,可实施瓣膜球囊成形术。

(二)肺动脉瓣关闭不全

1.病因

肺动脉瓣关闭不全(PR)原发性损害少见,如可发生于感染性心内膜炎、肺动脉瓣狭窄或法洛四联症后、类癌综合征和风心病。最常见病因为继发于肺动脉高压的肺动脉于根部扩张,引起瓣环扩大,见于风湿性二尖瓣疾病、艾森门格综合征等情况。少见病因包括特发性和 Marfan 综合征的肺动脉扩张。

2.病理和病理生理

绝大多数肺动脉瓣关闭不全反流不严重,对血流动力学影响小,但在少见的病例也可引起右室前负荷增加,右室扩张,出现右心功能不全。

3.临床表现

(1)症状:孤立存在的肺动脉瓣关闭不全患者临床耐受性好,持续多年无临床症状,直到发生了并发症或合并肺动脉高压时才出现右心功能不全的表现。多数患者因原发病的临床表现突出,掩盖了肺动脉瓣关闭不全的表现。

(2)体征

①血管和心脏搏动:胸骨左缘第二肋间扪及肺动脉收缩期搏动,可伴收缩或舒张期震颤。胸骨左下缘扪及右心室高动力性收缩期搏动。

②心音:肺动脉高压时,第二心音肺动脉瓣成分增强。右心室心搏量增多,射血时间延长,第二心音呈宽分裂。右心搏量增多使已扩大的肺动脉突然扩张产生收缩期喷射音,在胸骨左缘第二肋间最明显。胸骨左缘第四肋间常有第三和第四心音,吸气时增强。

③心脏杂音:继发于肺动脉高压者,在胸骨左缘第 2～4 肋间有第二心音后立即开始的舒张早期叹样高调递减型杂音,吸气时增强,称为 Graham-Steell 杂音。由于肺动脉扩张和右心搏量增加,在胸骨左缘第 2 肋间在喷射音后有收缩期喷射性杂音。

4.辅助检查

(1)心电图检查:合并肺动脉高压时,心电图检查显示右心室肥大及 ST-T 段改变。

(2)胸部 X 线检查:肺动脉瓣关闭不全伴肺动脉高压时,可见肺动脉段及肺门阴影尤其是右下肺动脉影增大。肺动脉段凸出,右心室增大。

(3)超声心动图检查:二维超声心动图可见右心室扩大,室间隔反常运动,瓣环扩大。彩色多普勒血流显像直接显示右心室流出道内的舒张期反流束,反流束起源于肺动脉瓣环,延伸入右心室流出道,可呈细条状或喷泉状。反流束主要显示为明亮的红色或蓝色斑点、斑块,当反流速度明显增高时,反流束显示为多色镶嵌的图形。

5.诊断及鉴别诊断

根据肺动脉瓣区典型的舒张期杂音可考虑肺动脉瓣关闭不全的诊断,但需要超声心动图检查进一步明确诊断。

6.治疗

以治疗导致肺动脉高压的原发性疾病为主,如缓解二尖瓣狭窄;仅在严重的肺动脉瓣反流导致难治性右心衰竭时,方考虑对该瓣膜进行手术治疗。

（杨　帆）

第四节 感染性心内膜炎

感染性心内膜炎是心脏内膜表面的微生物感染,伴赘生物的形成。赘生物为大小不等、形状不一的血小板和纤维素团块,其中含有大量的微生物和少量的炎性细胞。感染性心内膜炎多侵犯心脏瓣膜,亦可发生于间隔缺损部位、腱索或心壁内膜。发生于动静脉分流、动脉-动脉分流(如动脉导管未闭)及主动脉缩窄处的感染,虽然本质属于动脉内膜炎,但具有与感染性心内膜炎类似的临床特征,因此亦归入感染性心内膜炎范畴。

抗生素问世前,感染性心内膜炎根据自然病程分为急性和亚急性两类。急性感染性心内膜炎多由金黄色葡萄球菌、肺炎球菌、淋球菌、A族链球菌和流感杆菌等高毒力的病原菌感染所致。常侵犯正常心脏瓣膜,起病凶猛,病情发展快,迅速引起瓣膜破坏,常出现转移性感染病灶,如不予以积极有效的治疗,多于4周以内死亡,如能幸存,常遗留有严重的血流动力学障碍。亚急性感染性心内膜炎多由低毒力病原菌引起,如草绿色链球菌、肠球菌、表皮葡萄球菌等,常侵犯原已有病变的心脏瓣膜,对身体其他组织侵袭力弱,起病缓慢,病程较长,可迁延数周至数月。近年由于诊断水平的提高和抗生素的有效应用,感染性心内膜炎的自然病程已经改变,临床表现多种多样,二者多无明显的界限,更为可取的分类方法是按患者的类别(自体瓣膜、人工瓣膜和吸毒者等)及病原体进行分类,如人工瓣膜草绿色链球菌感染性心内膜炎,因为这种分类方法考虑到患者的治疗和预后。

一、病因学

常见的感染性心内膜炎致病微生物见表5-4-1。

表 5-4-1 常见的感染性心内膜炎致病微生物

致病微生物	NVE(%)	IDU(%)	早发 PVE(%)	晚发 PVE(%)
链球菌	60	15～25	5	35
草绿色链球菌	30～40	5～10	<5	25
牛链球菌	10	<5	<5	<5
肠球菌	10	10	<5	<5
葡萄球菌	25	50	50	30
凝固酶阳性	23	50	20	10
凝固酶阴性	<5	<5	30	20
革兰阴性需氧菌	<5	5	20	10
真菌	<5	<5	10	5
血培养阴性	5～10	<5	<5	<5

NVE.自体瓣膜感染性心内膜炎;IDU.静脉毒品滥用;PVE.人工瓣膜感染性心内膜炎

(1)70%～75%的感染性心内膜炎患者合并心脏基础疾病。在成年患者中,二尖瓣脱垂伴反流是可能继发感染性心内膜炎的首位基础疾病。风湿性心脏病继发感染性心内膜炎的发病率逐年减少,先天性心脏病患者中有10%～20%继发感染性心内膜炎。

(2)并非所有感染性心内膜炎均可找到明确感染来源(如口腔科治疗、经血管导管操作导致的感染或受感染的皮损)。多数病例并没有明确前驱局部感染史。

(3)自体瓣膜感染性心内膜炎

①成人自体瓣膜感染性心内膜炎最常见的致病微生物为链球菌属或葡萄球菌属(80%)。其他常见致病微生物还包括牛链球菌、肠球菌、HACEK(嗜血杆菌、放线菌、心杆菌属、艾肯菌属、金氏菌属)。牛链

球菌常伴有结肠息肉或结肠癌,因此对于牛链球菌属引起感染性心内膜炎的患者推荐结肠内镜检查。

②在静脉毒品滥用患者中无论是否合并基础瓣膜病变,右心来源的感染性心内膜炎多由金黄色葡萄球菌感染(60%)。无论金黄色葡萄球菌的毒力如何,右心系统来源的感染性心内膜炎较左心系统来源的感染性心内膜炎危险性低(病死率2%~6%)。静脉毒品滥用患者当中最常见受累瓣膜为三尖瓣(60%~70%),其次为二尖瓣(30%~40%)和主动脉瓣(5%~10%)。其中约有20%的患者可有多瓣膜受累。静脉毒品滥用患者合并三尖瓣受累的感染性心内膜炎患者可有75%患有肺动脉菌栓栓塞。

③铜绿假单胞菌引起的感染性心内膜炎瓣膜损害严重,且抗生素治疗效果欠佳,故通常需要外科手术干预。

④肠球菌引起的感染性心内膜炎发生率逐年增加。仅对于近期接受过泌尿生殖系统或产科手术治疗的患者才考虑诊断肠球菌引起的感染性心内膜炎,这些患者可不伴有基础心脏疾病。

⑤肠杆菌科的其他菌属(如大肠埃希菌、沙门菌、克雷伯菌、肠杆菌、变形杆菌、沙雷菌、枸橼酸杆菌、志贺菌及鼠疫耶尔森菌等)引起的感染性心内膜炎病例罕见。

⑥自体瓣膜感染性心内膜炎有1%~3%由肺炎链球菌引起,Osler三联征即表现为肺炎链球菌引起的感染性心内膜炎、肺炎和脑膜炎。酗酒者易患肺炎链球菌引起的感染性心内膜炎,且其病死率较高(30%~50%)。

⑦先天性心脏病中,二叶式主动脉瓣畸形、动脉导管未闭、室间隔缺损、主动脉缩窄和法洛四联症易合并感染性心内膜炎,目前尚无证据表明房间隔缺损会增加感染性心内膜炎风险。

⑧路邓葡萄球菌是一种罕见但具有高度侵袭性的引起感染性心内膜炎的致病微生物。它是一种凝固酶阴性葡萄球菌,不同于普通凝固酶阴性葡萄球菌之处在于其高侵袭性,常累及自体瓣膜。路邓葡萄球菌引起的感染性心内膜炎如果不尽早外科治疗,其并发症发生率和病死率都较高。

(4)人工瓣膜感染性心内膜炎占感染性心内膜炎的10%~20%。瓣膜置换术后的半年后感染性心内膜炎发生风险最高,且机械瓣膜和生物瓣膜在感染性心内膜炎发生率上并无明显差异。近期研究发现主动脉瓣和二尖瓣处的人工瓣膜发生感染性心内膜炎的风险亦无明显差异。

①早发人工瓣膜感染性心内膜炎指的是心脏瓣膜置换术后2个月内发生的感染性心内膜炎,其多与术中污染或院内感染相关。引起早发人工瓣膜感染性心内膜炎的病原微生物中最常见的是凝固酶阴性葡萄球菌(约占30%),其次为金黄葡萄球菌。

②心脏瓣膜置换术2个月以后发生的感染性心内膜炎,即晚发人工瓣膜感染性心内膜炎,常见致病微生物为链球菌属、金黄色葡萄球菌及肠球菌。凝固酶阴性葡萄球菌引起的感染性心内膜炎在这一阶段发生的感染性心内膜炎中仅占不到20%。除此之外,有10%~15%的晚发人工瓣膜感染性心内膜炎由真菌引起,这部分病例病死率较高。在1965—1995年报道的270例真菌引起的感染性心内膜炎中,135例(约50%)为人工瓣膜感染性心内膜炎。这部分患者多不伴明显的真菌血症症状,其诊断难点在于真菌血培养阳性比例低,治疗难点在于即使采用了积极抗真菌药物治疗之后的数月至数年内仍然存在感染性心内膜炎进展的风险。棒状杆菌属及其他棒状细菌(类白喉棒状杆菌)也是瓣膜术后1年内引起感染性心内膜炎的重要致病微生物(约占5%),尽管类白喉棒状杆菌是血培养中常见的污染菌,但其在多次血培养中反复阳性时仍不能忽视。

(5)随着起搏器和体内除颤器置入的患者逐渐增加,发生于起搏器和体内除颤器的感染性心内膜炎也逐年增加,其发生率波动在0.2%~7%。起搏器或体内除颤器置入术后常见的发生感染性心内膜炎的部位包括起搏器或体内除颤器囊袋、电极、瓣膜或非瓣膜性心内膜。

①起搏器/体内除颤器相关心内膜炎多发生于术后1~2个月,可能与术中细菌直接定植相关,术后1~2个月后可见囊袋内器械被一层薄膜组织覆盖,最终器械被腐蚀破坏。此外,感染还可能累及电极、心内膜。除金黄色葡萄球菌外,其他致病微生物少见远隔病灶血行转移造成的起搏器/体内除颤器相关心内膜炎。

②大多数器械相关心内膜炎多由葡萄球菌属(金黄色葡萄球菌和凝固酶阴性葡萄球菌)引起。约90%

的早期器械相关感染性心内膜炎由凝固酶阴性葡萄球菌引起,而在引起晚发器械相关感染性心内膜炎的致病微生物中金黄色葡萄球菌和凝固酶阴性葡萄球菌约各占50%。革兰阴性杆菌、肠球菌及真菌引起的器械相关感染性心内膜炎少见。

(6)血培养阴性的感染性心内膜炎约占10%。血培养阴性感染性心内膜炎是指三次抽取血培养化验均为阴性的感染性心内膜炎患者。感染性心内膜炎血培养阴性可能的原因有:①致病微生物为生长条件复杂的细菌或真菌;②采用了不当的微生物检测方法;③抽取血培养前曾行抗感染治疗。既往抗感染治疗是血培养阴性感染性心内膜炎的最常见原因。最常见引起血培养阴性感染性心内膜炎的致病微生物包括真菌,HACEK族菌、厌氧菌、军团菌属、鹦鹉热衣原体、立克次体、布鲁菌属、巴尔通体、Tropheryma whipplei菌及营养缺陷的链球菌属。汉氏巴尔通体是一种猫抓伤后发生亚急性感染性心内膜炎的罕见致病微生物。伯纳特立克次体是引起Q热的致病微生物,同时常易感染合并基础瓣膜病的自体瓣膜或人工瓣膜。Tropheryma whipplei是Whipple's病的病原体,可以通过镜检发现PAS染色阳性的巨噬细胞或聚合酶链反应(PCR)明确诊断。非细菌性感染性心内膜炎(如利-萨心内膜炎即播散性红斑狼疮合并疣状心内膜炎、消耗性心内膜炎及抗磷脂综合征)也属于血培养阴性感染性心内膜炎。

(7)真菌性心内膜炎(白念球菌属及曲霉菌属)的发生多见于人工瓣膜置换术后、心内或血管内器械置入术后、免疫抑制状态或静脉毒品滥用者。引起真菌性感染性心内膜炎最常见的为白念球菌属,组织胞浆菌属及曲霉菌属亦可见。真菌性感染性心内膜炎常表现为巨大赘生物,可累及瓣周结构,甚至可在大血管内形成菌栓,故需要积极外科治疗。

二、病理生理学

形成心内赘生物的发病机制第一步在于非细菌性血栓性心内膜炎的发生,通常与心内膜受损后局部血小板和纤维蛋白聚集相关。血液循环中的微生物随后会感染这一由血小板和纤维蛋白形成的无菌病灶。

(1)赘生物多发生在瓣叶闭合线上。高速血流可能对内皮造成损伤,导致二尖瓣瓣叶心房面及主动脉瓣瓣叶心室面易形成赘生物。外源性物体如心脏内置入器械起初无内膜覆盖,故容易成为血小板-纤维蛋白血栓的形成部位。

(2)当机体免疫力下降时,菌血症的发生是造成非细菌性血栓性心内膜炎向感染性心内膜炎转化的关键。外源性物体会进一步削弱机体免疫力,导致治疗难度增加。

(3)赘生物的形成会进一步影响瓣膜的闭合,引起瓣膜穿孔、腱索断裂,最终加重瓣膜反流和心功能不全。此外,赘生物可能发生脱落,从而引起外周血管菌栓或非菌栓性栓塞。

(4)感染可能累及周围的结构,包括瓣环结构、心脏传导系统、周围心肌组织或主动脉瓣二尖瓣间纤维体。结果可能引起传导阻滞、脓肿形成、憩室形成、动脉瘤形成或瘘管形成等并发症。人工瓣膜感染常累及瓣周组织,可能引起脓肿形成或瓣膜破裂等并发症。

三、临床表现

(一)全身性感染表现

由于急性感染性心内膜炎常继发于机体的化脓性感染,如疖炎、脑膜炎及关节炎等或继发于败血症成为全身严重感染的一部分,发热是本病最常见的症状,热型以不规则者为最多,可为间歇型或弛张型,伴有畏寒和出汗。体温大多在37.5~39℃,可高达40℃以上。也有小部分患者体温正常或低于正常,多见于老年、伴有栓塞或真菌性动脉瘤破裂引起脑出血和蛛网膜下隙出血及严重心力衰竭、尿毒症患者。此外,未确诊本病前已应用过抗生素、退热药、激素者也可暂时不发热。另外,大部分患者有进行性贫血,有时可达严重程度。病程较长者常有全身疼痛、关节痛,低位背痛和肌痛在起病时较常见,主要累及腓肠肌和股部肌肉。

亚急性感染性心内膜炎多数起病缓慢,有全身不适,疲倦、低热及体重减轻等非特异性症状。少数以并发症形式起病,如栓塞、不能解释的卒中、心瓣膜病的进行性加重、顽固性心力衰竭、肾小球肾炎和手术后出现心瓣膜杂音等。

(二)心脏受累表现

几乎所有患者均可闻及心脏杂音,为短期内心瓣膜和腱索的急剧损害所致,可产生高调杂音或使原有的杂音性质迅速改变。由于瓣叶或瓣膜支持结构的损害,多出现瓣膜关闭不全的反流性杂音。约15%患者开始时没有心脏杂音,而在治疗期间出现杂音,少数患者直至治疗2~3个月才出现杂音。在病程中杂音性质的改变往往是由于贫血、心动过速、心排血量变化等血流动力学上的改变所致,大部分患者都可能出现不同程度的心力衰竭,其主要由瓣膜及细菌毒素所致心肌的损害等因素引起。

(三)栓塞症状

(1)脑栓塞:常发生于大脑中动脉,呈偏瘫失语。

(2)弥漫性栓塞性脑膜炎:因小动脉或毛细血管的散在性细菌性栓塞所致,可酷似化脓性脑膜炎、脑炎或结核性脑膜炎。

(3)脑出血:因脑部细菌性动脉瘤破裂出血,弥漫性脑出血,特别是蛛网膜下腔出血,可引起颈部强直及血性脑脊液。

(4)冠状动脉栓塞:可引起胸痛、休克、心力衰竭、严重心律失常等心肌梗死的表现,并可迅速死亡。

(5)肾栓塞:可有腰痛、血尿。

(6)脾栓塞:可发生左上腹或左肋部突然的疼痛和脾脏增大、压痛,并有发热和脾区摩擦音。

(7)四肢动脉栓塞:可引起肢体的软弱或缺血性疼痛。

(8)眼部变化:除结膜可见瘀点外,眼底检查可见扇形或圆形出血,有白色中心,并可见视网膜Roth斑。

(9)皮肤及黏膜栓塞:瘀点可呈白色或灰色。大的皮内或皮下栓塞,呈紫红色,微微隆起,有明显压痛,发生在手指足趾末端的掌面,称Osler小结;Janeway结节为另一种特殊性皮肤损害,呈小结节状出血,见于手掌及足底。

(10)中枢神经系统病灶:有时引起偏盲、复视。视网膜中心动脉栓塞引起突然失明。

四、实验室检查

(一)血液化验

(1)实验室检查常表现为非特异性急性炎症表现,包括轻度白细胞增多、正细胞正色素性贫血及血小板计数轻度增加或减少。其他化验异常还可能包括红细胞沉降率增快,C反应蛋白、类风湿因子增高,伴或不伴高γ球蛋白血症。感染性心内膜炎还可能引起性病或莱姆病血清学试验假阳性。

(2)若出现免疫复合物相关肾小球肾炎或药物毒性相关的肾损伤,则可能出现补体下降、血尿素氮和肌酐升高。

(3)血培养是感染性心内膜炎诊断和治疗的必要检查。但若患者临床表现为典型急性起病,暴发型感染可能短时间内致死,故治疗应在起病2~3小时开始。在近期的报道中,尽管采用了最先进的检测方法,仍有2%~7%的感染性心内膜炎血培养为阴性。

①如果临床允许,应在开始经验性抗生素治疗前在三处不同部位抽取三份血培养标本。每份血培养标本至少应包含40mL静脉血,应分别送检需氧菌培养及厌氧菌培养。HACEK族菌应常规送检,对于免疫抑制状态等可能真菌性感染性心内膜炎患者亦应送检真菌血培养。

②血管内感染会导致来源于赘生物的持续性菌血症。因此无须等到体温峰值或寒战时才抽取血培养。

③若高度怀疑血培养阴性感染性心内膜炎或培养困难病原体引起的感染性心内膜炎,应注意可能需

要加强培养基的配置或延长潜伏期后再行抽取血培养。如 HACEK 族菌需要延长至 21 天潜伏期后再行抽取血培养。常见的血培养阴性感染性心内膜炎的致病微生物包括伯纳特立克次体、巴尔通体、Tropheryma whipplei 菌、HACEK 族菌、布鲁菌属、军团菌、支原体、分枝杆菌和真菌。其中布鲁菌属、军团菌属、立克次体和鹦鹉热可以通过血清学检查提示感染。培养困难病原体亦可通过瓣膜活检标本 PCR 检测技术诊断。虽然 PCR 不需要培养基，但需要获取瓣膜活检标本。近期有研究表明 PCR 检测在诊断血培养无法诊断的感染性心内膜炎中可实现 41% 敏感性和 100% 特异性。这部分 PCR 检测结果将来可能用于血培养阴性感染性心内膜炎患者的经验性治疗方案的选择。

④对于血培养提示凝固酶阴性葡萄球菌阳性的患者应特别注意。路邓葡萄球菌是一种罕见的引起感染性心内膜炎的凝固酶阴性葡萄球菌。与其他凝固酶阴性葡萄球菌不同，路邓葡萄球菌多累及自体瓣膜，侵袭性强，常易引起脓肿，若不及时外科治疗，致死率很高。因此对于高度可疑感染性心内膜炎的患者，若血培养提示凝固酶阴性葡萄球菌阳性，不应简单认为是杂菌污染，而应进一步明确菌种。

（二）组织学检查

瓣膜切除后进行组织学检查是感染性心内膜炎诊断的金标准。组织学检查可表现为瓣膜炎症、赘生物形成，伴或不伴特异致病微生物。通过对赘生物进行特殊染色或免疫学检查可以明确病原学，并指导抗感染治疗方案的制定。对于血培养阴性的感染性心内膜炎（如 Q 热、巴尔通体、Tropheryma whipplei 菌等）组织学检查的作用尤为重要。心脏内科医师、心脏外科医师、病理科医师、微生物学专家之间的配合有助于更早更准确的诊断感染性心内膜炎。

（三）尿液分析

尿液分析多可见镜下血尿伴或不伴蛋白尿。

（四）心电图

对于所有可疑感染性心内膜炎的患者应进行基线心电图检查并随诊心电图变化。

（1）心电图可以通过发现 P-R 间期延长、完全传导阻滞等异常提示感染向心肌内蔓延，尤其对于人工瓣膜感染性心内膜炎患者有重要提示意义。新发房室传导阻滞可能提示脓肿形成，其敏感性为 42%，特异性为 77%。

（2）罕有赘生物脱落引起栓塞造成心肌梗死。

（五）其他

胸部 X 线检查可以提示充血性心功能不全或胸腔积液等征象。右心系统的感染性心内膜炎可因多发肺部菌栓栓塞而在胸部 X 线片中表现为非特异性浸润性改变。

五、影像学检查

1.超声心动图

超声心动图在感染性心内膜炎的诊断和治疗中都起着重要的作用。超声心动图的主要作用在于发现瓣膜赘生物，并对其位置、特点及对心功能的影响进行观察。赘生物除了可能形成于瓣膜表面，亦可在高速血流或湍流冲击心脏内膜部位形成。超声心动图的局限性在于可能难以分辨赘生物与其他非感染性软组织。

（1）所有可疑感染性心内膜炎的患者均应接受治疗前经胸超声心动图检查，检查目的包括：明确是否合并基础心脏病变，明确赘生物的位置和大小，评估并发症情况（如主动脉周环状脓肿形成）。经胸超声心动图对于赘生物的识别敏感性较低（29%～63%），但特异性接近 100%。若通过经胸超声心动观察瓣膜的形态和功能大致正常，感染性心内膜炎的可能性亦较低。有报道约 96% 的经胸超声心动图正常患者经食管超声心动图亦表现为阴性结果。

（2）经食管超声心动图增加了感染性心内膜炎诊断的准确性。若患者高度可疑感染性心内膜炎且经胸超声心动图检查无阳性发现，尤其是经胸超声心动图图像质量欠佳时，应完善对赘生物敏感性更高的经食管超声心动图检查。经食管超声心动图适合于观察心脏后部结构、脓肿、瘘管、瓣周漏、小体积赘生物、右心结构、心脏内置入器械表面情况、瓣叶穿孔和人工瓣膜情况。其中,其对于瓣周脓肿、瘘管及人工瓣膜瓣周漏的观察对于治疗策略的选择有重要意义。术中经食管超声心动可以用于评价手术干预是否成功,或用于评价修复性手术的潜在可能。术后经食管超声心动图可用于留取术后基线资料方便随访时对比。尽管多数患者应首选经胸超声心动作为初次检查,但对于合并金黄色葡萄球菌血症、人工瓣膜置换术后、既往感染性心内膜炎病史、经胸超声检查受限、由已知常见感染性心内膜炎致病微生物引起的菌血症患者应首选经食管超声心动图作为初次检查。

①经食管超声心动图未见阳性结果的患者感染性心内膜炎可能性低,但不能完全排除诊断。经食管超声心动图的阴性预测值＞90％,但对于感染性心内膜炎早期或赘生物较小的患者可能发生假阴性结果。如果临床高度可以感染性心内膜炎应考虑复查经食管超声心动图。显然,经食管超声心动图的阴性结果并不能推翻临床高度可疑的人工瓣膜感染性心内膜炎诊断。

②经食管超声心动图对于心肌脓肿诊断的敏感度(87％)高于经胸超声心动图(28％)。瓣周脓肿是感染性心内膜炎严重的并发症且需要外科手术干预,故应尽早准确识别瓣周脓肿。

③对于人工瓣膜感染性心内膜炎,尤其是主动脉瓣和二尖瓣置换术后的人工瓣膜感染性心内膜炎,食管超声心动图可以减少人工瓣膜声影对诊断的影响,故其诊断敏感度(82％)高于经胸超声心动图(36％)。对于人工瓣膜感染性心内膜炎或起搏器相关感染性心内膜炎高度可疑且经胸超声心动图未见阳性结果的患者应完善经食管超声心动图。

(3)真菌性感染性心内膜炎较细菌性感染性心内膜炎常形成更大的赘生物,反之 Q 热引起的感染性心内膜炎常不伴赘生物形成。应注意鉴别黏液瘤、乳头状弹力纤维瘤、类风湿结节、瓣膜退行性变、兰伯赘生物及非细菌性感染性心内膜炎。必要时需结合临床鉴别影像学表现。

(4)有 Meta 研究表明,赘生物体积较大时(＞10mm)患者发生栓塞风险较赘生物较小或不可见时增加3 倍。当感染性心内膜炎合并赘生物脱落或瓣外结构受累时,心功能不全、栓塞及需要瓣膜置换手术治疗的风险相应增加。此外,若患者接受恰当治疗过程中赘生物体积增加,其需要外科手术治疗风险增加。

(5)对于可疑起搏器或除颤器相关感染性心内膜炎的患者应完善经食管超声心动图。经胸超声心动图识别瓣膜或电极赘生物的敏感度仅有30％,而经食管超声心动图敏感度可高达90％。

2.心导管检查

对于感染性心内膜炎合并阻塞性冠状动脉性心脏病的患者,左心导管和选择性冠脉造影检查优于心脏外科手术。破裂人工瓣膜的异常摇摆运动可在透视下被观测。对于主动脉瓣受累的感染性心内膜炎患者应避免不必要的冠脉造影或左心造影,以避免赘生物脱落引起栓塞。

3.中枢神经系统影像学检查

对于合并中枢神经系统并发症(如脑栓塞、颅内出血或细菌性动脉瘤)或持续性头痛的患者应完善头颅 CT、磁共振、脑血管造影等检查。

4.全身影像学检查

CT 或磁共振可用于检测转移性感染灶。CT 检查随着其检查清晰度增加其诊断价值逐渐提高。磁共振受限于其瞬时分辨率,目前对于感染性心内膜炎的心脏内检查仍没有得到较好的应用。

六、Duke 诊断标准

由于感染性心内膜炎表现复杂多样,其诊断标准的制定需要更加详细。Duke 诊断标准是目前敏感度和特异度最高的一套诊断标准。它对于诊断金黄色葡萄球菌引起的感染性心内膜炎、右心系统感染性心内膜炎及血培养阴性感染性心内膜炎尤其有效。但该标准目前尚未在人工瓣膜感染性心内膜炎中得到验证。

(1)Duke 诊断标准分为"确诊(临床或病理)""可疑"和"除外"。

（2）病理学确诊诊断标准见表 5-4-2，满足二者中任一即可明确诊断。

（3）临床确诊诊断标准见表 5-4-3，需满足两条主要标准或 1 条主要标准＋3 条次要标准或 5 条次要标准。

表 5-4-2　Duke 诊断标准：病理学确诊标准

A.病原学结果：可源于血培养或赘生物组织学
　形成栓塞的赘生物
　心脏内脓肿

B.病理学结果：明确的赘生物或心脏内脓肿
　通过组织学检查证实活动性心内膜炎

表 5-4-3　Duke 诊断标准：临床确诊标准

主要诊断标准

1.血培养阳性

　A.典型感染性心内膜炎致病微生物（两次以上血培养结果）

　　草绿色链球菌

　　牛链球菌

　　HACEK 族

　　金黄色葡萄球菌

　　社区获得性肠球菌

　B.持续血培养阳性

　2 次至少间隔 12 小时以上的血培养阳性，或所有 3 次血培养均为阳性，或 4 次或 4 次以上的多数血培养阳性，其中首次与末次血培养抽取时间间隔＞1 小时，或 Q 热病原体 1 次血培养阳性或其 IgG 抗体滴度＞1：800

2.心内膜受累证据

　A.超声心动图阳性

　　位于瓣膜、支撑结构、血流反流部位或心脏内置入器械表面，无法用其他解剖结构解释的摆动组织结构，或脓肿，或新出现的人工瓣膜裂口

　B.新出现的瓣膜反流

　次要诊断标准

1.易患因素

　　心脏本身易患因素

　　静脉毒品滥用

2.体温＞38℃

3.血管阳性体征

　　大血管栓塞

　　肺动脉菌栓栓塞

　　细菌性动脉瘤

　　颅内出血

　　结膜出血

　　Janeway 损害

4.免疫性阳性体征

肾小球肾炎

Osler 结节

Roth 斑

类风湿因子阳性

5.致病微生物感染证据

不符合主要诊断标准的血培养阳性

与感染性心内膜炎一致的活动性致病微生物感染的血清学证据

(4)临床可疑诊断需有符合感染性心内膜炎的临床特点,需符合 1 条主要标准+1 条次要标准或 3 条次要标准。

(5)临床排除诊断标准:感染性心内膜炎症状可以用其他疾病诊断解释,或抗感染治疗 4 天或 4 天以内感染性心内膜炎症状完全缓解或抗感染 4 天或 4 天以内外科手术或活检未发现感染性心内膜炎病理表现。

七、治疗

IE 的有效治疗包括两个方面:一是彻底清除病原菌,二是外科手术处理心内外病灶。

(一)抗生素治疗

1.治疗原则

IE 的抗生素应用原则是:①早期治疗;②高血药浓度;③选用杀菌药;④联合用药;⑤疗程要长(4 周~6 周或以上);⑥不采用口服给药。

(1)早期治疗及早期诊断:早期治疗是治疗成功的关键之一。一旦有证据怀疑 IE,应在充分的血培养后,尽早开始积极的抗生素治疗。

(2)高血药浓度:由于赘生物中的细菌难以被机体防御机制消灭,其高发繁殖达到数量极限、且生长与代谢缓慢的细菌,对抗生素,特别是作用于细胞壁的抗生素敏感性差,只有维持高血药浓度才能保证赘生物内达到有效杀菌浓度。

(3)选用杀菌药:只有选用能穿透血小板-纤维素的赘生物基质,杀灭细菌,才能达到根治感染、减少复发的目的。

(4)联合用药:联合应用抗菌药增加协同作用,减少耐药性,可获得较好疗效。

(5)疗程要长:对药物敏感细菌的用药应达 4~6 周,对于耐药或毒力强者至少应达 8 周。复发者应适当延长。

(6)不采用口服给药:口服给药难以达到和维持高血药浓度。

2.药物治疗

(1)培养前药物选用:对疑及本病的患者,在连续血培养后,立即静脉给予青霉素 600 万~1800 万 U/d,并与庆大霉素合用,14 万~24 万 U/d。若治疗 3 天发热不退,应加大青霉素剂量至 2000 万 U/d 以上静脉滴注,如效果良好,可维持 6 周。

当应用较大剂量青霉素时,应注意脑脊液中的浓度,过高可发生神经毒性表现,如肌痉挛、惊厥和昏迷。此时应与 IE 的神经表现鉴别,以免误诊为 IE 加重而增加抗生素用量,造成不良后果。

如青霉素疗效欠佳或青霉素过敏者宜改用其他抗生素,如半合成青霉素或头孢菌素类等。如苯唑西林、哌拉西林等,6~12g/d,静脉滴注;头孢噻吩 6~12g/d;头孢唑啉 3g/d,万古霉素 30mg/(kg·24h),静脉滴注。

(2)血培养后药物选用:可根据细菌的药敏试验结果调整抗生素的种类和用量。血培养反复阴性者,可根据经验按肠球菌及金黄色葡萄球菌感染,选用大剂量青霉素和氨基苷类药物治疗 2 周,同时做血培养和血清学检查,除外真菌、支原体、立克次体感染。无效改用其他杀菌药物,如头孢菌素、万古霉素。

(3)常用致病菌的药物使用

①草绿色链球菌:仍以青霉素为首选,多数患者单用已足够;对青霉素敏感差者加用庆大霉素(12万~24万 U/d)、妥布霉素 3~5mg/(kg·24h)、丁胺卡那霉素(1g/d),肌肉或静脉使用。

对青霉素过敏者可用万古霉素、头孢噻吩、头孢唑啉等。

②肠球菌:肠球菌多具有抗青霉素和抗广谱青霉素的特性。首先考虑大剂量青霉素(2000万~3000万 U/d)+庆大霉素 12万~24万 U/d 或氨苄西林(12g/d)+庆大霉素(12万~24万 U/d),静脉滴注。对青霉素过敏者可选用喹诺酮类的环丙沙星(0.2~0.4/d),氧氟沙星(0.4/d)分两次静脉滴注。

③葡萄球菌:多数葡萄球菌能产生 β-内酰胺酶,对青霉素具有高度耐药性,可选用第一代头孢菌素、万古霉素、利福平和各种耐药的青霉素,如苯唑西林等。若非耐青霉素的菌株,仍选用青霉素治疗,1000万~2000万 U/d 和庆大霉素联合应用。金黄色葡萄球菌引起者在治疗过程中应仔细检查是否有必须处理的转移病灶或脓肿,避免细菌从这些病灶再度引起心脏病变处的种植。表皮葡萄球菌侵袭力低,但对青霉素效果欠佳,宜与万古霉素、庆大霉素、利福平联合应用。

④革兰阴性杆菌:引起的 IE 病死率高,预后差,但作为本病的病原菌较少见。由于细菌种类较多,对抗菌药敏感性各不相同,一般药敏前以 β-内酰胺类和氨基苷类药物联合应用,药敏结果明确后,可根据药敏选用第三代头孢菌素,如头孢哌酮(先锋必)4~8g/d、头孢噻肟 6~12g/d、头孢曲松(菌必治)2~4g/d;也可使用氨苄西林和氨基苷类联合应用。

铜绿假单胞菌引起者选用第三代头孢菌素,以头孢他定最优,6g/d。也可选用哌拉西林和氨基苷类药物联合应用。

沙雷菌属引起的 IE 可用氨苄西林或氧哌嗪青霉素和氨基苷类联合应用。厌氧菌感染者可用甲硝唑(灭滴灵)1.5~2g/d。

⑤真菌:真菌性 IE 死亡率 80%~100%,药物治愈极为罕见,需要在抗真菌药物治疗基础上手术切除病灶,且术后继续抗真菌治疗方有治愈的可能。治疗效果比较肯定的药物有两性霉素 B,由 0.1mg/(kg·24h)开始,逐日递增 0.3~0.5mg/(kg·24h),直至 1mg/(kg·24h)。可在开始治疗 1~2 周后即手术,术后继续用药 8 周甚至更长。其毒副作用较多,常见发热、头痛、明显胃肠道反应、静脉炎、肾功能损害等。氟康唑和氟胞嘧啶毒性低,但仅有抑菌作用,与两性霉素 B 合用,可增强杀菌作用,减少后者的用量,氟康唑用量 200~400mg/d,氟胞嘧啶用量 150mg/(kg·24h)静脉滴注或口服。

⑥立克次体:可选用四环素 2g/d,静脉滴注,治疗 6 周。

(二)支持治疗

除抗感染治疗外,必须注意患者的全身情况,患者一般食欲不振、营养不良,且有贫血,应给予支持疗法。

1.输血

血红蛋白低于 100g/L,可少量多次给予浓缩红细胞、血浆,每周 2~3 次。

2.白蛋白

血浆白蛋白低于 30g/L,可静脉滴注入血白蛋白 10g,隔日 1 次,共 2~3 次。

3.丙种球蛋白

感染严重,患者免疫力低,可每周滴注入血丙种球蛋白 1~2 次,每次 150mg/kg。

使用血液、血制品时应注意预防经血传播疾病的发生。

(三)手术治疗

手术治疗目前已成为药物治疗的重要辅助手段,使 IE 的病死率有所降低。

1.左侧感染性心内膜炎手术指征

(1)心力衰竭。

(2)未能控制的感染:局部感染未控制、真菌或耐药菌引起的感染;积极抗感染治疗及控制败血性转移病灶后仍存在血培养持续阳性;由葡萄球菌或非副流感嗜血杆菌革兰染色阴性菌的人工心脏瓣膜心内膜炎。

(3)预防栓塞:主动脉或冠状动脉性自体或人工心脏瓣膜心内膜炎伴积极抗感染治疗后仍存在永久性赘生物>10mm或经治疗伴巨大孤立赘生物(>30mm)或赘生物>15mm且没有其他手术指征。

绝大多数右侧心脏IE的药物治疗可收到良效,同时由于右心室对三尖瓣和肺动脉瓣的功能不全有较好耐受性,一般不考虑手术治疗。

2.手术后抗感染期限

取决于术前抗感染时间的长短、有无瓣周感染以及赘生物培养的情况;一般情况下,如致病菌较耐药,而手术标本培养阴性,术前加上术后的抗感染治疗至少应满一疗程;而手术标本培养阳性者,应给予足够疗程。

八、预防

IE是致命性疾病,病死率高,其一级预防很重要。IE多发生在器质性心脏病的基础上。而由侵入性操作手术引起的不多,所以用抗生素预防IE要考虑抗生素的潜在不良反应、预防的费用—效益比,尽可能做到既要积极,又不致滥用。2015年ESC提出了感染性心内膜炎的预防指南:

(一)危险病种感染灶清除

在有心脏瓣膜功能障碍(特别指出二尖瓣脱垂伴反流和(或)瓣叶增厚时才需要预防性治疗)、复杂性心血管畸形、人造瓣膜、肥厚型心肌病及有心内膜炎既往史的患者,应及时清除感染病灶。

(二)需要预防应用抗生素的手术与操作

在牙科(仅在处理牙龈、根尖周围组织或穿透口腔黏膜时)和上呼吸道手术或机械操作,低位胃肠道、胆囊、泌尿生殖道手术或操作,以及涉及感染性的其他外科手术,都应预防性应用抗生素。

(三)预防性抗生素的用法

(1)牙口腔手术或操作:一般术前30~60分钟给予阿莫西林2g(成人)、50mg/kg(儿童)口服或静滴,青霉素过敏者可给予克林霉素600mg(成人)、20mg/kg(儿童)口服或静滴;不推荐应用喹诺酮类抗菌药物和氨基苷类抗菌药物。

(2)非口腔的侵入操作仅在感染区域进行时需应用抗菌药物治疗。选择抗菌药物时,呼吸道操作针对葡萄球菌,胃肠道及泌尿生殖道操作需针对肠球菌,皮肤及骨骼肌肉操作需针对葡萄球菌及乙型溶血性链球菌。

(3)心脏或血管手术:早期人工瓣膜感染(术后1年),预防性治疗应在术前立即开始,如术程延长,应重复应用至术后48小时停止。

新版指南对IE治疗中抗菌药物应用所做补充:①改变了氨基苷类抗生素用药指征及方式,不推荐该类药物用于治疗葡萄球菌感染性NVE,该类药物临床获益尚未得到临床研究证实,且可能具有肾毒性。②仅当有植入异物感染时(如PVE)才考虑联合使用利福平,其他抗菌药物治疗3~5天菌血症消失后即可开始用药。③推荐使用达托霉素和磷霉素用于治疗葡萄球菌IE,使用奈替米星治疗青霉素敏感的口腔链球菌和消化链球菌,当患者具备达托霉素用药指征时,给药必须采用高剂量方案(药量≥10mg/kg,qd)同时联合其他抗菌药物以增加抗菌活性,同时避免产生耐药。④用于治疗IE的抗菌药物治疗方案目前大多已达共识,但对于葡萄球菌感染性IE的最佳治疗方案以及经验性治疗方案仍有争议。

(杨 帆)

第六章　心肌病

第一节　原发性心肌病

一、扩张型心肌病

扩张型心肌病(DCM)是一类既有遗传又有非遗传原因造成的复合型心肌病,以左心室、右心室或双腔扩大和收缩功能障碍等为基本特征。扩张型心肌病常导致左心室收缩功能降低、进行性心力衰竭、室性和室上性心律失常、血栓栓塞和猝死,是导致心力衰竭的最常见原因之一。

(一)病因及分类

1.特发性扩张型心肌病

病因不明。需要排除有原发病的扩张型心肌病。

2.家族遗传性扩张型心肌病

有30%～50%扩张型心肌病有基因突变和家族遗传背景,部分原因不明。可能与下列因素有关。

(1)除家族史外,尚无临床或组织病理学标准来对家族性和非家族性的患者进行鉴别。一些散发的病例实际上是基因突变所致,能遗传给后代。

(2)由于疾病表型,与年龄相关的外显率,或没有进行认真全面的家族史调查,易导致一些家族性病例被误诊为散发病例。

(3)在遗传上的高度异质性,即同一家族的不同基因突变可导致相同的临床表型,同一家族的相同基因突变也可能导致不同的临床表型。除了患者的生活方式和环境因素可导致临床表型变异外,修饰基因可能也起到了重要作用。

3.继发性扩张型心肌病

由其他疾病、免疫或环境等因素引起。常见以下类型。

(1)缺血性心肌病。

(2)感染性或免疫性扩张型心肌病:病毒性心肌炎可演变为扩张型心肌病,约1/5的患者在扩张型心肌病发生前患过严重的流感综合征,并在部分患者心肌活检标本中检测到病毒颗粒,同时发现柯萨奇病毒抗体的滴度明显升高。最常见病原体有柯萨奇病毒、流感病毒、腺病毒、巨细胞病毒、人类免疫缺陷病毒等,也有细菌、真菌、立克次体和寄生虫。

(3)中毒性扩张型心肌病:长时间暴露于有毒环境,如酒精性、化学治疗药物、放射性、微量元素缺乏等,可致扩张型心肌病。

(4)围生期心肌病:发生于妊娠最后1个月或产后5个月内,原因不明。

(5)部分遗传性疾病:见于多种神经肌肉疾病,如Duchenne肌肉萎缩症、Backer征等均可累及心脏而出现扩张型心肌病。

(6)自身免疫性心肌病:系统性红斑狼疮、胶原血管病等可引起扩张型心肌病。

(7)代谢内分泌性和营养性疾病:嗜铬细胞瘤、甲状腺疾病、硒缺乏、淀粉样变性、糖原贮积症等,也可导致扩张型心肌病。

（二）发病机制

1.扩张型心肌病的发生与持续性病毒感染和自身免疫有关

扩张型心肌病的发生与持续性病毒感染和自身免疫反应有关，并且以病毒感染，尤其是柯萨奇 B 病毒引发病毒性心肌炎最终转化为扩张型心肌病关系最为密切。病毒持续感染对心肌组织的持续损害及其诱导免疫介导心肌损伤可能是扩张型心肌病重要致病原因与发病机制，抗心肌抗体，如抗 ANT 抗体、抗 β_1-受体抗体、抗肌球蛋白重链（MHC）抗体和抗胆碱-2（M_2）受体抗体等已被公认为是其免疫学标志物。

2.扩张型心肌病常呈家族性发病趋势

扩张型心肌病常呈家族性发病趋势。不同的基因产生突变和同一基因突变都可以引起扩张型心肌病并伴随不同的临床表型，表现为单纯扩张型心肌病或合并电生理异常如三度房室传导阻滞（AVB），发病可能与环境因素和病毒感染等因素有关。在扩张型心肌病的家系中，采用候选基因筛查和连锁分析已定位了 26 个染色体位点与该病相关，并从中成功找出 22 个致病基因。不伴有和伴有传导障碍和（或）骨骼肌病变的致病基因的位点不同。与扩张型心肌病相关的人类白细胞抗原（HLA）的多态性被认为是扩张型心肌病发生发展的独立危险因素。研究表明，在扩张型心肌病患者中，$HLA-B_{27}$、$HLA-A_2$、$HLA-DR_4$、$HLA-DQ_4$、$HLA-DQW_4$、$HLA-DQ_8$ 等表达增多，而 $HLA\sim DRW$。表达明显降低，反映了特定个体的易感性。

3.能量代谢障碍

能量代谢障碍是不可忽视的因素，有报道心肌病患者的心肌线粒体 DNA 缺失和突变，其编译相应的氧化还原酶的结构和功能异常，可引起心肌细胞内钙超载和氧自由基增多而导致线粒体损伤，从而影响氧化磷酸化过程，出现心肌细胞结构异常和功能障碍。

4.其他可能的因素

（1）交感神经系统的异常可引起扩张型心肌病，通过 β 受体兴奋收缩偶联的 G-蛋白系统信号传输抑制的增强而导致心肌收缩功能的减退。

（2）RAAS 在扩张型心肌病的心肌重构中发挥了重要作用。

（3）内分泌异常、化学或毒素作用、心肌能量代谢障碍、冠状动脉微血管痉挛等，可造成心肌细胞坏死、纤维化，也可能是致病因素。

（三）病理

扩张型心肌病的发生与发展过程实际上是心肌重构的过程。主要病理改变为心肌细胞减少，间质增生，心内膜增厚及纤维化，心腔扩大并常伴有附壁血栓形成。心肌纤维化使心肌收缩力减弱，LVEF 降低，收缩末容积增大，舒张末压增高，静脉系统瘀血。晚期由于肺小动脉病变和反复发生栓塞而出现肺动脉高压，使右心衰竭更为严重。心肌纤维化病变累及传导系统及心肌重构引起的离子通道异常，常发生多种类型的心律失常，表现为房性和（或）室性心律失常与传导系统异常同时存在。

心脏解剖和显微结构发生明显的改变。心脏重量增加，外观上心肌呈灰白色而松弛。心房、心室均有扩大，左心室、右心室扩大明显，有时以一侧心室扩大为主，其中以左心室为主的扩大多见。心肌显微镜检查缺乏特异性，可见到心肌纤维肥大，细胞核固缩、变性或消失，细胞质内有空泡形成。纤维组织增多，主要表现为间质胶原纤维增多，或局灶性心肌纤维被纤维组织替代。电镜下，心肌细胞线粒体数目增多，线粒体脊部分或全部消失，肌浆网状结构扩张和糖原增多。

（四）临床分期

临床分期有助于针对扩张型心肌病的病因和病理生理状态进行治疗，将扩张型心肌病分为 3 期（表 6-1-1）。

表 6-1-1 扩张型心肌病的临床分期

临床分期	NYHA 分级	临床表现	LVEDd（mm）	LVEF
早期（无心力衰竭期）	Ⅰ	无心力衰竭表现	50～60	40%～60%
中期（心力衰竭期）	Ⅱ至Ⅲ	极度疲乏、劳力性呼吸困难、心慌	60～70	30%～40%
晚期（心力衰竭晚期）	Ⅳ	呼吸困难、水肿、肝大、腹水	≥70	<30%

（1）早期：仅仅是心脏结构的改变，超声心动图显示心脏扩大，收缩功能下降，但无心力衰竭的临床表现。

（2）中期：超声心动图显示心脏扩大，LVEF 降低并有心力衰竭的临床表现。

（3）晚期：超声心动图显示心脏扩大，LVEF 明显降低并有顽固性终末期心力衰竭的临床表现。

（五）临床表现

本病起病缓慢，可在任何年龄发病，但以 30～50 岁为多见，家族遗传性扩张型心肌病发病年龄更早。有些患者在历时数月甚至数年一直没有症状，但却有左室扩张，在以后发生症状或查体时证实心脏增大，临床上才得以确认扩张型心肌病。

1.症状

劳累后心慌、气短、乏力、咳嗽、胸闷、心悸等症状，进一步发展为夜间阵发性呼吸困难。出现心力衰竭时，水肿从下肢向上发展，可有各类的心律失常，甚至严重复杂性心律失常，可以是致死原因。由于心腔内血栓形成，一旦脱落，可发生周围器官的栓塞。如有心房纤颤，更易发生。

2.体征

Brandenburg 将扩张型心肌病的病程分为以下三个阶段。

（1）无症状期：体检常正常，X 线检查心脏可轻度增大，心电图有非特异性改变，超声心动图测量左心室舒张末期内径为 5.0～6.5cm，射血分数为 40%～50%。

（2）有症状期：体检有舒张早期奔马律，超声心动图测量左室舒张末期内径为 6.5～7.5cm，射血分数为 20%～40%。

（3）病情晚期：常有肝大、水肿、腹水等充血性心力衰竭的表现。病程长短不一，有的可相对稳定，反复心力衰竭达数年至十余年；有的心力衰竭进行性加重在短期内死亡。

（六）辅助检查

1.心电图检查

复杂多样而缺乏特异性。①左心室扩大、右心室扩大或左右心室同时扩大，可有左心房扩大、右心房扩大或左右心房同时扩大；②QRS 低电压，ST 段压低或 T 波低平或倒置；③病理性 Q 波见于少数病例，但提示病情较重，病死率明显高于无病理性 Q 波者；④可见多种类型的心律失常，以室性心律失常、心房颤动、AVB 及束支传导阻滞多见。

2.X 线检查

心脏扩大为突出表现，以左心室扩大为主，伴以右心室扩大，也可有左心房及右心房扩大。心力衰竭时扩大明显，心力衰竭控制后，心脏扩大减轻，心力衰竭再次加重时，心脏再次扩大，呈"手风琴效应"。心脏搏动幅度普遍减弱，病变早期可出现节段性运动异常。主动脉正常，肺动脉轻度扩张，肺瘀血较轻。

3.超声心动图检查

左心室明显扩大，左心室流出道扩张，室间隔及左心室后壁搏动幅度减弱，二者搏动幅度之和低于13mm。病变早期可有节段性运动减弱，二尖瓣前后叶搏动幅度减弱。二尖瓣开口小，二尖瓣叶可有轻度增厚。右心室及双心房均可扩大，心力衰竭时二尖瓣可呈类城墙样改变，心力衰竭控制后恢复双峰。

4.心脏 CT 检查

（1）左心室游离壁、室间隔均变薄，左心腔明显扩张，可使室间隔向右心室突出而出现右心室流出道梗阻（Bernheim 综合征）；少数情况下以右心室和右心房扩大为主。

（2）心腔内可见附壁血栓形成。

（3）左心室重量和容量增加。

（4）可显示心包积液、胸腔积液或肺栓塞征象。

5.心脏 MRI 检查

表现为左心室容积扩大，左心室壁厚度正常或变薄，但均匀一致，左心室重量增加，左心室短轴缩短速率（FS）降低。心室壁信号强度在 T_1 加权像后可有异常高信号，显示心肌退化、坏死与纤维化。由于定量准确、重复性好，可用于临床治疗效果的评价。

6.放射性核素显像

放射性核素心肌灌注显影，主要表现有心腔扩大，尤其两侧心室扩大，心肌显影呈弥漫性稀疏，但无局限性缺损区，心室壁搏动幅度减弱，射血分数降低。放射性核素心肌灌注显影不但可用于诊断，也可用于同缺血性心肌病相鉴别。

7.心导管及造影检查

左心导管检查可发现左心室舒张末期压升高，右心导管检查可见右心房压、右心室压、肺动脉压和肺毛细血管楔嵌压增高。左心室造影可见左心室明显扩大，弥漫性运动减弱，并可测得左心室射血分数明显降低。

8.心内膜心肌活检

心肌细胞肥大、变性、间质纤维化等，对扩张型心肌病诊断无特异性，但有助于与特异性心肌疾病和急性心肌炎鉴别诊断。用心内膜活检标本进行多聚酶链式反应或原位杂交，有助于感染病因的诊断或进行特异性细胞异常的基因分析。

9.免疫学检查

（1）检测抗心肌抗体，如抗 ANT 抗体、抗 β_1 受体抗体、抗肌球蛋白重链抗体和抗胆碱-2 受体抗体等，对诊断张型心肌病具有较高的敏感性和特异性。

（2）检测 T 淋巴细胞亚群和细胞因子，如 IL-1、IL-2、IL-6、IFN-γ、TNF-α 等，可了解患者的免疫调节功能。

（3）检测 HLA 表型，能了解患者的免疫基因和遗传易感性。

（七）诊断及鉴别诊断

1.诊断

临床上主要以超声心动图作为诊断依据，X 线胸片、心脏放射性核素及 CT 有助于诊断，磁共振检查对于某些心脏局限性肥厚患者具有临床确诊价值。

（1）扩张型心肌病的诊断标准

①临床表现：心脏扩大，心室收缩功能减退伴或不伴有充血性力衰竭和心律失常，可发生栓塞和猝死等并发症。

②心脏扩大：X 线检查显示心胸比例＞0.5，超声心动图检查显示全心扩大，尤以左心扩大显著。常用左心室舒张末内径（LVEDd）＞50mm（女性）和＞55mm（男性）作为标准。更为科学的是 LVEDd＞2.7cm/m²［体表面积（平方米）＝0.0061×身高（cm）＋0.0128×体重（kg）－0.1529］。

③心室收缩功能减退：超声心动图检测室壁运动弥散性减弱，左心室射血分数（LVEF）≤45％，或左心室短轴缩短速率（Fs）＜25％。

（2）扩张型心肌病的排除标准：冠心病（冠状动脉主干及主要分支狭窄＞50％），心脏瓣膜病，长期饮酒史（WHO 规定女性＞40g/d，男性＞80g/d，饮酒史＞5 年），心动过速性心肌病，心包疾病，先天性心脏病，肺心病，神经肌肉疾病，以及其他系统性疾病。

（3）特发性扩张型心肌病的诊断：符合扩张型心肌病的诊断标准，排除任何引起心肌损害的其他证据。有条件的单位除了临床分类诊断外，应尽可能进行病因诊断。

（4）家族遗传性扩张型心肌病的诊断：符合扩张型心肌病的诊断标准，家族性发病是依据在一个家系中包括先证者在内有≥2 个的扩张型心肌病患者，或在扩张型心肌病患者的一级亲属中有不明原因的 35 岁以下猝死者。

2.鉴别诊断

中青年患者出现心脏扩大、心室收缩功能障碍和多种类型的心律失常，应考虑到扩张型心肌病的可能。诊断时应当与以下疾病鉴别。

（1）缺血性心肌病：若既往无心绞痛或心肌梗死病史，与扩张型心肌病常难以区别，并且扩张型心肌病也可有 Q 波与心绞痛。以下临床特点可提示缺血性心肌病：①多发于中年以上的患者,有冠心病的危险因素;②常表现为左心功能不全,一般不累及右心室;③具有典型缺血性 ST-T 段改变,室壁活动呈节段性异常。冠状动脉造影可确诊。

(2)风湿性心脏病:二尖瓣区常闻及舒张期杂音,主动脉瓣区闻及收缩期杂音,一般无三尖瓣区杂音,而心肌病以二尖瓣、三尖瓣收缩期杂音为主,不伴有舒张期杂音。风湿性心脏病的心脏杂音在心力衰竭时减轻,心力衰竭控制后增强,扩张型心肌病与此相反。扩张型心肌病常有左、右心腔同时扩大,而风湿性心脏病常以左心房、左心室或右心室扩大为主,与瓣膜损害部位相关。超声心动图有助于诊断和鉴别诊断。

(3)高血压性心脏病:多发生于老年人,有长期高血压病史,而且血压往往控制不良,常表现为左心室、左心房扩大,较少累及右心室和右心房,临床上不难鉴别。

(4)心包积液:①有引起心包积液原发病的表现;②心界向双侧扩大呈烧瓶样改变,心尖冲动明显减弱或消失,第一心音遥远,可有心脏压塞表现,如颈静脉怒张、血压下降和奇脉,常无心脏杂音和奔马律;③心电图有心包积液的动态序列表现,但无心脏肥大、异常 Q 波及各种复杂的心律失常;④X 线示心脏双侧正常弓弧消失,其外形随体位变化而变化,心脏搏动明显减弱;⑤超声心动图易于鉴别心包积液或心肌病。

(5)左心室致密化不全:为少见的先天性心脏病,有家族发病倾向,临床特征包括左心室扩大、收缩与舒张功能障碍,伴或不伴有右心室受累,受累的心室腔内显示多发异常粗大的肌小梁和交错深陷的隐窝。病理检查发现从心底到心尖部致密化心肌逐渐变薄,心尖最薄处几乎无致密化心肌组织。病理切片发现病变部位心内膜为增厚的纤维组织并有炎症细胞浸润,内层非致密化心肌肌束粗大紊乱,外层致密化心肌肌束及细胞核形态基本正常。扩张型心肌病患者的左心室腔内无丰富的肌小梁和交织成网状的隐窝,超声心动图检查具有重要的鉴别价值。

(6)病毒性心肌炎:①常在上呼吸道感染或腹泻等病毒感染后 1～3 周发病,急性期表现为心脏轻中度扩大、第一心音减弱、奔马律、心力衰竭;②心电图有严重心律失常和心肌受损改变;③急性期有心肌酶谱升高或肌钙蛋白阳性;④病毒性心肌炎病程<6 个月;⑤病毒学检查、抗病毒血清学检查有助于诊断。

(7)全身性疾病伴发心肌病:系统性红斑狼疮、硬皮病、血色病、淀粉样变性、糖原贮积症、神经肌肉疾病等都可继发心肌病,但均具有原发病的相应表现,较易鉴别。

(八)治疗

扩张型心肌病治疗的目标是纠正心力衰竭、控制心律失常、防治栓塞并发症和保护心肌的代偿能力。

1.病因治疗

对于不明原因的扩张型心肌病患者,要积极寻找病因,排除其他任何引起心肌疾病的病因。同时针对病因进行治疗。目前,基因治疗和免疫学治疗尚处于探索和研究阶段。

2.心力衰竭的治疗

将扩张型心肌病分为 3 个阶段,即早期阶段、中期阶段、晚期阶段。要针对不同阶段积极进行心力衰竭的药物干预。

(1)早期阶段:扩张型心肌病早期仅仅是心脏结构的改变,超声心动图显示心脏扩大、收缩功能损害,但无心力衰竭的临床表现。此阶段应积极地进行早期药物干预治疗,包括 β 受体阻滞药、血管紧张素转换酶抑制药(ACEI),可减少心肌损伤和延缓病变发展。家族性扩张型心肌病由于存在与代谢酶相关的缺陷,可应用心肌能量代谢药,如辅酶 Q_{10}、辅酶 A、ATP、肌苷、环磷腺苷、极化液、1,6-二磷酸果糖、磷酸肌酸、曲美他嗪等。

(2)中期阶段:超声心动图检查显示心脏扩大、LVEF 降低并有心力衰竭的临床表现。应当按照中华医学会心血管病学分会《慢性收缩性心力衰竭治疗建议》进行治疗。

①液体潴留的患者应限制盐的摄入并合理使用利尿药。利尿药通常从小剂量开始,如呋塞米每日 20mg 或氢氯噻嗪每日 25mg,并逐渐增加剂量直至尿量增加,体重每日减轻 0.5～1kg。

②所有无禁忌证者应积极使用 ACEI,不能耐受者使用血管紧张素受体拮抗药(ARB),治疗前应注意利尿药已维持在最合适的剂量,ACEI 或 ARB 从很小剂量开始,逐渐递增,直至达到目标剂量。

③所有病情稳定、LVEF<40％的患者应使用β受体阻滞药,目前有证据用于心力衰竭的β受体阻滞药是卡维地洛、美托洛尔和比索洛尔,应在 ACEI 和利尿药的基础上加用β受体阻滞药(无液体潴留、干体重),需从小剂量开始,患者能耐受则每2～4周将剂量加倍,以达到静息心率不小于55次为目标剂量或最大耐受量。

④在有中、重度心力衰竭表现又无肾功能严重受损的患者可使用螺内酯、地高辛。

⑤有心律失常导致心脏性猝死发生风险的患者可针对性选择抗心律失常药物治疗(如胺碘酮等)。

(3)晚期阶段:扩张型心肌病晚期的超声心动图显示心脏扩大、LVEF 明显降低并有顽固性终末期心力衰竭的临床表现。此阶段在上述利尿药、ACEI/ARB、地高辛等药物治疗基础上,可考虑短期应用 cAMP 正性肌力药物 3～5 天,推荐剂量为多巴酚丁胺 $2～5\mu g/(kg \cdot min)$,磷酸二酯酶抑制药米力农 50mg 负荷量,继以 $0.375～0.750\mu g/(kg \cdot min)$。药物不能改善症状者建议考虑心脏移植等非药物治疗方案。

3.改善心肌代谢

家族性扩张型心肌病由于存在与代谢相关酶缺陷,可应用能量代谢药改善心肌代谢紊乱。辅酶 Q_{10} 参与氧化磷酸化及能量的生成过程,并有抗氧自由基及膜稳定的作用,临床用法为辅酶 Q_{10} 片 10mg,每日 3 次。曲美他嗪通过抑制游离脂肪酸β氧化,促进葡萄糖氧化,利用有限的氧,产生更多 ATP,优化缺血心肌能量代谢作用,有助于心肌功能的改善,可以试用于缺血性心肌病,曲美他嗪片 20mg,口服,每日 3 次。

4.心脏再同步化治疗

大约 1/3LVEF 降低和 NYHA 心功能Ⅲ至Ⅳ级的心力衰竭 DCM 患者 QRS 增宽>120 毫秒,提示心室收缩不同步。心室收缩不同步可以导致心力衰竭病死率增加,而通过双腔起搏器同步刺激左、右心室即 CRT,能纠正不同步收缩、改善心脏功能和血流动力学而不增加氧耗,并使衰竭心脏产生适应性生化改变,改善严重心力衰竭患者的症状、提高 6 分钟步行能力和显著提高 DCM 患者的生活质量。LVEF<35％、NYHA 心功能Ⅲ～Ⅳ级、QRS 间期>120 毫秒伴右室内传导阻滞的严重心力衰竭患者是 CRT 治疗的适应证。

5.外科治疗

(1)左心室辅助装置:经积极药物治疗仍不能改善症状的患者,考虑左心室辅助装置。适用于等待心脏移植,或预期药物治疗 1 年病死率>50％的患者。

(2)左心室减容成形术:通过切除部分扩大的左心室,同时置换二尖瓣,减少左心室舒张末容积与瓣膜反流,以改善心功能,是难治性心力衰竭可考虑选择的治疗方法。

(3)心脏移植术:供体缺乏、排异反应是面临的主要问题,国内开展心脏移植较少。

①绝对适应证:a.心力衰竭引起的严重血流动力学障碍,包括难治性心源性休克、明确依赖静脉正性肌力药物维持器官灌注、峰耗氧量在 10mL/(kg · min)达到无氧代谢;b.所有治疗无效的反复发作的室性心律失常。

②相对适应证:a.峰耗氧量<11～14mL/(kg · min)(或预测值的 55％)及大部分日常活动受限;b.反复发作症状又不适合其他治疗;c.反复体液平衡/肾功能失代偿,而不是由于患者对药物治疗依从性差。

③未证实的适应证:a.LVEF 低;b.有心功能Ⅲ级或Ⅳ级的心力衰竭病史;c.峰耗氧量>15mL/(kg · min)(大于预测值的 55％)而无其他指征。

6.栓塞与猝死的预防

(1)栓塞的预防:扩张型心肌病患者的扩大心腔内形成附壁血栓很常见,栓塞是本病的常见并发症,对于有心房颤动或深静脉血栓形成等发生栓塞性疾病风险且没有禁忌证的患者应口服阿司匹林 75～100mg/d,预防附壁血栓形成。对于已经有附壁血栓形成和发生血栓栓塞的患者必须长期抗凝治疗,口服华法林,调节剂量使国际化标准比值(INR)保持在 2.0～2.5。

(2)猝死的预防:扩张型心肌病的常见症状是室性心律失常和猝死,预防猝死主要是控制诱发室性心律失常的可逆性因素,具体措施有:①纠正心力衰竭,降低心室壁张力;②纠正低钾、低镁等血电解质紊乱;③改善神经激素功能失调,选用 ACEI 和β受体阻滞药;④避免药物因素,如洋地黄、利尿药的不良反应。

⑤胺碘酮(200mg/d)可有效控制心律失常,对预防猝死有一定作用。少数 DCM 患者心率过于缓慢,有必要置入永久性起搏器。当患者有严重的心律失常,危及生命,药物治疗不能控制,LVEF<30%,伴有轻至中度心力衰竭症状,预期临床状态预后良好时,建议置入心脏电复律除颤器 ICD,预防猝死的发生。

二、肥厚性心肌病

公认的肥厚型心肌病(HCM)的定义是左心室肥大但心室腔不扩张,且无其他能引起心肌肥厚的心脏疾病或系统性疾病。有许多疾病可导致左心室壁增厚,包括长期存在的高血压、主动脉瓣狭窄、浸润性心肌病、运动员的心脏、淀粉样变、线粒体疾病、Fabry 疾病、Friedreich 共济失调、Danon 疾病和 Pompe 疾病。但是,一些非侵入性的检查结果和体征如重度高血压病史及严重主动脉瓣狭窄等,都可协助鉴别这些疾病。其他一些疾病也可以因累及多器官而得到鉴别(如 Danon 病的骨骼肌无力)。HCM 有一系列的异常表现,包括基因突变、明显的左心室壁增厚(>25mm)、左心室流出道(LVOT)梗阻和(或)二尖瓣收缩期前向运动(SAM)。

尽管 HCM 有许多其他的名称(如特发性肥厚型主动脉瓣下的狭窄、肥厚型梗阻性心肌病和主动脉瓣下肌性狭窄),但世界卫生组织(WorldHealthOrganization,WHO)推荐使用 HCM 这个名称。HCM 之所以是首选的术语,是因为它并不总伴随着流出道梗阻(大概只占 25% 的病例)。

(一)临床表现

1.自然病史

(1)HCM 的组织学特点包括细胞排列的紊乱、细胞结构的瓦解和纤维化。最常累及的心室部位依次是室间隔、心尖和心室中部。有 1/3 的患者,室壁增厚仅局限于一个部位。正是由于在性状表达及临床表现上,形态学及组织学的特点多有差别,致使难以预测 HCM 自然病史的特征。

(2)HCM 的患病率大约是 1/500,有家族聚集倾向。HCM 是最常见的遗传性心血管疾病。进行超声心电图时,有 0.5% 的受检者无意中被发现有 HCM。在<35 岁的年轻运动员中,HCM 是猝死的主要病因。

2.体征和症状

(1)心力衰竭:心力衰竭症状包括呼吸困难、劳力性呼吸困难、阵发性夜间呼吸困难和疲乏等,大多数是由舒张功能不全所致的左心室舒张压升高及动态性左心室流出道梗阻。

①心跳加速、前负荷减少、舒张充盈时间缩短、左心室流出道梗阻加剧(如运动和快速性心律失常)或顺应性降低(如缺血)会加重以上的症状。

②5%～10% 的 HCM 患者心室进行性变薄而心腔逐步扩大,进展为严重的左心室收缩功能不全。

(2)心肌缺血:心肌缺血在梗阻性和非梗阻性 HCM 患者中都可发生。

①临床及心电图表现与没有患 HCM 的患者的缺血综合征相类似。在铊灌注研究、快速心房起搏及正电子成像术中,可证明缺血的存在。

②心外膜动脉阻塞在 HCM 中较为少见,但胶原在血管内膜及中膜沉积所致的血管增厚及小血管病变,可能是缺血的病理生理机制。以下因素可促进这种情况的发生。

a.对血管舒张药不敏感的小血管冠状动脉疾病。

b.心室舒张时间延迟及左心室流出道梗阻所致的心肌壁张力升高。

c.毛细血管与心肌纤维比值的下降。

d.冠状动脉灌注压下降。

(3)晕厥和先兆晕厥:这类症状通常是因心排血量不足引起脑灌注减少导致的。运动或心律失常时多见。

(4)猝死:HCM 的年死亡率是 1%。大多数死亡是骤然而至或始料未及的。

①并非所有 HCM 患者发生猝死的概率都是一样的。22% 的患者猝死时并无症状。猝死多发于较大

的儿童和年轻的成年人;10岁以内的儿童很少会发生猝死。约有60%的患者为静息时发生猝死;其他的猝死是在剧烈运动后发生。

②心律失常和缺血可促进低血压、舒张期充盈时间下降和流出道梗阻逐步进展,直至死亡。

(二)体格检查

1.视诊

颈静脉的视诊如若发现明显的a波,这提示右心室肥大及缺乏顺应性。心前区搏动可由并发肺动脉高压而引发的右心室搏动加强引起。

2.触诊

(1)通常情况下,心尖冲动外移和弥散。左心室肥大可引发收缩期前心尖冲动和可触及的第四心音(S_4)。心尖有时可有"三重搏动",第三重的搏动是因为收缩晚期左心室外向膨隆。

(2)颈动脉搏动被描述为典型的双峰脉。高动力性左心室引起了迅速的颈动脉搏动波,而在此波之后,会有第二个峰。主动脉瓣固定性狭窄和主动脉瓣下固定性狭窄时颈动脉的搏动振幅及搏动会延迟,与此不同。

3.听诊

(1)S_1(第一心音)往往正常,且位于S_4后。

(2)S_2(第二心音)可以是正常的,也可因严重的流出道梗阻而致射血时间延长引发逆分裂。

(3)在胸骨左缘可闻及高调的、递增递减性的收缩期杂音。其可放射至胸骨下缘但不能到达颈部血管或腋区。

①杂音的一个重要特点是随着心脏负荷的变化,其强度及持续时间都会发生变化。静脉回流增多时,杂音减弱且持续时间变短。当心室充盈不足或收缩力增强时,杂音会变得粗糙且时间延长。

a.并发的二尖瓣关闭不全可以被鉴别开来,因为其是全收缩期吹风样的杂音,且可以放射至腋区。

b.约10%的HCM患者可闻及有舒张早期柔和的、递减性的杂音,其原因是主动脉瓣环偏斜。

②有一些影响前负荷和后负荷的试验,在诊断HCM和鉴别其他收缩期杂音时可起到帮助作用。

(三)HCM的遗传学

作为一种常染色体显性遗传病,家族性HCM是由基因突变引起的;这些基因表达了肌节蛋白相关蛋白或肌节蛋白的不同成分。到目前为止,已发现超过1400种不同的突变可引起HCM,这些突变至少存在于8个基因中。多元分析提示,这些基因亚型在表型上没有本质上的区别。

携带HCM基因型不一定就意味着个体有HCM的表型特征,因为不同人的基因外显率不一样。环境因素和修饰基因都会决定个体是否有HCM的表型。

与没携带明确的致病突变的患者相比,有携带的患者出现心血管源性的死亡、非致死性的卒中和进展到NYHA功能Ⅲ级或Ⅳ级的风险会增加。

(四)诊断检查

1.心电图(ECG)

尽管大多数患者有心电图上的异常表现,但并不具有特异性。这些异常表现与疾病的严重程度和肥大的类型并不相关。

2.超声心动图

因为敏感度高且风险低的原因,超声心动图是首选的诊断方法。另外,超声还可以帮助明确梗阻位置。同时可通过仔细地检查评估是否有继发性的心肌肥厚(主动脉瓣狭窄和主动脉瓣下狭窄、高血压和浸润性疾病等)。

(1)M型和二维超声心动图:鉴于室间隔厚度在心脏性猝死中危险分层的作用,应对肥厚的程度进行仔细地评估。

(2)多普勒超声:多普勒超声可用于识别与量化左心室流出道动态性梗阻和该病对各种处理的反应。

①大概1/4的HCM患者有主动脉与流出道的静息性压力阶差;其他患者仅有激发性压力阶差。

②肥厚型心肌病的诊断以静息时瞬间峰值阶差＞30mmHg 为基础。阶差的大小与二尖瓣叶 SAM 时能否和室间隔接触和接触的持续时间直接相关。接触的时间越早和越长,压力阶差越高。

a.如果怀疑患者有隐匿性梗阻,可以通过减少左心室前负荷或加强收缩力的药物(亚硝酸异戊酯、异丙肾上腺素和多巴酚丁胺)或试验(Valsalva 试验和运动)等来诱导梗阻和因梗阻而产生的阶差。

b.尽管流出道梗阻的临床意义一直有争论,但通过外科或药物等技术来改善梗阻可让许多患者获益。因此,借助超声来识别 HCM 和梗阻性 HCM 十分重要。

③二尖瓣反流(MR)的识别:超声对 MR 的评估及对瓣膜异常的识别,在 HCM 患者处理中的药物和外科策略有相当大的作用。

a.约 60％的 HCM 患者二尖瓣有结构性异常,包括瓣叶面积增大、瓣叶过长和乳头肌异常直接插入二尖瓣前叶。

b.如果不存在瓣叶的异常,MR 的程度与梗阻的严重度及瓣叶接合点的缺失直接相关。

(3)磁共振成像(MRI):在评估 HCM 时,MRI 有良好的分辨率、无射线、固有对比、三维成像和组织特征化等优点。其缺点有费用高、检查时间长及需排除不能接受磁共振检查的患者(如置入型心律转复除颤器或起搏器)。

①超声遗漏的左心肥大可以通过 MRI 检测出来,对于病变位于左心室游离壁的前侧壁和基底部的更是如此。

②HCM 患者常可见心肌瘢痕,MRI 钆对比剂的延迟超增强技术可以检测出这种病变。有一些小规模研究提示,在该类患者群体中,超增强的量可能是 SCD 的一个预测因子。

③对于 MR、SAM、乳头肌异常和舒张功能不全,MRI 有更高的检出率。

④可用于鉴别因 Fabry 病和淀粉样变等可以引起左心室肥大的疾病。

(4)心导管检查术:心导管检查术主要用于肌切除术前或二尖瓣手术前明确冠状动脉的解剖及评估缺血的症状。

①冠状动脉正常的患者,可能有典型的缺血症状。这些症状可能提示有心肌桥、收缩期相狭窄、冠状动脉血流储备下降或心外膜血管收缩性反流。

②左心室造影术通常提示心室肥厚、室间隔明显突出、收缩期心室腔几乎完全消失、SAM 和 MR。如果肥大仅局限于心尖部,心室腔可有铲状表现。

(五)治疗

1.首选治疗

有效的治疗不但应该预防和处理由舒张性和收缩性功能不全、心律失常、缺血、失败的药物治疗引起的心力衰竭,而且可以预防猝死。根据 HCM 患者的临床表现与病情进展,要相应地采用不同的策略。

2.药物治疗

尽管从未在临床试验中被证明有降低死亡率的效果,β受体阻滞药对于梗阻型及非梗阻的 HCM 都是一线药物。

(1)β受体阻滞药可以改善症状和运动耐受力。卡维地洛和拉贝洛尔等具有α受体阻滞作用的β受体阻滞药,因有扩张血管的不良反应,可能不应该成为一线治疗药物。

β受体阻滞药的作用机制是通过其负性变力和变时作用而抑制交感神经的激活。β受体阻滞药通过降低心肌的需氧量和增加舒张期充盈压,可分别缓解心绞痛的症状和左心室流出道梗阻引起的不良作用。

(2)钙拮抗药(CCBs)被认为是 HCM 的二线药物。CCBs 也可缓解 HCM 患者常见的症状,适用于对β受体阻滞药不耐受或β受体阻滞药治疗无效的患者。

①CCBs 有负性变力、降低心率和血压的作用。尽管可能以升高左心室舒张末压为代价,但 CCBs 通过改善快速充盈而对心脏舒张功能有益。这种有利作用可能仅局限于维拉帕米和地尔硫草等非二氢吡啶类CCBs。相反,二氢吡啶类的 CCBs 禁用于 HCM 患者。

②因为 CCBs 对血管的扩张作用而引起的血流动力学变化难以预测,要慎用于有流出道梗阻和肺动脉

压升高的患者。

（3）丙吡胺作为Ⅰa类抗心律失常药物，有时可取代β受体阻滞药和CCBs进行治疗或作为它们的辅助用药。丙吡胺可用于有明显流出道梗阻或心律失常的患者，因为它既有强大负性变力作用，又有抑制室性和室上性心律失常的功效。丙吡胺潜在的缺点有抗胆碱能作用、在肝肾功能不全的患者中蓄积、有可能增强心房颤动患者房室结的传导性和随时间血流动力学作用减弱等。也正是因为这些明显的不良反应，丙吡胺多用于已择期进行外科心肌切除术和乙醇消融术的有明显症状的患者。

（4）应避免使用二氢吡啶类CCBs（如硝苯地平和氨氯地平）、血管紧张素转化酶和血管紧张素受体阻滞药等药物，因为这些药物可引起外周血管扩张，进而降低左心室的充盈压和加重流出道的梗阻。

（5）应当慎用利尿药，因为高充盈压对于僵硬的心室而言很有必要。过度的利尿可能减小左心室腔容积和加重梗阻。

（6）应当避免使用地高辛，因为其正性肌力作用有可能加重LVOT的梗阻程度。

（7）苯肾上腺素是一种缩血管的纯粹的α受体拮抗药。假如有静脉注射无反应的难治性低血压，可用该药。因为去甲肾上腺素、多巴胺和多巴酚丁胺等血管加压药有正性肌力作用，使用时可诱发LVOT梗阻，不应使用这类药物。

3.非药物治疗

非药物治疗是针对那些已采用最佳的药物治疗策略但仍有症状的患者。对于有严重症状的非梗阻性HCM患者，心脏移植是唯一的选择。然而，有些梗阻性HCM患者，在最佳药物治疗后仍有症状且有静息性或隐匿性的压力阶差（≥50mmHg），可考虑进行室间隔心肌切除术或室间隔乙醇化学消融术。对于年轻的患者，若压力阶差＞75mmHg且手术风险小，即使尚无症状，也应考虑进行室间隔心肌切除术。

（1）室间隔心肌切除术用于治疗HCM已有50多年。该手术适用于由LVOT梗阻引起的药物难治的进展性功能不全的患者。

如果是由有经验的外科医师进行的手术，室间隔心肌切除术是最为明确的有效治疗方法，其手术死亡率＜1%～2%。该手术可有效地降低90%患者的压力阶差，并且大多数患者的症状可得到长期缓解。扩大LVOT可减轻SAM、MR、左心室收缩期和舒张末压力、左心房压力和静息性压力阶差。Mayo诊所Ommen等2005年发表的一项回顾性研究提示，与未进行手术的梗阻性HCM患者相比，行室间隔心肌切除术的患者SCD发病率下降且存活率明显升高。事实上，对于无梗阻的患者，行手术与否并不影响存活率。

（2）室间隔酒精化学消融术是室间隔心肌切除术的备选，其本质上是室间隔的控制性梗死。由于该方法产生并发症（如完全性的传导阻滞和高度广泛的心肌梗死）的风险比心肌切除术的高，一般只用于不适用做外科心肌切除术的患者。尚无随机试验评估心肌切除术和室间隔消融两者的优劣。

①技巧：在心导管室，通过左主干用导丝探及第一和（或）第二室间隔穿支。将血管成形器置于室间隔穿支的近端部分以分隔血管。将超声对比剂打进已插管的穿支以确定梗死危险区域。注入1～4mL的纯酒精，让由已插管的室间隔穿支供血的室间隔心肌发生梗死。为了预防和处理短暂传导异常的发生，多数中心通常会在消融前置入临时右心起搏装置。

②结果：对于大多数患者而言，LVOT的压力阶差会立即明显下降。一般认为压力阶差反应有三相：立即的下降（因为顿抑）、早期复升和术后3个月持续下降（因为重构）。大多数患者在初期症状即有良好的缓解。该方法的并发症包括高度房室传导阻滞、冠状动脉夹层、大面积前壁心肌梗死、心包炎、因梗死而形成的瘢痕所引起的电不稳定性。Jensen等的研究结果提示，在279例患者中施行的313次室间隔酒精消融，其引起的死亡率仅有0.6%，但20%的患者需要置入起搏器。

（3）双腔起搏的使用一开始被认为其能通过改变室间隔收缩的时间以减轻症状，但许多研究并未证实其有长期的获益。对于不适合进行室间隔切除扩容术的有耐药症状的患者，才考虑应用双腔起搏。

（4）特殊处理的注意事项

①心房颤动在1/3的HCM患者中出现，可产生恶劣的影响。心房颤动既减少了充盈的时间也导致心

房收缩的消失。由于 HCM 患者的心室是僵硬的,以上两个改变可引起急性的血流动力学失代偿和肺水肿。由于所有出现 HCM 相关的心房颤动(阵发性的或永久性)的患者血栓栓塞的风险升高,强烈建议进行抗凝治疗。因为 HCM 患者中心房颤动会增加发病率和死亡率,应采取积极的措施以维持窦性心律。

a.急性心房颤动:心房颤动急性发作时最好的处理方法是立即用经食管超声进行复律。目前尚无预防复发的相关证据,但 2006 年 ACC/AHA 处理心房颤动患者的指南中建议使用丙吡胺和胺碘酮。由于仅有少量的安全性证据,其他像多菲利特、索他洛尔和决奈达隆等Ⅲ类药物,只用于已安装 ICD 的患者。

b.慢性心房颤动:如果心率能被 β 受体阻滞药或钙拮抗药控制,则患者能够很好地耐受慢性心房颤动。

c.迷宫手术或射频消融术:如果患者不能耐受心房颤动和窦性心律不能维持,可选择对房室结进行消融并置入双腔起搏器。也可考虑导管消融术或同时进行外科的心肌切除术(即迷宫手术)等其他方法。

②猝死的危险分层是 HCM 管理中较有挑战性的方面,特别是在一级预防中。目前已确定的危险分层的因素包括有心搏骤停史、持续性室性心动过速、动态心电图见反复或持续时间较长的非持续性心动过速、左心室壁厚度>30mm、有猝死家族史、运动时血压不变或有所下降和晕厥。其他的危险因子(例如 MRI 钆对比剂延迟增强显示瘢痕负担)仍在危险分层中的作用有待评估。目前,预防 SCD 的唯一有效的方法是 ICD。

a.置入 ICD 有一些并发症,包括感染、不适当地放电、导联折断及发电器电力耗竭等。ICD 的置入是高度个性化的治疗选择。由于 ICD 在年轻患者体内放置的时间更长,选择置入 ICD 时要考虑到设备相关的并发症风险会更高。

b.对于那些从猝死事件抢救回来的、有持续性室性心律失常或有多个猝死的危险因子的患者,强烈建议置入 ICD。

c.要置入 ICD 进行一级预防时,很难挑选患者。明尼那不勒斯心脏研究所基金会的一项回顾性研究纳入了因存在极度的左心室肥大、有 50 岁以下亲人因 HCM 猝死的家族史、动态心电图有非持续性的室性心律失常表现或先前难以解释的晕厥(非神经心源性的)等 SCD 危险因素而置入 ICD 的患者,在评估 ICD 适当的干预发生率后,该研究得出具备以上 4 个因素中的一个,即应考虑置入 ICD。但值得注意的是,此研究中并无对照组。

(六)特殊的注意事项

1.运动员心

(1)鉴别 HCM 和运动员心:漏诊 HCM 的运动员会有高猝死风险,而误诊为 HCM 的运动员,会引起不合理的治疗、不必要的恐慌和关于运动的不恰当的建议。当舒张期左心室最大的厚度超过正常的上限(12mm)而又小于预测为 HCM 所需的下限值(15mm),且未见 SAM 和左心室流出道梗阻时,最难诊断。

①证实 HCM 诊断的特征性表现有不正常的心肌肥厚、舒张末期直径<45mm、室间隔厚度>15mm、左心房扩大、舒张功能异常、HCM 的家族史和左心室充盈压异常。

②支持运动员肥大心的发现有舒张末左心室的直径>45mm、室间隔的厚度<15mm、左心室的大小<4cm 和去适应作用后左心室厚度的下降。

如若依旧难以鉴别,运动员应当停止训练,几个月后,运动员的心室会回归正常,而 HCM 患者的心肌仍然肥大。

(2)运动参与:在年轻的运动员中,HCM 是猝死的最常见原因。剧烈的运动由于会引起血流动力学的变化而增加了死亡的风险。欧洲心脏学会推荐,运动员如患 HCM,禁止参加竞技性的中学和大学运动。哪怕是有了药物或外科干预,这些推荐仍然有效。

①患 HCM 的运动员,无论有无梗阻,只要小于 30 岁,就不应参加竞技性的有氧运动。

②参与娱乐性运动时,应考虑活动强度(会相应地引起血流动力学的波动)和患者发生意识障碍的危险。例如,攀岩和举重这类活动,较高尔夫和保龄球有更高的发病率和死亡率。

2.感染性心内膜炎(IE)

(1)诱发因素:胃肠道和泌尿生殖道的外科手术会使患者患菌血症的风险升高。牙科手术是否会让

HCM 患者有 IE 风险,目前不清楚。

(2)病理生理学:由于血流动力学与瓣膜原有的异常引起的心内膜的创伤,细菌会种植在心内膜病损处。

(3)预防疗法:2007 年的 AHA 预防 IE 的指南质疑并反对了牙科手术前对 HCM 患者使用抗生素的做法,除非有 IE 的病史。然而,尚无大规模、前瞻的随机对照双盲试验去验证 IE 预防疗法的有效性。鉴于 HCM 患者发生 IE 时有灾难性的结果,就个人而言,常规的 IE 抗微生物疗法要得到重视。

3.Yamaguchi 或心尖型 HCM

(1)临床表现:患者会有胸痛、呼吸困难、疲乏和极少见的猝死。

(2)患病率:在日本,心尖型 HCM 在 HCM 患者中占 25%。而在非日本地区,仅有 1%～2% 的病例是孤立性的心尖肥厚。

(3)诊断性检查

①ECG 揭示胸导联巨大倒置的 T 波和左心室肥大。

②超声心动图的表现

a.左心室远端腱索起源部上方心肌的局部肥厚。

b.心尖区域室壁厚度至少有 15mm 或最大的心尖厚度与基底部室壁厚度的比值>1.5。

c.排除其他部位室壁的肥厚。

d.无 LVOT 梗阻或阶差。

③MRI 示心尖部局部肥厚,对超声检查效果不佳的患者有帮助。

④心导管检查可示舒张末期左心室腔铲状结构和心尖部左心室腔收缩期消失。

(4)预后:与合并其他形式肥厚的 HCM 相比,其预后较好。

(5)治疗:治疗措施仅限于使用 β 受体阻滞药和钙拮抗药来处理舒张性功能不全。

4.老年人肥厚型心肌病

(1)临床表现:在老年患者群体中,除了其他类型 HCM 有的症状和体征外,高血压更为常见。

(2)发病率:尽管发病率不清楚,老年人肥厚型心肌病的发病率可能比预料得高。

(3)遗传学:报道显示,心脏肌球蛋白结合蛋白 C 的基因突变的延迟表达,在老年人肥厚型心肌病中起着重要的作用。

(4)超声结果:老年患者(≥65 岁)与年轻患者(≤40 岁)的超声结果的比较如下。

①共同表现

a.激发性和静息性的 LVOT 阶差。

b.不对称的肥厚。

c.二尖瓣的 SAM。

②老年患者的不同特点

a.肥厚程度低。

b.右心室较少累及。

c.卵圆形和新月形的左心室。

d.明显的室间隔膨隆(S 形室间隔)。

e.因为主动脉会随着年龄绕开,主动脉与室间隔之间的锐角会更加锐小。

f.老年人 HCM 的管理与其他种类的 HCM 相似。

g.与发于年少的 HCM 相比,老年人 HCM 的预后较好。

5.家族成员的筛选

家族性 HCM 的显性遗传模式,使后代有 50% 的概率遗传到这种疾病。

(1)因在快速生长期时,HCM 有恶化的倾向。因此,推荐 HCM 患者的一级亲人从青年期 12 岁开始,应每 12～18 个月进行 1 次 12 导联心电图和经胸超声心动图筛查。

（2）由于表型有延期才会表达的可能性，一级亲人的筛选应持续到中年期。但充分发育后，筛查的频率可降至至少每 5 年 1 次。

（3）如果基因检查示后代有 HCM 突变基因，突变的高外显率可使其有 95% 的终生危险出现该疾病的临床和（或）表型表现。基因阳性的后代应当继续进行系列检查。

（4）基因突变阴性的一级亲人，无患 HCM 的风险，无须进一步的筛查。

三、限制型心肌病

限制型心肌病（RCM）是一种以心肌僵硬度升高导致以舒张功能严重受损为主要特征的心肌病，可不伴有心肌的肥厚。患者心脏的收缩功能大多正常或仅有轻度受损，而舒张功能多表现为限制性舒张功能障碍。本病包括多发生在热带的心内膜纤维化（EMF）及大多发生在温带的嗜酸性粒细胞心肌病，本病在我国非常少见。

（一）病因和发病机制

限制型心肌病的病因尚未清楚，可能与营养失调、食物中 5-羟色胺中毒、感染过敏以及自身免疫有关。在热带地区心内膜心肌纤维化是最常见的病因，而在其他地域，心肌淀粉样变性则是最常见的病因之一，此外还有结节病、嗜酸性粒细胞增多症、化疗或放疗的心肌损害及由肌节蛋白基因突变导致的特发性心肌病等。家族性限制型心肌病常以常染色体显性遗传为特征，部分家族与肌钙蛋白 I 基因突变有关；而另一些家族，则与结蛋白基因突变有关。表 6-1-2 显示了限制型心肌病的病因分类。

表 6-1-2　限制型心肌病的病因分类

心肌疾病	心内膜疾病
非浸润性	心内膜纤维化
特发性心肌病	高嗜酸性粒细胞综合征
家族性心肌病	类癌心脏累及转移癌
肥厚型心肌病	放射线
硬皮病	蒽环类药物毒性作用
弹性纤维性假黄瘤	引起纤维素性心内膜炎的药物（5-羟色胺、麦角新碱、麦角胺、汞剂、白消安）
糖尿病性心肌病	
浸润性	
淀粉样变	
结节病	
Gaucher 病	
Hurlerp 病	
脂肪浸润	
贮积性	
血红蛋白沉积病	
Fabry 病	
糖原贮积症	

1. 非浸润性原因

在非浸润性限制型心肌病中，有心肌心内膜纤维化与 Loffler 心内膜炎两种，前者见于热带，后者见于温带。心脏外观轻度或中度增大，心内膜显著纤维化与增厚，以心室流入道与心尖为主要部位，房室瓣也可被波及，纤维化可深入心肌内。附壁血栓易形成，心室腔缩小，心肌心内膜也可有钙化。

特发性限制型心肌病常与斑点状的心内膜心肌纤维化相关。常见于成人，也可见于儿童，在成人 5 年生存率约为 64%，而在儿童的死亡率较高。这种患者心功能大多是 NYHAⅢ～Ⅳ级，与正常的心室相比心房往往显得不成比例的增大，二维超声心动图上心室运动大多正常且室壁厚度正常。组织学检查大多无特异性发现，可能有一些退行性改变，如心肌细胞肥大、排列紊乱和间质纤维化。如果病理检查发现有心肌细胞排列紊乱，应注意除外肥厚型心肌病。

2.渗出性原因

淀粉样变性是限制型心肌病最常见的病因。心肌淀粉样变性是由异常蛋白沉积于心肌间质，引起以限制型心肌病为主要表现形式的心脏疾病。淀粉样蛋白在 HE 染色时呈粉染物，刚果红染色偏光显微镜下显示苹果绿的双折射。电镜下，淀粉样纤维呈不分支状，直径 7.5～10nm 左右。光镜下观察，淀粉样蛋白在外观上与电镜下观察相同，但实际上淀粉样蛋白有多种不同来源，据此可将淀粉样变性分为 AL 型淀粉样变性、ATTR 型淀粉样变性、老年性淀粉样变性、继发性淀粉样变性等。早期确诊心肌淀粉样变性至关重要，因为一旦患者出现临床症状，则病情进展迅速且结局很差，出现心力衰竭的患者中位生存期小于 6个月，延误诊断、错误诊断均可能使患者错失最佳治疗时机。

结节病是一种多系统的，以器官和组织肉芽肿样病变为特征的疾病。病因尚不完全清楚。结节病主要发生于肺组织和淋巴结，也可累及心、脾、肝、腮腺等。病变可累及心脏的任何部位，包括心包、心肌和心内膜，以心肌最为常见。左心室游离壁和室间隔最常被累及，右心室和心房也较常被累及。临床上部分患者表现为限制型心肌病或扩张型心肌病。

3.心内膜心肌原因

心内膜心肌纤维化（EMF），又称 Becker 病，是一种原因不明的地方性限制型心肌病，根据病变部位不同分为右心室型、左心室型、混合型三种。此病好发于非洲热带地区，尤其多见于乌干达和尼日利亚，我国较少见。目前，EMF 病因尚不明确，可能与营养不良、感染及免疫有关。

4.其他原因

限制型心肌病不常见的病因包括某些遗传性疾病。其中最突出的为 Fabry 病。Fabry 病是性连锁隐性遗传病，基因缺失位于 Xq22，可导致 α 半乳糖苷酶 A 不足并致全身性细胞溶酶体内糖鞘脂积聚，常见于血管内皮和平滑肌细胞、心、肾、皮肤和中枢神经系统。其他的遗传性疾病，如 Gaucher 病等是限制型心肌病的少见病因。

限制型心肌病的发病机制至今仍不清楚，可能与多种因素有关，如病毒感染心内膜、营养不良、自身免疫等。近年研究认为嗜酸性粒细胞与此类心肌病关系密切。在心脏病变出现前常有嗜酸性粒细胞增多，这种嗜酸性粒细胞具有空泡和脱颗粒的形态学异常，嗜酸性粒细胞颗粒溶解、氧化代谢增高，并释放出具有细胞毒性的蛋白，主要是阳离子蛋白，可损伤心肌细胞，并作用于肌浆膜和线粒体呼吸链中的酶成分，心内膜心肌损伤程度取决于嗜酸性粒细胞向心内膜心肌浸润的严重程度和持续时间。此外，这种脱颗粒中释放的阳离子蛋白还可影响凝血系统，易形成附壁血栓。也可损伤内皮细胞，抑制内皮细胞生长。嗜酸性粒细胞浸润心肌引起心肌炎，炎症的分布主要局限于内层，可由心肌内微循环的重新排列来解释。因此相继进入坏死和血栓形成期，最终进入愈合和纤维化期。关于嗜酸性粒细胞向心肌内浸润及引起嗜酸性粒细胞脱颗粒的原因尚不清楚，可能是某些特殊致病因子，如病毒、寄生虫等感染，而这些因子与心肌组织具有相同的抗原簇，诱发自身免疫反应，引起限制型心肌病。

（二）临床表现

病变可局限于左心室、右心室或双心室同时受累。由于病变部位不同而有不同的临床表现。

1.右心室病变所致症状和体征

①主要症状：起病缓慢，腹胀、腹腔积液。由于肝充血、肿大或由于腹腔积液致腹壁紧张而腹痛。劳力性呼吸困难及阵发性夜间呼吸困难，均可由于放腹腔积液而缓解，说明呼吸困难主要由腹腔积液引起。心前区不适感，出于排血量降低而感无力，劳动力下降，半数有轻度咳嗽、咳痰。②主要体征：心尖搏动减弱，心界轻度或中度扩大。第一心音减弱。胸骨下缘吹风性收缩期杂音。可闻及第三心音。下肢水肿与腹

腔积液不相称,腹腔积液量大而下肢水肿较轻。用利尿剂后下肢水肿减轻或消失,而腹腔积液往往持续存在,颈静脉怒张明显。

2.左心室病变所致症状和体征

①主要症状:心慌、气短。②主要体征:心尖部吹风样收缩期杂音,少数心尖部有收缩期细震颤。当肺血管阻力增加时,出现肺动脉高压的表现。

3.双侧心室病变所致症状和体征

表现为右心室及左心室心内膜心肌纤维化的综合征象,但主要表现为右心室病变的症状及体征,少数患者突出表现为心律失常,多为房性心律失常,可导致右心房极度扩大,甚至虚脱、死亡,也有患者以慢性复发性大量心包积液为主要表现,常误诊为单纯心包疾病。

4.实验室及其他检查

(1)心电图:P 波常高尖,QRS 波可呈低电压,ST 段和 T 波改变常见,可出现期前收缩和束支传导阻滞等心律失常,约 50% 的患者可发生心房颤动。

(2)X 线检查:心脏扩大,右心房或左心房扩大明显,伴有心包积液时心影明显增大,可见心内膜钙化。易侵及右心室,左心室受累时常可见肺淤血。

(3)超声心动图:是诊断限制型心肌病最重要的检查手段。二维超声心动图上其特点是心房增大,而心室大小正常或者减小;淀粉样变性患者超声心动图表现为室壁明显增厚,回声增强。部分患者可以表现为巨大心房,而患者可能并没有房颤等其他可能导致心房增大的原因。血流多普勒和组织多普勒技术可以更为精细的评估限制性舒张功能障碍。限制型心肌病典型的多普勒征象如下:①二尖瓣(M)和三尖瓣(T)血流:E 峰升高(M>1m/s,T>0.7m/s);A 峰降低(M<0.5m/s,T<0.3m/s);E/A≥2.0;EDT<160 毫秒;IVRT<70 毫秒。②肺静脉和肝静脉血流:收缩期速度低于舒张期速度;吸气时肝静脉舒张期逆向血流增加;肺静脉逆向血流速度和持续时间增加。③二尖瓣环间隔部组织多普勒显像:收缩期速度下降;舒张早期速度下降。

(4)心导管检查:心室的舒张末期压逐渐上升,造成下陷后平台波型,在左心室为主者肺动脉压可增高,在右心室为主者右心房压高,右心房压力曲线中显著的 V 波取代 a 波。限制型心肌病患者左、右心室舒张压差值常超过 5mmHg,右心室舒张末压<1/3 右心室收缩压,右心室收缩压常>50mmHg。左心室造影可见心内膜肥厚及心室腔缩小,心尖部钝角化,并有附壁血栓及二尖瓣关闭不全。左心室外形光滑但僵硬,心室收缩功能基本正常。

(5)心内膜心肌活检:心内膜心肌活检在限制型心肌病的诊断中有重要作用,可显示浸润性或心内膜心肌疾病。根据心内膜心肌病变的不同阶段,可有坏死、血栓形成、纤维化三种病理改变。心内膜可附有血栓,血栓内偶有嗜酸性粒细胞;心内膜可呈炎症、坏死、肉芽肿、纤维化等多种改变;心肌细胞可发生变性坏死,并可伴间质性纤维化改变。

(6)CT 和磁共振:是鉴别限制型心肌病和缩窄性心包炎最准确的无创伤性检查手段。正常心包厚度通常<3mm,>6mm 表明心包增厚,结合临床评估可得到缩窄性心包炎的诊断。限制型心肌病者心包不增厚,但是需注意约 18% 的缩窄性心包炎患者的心包厚度正常,此时心脏 MRI 可以通过观察室间隔是否存在随呼吸的运动异常来协助诊断。此外,心脏 MRI 结合钆显像显示的早期强化有助于诊断心肌淀粉样变性;心脏 MRI 可以显示铁在心肌的浸润,有助于诊断血色病引起的限制型心肌病,还可显示心肌纤维化。

(7)放射性核素心室造影:右心型限制型心肌病造影的特点为:①右心房明显扩大伴核素滞留;②右心室向左移位,其心尖部显示不清,左心室位于右心室的左后方,右心室流出道增宽,右心室位相延迟,右心功能降低;③肺部显像较差,肺部核素通过时间延迟;④左心室位相及功能一般在正常范围。

(8)血常规检查:血中嗜酸性粒细胞增多。

(三)诊断和鉴别诊断

限制型心肌病目前还没有统一的诊断标准,欧洲心脏学会(ESC)2008 年对于心肌病的分类标准中,对于限制型心肌病有如下定义:患者心室表现为限制性舒张功能障碍,而一侧或两侧心室的舒张末期及收缩末期容积正常或减小,室壁厚度正常;并需除外缺血性心肌病、瓣膜性心脏病、心包疾病和先天性心脏病。诊断要点:①心室腔和收缩功能正常或接近正常;②舒张功能障碍,心室压力曲线呈舒张早期快速下陷,而中晚期升高,呈平台状;③特征性病理改变,如心内膜心肌纤维化、嗜酸性粒细胞增多性心内膜炎、心脏淀粉样变和硬皮病等。

本病应与以下疾病鉴别:

1.缩窄性心包炎

缩窄性心包炎(CP)是指心脏被致密厚实的纤维化或钙化心包所包围,使心室舒张期充盈受限而产生一系列循环障碍的病征。CP 与 RCM 两者为不同病因导致心室扩张受限,心室充盈受限和舒张期容量下降引发几乎相同的临床表现,仅从临床表现上无法有效将两者区分开。然而两者的治疗又截然不同,CP 可以早期施行心包切除术以避免疾病进一步发展,RCM 无特效防治手段,治疗主要是控制心功能衰竭,且预后不良,一旦误行手术,反而加重病情。表 6-1-3 显示了限制型心肌病与缩窄性心包炎的鉴别要点。

表 6-1-3　限制型心肌病与缩窄性心包炎的鉴别要点

鉴别要点	限制型心肌病	缩窄性心包炎
病史	多发生在热带或潮湿地区,有病毒或寄生虫感染	结核性或化脓性
心脏听诊	二尖瓣和三尖瓣关闭不全杂音,S_3 奔马律	心包叩击音
X 线胸片	心内膜钙化,心影普大,肺淤血常见,亦可见肺血少	心包钙化,心影正常或轻度增大,肺纹理减少
超声心动图	心内膜增厚,有房室瓣反流	心包增厚,无房室瓣反流
CT	心内膜增厚、钙化	心包增厚
MRI	心房内血液滞留症	心包增厚
心导管检查		
PCWP	＞RAP	＝RAP
RVSP	＞50mmHg	＜50mmHg
RVEDP/RVSP	＜0.33	＞0.33
RVEDP/LVEDP 差值	＞5mmHg	＜5mmHg
心肌活检	异常	正常或非特异性心肌肥大
核素扫描	心影增大,心尖显示不清,右心室流出道增宽,右心房扩大,放射性排空延迟	心影与心腔不大

2.肥厚型心肌病

肥厚型心肌病时心室肌可呈对称性或非对称性增厚,心室舒张期顺应性降低,舒张压升高,患者常出现呼吸困难、胸痛、晕厥。梗阻性肥厚型心肌病者可闻及收缩中晚期喷射性杂音,常伴震颤。杂音的强弱与药物和体位有关。超声心动图示病变主要累及室间隔。本病无限制型心肌病特有的舒张早期快速充盈和舒张中晚期缓慢充盈的特点,有助于鉴别。

3.缺血性心肌病

常无特征性杂音,多有异常 Q 波;超声心动图示室间隔不增厚;服用硝酸甘油等扩血管药物后胸痛等症状消失或缓解;冠状动脉造影或多排螺旋 CT 等特定检查有助于确诊。

4.高血压性心肌肥厚

多有高血压史,年龄偏大;超声心动图示室壁肥厚多为向心性对称性,以左心受累和左心功能不全为特征,而限制型心肌病则常以慢性右心衰竭表现更为突出。

(四)治疗和预后

对于有明确继发因素的限制型心肌病,首先应治疗其原发病。疾病早期有嗜酸性粒细胞增多症者应积极治疗,因嗜酸性粒细胞可能是本病的始动因素。推荐用糖皮质激素,如泼尼松和羟基脲。

针对限制型心肌病本身的治疗,目前尚缺乏非常有效的手段。本病常表现为心力衰竭,目前仍以对症治疗为主。值得注意的是,以心室舒张功能障碍为主,除快速房颤外,使用洋地黄似无帮助。

利尿治疗是缓解患者心力衰竭症状的重要手段,适当的使用利尿剂可以改善患者的生活质量和活动耐量,但需要注意以下问题:①限制型心肌病患者由于心肌僵硬度增加,左心前负荷的细小变化可能引起血压的较大变化。建议首先保证体循环血压,即使患者有心力衰竭的症状,也不要因为过度利尿而影响血压,过度利尿的后果除了影响血压和器官灌注外,可能会反射性兴奋交感神经而出现各种恶性心律失常,甚至引起猝死。②利尿剂仅是一种对症治疗,不能改善患者的长期预后。③由于限制型心肌病患者本身即可出现各种恶性心律失常,在使用利尿剂时应密切监测电解质平衡。

β受体阻滞剂尽管在其他心肌病中的使用越来越多,但是在限制型心肌病治疗中的作用并不肯定。使用β受体阻滞剂可能有助于减少这类患者出现恶性心律失常的风险。

控制后负荷的治疗在一些存在轻度射血分数下降或者中、重度二尖瓣反流的限制型心肌病患者中可能有用,但对于仅仅表现为限制性舒张功能障碍的患者作用并不肯定。

钙拮抗剂可能改善心室顺应性,但尚缺乏有力证据。应强调使用抗凝剂,尤其是对已有附壁血栓和(或)已发生栓塞者。

外科手术切除附壁血栓、剥除纤维化的心内膜、置换二尖瓣和(或)三尖瓣已用于临床。手术死亡率约为 20%,5 年存活率为 60%。在存活者中 70%~80%心功能可望得以改善。

对于限制型心肌病有几点值得重视:①明确限制型心肌病诊断,因缩窄性心包炎患者可得益于心包切除术、肥厚型心肌病患者有其他治疗选择、终末期肝病患者可行肝移植;②限制型心肌病的治疗选择主要依靠其病因,故应明确其具体病因;③密切观察以防低血压及肾功能的恶化;④对于终末期限制型心肌病患者,充分与家属沟通,做好治疗选择。

限制型心肌病患者预后较差。在儿童患者中,疾病常进行性加重,诊断后 2 年的生存率仅为 50%。即使患者心力衰竭症状并不严重,也会发生心律失常、卒中甚至猝死。既往胸痛或者晕厥症状是发生猝死的危险因素,而与是否存在心力衰竭症状无关。在另一项关于成人限制型心肌病患者预后的研究中,在平均68 个月的随访中,50%的患者死亡,68%的死亡患者死于心血管因素,男性、年龄、心功能和左心房前后径>60mm 是死亡的独立危险因素。

四、致心律失常型右心室心肌病

致心律失常性右室心肌病(ARVC)是一种以心律失常、心力衰竭及心源性猝死为主要表现的非炎性非冠状动脉心肌疾病,主要表现为右心室功能与结构异常,以右室心肌被纤维脂肪组织进行性替代为特征,多为常染色体显性遗传。

(一)病因

本病多见于家族性发病,为常染色体显性遗传。有 9 种不同的染色体显性遗传与本病相关,确定 5 种基因突变与致心律失常性右室心肌病发病有关,包括心肌雷诺丁受体基因、desmoplakin(致心律失常性右室心肌病 8)、plakophilin(致心律失常性右室心肌病 9)、盘状球蛋白及 p 型转化生长因子(TGFβ-3,致心律失常性右室心肌病 9)。

(二)发病机制

仅根据目前已知的致心律失常性右室心肌病基因突变尚不能完全解释致心律失常性右室心肌病发病机制。目前有多种理论解释其发病机制,包括基因发育不良、炎症反应及细胞凋亡理论等。

1.心肌发育不良理论

心肌萎缩从出生时即可出现并呈进行性进展。病变开始于心内膜、中膜,最后累及心外膜,从而导致右心室室壁变薄,可为局灶性或弥散性。这是目前比较公认的致心律失常性右室心肌病发病机制。

2.炎症反应理论

炎症反应可能在致心律失常性右室心肌病发病中起到较大作用,致心律失常性右室心肌病中炎症浸润的检出率达 65%,患者心肌细胞存在散在或弥散性炎症细胞浸润,纤维脂质浸润可能是慢性心肌炎症的修复现象。病毒类型多为肠道病毒、腺病毒、巨细胞病毒、丙型肝炎病毒、细小病毒 B_{19}。

3.细胞凋亡理论

心肌细胞损伤与凋亡有密切关系。在致心律失常性右室心肌病中至少部分心肌细胞和成纤维细胞发生凋亡,并导致具有特征性的病理改变,即心肌萎缩、缺失。凋亡过程并非由心肌缺血引起。

(三)病理

1.典型病理改变

不同的致病基因导致不同类型的 ARVC,但有相似的组织和电生理改变。典型的病理变化为透壁的脂肪或纤维脂肪组织替代右心室心肌。脂肪或纤维脂肪组织主要位于心外膜和心室肌,主要集中于右心室流出道、心尖或前下壁,即所谓的"发育不良三角区",而心内膜结构正常。病变脂肪组织呈条索状或片块状浸润,穿插入心肌层。孤立的脂肪浸润较为罕见。病理表现主要分为单纯脂肪组织和纤维脂肪组织。由于右心室心肌中存在着无传导特性的脂肪和纤维脂肪组织,从而易与邻近的正常心肌之间产生折返现象,致使室性心动过速反复发作。同时由于右心室心肌薄弱,导致右心室形态异常和收缩功能降低,引起右心衰竭的临床表现。右心室室壁可以出现瘤样扩张或膨胀、瘢痕及室壁变薄等异常,右心室可呈球形扩大。

2.ARVC 累及左心室

虽然 ARVC 主要累及右心室,但也会有与年龄呈正相关的左心室受累。病变通常限于左心室后外侧游离壁,室间隔受累较少。一般为局灶性和室壁瘤形成,也可表现为左心室扩大和收缩力降低。

(四)临床表现

1.病程分期

临床表现与右心室病变范围有关,病程可分为 4 个时期,见表 6-1-4。

表 6-1-4　ARVC 病程分期

病程分期	临床表现
隐匿期	少数患者在常规 X 线检查时发现右心室扩大。有些患者右心室结构仅有轻微改变,室性心律失常可以存在或不存在,突发心源性猝死可能是其首发表现,多见于剧烈活动或竞争性体育比赛的年轻人群
心律失常期	以右心室折返性室性心动过速多见,反复晕厥或猝死为首发征象。心律失常患者可诉心悸、胸闷、头晕。少数病例有窦结功能障碍、房室传导阻滞和室内传导阻滞等心律失常。症状性右室心律失常可以导致猝死,同时伴有明显的右心室结构功能异常
右心功能障碍期	多见于右心室病变广泛者。由于进行性及迁延性心肌病变导致症状进一步加重,而左心室功能相对正常。临床表现为静脉怒张,颈静脉怒张,肝颈静脉回流征阳性,淤血性肝大,下垂性水肿和浆膜腔积液等体循环瘀血征象
终末期	由于累及左心室,导致双室泵功能衰竭,终末期患者易与双室扩大的 DCM 相混淆。左心室受累与年龄、心律失常事件及临床出现的心力衰竭相关。病理研究证实,大多数患者均存在不同程度左心室内脂质纤维的浸润现象

2.体征

ARVC 的主要体征为右心室增大,部分病例出现肺动脉瓣听诊区 S2 固定性分裂、相对性三尖瓣关闭不全收缩期杂音、右心室性 S_3。

(五)辅助检查

1.心电图检查

(1)除极异常的心电图表现:①不完全性右束支传导阻滞/完全性右束支传导阻滞;②无右束支传导阻

滞患者右胸导联(V_1、V_2、V_3)QRS波群增宽,超过110毫秒,此项标准由于具有较高的特异性,已作为主要诊断标准之一;③胸导联R波降低,出现率较低;④部分患者常规心电图右胸导联的QRS波群终末部分可以出现epsilon波,是由部分右心室纤维延迟激活形成,使用高倍放大及校正技术心电图可以在75%的患者中记录到epsilon波。

（2）复极异常的表现:右胸导联(V_1、V_2、V_3)出现倒置的T波,且与右束支传导阻滞无关(多见于12岁以上患者)。

2.超声心动图检查

二维超声作为疑似患者的筛查手段,对小的局限性病变特异性和敏感性较低,对中度以上的病变效果最佳。通过测量三尖瓣环流速定量评估右心室功能可增加二维超声诊断的敏感性。对疑似病例需要反复多次检查,除右心室局部运动异常、局限性扩张及瘤样膨出提示有致心律失常性右室心肌病的可能,右心室流出道增宽(>30mm)在诊断中具有较高的敏感性和特异性。三维超声成像可以立体显示心脏的空间形态,更为直观地观察病变的部位和形态,因而有助于发现极小的异常,提高早期诊断率。

3.心脏CT检查

较早并广泛用于ARVC的诊断,可显示右心室流出道扩张、室壁厚薄程度、舒张期膨隆及左心室、右心室游离壁心肌的脂质浸润,能够准确描述诊断标准中各种形态及功能异常。但在诊断ARVC中也有局限性:对于脂质浸润特别是孤立性脂肪组织的判断需谨慎,50%以上的健康老年人也可出现类似表现;对微小室壁运动异常的判定较为困难;存在心律失常如频发室性期前收缩时可使图像质量降低。因此,影像检查结果正常时并不能完全排除ARVC。多排CT比电子束CT空间清晰度更高,可以减少移动伪差。

4.心脏MRI检查

可发现轻微和局灶性的病变,是临床可疑及早期阶段的ARVC患者检查和随访的最佳手段。MRI检查能很好显示节段性右心室室壁运动及形态学异常,能对扩张的右心室进行量化,能提供组织的特性如显示取代心肌的脂肪组织及纤维组织信号,因此MRI检查被认为是现今诊断ARVC的金标准。心脏MRI能更好地对病例连续评估,对于无症状患者的亲属(高危人群)也可作前瞻性评价。与超声心动图检查相比,MRI检查不受声窗的限制。与心脏CT相比,心脏MRI检查避免了电离辐射,更适合定期随访及家族筛查。心脏MRI检查在较大程度上可替代右心室造影,成为ARVC的常规检查。

5.心内膜心肌活检

心内膜心肌活检的病理结果对ARVC具有确诊价值,检测的敏感性为67%,特异性为92%。活检结果敏感性较低的原因:活检取样常在少有病变累及的室间隔,病变常累及的右心室游离壁。因右心室活检易引起穿孔和心包压塞而不常采用,并且活检取样常不宜采集到小的脂肪纤维组织。右心室心内膜心肌活检诊断ARVC的标准应满足心肌组织<59%、脂肪组织>31%及纤维组织>22%,主要原因是排除肥胖和老年人出现类似于ARVC的病理改变,避免由此而导致的误诊。

6.心内电生理检测

心内电生理检查可用于检测心律失常发生机制、形态特征、诱发与终止条件及对心律失常起源病灶进行精确定位,对明确诊断、选择治疗方式有重要价值。但心内电生理检查不是诊断ARVC的常规检查。程序性心室刺激对ARVC的风险评估并无价值,在诱发室性心动过速的患者中,50%以上置入ICD的患者在3年的随访中未电击治疗,而未诱发室性心动过速的患者置入ICD的正确电击比例与可诱发室性心动过速者相同。

7.基因检查

基因筛查并非是金标准,发现基因突变并不能完全预测预后或确诊ARVC,因为有些致病基因携带者可能终身不发病,尤其是错义突变者。但是基因筛查相对于临床诊断有很好的时效性,可以在发病前或发生严重临床事件前及时采取预防措施降低猝死率。建议先筛查桥粒成分基因。首先筛查比例最高的PKP-2,然后再筛查DSG-2或DSP,再次是筛查相对比较罕见的基因型DSC-2、盘状球蛋白。

(六)诊断及鉴别诊断

1.诊断

早期诊断标准由于致心律失常性右室心肌病临床表现无特异性,早期可能仅有右心室的轻度改变,影像学检查也常无异常发现,并且没有单一检查可确诊致心律失常性右室心肌病,因而给早期诊断带来困难。目前主要基于心脏结构、组织形态学改变、心电图特征、心律失常类型和遗传基因突变等方面进行诊断。

(1)1994年国际专家组致心律失常性右室心肌病诊断标准:当满足以下2项主要标准,或1项主要标准和2项次要标准,或4项次要标准,即可诊断致心律失常性右室心肌病(表6-1-5)。

表6-1-5 1994年国际专家组致心律失常性右室心肌病诊断标准

诊断内容	主要标准	次要标准
家族史	家族成员尸检或手术中证实的致心律失常性右室心肌病患者	可疑的致心律失常性右室心肌病导致过早(年龄<35岁)死亡家族史,或家族史(符合目前诊断标准的临床诊断)
心电图除极/传导异常	Epsilon波或右胸前导联(V_1、V_2、V_3)QRS波增宽(>110毫秒)	信号平均心电图上晚电位阳性
心电图复极异常	无	年龄>12岁,右胸前导联(V_2或V_3)T波倒置而无右束支传导阻滞(RBBB)
心律失常	无	12导联心电图、24小时动态心电图监测及运动试验中证实的持续性或非持续性左束支传导阻滞型室性心动过速,或者频发室性期前收缩(24小时动态心电图监测>1000次/24小时)
整体或局部功能障碍和结构改变	右心室严重扩张或射血分数降低,无或轻度左心室受累;局部右心室室壁瘤(伴舒张期膨出的无运动或运动减低区);右心室严重的节段性扩张	整个右心室的轻度扩张或射血分数降低,左心室正常;右心室轻度节段性扩张;右心室局部运动减低
室壁组织学特征	心内膜心肌活检心肌纤维、脂肪替代	无

(2)2002年国际专家组家族性致心律失常性右室心肌病诊断标准:致心律失常性右室心肌病一级亲属具有下列条件之一可以诊断家族性致心律失常性右室心肌病。

①心电图:胸前导联(V_2或V_3)T波倒置。

②信号平均心电图:心室晚电位阳性。

③心律失常:在心电图、Holter监测或运动试验中出现左束支传导阻滞型室性心动过速,或24小时室性期前收缩>200/min。

④右心室结构或功能异常:整个右心室轻度扩张和(或)射血分数减低,左心室正常,或右心室轻度节段性扩张,或右心室局部运动减低。

(3)2006年修正的致心律失常性右室心肌病诊断标准:具有以下2项主要指标,或1项主要指标+2项次要指标,或4项次要指标,即可诊断(表6-1-6)。

表6-1-6 2006年修正的致心律失常性右室心肌病诊断标准

诊断内容	主要指标	次要指标
心律失常	单形性左束支传导阻滞型室性心动过速	频发室性期前收缩、心动过速(或传导阻滞)导致的晕厥、室上性心动过速、多形性室性心动过速
心电图	为Epsilon波、右胸导联S波升支≥55毫秒、右胸导联QRS延长:QRS时程($V_1+V_2+V_3$)/($V_4+V_5+V_6$)≥1.2	V_1、V_2、V_3导联T波倒置,ST段自发性抬高

诊断内容	主要指标	次要指标
心室造影	右心室局部无运动、运动减低或室壁瘤	无
家族史	尸检或心内膜心肌活检证实家族中有致心律失常性右室心肌病患者	临床检查发现家族中有致心律失常性右室心肌病患者，家族中有不明原因的年龄<35岁的死亡病例
心内膜心肌活检	残留心肌细胞<45％，纤维脂肪组织取代心肌细胞	残留心肌细胞为45％～70％，纤维脂肪组织取代心肌细胞

2.鉴别诊断

（1）高度疑似致心律失常性右室心肌病的临床情况：①家族中有年轻猝死者；②有室性心律失常及晕厥的青年人；③有室性心律失常及心力衰竭的青年人；④有心律失常及家族猝死史的青年人，心电图出现右室 V1、V2、V3 导联除极异常者；⑤有右心室起源心律失常的成年人也要考虑到 AVRC 的可能，结合 12 导联心电图中 Epsilon 波和右胸导联 QRS 间期延长可提高诊断敏感性和特异性，有助于致心律失常性右室心肌病的筛选和诊断。

（2）特发性右心室流出道室性心动过速（图 6-1-1）：①与致心律失常性右室心肌病的相似点为多发于青年男性，运动时诱发。②与致心律失常性右室心肌病的不同点为无家族猝死史，多数预后良好，很少晕厥、猝死；心电图无 V1、V2、V3 导联 T 波倒置，右胸导联 S 波<55 毫秒；信号平均心电图、超声心动图及心脏 MRI 检查正常。

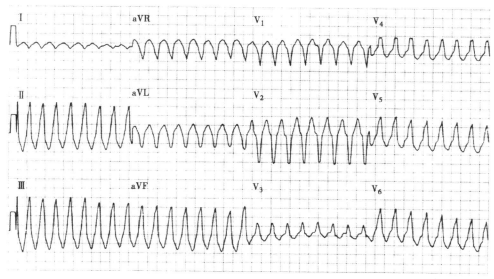

图 6-1-1　右心室流出道室速

胸导联呈左束支阻滞图形，而电轴右偏

（3）Brugada 综合征：与致心律失常性右室心肌病的相似点为多发于青壮年男性，反复发作，V1、V2、V3 导联 ST 段抬高，T 波倒置，致命性室性心动过速、心室颤动。与致心律失常性右室心肌病的不同点为多见于东南亚地区，常于睡眠中发作，心电图 ST 段穹窿样抬高，可见 J 波，超声心动图与心脏组织学检查无异常。

（4）特发性心室颤动：与致心律失常性右室心肌病的相似点为多发于男性，年龄<40 岁者可发生晕厥和猝死。心电图检查显示 V1、V2、V3 导联 ST 段抬高，多形性室性心动过速或心室颤动。与致心律失常性右室心肌病的不同点为无情绪或运动诱因，40％～60％伴有 J 波，发作前室性期前收缩联律间期短。超声心动图及心脏 MRI 检查无心脏形态异常。

（5）扩张型心肌病：左心室功能障碍为主，左心室扩大明显，影像学检查无脂肪组织浸润、室壁瘤和节段性扩张、局限性室壁运动减弱等。结合病史及病程进展较易鉴别。

（七）危险性分层评估

主要是评估 ARVC 患者心源性猝死的危险度。以下情况属于高危情况：①既往有心源性猝死事件的发生；②存在晕厥或者记录到伴有血流动力学障碍的室性心动过速；③QRS 波离散度增加；④经超声心动图或心脏 MRI 证实的严重右心室扩张；⑤累及左心室，如局限性左心室运动异常或扩张伴有收缩功能障碍；⑥疾病早期即有明显症状，特别是有晕厥先兆症状者。对高危患者应当密切随访并予以治疗。关于相关检查指标在 ARVC 危险分层中的价值，不少研究表明，心室晚电位、右心室流入道内径增大、右心室射血分数低是高危 ARVC 的主要预测指标；T 波倒置也是 ARVC 的特征性心电图表现，T 波超过 V_1～V_3 导联提示左心室受累的可能性，可能在 ARVC 的危险分层中具有较大作用，但无论 T 波倒置是否超过 V_1、V_2、V_3 导联，均可能与高危 AVRC 相关。

（八）治疗

1.基础治疗

劳累是 ARVC 患者出现恶性室性心律失常、猝死的重要促发因素。一旦诊断为 AVRC，应当避免剧烈运动尤其是竞技性体育运动，限制运动可显著降低 ARVC 患者的猝死率。目前主要是针对右心衰竭进行治疗，发生心律失常可根据心律失常类型选择抗心律失常药物。

（1）抗心力衰竭治疗：对有孤立性右心衰竭或者表现为全心衰竭的患者，治疗与一般心力衰竭相同，包括使用利尿药、ACEI 或 ARB、正性肌力药物及抗凝治疗等。

（2）抗心律失常治疗：主要目的在于消除症状，如频发室性期前收缩导致的反复性心悸。药物选择主要是根据临床经验。室性心律失常常由交感神经兴奋引起，β 受体阻滞药减少猝死危险已被证实。如果 β 受体阻滞药无效，可以选用或联用胺碘酮。索他洛尔治疗室性心律失常效果较好，或许优于胺碘酮及 β 受体阻滞药，但需要监测 Q-T 间期。目前单独使用索他洛尔或联合使用胺碘酮和 β 受体阻滞药是最有效的治疗方案，能够控制并预防室性心动过速复发。少数患者可能需要Ⅰ类抗心律失常药物或联用药物。

（3）抗凝治疗：致心律失常性右室心肌病合并心房颤动、显著心室扩大或心室室壁瘤者需要长期抗凝治疗。

2.特殊治疗

（1）置入 ICD：是目前唯一明确的有效预防心源性猝死的有效措施。对于发生过持续性室性心动过速或心室颤动的致心律失常性右室心肌病患者，应当置入 ICD（推荐类型Ⅰ类）；对存在广泛病变、阳性家族史或不明原因的晕厥患者，考虑置入 ICD（推荐类型Ⅱa 类）。

（2）射频消融治疗：射频消融用于治疗室性心动过速，成功率＜50%，且易复发或形成新的室性心动过速，不作为首选，仅作为姑息性治疗或 ICD 的辅助治疗。

（3）外科手术：对于右心病变弥散、不能耐受 ICD 或射频消融治疗的情况下，可选择右心室分离术。不过由于术后电兴奋无法下传至右心室，容易出现右心衰竭。也有实施右心室局部病变切除术、心内膜电灼剥离术的报道，但效果难以肯定。

（4）心脏移植：作为各种临床治疗措施无效后的选择，存在着供体困难及排异反应等问题。

（于　瑞）

第二节　特异性心肌病

一、酒精性心肌病

（一）概述

长期且每日大量饮酒，出现酒精依赖者，可呈现酷似扩张型心肌病的表现，称为酒精性心肌病。该病多见于成年男性。如果一位70kg重的成年人,每日饮白酒120mL,饮用10年,即可以发生心肌病。酒精性心肌病的预后主要取决于心脏病变的程度、心功能损害的严重性以及患者能否完全戒酒等。在发病后仍继续饮酒者,4年后的死亡率高达57%。戒酒者在4年之后的病死率为6%。有报道完全戒酒者10年后的存活率为100%。

(二)临床表现

1.胸痛、心悸,甚者晕厥

主要与心律失常有关,其中窦性心动过速、心房颤动较常见。

2.劳力性或夜间阵发性呼吸困难

心力衰竭时肺淤血所致。

3.疲倦、乏力

由心功能不全、心排出量减少引起。

4.右心衰竭症状

当心力衰竭持续较长时间,或反复发生心功能不全,可出现右心衰竭症状,如腹胀、胃胀痛、腹泻、少尿、水肿等。

5.肺动脉及体循环动脉栓塞症状

较常见,有时可能为本病最早的临床表现。体循环动脉栓塞可以来源于左心室及左心房的附壁血栓。静脉系统可发生血栓性静脉炎。

(三)诊断要点

(1)长期且每日大量饮酒史。

(2)有或无上述症状。

(3)X线示心影扩大,心胸比>55%。

(4)心电图左心室肥大多见,可伴各型心律失常。

(5)超声心动图或左心室造影示心室腔扩大,射血分数降低。

(四)治疗方案及原则

(1)戒酒。

(2)内科治疗心功能不全时,应采取降低心脏负荷(如卧床休息、低盐饮食、应用血管扩张剂与利尿剂等)及加强心肌收缩力的措施(如应用多巴胺、多巴酚丁胺、洋地黄制剂与磷酸二酯酶抑制剂等)。对快速性及缓慢性心律失常做相应的处理。

二、药物过敏性心肌病

(一)概述

药物性心肌病(DICM)是指接受某些药物治疗的患者由于药物对心肌的毒性作用,引起心肌损害,产生心肌肥厚和心脏扩大的心肌病变。能引起心肌损害的药物包括:①抗生素类,如四环素、青霉素、博来霉素,磺胺和蒽环类等;②抗癌药物如多柔比星和柔红霉素等;③抗精神病药物如奋乃静、氯丙嗪、三氟拉嗪和氟哌啶醇等;④三环类抗抑郁类药物如氯米帕明、曲米帕明和多虑平等;⑤血管活性药物如肾上腺素、异丙肾上腺素和5-羟色胺等;⑥心血管药物中的奎尼丁、洋地黄和利血平等;⑦砷、锑、酒精、一氧化碳、蛇毒和汞等毒性物质;⑧避孕药、甲基多巴和对乙酰氨基酚等。导致药物性心脏病的易患因素主要有:原发基础心脏病有无及心脏的功能状态,以及是否合并有肝、肾等重要脏器的功能损害。心脏功能愈差,发生药物性心脏病的机会愈大,病变也愈严重。其次,患者的体质虚弱,免疫功能低下易于患病。年龄过大、过小或持异体质也是高危因素之一。此外,多种药物联合应用,化疗药物联合应用,化疗并用放射治疗,尤其是胸部放射,药物的过量或长期应用均可使心脏受损的机会增加,具有上述情况者,一旦发生药物性心脏病,其病情多较严重,预后也不好。

（二）临床表现

药物心肌病临床表现主要有各种心律失常、室内传导阻滞、ST-T 改变、急慢性心功能不全等，类似扩张型心肌病或非梗阻性心肌病的症状。

（三）诊断要点

（1）用药前无明确心脏病史和临床证据，用药后出现新的心律失常、心脏扩大和心力衰竭等征象。

（2）药物治疗过程中或治疗后短期内出现有意义的心律失常或其他心电图异常，并有心脏扩大和充血性心力衰竭，可排除扩张型心肌病、非梗阻性肥厚型心肌病等其他心脏病者，临床上可拟诊相应性药物性心肌病。

（3）对于仅有提示心肌损害的心电图或心律改变且心脏症状较轻者，可拟诊药物性心肌改变。

（4）心内膜心肌活检有助于确定诊断。

（四）治疗方案及原则

已确诊为药物性心肌病时必须：

（1）立即停用相应药物，包括可疑致心肌损害的药物。

（2）治疗心律失常和心功能不全。必要时进行心电与血流动力学监护。因药物治疗过程中所致的心律失常，不宜用奎尼丁、普鲁卡因胺治疗，可使用多巴胺或苯妥英钠。三环类抗抑郁药物所致心律失常使用利多卡因治疗，或输入碳酸氢钠碱化血液以加强药物与血浆蛋白结合，减少组织利用。锂盐所致窦房阻滞时禁用洋地黄，因后者将加重阻滞并引起心动过速。有充血性心力衰竭者可用强心利尿剂和血管扩张剂治疗。对过敏性心肌炎可采用糖皮质激素治疗。

（3）使用辅酶 Q_{10}、肌苷、三磷腺苷、维生素 B_1、维生素 B_6 和二磷酸果糖等药物，以改善心肌能量代谢。

（于　瑞）

第三节　心肌炎

心肌炎是累及心肌细胞、间质和（或）冠状血管系统的炎性病变。炎症反应的病因可以是感染、药物中毒、变态反应或是物理性损害。心肌炎也可能是全身性疾病所致的心肌损害。心肌炎的临床过程因病因不同而多种多样，大多数病例呈亚临床、自限性，但也可能出现暴发性、急性以及慢性临床表现。由于心肌炎临床表现多样，而且诊断困难，至今仍缺乏明确的诊断标准和治疗方法。最近的研究表明，慢性病毒性心肌炎与扩张型心肌病之间存在明确的因果联系，已将免疫调节疗法用于扩张型心肌病和心力衰竭的治疗。进一步阐明心肌炎的病理机制有助于发现治疗左心室功能障碍及心力衰竭的新疗法。

一、病因和发病机制

感染性心肌疾病中最常见的是病毒性心肌炎，许多病毒与心肌炎相关（表 6-3-1）。1950～1990 年间血清流行病学和分子学研究显示柯萨奇病毒 B 与心肌炎的暴发相关。20 世纪 90 年代后期，心内膜心肌活检结果显示心肌炎病毒谱发生改变，由之前的柯萨奇病毒 B 转变为腺病毒，过去 6～7 年间，根据美国及德国的报道，心肌炎病毒谱转变为微小病毒 B19 和其他病毒。在日本以及美国的一项关于心肌炎血清学研究显示，肝炎 C 病毒也与心肌炎和扩张型心肌病相关。其他的一些与心肌炎相关的病毒也有报道，包括 EB 病毒、巨细胞病毒、人疱疹病毒 6 型。HIV 感染发生心脏功能失代偿时，常有心肌炎表现，但炎症是 HIV 引起，还是机会性致病菌感染，尚不明确。除了病毒，其他感染病因也应考虑。少见情况下，细菌感染通过内源性传播途径，造成局限性或弥漫性心肌心包炎。最早发现的感染性心肌炎的病原菌是白喉杆菌，超过 20% 的白喉患者有心脏受累，心肌炎是该疾病的主要死亡原因，白喉杆菌产生的毒素损伤心肌细胞。心肌炎还可以来自螺旋体（Lyme 病）感染，而且这些患者有时同时感染埃里希体属和巴贝虫属，Lyme 心肌炎患者有过该病流行的疫区旅行史或蜱叮咬史，特别是伴有房室传导异常的患者，应加以考虑。中美及美的乡村地区锥虫感染也可表现为急性心肌炎及慢性心肌病,有时伴有右束支传导阻滞或左前分支传导阻滞。这些疾病超声心动图可能发现左心室心尖部室壁瘤,局部室壁运动异常,或弥漫性心肌病。不与冠状动脉血管支配区相关的局部性室壁运动异常或灌注异常也可见于非感染性疾病,如心脏结节病、致心律失常型右心室心肌病。结节病是系统性肉芽肿性疾病,原因不明,至少 20% 的病例累及心肌,心脏受累表现从少许散在病灶到广泛受累,心肌内膜组织活检可以诊断结节性心肌炎,但通常不可靠。巨细胞心肌炎虽少见,但致死率较高,其发病机制可能与免疫和自身免疫相关,并且常伴发其他炎性疾病,如克罗恩病。虽然用免疫抑制剂治疗心肌炎尚未得出肯定结果,以上几种病因的心肌炎用免疫抑制剂治疗确实有效。心内膜活检显示围生期心肌病发生率超过 50%,然而原因尚未明确。药物引起的过敏性反应和系统性嗜酸性粒细胞增多症可以造成特殊心肌炎,过敏性心肌炎的特点是心肌血管周围嗜酸性粒细胞和白细胞浸润,任何药物都可能导致过敏性心肌炎,但在临床上却经常缺乏认识,因此应该保持较高的警惕性,过敏性心肌炎常常在停用相关药物或对潜在的病因加以治疗后缓解,常常需要辅以皮质醇激素治疗。很多药物包括一些抗惊厥药、抗生素、抗精神病药与过敏性心肌病有关。某些药物和毒素可以导致心肌炎,如可卡因可以通过交感神经的过度刺激导致心肌细胞坏死。蒽环类(通常被用作化疗药物)对心肌有直接毒性作用,呈剂量依赖性,即使低剂量也能损害心脏。

表 6-3-1 心肌炎病因

感染性
病毒(柯萨奇 B 病毒、腺病毒、HIV、肝炎病毒 C、细小病毒属)
细菌(脑膜炎双球菌、白喉杆菌)
原虫(克氏锥虫)
螺旋体(疏螺旋体)
立克次体(立氏立克次体)
寄生虫(旋毛线虫、多形棘球绦虫)
真菌(曲霉菌属、隐球菌属)
炎症性疾病
结节病
巨细胞性心肌炎
硬皮病
系统性红斑狼疮
过敏反应
血清病(抗生素类、破伤风类毒素、乙酰唑胺、苯妥英钠)
毒性物质
可卡因
蒽环类

注:HIV,人类免疫缺陷病毒

病毒性心肌炎心肌损伤的分子机制尚未完全明确,损伤的最初阶段可能是病毒吸附于心肌细胞对其造成直接细胞损伤,导致心肌细胞坏死。初始损伤后,针对病毒的宿主免疫应答在心肌损害中起到重要作用,动物模型显示病毒进入心肌细胞质并增殖后,炎性细胞包括自然杀伤细胞和巨噬细胞浸润并随后释放促炎性反应细胞因子。T 淋巴细胞通过经典的细胞介导的免疫反应被激活,细胞毒性 T 细胞通过主要组织相容性复合体受限的方式识别细胞表面的病毒蛋白片段,当心肌细胞的自身抗原和病毒蛋白发生交叉反应时,T 细胞持续被激活。细胞因子包括肿瘤坏死因子、白介素-1、白介素-2、γ 干扰素,是重要的慢性炎症介质。这些细胞因子可以导致心肌细胞的损伤,以致收缩功能恶化。在心肌炎患者中,经常发现心肌自身抗体。即便如此,在心肌炎发病机制中,细胞免疫比体液免疫更占主导地位。$CD4^+$ T 淋巴细胞是自身免疫性心肌炎心脏损伤的关键调节因子。对自身抗原具有较低亲和力的循环 T 细胞一般是无害的,但是如果以大量的自身抗原刺激可能导致免疫介导的心脏病。病毒感染后心肌炎会产生与 Th1 和 Th2 细胞因子产生相关的 T 细胞应答。最近,发现了与心肌炎发病机制相关的第 3 种 T 辅助细胞亚群——Th17 细胞,可以产生白介素-17,介导心肌细胞免疫。$CD4^+$ 和 $CD8^+$ T 细胞在鼠类柯萨奇病毒 B 心肌炎中都起到重要作用。多个心肌炎模型中 T 淋巴细胞在其间的突出作用支持了对伴有明显自身免疫特征的几种人类心肌炎应采用抗 T 细胞治疗这一理论。

一种腺病毒和柯萨奇病毒膜受体的发现为这两种病毒为主要病原体的假设提供了证据。病毒可能通过特殊受体或复合受体进入心肌细胞或巨噬细胞,例如柯萨奇病毒 B_1、B_2 和 B_5 病毒进入细胞中与柯萨奇病毒 B 复合受体结合生成复合抗体,结合的受体的部位不同会影响病毒的毒力。柯萨奇病毒 B 的毒力也可以被其病毒基因组及宿主因素如硒缺乏、汞暴露等修饰。针对多种心肌抗原的自身抗体在疑似或组织学证实的淋巴细胞性心肌炎和扩张型心肌病中常见。链球菌 M 蛋白和柯萨奇病毒 B 共享心肌肌球蛋白表位,该表位是一种细胞内抗原,其交叉反应抗体由于该抗原的模拟物可能导致自身免疫抗体产生。病毒清除后,心肌肌球蛋白可能提供一种慢性心肌炎的内源性抗原并通过自身免疫机制刺激产生慢性炎症。过去 10 多年间一系列研究显示心肌肌球蛋白和内源性人类细胞表面层粘连蛋白存在交叉反应,提示层粘连蛋白能够作为慢性心肌炎进展的刺激物。最近发现了心肌肌球蛋白抗体与 $β_1$ 肾上腺素能受体产生交叉反应,而且这些抗体可能在心肌细胞凋亡中起作用。肠病毒感染中的心肌损伤也可独立于免疫反应发生。比如肠病毒基因组的蛋白产物,包括病毒蛋白酶 2A,可以分解出能导致心肌病的肌营养不良蛋白在内的宿主蛋白,这种营养不良蛋白增进了伴随肠病毒的心肌病发展。来自实验模型的数据提示柯萨奇病毒 B 可能以部分删除的基因组持续存在于心肌组织,导致非细胞溶解的慢性心脏感染。这个观察结果如果在扩张型心肌病患者身上得到复制,将能解释肠病毒感染如何在缺少心肌炎的情况下引起慢性扩张型心肌病。

二、临床表现

心肌炎患者临床表现多样,超过 40% 的患者病程为自限性。一些患者表现为发热、关节痛等病毒感染的前驱症状,然后出现乏力、呼吸困难、类似胸膜炎特征的胸痛等非特异性心脏症状。有些患者表现为心功能急性进行性失代偿,重者引起心源性休克甚至死亡,需要重症监护和治疗。急性心肌炎患者最初几周或几个月的症状往往被诊断为非缺血性扩张型心肌病,心肌炎的表现跨度很大,从亚临床到猝死,新发房性或室性心律失常、完全性心脏传导阻滞,或急性心肌梗死样症候群等。心脏症状多种多样,包括乏力、运动耐量降低、心悸、心前区疼痛和晕厥。急性心肌炎的胸痛可能由于伴发心包炎或偶尔的冠状动脉痉挛。即使在临床症状消失后,慢性免疫介导的心肌损伤或持续的心肌细胞病毒基因表达也会导致心室进行性扩大和功能障碍。

虽然病毒感染的前驱症状发热、肌痛和呼吸道、消化道症状与小肌炎相关,但是症状多种多样。欧洲一项关于感染性心肌炎流行病学及治疗的大宗病例报道显示 3055 位患者中,72% 有呼吸困难,32% 有胸痛,18% 有心律不齐。大多数关于急性心肌炎的报道显示男性患者稍多于女性患者,可能由于女性对免疫应答天然的激素保护效应。儿童心肌炎的临床表现与成人不同,儿童常有暴发型表现。因为临床表现多样,临床医师需要在许多心脏综合征鉴别诊断中考虑心肌炎的诊断。出疹、发热、周围血嗜酸性粒细胞增多或最近的用药史提示过敏性心肌炎的可能。嗜酸性粒细胞性心肌炎临床表现包括充血性心力衰竭、心内膜和瓣膜纤维样变性、心内膜血栓。一种少见的疾病——急性坏死性嗜酸性粒细胞性心肌炎是嗜酸性粒细胞性心肌炎的更凶险的分型,急性起病,死亡率高。两个特发的组织学类似的疾病——巨细胞性心肌炎和心脏结节病,虽然少见,但却是心肌病的重要原因。巨细胞性心肌炎急性起病,死亡率高,需要心脏移植，最初认为是自身免疫性疾病，因为其与一系列自身免疫性疾病、胸腺瘤、药物过敏相关。巨细胞性心肌炎有时出现室性心动过速、心脏传导阻滞、尽管得到最佳治疗，病情仍然逐渐恶化，应与更常见的病毒感染后心肌炎相鉴别。心肌炎的不常见原因，如结节病，在慢性心力衰竭、扩张型心肌病、新发室性心律失常、二～三度传导阻滞或对标准治疗没有反应的患者应加以怀疑。心肌炎可能与其他心肌病同时发生，并对其临床过程产生负性影响。如心脏淀粉样变如果组织学上出现心肌炎证据，其预后会很差。肥厚型心肌病伴有心肌炎往往出现临床心功能恶化，而且证据显示心肌组织中可以见到持久存在的病毒基因组。致心律失常型右心室心肌病或发育不良的患者伴发心肌炎的比例较高，有些病例与病毒感染相关，预后评价结果不明确。最近一篇报道显示，急性心肌梗死致死的患者近 40% 中存在活动性柯萨奇病毒 B 感染，而且这些患者受累的心肌细胞显示细胞支架破坏。

轻型感染性心肌炎患者体检可见低热、心包摩擦音等体征。一些体征，如结节性红斑（见于结节病）、慢性游走性红斑（见于 Lyme 病），可以为心肌炎的病因提供线索。体检还可见与发热程度不平行的心动过速、第三心音、颈静脉扩张或肺水肿等心力衰竭体征。

三、诊断和鉴别诊断

诊断心肌炎缺少可靠的诊断性试验，心肌细胞损伤时，CK-MB、肌钙蛋白 I 和肌钙蛋白 T 升高。肌钙蛋白诊断心肌炎具有较高的特异性（89%），但是敏感性（34%）较低，临床和试验数据提示急性心肌炎肌钙蛋白水平增高比 CK-MB 增高更常见。全身性感染时，白细胞计数增加和血沉加快。血培养阳性可以证实细菌感染，但无法确诊病毒感染。血清病毒中和抗体滴度急剧增高（如柯萨奇 B 病毒和 EB 病毒）提示存在新近感染，Lyme 病时，血清螺旋体中和抗体滴度增加 2～4 倍。其他实验室检查包括：检测血管紧张素转换酶（ACE）水平，可诊断自身免疫性疾病所致的心肌炎如结节病，检测抗核抗体可诊断结缔组织疾病。

急性心肌炎心电图可见窦性心动过速伴有非特异性 ST 段和 T 波异常、房性和室性心律失常、病理性 Q 波、房室传导阻滞、心室内传导延迟造成的 QRS 波增宽。弥漫性心肌炎常出现心室内传导异常且常常提示预后不良。需要注意的是，有些心肌炎患者会出现心肌梗死的特征性心电图表现，但是冠状动脉正常。临床上心肌炎伴发心包炎并不少见，心电图上常显示心包炎样改变。心电图诊断心肌炎敏感性低（47%），Q 波或左束支传导阻滞存在与高死亡率相关。

心肌炎没有特异性的影像学表现，但常可发现心脏增大或肺水肿，超声心动图对于评价总体或部分左心室功能及舒张期充盈功能障碍有价值，也可以显示心肌炎病变造成的心室壁增厚、心室内血栓、瓣膜异常和心包受累情况。扩张型、肥厚型、限制型及缺血性心肌病的超声心动图表现都在组织学证实的心肌炎病例中有所描述。心肌炎部分或总体室壁运动异常容易与心肌梗死相混淆。

心导管检查可以排除冠状动脉疾病，或明确心力衰竭造成的血流动力学紊乱。核医学成像技术，如抗肌球蛋白抗体扫描，可以鉴别心肌炎，但是没有得到广泛应用。用聚合酶链反应或原位杂交方法证实病毒基因组的存在是较新的诊断方法，可以明显提高诊断率并评价预后。采用心脏磁共振技术诊断心肌炎被认为大有前景。初步研究提示非介入性心脏磁共振成像（MRI）可能为诊断提供新的准确方法而没有活检的风险。如有报道显示心肌炎的区域与心脏 MRI 信号异常的区域密切相关。MRI 可以探测心肌炎的组织改变，最近的研究数据表明心脏延迟后造影剂增强成像可作为首选诊断方法，TIW 延迟增强扫描和 rI2W 图像联合评估具有较好的敏感性及特异性。

心内膜活检是确诊心肌炎唯一的金标准，但该方法有一定创伤性，诊断标准差异较大。心脏病理学专家组为心肌炎的组织病理学诊断制订了 Dallas 标准，其组织学诊断标志为心肌组织的炎性浸润，并伴有心肌细胞溶解。采用该标准，心内膜活检的阳性预测值较低（10%），但样本量增加时阳性预测值会有所增加。这些标准可能低估了心肌炎的实际发病率，由于心肌炎病灶在整个心肌分布的不均匀性及局部浸润、观察者诊断偏倚等，阴性结果也不能排除心肌炎的诊断。Dallas 标准由于读片的差异性、缺少预后评估价值及部分由于采样误差造成较低的敏感性,应用受到限制。这种限制造成替代的病理分类标准产生,主要依据细胞表面抗原特殊的免疫过氧化物酶染色,如抗 CD3、抗 CD4、抗 CD20、抗 CD68 及抗人白细胞抗原,该标准具有较高的敏感性及预后评估价值。最新的建议是心内膜心肌活检应该在有可能发现需要特殊治疗的疾病基础上加以考虑。最近美国心脏联合会协同美国心脏病学院和欧洲心脏病学会对心内膜心肌活检评价心血管疾病做出了较为科学的阐述,两个心肌炎方面 I 级推荐的情况是暴发型心肌炎和巨细胞性心肌炎。无法解释的新近发生的少于 2 周的心力衰竭伴有左心室容积正常或扩张和血流动力学受损而疑诊暴发型心肌炎的患者,应该进行心内膜心肌活检。无法解释的新近发生的时间在 2 周到 3 个月的心力衰竭伴有左心室扩张和新发室性心律失常或莫氏 II 型或二度 III 度传导阻滞,1～2 周内常规治疗没有反应的疑诊巨细胞性心肌炎的患者,也应该进行心内膜心肌活检。除此之外的情况并没有建立心内膜心肌活检的标准。有心内膜心肌活检指征的患者到没有相关专门技术的医疗中心就诊时应该转院到具有活检能力的医疗中心。此外,临床病理标准可以区分暴发型淋巴细胞性心肌炎和急性淋巴细胞性心肌炎,而且采用了对单纯病理分类加以改进的、可以判断预后的分类标准。根据临床病理标准,暴发型淋巴细胞性心肌炎,因其在症状和血流动力学受损发作时具有明确的 2 周内病毒感染的前驱症状发作,而且预后一般较好,与急性淋巴细胞性心肌炎加以区分。后者一般没有明确的起病和血流动力学受损,但却导致更常见的死亡及需要心脏移植的严重结果。虽然暴发型淋巴细胞性心肌炎患者常可恢复,但也是重症,需要静脉内应用正性肌力药物或机械循环支持等疗法。这两种心肌炎发病率低,心脏移植的预后数据及生存率仅来自于少量病例结果。

心肌炎的鉴别诊断主要根据疾病的临床表现。许多疾病都潜在影响心肌或导致心肌炎的发生。左心室功能障碍或心力衰竭的常见病因为长期高血压、冠状动脉疾病、瓣膜性心脏病或遗传性心肌病。当诊断心肌炎造成的左心室功能障碍时,需排除包括上述疾病在内的其他许多临床疾病。

四、治疗

(一)心力衰竭的治疗

(1)心肌炎患者表现为急性扩张型心肌病,可根据目前美国心脏协会、美国心脏病协会、欧洲心脏病协会和美国心衰协会(AHA,ACC,ESC,HFSA)的指南开始标准心力衰竭治疗,包括利尿药、血管紧张素转化酶抑制药、β 受体阻滞药和醛固酮受体拮抗药。目前研究尚未明确左心室功能恢复的心肌炎患者应该何时、如何逐渐停止标准抗心力衰竭药物治疗。

(2)因在动物模型中地高辛有促心律失常作用,因此尽量避免应用地高辛。

(3)抗凝药物可预防血栓栓塞事件,通常建议合并室壁瘤附壁血栓(如锥虫病、心房颤动和既往栓塞病史)的患者开始抗凝治疗。

(4)对于血流动力学严重受损的患者,尤其是暴发性心肌炎的患者,可应用强心治疗。

(5)通常需要积极的机械支持治疗和外科介入治疗

①主动脉内球囊反搏可维持有效血流动力,并减轻后负荷。

②机械辅助装置(左心室辅助装置)。

③体外膜肺氧合。

(6)尤其对于进展性、活检证实的 GCM(巨细胞心肌炎)或围生期心肌病患者,尽早考虑心脏移植治疗。但是,同没有心肌炎的心脏移植患者相比,心肌炎患者移植术后排斥反应增加,存活率降低,并且再发的心肌炎可能影响同种异体移植物的功能。

(二)限制运动

(1)动物实验提示运动可增加心肌细胞炎症反应和坏死、心脏重构和死亡的风险,仅在动物模型中证实。

（2）建议患者自起病后 6 个月甚至更长时间内避免剧烈体力活动。限制运动的时间依据左心室功能的恢复情况。

（三）心律失常的治疗

（1）标准抗心律失常药物治疗是一线治疗，包括 β 受体阻滞药、胺碘酮和索他洛尔。

（2）置入式心脏转复除颤装置可应用于病情平稳的慢性期合并持续性低射血分数（EF）的患者和那些合并难治性恶性心律失常的患者。

（3）永久起搏器可应用于合并传导阻滞或心动过缓性心律失常的患者。

（四）随访

（1）应临床密切随访，因为持续性慢性炎症反应可导致进展为扩张型心肌病。开始可以以 1～3 个月为随访间期，用于调整药物治疗及体力活动方案。

（2）定期复查超声心动图评估左心室结构和功能，但目前尚未对心肌炎后行超声心动图的频率达成共识。

（五）免疫抑制治疗仅用于治疗难治性心肌炎或活检证实的 GCM

目前无证据表明抗病毒治疗或非甾体抗炎药有效。最近 HFSA 指南不推荐对心肌炎患者常规应用免疫抑制药。未来仍需进行大量临床研究确定何种患者可从有针对性的抗病毒治疗和免疫抑制药治疗中获益。

（郑　佳）

第四节　病毒性心肌炎的分子生物学研究进展

VMC 的发病机制目前尚不完全清楚，随着分子生物学的发展，对 VMC 有了更进一步的认识。分子生物学是一门从生物大分子结构和功能水平上阐述各个生命现象的前沿科学，其内涵也随着生命科学的发展而日益丰富。

一、细胞凋亡与心肌炎

细胞凋亡又称为程序性细胞死亡（PCD），是由基因控制的引起 DNA 破坏的细胞死亡。与细胞的生长、分化一样，是机体的一种生理现象，贯穿于生命的全过程。凋亡对成人正常组织细胞数的动态平衡发挥关键作用，从某种程度上说，细胞凋亡与细胞的生长和分化同样重要，是细胞的基本特征之一。

在成人心脏组织，心肌细胞为终末分化细胞，正常情况下其细胞数几乎不发生变化，凋亡的发生率极低，通常难以检测到。但是在病理情况下，凋亡参与了许多疾病的病理生理过程，如动脉粥样硬化、球囊损伤后的再狭窄、急性心肌梗死后的再灌注损伤、充血性心力衰竭、心肌炎及心脏移植后的免疫排斥反应等。据报告，这些疾病中心肌细胞凋亡的发生率为 0.1%～30.0%。近来有学者研究发现心肌细胞凋亡参与了 VMC 的发病，是 VMC 的发病机制之一。Kawano 等首先在 1 例慢性心肌炎的心肌标本中观察到许多凋亡的心肌细胞，结果提示凋亡可能是心肌炎心肌损害的机制之一。另外有学者发现嗜鼠心肌柯萨奇 B_3 病毒（CVB_{3m}）所致的 VMC 小鼠在接种病毒后 3～30 天心肌中均可见凋亡的心肌细胞，9～15 天阳性率相对较高。以下就细胞凋亡与心肌炎发病机制的关系及抗细胞凋亡的研究进展作一介绍。

（一）细胞凋亡与心肌炎发病机制

1.病毒对心肌的直接损害与细胞凋亡

凋亡过程受来自体内外多种因素的调控，病毒是较重要的调控因素。病毒通过自身基因的表达激活宿主细胞的凋亡相关基因，诱发或抑制相应细胞凋亡。病毒感染时，一方面机体运用细胞凋亡的手段，牺牲个别细胞来清除异物，从而起到宿主防御作用；另一方面，病毒为维持自身的存活与繁殖调控宿主细胞凋亡，引起宿主病理损害。

引起病毒性心心肌炎的病毒常见的有：肠病毒、腺病毒、HIV-1、流感病毒、细小病毒、巨细胞病毒、疱疹病毒、丙型肝炎病毒等约 20 种病毒。其中，属肠病毒的柯萨奇病毒 B_3 型（CVB_3）致病力最强。通过给 5 周龄 BALB/c 小鼠腹腔接种 CVB_{3m}，诱发小鼠 VMC，接种病毒 9 天后处死小鼠，利用光镜、电镜及原位末端标记法对心肌组织进行检测，结果显示 VMC 检出率 93.33%，心肌细胞凋亡阳性率为 80%，提示细胞凋亡可能为小鼠 VMC 的发病机制之一。引起心肌炎的病毒感染时，若未能及时被机体固有免疫系统清除，通过心肌细胞膜相应病毒受体，如属于免疫球蛋白（Ig）超家族柯萨奇病毒与腺病毒受体（CAR），该受体是 I 型跨膜糖蛋白，分布随年龄、性别及遗传背景的不同存在差异。这一发现解释了流行病学青壮年易感、男性较女性病毒性心肌炎发病率高的原因。未被免疫系统清除的病毒，通过与心肌细胞 CAR 结合，转入细胞内进行扩增，产生病毒蛋白直接损伤心肌细胞。如柯萨奇病毒 B_3 进入心肌细胞，通过以下 3 种途径直接损伤心肌：表达病毒蛋白酶 2A，病毒蛋白酶 2A 切割启动因子-4G，抑制心肌细胞蛋白合成结构；CVB_3 病毒蛋白酶 2A 专属切割抗肌萎缩蛋白链 3 区域，破坏肌膜的完整性；CVB_3 病毒蛋白 2A 和 3C 通过外在的 caspase-8 的介导的信号通路的激活及内在的线粒体介导的凋亡通路，诱导被感染细胞的凋亡。

WN 54954 是一种可作用于微小 RNA 病毒感染的早期，从而能明显降低 CVB_{3m} 所致小鼠病毒性心肌炎的发病率的抗病毒复合物。经 WN 54954 治疗的小鼠心肌细胞中 CVB_{3m} 病毒的 RNA 较未治疗的小鼠中低 89%，发生细胞凋亡的心肌较未经 WN 54954 治疗的小鼠减少 52%，发生坏死的区域减少 77%，这说明在病毒性心肌炎中病毒通过细胞凋亡及坏死损伤心肌细胞而致病。

但也有一些得出不同结论的研究结果，发现在急性 VMC 心肌组织中，虽然可以检测出大量的凋亡细胞，但凋亡细胞是浸润进入心肌组织的单核细胞，而并非心肌细胞。另有研究者报导在 CVB_3 引起的心肌炎中很少能够观察到凋亡，并且凋亡前因子（Bax，Fas 与 FasL）在心肌组织中的含量没有改变，但是抗凋亡因子 bcl-2 却经常明显增高，以至 Bax/bcl-2 的比值发生改变。导致这些实验结果出现差异的原因可能是采用了不同鼠系的动物模型导致免疫病理机制存在差别。

2.自身免疫反应对心肌的损害与细胞凋亡

研究证实感染小鼠的心肌组织存在不同类型的免疫细胞浸润，其中以大量巨噬细胞、中性粒细胞和淋巴细胞为主，伴有少量 B 细胞、树突状细胞和自然杀伤细胞等。自然杀伤细胞、中性粒细胞、巨噬细胞是浸润心肌最早的细胞，有免疫浸润的作用。T 淋巴细胞能够清除病毒，介导心脏炎症。B 细胞产生自身抗体，抗体介导免疫可以清除病毒，并导致自身免疫和慢性心力衰竭。T 细胞通过激活为细胞毒性淋巴细胞，释放穿孔素/颗粒酶介导杀灭靶细胞及 Fas/FasL 诱导细胞凋亡。有研究显示在由肌球蛋白诱导的自身免疫性心肌炎的小鼠动物模型中通过 TUNEL 法发现心肌细胞及浸润的炎性淋巴细胞都有细胞凋亡的发生。细胞凋亡的高峰期在第 17 天，在第 17、21 天通过琼脂凝胶电泳可出现凋亡细胞的 DNA 梯形条带。在肌球蛋白诱导的自身免疫性心肌炎的小鼠动物模型中通过注射 ^{99m}Tc-annexln 及（14）C-DG 两种放射性跟踪剂来检测炎症与细胞凋亡在心肌中的分布。^{99m}Tc-annexln 为细胞凋亡的显示剂，而（14）C-DG 则可显示炎症所在。结果发现在心肌炎急性期两者的摄入量均显著高于正常小鼠（$P < 0.0001$）。此说明除炎症外，细胞凋亡与自身免疫性心肌炎的发病关系亦很密切。

（二）心肌炎的心肌细胞凋亡发生机制

1.诱发心肌细胞凋亡的细胞及细胞因子

CVB_3 侵入机体以后，激活机体免疫系统，T 细胞、NK 细胞和巨噬细胞浸润进入心肌组织，并分泌各种细胞因子。这些细胞及细胞因子在心肌局部通过心肌细胞表面的受体发挥作用，最终导致部分心肌细胞坏死或凋亡。

（1）T 细胞、NK 细胞在 VMC 中的作用：T 细胞主要包括 $CD4^+$ T 细胞和 $CD8^+$ T 细胞，其中 $CD4^+$ 细胞主要通过 Fas/FasL 系统显示其活性，而 $CD8^+$ T 细胞则通过 Fas/FasL 和穿孔素—颗粒酶两种方式发挥其杀伤作用。$CD8^+$ T 细胞（CTL）在穿孔素的帮助下，颗粒酶 B 进入靶细胞，直接激活效应因子 Caspase（Caspase-3、6、7）从而引发凋亡。在病毒性心肌炎急性期，心肌细胞凋亡在敲除穿孔素的实验动物模型中表现非常明显，说明穿孔素非依赖性凋亡通路在心肌炎进展过程中发挥了关键作用。CTL 导致凋亡的第二条途径是通过 CTL 细胞表面的 FasL 三聚体和靶细胞表面 Fas(CD95)相互作用引起凋亡。细胞膜表面的 FasL 与靶细胞表面的 Fas 受体结合后向细胞内传导死亡信号,使靶细胞在数小时内发生凋亡。VMC 小鼠心肌细胞 Fas mRNA 及浸润淋巴细胞的 Fas mRNA 均显著升高,FasL 蛋白表达水平与心肌病变轻重呈正相关。分别通过 Northern Blot 分析法及免疫化学法在第 17、21 天在心肌细胞及浸润的炎性淋巴细胞中发现 Fas mRNA 及蛋白的表达。另外在 14、17、27 天通过原位杂交及免疫染色在浸润的淋巴细胞中发现 FasL,且 FasL 阳性的淋巴细胞主要是 CD4+ 细胞。一个值得非常关注的现象是,在病变区域之外的心肌组织可以观察到心肌细胞凋亡。所以,凋亡在 VMC 的病理生理过程中,其重要性不可低估。

(2)TNF 超家族成员在 VMC 中的作用:在急性 VMC 发病过程中,被激活的抗原特异性 T 细胞和抗原非特异性 NK 细胞渗入心肌组织,在其发挥作用的过程中,除了上述颗粒酶和 FasL 外,TNF 也是重要的细胞因子之一。TNF-α 是功能多向性细胞因子,参与多种形式的心血管病理,而且在一定情况下,能够诱导细胞发生凋亡。TNF-α 通过激活淋巴细胞、NK 细胞等途径提高机体抗病毒免疫反应,同时抑制病毒复制和特异性杀伤病毒感染的细胞。但是,也有研究者指出,如果在急性期前预防性使用抗 TNF-α 抗体可以减轻心肌损伤,而在感染后给予则无保护作用,说明 TNF-α 在 VMC 的病程中并不总是起保护作用。对轻度心肌炎的实验动物给予 TNF-α 后,小鼠死亡率和心肌病变显著增加,且体外实验表明 TNF-α 能够诱导小鼠心肌细胞凋亡。相应的通路研究表明,TNF-α 主要通过升高神经鞘氨醇水平诱导心肌细胞凋亡。同时,TNF-α 诱导心肌细胞生成 TNFR1 配体表达增多,因此推测,TNF-α 导致心肌细胞凋亡的机制可以概括为:表达增多的 TNFR1 介导神经鞘氨醇升高,最终导致心肌细胞凋亡。

在 T 细胞、NK 细胞与心肌细胞结合的过程中,除 TCR 发挥主要信号传导作用之外,还有众多的协同刺激因子参与其作用。这些协同刺激因子大多属于 TNF 超家族成员,主要有 CD27/CD27L(CD70)、CD30lCD30L(CD153)、CD40/CD40L(CD154)、OX40(CD134)/OX40L 和 4-1BB(CD137)/4-1BBL。研究提示,CVB₃ 感染引起的急性病毒性心肌炎导致心肌细胞表面 TNF 受体-配体超家族成员水平增高,尤其是 CD30L 和 4-1BBL。

2.心肌细胞凋亡的基因调控

细胞凋亡是一个非常复杂的病理生理过程,许多因素均可影响细胞凋亡的发生。细胞类型不同,受影响的因素也不同。有多种基因参与细胞凋亡过程的调控。目前发现的细胞凋亡有关基因有 3 类:促细胞凋亡基因、抑制细胞凋亡基因和在细胞凋亡过程中起协调作用的基因。在病毒性心肌炎中对细胞凋亡具有调控作用的基因主要有 bcl-2、Bax、p53、myc 和 ras 等原癌基因。

(1)bcl-2 基因家族在调节心肌细胞凋亡中的作用:bcl-2 家族由抑制凋亡基因 bcl-2、bcl-XL、bcl-w、mcl-1 等及促进凋亡基因 bax、bcl-Xs、bim、mtd、bid、bad 等组成。bcl-2 家族的成员通常以二聚体的形式发挥作用,bcl-2/bcl-2、bcl-2/bax、bcl-2/bcl-xL 抑制细胞凋亡,而 bax/bax、bax/bad、bcl-2/bax-xs 则促进细胞凋亡。抑制和促进细胞凋亡两类蛋白的比例决定了细胞在受到凋亡信号刺激时是否发生凋亡,其中 Bax/bcl-2 的比值水平是决定细胞受外因刺激后发生凋亡与否的关键因素,这种比值变化的原因部分是由于特定的蛋白间竞争性二聚体形成的作用。有实验证明,受 CVB₃ 感染的 CD1 小鼠发生病毒性心肌炎时 bcl-2 表达轻度增高,在感染 2 周后达到高峰。bcl-2 可能通过以下途径发挥抑制细胞凋亡作用:①细胞抗氧化作用;②抑制钙离子跨膜流动;③改变离子通道蛋白通透性;④吸附/锚定蛋白;⑤抑制线粒体释放细胞色素 c。

(2)C-myc 基因在调节心肌细胞凋亡中的作用:C-myc 基因是一种原癌基因,它在细胞增殖及凋亡的调节中具有重要作用。C-myc 蛋白存在于核中,C-myc 蛋白作为调节因子,一方面激活介导细胞增殖的基因,另一方面也激活诱导凋亡的基因。对于它的作用目前较为一致的结论是,C-myc 信号传递系统激活后,如果培养体系中有足够的生长因子持续存在,则细胞增殖并分裂,否则诱导细胞凋亡。

在 VMC 发病过程中,C-myc 和 Max 水平均明显增高,而且认为 C-myc 在心肌细胞内的主要作用是激活诱导凋亡的基因。另外,C-myc 基因表达失调被认为是心肌细胞凋亡的主要诱因。

(3)ICE 基因家族:目前发现的该家族成员有 Ced-3、ICE、Nedd-2/ICH-1、CPP32、TX 等。ICE 基因家

族编码的蛋白酶在凋亡中发挥重要作用,其作用底物有多聚 ADP 核糖聚合酶,DNA 蛋白激酶(DNA-PK)、H1 组蛋白、层黏蛋白、骨架蛋白、肌动蛋白、蛋白激酶 C-δ(PKC-δ)等。许多证据表明,ICE 样蛋白酶是细胞死亡机制的核心成分,凋亡似乎是蛋白酶级联切割底物的过程。

(4)p53 基因在调节细胞凋亡中的作用:p53 是一个抑癌基因,是 DNA 损伤的分子传感器,能够诱导细胞增殖停滞和细胞凋亡促发。p53 诱导细胞周期停滞是通过在 G_1 期上调 p21 周期素抑制酶而发挥作用,诱导凋亡则有赖于 EIA 和 myc 的高表达。因此,p53 阻滞细胞生长和诱导凋亡的功能靠细胞间的信号传导发挥作用。野生型 p53 基因是细胞凋亡的必需成分,它监视细胞内 DNA 的状态,如果细胞 DNA 受损,p53 蛋白水平就增高,以终止增殖,使受损细胞获得修复 DNA 的时间,如果细胞 DNA 受损无法修复,则 p53 蛋白持续增高,引起细胞凋亡。

(5)Fas:Fas 蛋白与 Fas 配体组成 Fas 系统,二者的结合可激活 caspase 家族酶联反应,从而导致靶细胞走向凋亡。

(6)IAP 家族:凋亡抑制蛋白 IAP 家族是一组具有杆状病毒 IAP 重复序列(BIR)结构域的抑制细胞凋亡的蛋白。这些蛋白的过度表达,可以不同程度地抑制多种因素引起的细胞凋亡。在酵母和哺乳动物细胞中,IAP 家族蛋白通过抑制 caspase-3,7,9 等的活性抑制细胞凋亡。其他基因 jun、fos、myb、asy、Rb 等基因亦与细胞凋亡有关。

3.心肌细胞凋亡途径

心肌细胞凋亡在病毒性心肌炎的发病中起重要作用,凋亡信号通路被激活。细胞程序性死亡发生可能是由于激活死亡受体介导的凋亡途径(外在途径)或线粒体介导凋亡途径(内在途经)。

(1)死亡受体信号途径:死亡受体是细胞表面受体,属于肿瘤坏死因子受体蛋白家族。典型的死亡受体有凋亡相关因子、肿瘤坏死因子受体 1、肿瘤坏死因子诱导凋亡受体 1 和肿瘤坏死因子诱导凋亡受体 2。这些受体被激活后绑定它们的同源性配体即 FasL、肿瘤坏死因子、肿瘤坏死因子诱导凋亡配体。死亡受体胞质含有一段结构称死亡域。它能与同型衔接蛋白的死亡域结合。FAS 相关死亡结构域是 Fas 的衔接蛋白,与胱天蛋白酶前体一起激活受体,形成死亡诱导信号复合物,激活胱天蛋白酶 8,进而激活下游胱天蛋白酶系统,导致细胞凋亡。

(2)线粒体信号途径:线粒体介导的凋亡途径是细胞凋亡分子细胞色素 c、第 2 个线粒体衍生的胱天蛋白酶激活剂、凋亡诱导因子从线粒体里释放,产生级联反应诱发细胞凋亡。各种凋亡诱导因素可导致线粒体膜上通透性转换孔不可逆开放,细胞色素 c 通过线粒体膜上通透性转换孔释放到细胞质中。释放到细胞质中的细胞色素 c 与胞质中的凋亡蛋白酶激活因子 1 和胱天蛋白酶 9 的酶原相结合形成凋亡酶体,生成有活性的胱天蛋白酶 9 而触发凋亡蛋白酶的级联反应,激活下游的胱天蛋白酶 3 和胱天蛋白酶 7,引起细胞凋亡。在线粒体介导的细胞凋亡调控中 B 淋巴细胞瘤/白血病 2 基因家族蛋白发挥着重要的作用,其中 Bax 可以促进线粒体促凋亡因子的释放,从而加速细胞凋亡。有实验证明,在体外病毒感染心肌细胞后有胱天蛋白酶 3 的激活,体外用胱天蛋白酶抑制剂可以有效抑制细胞死亡,敲除胱天蛋白酶 3 基因可显著提高小鼠的生存率。

4.凋亡蛋白酶

在细胞凋亡的启动和完成中起重要作用,是细胞凋亡的执行者,决定了细胞凋亡的形态改变和生物化学改变。至今已发现 14 种凋亡蛋白酶,依据结构和功能的不同可分为 3 组。

(1)启始 caspase:启始 caspase 即 caspase-2,-8,-9,-10,对细胞凋亡的刺激信号做出反应,启动细胞的自杀过程。

(2)效应 caspase:效应 caspase 即 caspase-3,-6,-7,是在细胞凋亡过程中的具体执行者,完成对特定蛋白底物的水解。

(3)主要与炎症信号的产生和免疫调节有关的 caspase:主要与炎症信号的产生和免疫调节有关的 caspase 即 caspase-1,-4,-5,-14,与细胞凋亡关系不很密切。

综上所述,可以把 VMC 时心肌细胞发生凋亡的情况概括为:首先,刺激因子通过心肌细胞膜上的死亡受体和 TNF 受体家族,如 Fas、TNFR1 等,其与细胞膜表面的受体相互作用,引起受体聚集,然后通过胞内信号传递系统依次激活凋亡级联反应,最终活化 caspase 级联反应下游产物,从而导致细胞凋亡。

目前,对于 CVB$_3$ 感染以后,心肌细胞凋亡发生情况仍存在很多争议。有学者对 81 名心肌炎患者进行心肌活检,另设 17 名正常对照,用 PCR 法检测病毒 RNA,发现 81 名心内膜炎患者中 7 名患者的检测结果为阳性,但是在心肌组织中未发现凋亡细胞。然而,许多实验又证明了病毒感染以后,心肌细胞的确有部分细胞发生凋亡。结合胞内基因调控的论述,可以认为心肌细胞是否出现凋亡是综合因素作用的结果。此外,细胞凋亡的过程非常短暂,形态学改变仅在 5～30 分钟内完成,消化清除凋亡细胞也只不过几个小时。因此,研究心肌细胞凋亡不仅需要了解心肌细胞凋亡所特有的通路,而且在实验中也需要反复探索,把握凋亡研究的最佳时机。

对于心肌细胞凋亡在心脏疾病中的意义,目前认为心肌细胞的丢失可能导致收缩功能下降,进而减低泵功能。Adams 已报道了严重心衰伴明显心脏扩大和围产期死亡的转基因鼠 Gaq 过度表达引起细胞凋亡,提示凋亡存在于心力衰竭的一个短暂时期。临床结果证实:扩张型心肌病伴左心功能低下的患者中有 65% 存在不同程度的心肌细胞凋亡,表现为典型的 DNA 梯形特征,提示心肌细胞凋亡与扩张型心肌病间存在密切关系。

对一般器官而言,少数细胞凋亡可能不影响组织器官的生理功能,但对心肌细胞这样一种高度分化、接近分化末端,通常认为不具备再生能力的组织细胞,凋亡无论是宿主防御的结果,还是病毒诱导所致,都将引起心肌组织的病理损伤,心肌细胞的丢失和减少。凋亡部位电活动的异常可导致心律失常,凋亡也导致心肌重塑。因此,心肌细胞凋亡甚至是局限于局部范围的凋亡,均可导致细胞结构和电活动紊乱。

(三)抗细胞凋亡与心肌炎的治疗对策

心肌炎是发病率和死亡率均很高的疾病,其发病机制还不完全清楚。目前尚无特效疗法,缺少可靠而有效的治疗方案。随着人们对细胞凋亡在该病的发生和发展中的作用的日益重视,通过抗细胞凋亡寻找治疗心肌炎的新对策也成为许多人的共识。

CVB$_3$ 是人类 VMC 最常见的病原体,此病毒被感染后可激活心肌细胞内的丝裂原活化蛋白激酶(MAPKs)ERK1/2。研究人员通过 U0126(ERK1/2 的阻止剂)治疗 CVB$_3$ 感染的心肌细胞,发现 U0126 可明显减少 CVB$_3$ 子代病毒的释放及病毒蛋白的合成,更重要的是还能阻止 CVB$_3$ 诱导的细胞凋亡。故 MAPKs 阻止剂无疑将为 VMC 的治疗带来希望。

CX295 可阻止半胱氨酸蛋白酶钙依赖性中性蛋白水解酶的活性,而在患有由呼吸道肠道病毒诱发的心肌炎的新生小鼠模型中发现该酶的活性增加。在给予 CX295 治疗后在病理组织学上可见心肌细胞损伤明显减少,通过 TUNEL 法发现其可完全阻止心肌细胞的凋亡,同时血清肌酸磷酸激酶降低。由此可推测阻止细胞凋亡信号传导通路有可能成为治疗 VMC 的有效措施。

此外,还有研究报道了 caspase 的阻止剂[如 Q-VD-OPH 和 Z-VAD(OMe)-FMK]也有可能成为治疗 VMC 的又一新对策。

在抗心肌细胞凋亡这一环节上,祖国医学也占据了不可替代的地位。许多研究均表明,黄芪可通过上调 VMC 小鼠心肌组织 bcl-2 的基因转录,抑制心肌凋亡,减轻心肌损伤。

抗病毒药对确诊病毒的存在,及早的抗病毒治疗具有临床意义。抗病毒药物利巴韦林,结构上与核苷及鸟苷类似,能够渗入 RNA 病毒中,诱导病毒突变死亡。实验研究表明,利巴韦林具有广谱抗 RNA 病毒的效果,明显的降低 CVB$_3$ 感染者病毒心肌病毒滴度,减少心肌细胞凋亡,减轻心肌炎性反应及钙化。然而,因利巴韦林可引起严重的溶血性贫血,限制了其在急慢性病毒性心肌炎治疗中的应用。

由于心肌炎的发病机制还不十分清楚,故目前心肌炎尚无特效疗法。随着细胞凋亡及病毒感染分子机制的进一步研究,将为心肌疾病的临床基因治疗及 DNA 疫苗的应用由理论转为现实奠定基础。

二、细胞因子与心肌炎

一般认为,VMC 的发病主要与病毒直接损伤心肌细胞、免疫损伤及生化机制有关。在病毒诱发的炎症至感染后自身免疫反应的产生及进展过程中,细胞因子被认为具有重要作用。心肌炎的免疫反应包括自然杀伤细胞(NK)活性降低、T 淋巴细胞的溶细胞作用、Th1/Th2 平衡失调及相关细胞因子参与的免疫反应。众所周知,VMC 急性期大量炎症细胞坏死可刺激产生大量细胞因子,如 INF-γ、TNF-α、IL-1、IL-6、IL-4、IL-18、TGF-β$_1$、NF-κB、NGF、MIF、IGF-1 等,各细胞因子相互作用形成网络。近年来,许多研究发现其他一些炎性因子在 VMC 中也起重要作用。我们就有关细胞因子在 VMC 发病过程中作用机制的研究进展综述如下。

(一)TNF

TNF 主要由单核巨噬细胞产生,是机体炎症与免疫系统的重要调节因子,并与心肌炎及扩张性心肌病的发生有关。有研究显示在心肌炎患者心内膜心肌活检标本中,发现 TNF-α 及 TNF-α 转换酶(TACE)的 mRNA 的表达显著增高。TNF-α 具有双重作用,一方面在机体免疫调节、机体生理功能和抗感染等方面发挥重要作用;另一方面,可加重心肌炎症。其机制可能是:①高浓度的 TNF 直接破坏心肌细胞,诱导 VMC 形成;②TNF 异常会导致白细胞介素(IL-1)的异常,免疫调节网络功能失常,可能在 VMC 的自身免疫形成中起作用;③TNF 可显著增加白细胞、心肌细胞及血管内皮细胞膜免疫黏附分子的表达,促进大量淋巴细胞向心肌浸润。TNF-α 对心肌还有负性肌力作用,导致心肌收缩及舒张功能低下,心肌炎症加剧。TNF-α 还可导致基因调控的异常,通过坏死或凋亡引起心肌细胞死亡。

TNF 的受体分为 3 型:低分子量的 TNF-RP55,高分子量的 TNF-RP'5,TNF-α 及 TNF-β 均能与此两型受体结合,但亲和力不同,第 3 型特殊受体为 TNF-Rrp,它优先与 TNF-β 相互作用。

有学者利用鼠肌球蛋白诱发的心肌炎模型及 TNF-RP55 基因缺陷小鼠对 TNF/TNF-R 系统进行了研究,结果显示:①TNF-RP55－/－小鼠在注射心肌肌球蛋白后,未出现炎症性心脏浸润。而对照组小鼠则发生严重的自身免疫性心肌炎;②在 TNF-RP55－/－小鼠中,心脏间质细胞无法表达主要组织相容性Ⅱ类抗原分子,从而影响目的器官的易感性。既然自身免疫性心肌炎的产生依赖于心脏间质细胞向自身反应性 T 细胞呈递心肌肌球蛋白多肽及 MHCⅡ类抗原分子,因而 MHCⅡ类抗原分子在心脏间质细胞的上调表达对心肌炎的产生有重要作用。这一试验显示,低分子量的 TNF-RP55 对炎症性心脏浸润及自身免疫性心肌炎的产生起到关键作用,使 TNF-RP55 可能成为设计干预和治疗药物时的候选目标之一,这为今后治疗由自身免疫反应所介导的慢性心肌炎及扩张型心肌病提供了新思路。

(二)肿瘤坏死因子配体相关分子

肿瘤坏死因子配体相关分子 IA(TLIA)属于 TNF 家族的新成员。TLIA 通过其特异受体直接作用于免疫系统,具有促进单核细胞增殖分化、诱导中性粒细胞的趋化活性、活化 T 细胞、增加 IFN-7 的分泌等生理活性,在免疫调节及炎症性疾病中发挥重要作用。研究发现,病毒性心肌炎小鼠心肌组织中 TLIA 及其受体 DR3 的表达明显增高,TLIA 可以通过结合死亡受体 3(DR3),然后为初始 T 淋巴细胞活化提供第二刺激信号,使巨噬细胞和中性粒细胞聚集到炎性部位,促进 NF-κB、IL-2、IFN-γ 等炎性介质的分泌,诱导和促进细胞的炎症反应及凋亡。

(三)干扰素(IFN)

IFN-γ 由活化的 NK 细胞和 T 细胞产生,有丝分裂原、特异性抗原及细胞因子,如 TNF、IL-1 等为主要诱导剂,IFN-γ 也可刺激自身表达。

在小鼠 CVB$_3$ 心肌炎中,IFN-γ 主要由浸润的 NK 细胞在急性心肌炎早期阶段合成。已经知道,NK 细胞可通过杀死病毒感染的细胞及合成 IFN-γ 在限制病毒复制中发挥关键作用,而 IFN-γ 除直接抑制病毒复制外,同时还可进一步激活 NK 细胞。二者相互作用以控制病毒感染。

IFN-γ 的免疫调节功能亦包括激活巨噬细胞,目前细胞生物学的进展已显示 IFN-γ 是最强的巨噬细胞激活因子。因为 IFN-γ 较 IFNα/β 能更为显著地引起巨噬细胞表达主要组织相容性类抗原,故其能更为明显地减少目标器官病毒数量。Horwitz 等给胰腺 β 细胞表达 IFN-γ 的转基因小鼠腹腔接种 CVB$_3$,发现不能引起心肌炎发生。为探讨 IFN-7 及一氧化氮(NO)在 VMC 小鼠的变化,以 CVB$_3$ 感染 BALB/c 鼠为研究对象,检测血清 IFN-γ、心肌匀浆中 NO 在病程中的动态变化,结果显示,感染病毒后小鼠体内 IFN-γ 及

NO 均有不同程度升高,尤其是感染后第 7 天最高,且 NO 的升高与 IFN-γ 有相关关系(r=0.95,P<0.05);小鼠心肌病理积分与 NO 升高也有相关关系(r=0.66,P<0.05)。IFN-γ 本身并不能直接诱导心脏微血管内皮细胞产生 NO 合成酶(iNOS),而是通过 IL-1 使其产生增加。

IFN-γ 在 VMC 中发挥保护作用的机制仍不完全清楚,可能与直接抑制病毒复制,调节细胞免疫功能,诱导 NO 产生等生物学作用有关。该研究还提示,病毒感染后细胞因子过分表达可以刺激 NO 生成,NO 过高可加重病情。因此,IFN-γ 在 VMC 发病中可能起着双重作用,一方面有助于控制病毒复制,另一方面加重心肌炎症损害。

(四)白细胞介素

白细胞介素类细胞因子由各种不同的血细胞和免疫反应细胞产生,种类繁多,且生物学反应也极为多样。

1.白细胞介素-1

白细胞介素-1(IL-1)是炎症反应的重要介质,但在病毒感染时,IL-1 并不总是起保护作用。已发现在某些组织内,IL-1 的局部浓度直接与其在病变过程中的作用有关。小量的 IL-1 参与维持机体正常的防御机能,而局部浓度过高时,则破坏内环境稳定,加重组织损伤。动物实验表明 IL-1 能刺激炎症浸润区 CK 的产生而诱发疾病,这些细胞因子可能有利于病毒介导的细胞损伤之后一些隐蔽的自身抗原的出现。临床在急性期应用 IL-1 抑制剂或 IL-1 受体拮抗剂(IL-1RA)可能会减轻心肌损伤。迁延期血中 IL-1 水平降至正常,与急性期过后,浸润心肌的巨噬细胞逐渐消失,IL-1 分泌减少有关。

2.白细胞介素-2

白细胞介素-2(IL-2)由激活的 T 细胞产生,同时它又能激活一系列其他类型细胞,包括 B 细胞、单核细胞、激活的杀伤细胞及自然杀伤细胞。已经证实,在心肌炎的病毒血症阶段,应用 IL-2 可限制病毒复制。然而,如果在病毒血症后阶段使用,则是有害的。其原因可能为:①IL-2 通过增加浸润的 T 细胞数量而加重心肌炎病情;②IL-2 通过刺激细胞毒性 T 淋巴细胞而对心肌细胞产生间接的细胞毒作用。

以往认为,IL-2 在心肌组织自身免疫性损伤的调节中是具有关键作用的细胞因子。但是新近有研究显示,利用 IL-2 基因敲除小鼠模型及对心肌肌球蛋白诱发的心肌炎敏感性不同的小鼠株(以小鼠心肌肌球蛋白使不同品系小鼠免疫产生心肌炎,它依赖于 T 细胞的激活,是人类感染后炎症性心肌疾病很好的模型)证实:① C3H(敏感株)小鼠中,IL-2+/+,IL-2+/-,IL-2-/- 导致的心肌炎严重程度类似;②C57BL/6(非敏感株)中,IL-2-/- 与 IL-2+/+ 相比较,心肌组织炎症细胞浸润及 MHCⅡ类抗原表达无差异,IL-2 基因缺陷并未增加心肌炎易感性。这说明 IL-2 在心肌炎进展中并未起到根本性作用,故心肌炎可能仍可通过其他途径介导发生。

3.白细胞介素-10

Th2 相关细胞因子白细胞介素-10(IL-10)具有多种免疫调节特征,包括:抑制 Th1 细胞及巨噬细胞功能,抑制 Th1 细胞相关细胞因子产生,并可通过抑制核因子-β 来抑制炎症反应。研究人员应用重组人 IL-10(rhIL-10)提高了小鼠急性 EMCV 心肌炎的生存率,并减轻了心肌病变。有几种机制可能解释这种作用效果:①IL-10 能抑制 TNF-α 的释放;②IL-10 能抑制 IL-2 的产生;③IL-10 可通过抑制巨噬细胞功能而减少 NO 的产生。在病毒性心肌炎的动物模型中,NO 的产生增加,且当应用 NO 合成酶抑制剂时,心肌病变减轻。若 IL-10 的治疗与病毒接种同时开始或于接种后一天开始则能降低死亡率及心肌损伤程度,应用时间较晚则无效,因此 IL-10 在病毒感染早期的免疫反应调节中发挥重要作用。

4.白细胞介素-6

白细胞介素-6(IL-6)是一种多效型细胞因子,可调节多种组织细胞的生长与分化,不仅在机体的免疫反应、防御机能及造血调控中起重要作用,而且与临床诸多疾病的病理变化密切相关。IL-6 可激活心肌细胞表面 CD54 表达,促进活化的淋巴细胞的黏附和氧自由基介导的损伤。刘亚黎的动物实验显示,病毒性心肌炎急性期内 IL-6 mRNA 的表达及蛋白定量均明显升高,而抗 IL-6 抗体投入后导致患病小鼠的心肌组织内病毒滴度明显增加,炎症细胞浸润与坏死扩大,生存率有所下降,这表明在急性病毒性心肌炎发病的过程中,IL-6 具有炎症防御性作用。它的可能机制是在活化 B 细胞内诱导抗体产生,促进 T 细胞增殖,增加 NK 细胞和巨噬细胞的活性,促进干细胞合成炎症蛋白,从而起到生物防御作用。但多数学者同时也认为,如果 IL-6 等炎性因子大量产生,则会导致疾病的恶化。

5.白细胞介素-12

白细胞介素-12(IL-12)是一种免疫效应细胞生长刺激因子,由巨噬细胞、B 细胞及其他抗原递呈细胞产生,具有多种生物学活性。它能显著增加 NK/LAK 细胞的杀伤作用,促进特异性 CTL 细胞的应答能力,诱导 T 细胞及 NK 细胞产生大量 IFN-γ,并协同 IL-2 诱导 T 细胞及 NK 细胞的细胞毒活性,促进 Thl 型细胞免疫反应,是一种在免疫反应中发挥多种作用的细胞因子。有研究发现,小鼠感染 CVB$_3$ 后,其心肌组织中 IL-12mRNA 的表达水平增高,同时体内 IL-12、IFN-γ 的蛋白含量也增高;在投入 rIL-12 后,IFN-γ 的蛋白含量升高更明显,小鼠生存率提高。因此,在 VMC 早期,小鼠体内 rIL-12 能减轻心肌损害,提高感染小鼠存活率,起到保护性的作用。总之,在病毒性心肌炎急性期,小鼠体内 IL-12 的含量增高能通过增强 NK 细胞活力,诱导 IFN-γ 大量产生,抑制小鼠心肌组织中的病毒复制,从而减轻心肌损伤,对小鼠起到保护性的作用。

6.白细胞介素-17

白细胞介素(IL-17)由 CD4$^+$ T 细胞分泌,能够诱导上皮细胞、内皮细胞、成纤维细胞合成分泌 IL-6、IL-8、G-CSF、PGE2,促进 ICAM-1 的表达。许多研究者论证了 IL-17 在实验性自身免疫性心肌炎中起着重要作用,并使用 IL-17-Ig 转基因进行心肌炎的生物学治疗。我国学者在病毒性心肌炎模型及临床上论证了 IL-17 在病毒诱导的体液免疫中起着重要作用,并使用其中和抗体干预心肌炎取得了一定的效果。最近研究表明,IL-17A 在急性自身免疫性心肌炎的病理过程中所起的作用较小,而在慢性心肌炎导致心肌病的病理过程中起着重要作用。但是需要进一步了解 IL-17 在病毒性心肌炎中的急性和慢性过程中的作用机制及其靶点,同时采用中和 IL-17 干预的方法对 VMC 中 Th17 细胞的诱导分化及功能的调控等机制进行探索,必将为 VMC 的发生、发展、临床转归及免疫治疗的新靶点提供实验基础和理论依据。

IL-17 细胞不仅在自身免疫性心肌炎中作为促炎症性 T 淋巴细胞亚群起着重要的作用,同时通过调控基质金属蛋白酶(MMP)活性来影响细胞外基质以进一步维持心室结构和功能。近期实验研究表明,IL-17 在病毒性心肌炎中主要通过 MMP-2、MMP-9、TIMP-K 金属肽酶含血小板反应蛋白基元(ADAMTS)等表达上调,促进 I 型胶原和 III 型胶原分解代谢,参与心肌细胞外基质降解与心室重构的过程,进而导致心脏的炎症损伤和心脏的扩大等病理改变。

7.白细胞介素-18

白细胞介素-18(IL-18)是新发现的一种多效型细胞因子,又称 γ-干扰素诱生因子。由活化的巨噬细胞、库普弗细胞、角质细胞等产生,在结构上与 IL-1 相似,在功能上与 IL-12 相似,参与机体的炎症反应和免疫应答。动物模型研究表明,IL-18 具有抗病毒效应。研究发现,在 VMC 早期应用 IL-18 能起到防御病毒入侵、保护心肌作用,并认为 IL-18 表现的保护作用与免疫学功能密切相关。对感染 EMCV 鼠模型的研究表明,在病毒接种的同时应用 IL-18 能提高小鼠生存率,而在接种后第 2 天或第 5 天应用则不能。IL-18 的免疫功能主要有两个方面,一是能刺激 Thl 细胞及 NK 细胞产生 IFN-γ;二是能选择性增强 Th1 及 NK 通过 Fas/FasL 途径介导的细胞毒作用。

IFN-γ 是机体抗病毒的重要细胞因子,而 NK 细胞杀伤靶细胞无特异性,处于机体防御的第一防线。在心肌炎早期,主要是病毒的直接侵袭作用造成心肌细胞损害。IL-18 能通过诱导 IFN-γ 的大量产生及增强 NK 细胞等的细胞毒作用,限制心脏组织中病毒的复制,杀伤受感染细胞,表现出显著的抗病毒效应。

有学者从细胞水平研究 IL-18 对感染 CVB$_3$ 乳鼠搏动心肌细胞的保护作用。结果发现 IL-18 在 4 ~ 20ng/mL 浓度范围内对感染 CVB$_3$ 心肌细胞具有保护作用,可以使心肌细胞病变减轻,酶释放减少,而在 30ng/mL 可以加速、加重感染 CVB$_3$ 心肌细胞的病变。

8.白细胞介素-27

白细胞介素-27(IL-27)是一种新型 IL-6/IL-12 家族的细胞因子,由亚基 EBI3 和 p28 组成,主要由抗原呈递细胞产生,如活化的单核细胞、树突状细胞、巨噬细胞、淋巴细胞等。IL-27 受体 WSX-1/gp130(IL-27R)表达于多种免疫细胞和非免疫细胞表面。IL-27 与多种细胞表面的 IL-27R 结合后,可激活不同的 JAK/STAT 信号转导通路,发挥广泛的免疫调节作用。

有学者研究发现,VMC 小鼠心肌组织中 IL-27 p28 mRNA 和血清 IL-27 蛋白表达均呈阳性,且较对照组明显增高,提示 IL-27 可能在 VMC 的发病中起重要作用。在病毒的作用下,抗原呈递细胞 DC 等活化,IL-27 mRNA 表达增加,翻译成蛋白,分泌到细胞外发挥其生物学作用。IL-27 刺激 CD4$^+$ T 细胞,引起 JAK2、TYK2 和 STAT1/3/5 磷酸化,以 STAT$_1$ 依赖方式促进 Th1 的分化,抑制 Th17 细胞和 Treg 分化,并诱导 T 细胞分泌抗炎因子 IL-10,减轻病毒免疫应答引起的炎症,是调节 Th1 及 Th17 细胞分化增殖的重要细胞因子。其前期研究表明,T 辅助细胞如 Th1、Th17 细胞及其效应分子 IFN-γ、Th17 高于未感染病毒的对照组,提示 Th1 及 Th17 细胞参与 VMC 的发病过程。在 VMC 中高表达的 Th17 是否通过调节 Th1 及 Th17 细胞分化增殖而参与 VMC 的发病机制,仍需进一步深入研究。但心肌 Th2 亚基 EBI3 的 mRNA 在 VMC 各时点未见显著差异,提示 VMC 中 IL-27 可能主要通过 p28 途径激活下游信号通路发挥作用。

(五)结缔组织生长因子

结缔组织生长因子(CTGF)是近年来发现的细胞因子,可促进成纤维细胞分裂和胶原沉积,介导细胞黏附和趋化作用,诱导细胞凋亡,促进血管形成,与纤维化指标(CVF、PVCA)及 TGF-β 的表达密切相关。研究报道,CVB$_3$ 感染小鼠心肌成纤维细胞,致 CTGF 分泌增加,CTGF 的浓度和 CVB$_3$ 的滴度成正比,其表达受 TGF-β 调节。

(六)血管内皮细胞生长因子

血管内皮细胞生长因子(VEGF)具有多种生理效应,包括促血管生成、舒张血管、提高血管通透性、促进细胞增殖、分化及提高细胞生存力等。研究显示,VMC 组心肌组织 VEGF mRNA 表达较正常组高,且在感染病毒后表达渐增高,14 天最高峰,提示 VEGF 在 VMC 早期,即促发了心脏修复工程。

(七)单核细胞趋化蛋白-1

单核细胞趋化蛋白-1(MCP-1)能趋化激活单核巨噬细胞、淋巴细胞向心肌组织的浸润,趋化激活嗜碱性粒细胞时期释放组胺参与免疫应答。MCP-1 的另一作用表现在调节单核细胞和巨噬细胞黏附分子如 integrin 家族 B$_2$ 组的表达及细胞因子 IL-1、IL-6 的产生。研究发现,心肌组织中 MCP-1mRNA 和蛋白表达水平在 VMC 小鼠急性期逐渐升高,在炎症性病变最严重期维持最高水平,恢复期则逐渐下降。

(八)半乳糖凝集素-9

半乳糖凝集素-9(Galectin-9)可促进细胞的分化成熟、黏附聚集、细胞凋亡、嗜酸性粒细胞的趋化与激活,参与信号通路,有重要的免疫调节作用。VMC 中激活后的 T 细胞可产生和释放 Galectin-9,另外,IFN-γ 可上调内皮细胞和成纤维细胞表达 Galectin-9。有研究报告,MC 中 Galectin-9 的 mRNA 与蛋白表达增加,且与心肌炎病变严重程度一致。

(九)内脂素及中性粒细胞激活肽-78

内脂素是一个重要的前炎性因子。研究表明,在 VMC 时能上调单核细胞 MMP-9mRNA 及 MMP-9 活性,促进内皮细胞产生 MMP-2/-9 及单核细胞趋化蛋白-1。内脂素还能促 TNF-α 和 IL-8 的表达,增强 MMP-9 的基质降解作用。中性粒细胞激活肽-78(ENA-78)结构上与 IL-8 相似,可以在各种炎性介质的诱导下表达,如脂多糖(LPS)、IL-1、TNF-α 等。具有趋化和激活中性粒细胞作用,调节血管生成因子的活性作用。VMC 时 ENA-78 与细胞表面特异性受体 CXCR2 结合,上调黏附分子 E 选择蛋白和 CD11b/CD18(Mac1)的表达,白细胞黏附内皮细胞,使血管上皮遭破坏,炎性细胞侵入受伤组织。

总之,一般认为,在心肌炎的发病过程中,INF 家族起保护作用,尤其在心肌炎急性期。IL 家族和 TNF 家族在心肌炎慢性期可刺激炎症反应,因而是有害的。细胞因子在炎症修复过程中有重要作用,很可能会成为改变心肌炎和扩张型心肌病自然病程的治疗手段。但在疾病发展的不同时期,细胞因子所起的作用不同。在病毒性心肌炎早期,细胞因子在保护机体方面可能起重要作用;在慢性期,当免疫激活成为组织损伤部分时,采用激活的细胞因子抑制剂或本身有抑制作用的细胞因子治疗可能非常有效。随着越来越多的细胞因子被深入研究,将会对心肌炎的诊断及治疗提供新的思路。

三、心肌炎与相关基因调控

目前已有不少文献报道,心肌炎的发生与某些基因调控有关,如 bcl-2 蛋白、Fas-FasL 基因、c-Fos、c-FosmRNA 基因等。

(一)Fas-FasL 基因

Fas-FasL 途径是细胞毒 T 淋巴细胞致心肌损伤的主要途径之一。细胞介导的细胞毒作用主要通过两种途径杀伤靶细胞:一是通过穿孔素与颗粒酶的作用,具体表现为 T 细胞、自然杀伤细胞与靶细胞相互识别、接触,颗粒内容物穿孔素和颗粒酶释放到细胞间隙中,穿孔素在靶细胞膜上打洞,颗粒酶进入靶细胞,启动细胞凋亡;二是通过 Fas、FasL 作用诱导细胞凋亡。Fas 是细胞膜上的受体蛋白,属于 TNF 及神经生长因子受体(NGFR)超家族成员,主要表达于成熟的淋巴细胞、心脏等;FasL 是 Fas 的配体,属于和 TNF 同源的 II 型跨膜蛋白,主要表达与活化的 T 淋巴细胞。当激活的细胞毒 T 淋巴细胞经 Fas/FasL 与靶细胞结合时,细胞膜上的 FasL 可与靶细胞表面的 Fas 受体结合,向细胞内转导死亡信号,从而使靶细胞在数小时内发生凋亡。在病毒感染后,一方面机体调动凋亡体系,诱导感染细胞发生凋亡以清除入侵的病毒;另一方面,病毒在宿主细胞内存活与繁殖,促发宿主细胞凋亡,引起宿主病理损伤。

实验研究显示,感染后第 7 天,心肌细胞 Fas mRNA 及 Fas 蛋白和炎症浸润细胞 FasL mRNA 及 FasL 蛋白表达增高,细胞凋亡出现。第 10~14 天心肌 Fas 与 FasL 表达量达到高峰,细胞凋亡明显可见,而且凋亡的心肌细胞多分布于炎症细胞周围。从第 21 天开始 Fas/FasL 的转录及翻译逐渐下降。以上结果提示 Fas/FasL 系统参与了 VMC 的病理过程,而且表达 FasL 的心肌细胞可能通过旁分泌或自分泌的形式导致相邻表达 Fas 的心肌细胞死亡。另有实验认为 CVB。能够引起心脏组织 FasL 蛋白高表达,但检测到的凋亡心肌细胞并非均在浸润细胞周围,也可呈散在分布。

(二)bcl-2 蛋白

bcl-2 家族在调节凋亡中起着最重要作用。bcl-2 家族主要包括两大类:一类是抗凋亡基因,包括 bcl-2、bcl-xl、bcl-w 等;另一类是促凋亡基因,包括 Bax、Bad、Bak 等。bcl-2 能干扰促凋亡蛋白 Bax,阻止细胞色素 c 从线粒体释放入细胞质以激活 caspases,因此抑制了凋亡。随着凋亡刺激,bcl-2 与 Bax 的比值决定着细胞的命运,比率升高则促进细胞存活,而降低则促进细胞死亡。

有报道给 BALB/c 小鼠注射 CVB$_3$ 建立 VMC 动物模型,然后在注射后第 3 天到第 20 天通过 HPLC 法测量谷胱甘肽水平,TUNEL 法与 Caspase-3 裂解法测量凋亡的心肌细胞,实时 RT-PCR 测量 Bax 和 bcl-X(L)mRNA 的表达,空斑计数试验与 RT-PCR 检测病毒的复制及研究病理组织学,发现小鼠血浆中的谷胱甘肽水平明显降低,从第 3 天开始心肌中的促细胞凋亡的 BaxmRNA 水平及抗凋亡的 bcl-X(L)mRNA 的水平均明显升高,说明 BaxmRNA 以及 Bax/bcl-X(L)与细胞凋亡呈正相关。心肌细胞凋亡在第 5 天达高峰,且伴有血浆谷胱甘肽水平的急剧下降。谷胱甘肽的降低是氧化应激的标志。

总之,在 CVB$_3$ 心肌炎小鼠心肌组织中,存在 bcl-2 蛋白和 Bax 蛋白表达上调,bcl-2 和 Bax 参与心肌炎心肌细胞和浸润细胞凋亡调控。最近研究表明 bcl-2 基因转染可阻断 Fas 介导 Jurkat 细胞凋亡。故了解 bcl-2 和 Bax 对 VMC 细胞凋亡分子机制,将会为心肌炎治疗开辟新的途径。

(三)c-FosmRNA 基因

c-Fos 原癌基因是一种即早基因,其成熟的 mRNA 长度为 2.2kb,表达产物 c-Fos 由 380 个氨基酸组成,相对分子质量(Mr)为 55×10^3,是一类 DNA 结合蛋白。在细胞质形成的 c-Fos 蛋白只有迅速转入胞核内,与 c-Jun 的表达产物 c-Jun 形成复合物后才会与 DNA 结合,单独的 c-Fos 则不具备此能力。c-Fos 蛋白可与 c-Jun 蛋白相互作用结合成转录因子 AP-1,刺激 AP-1 反应基因的转录。另外,有学者发现 CVB$_3$ 感染的离体培养心肌细胞中转录因子 c-Fos 和 c-Jun 表达增加。而在心肌顿抑过程中 c-Fos 表达明显升高,证明 AP-1 参与其调节,推测 c-Fos 表达增加可能与心肌顿抑后分子损伤修复有关。

有研究表明 VMC 小鼠在接种病毒后 3 天 c-Fos 蛋白表达阳性心肌细胞核数及其占心肌细胞核总数的百分比就较对照组小鼠明显增加,并随着病程的进展进一步增加,7～9 天时达高峰,以后又逐渐减少,至病程后期(接种病毒后 35 天)基本恢复正常;另外,VMC 小鼠在接种病毒后 3 天和 7 天,c-FosmRNA 表达水平也明显高于对照组。结果表明,小鼠 VMC 心肌细胞中 c-Fos 表达增加。另外,由于 c-Fos 癌基因表达的蛋白质 c-Fos 能与 c-Jun 癌基因表达的蛋白质 c-Jun 结合形成二聚体转录因子 AP-1,AP-1 能调节胶原酶基因的转录,使胶原酶产生增加,胶原酶在组织的炎症中起了重要作用。因此,推测 c-Fos 的异常表达可能也参与了炎症性疾病 VMC 的发病。

四、心肌炎与信号转导

在 VMC 发病机制的研究中,病毒的直接损伤先于免疫损伤已经得到公认。因此病毒与宿主细胞间信号的传递在感染早期有决定性的作用。有丝分裂原蛋白激酶(MAPK)通路是重要的细胞分裂调节系统,包括细胞外信号转导通路(ERK)、c-JunN 端激酶(JNK)和 P38 三条通路,ERK 通路是迄今为止研究最多的通路。ERK 是 80 年代末期发现的一类丝/苏氨酸蛋白激酶,是传递丝裂原信号的信号转导蛋白。它正常定位于细胞质,当激活后转位至细胞核,调节转录因子活性,产生细胞效应。经人工克隆和序列测定分析,已知 ERK 家族有 5 个亚族,包括 ERK1～ERK5。ERK1 和 ERK2 途径是 ERK 家族中研究最彻底的,它们表达广泛,涉及调节在不同细胞内包括减数分裂、有丝分裂、有丝分裂后期的功能等一系列生理过程。多种刺激如生长因子、细胞因子、病毒、G 蛋白偶联受体的配体以及癌基因等都可激活这两条途径。

Ras 蛋白作为 Raf-MEK-ERK 途径的上游蛋白,是最早发现的小 G 蛋白,为癌基因 ras 的产物,分子量 21kD,定位于细胞膜内侧。Ras 蛋白为膜结合型的 GTP/GDP 结合蛋白,具有活化态的 GTP 结合构象与失活态的 GDP 结合构象。两种构象可以相互转变,在信号转导过程中发挥开关作用。Ras 受许多刺激因子的激活,如 EGF、TNF、PKC 的激活物及 Src 家族成员等。当胞外信号与受体结合后,生长因子受体结合蛋白 2(Grb2),作为接头分子,与激活的受体结合,再与 SOS 的 C 端富于脯氨酸的序列相互作用形成受体-Grb2-SOS 复合物。SOS 与受体或受体底物蛋白上的 Tyr 磷酸化位点结合导致胞浆蛋白 SOS 向膜转位,并在 Ras 附近形成高浓度的 SOS,SOS 与 Ras-GDP 结合,促使 GTP 取代 Ras 上的 GDP,使 Ras 由失活态转变为活化态,激活 Ras,启动 Ras 通路。

Raf 是 40～75kD 的 Ser/Thr 蛋白激酶,它有种类型:Raf-1、A-Raf、B-Raf,其中 Raf-1 是研究最广泛也是功能最多的激酶。Ras 作为其上游激活蛋白,利用高亲和力和 Raf-1N 端的两个区域(RBD 和 CRD)结合后,将 Raf 从细胞质转移到细胞膜,在胞膜上 Raf 被激活,但 Raf 的激活机制现在仍不清楚,只知与 Raf 的丝/苏氨酸的磷酸化有关。

MEK(MAPK/ERK 激酶)分为分子量 44kD 和 45kD 的 MEK1 和 MEK2 两种。Raf 被激活后,它的 C 端催化区能与 MEK 结合,并使其催化区第Ⅷ亚区中两个 Ser 磷酸化,从而使 MEK 激活。MEK 属于少有的双重特异性激酶,使 Tyr 和 Thr 两个调节位点磷酸化而激活 ERK。但 MEK 如何兼具 Tyr 和 Thr 双特异性磷酸化活性目前尚不清楚,不过 MEK 对 ERK 的 Tyr/Thr 双特异性磷酸化具有重要的生理意义,因为 ERK 信号通路在细胞信号转导网络中处于枢纽地位,任何错误的活化都会对细胞生命活动产生深远的影响,而这种双特异性的识别和激活机制,大大提高了信号转导的准确性,防止了 ERK 的错误激活。

MAPK/ERK 是一种 Ser/Thr 蛋白激酶。多种激酶作用于 MEK 时,活化的 MEK 通过其 N 端区域与 ERKs 直接连接,催化 ERK 的亚功能区 8"TEY 盒"中的 Tyr 和 Thr 残基双特异性磷酸化,激活 ERK。MEKs 不仅仅是 ERK 的激活物,还可能是 ERK 在胞浆中的锚定器,当信号通路无活性时,它就将 ERK 固定在胞浆中,一旦有信号刺激 ERKs 磷酸化及二聚体化,它就激活 ERKs 并将其转移到细胞核或其他活化位点,再进一步磷酸化下游底物。

已有实验发现在 VMC 小鼠心肌中 ERK 通路被明显激活。PD 98059 是 MAPK 传导通路的阻断剂,能特异性抑制 ERK 激酶的磷酸化,P-ERK 生成减少,阻断 ERK 通路。应用 Westernblot 的方法检测正常心肌细胞、CVB_3 感染心肌细胞、PD 98059 干预后再用 CVB_3 感染的心肌细胞中 ERK 活性的变化,结果发现感染组心肌细胞 P-ERK 的表达高于正常组。提示病毒感染离体的心肌细胞后,启动了 ERK 信号转导通路。细胞病变观察结果显示 PD 98059 干预组细胞变性较感染组明显减少,且干预组心肌细胞的成活率明显高于感染组,提示 PD 98095 对心肌细胞有明显的保护作用。国外实验研究发现 PD 98059 的最适浓度为 $10 \sim 50 \mu mol/L$,最佳作用时间为 $10 \sim 30$ 分钟。国内也有学者选用 PD 98059 的浓度为 $20 \mu mol/L$ 和 $50 \mu mol/L$,作用时间均为 30 分钟。结果显示 $50 \mu mol/L$ PD 98059 对 ERK1/2 激活的抑制作用更强,但对心肌细胞活性的保护作用不如 $20 \mu mol/L$ 组,考虑这可能与高浓度 PD 98059 影响正常心肌细胞的增殖分化相关。总之,病毒在攻击心肌细胞时启动了 ERK 信号转导通路,同时 ERK 通路又被病毒利用去感染心肌细胞。PD 98059 能干预病毒对心肌细胞的感染,但是只有合适浓度的 PD 98059 才能使心肌细胞免遭进一步受损。对 ERK1/2 的研究为探讨 VMC 发病早期机制和开发新的治疗药物提供了客观依据。当病毒侵入人体后,心肌细胞膜上的 TLR 很快能够识别病毒成分,并通过一系列信号通路引起炎症应答。目前关于 TLR 激活胞内信号途径的认识主要来自于对 TLR2 和 TLR4 的研究,包括髓样分化因子 88(MyD88)依赖性和非依赖性两种途径。MyD88 最初发现于髓样细胞的分化过程中,因此得名。它具有两个特殊的结构域,即 N 端的死亡结构域(DD)和 C 端的 TIR 结构域(TIR)。MyD88 通过 C 端的 TIR 结构域与膜受体的 TIR 结构域作用,向下游传递信号。MyD88 与 TLR 相互作用后,便募集 IRAK 家族成员。正常情况下,IRAK-1 因与 Tollip 结合而处于稳定状态。经配体刺激后,IRAK-4 发挥激酶的作用使 IRAK-1 磷酸化,IRAK-1 与 Tollip 亲和力降低,转为和 MyD88 结合。此时,MyD88 的 C 端 TIR 结构域与受体结合,N 端的 DD 结构域募集 IRAK-1、IRAK-4 和 TRAF6 到受体上。活化后的 IRAK-1 和 TRAF-6 进一步磷酸化,并与 MyD88 解离。TRAF-6 和 Ubc13/UevlA-起催化 TRAF-6 自身第 63 位的赖氨酸发生泛素化。泛素化的 TRAF6 在 TAB-1 和 TAB-2 的介导下,与 MAP3K 家族成员 TAK-1 结合并激活 TAK-1。活化的 TAK-1 分别使 MAPK 和 IKK 复合物磷酸化,引起 2 条不同途径的信号转导。MAPK 通路上文已提及,而另外一个 IKK 复合物的激活则启动了 NF-κB 信号通路。NF-κB 二聚体在静息条件下与 I-NF-κB 结合而保持无活性状态。IKK 复合物可以使 I-κB 磷酸化,泛素化并与 NF-κB 解离,使得活性 NF-κB 分子进入细胞核,与其他转录因子一起协同诱导促炎因子 IL-1、IL-6、IL-8 等基因的表达,参与固有免疫过程。有研究发现,除了 MyD88 依赖途径之外,TLR-3 和 TLR-4 可由 TRIF 进行 MyD88 非依赖途径的信号转导,其结果是诱导 IFN-β 和 IFN 诱导基因的表达,并伴随 NF-κB 晚期活化。

VMC 进一步发展会引起心脏结构的改变,主要体现在心肌纤维化,表现为心肌组织结构中胶原纤维过量积聚,这也是 VMC 慢性期的主要病理变化。Li 等将 CVB_3 接种于 Balb/c 小鼠,制备 VMC 模型,10 天后心肌组织中 TNF-α、IL-1 和 4、转化生长因子 β 表达增加,工/Ⅲ型胶原比率均明显升高。Ogata 等研究显示,JAK/STAT 信号通路在其中起到重要的作用。JAK 是一类胞质内可溶性酪氨酸蛋白激酶,共有 4 个家族成员,即 JAK1、JAK2、JAK3 和 Tyk2。当受体被各种细胞因子激活后,其胞内的酪氨酸(Tyr)磷酸化,活化的 JAK 继而使其底物蛋白中的 Tyr 磷酸化并由此启动信号转导。STAT 则是 JAK 的直接底物,共有 7 个家族成员,它们活化后能将细胞因子的信号从受体直接传递到细胞核内,调节基因的表达。JAK/STAT 信号通路通过血小板衍生生长因子(PDGF),介导细胞外基质代谢,在胶原合成或沉积中起到重要作用。国内有研究表明,慢性 CVB_3 心肌炎小鼠中,左心室纤维化明显增加,心肌组织内工和Ⅲ型表达明显增加。RT-PCR 和免疫组化结果显示,JAK1 和 STAT3 的表达增强,推测 JAK/STAT 通路在慢性 VMC 小鼠心肌纤维化过程中能够起到促进胶原表达的作用。

除此之外,胆碱能抗炎通路发挥其作用也与 JAK/STAT 通路密切相关。有研究表明,乙酰胆碱与 α7nAChR 相互作用,能够使 NF-κB 向核中迁移减少,还能够通过 JAK2 的磷酸化增加 STAT3 的表达。DeJonge 等发现,刺激迷走神经可以促进 STAT3 的表达,明显减轻手术诱导的炎症及术后肠梗阻。这表明 JAK/STAT 信号通路还具有一定的抗炎作用。

五、柯萨奇-腺病毒受体与心肌炎

引起心肌炎的病毒主要为肠道病毒,特别是柯萨奇病毒 B 组(CVB)最为常见。CVB 感染靶细胞的过程分为 3 个步骤:与细胞表面特异受体蛋白的结合,病毒内吞并脱壳,病毒 RNA 与细胞因子的相互作用。其中病毒和细胞表面特异受体的结合是病毒感染靶细胞的最初事件,CVB 可能通过多种受体感染心肌细胞,柯萨奇-腺病毒受体(CAR)作为柯萨奇病毒和腺病毒受体,是 CVB 所有 6 个血清型感染心肌细胞的主要受体。CAR 在幼年大鼠心脏中表达很丰富,而且分布于整个心肌细胞表面,这可能是新生儿和儿童对 VMC 易感性高的主要原因。CAR 作为 CVB 和腺病毒(ADV)的共同受体,在柯萨奇病毒与腺病毒感染宿主细胞过程中起关键作用。

CVB 是病毒性心肌炎最常见病原。研究表明,人群对 CVB 易感性主要与心肌 CAR 表达水平有关。在实验性自身免疫性心肌炎中,随着心肌炎病程的发展,在心肌中检测到大量的 CAR,而在慢性阶段 CAR 表达降低,在实验中还发现 CAR 的表达比大量的炎症细胞浸润早几天。CAR 是一种相对分子质量为 46 的跨膜糖蛋白,包含 365 个氨基酸,由胞内、外和跨膜 3 个结构域组成,其中胞外域包含两个免疫球蛋白样结构(Igl、Ig2),腺病毒通过纤维蛋白末端的球状结构域与 Igl 结合,而柯萨奇病毒与 CAR 的结合可能是通过 Ig2 或 Igl 和 Ig2 间的重叠区;跨膜段含 22 个氨基酸,对细胞间相互作用起稳定调节作用;胞内部分含 107 个氨基酸,其前两位半胱氨酸残基可能是翻译后脂化修饰位点。CVB 在感染靶细胞过程中,先借助其表面的凹槽与细胞膜上 CAR 结合,黏附于细胞膜上,然后脱去蛋白衣壳,病毒核酸进入细胞内,并逐步将其 RNA 转入核内,即所谓内在化。

新的研究指出,CAR 存在基因的多态性,CAR 基因启动子区域-968 位点存在 G/A 置换现象,导致心肌对 CVB 的易感性不同。968G/A 多态性位于 CAR 基因的启动子部位。当 A 突变为 G 后该结合区域的构型发生了变化,使基因与转录抑制蛋白结合的能力下降,从而转录抑制作用减弱,最终表现为启动子的活性增强,基因转录增强,蛋白质的表达量增加。研究发现,心肌炎组 CAR 基因 GG 基因型和 968G 等位基因频率明显高于对照组,G 等位基因可引起 CAR 表达增加,使心肌细胞对 CVB 的易感性增加,CAR 基因 T 等位基因可能是柯萨奇病毒性心肌炎的遗传易感基因。

衰变促进因子(DAF/CD55)是靶细胞膜上存在的另一类具有黏附功能的分子,它是一糖基磷脂酰肌醇锚蛋白,分子量为 70000,由 4 个短的相同重复单位和一个丝氨酸-酪氨酸富集区组成,无跨膜和胞内结构域。DAF 作为 CAR 的复合受体,大大增加了 CVB 感染的效率,但是 DAF 单独不能导致 CVB 感染,因为其不能介导黏附后事件的发生。用纯化的猪心肌凝蛋白免疫成年大鼠,诱导自身免疫性心肌炎,发现心肌细胞 CAR 表达水平明显升高,可见心肌 CAR 在感染性和非感染性心肌炎表达都增加。CVB 感染使有病变及未有病变的心肌细胞 CAR 表达上调,CAR 表达上调使心肌细胞对 CVB 易感性增加,导致感染扩散,病情加重。用 CVB_3、CVB_3/LPS 分别和 B10.A 小鼠孵育,结果发现 B10.A-CVB_3 无感染发生,而 B10.A-CVB_3/LPS 发生感染,同时血清中 IL-1、TNF 明显增高,这可能是 LPS 增加心肌细胞 CAR 的表达水平,从而使对 CVB_3 不敏感的 Bl0.A 小鼠表现出高度易感性。

同时研究发现,抗 CAR 或抗 DAF 的单克隆抗体在体外可阻断 CVB_3 对易感细胞的感染,表明 CAR 和 DAF/CD55 在 CVB_3 感染靶细胞过程中发挥重要的介导作用。DAF/CD55 作为复合受体可显著增加 CVB 和 DAF/CAR 受体复合体的结合效率,并促进由 CAR 介导的病毒内吞。Lim 等将 CAR 和 DAF 胞外域的 cDNA 克隆人编码人 IgGlFc 区的表达载体(pCK:Fc),从而构建成一个新的病毒受体陷阱 CAR-DAF:Fc,发现此受体陷阱能抑制 CVB_3 对心脏的感染,减轻心肌炎症和心肌纤维化,CARDAF:Fc 比单一的病毒受体陷阱(CAR:Fc)有更强大的病毒阻断效应。

随着对 CAR 及 DAF/CD55 的深入研究,可以使我们更系统的认识 VMC 的发生、发展,从而为我们治疗本病提供新的思路和作用靶点。

六、抗心肌抗体与心肌炎

抗心肌抗体(AHA)是心肌受累的标志,在 VMC 以及 DCM 等心血管病中发病机制和临床意义已为人们关注。AHA 是心脏疾患时产生的自身抗体,是免疫机能介导、参与的病理过程。目前已有大量报道在 VMC 和 DCM 患者血清标本中检测出抗心肌的自身抗体(如抗线粒体 ANT 抗体、抗 β_2 肾上腺素能受体抗体、抗胆碱能受体抗体、抗肌球蛋白抗体、抗热休克蛋白抗体、抗支链 α 酮酸脱氢酶复合体抗体等),这些自身抗体在 VMC 和 DCM 发病中起重要作用。VMC 和 DCM 患者的血清中可检出 AHA,其阳性率为 $50\%\sim70\%$,且显著高于其他心脏疾患。有心肌炎病史的患者可发展为 DCM,认为在急性病毒性心肌心包炎时,当嗜心肌病毒侵袭心肌致病后,抗体可激发免疫病理过程,并呈慢性持久的进展,以致逐渐形成 DCM。按免疫机制分类认为心肌炎后心肌病可能是一个独立病种。目前认为,AHA 可能是在机体免疫调节失衡的情况下,使各种致病因素(尤其病毒)所损伤的心肌成为自身抗原,导致 AHA 的产生进而加剧心肌损害,并有报道 AHA 阳性率与 VMC、DCM 患者的心功能不全具有一定的相关性。

(一)抗心肌 ANT 抗体

心肌细胞将线粒体内合成的 ATP 转运到细胞质供能,并将细胞质中的 ADP 转入线粒体内通过氧化磷酸化产能,需要一套转运系统,这个转运系统就是 ANT。ANT 是位于心肌线粒体内膜最丰富的疏水蛋白质,约占膜蛋白的 12%,分子量为 30kD,以二聚体的形式存在,以保证需氧细胞的能量供应。Schultheiss 等首先发现 DCM 患者血清中存在抗 ANT 抗体。应用全细胞膜片钳技术观察 DCM 患者抗 ANT 抗体对豚鼠心室肌细胞钙电流(Ica)的影响,发现该抗体以浓度依赖方式增加 Ica,维拉帕米可抑制该效应,对照组(无抗体者)没有此作用。认为 DCM 患者抗 ANT 抗体激活 Ica,引起钙超负荷是 DCM 患者心肌损伤的原因。抗 ANT 抗体增加 Ica 是因为 ANT 与钙通道可能有相同的抗原决定簇。抗 ANT 抗体与心肌细胞膜上的钙通道具有交叉反应,它与钙通道蛋白结合后能促进钙内流,并且抑制钙通道的失活,导致细胞内钙超负荷,心肌细胞变性坏死。

(二)抗 β 受体抗体

抗 β 受体抗体可导致心脏 β_1 受体选择性下调,通过 β 受体门控机制激活钙通道,引起心肌细胞钙超负荷,最终导致细胞死亡,使心力衰竭加剧。Wallukat 等在 VMC 和 DCM 患者血清中发现了抗 β_1 受体抗体。Dorffel 等报道在 $70\%\sim90\%$ 的 DCM 患者血清中发现了抗 β_1 受体抗体。也有作者认为抗 β 受体抗体可影响心肌细胞信息传递,使受体调节的代谢发生紊乱,导致心肌 β 受体数目下调,诱发心肌损害。

(三)抗肌球蛋白抗体

肌球蛋白分子由六条多肽链组成,包括两条重链(α、β 链)和四条轻链。其中 α 链仅存在于心房肌,β 链存在于心室肌和骨骼肌。Caforio 等用 Western-blot 对 26 例 DCM 患者进行抗肌球蛋白抗体的检测,发现 46% 的 DCM 患者抗 A、B 肌球蛋白抗体阳性,认为 A、B 肌球蛋白重链是 DCM 患者的主要抗原。有研究者对 53 例 VMC 患者通过间接免疫荧光法检测抗 α 肌球蛋白抗体,结果发现 13 例阳性,明显高于对照组 (P<0.01),提示抗肌球蛋白抗体的检测可作为 VMC 和 DCM 的辅助诊断。

肌球蛋白是心肌收缩蛋白,正常情况下机体对其会产生免疫耐受,而在 VMC 中会产生其特异性抗体,有以下两种可能机制。

(1)病毒感染或引起心肌组织坏死的其他原因导致肌球蛋白的释放和暴露,触发个体自身免疫。

(2)病毒分子与肌球蛋白有相似的抗原决定簇。

(四)抗 M_2 胆碱能受体抗体

Fu 等采用人 M_2 胆碱能受体细胞外二带顺序为 $169\sim193$ 对应的多肽,用 ELISA 法检测 36 例 DCM 患者,发现 38.8% 的患者抗 M_2 胆碱能受体抗体阳性,认为 DCM 患者存在 M_2 胆碱能受体抗体。用与 M_2 胆碱能受体顺序为 $169\sim193$ 对应合成的多肽免疫兔,使兔产生抗 M_2 胆碱能受体的自身抗体,发现该抗体具有拟胆碱能样作用,减低心室肌由异丙肾上腺素引起的环磷酸腺苷(cAMP)浓度的增加,减慢心室肌细胞的收缩频率,减慢心室压力增加的最大速度,减慢心率。这种由抗 M_2 胆碱能受体抗体引起的抑制作用可由胆碱能拮抗剂阿托品或用抗原中和抗体而抵消。

(五)抗心肌抗体对 VMC 诊断价值

由于病毒性心肌炎的诊断需要介入性心内膜活检发现心肌细胞溶解和细胞浸润来确诊,临床检验和推广有很大的困难,因此寻找简便易行的非介入性检查手段是一项重要的工作。一项研究结果显示,正常对照组(总计 683 人)中,仅 34 人抗心肌抗体结果为阳性,其特异性高达 85%。而在 20843 例 VMC 患者中,急性 VMC 者抗心肌抗体阳性率为 37.4%,而慢性 VMC 者抗体阳性率为 61.7%。抗 ANT 抗体阳性率 58.2%,抗 β 受体抗体阳性率为 42.7%,抗 M_2 抗体阳性率为 54.7%,抗肌球蛋白抗体阳性率为 53.3%。这表明抗心肌抗体不仅在 VMC 的发生及发展过程中起到重要作用,同时在 VMC 的诊断中具有一定的辅助价值。监测 VMC 患者血清抗心肌抗体对心肌炎的预后有重要的指导意义。

七、氧化应激与心肌炎

氧自由基(OFR)为人类身体内的主要自由基,它包括超氧阴离子、羟基、过氧化氢等。上述氧自由基以及它们的衍生物还有脂质过氧化物等,被称为为活性氧(ROS)。氧自由基在一定数量时是作为第二信使来调节凋亡基因表达及细胞黏附、细胞生长、转录因子活化等生理过程。但当体内活性分子如氧自由基产生过多或清除减少,造成体内活性氧类生成与抗氧化防御之间的平衡紊乱即为氧化应激。

正常心肌代谢可产生高活性物质,即所谓活性氧:O-2(超氧化物阴离子自由基)、HO(羟氧自由基)、H_2O_2(过氧化氢)等。而正常心肌组织含有许多抗氧化物质:如 SOD(超氧化物歧化酶)、CAT(过氧化氢酶)、GSH-PX(谷胱甘肽过氧化酶)、POD(过氧化酶)及维生素 C、E 和硒等,可以清除或协助清除活性氧,以保持活性氧的生成和清除的动态平衡,使心肌细胞免疫受活性氧损害和维持正常生理功能。但若机体产生过多或不能迅速清除,将造成人体组织细胞的病理损害和功能障碍。当机体感染病毒或细菌时,中性粒细胞在吞噬微生物时耗氧量增加,产生大量超氧阴离子自由基。心肌缺血、缺氧时,能量代谢障碍,ATP降解为次黄嘌呤,并在组织中堆积,同时黄嘌呤脱氢酶(D 型)转化黄嘌呤氧化酶(O 型),催化次黄嘌呤和黄嘌呤代谢,产生氧自由基。另外免疫反应过程中产生的抗体复合物、补体等可促进吞噬细胞产生超氧阴离自由基等,因此可能导致细胞内活性氧增多,引起心肌细胞核酸断裂、多糖聚解、不饱和酯肪酸过氧化而损伤心肌。以上是自由基对心肌炎细胞损害作用的生化机制推测,最近研究发现 VMC 患者红细胞 SOD急性期降低,血中脂质过氧化物(LPO)增高。而恢复期前者升高,后者降低,使用抗氧化剂治疗有一定效果。

多种与心脏疾病相关的酶系统可产生活性氧,包括黄嘌呤氧化酶、线粒体、解偶联一氧化氮合成酶(NOSs)、MADPH 氧化酶(NOXs)。其中 NADPH 氧化酶是心脏系统中活性氧的主要来源,并且在氧化还原信号中起重要作用的酶中 NADPH 氧化酶是独一无二的。

研究显示病毒性心肌炎患者体内的 NO 的新陈代谢严重失调,氧化和抗氧化作用的动态平衡严重失衡,氧化应激引起病情恶化。其中具体原因可能有不同的解释。心脏肌肉及血液发生炎症反应,炎性细胞可释放细胞因子促进 INOS 转变为 NO,NO 的作用:灭活抗氧化酶;结合 O2 产生亚硝基自由基最终破坏细胞功能;自身氧化变为二氧化氮,二氧化氮可催化不饱和脂肪酸与脂肪酸发生过氧化反应。心肌的炎性细胞及其他组织可释放大量氧自由基、活性氧和其他自由基,可激化自由基的一系列连锁反应。

关于 VMC 患者血中氧自由基升高是发病原因,还是 VMC 发生发展过程中的代谢改变,至今尚有争议。已知 SOD 与 GSH-PX 是机体清除自由基的酶,MDA 是 LPO 的代表。

八、遗传背景与心肌炎

关于 VMC 的致病机制一直在研究之中,研究发现,病毒毒株与宿主的遗传背景、年龄、性别及免疫状态都会影响 VMC 的发生发展。其中最重要的因素是宿主的遗传背景及年龄。尽管 CVB_3 对人群有高的攻击性,但并不是每个人都对 CVB_3 易感;动物亦然,不同种系的小鼠对有活性的 CVB_3 感染有不同水平的易感性。

(一)VMC 与 MHC 基因之间的关系

通常,自身免疫性疾病最强的易感基因存在于主要组织相容性复合体(MHC)基因中,VMC/DCM 亦是如此。通过对心肌炎和心肌病患者进行血清学分析表明,MHC-Ⅱ类基因特别是 HLA-DR4 与心肌病的发生存在显著的相关性。在对 36 例患者(32 例心肌病和 4 例心肌炎患者)的研究中,发现另外一些确定(DR12、DR15、DPB*0601)和不确定(DR11、DQB1*0301)的与自身免疫性心肌炎存在显著相关的基因,但这种相关性具有一定的个体差异。对自发患有心肌炎的 NOD 小鼠(携带 DQ8 基因,但 DR3 基因缺陷的转基因小鼠)的研究表明,MHC Ⅱ类基因的多样性在心肌炎的易感性中发挥着重要的作用。因此,HLA-DQ8 可能是人体内能够诱发心肌炎和心肌病的危险因子。研究表明,非典型 MHC-Ⅰ类基因 HLA-G 的 3'非翻译区 14bp 的缺失可以作为中国汉族人群发生心肌病的危险因素。同时,HLA-G 与 DQ 等位基因,特别是 HLA-DR 与 DQ 等位基因之间的连锁不平衡已经被报道,说明 HLA-G 自身或与 HLA-DR 或 DQ 等位基因的表达产物一起在自身免疫性心肌炎的发病过程中扮演着重要的角色。

(二)VMC 与 non-MHC 基因之间的关系

有研究报道另外 3 个与 VMC 易感性有关的 non-MHCloci 基因,即 Vms1、Vms2 和 Vms3。Vmsl 位于染色体 1 上(DlMit200,80cM),其与女性的心肌细胞损伤有一定的关系,而 Vms2 和 Vms3 分别位于染色体 4(D4Mit81,38cM)和染色体 3(D3Mit19,87.6cM)上,只表现出与男性心肌细胞损伤存在一定的相关性。

Yang 等在 CVB_3 感染的 A/J 小鼠中筛选出 5 个候选基因,表现为编码 β 球蛋白、cAMP 反应结合蛋白(CREB)结合蛋白(CBP)及 Nip21 的基因下调,编码诱导三磷酸鸟苷(IGTP)酶、NDI[尼克酰胺腺嘌呤二核苷酸(NADH)脱氢酶的一个亚型]的基因上调。这些改变可能导致心肌的直接损害,或通过心肌肌膜通透性的改变、线粒体编码因子的释放及信号通路的激活等,间接地使心肌受损。Kandolf 等通过一个组织特异性的肠病毒 DNA 探针体外杂交证明病毒持续存在于以下 3 个鼠系:A.CA、A.BY 和 SWR,这 3 个鼠系皆易产生进行性心肌炎;在不易产生进行性心肌炎的 DBA/1 鼠系则检测不到病毒的存在。主要组织相容性复合物(MHC)基因与非 MHC 基因在 CVB_3 诱导心肌炎不同鼠系的遗传易感性方面有决定性作用:早期中和抗体出现的时间决定易感性,在感染后第 3 天即出现中和抗体的鼠系与感染后第 4 天才产生中和抗体的鼠系相比,不易产生病毒性心肌炎;后期心肌炎的形成是由于早期病毒感染引起的继发性自身免疫反应,由不早期病毒感染引起的继发性自身免疫反应,由不同的 MHC 和非 MHC 基因控制。很多非 MHC 基因很可能参与决定后期自身免疫性心肌炎的易感性。

(三)影响疾病发展的其他因素

除了遗传基因,宿主的许多其他因素也参与决定对 CVB_3 诱导的心肌炎的易感性,这些因素有年龄、性别、营养状况及劳动强度等。已有研究显示,年龄也是影响 VMC 易感性的重要因素,随着年龄增长,心脏的基因表达有显著改变,对 CVB 的易感性降低。

以科萨奇病毒 CV3 感染携带 A 基因的 A.SW 鼠和携带 Bl0 基因的 B10.S 鼠(这两种小鼠具有相同的 MHC 基因),结果 A.SW 鼠表现出对 VMC 的易感性,而 B10.S 鼠能够在一定程度上免疫心肌炎的发生。通过对这两种鼠的基因分析,发现两个与免疫性心肌炎易感性有关的 non-MHCloci,即 Eaml 和 Eam2。Eaml 与染色体 1 比较接近,而 Eam2 在染色体 6 的末端区域。

宿主对 CVB_3 易感性的差异部分地反映了它与病毒复制所需介质的表达有关,这些介质包括一些蛋白如信号转导蛋白、宿主基因转录和翻译的调控因子以及细胞的结构蛋白。辅因子-环磷酸腺苷调节反应元件结合蛋白结合蛋白(CBP)是一种 cAMP/蛋白激酶途径的因子,尽管病毒感染通过 CBP 的下调而诱导心肌炎的机制目前仍不详,但是 CBP 的下调,在 cAMP 诱导的翻译中已经提供了一个重要的线索来解释为什么病毒感染能封闭和抑制宿主蛋白的合成。在某种程度上,基因表达通过 cAMP/蛋白激酶的方式调节,翻译会因 CVB_3 的感染而受到抑制,而那些变异的基因又去调节心肌细胞的新陈代谢,或调节由心脏制造的结构蛋白如心肌珠蛋白,通过上述方式病毒感染可以导致心肌在结构和生理上的异常。心肌正常功能的破坏最终引起邻近心肌细胞基因调控异常,这种累积效应导致感染心肌功能确实和其他心肌细胞表型的改变及功能异常。

影响心肌炎易感性的另一个重要因素是细胞外信号调节激酶 1 和 2(ERK1/2)。CVB_3 感染机体后触发了 ERK1/2 信号级联反应的激活,ERK1/2 的激活促进了病毒的大量复制,发生严重的心肌炎和很高的病毒滴度,而心肌炎耐受 C57BL/6 小鼠则 ERK1/2 活性显著降低,心肌炎病情较轻。由于病毒的持续刺激,ERK1/2 的激活持续存在于炎症阶段,对 CVB_3 诱导的细胞毒性或细胞凋亡有促进作用。因此,在病毒性心肌炎的治疗中,如果阻断 ERK1/2 的激活可降低宿主对 CVB_3 的易感性,并可抑制病毒的复制。

九、钙离子与心肌炎

心肌细胞膜上的 L 型电压依赖性钙通道与受体依赖钙通道、钠钙交换载体(NCE)的效应,和钙泵共同维持着细胞内的钙离子平衡;L 型电压依赖性钙通道在心肌细胞动作电位形成和触发兴奋收缩耦联过程中也起关键作用。钠钙交换载体于静息期促进细胞内钙离子降低,动作电位期协同 L 型电压依赖性钙通道共同触发兴奋收缩耦联。二者功能活性的改变是细胞产生异常电活动和死亡的原因之一。

病毒感染可增加 L 型电压依赖钙通道的跨膜钙电流,可能与病毒黏附和穿透细胞膜的过程中,改变了钙通道的空间结构或通过脂质过氧化而影响其磷酸化有关。病毒感染不仅增加了 L 型电压依赖性钙通道电流的幅度,也改变了通道的电压依赖性,使最大电流时的去极化电压趋于降低;因而病毒感染细胞可于较低的电压下达其峰电流。临床上 VMC 患者多合并有过早搏动等心律失常,可能与病毒对 L 型钙通道的影响有关。

CVB_3 抑制内向 NCE 电流,同时使 NCE 逆转电位向负侧偏移。内向 NCE 电流是细胞在静息状态下外运细胞内钙离子,降低细胞内游离钙离子的主要因素。内向 NCE 电流的抑制及逆转电位的负移均不利于钙离子的排出,因而于电兴奋期进入细胞内的钙离子静息期不能有效的排出,细胞内的钙离子逐渐聚积,最终可能导致钙超载。CVB_3 不影响快 Na^+ 通道电流。

十、气体分子与心肌炎

(一)一氧化氮

正常心肌组织中广泛存在内皮型 NOS(eNOS),不含诱导型 NOS(iNOS),但在炎性细胞因子等诱导下仍可产生 iNOS。可见心肌内存在产生 NO 的组织学基础。研究证实,iNOS 于 CVB_3 感染组小鼠心肌细胞及内皮细胞表达,受病毒攻击的小鼠腹腔巨噬细胞亦可产生高浓度的 NO。表明心肌内增高的 NO 除来自 CVB_3 感染的心肌组织外,尚可来自炎症区浸润的巨噬细胞或其他部位的巨噬细胞分泌的 NO,最终使心肌内 NO 蓄积增多,发挥其广泛的生物效应。

Mikami 等发现 VMC 小鼠心肌中 iNOS 的 mRNA 表达及 iNOS 活性明显增加,并且 iNOS 蛋白主要集中在炎症细胞浸润部位,而坏死区及无浸润区均无 iNOS 蛋白出现。尤为重要的是,这些变化与 VMC 的组织病理变化进程完全一致。进一步发现用 NO 合成的前体物质 L—Arg 治疗时,其心肌中的 iNOS 阳性细胞显著增多,心肌损伤加重;而用 NO 合成抑制剂治疗则能显著减轻心肌组织中的炎性细胞浸润和心肌损伤。如果抑制 NO 产生,可使小鼠的病死率、心重/体重比、心肌组织病理变化严重程度显著下降。并且,另有研究也发现可通过抑制 iNOS 合成 NO 来调节炎症反应.从而使 VMC 小鼠的病死率、炎性细胞浸润及心肌坏死程度得以减轻。Nishio 等发现重组人 IL-10 也可通过抑制 iNOSmRNA 的表达来抑制 NO 过度产生,因而显著减轻 VMC 的病情。这些结果说明 NO 在 VMC 发病机制中,对心肌的炎症损伤起重要的促进作用。

NO 在炎症过程中具有双重作用,一方面内皮源性 NO 有抑制炎症过程的作用;另一方面在炎症后期 iNOS 诱导生成,合成大量的 NO 又可参与炎症反应,具有细胞毒作用。适量的抑制 NO 生成对心肌细胞具有保护作用,其机制为 NO 通过与脂氧基和脂过氧基结合,终止脂质过氧化反应,减轻组织损伤。Mikami 等对 NO 在实验性病毒性心肌炎中的作用作进一步研究发现,给予感染 CVB 的小鼠小剂量的 NOS 抑制剂后,小鼠心肌病毒滴度和死亡率明显降低。而服用大剂量的 NOS 的小鼠在 CVB 感染后第 3 天死亡。此研究结果表明,过度抑制 NO 合成,可促使病毒复制。适度的抑制 NO 合成,不但能抑制病毒复制,同时还可减轻高浓度 NO 引起的心肌损伤和收缩功能紊乱,从而保护心肌细胞免受病毒损伤。

(二)硫化氢

H_2S 是一种有毒、带有臭鸡蛋气味的气体,然而近年来的研究发现不但可以在包括人类在内的哺乳动物许多细胞中经酶促作用产生,而且还起着重要的生理作用,并且参与了多系统的病理生理变化。H_2S 具有舒张血管平滑肌、降低血压、抑制平滑肌细胞增殖及调节心肌收缩力等多种心血管效应,参与肺动脉高压、高血压、内毒素休克及出血性休克的病理生理过程,被认为是继一氧化氮和一氧化碳后第三种气体信号分子。内源性硫化氢是体内含硫氨基酸主要是半胱氨酸在 $5'$-磷酸吡哆醛依赖酶,胱硫醚-β-合酶,胱硫醚-γ-裂解酶作用下的代谢产物,用及原位杂交法在心肌组织以及胸主动脉、门静脉、肠系膜动脉等多种血管组织中均检测到胱硫醚-γ-裂解酶的基因表。国外学者研究发现,新型的硫化氢缓释剂 GYY4137 具有明显的抗凋亡生物学效应作用。研究发现,在心脏缺血再灌注损伤模型中,硫化氢通过调节 ATP 依赖性的钾离子通道及 PKC 通路,对心肌细胞起到保护作用,Sivarajah 等人在大鼠心肌缺血再灌注损伤模型中发现,H_2S 通过抑制 P38、JNK 蛋白的磷酸化进而起到抗氧化应激性损伤。HuaWang 等研究发现在 CVB_3 小鼠模型中,分别给予 H_2S 及 PAG 处理,10 天后,H_2S 组心肌炎症细胞浸润及间质水肿要明显低于给予了 PAG 组。他们据此推测,在病毒性心肌炎模型中具有抗炎症反应的效应,此外,他们的研究还发现 CSE/H_2S 通路的上调参与了病毒性心肌炎的发病过程,而抑制该通路小鼠的生存率较前显著升高。

综上所述,在 VMC 的发病过程中,NO 的大量产生促进心肌中炎症反应和心肌损伤,干扰心脏对交感肾上腺素能作用的反应性,并介导一些病理性因子的产生,促进 VMC 病情的发展、恶化。但过度抑制 NO 的产生亦有害,如大剂量的 NOS 抑制剂能同时抑制。NOS 和 iNOS 而导致 VMC 的组织损伤加重、病情恶化;而低剂量的或特异性的 iNOS 抑制剂可适度控制 NO 的过量产生,从而减少 VMC 病程中的炎性因子如细胞因子和前列腺素的产生;维持血流动力学稳定,改善心肌灌注,减轻心肌损伤;改善心肌收缩功能。H_2S 作为一种新型的气体分子,参与了生物体内多种代谢活动的调节,目前的认识也仅仅限于的抗炎症、抗凋亡、降低心肌耗氧量、扩张血管等多种生物学效应发面,这些发病机制的研究将有可能为 VMC 的治疗提供新思路、新途径。

十一、与心肌炎有关的其他分子生物学机制

(一)微小 RNA(microRNA)

巨噬细胞浸润并活化是自身免疫性心肌炎(EAM)病理的重要特点,涉及多种固有及适应性免疫调节机制,microRNA 是一类由 22 个核苷酸组成的内源性非编码 RNA。MicroRNA-146a(miR-146a)参与调解机体多项固有及适应性免疫炎症反应,与多种系统性炎症或自身免疫性疾病相关,如类风湿关节炎,系统性红斑狼疮以及 2 型糖尿病等。有学者研究发现在 EAM 大鼠中,miR-146a 表达显著上调,并且在体给予 miR-146a 类似物之后,EAM 大鼠心脏炎症减轻,心功能得以改善,该作用机制可能是通过抑制其靶 TRAF6,进而阻断 NF-κB 经典信号传导通路,降低 NF-κB 活性来实现的。这不仅为心肌炎的治疗提供了新的思路,也为其他炎症相关性疾病的研究和治疗打开了一面窗。

(二)趋化因子

趋化因子(ChKs)是 20 世纪 80 年代末继细胞因子后引起广泛关注的一大类结构相似、功能相近的免疫分子。ChKs 及其相应受体(ChKsR)种类繁多,迄今已有 50 多种 ChKs 和 18 种 ChKsR 被先后发现,根据 N 端半胱氨酸的数目和排列不同,将其分为 C、CC、CXC、CX3C 四大家族。ChKs 和 ChKsR 分布广泛,几乎所有的组织细胞在特定的条件下都有一些 ChKs 和 ChKsR 表达;ChKs-ChKsR 相互作用呈现多样性,

一种 ChKs 可与多种 ChKsR 结合,同家族多种 ChKs 能与一种 ChKsR 作用,不同家族的多种 ChKs 也可结合同一种 ChKsR,ChKs 在体内以网络的形式存在。

已有的研究表明,ChKs 在提供炎性细胞迁移信号、活化炎症细胞、启动其定向移动中扮演至关重要的角色。也有资料证实 ChKs 在组织中的表达模式决定炎症细胞浸润类型,并与疾病的发生和发展密切。有研究表明,CVB_3 体内外感染可使心肌 ChKs 的表达发生成簇性改变,成簇性改变的 ChKs 构成 ChKs 表达谱,表达谱中 ChKs 的变化呈现复杂性和不均衡性,提示 CVB_3 感染可能以不同的方式调控心肌 ChKs 表达谱。ChKs 变化的复杂性与 VMC 发病的复杂性相对应,说明以谱的方式研究 ChKs 在 VMC 发病中作用的必要性。VMC 不同病程点 ChKs 谱不同,每个 ChKs 谱均呈成簇性方式发生改变。其中单核细胞趋化蛋白-1(MCP-1)是第一个被克隆鉴定的 CC 家族趋化因子,现在对于其分子结构、基因表达调控和功能已有比较全面的认识,并发现它与一些疾病的发生密切相关。MCP-1 一直是研究的热点。

(三)核转录因子-κB

VMC 时存在心肌炎性反应、心肌细胞坏死、凋亡及心功能下降等,这些病理改变与多种含有 κB 位点的基因过度表达有关,提示核转录因子-κB(NF-κB)参与 VMC 病理生理过程。研究脑心肌炎病毒性心肌炎模型发现,NF-κB 活性增高,应用 NF-κB 阻断剂可阻断心肌炎进展,并阻止前炎症细胞因子 TNF-α 和 iNOS 在心肌组织的基因表达,提示 NF-κB 的活化在 VM 的发病机制中起重要作用。亦有研究证实 NF-κB 在自身免疫性心肌炎的进展过程中是一重要调节因子。

NF-κB 广泛存在于机体各种细胞质中,是许多促炎细胞因子、炎性介质、黏附分子和急性期反应蛋白高表达所必需的转录因子,促炎介质也进一步激活 NF-κB,其中 TNF-α、IL-1β 通过受体介导途径激活 NF-κB,形成正反馈的级联放大效应。在病毒感染后期,尽管病毒载量下降,而 NF-κB 的活性继续增强,与心肌病理积分呈显著正相关。

TNF 和 IL-1 与 TRAF-2(TNF 受体结合因子)结合后激活 NF-κB 诱导激酶(NIK),NIK 激活 IKB 激酶(IKK),引起 I-κB 蛋白磷酸化,再由泛素蛋白泛素化,最后泛素化的 IκB 被 26s 蛋白酶小体降解,暴露出 rel 蛋白上的核易位信号,这样就使 NF-κB 快速易位进入核内,与可诱导性基因启动序列上的 κB 一致序列结合,引起靶基因表达增加。在这个过程中 IL-6 也可能发挥重要作用,在病毒性心肌炎中 IL-6 是加重心肌组织损伤因素之一,在免疫调节过程中伴有重要的角色,免疫反应和激素调节的失衡加重了心肌的损伤。IL-6 基因启动子中的增强子上有 NF-κB 的结合位点,激活的 NF-κB 与该位点结合后启动了该基因的转录翻译有关。

此外,NF-κB 活化可能参与了心肌细胞凋亡相关的信号传导。研究发现,PKC 抑制剂星状孢子素所诱导的心肌细胞凋亡伴有 NF-κB 活化现象。NF-κB 活化可启动 TNF-α、Fas 和 FasL 等含有 κB 位点的基因转录,而这些基因的蛋白产物上调可介导细胞凋亡。但大量证据表明,NF-κB 有抗凋亡作用。就心肌细胞而言,NF-κB 促凋亡和抗凋亡的双重性可能与下列因素有关:①NF-κB 在细胞凋亡中的作用可能因刺激因素及 NF-κB 的活化程度而异;②活化的 NF-κB 还可促进超氧化物歧化酶等具有细胞保护和抗凋亡作用的基因表达。

(四)基质金属蛋白酶

基质金属蛋白酶(MMPs)是一组能特异性降解细胞外基质的锌离子依赖性蛋白水解酶家族,在组织重塑中起重要作用。不同的金属蛋白酶组织抑制因子(TIMPs)对 MMPs 活性的抑制作用有一定的特异性,除 MMP-2 和膜型-MMP 外,TIMP-1 能抑制大多数 MMPs 的活性。研究表明,MMPs 的异常参与了许多心血管病的发病过程,MMPs 的表达和活性过度增强或 MMPs/TIMPs 比例失调,可导致正常的心肌胶原蛋白过度降解,并被缺乏连接结构的纤维性间质取代,使心脏组织重构,引起心腔扩大、室壁变薄,导致心功能恶化及心肌纤维化。

MMP-3 是 MMPs 的一种,除了能降解胶原,还能降解基底膜成分,其独特的功能为能激活其他种类的 MMPs。有关 VMC 时 MMPs 的表达国内外报道很少。近年来有研究显示,CVB_3 感染小鼠心肌 MMP-3mRNA 表达较对照组显著上调($P<0.05$),且 MMP-3mRNA 表达与病理积分呈正相关,此与报道的炎症

因子是 MMPs 的激活剂相符，提示 MMPs 过度激活是 VMC 炎症作用的结果。于注射 CVB_3 24 小时后分别予生理盐水、福辛普利灌胃治疗，结果发现生理盐水治疗组小鼠死亡率较高（53.33%），而福辛普利治疗组死亡率显著下降（26.67%），死亡高峰均出现在 7~10 天，其可能原因为 VMC 急性期生理盐水治疗组小鼠心肌 MMP-3 表达显著增高，心肌胶原降解增多，从而使限制心肌过度拉长力量减弱、导致心肌细胞滑脱、心腔扩大及心力衰竭。使用福辛普利治疗后，心肌 MMP-3 表达明显下调，胶原降解减少，从而减少心力衰竭发生。

也有研究发现，胶原含量自发病起虽然已经开始升高，但与对照组比较早期差异无显著性（P＞0.05），而 21 天和 30 天时胶原含量亦要高于其他阶段（P＜0.05），且 30 天时胶原含量要高于 21 天，二者差异有显著性，有后期增高趋势。从病理学角度分析，VMC 急性期大量的炎症和坏死刺激胶原反应性的合成增加，以代偿修复损坏的心肌组织。但因早期 MMPs 表达增加，而 TIMP 早期增加不明显，MMPs/TIMP 比值仍增加，MMPs 对胶原的降解作用抵消了早期胶原的反应性增加，表现为早期胶原含量无明显增加。后期随着 MMPs 表达下调，TIMP 表达上调，抑制作用开始逐步显现，使得胶原降解作用减弱，故而后期观察到胶原含量持续增高。VMC 后期这种迟发而持续的胶原增长，对疾病后期，甚至演变为 DCM 时的心脏功能的影响具有潜在意义。

（五）柯萨奇病毒蛋白酶 2A

大约有 35% 的扩张型心肌病患者体内可检测到肠道病毒 RNA，持续存在的病毒 RNA 在 DCM 的发生和发展中起着重要作用。Badorff 等实验发现纯化的柯萨奇病毒蛋白酶 2A 在被感染心肌细胞中可以分解抗肌萎缩糖蛋白复合物，进而损伤心肌细胞的骨架结构并导致心肌功能障碍。

抗肌萎缩糖蛋白复合物是肌原纤维节外细胞骨架的组成部分，对机械力从肌节传递至细胞外基质中起着重要作用。CVB_3 感染心肌细胞后，肠道病毒蛋白酶 2A 分解抗肌萎缩糖蛋白复合物，触发了肌膜抗肌萎缩蛋白羧基末端和 β-SG 的丢失，SG 复合物也被裂解。除了抗肌萎缩蛋白的裂解，δ-SG 的裂解在心肌病的发生中也有着重要作用。β-肌营养不良蛋白聚糖和 SG 在肌膜上的定位依赖于功能性抗肌萎缩蛋白的羧基末端。抗肌萎缩蛋白羧基末端的缺如使 β-肌营养不良蛋白聚糖明显减少并失去在肌膜上的定位。

Badorff 实验中还显示尽管腺病毒在 DCM 中有重要作用，但被野生型腺病毒感染的心肌抗肌萎缩结合糖蛋白却无改变，这表明 SG 在 CVB_3 感染后的分解是 CVB_3 病毒诱导的特异性反应。严重联合免疫缺陷小鼠 CVB_3 感染后同样存在抗肌萎缩蛋白羧基末端和 β-SG 的丢失与 SG 复合物的裂解，这表明以上改变是病毒的直接作用而不是免疫介导的影响。

SG 和抗肌萎缩蛋白的缺陷导致肌膜通透性增加，值得注意的是 SG 复合物的裂解发生在肌膜受损之前。总之，CVB_3 感染后 SG 复合物在组成上、形态学上和功能上都有损害。蛋白酶 2A 分解抗肌萎缩蛋白可能在 VMC 及 DCM 的发生发展中有重要作用。

（六）细胞间黏附因子-1

细胞间黏附因子-1（ICAM-1）是黏附分子的免疫球蛋白超家族成员，广泛分布于造血细胞和非造血细胞。在 IL-1、TNF-α、IFN、LPS、炎性介质、补体成分等刺激下，细胞表面 ICAM-1 表达增强，与配体（LFA-1 或 Mac-1）结合后发挥作用。一旦表达失控，往往导致疾病的发生和发展。在心脏中，ICAM-1 是连接心肌细胞和免疫细胞的重要桥梁，促进细胞间的黏附，介导炎症和免疫反应，可能在 VMC 的病理损伤机制中起作用。ICAM-1 的增加，一方面可能与病毒的扩散有关；另一方面参与介导杀伤性 T 细胞（CTL）的细胞毒作用，造成心肌细胞的损害。有研究显示 CVB_3 VMC 的心肌 ICAM-1 增加时，淋巴细胞浸润增多、心肌坏死加重，心肌 ICAM-1 及心肌病理改变半定量结果经直线相关分析二者具相关性。提示 ICAM-1 参与 VMC 的病理损伤过程，可能作为 VMC 病变严重程度的免疫组化指标。

（七）连接蛋白 43

缝隙连接（GJ），又称间隙连接或通讯连接，是动物体内多种细胞之间普遍存在的细胞通道。此种连接电阻低，在心肌、平滑肌和神经细胞之间可经此传递电冲动，心脏的缝隙连接通道是心肌细胞之间实现电偶联及化学信息交换的重要结构基础。心室的缝隙连接通道主要由连接蛋白 43（Cx43）构成。Cx43 的正常表达与分布是缝隙连接通道电偶联功能正常、心脏正常电活动和协调舒缩的重要保证。Cx43 是由总跨度为 2768 碱基对(bp)的 3 条互补脱氧核糖核酸(cDNA)所编码的,该复合 CDNA 含有一 1146bp 的开放读码框,因编码分子量为 43036 天的含有 387 氨基酸的单肽,故命名为 Cx43。

　　免疫组织化学 SABC-cy3 法染色结果显示炎症受损的心肌组织 Cx43 表达明显减弱,致使细胞连接通讯的缝隙连接结构发生改变,通讯通道障碍,兴奋传导受阻,心肌不能同步收缩最终导致心律失常。病毒性心肌炎时 Cx43 的分布模式亦发生明显改变,部分心肌细胞胞质内出现点状、散在的 Cx43 提示受损的心肌细胞 Cx43 蛋白合成功能障碍,或合成后不能输送至细胞连接处构成缝隙连接。另外,心肌细胞不同部位 Cx43 的降解程度明显不均一,细胞端对端连接处 Cx43 降解程度明显较侧对侧连接处 Cx43 降解程度大,造成 Cx43 在细胞表面的分布模式发生明显改变。

(八)CD4$^+$辅助细胞

　　Th17 细胞与 Th1、Th2 及调节性 T 细胞一起构成辅助细胞的个主要亚群,Th17 细胞与其他亚群有着不同的发育、分化过程,在各种免疫相关性疾病中发挥重要作用。急性病毒性心肌炎中主要为辅助 T 细胞和 Th17 细胞。Th1 细胞的免疫应答:Th1 细胞分泌多种细胞因子参与免疫反应,其中 1 型干扰素 $\alpha\beta$ 可抑制病毒复制,而 γ 则促进炎症反应。有学者发现在 CVB$_3$ 诱导的 VMC 小鼠模型中,小剂量给予 INFα 伺服可以通过增强 Th1 细胞的免疫应答抑制心脏内的病毒复制,从而减轻病毒性心肌炎;而 Yue 等发现,抑制趋化因子 INFγ 诱导分泌的蛋白 10 或者单核细胞趋化蛋白-1 可减少细胞的免疫应答、减轻心肌炎,但对病毒复制没有影响。Th2 细胞的免疫应答:Th2 细胞通过调控 INFγ 的转录从而抑制炎症反应,同样 IL-10 也可减轻 CVB$_3$ 诱导的心肌炎。Th17 细胞的免疫应答:越来越多的研究证实 Th17 细胞的特异性效应因子 IL-17 在病毒性心肌炎中的重要作用。在 VMC 的高峰期,外周循环和心脏中的 IL-17 水平明显升高。利用抗体将 IL-17 中和后,病毒性心肌炎小鼠的存活率提高,病毒复制减少,同时上调了 COX-2、前列腺素 E$_2$ 和调节性 T 细胞。Th17 细胞参与体液免疫,可分泌细胞趋化因子从而促进细胞产生保护性抗体抗感染,但它与病毒复制呈正相关,促进病毒在心脏中的复制,同时 Th17 细胞促进白细胞迁移及定植于病毒性心肌炎的病灶,还可以促进心肌纤维化及心肌重构,Baldeviano 等研究发现,在 VMC 中野生型小鼠与 IL-17 缺陷小鼠相比,野生型小鼠左心室进行性扩张,收缩及舒张功能明显下降;心肌染色显示 IL-17 缺陷小鼠心肌间质胶原沉积明显降低,心肌 II、III 型胶原及 MMP 表达降低,即心肌纤维化降低;进一步研究发现,IL-17 受体在心脏成纤维细胞表达,提示 IL-17 可作用于成纤维细胞等,诱导 MMP 和相关细胞因子的表达,促进胶原沉积。

(九)胰岛素样生长因子-1

　　胰岛素样生长因子-1(IGF-1)是胰岛素家族的一种单链多肽类生长因子,可增强心脏功能,促进心肌肥厚,抑制心肌细胞凋亡。顾坚等研究显示感染组血清 IGF-1 水平较对照组明显下降,凋亡抑制因子(bcl-2)表达降低,凋亡促进因子(Bax)表达增高;IGF-1 治疗组情况则完全相反,且 bcl-2 与 Bax 比率明显增高。

(十)神经生长因子

　　研究显示,心肌组织神经生长因子(NGF)水平远远高于骨骼肌组织。心肌细胞合成和分泌的 NGF 在调节心脏交感神经元突触生长方面具有短时程和长时程的功效,NGF 具有调节交感神经元与其心肌靶细胞间突触传递作用。焦蓉等报道急性 VMC 患儿早期血清 NGF 水平高于对照组,随着病程的延长而逐渐下降,迁延和慢性期 NGF 水平高于对照组,NGF 可能通过增加免疫细胞的活性参与 VMC 的发生发展。

　　综上所述,可以认为 Cx43 的降解和分布模式改变是分子水平上的心肌重构,可能是导致心脏电重构和心律失常的解剖学基础。

(董文杰)

第七章　心包病

第一节　急性心包炎

急性心包炎是由于心包的脏层和壁层急性炎症引起的以胸痛、心包摩擦音为特征的一种临床综合征。急性心包炎临床表现为干性、纤维素性或渗出性心包炎。可单独出现,但多数是某种疾病的并发症。由于能够自愈或被原发疾病的症状所掩盖,临床上诊断的急性心包炎远较尸检率低。

一、病因

我国过去常见病因为风湿热、结核及细菌感染,现在病毒感染、肿瘤、尿毒症性及心肌梗死后心包炎发病率逐渐增多。常规诊断试验不能明确为何种特殊病因者,称为急性非特异性心包炎,推测大多数也为病毒感染所致,常为自限性,其他类型心包炎根据病因的不同,转归各异。

二、病理生理

急性心包炎根据病理变化,可以分为纤维蛋白性或干性心包炎及有渗液的心包炎。病理改变主要包括炎性浸润、渗液积聚、瘢痕形成等三大过程。渗液可为浆液纤维蛋白性、浆液血性、出血性、化脓性;急性纤维蛋白性心包炎,在心包的壁层和脏层上出现由纤维蛋白、白细胞及少许内皮细胞组成的渗出物,这种渗出物可以局限于一处,或满布于整个心脏的表面,使心包表面粗糙,在心脏活动时可产生特征性的心包摩擦音。随着炎症的发展,渗出物逐渐增多,渗出物中液体增加,则转为浆液纤维蛋白性渗液,当炎症渗出过程超过机体吸收过程时,则渗液积聚于心包腔的低凹部位,然后充塞心包空间,形成心包积液,量可由100mL 至 2000~3000mL,为黄而清的液体,渗液多可在 2~3 周被吸收。结核性心包炎,常产生大量的浆液纤维蛋白性或浆液血性渗出液。渗液存在的时间可长达数月。化脓性心包炎的渗液含有大量的中性粒细胞,呈稠厚的脓液。当心包渗液过快,或心包积液过多,超出心包扩展的代偿能力时,则产生典型的心包填塞综合征。当炎症过程逐渐由修复过程替代后,则积液逐渐吸收,心包遗留局灶性或弥漫性纤维增生。结缔组织增生严重者造成心包粘连、心包缩窄。

急性纤维蛋白性心包炎不影响血流动力学,而渗出性心包炎则有血流动力学变化。正常心脏的心输出量与心室充盈程度成正比,而心室的充盈度又受静脉压与心室舒张压的压力差的影响。当心包积液,心包内压力增高时,引起心室内舒张压力升高,使静脉压与心室舒张压力阶差减小,回心血量减少,心输出量降低。

三、临床表现

除系统性红斑狼疮引起者外,其他原因引起的急性心包炎发病率男性明显高于女性,成年人较儿童多见。其临床症状和体征因病因不同而异,轻者无症状或症状轻微,常被原发病的症状掩盖;症状明显者如出现胸痛才引起重视。

(一)症状

(1)胸痛:常位于心前区或胸骨后,偶可位于上腹部,可放射到颈、左肩、左臂及左肩胛骨,性质多尖锐呈锐痛,也可呈闷痛或压榨样,常因咳嗽、深呼吸、变换体位或吞咽而加重,坐位前倾时减轻。

(2)呼吸困难:为心包炎伴心包积液时最突出的症状。

(3)全身症状:原发病因的非心脏表现,如发热、乏力、食欲缺乏、消瘦等。

(4)心脏压塞:渗出性心包炎,如心包积液大量积聚或短时间内快速积聚,则可发生心脏压塞,产生相应症状,如显著气促、心悸、大汗淋漓、肢端冰凉、严重者出现意识恍惚、休克等。

(二)体征

(1)心包摩擦音:是急性纤维蛋白性心包炎的典型体征,是一种搔抓样的粗糙高频声音,往往盖过心音且较心音更贴近于耳。典型者包含与心室收缩、早期心室充盈、心房收缩相一致的 3 个成分,但大多为心室收缩、舒张相一致的双相性摩擦音;位于心前区,以胸骨左缘第 3、4 肋间坐位前倾、深吸气时最为明显。心包摩擦音本身变化快,短时间内可消失或重现,需反复听诊。此外,若积液增多致使脏、壁层心包完全分开时,则心包摩擦音消失;经治疗后积液吸收减少时可能重现。

(2)心包积液:心浊音界向两侧增大且皆为绝对浊音区;心尖冲动弱且位于心浊音界内侧或不能扪及;心音低钝遥远;大量积液时可有 Ewart 征(左肩胛骨下叩诊浊音、因左肺受压而闻及支气管呼吸音);大量积液影响静脉回流产生体循环瘀血体征(颈静脉怒张、肝大、腹水、下肢水肿)。

(3)心脏压塞:若积液积聚迅速,仅 150～200mL 积液即可使心包内压上升至 20～30mmHg 而产生急性心脏压塞,表现为心动过速、动脉血压下降而脉压变小、静脉压明显升高,严重者发生急性循环衰竭、休克;若大量积液但经过较缓慢积聚过程,可产生亚急性或慢性心脏压塞,突出表现为体循环瘀血、颈静脉怒张、静脉压升高和奇脉。

四、辅助检查

(一)实验室检查

(1)炎性标记物:白细胞计数(WBC)、红细胞沉降率(ESR)、C 反应蛋白(CRP)可增高。

(2)心肌受累标记物:磷酸肌酸激酶同工酶(CK-MB)、TnI 可轻、中度升高,如血清 CK-MB、TnI 明显升高提示心外膜下浅层心肌受累。

(3)病因学检查:抗核抗体、结核菌素纯蛋白衍生物(PPD)皮肤试验、HIV 血清免疫学、血培养。

(二)心电图检查

急性心包炎表现为继发于心外膜下心肌炎症损伤的心电图特异性 ST-T 改变。其表现通常分为四期(表 7-1-1)。

表 7-1-1　急性心包炎心电图表现

临床分期	心电图表现
Ⅰ期	为早期变化,ST 段普遍呈凹面向下抬高(前壁＋下壁＋侧壁),P-R 段与 P 波方向偏离,T 波直立,可持续数小时至数日
Ⅱ期	ST 段随后逐渐下降到等位线上,T 波渐变低平或倒置,持续 2 天至 2 周不等
Ⅲ期	T 波全面倒置,各导联上的 T 波演变可能不尽一致
Ⅳ期	T 波最后可恢复正常,心电图恢复至病前状态,时间历时数周至 3 月不等

(三)X 线检查

急性心包炎早期心影可正常,当心包渗液超过 250mL 时,可出现心影增大,右侧心膈角变钝,心缘的正常轮廓消失,心影呈烧瓶状,随体位改变而移动。心尖冲动减弱或消失,心影增大而肺野清晰,有助于与心力衰竭鉴别。心包积液逐渐增多时,短期内心脏检查发现心影增大,常为早期的诊断线索。部分伴胸腔积液,多见于左侧。

(四)超声心动图检查

超声心动图检查中,纤维蛋白性心包炎时可能无异常发现,也可显示不同程度的心包积液,少量(生理性)心包液体仅仅于心室收缩期在后壁可见;渗液量≥250mL于前后心包处均可显示液性暗区;大量积液时于左房后可见液体暗区;可显示心包填塞的特征,最主要表现为舒张期右室前壁受压塌陷、局限性左心房塌陷。超声心动图是急性心包炎一项基本检查,可监测心包积液,筛查并存的心脏病或心包病变。

(五)MRI检查或CT检查

MRI能够清晰显示心包积液的容量和分布情况,并可初步分辨积液的性质。如非出血性渗液多为低强度信号;尿毒症、创伤性、结核性积液含蛋白和细胞较多,可见中或高强度信号。CT检查显示心包增厚＞5mm可确立诊断。若既无心包积液,又无心包增厚,则应考虑限制型心肌病。

(六)心包穿刺及心包镜检查

适用于诊断困难或有心包压塞征象者。对渗液做涂片、培养或寻找病理细胞,有助于病因诊断。结核性心包积液表现为:有1/3的患者心包积液中可找到结核杆菌;测定腺苷脱氨基酶(ADA)活性≥30U/L,具有高度的特异性;聚合酶链反应(PCR)阳性。抽液后再注入空气100～150mL并进行X线摄片,以了解心包的厚度、心包面是否规则(与肿瘤区别)、心脏大小和形态等。若心包积液反复发生应进行心包活检和细菌学检查。凡心包积液需要手术引流者,可先行心包镜检查,直接观察心包,在可疑区域实施心包活检,以提高病因诊断的准确性。

五、诊断及鉴别诊断

(一)诊断

1.临床诊断

(1)心前区听诊闻及心包摩擦音或检查确定有心包积液,心包炎的诊断即可成立,需进一步查明病因。

(2)在有可能并发心包炎的疾病过程中,如出现胸痛、呼吸困难、心动过速和原因不明的体静脉瘀血或心影扩大,应考虑心包炎伴有积液的可能。

(3)患者确诊为心包炎,伴有奇脉、血压下降,甚至休克,应考虑到心包压塞的可能,及时进行床旁超声心动图检查。

(4)确立急性心包炎的诊断后,随之要明确病因,以便有效治疗。

(5)病程＜1周的急性心包炎一般不要做过多检查,但病程＞1周的急性心包炎需要进行下列检查以明确病因:痰找抗酸杆菌、结核菌素试验、ASO、类风湿因子、抗核抗体、抗DNA抗体、HIV抗体、病毒抗体检测(如柯萨奇病毒、流感病毒、艾柯病毒)等。对持续积液和复发者实施心包穿刺与抽液培养。

(6)特异性心包炎需要排除其他病因后方可诊断。

2.合并心肌炎的诊断线索

从临床症状、体征、心电图和影像学检查等方面,常难以判定急性心包炎是否合并心肌炎,但心肌损伤标记物常能提供是否合并心肌炎的诊断线索。35%～50%的患者在急性心包炎时肌钙蛋白升高,升高的程度与ST段抬高的幅度相关,为心外膜下心肌受损所致,但与预后无关。肌钙蛋白一般于2周内恢复正常,如持续升高≥2周,常提示合并心肌炎。因此,在诊疗过程中应反复监测,特别是监测2周后的肌钙蛋白。CK-MB对心包炎合并心肌炎的诊断有帮助,应当与肌钙蛋白同时监测。但肌酸激酶、转氨酶、乳酸脱氢酶及其同工酶等对心肌炎的诊断价值不大,无须检测。

(二)鉴别诊断

急性心包炎与引起胸痛和(或)类似心电图改变的其他疾病鉴别:

(1)心绞痛:急性心包炎有心绞痛的类似表现,但不同之处是随体位变动而胸痛减轻或加重,含化硝酸甘油不缓解,心电图表现为大多数导联ST段抬高,超声心动图发现心包积液时即可确诊。

(2)AMI:特发性和病毒性心包炎的胸痛常较剧烈,与AMI极为相似。但AMI多见于中老年人,无上呼吸道感染史而有心绞痛病史,胸痛不随体位改变,ST段抬高不累及广泛的导联,心肌损伤标记物异常一般＜2周。需要注意的是,AMI早期可伴发急性心包炎,而心包炎的症状常被AMI掩盖;晚期并发的心包炎需排除心肌梗死后综合征。

（3）主动脉夹层：胸痛剧烈而不随体位变动，心电图和心肌损伤标志物正常，超声心动图和 CT 检查有助于鉴别。但主动脉夹层早期可破溃入心包腔引起心包压塞，或血液缓慢渗入心包腔引起亚急性心包炎。

（4）肺梗死：常有深静脉血栓形成的危险因素（如长期卧床或肢体制动），胸痛突发且伴有严重的呼吸困难、低氧血症，可有咯血和发绀，心电图检查显示 $S_I Q_{III} T_{III}$、D-二聚体测定 $>500 \mu g/L$ 有助于鉴别。

（5）急腹症：急性心包炎的疼痛如果表现在腹部时，应详细询问病史与体格检查，避免误诊为急腹症。

（6）大量心包积液：应与引起心脏明显扩大的扩张型心肌病等鉴别，超声心动图检查是最强的证据。

六、治疗

大多数情况下，急性心包炎简单并具有自限性。此类患者可在门诊进行治疗。而患者有大量心包积液或合并心肌炎应考虑住院治疗。内科非手术治疗通常有效。一线治疗通常包括非甾体消炎药（NSAIDs），在某些情况下，加用秋水仙碱。

1.药物治疗

（1）布洛芬具有良好的安全性，是合理的一线治疗用药，口服，剂量为 $600 \sim 800mg$，3 次/日，持续至少 2 周。阿司匹林是一种替代疗法，650mg 口服，每 $6 \sim 8$ 小时 1 次，应用 $2 \sim 4$ 周。其他的 NSAIDs，包括萘普生，可能同样有效。

（2）如果患者对 NSAIDs 无效或是复发性心包炎，除了 NSAIDs 外应考虑加用秋水仙碱。一项 120 例首次发作急性心包炎的随机对照试验（COPE）表明，阿司匹林联用秋水仙碱显示出效果明显。秋水仙素的通常剂量是第一天 $1 \sim 2mg$，继之 $0.5 \sim 1mg/d$，持续 3 个月。

（3）泼尼松应该仅用于治疗复发性心包炎，此类患者尽管应用 NSAIDs 药物和秋水仙碱治疗但仍有持续性症状或用于有一个潜在的炎性疾病的情况下，这种炎症对糖皮质激素有反应。泼尼松剂量应 $1 \sim 1.5mg/kg$，至少应用 1 个月并且应缓慢减量。在 COPE 试验中，糖皮质激素治疗是心包炎复发的一个独立危险因素。

（4）心肌梗死后心包炎患者鉴于心脏破裂的风险不宜用泼尼松治疗。推荐应用阿司匹林治疗（650mg/6h）。

（5）怀疑化脓性心包炎的情况下，应针对葡萄球菌和链球菌进行经验性抗生素治疗，同时行血培养检查。

（6）对于结核性心包炎，推荐进行标准三联药物治疗，持续至少 9 个月，培养转阴后治疗 6 个月。

（7）Dressler 心包炎，应用 NSAIDs 或阿司匹林进行治疗。如果反复发作，应加用泼尼松。

（8）对尿毒症性心包炎，强化透析是首选的治疗方法。对于那些无症状且和少量心包积液的患者来说，透析不是必须的。

2.心包穿刺疗法

（1）因为大部分心包炎是自限性的，不必要常规行心包穿刺、心包内注射类固醇药或心包活检。

（2）如果并发心脏压塞或怀疑化脓性心包积液或肿瘤等复杂病例的情况下，应行心包穿刺术。心包穿刺术对心包积液量大、血流动力学损害的心包渗出液应留取标本需要进行进一步检查以明确诊断。

（3）如果病因不确定，心包积液应立即送检行血细胞比容和 F1 细胞计数、葡萄糖、蛋白质、细胞学和微生物学分析（如行各种微生物培养和抗酸杆菌染色）。如果临床怀疑化脓性心包炎，心包穿刺应及时进行，并将积液送检行微生物培养。如果心包液是血性渗液，临床医生应送检行细胞学检查、微生物培养、抗酸杆菌染色。

3.手术治疗

（1）肿瘤性心包炎并发快速复发性心包积液，通常行剑突下心包造口术。严重的肿瘤性心包炎可行四环素硬化疗法，然而，该操作对于患者十分痛苦，并且有心律失常和缩窄性心包炎的风险。

（2）心包切开术用于严重复发性心包炎病例。

七、随访

(1)多数特发性或病毒性心包炎患者应接受 1 个月的随访,以确保他们的症状已经消失,并且没有缩窄性心包炎存在的证据。

(2)心包积液患者应行连续超声心动图检查,评估复发或积液量增加的大小。

八、心包切开术后综合征(PPS)预防

在最近的一项多中心、双盲、随机试验中,秋水仙碱被认为在防止 PPS 和其相关并发症是有用的,而这种方法还没有被广泛使用,因为临床显著的 PPS 的发生率相对较低。

九、并发症

1.复发性心包炎

常发生在急性特发性心包炎、心脏直视手术、心脏创伤或 Dressler 综合征后。研究表明,复发性心包炎发生在 20%～30% 的患者。复发性心包炎可能会很麻烦。但是,当病情加重给予适当处理和预防治疗,其对治疗反应尚佳,并可最终缓解。

(1)临床表现同急性心包炎相似,从初始发作几个月到数年可有不同的临床表现。

(2)治疗:应给予 NSAIDs 和秋水仙碱治疗。只有当患者对两者治疗无效时,应给予泼尼松治疗(1～1.5mg/kg),应用至少 1 个月然后缓慢减量。可根据症状的严重程度静脉注射甲泼尼松龙。大多数患者在几天内会有反应,停止使用后可能会有复发。外科心包切除术用于积极的药物治疗但仍伴有剧烈胸痛迁延复发的心包炎患者。手术可能会失败,因为手术难以去除所有的心包膜。

(3)预防 COPE 试验已经表明,预防复发性心包炎,秋水仙碱是安全和有效的。

2.心脏压塞

约 15% 的患者可见,心脏外科术后或合并肿瘤最常见。

3.缩窄性心包炎

约 9% 的患者出现轻度紧缩性生理学现象,通常 3 个月后可以消失。有些患者会表现渗出缩窄性疾病的亚急性过程,既有心包积液又有心包增厚,可能进展为有症状的心包缩窄,严重心包缩窄的时间比没有心包积液的缩窄性心包炎更迅速。

(郑　佳)

第二节　缩窄性心包炎

缩窄性心包炎是指心脏被致密厚实的纤维化心包所包围,使心脏舒张期充盈受限而产生一系列循环障碍的临床征象。通常急性心包炎 1～3 个月可以发生心包粘连、缩窄,迅速进展为缩窄性心包炎。

一、病因

缩窄性心包炎继发于急性心包炎,我国仍以结核性最为常见,其次由急性非特异性、化脓性和创伤性(包括手术后)心包炎演变而来。近年来,特发性、尿毒症性、系统性红斑狼疮性心包炎也可引起缩窄性心包炎,肿瘤性、放射性和心脏直视手术引起缩窄性心包炎者在逐年增多。

二、病理

缩窄性心包炎的心脏外形一般在正常范围或偶有缩小,心包病变常累及心外膜下心肌,严重时导致心

肌萎缩、纤维变性、脂肪浸润和钙化。心包脏层和壁层广泛粘连,心包增厚一般为 0.3～0.5cm,心包腔有时被纤维组织完全填塞成为一个纤维瘢痕组织外壳,常伴有钙化。在多数患者中,瘢痕组织主要由致密的纤维组织构成,呈斑点状或片状玻璃样变性,而无提示原发病变的特征性病理改变。有些患者心包内找到结核性或化脓性的肉芽组织则可提供病因诊断依据。

三、病理生理

典型的缩窄性心包炎由于心包失去弹性而由坚硬的纤维组织代替,形成一个大小固定的心脏外壳压迫心脏,限制了所有心腔的舒张期充盈量而使静脉压升高。由于心包呈匀称性缩窄,四个心腔的舒张压同等升高,相当于肺小动脉楔嵌压。加之静脉压升高,在心室舒张早期,血液异常迅速地流入心室,然而在心室舒张的中晚期心室扩张突然受到失去弹性的心包的限制,充盈受阻,心室腔内压力迅速上升。实际上缩窄性心包炎心室的全部充盈在舒张早期完成,这种左和右心室舒张期充盈的异常表现在心导管所证实的压力曲线上是呈一具有特征性的左右心室压力曲线,即所谓开方根号样压力曲线。

在呼吸时,胸腔压力变化不能传到心包腔和心腔内。因此,当吸气时,大静脉和右房压不下降,由静脉进入右房的血液不增加,这与正常人及心脏压塞时的情况相反。由于心室充盈异常,静脉压升高,心排量下降,代偿性心率加快;当增加体力活动时,心率不能进一步加速,心排量不能适应身体需要,临床上出现呼吸困难和血压下降;同时肾脏水钠潴留,进一步增加静脉压,临床上则出现肝大、下肢水肿、腹水和胸腔积液等。

四、临床表现

(一)症状

表现为:①体循环瘀血症状:腹胀、肝区疼痛,食欲缺乏,水肿。②肺静脉压升高所致症状:咳嗽、活动性气促,甚至端坐呼吸。③慢性低心排血量症状:严重乏力、肌肉失用性萎缩、恶病质。④其他可能发生的临床情况:心绞痛样胸痛、一过性缺血发作和晕厥等。

(二)体征

表现为:①颈静脉怒张,并 Kussmaul 征(一)。②动脉收缩压正常或降低,脉压变小,可有奇脉。③心脏体检可见心尖冲动不明显,心浊音界不大、心率增快、心音减低,S_2 宽分裂、可闻及心包叩击音,系舒张早期的额外心音,呈拍击样性质,胸骨左缘或心尖部最易听到,反映心室充盈早期突然终止。可能闻及二尖瓣反流杂音。④腹部体检可见:肝大并可触及与颈静脉搏动一致的肝搏动、腹水征(＋)。⑤下肢凹陷性水肿、上肢和上身肌肉消瘦、恶病质。⑥继发肝功能不全或心源性肝硬化者可能出现黄疸、肝掌、蜘蛛痣。

五、辅助检查

(一)实验室检查

可有轻度贫血。病程较长者因肝瘀血常有肝功能损害,血浆蛋白尤其是清蛋白生成减少。腹水和胸腔积液常为漏出液。

(二)心电图检查

心电图常表现为 QRS 波低电压、T 波平坦或倒置,两者同时存在是诊断缩窄性心包炎的强力佐证。心电图的改变常可提示心肌受累的范围和程度。50％左右的 P 波增宽有切迹,少于半数患者有心房颤动,而房室传导阻滞及室内束支阻滞较少见。有广泛心包钙化时可见宽的 Q 波。约 5％患者由于心包瘢痕累及右室流出道致右室肥厚伴电轴右偏。

(三)X 线胸片

①心影偏小、正常或因合并心包积液而增大;②左右心缘变直、主动脉弓小而右上纵隔增宽(上腔静脉扩张);③有时可见心包钙化,偶尔出现胸腔积液。

（四）超声心动图

①可见心包膜明显增厚或粘连，回声增强；②左心室游离壁舒张中晚期运动呈平直外形；③二尖瓣早期快速关闭；④肺动脉瓣提前开放；⑤室间隔运动异常及心室舒张末期内径缩小。

（五）左右心导管检查

①RA、PCWP、RV 舒张压、LV 舒张压均升高且达到一相同或相近水平，约 20mmHg，左右心充盈压相差很少超过 3～5mmHg。②右房压力曲线，X 倾斜保留，显著的 Y 倾斜，a 和 V 波高度大致相同，导致形成 M 或 W 型形态。③LV、RV 舒张期压力曲线呈"下陷-高平原"波形，又称"平方根"征。④肺动脉、RV 收缩压常中度升高，范围在 30～45mmHg。⑤每搏量下降、代偿性心动过速，心排血量仍能维持；在无广泛心肌受累时，LVEF 正常或仅轻度减低。

六、诊断及鉴别诊断

（一）诊断

(1)具有急性心包炎的病史，数月或 1～2 年逐渐出现右心衰竭症状。

(2)具有体静脉瘀血临床表现，而无显著的心脏扩大或心脏瓣膜杂音。

(3)具有右侧心力衰竭表现，同时闻及心包叩击音或扪及奇脉。

(4)具有右心衰竭表现，Kussmaul 征显著，腹水首先出现且较重，而下肢水肿较轻。

(5)具有右心衰竭表现，心电图检查显示 QRS 波低电压（尤其是肢体导联）并伴有 T 波低平或倒置。

(6)具有右心衰竭表现，同时发现心包钙化影像。超声心动图检查常能明确诊断，个别诊断困难者需做心脏 CT 或 MRI 检查，必要时实施心导管检查，心内膜心肌和心包活组织检查有利于明确病因。诊断时应注意排除引起右心衰竭的其他疾病，特别是限制型心肌病、浸润型心肌病等。

（二）鉴别诊断

(1)与各种原因右心衰竭和大量腹水相鉴别，后者如肝硬化、肾病综合征、结核性腹膜炎、恶性肿瘤等所致大量腹水。

(2)缩窄性心包炎与限制型心肌病的临床表现极其相似，鉴别常很困难。由于缩窄性心包炎外科治疗效果确切，若能及时手术，预后往往较好。然而限制型心肌病尚无有效的治疗方法，临床上呈进行性发展，预后不良，因此必须加以鉴别。

七、治疗

大部分病例首选心包切开术，尽管某些患者内科治疗是合适的。

（一）药物治疗

(1)NYHA 心功能Ⅰ级的患者最开始可能用利尿药和低盐饮食治疗。一个 36 例患者的病例分析证实，用 NSAIDs.药物、秋水仙碱和（或）激素类药物可治疗缩窄性心包炎。然而，大部分患者最终还是需要外科心包切除术。

(2)有严重并发症如合并限制寿命和（或）处于不可接受的高手术死亡风险的患者，药物治疗也是一种恰当的治疗。另外，药物试验性治疗对炎性缩窄性心包炎可能是合适的。

（二）手术治疗

(1)选择的治疗方法是心包切除术。有文献报道超过 90% 的患者术后有症状性改善。

(2)然而，心包切除术带来了据报道 5%～20% 的手术死亡风险。缩窄性心包炎的病因可以预测围手术期死亡率。由病毒或特发性心包炎导致的缩窄性心包炎患者比辐射性心包炎导致的缩窄性心包炎患者有更好的预后。这些术前心功能分级不佳的患者围手术期死亡风险高，因此，大多数医生主张早期手术治疗。

（郑　佳）

第三节 心包积液

心包积液是临床上较常见的临床表现,是心包疾病的重要体征之一,常规用超声心动图来诊断。它可以是无症状的或表现为威胁生命的心脏压塞。症状取决于心包容积、心包积液累积速率、积液的性质。缓慢积累的大量积液可能会被意外发现且无症状,而迅速积累的小的积液可能会导致心脏压塞。未拉伸的心包仅可容纳 80～200mL 迅速累积的液体,血流动力学没有显著变化。与此相反,如果心包积液累积慢,在心包空间可容纳到 2L 的液体,且没有任何血流动力学改变或临床后遗症。如果心包是由纤维化或肿瘤浸润导致僵硬,那么较小量的液体迅速积累可出现心包压迫的生理学表现。

一、临床表现

(1)心包积液缓慢发展,不伴随心包腔内压力的升高时,通常是无症状的。

(2)患者可能会主诉胸部持续的钝痛或受压。

(3)还可以有心包积液对其他器官由于占位效应导致各种症状。这些包括食管压缩导致的吞咽困难、肺压迫和肺不张导致的呼吸困难、膈神经受压导致的呃逆和相邻腹部器官受压导致的恶心和腹部饱胀。

(4)大量心包积液可引起心音低沉、Ewart 征(语颤增强、支气管呼吸音并且左肩胛下角呈浊音)和肺野湿啰音。

(5)窦性心动过速和低血压是血流动力学的代偿现象。

(6)心脏压塞患者会有一个大于 10mmHg 左右的奇脉。总心包内容积是固定的,因此,在吸气期间右心室的充盈把室间隔挤压进左心室。这会影响左心室的充盈,在吸气期收缩压会下降。奇脉并不是心脏压塞患者特有的,在严重的慢性阻塞性肺疾病、右心室梗死、肺栓塞或哮喘患者均可出现。

(7)心脏压塞患者会产生颈静脉扩张,X 降支将是典型的主要波形。贝克三联征包括:颈静脉怒张、心音遥远和低血压。

二、病因

任何急性或慢性心包炎病因都可能导致心包积液的形成。大量慢性心包积液常见的原因包括:特发性、尿毒症性、恶性肿瘤或黏液性水肿、血性心力衰竭、肾病综合征、肝硬化、甲状腺功能减退症、心脏术后和某些药物导致的心包炎。

三、实验室检查和诊断试验

1.心电图

经典心电图会发现低电压。电交替是大量心包积液的一个标志。

2.胸部 X 线检查

如果积液＞250mL,心胸比值可能会增加。心胸比值增加伴随大的突出的上腔静脉、奇静脉和肺血减少应考虑心包积液的诊断。

3.经胸超声心动图

它是心包积液首选的诊断和随访方法。它能帮助确诊,确保积液充分引流,随访中能定量评估心包积液。超声心动图并不能鉴别不同心包积液病因。

(1)二维超声心动图结果。

①在收缩和舒张期均可发现脏层和壁层心包之间的无回声区。

②心包壁层的运动减小。

③当积液较多时,整个心脏在心包内摆动(游泳心)。这种摇动可以沿心脏前后和中侧轴发生,被认为

是心电图中所看到电交替的发生机制。

（2）心脏压塞的多普勒超声结果描述。

①少量积液（＜100mL）倾向于局限在房室环远端的后侧。宽度往往＜1cm。

②中量积液（100～500mL）。中量心包积液也可被归类为一种围绕心脏但最大宽度为1cm或更小的心包积液。

③大量积液（＞500mL）。这种情况下，尽管心包后侧积液量继续增加，但伴随着心包腔侧部、顶部和前侧的扩大，心脏似乎被固定在后侧。该积液最宽度＞1cm。

（3）下列情况类似心包积液二维超声心动图。

①心包脂肪趋向于局限在前侧。除非是包裹性的，心包积液局限于前壁是非常罕见的。

②心包囊肿70%被发现邻近于右心隔连接处，在心尖四腔心切面可看到与右心房靠近但是分开的。

③在胸骨旁长轴切面从胸降主动脉的位置能鉴别胸腔积液和心包积液。如果液体是在心包，主动脉被移位至积液后方，远离左心房后壁。如果液体是在胸部，主动脉仍保留在左心房下方的位置。胸腔积液中可看到肺实质。

④心包积液的其他表象为心包纤维带和心包钙化、前纵隔肿瘤、腹水和一个巨大的左心房。

4.磁共振成像

虽然通常不是必需的，但MRI具有检测心包积液的高灵敏度。它能很好的描述积液分布，评估心包积液量，与超声心动图的相关性良好。能很有效的方便检测包裹性心包积液和心包增厚。因为MRI的组织对比度高，它能在多个平面可视心包。它也能对复杂的与简单性的积液和病理性增厚与心包脂肪做鉴别。

5.计算机断层扫描

CT利用高分辨率横断面成像，提供了极好的心包可视化图像。采用这种技术很容易获得心包积液的量和分布。此外，对血、渗出液、乳糜和浆液的鉴别可通过这些物质的不同衰减系数来获得。

6.其他

诊断性心包穿刺术和心包积液检查应在患者大量积液而无明确病因时加以考虑。应仔细检查送气心包积液，并立即采集心包积液标本置于无菌管内行生化、微生物学和细胞学检查。

四、治疗

心包积液的处理依赖于潜在病因、容积和血流动力学重要性。

（1）心包穿刺：虽然积液的原因很重要，但它通常可以凭借临床特征、体征和实验室检查确定而不用行心包穿刺。

①如果怀疑是恶性、细菌、分枝杆菌、真菌性心包积液，则有心包穿刺术的适应证。

②有心脏压塞相关的大量心包积液是心包穿刺术的适应证。

③近期发生的大量心包积液，应行密切的临床和超声心动图随诊。当存在早期心脏压塞的超声心动图特征时，心包积液量大但患者无症状可行心包穿刺术。

（2）在积液解决前最好避免行抗凝治疗。

（郑　佳）

第四节　心包压塞

心脏压塞是由于心包腔内积液量过多或积液速度过快引起心包内压力增加，从而引发的具有一系列临床表现的血流动力学紊乱综合征。心脏压塞的特征包括心包腔内压力升高、心室舒张期充盈受限、每搏出量和心排血量降低。

一、病因

心脏压塞可见于任何病因引起的心包炎,可以急性或慢性形式出现。心脏压塞的常见病因是肿瘤、特发性或病毒性心包炎、尿毒症,以及与心肌梗死、有创性心脏诊疗操作、细菌性心包炎及与结核有关的心包炎等。

二、病理生理

正常情况下,心包腔内压力低于左、右心室舒张压,当心包腔内液体增加引起心包腔内压力上升达到右心房和左心室舒张压时,心腔扩张的跨壁压力接近于零,即可出现心脏压塞。

心脏压塞后,心包内压力与心室舒张压近似相等,导致双侧心室的透壁扩张压和舒张期容量显著下降并使每搏量下降。体循环血管阻力增加可代偿性维持体循环动脉血压。心包腔容量和压力的迅速增加可反射性地导致尿钠排出量减少,同时伴有心房促尿钠排泄因子的释放和抑制精氨酸加压素的分泌。

严重的心脏压塞,由于心排血量的下降,代偿机制不足以维持体循环动脉血压,生命器官灌注不足。冠状动脉灌注下降可引起心内膜下灌注不足。心脏压塞加上心肌缺血可进一步降低左心室每搏量。在严重心脏压塞中,心室舒张压可降至零以下,提示心室的充盈是由于舒张期的吸吮作用完成。严重的心脏压塞期间,窦房结缺血和心脏迷走神经张力增加可引起窦性心动过缓。显著窦性心动过缓常发生于严重低血压时和将发展成电机械分离甚至死亡之前。

三、诊断

(一)临床表现特点

外伤或有创心脏诊断操作导致的心脏贯穿伤、主动脉夹层分离以及主动脉或室壁瘤破裂至心包腔所产生的急性心脏压塞可出现体循环动脉压力下降、体循环静脉压力升高和心脏搏动减弱三联征。一些患者心排血量和动脉血压都下降同时伴有气促、神志恍惚或焦虑不安等。

心脏压塞的常见体征有体循环静脉压升高的表现(颈静脉怒张),奇脉,气促,心动过速,心音减弱,血压下降等。

心脏压塞发展缓慢的患者不同于那些因心脏穿透或破裂所致者。患者的主诉是气急,也可有胸痛,以及全身症状包括消瘦、厌食和明显乏力等。慢性心脏压塞时,静脉淤血征象明显,可有颈静脉怒张且在吸气期更明显(Kussmaul 征),肝颈静脉回流征阳性,肝脏肿大伴压痛及腹水,下肢浮肿;可出现奇脉,即吸气时脉搏减弱或消失,吸气期收缩压较呼气期降低 10mmHg(1.33kPa)以上。心前区搏动常不易触及,心音减弱或不能闻及。可出现肢体湿冷和无尿。

(二)实验室检查及其他辅助检查特点

1.胸片

轻度心脏压塞在胸片上可无诊断性特征。当积液量多时 X 线检查可见心脏阴影向两侧增大,心脏搏动减弱或消失。积液超过 250mL 时心影可增大呈烧瓶形(图 7-4-1)。

2.心电图

可出现窦性心动过速,肢导联 QRS 波低电压。电交替是心脏压塞的一个突出表现,提示心脏在心包腔内摆动。电交替可能与心脏跳动时左、右心室充盈量发生交替有关。在已知有心包积液的患者中出现电交替,高度提示心脏压塞的存在。QRS 波的电交替形式可能呈 2:1 或 3:1。电交替通常仅限于 QRS 波,但是 P 波、QRS 波和 T 波

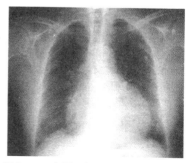

图 7-4-1　大量心包积液,胸片示心影呈烧瓶形

同时电交替偶可见于严重的心脏压塞。当抽出心包积液后,心包腔内心脏异常活动和电交替均可消失。

3.超声心动图

可显示心包腔内液性暗区回声,证实心包积液的存在和程度。无心包积液的超声心动图证据几乎可除外心脏压塞的诊断。彩色多普勒血液显像还可判断心壁穿孔、出血的部位。超声心动图也能快速将心脏压塞与其他引起体静脉高压和动脉低压的疾病相区别,如缩窄性心包炎和右心室梗死等。超声心动图也能发现可能存在的大块心外血肿和肿瘤压迫心脏。这种心脏受压能引起与心包缩窄或心脏压塞相似的生理学改变。

大多数心脏压塞患者有体静脉压升高、心动过速、气急和奇脉等表现。许多超声心动图发现有心包积液和右心受压的患者而没有上述临床表现者可以严密观察,可能不需做心包引流术。

4.心导管检查

心导管检查在确定心包积液时血流动力学变化中有重要的价值。心导管检查可以:①证实心脏压塞的诊断;②测定血流动力学的受损情况;③通过心包抽液血流动力学改善的证据来指导心包穿刺抽液。心导管检查一般均显示右心房压升高。如同步记录心内压力和右心房压力,可见两者压力几乎一致升高,吸气时两者压力同时下降。如果心包内的压力不高或右心房和心包内压力不一致,则不支持心脏压塞的诊断。如果在心导管检查前,超声心动图已清楚显示心脏压塞的图像,则心导管检查对诊断无特殊意义。

(三)诊断和鉴别诊断

根据静脉压升高(如颈静脉怒张)、血压下降、心脏搏动减弱(心音低)和奇脉,结合超声心动图证实心包积液的存在和心脏压塞的特征,心电图示 QRS 波电交替和低电压可确定心脏压塞的诊断。本病需与缩窄性心包炎、左侧胸腔积液、限制性心肌病和右心室梗死等鉴别,超声心动图有重要的鉴别价值。

四、治疗

1.治疗的优先权

一旦诊断为心脏压塞,需要考虑立即引流治疗。引流的时机和方法最终取决于积液病因、患者的敏锐度水平和是否有训练有素的医师。这些选择包括心包穿刺针和外科手术引流(剑突下心包切开术、心包开窗和不全心包切除术)。

2.药物治疗

最佳的医疗管理是非常重要的,它包括容积扩张,如果患者存在低血压需要正性肌力药物的支持和避免使用利尿药和血管扩张药。

3.经皮疗法

(1)心包穿刺术允许心包积液的快速引流。优点是:它可以快速地进行,比其他排水方法侵入性更小,并且需要最小的准备。并发症包括:心脏、冠状动脉或肺撕裂伤。还有积液复发或不完全排净的可能性。少量积液(<1cm)或包裹、粘连或纤维素绞合性积液不建议行心包穿刺。

(2)经皮球囊心包切开术是一种经皮方式安全到达心包腔后用球囊扩张心包的技术。用于大量心包积液患者,特别是由恶性肿瘤引起的。

4.手术治疗

外科引流可以进行彻底的引流,如果积液有复发的高度可能性则是优先选择。此外,外科手术方式可以直接检查心包,获得用于组织病理学和微生物学诊断的心包组织和并具有引流包裹性积液的能力。手术引流与疼痛严重程度、更长的恢复时间和更多的围术期发病率有关。

(郑 佳)

第八章　心血管常见并发症

第一节　高血压并发脑卒中

脑卒中是指由于急性脑循环障碍所致的局限性或全面性脑功能缺损综合征。发病率呈逐年上升的趋势,是我国首要的致残、致死原因。国际脑卒中(INTERSTROKE)研究发现,10个简单危险因素与90%卒中风险相关,如高血压、吸烟、腰臀比、饮食风险评分、运动、糖尿病、酒精摄入、心脏原因、载脂蛋白B与载脂蛋白Ai比值、社会心理应激和抑郁,同时指出高血压是脑卒中最显著的危险因素。而我国高血压防治指南中提出:脑卒中在我国是高血压的主要并发症。血压与脑卒中发病危险呈对数线性关系:基线收缩压每增加10mmHg(1mmHg=0.133kPa),脑卒中发病相对危险增加49%;舒张压每增加5mmHg,脑卒中风险增加46%。高血压不仅是脑卒中初发的危险因素,也是脑卒中再发的高危因素。我国学者发现随着基础血压水平逐渐升高,脑卒中再发危险逐渐增加,收缩压(SBP)≥160mmHg者脑卒中发生危险是<130mmHg者的2倍;舒张压(DBP)≥90mmHg者的脑卒中发生危险是<75mmHg者的2.5倍;随访4年发现平均血压水平与脑卒中发生危险也密切相关。SBP≥160mmHg者脑卒中发生危险是<110mmHg者的7倍,DBP≥90mmHg者是<70mmHg的5倍。

高血压所引起的脑卒中主要表现为脑梗死(CI)、脑出血(CH)、蛛网膜下腔出血(SAH)。

一、发病机制

(一)小血管病变

由于高血压小动脉持久收缩,造成小动脉内皮下纤维玻璃样变性或小动脉内皮下纤维素样变性,导致内膜增厚、纤维玻璃样变性,称为高血压小动脉硬化。小动脉或细动脉内膜破坏,内弹力板损伤、断裂形成小动脉瘤或微动脉瘤是脑出血的常见原因。小动脉玻璃样变性特别是合并脂质性小动脉硬化,多为腔隙性梗死的重要原因,尤其是多发性腔隙性梗死的原因。脑白质疏松症也是小血管病变的一种表现。

(二)大血管病变

主要见于动脉分叉部位和脑底动脉环。其病变主要出现在较大动脉的内皮、内皮下层和内弹力膜,肌层和外膜病变较轻,所以易形成脑供血不足、脑血栓形成、脑栓塞;较大或中等大动脉形成动脉瘤,血压升高时容易导致动脉瘤破裂,在颅底或脑表面形成蛛网膜下腔出血。

二、脑梗死

脑梗死是指各种原因所致脑部血流供应障碍,导致脑组织缺血、缺氧性坏死,出现相应神经功能缺损。

(一)临床表现

脑梗死常在安静或睡眠中发病,部分病例有短暂性脑缺血发作前驱症状如肢体麻木、无力等,局灶性体征多在发病后10余小时或1~2天达到高峰,临床表现取决于梗死的大小和部位,不同的血管有各自的临床特点。在辅助检查结果未出前,目前临床上主要用英国牛津郡社区脑卒中项目(OSCP)的Bamford分型将急性脑梗死分为4个亚型,其依据是原发的脑血管疾病引起的最大功能缺损时的临床表现。

1.完全前循环梗死(TACI)

该型患者的临床表现类似于完全性大脑中动脉综合征。临床表现为三联征:对侧肢体偏瘫;对侧同向偏盲;高级大脑功能障碍如失语、视空间障碍、计算力障碍、朗读困难、书写困难及意识障碍等。

2.部分前循环梗死(PACI)

有 TACI 三联征中的两项,或仅有高级大脑功能障碍,或感觉运动缺损较 TACI 局限。

3.后循环梗死(POCI)

临床表现为各种程度的椎-基底动脉综合征:同侧脑神经瘫痪及对侧肢体运动和(或)感觉障碍(交叉性损害);双侧运动和(或)感觉障碍;眼球协同运动障碍(水平或垂直);小脑功能障碍但不伴同侧长束体征(如共济失调、轻偏瘫);孤立性偏盲或皮质盲。

4.腔隙性梗死(LACI)

无视野缺损,无高级大脑功能障碍,临床表现为纯运动性卒中(PMS)、纯感觉性卒中(PSS)、感觉运动性卒中(SMS)、共济失调轻偏瘫(AH)、构音障碍-手笨拙综合征(DHS)。纯运动性、纯感觉性和感觉运动性卒中的受累部位应包括面部、一侧上肢和一侧下肢 3 个部位中的至少 2 个,特别是上肢,应累及整个上肢而并非仅限于手部。

(二)辅助检查

1.血液化验和心电图检查

血液化验包括血常规、血流变、血生化等,上述检查有助于发现脑梗死的危险因素。

2.神经影像学检查

①发病后应尽快进行 CT 检查以便排除脑出血。②MRI 可清晰显示早期缺血性梗死、脑干、小脑梗死、静脉窦血栓形成等,梗死灶 T1 呈低信号,T2 呈高信号,出血性梗死时 T1 相有高信号混杂。磁共振(MRI)弥散加权成像 DWI 可早期显示缺血病变(发病 2 小时内),为早期治疗提供重要信息。血管造影数字减影血管造影(DSA)、CT 血管造影(CTA)和磁共振血管造影(MRA)可以发现血管狭窄、闭塞及其他血管病变。

3.心超

可发现附壁血栓、心房黏液瘤和二尖瓣脱垂,对脑梗死不同类型间的鉴别诊断有意义。

(三)早期发现的线索

若患者突然出现以下症状时应考虑脑梗死的可能:①一侧肢体(伴或不伴面部)无力或麻木;②一侧面部麻木或口角歪斜;③说话不清或理解语言困难;④双眼向一侧凝视;⑤一侧或双眼视力丧失或模糊;⑥眩晕伴呕吐;⑦既往少见的严重头痛、呕吐;⑧意识障碍或抽搐。

(四)早期诊断的标准

急性缺血性脑卒中的诊断可根据:①急性起病;②局灶性神经功能缺损,少数为全面神经功能缺损;③症状和体征持续数小时以上;④脑 CT 或 MRI 排除脑出血和其他病变;⑤脑 CT 或 MRI 有相应的责任梗死病灶。

(五)早期的鉴别诊断

1.脑出血

多发生在活动或情绪激动情况下,多在 10 分钟至数小时症状达到高峰,头痛、呕吐等高颅压症状明显,发病时血压异常升高往往提示脑出血,头颅 CT 发现出血灶可明确诊断。

2.颅内占位病变

颅内肿瘤、硬膜下血肿和脑脓肿可呈卒中样发病,出现偏瘫等局灶性体征,颅内压增高征象不明显时易与脑梗死混淆,CT 或 MRI 检查有助诊断。

(六)早期的治疗方案

脑梗死患者一般应在卒中单元中接受治疗,由多科医师、护士和治疗师参与,实施治疗、护理及康复一体化的原则,以最大限度地提高治疗效果和改善预后。急性缺血性脑梗死的治疗分为一般处理、特殊处理及并发症的处理。

1.一般处理

(1)吸氧与呼吸支持:维持血氧饱和度在92%以上,可采用吸氧,必要时可予以机械辅助通气。

(2)心脏监测与心脏病变处理:及时发现心肌缺血、心律失常及心衰情况,予以及时的处理。

(3)体温控制:体温>38.0℃时,需考虑降温处理。积极查找发热的原因,如为感染因素,予以抗生素治疗。对于中枢性高热,采用物理降温。

(4)血压控制:①准备溶栓者,应使收缩压<180mmHg、舒张压<100mmHg。②缺血性脑卒中后24小时内血压升高的患者应谨慎处理。应先处理紧张焦虑、疼痛、恶心呕吐及颅内压增高等情况。血压持续升高,收缩压>200mmHg或舒张压≥110mmHg,或伴有严重心功能不全、主动脉夹层、高血压脑病,可予谨慎降压治疗,并严密观察血压变化,必要时可静脉使用短效药物(如拉贝洛尔、尼卡地平等),最好应用微量输液泵,避免血压降得过低。③有高血压病史且正在服用降压药者,如病情平稳,可于脑卒中24小时后开始恢复使用降压药物。④脑卒中后低血压的患者应积极寻找和处理原因,必要时可采用扩容升压措施。

(5)血糖控制:血糖超过11.1mmoL/L时给予胰岛素治疗,及时发现并避免低血糖的发生。

(6)血脂的治疗:近来研究发现在缺血性脑卒中患者急性期早期进行或继续予以他汀类药物的治疗是有益的。

(7)营养支持:正常经口进食者无需额外补充营养;不能正常经口进食者可鼻饲,持续时间长者经本人或家属同意可行经皮内镜下胃造瘘(PEG)管饲补充营养。

(8)维持水、电解质的平衡。

2.急性期特殊治疗

(1)溶栓治疗:对缺血性脑卒中发病4.5小时以内的患者,应根据适应证严格筛选患者,尽快静脉给予重组组织型纤溶酶原激活剂(rtPA)溶栓治疗。使用方法:rtPA0.9mg/kg(最大剂量为90mg)静脉滴注,其中10%在最初1分钟内静脉推注,其余持续滴注1小时,用药期间及用药24小时内应如前述严密监护患者。在我国发病6小时内的缺血性脑卒中患者,如不能使用rtPA可考虑静脉给予尿激酶,应根据适应证严格选择患者。

静脉溶栓的适应证:①年龄18~80岁;②发病4.5小时以内(rtPA)或6小时内(尿激酶);③脑功能损害的体征持续存在超过1小时,且比较严重;④脑CT已排除颅内出血,且无早期大面积脑梗死影像学改变;⑤患者或家属签署知情同意书。

禁忌证:①既往有颅内出血,包括可疑蛛网膜下腔出血;近3个月有头颅外伤史;近3周内有胃肠或泌尿系统出血;近2周内进行过大的外科手术;近1周内曾在不易压迫止血部位进行动脉穿刺;②近3个月内有脑梗死或心肌梗死史,但不包括陈旧小腔隙梗死而未遗留神经功能体征者;③严重心、肝、肾功能不全或严重糖尿病患者;④体检发现有活动性出血或外伤(如骨折)的证据;⑤已口服抗凝药,且国际标准化比值(INR)>1.5;48小时内接受过肝素治疗[活化部分凝血酶时间(APTT)超出正常范围];⑥血小板计数<100×10⁹/L,血糖<2.7mmol/L;⑦血压:收缩压>180mmHg,或舒张压>100mmHg;⑧妊娠;⑨不合作。

(2)抗血小板药物:对于不符合溶栓适应证且无禁忌证的缺血性脑卒中患者应在发病后尽早给予口服阿司匹林150~300mg/d;急性期后可改为预防剂量50~150mg/d。

(3)抗凝:对大多数急性缺血性脑卒中患者,不推荐无选择地早期进行抗凝治疗,如临床上需要应用抗凝药物,建议脑梗死发病24小时后应用。

(4)降纤:对不适合溶栓并经过严格筛选的脑梗死患者,特别是高纤维蛋白血症者,可选用降纤治疗。

(5)扩容:对于低血压或脑血流低灌注所致的急性脑梗死如分水岭梗死可考虑扩容治疗,但应注意其可能加重脑水肿、心功能衰竭等并发症。

(6)神经保护:目前尚无确切有效的脑保护药。

3.急性期常见并发症处理

(1)脑水肿与颅内压增高:卧床,避免和处理引起颅内压增高的因素。可使用甘露醇静脉滴注;必要时也可用甘油果糖或呋塞米等。如再进一步发展,可考虑外科治疗。

(2)出血转化:心源性脑栓塞、大面积脑梗死、占位效应、早期低密度征、年龄大于 70 岁、应用抗栓药物(尤其是抗凝药物)或溶栓药物等会增加出血转化的风险。磁敏感加权成像 SWI 是一种监测脑梗死后出血性转化及溶栓后有无并发出血的有效方法。

(3)吞咽困难:建议对患者进行进食前采用饮水试验进行吞咽功能评估,吞咽困难短期内不能恢复者早期可插鼻胃管进食。

(4)肺炎:避免呛咳,先予以经验性抗感染治疗,随后根据药敏试验结果选择抗生素。

(5)深静脉血栓形成(DVT)和肺栓塞:护理上鼓励患者尽早活动、抬高下肢;尽量避免在下肢(尤其是瘫痪侧)进行静脉输液。可考虑予以长筒袜或交替式压迫装置予以加压治疗,必要时予以抗凝治疗。

三、高血压性脑出血

脑出血是指原发性非外伤性脑实质内的出血,又称脑溢血,高血压性脑出血是在高血压病伴发的脑动脉硬化的基础上,由于血压骤然升高引起小动脉破裂出血。最常发生的部位是基底节的壳核及内囊区,其次是丘脑、脑叶、脑干和小脑。脑内血肿可破入邻近脑室或蛛网膜下腔,引起脑室和蛛网膜下腔积血。

(一)临床表现

起病常较突然,迅速出现偏瘫、失语和不同程度的意识障碍,其症状和体征与出血部位有关。本文主要介绍高血压性脑出血的 2 种常见类型。

1.壳核出血

为高血压脑出血常见的类型,多由大脑中动脉的豆纹动脉外侧支破裂引起,血肿向内压迫内囊导致典型的对侧偏瘫、偏身感觉障碍、偏盲和同向凝视,如为优势半球血肿扩展影响语言区或联系纤维则可有失语,如扩展至额、颞叶或破入脑室则可致严重脑水肿、颅内高压甚至脑疝。

2.丘脑出血

为第二种常见的出血类型,表现为偏身感觉障碍起病,血肿向外压迫内囊可致偏瘫;向内破入脑室或中脑,可引起垂直眼球活动障碍、瞳孔改变、昏迷,预后比壳核出血差。

(二)辅助检查

1.头颅 CT

是确诊脑出血的首选检查。早期血肿在 CT 上表现为圆形或椭圆形的高密度影,边界清楚。

2.头颅磁共振(MRI)

血肿的不同时期 MRI 有不同的表现。发病 1 天内,血肿呈 T1 等或低信号,T2 呈高或混合信号;第 2 天至 1 周内,T1 为等或稍低信号,T2 为低信号;第 2~4 周,T1 和 T2 均为高信号;4 周后,T1 呈低信号,T2 为高信号。幕下的出血的检出率高于 CT,且更易于发现出血的原因。

3.脑血管造影

易于发现脑血管畸形、脑动脉瘤及 Moyamoya 病等脑出血病因。海绵状血管瘤是 DSA 检查阴性的血管畸形。

4.血常规、血糖、血脂等检查

了解全身情况及高危因素。

(三)早期发现的线索

同脑梗死。

(四)早期诊断的标准

急性脑出血的诊断可根据:①急性起病;②局灶性神经功能缺损,少数为全面神经功能缺损;③症状和体征持续数小时以上;④脑 CT 或 MRI 排除脑梗死和其他病变;⑤脑 CT 或 MRI 有责任出血病灶。

（五）早期的鉴别诊断

1.脑血栓形成

起病多在静态时起病,较缓慢,呈进行性进展,头痛及呕吐少见,轻度或无意识障碍,偏瘫多见,CT 检查示颅内低密度灶。

2.全身性疾病

对发病突然、迅速昏迷、局灶体征不明显的患者,应与引起昏迷的全身性疾病鉴别,如中毒和某些系统性疾病。仔细询问病史并进行相关实验室检查、头颅 CT 能除外脑出血。

（六）早期的治疗方案

脑出血治疗的基本治疗原则:脱水降颅压,减轻脑水肿;调整血压;防止继续出血;减轻水肿造成的继发性损害,促进神经功能恢复;防治并发症。

1.内科治疗

(1)一般处理:①一般应卧床休息 2～4 周,保持安静,避免情绪激动和血压升高,避免长时间搬动。严密观察体温、脉搏、呼吸和血压等生命体征,注意瞳孔变化和意识改变。②保持呼吸道通畅,维持氧饱和度在 92％以上。③维持水、电解质和营养的平衡。④调整血糖,血糖过高或过低者,应及时纠正,维持血糖水平在 6～9mmol/L 之间。⑤明显头痛、过度烦躁不安者,可酌情适当给予镇静止痛剂;便秘者可选用缓泻剂。

(2)降低颅内压:脑出血后 3～5 天,脑水肿达到高峰,可持续 2～3 周或更长。积极控制脑水肿、降低颅内压是脑出血急性期治疗的重要环节。可选用以下措施。①甘露醇:通常 125～250mL,每 6～8 小时一次,疗程 7～10 天,如有脑疝形成征象可快速加压静脉滴注或静脉推注,冠心病、心肌梗死、心力衰竭和肾功能不全者宜慎用。②利尿剂:呋塞米较常用,每次 20～40mg.每日 2～4 次静脉注射,常与甘露醇交替使用,可增强脱水效果,用药过程中应注意监测肾功和水电解质平衡。③甘油果糖:500mL 静脉点滴,每日 1～2 次,用于轻症患者、重症患者的病情好转期和肾功能不全患者。④10％人血白蛋白:50～100mL 静点,每日 1 次,对低蛋白血症患者更适用,可提高胶体渗透压,作用较持久。不建议应用激素治疗减轻脑水肿。

(3)调整血压:根据 INTERACT 和 ATACH 的研究结果,2010 年美国脑出血指南提出当患者的收缩压在 150～220mmHg 之间时,短期内降压至 140mmHg 以下可能是安全的。

(4)止血治疗:止血药物如 6-氨基己酸、氨甲苯酸、立止血等对高血压动脉硬化性出血的作用不大。如果有凝血功能障碍,可针对性给予止血药物治疗,例如肝素治疗并发的脑出血可用鱼精蛋白中和,华法林治疗并发的脑出血可用维生素 K_1 拮抗。

(5)亚低温治疗:是脑出血的辅助治疗方法,可能有一定效果,可在临床当中试用。

(6)并发症的防治:肺部感染、深静脉血栓形成或肺栓塞等详见脑梗死的相关治疗。

2.外科治疗

(1)外科治疗目的:尽快清除血肿、降低颅内压以挽救生命,尽可能早期减少血肿对周围组织的压迫以降低残疾率。同时可以针对出血原因,如脑血管畸形、动脉瘤等进行治疗。主要手术方法包括:去骨瓣减压术、小骨窗开颅血肿清除术、钻孔血肿抽吸术和脑室穿刺引流术等。

(2)外科治疗适应证:通常下列情况需要考虑手术治疗:①基底节区中等量以上出血(壳核出血≥30mL,丘脑出血≥15mL);②小脑出血≥10mL 或直径≥3cm,或合并明显脑积水;③重症脑室出血(脑室铸型)。

3.康复治疗

脑出血后,只要患者的生命体征平稳、病情不再进展,宜尽早进行康复治疗。早期分阶段综合康复治疗对恢复患者的神经功能、提高生活质量有益。

四、蛛网膜下腔出血

蛛网膜下腔出血通常为脑底部或脑表面的病变血管破裂,血液流入蛛网膜下腔引起的一种临床综合征。病因主要为:①颅内动脉瘤;②脑血管畸形;③颅底异常血管网病;④其他,如夹层动脉瘤、血管炎、颅内静脉系统血栓形成等。高血压所引起的蛛网膜下腔出血主要病因为颅内动脉瘤。高血压可能通过对血管壁的损伤和对血流动力学的改变诱发动脉瘤形成和破裂:①慢性高血压导致内皮细胞损伤、肌性中层破坏、弹力蛋白的断裂和胶原合成的中断,引起动脉瘤壁僵硬及退行性变;②高血压会使血流动力学处于异常形态,而血流动力学的改变引起血管退行性病变,促使颅内动脉瘤的形成;③高血压引起的动脉粥样硬化、血管闭塞和缺血,也会引起血流动力学的变化和血管脆性增加,促使动脉瘤发生。

(一)临床表现

1.起病情况

突发起病,以数秒或数分钟速度发生的头痛是最常见的起病方式。情绪激动、剧烈运动,如咳嗽、用力排便、性交等,是常见的诱因。

2.症状与体征

(1)前驱期症状:少数患者发病前2周内有头痛、头晕、视力改变或颈项强直的前驱症状。其产生与动脉瘤扩大压迫刺激邻近组织,或动脉瘤微量出血有关。

(2)突发剧烈头痛:是本病常见而重要的症状,呈胀痛或爆裂样疼痛,难以忍受。可为局限性或全头痛,并持续不易缓解或进行性加重。中青年患者头痛严重,老年人蛛网膜下腔出血头痛的发生率低。头痛重者伴有恶心及呕吐,多为喷射性呕吐,系颅内压增高的表现,少数患者呕吐咖啡样液体,提示应激性溃疡出血,预后不良。少数动脉瘤破裂导致大出血的病例,在剧烈头痛呕吐后随即昏迷,出现去皮质强直,甚至很快呼吸停止而猝死。

(3)意识及精神障碍:多数患者在发病后立即出现短暂性意识丧失,少数患者在起病数小时发生。意识障碍的程度和持续时间与出血部位及量、脑损害的程度有关。老年患者意识障碍发生率高。部分患者神志清醒,但有表情较淡漠、谵妄、幻觉、妄想、躁动等精神症状。

(4)颈项强直及脑膜刺激征:是本病的主要阳性体征。60岁以上的老年人脑膜刺激征不明显,但意识障碍却较重,应引起注意。

(5)神经系统定位体征:可出现局灶性神经功能缺损体征如动眼神经麻痹、轻偏瘫、失语或感觉障碍等。

(6)眼底改变:玻璃体膜下出血、视乳头水肿或视网膜出血。

(7)癫痫发作:蛛网膜下腔出血继发癫痫时常见全身性强直-阵挛发作,多发生在发病早期,尤以发病当时最为常见,部分患者以癫痫为首发症状。

(8)腰腿疼痛:脊髓型蛛网膜下腔出血因早期未侵犯脑膜,无明显头痛,仅因血液刺激脊神经根而表现为腰背痛及下肢牵拉痛、行走困难。

综上所述,蛛网膜下腔出血的临床表现差异很大,轻者症状、体征均不明显,且消失快,恢复完全。重者可有中枢性高热、迅速昏迷、出现去皮质强直,甚至死亡。

3.主要并发症

常见的并发症为再次出血、脑血管痉挛、急性脑积水或正常压力性脑积水等。

(1)再出血:一种严重的并发症。再出血的病死率约为50%。发病后24小时内再出血的风险最大。表现为:在病情稳定或好转的情况下,突然剧烈头痛、恶心呕吐或意识障碍及脑膜刺激征明显加重,或出现新症状和体征,脑CT扫描显示原有出血增加或腰穿脑脊液含血量增多等。入院时昏迷、高龄、女性及收缩压>170mmHg的患者再出血的风险大。

(2)脑血管痉挛(CVS):CVS是蛛网膜下腔出血后出现的颅内迟发性大动脉或小动脉狭窄,典型的

CVS 发生于出血后 3～5 天,并在 7～10 天后达到高峰,2～3 周后缓解。有功能性和症状性 CVS 两种类型。症状性 CVS 发生率为 17%～50%,它可以引起迟发性缺血性脑损害,导致脑梗死,是蛛网膜下腔出血最严重并发症之一。临床表现为意识改变、局灶性神经功能损害体征或二者均有,而腰穿证实无新鲜出血或脑 CT 扫描没有发现新鲜出血高密度影。CVS 的出现与多种因素有关。目前国内外专家多认同的危险因素为低龄患者更易发生 CVS,Fisher 的 CT 分级为Ⅲ(出血厚度>1mm)～Ⅳ级(出血扩延至脑室内或脑实质)的患者绝大部分出现 CVS,蛛网膜下腔内积血量越多,CVS 严重程度越明显,重度 CVS 组患者均为Ⅲ～Ⅳ级。

(3)脑积水:动脉瘤性蛛网膜下腔出血后急性梗阻性脑积水临床表现为急性颅内压增高症状和意识障碍,动脉瘤性蛛网膜下腔出血后慢性脑积水的典型临床表现为正常压力性脑积水三联征,即"智能障碍、步态异常和尿失禁"。有学者认为动脉瘤性蛛网膜下腔出血后脑积水发生的 4 个危险因素分别为发病后较高的 Hunt-Hess 分级、出血破入脑室、既往高血压病史和多次出血。

(二)辅助检查

1.头颅 CT

是诊断蛛网膜下腔出血的首选方法,最常表现为基底池弥散性高密度影像。

2.腰椎穿刺

当 CT 检查无阳性发现而临床高度怀疑蛛网膜下腔出血且病情允许时,可行腰穿检查脑脊液(CSF)。脑脊液表现为均匀一致的血性,压力增高;初期红、白细胞比例为 700:1,与外周血相似,数天后白细胞数可增加;蛋白含量可增高,糖和氯化物无明显改变。

3.头颅 MRI

当病后 1～2 周 CT 不能提供蛛网膜下腔出血的证据时,可选用 MRI,主要表现为 T1 相血液的高信号(T1 血液高信号表现可持续至少 2 周)。

4.脑血管造影

DSA 是确诊蛛网膜下腔出血病因特别是颅内动脉瘤最有价值的方法。造影时机一般在出血 3 天内或 3～4 周后,以避开脑血管痉挛和再出血高峰期。而 MRA 或 CTA 是无创的脑血管造影方法,敏感性和准确性不如 DSA。但对于直径≥2mm 的动脉瘤国内外学者认为 CTA 具有明确诊断价值。

(三)早期发现的线索

早期发现蛛网膜下腔出血的线索有:①突发剧烈头痛伴呕吐,伴或不伴意识模糊、反应迟钝;②检查无局灶性神经体征、颈项强直等脑膜刺激征。

(四)早期诊断的标准

突发剧烈头痛伴呕吐、颈项强直等脑膜刺激征,伴或不伴意识模糊、反应迟钝,检查无局灶性神经体征,高度提示蛛网膜下腔出血。如 CT 证实脑池和蛛网膜下腔高密度出血征象,腰穿压力明显增高并有血性脑脊液,眼底检查示玻璃体下片块状出血,可临床确诊。

蛛网膜下腔出血的诊断后,应进一步进行病因诊断。DSA、MRI、MRA、CTA 是确诊本病病因的重要依据。

(五)早期的鉴别诊断

1.蛛网膜下腔出血与其他脑卒中相鉴别

蛛网膜下腔出血者急性起病,剧烈头痛,常伴恶心、呕吐,眼底可见玻璃体膜下出血,脑膜刺激征明显,头颅 CT 检查可见蛛网膜下腔高密度影。

2.蛛网膜下腔出血与脑膜炎鉴别

结核性、真菌性、细菌性和病毒性脑膜炎等可有头痛、呕吐及脑膜刺激征,但先有发热,脑脊液检查提示为感染。

(六)早期的治疗方案

蛛网膜下腔出血的治疗原则为制止继续出血,防治继发性脑血管痉挛,降低颅内压,减轻脑水肿,去除病因,并防止再出血及各种严重并发症的发生。

1.一般处理及对症治疗

(1)绝对卧床:患者应住院治疗,绝对卧床休息4~6周(避免一切可能引起血压或颅内压增高的原因,如用力排便、咳嗽、喷嚏、情绪激动、劳累等)。

(2)镇静止痛:头痛、烦躁不安、有精神症状者可给予适当的镇静镇痛药物,避免使用影响呼吸与意识观察的药物。

(3)调控血压:适当调整血压。既往血压正常的患者,蛛网膜下腔出血后血压升高,控制血压到接近正常水平;既往血压高者,控制血压到接近平时血压水平。一般收缩压不宜高于150~180mmHg。

(4)抗惊厥:有痫性发作者可给予抗癫痫药如苯妥英钠、卡马西平、丙戊酸钠、地西泮等。

(5)纠正低钠血症:有低钠血症时,给予等渗液体,血容量不足时及时补液纠正,避免使用低渗液体。

2.降低颅内压和防治脑疝形成

蛛网膜下腔出血的颅内压增高是由于血肿的占位效应和脑脊液循环通路被阻塞而致急性脑积水以及脑血管痉挛所致的脑缺血和脑水肿,因此蛛网膜下腔出血颅内压增高较其他脑血管病重而急。可给予甘露醇、呋塞米、甘油果糖、复方甘油、白蛋白、地塞米松等。

3.止血及预防再出血

(1)用抗纤维蛋白溶解药抑制纤维蛋白溶解酶原的形成,推迟血块溶解,防治再出血的发生。6-氨基己酸4~6g溶于生理盐水或5%~10%葡萄糖中静滴,24g/d,持续7~10天,逐渐减量至8g/d,维持2~3周。止血芳酸(PAMBA)0.2~0.4g缓慢静滴,每天2次。为避免继发脑缺血发生,需同时联合应用钙拮抗剂。

(2)外科手术:可选择手术夹闭动脉瘤或介入栓塞动脉瘤。目前多主张早期手术(发病3天内)。

4.防治脑血管痉挛

(1)钙离子通道拮抗剂:可减轻血管痉挛。常用尼膜同10~20mg/d缓慢静滴,1mg/h,连续5~14天,注意监控血压。或者尼莫地平口服,每次20~40mg/次,每天3次。

(2)扩容升压:血容量不足或血压偏低时,给予扩容升压治疗。

5.防治脑积水

药物治疗(用醋氮酰胺减少脑脊液的分泌、用甘露醇脱水等)、脑室穿刺脑脊液外引流术、脑脊液分流术。

五、脑卒中的早期预防方案

对于脑卒中的危险因素进行普查及合理的治疗,建议患者低盐、低脂饮食,少吃甜食,多食新鲜的蔬菜和水果,控制体重,规律地有氧运动,戒烟以及控制酒精的摄入等。定期进行健康体检,及时发现并控制脑卒中的危险因素,如高血压、血糖、血脂、高同型半胱氨酸等。同时尽早发现、诊断和治疗脑卒中的先兆患者,如短暂性脑缺血发作(TIA)、动脉瘤等。

TIA是缺血性脑卒中一个重要的预测因子。在TIA发作90天内脑梗死的发病率为17%。ABCD2评分系统是评估TIA进展为脑梗死的一种临床上常用工具,其具体的评分标准如下。①年龄:>60岁,1分。②血压:TIA发作后的首次收缩压≥140mmHg和(或)舒张压>90mmHg,1分。③临床特征:一侧肢体无力,2分,言语障碍但无一侧肢体无力,1分。④症状持续时间:≥60分钟,2分;10~59分钟,1分。⑤糖尿病,1分。ABCD2评分总分为7分。将TIA患者按发生卒中的风险程度进行分级:评分0~3分为低度危险,4~5分为中度危险,6~7分为高度危险。低危、中危和高危组在TIA后7天内发生脑梗死的比例分别为1.2%、12.4%和24.1%。2009年,AHA/ASA发表的科学声明亦推荐使用ABCD2评分法筛查高危TIA患者,并说明评分≥3分的TIA患者都属于高危患者,应尽快给予准确和及时诊治,做好卒中的二级预防。

与高血压相关的蛛网膜下腔出血主要原因为颅内动脉瘤。直径>7mm动脉瘤才考虑治疗手术治疗,但仍然有相当一部分 SAH 是直径≤7mm 动脉瘤破裂所致。Nahed 等进行了一项回顾性病例对照研究,以确定与直径≤7mm 颅内动脉瘤破裂有关的危险因素。发现对于直径≤7mm 的未破裂颅内动脉瘤患者,高血压、年龄较轻(<50 岁)和位于后循环是动脉瘤破裂的显著危险因素。随着影像学不断发展,临床医师通过观察动脉瘤的影像学特征变化,发现动脉瘤前交通动脉瘤中偏侧组(即前交通动脉与双侧大脑前动脉 A₁段交叉处,分左、右侧)、直径>7mm 组、多叶组、生长速度快组破裂率高。通过 CTA 或 MRA 定期随访动脉瘤,可及时予以处理。

六、最新治疗进展

1.心理应激及抑郁是脑卒中的危险因素

INTERSTROKE 研究发现心理应激(风险比 OR 值 1.30,95％CI 1.06～1.60;人口归因风险比 PARs 4.6％,95％CI 2.1～9.6),抑郁(OR 值 1.35,95％CI 1.10～1.66;PARs 5.2％,95％CI 2.7～9.8),而一项 Meta 分析显示抑郁与卒中发病率及病死率的上升具有相关性。

2.卒中后溶栓治疗时间窗扩大至 4.5 小时

并首次发现发病 4.5～6 小时后溶栓升高患者病死率。ECASSⅢ发现在缺血性脑卒中发病 3～4.5 小时内予以静脉内应用 rt-PA 是安全和有效的。Lees 等将缺血性脑卒中发病 6 小时以内 3670 例患者随机分配到 rtPA 组(阿替普酶)(N=1850)与安慰剂(N=1820),发现脑卒中 3 个月后良好预后(MRS 评分为 0～1 分)的发生率随着发病后治疗时间窗的缩短而增加(P=0.0269),当治疗时间窗超过 270 分钟时,静脉应用阿替普酶治疗并无益处(调整后 OR 值 1.22,95％CI 0.92～1.61),而病死率却增加(调整 OR 值为 1.49,95％CI 1.00～2.21)。

3.颈动脉狭窄治疗

支架置入与内膜切除比较。BrottTG 等在长期的随访研究中发现颈动脉内膜切除术(CEA)和支架置入术(CAS),两者总成功率和并发症发生率相似。CAS 对年轻患者(<70 岁)更优,CEA 对老年患者更优。对于症状性颈动脉粥样硬化的患者,在年龄<70 岁人群中,术后的 120 天的中风或病死率在颈动脉支架置入组和颈动脉内膜切除术组中分别为 5.8％和 5.7％(RR1.00,0.68～1.47);年龄≥70 岁人群中,术后的 120 天的中风或死亡率在两组中分别为 5.9％、12.0％(RR2.04,95％CI 1.48～2.82,相互作用 P=0.0053)。故而年龄≥70 岁的症状性颈动脉粥样硬化患者应首选颈动脉内膜切除术。

4.颅内动脉瘤易感基因新位点

一项欧洲、日本多中心全基因组相关研究新发现 3 个、证实 2 个疑似染色体位点,这些位点的基因使患者具颅内动脉瘤易感性。但这只能解释 5％的家族性颅内动脉瘤的风险。

5.机器人辅助治疗有益于卒中患者上肢功能康复

随机试验提示,机器人辅助治疗较常规管理更能促进卒中患者上肢功能康复。

(麻京豫)

第二节　高血压肾脏并发症

血压是指血液对血管壁的侧压,而肾脏是调节体液代谢、分泌血管活性物质的重要器官,这就决定了血压与肾脏有密切的关系。肾脏所具有的升压与降压物质及肾脏的排钠排水等正常功能,均直接或间接地对血压的调节起着重要的作用。

1826 年 Richard Bright 首次发现高血压、水肿、蛋白尿与肾脏之间存在某种联系,称之为 Bright 病。1898 年 Tigerstedt 和 Berman 经动物试验说明肾内有升高血压的物质,他们称之为肾素。经过长达一个多世纪的研究证实,肾脏在维持正常人体血压中起重要作用。主要有以下 5 个方面的机制:①肾素和肾素-血管紧张素系统;②激肽释放酶一激肽和前列腺素;③肾髓质降压物质;④肾脏对钠、水代谢的调节;⑤其他因素的平衡。

高血压对肾脏的损害虽然可以通过许多机制,但是过高的血压是否能直接传递到肾小球内而使跨毛细血管压增高是能否导致肾脏损害的关键。许多动物实验证实,一般高血压者因为肾脏入球小动脉阻力有明显代偿性增高,因此尽管全身血压甚高,但小球囊内跨毛细血管压并不高。但随着血压过高程度加剧以及病程的逐渐延长,最终过高的全身性血压仍会传递到小球囊内,进而造成肾脏损害,包括肾小球系膜细胞增生、细胞外基质增生,最终出现肾小球硬化。另一方面,在一般情况下,一旦肾脏实质病变出现,肾单位数目减少,又都可以使入球小动脉阻力降低,囊内跨膜压力进而增高。因此,长期过高血压可以造成肾脏损害,而各种原因造成肾脏的损害除了可诱发及加重高血压等外,又使高血压对肾脏的损害加重。在糖尿病、高蛋白饮食以及妊娠等时,肾小球入球小动脉阻力常较低,如果合并高血压,则肾脏更容易受损害。许多抗高血压药物虽然可以降低血压,但并不能降低肾小球囊内跨膜毛细血管压力,因此并不能影响肾脏病的进展。

一、病因与发病机制

持续高血压可直接造成肾脏的损害,引起肾小动脉硬化,肾单位萎缩,并出现肾功能减退的一系列临床症状,病变重者还可出现肾功能衰竭。临床上将这种由高血压造成的肾脏结构和功能的改变,称为高血压性肾损害,即为高血压的肾脏并发症。

高血压造成的肾损害主要为肾小动脉硬化。长期或严重的高血压可引起肾脏小血管发生病理性改变,并累及肾单位,最终导致肾脏发生硬化性改变,称为肾小动脉硬化。这是高血压直接作用的结果,也是高血压最常见的并发症之一。

根据血压升高的严重程度和速度、高血压对肾小动脉造成的不同病理改变和病程发展,临床上将肾小动脉硬化分为良性肾小动脉硬化和恶性肾小动脉硬化两类。

高血压与小动脉硬化病变的因果关系是比较明确的,根据大量原发性高血压患者肾活检的材料分析,良性肾小动脉硬化的发生率与高血压的严重程度和持续的时间呈正相关,而在高血压病程的早期可以不出现肾血管病变。有些学者认为高血压持续 5 年以后才能出现一些肾小动脉硬化病变。

正常老年人也可以有轻度的小动脉玻璃样变,另外,40～60 岁正常血压者亦有不少在眼底检查时发现有视网膜动脉硬化,因此,衰老被认为是肾小动脉硬化的另一因素。其他可能影响高血压患者的肾损害因素尚有:性别、种族以及原发性高血压的常见并发症,如糖尿病、高脂血症和高尿酸血症。

近年研究表明,引起高血压性肾损害的主要病因机制是:全身血压增高引起肾脏血流自身调节功能紊乱,使高血压传递入肾小球,造成肾小球的高灌注状态。高血压时,尽管入球小动脉收缩,但相对于增高的血压而言,其收缩强度远远不够,因而使全身性高血压仍能传递入肾小球,导致肾小动脉和肾小球毛细血管襻发生功能性和器质性的改变和损伤。血管内皮受损后,血浆内多种成分可渗入,沉积于血管壁,而且机械性损伤可刺激胶原组织合成,引起肾小动脉和毛细血管襻的玻璃样变,导致局灶节段性肾小球硬化。影响肾小动脉和毛细血管襻改变的因素有:循环血管活性因子、肾脏局部血管活性因子、血管对各种活性因子反应的改变及血管结构本身的改变。肾小管病变是由于肾缺血所致。由于肾小管对缺血的损伤较肾小球敏感,而且高血压时肾小球内高灌注,维持了正常的肾小球滤过率(GFR),使肾小管的负荷并未减少,因而更易加重肾小管的损伤。尽管高血压对肾小球动脉和肾单位的损伤是局灶性的,然而病程后期的肾功能减退常为进行性的,其原因可能为:①高血压引起肾脏损害,而肾脏损害又加重高血压,二者构成恶性循环,使原来正常的小动脉和肾单位也发生病变;②高血压引起的肾单位损伤,致使残余的正常肾单位发生代偿性高灌注、高滤过,如果高血压持续发展,可使残余肾单位进行性减少,导致肾功能进行性减退。全身细动脉硬化是高血压的最主要的病理变化。肾脏的入球动脉也属于细动脉,故也不能逃避这种"命运",管壁逐渐增厚、变硬。肾实质细胞因慢性缺血而发生萎缩、凋亡。起初,健存的细胞尚能代偿,肾功能不至于有明显的减退,在病变越来越严重时,肾血流量逐渐减少,则肾脏排泄功能障碍,体内代谢终末产物不能排出而在人体内潴留，水盐代谢和酸平衡也发生紊乱，造成自体中毒。肾功能衰竭临床表现是氮质血症，可有恶心、呕吐、腹痛、皮肤瘙痒、贫血，甚至发生昏迷等。

二、临床表现

原发性高血压的发病年龄一般在 25～45 岁，而高血压引起肾损害出现临床症状的年龄一般为 40～60 岁。最早的症状可能为夜尿增多，反映了肾组织已经发生了缺血性病变，尿的浓缩功能开始减退。然后出现蛋白尿，表明肾组织已发生了病变。蛋白尿的程度一般为轻度到中度（＋或＋＋），24 小时尿蛋白定量一般不超过 2g，但有少数患者有大量蛋白尿。尿沉渣显微镜检查红细胞和管型很少，严重时个别患者可发生短暂性肉眼血尿。另有研究证实，在原发性高血压患者中，有 1/10000 会发展为肾功能衰竭，未经治疗的高血压患者的肾功能下降较无高血压者明显。

恶性高血压对血管的损害表现为全身性进展性血管病，累及肾脏的时间相对比较晚（此即恶性肾小动脉硬化），其临床表现可以从无肾功能损害的少量蛋白尿到严重的肾功能衰竭，可大致分为四种类型：①亚急性进展（数周至数月内），直至终末期肾功能衰竭（1 年内死亡），见于未充分治疗病例；②只有暂时的肾功能损害，见于在发病初期即能有效控制血压者；③发现恶性高血压时已有高血压神经视网膜病变、严重的高血压和肾功能衰竭；④少尿型急性肾功能衰竭。

恶性肾小动脉硬化常首先表现为突然出现的蛋白尿，约 20％患者同时伴有无痛性肉眼血尿，50％伴有镜下血尿，24 小时尿蛋白定量＜2g、2～4g、＞4g 者大约各占 1/3。在无其他肾实质及泌尿外科疾病情况下，血尿是诊断恶性小动脉性肾硬化的一个条件。可以出现红细胞管型，75％患者有白细胞尿。肾脏的大小一般正常或轻度缩小，即使发展成终末期肾功能衰竭也只是轻度缩小。

三、辅助检查

根据上述临床表现不难发现，无论是良性还是恶性肾小动脉硬化，其典型表现均在尿液标本中体现。因此高血压患者定期尿检非常重要，其中最简便的应包括尿常规和 24 小时尿蛋白定量。若有红细胞或白细胞增多，则可再考虑予以尿液沉渣计数以明确定量。

四、早期诊断线索

在良性肾小动脉硬化出现临床症状（夜尿增多、蛋白尿）以前，常规的血液和尿液检查都是正常的，但如应用比较灵敏的检查手段仍能发现一些异常，这些可视为原发性高血压的早期肾损害，其中包括：尿微量白蛋白、尿沉渣红细胞计数、尿 β_2 微球蛋白、尿 N-乙酰 β 氨基葡萄糖酐酶（NAG）增加。此外有报道尿 α_1 微球蛋白比尿 β_2 微球蛋白能更早反映肾小管受损。

五、早期诊断标准

（一）良性肾小动脉硬化的诊断

1.必需的条件

①为原发性高血压。②出现蛋白尿前一般已有 5 年以上的持续性高血压（程度一般＞150/100mmHg）。③有持续性蛋白尿（一般为轻至中度），镜检有形成分少。④有视网膜动脉硬化或动脉硬化性视网膜改变。⑤除外各种原发性肾脏疾病。⑥除外其他继发性肾脏疾病。

2.辅助或可参考的条件

①年龄在 40～50 岁以上。②有高血压性左心室肥厚、冠心病、心力衰竭。③有脑动脉硬化和（或）脑血管意外病史。④血尿酸升高。⑤肾小管功能损害先于肾小球功能损害。⑥病程进展缓慢。

3.病理诊断

如临床诊断发生困难,可作肾活检,病理表现符合原发性高血压引起的良性小动脉肾硬化,其肾小动脉硬化程度与肾小球、肾小管和间质缺血和纤维化病变程度相一致。但本病因有高血压和小动脉硬化,肾穿刺容易出血,需加以注意(尤其是老年患者)。

(二)恶性肾小动脉硬化的诊断

1.诊断根据

①有恶性高血压(诊断条件包括眼底检查有高血压神经视网膜病变),而且是原发性的。②有蛋白尿和血尿。③肾功能进行性恶化。

2.眼底改变在恶性肾小动脉硬化诊断中的意义

高血压神经视网膜病变是恶性高血压必然会出现的一种临床表现(前已述及,它是临床诊断恶性高血压的必需条件),发生机制是视网膜血管的完全闭塞和破裂。由于视神经乳头附近神经纤维束内毛细血管破裂而出现条纹状、火焰状出血,出血围绕视神经乳头呈放射状排列。由于小动脉闭塞引起神经纤维缺血性梗死而出现棉絮状软性渗出(荧光素血管造影证实棉絮状斑即为无血灌流区),并与出血相邻。另外,还常常有视神经乳头水肿,研究证实它是由于视神经乳头中的神经纤维缺血所致(动物试验结扎为视神经乳头供血的后睫动脉能引起视乳头水肿),如不伴有条纹状出血和棉絮状软性渗出而单独出现视乳头水肿,则应另当别论(有颅内肿瘤和脑血管意外的可能)。

小量的条纹状出血往往是高血压进入恶性状态的第一个信号;严重的高血压虽然只伴有一个棉絮状软性渗出亦应考虑恶性高血压。这些患者的处理应与有明显出血、渗出和视乳头水肿的恶性高血压患者一样而不容忽视。

六、早期鉴别诊断

良性肾小动脉硬化临床上主要应与慢性肾小球肾炎引起的继发性高血压相鉴别。当首次就诊断已有肾功能不全时,即便行病理检查也难于明确其原发病。另外,还应与肾动脉粥样硬化、慢性肾盂肾炎继发性高血压、尿酸性肾病、止痛药性肾病、小管间质疾病导致的缺血性肾病等相鉴别。

恶性肾小动脉硬化应考虑与急进性肾炎、系统性血管炎、慢性肾小球肾炎继发的恶性高血压及慢性肾盂肾炎等相鉴别。

(一)急进性肾炎

病情发展急剧,由蛋白尿、血尿迅速发展成少尿性急性肾功能衰竭,需要与恶性小动脉肾硬化表现为少尿性急性肾功能衰竭者相鉴别,但急进性肾炎多见于青壮年,高血压并不突出(舒张压很少超过120mmHg),没有高血压神经视网膜病变,B超检查双肾常增大,血 C_3 可降低(Ⅱ型),可能有前驱感染史,无原发性高血压既往史等。

(二)系统性血管炎

本病系指一组以血管壁(主要是动脉)炎症和坏死为基本特点的疾病,包括结节性多动脉炎、过敏性血管炎及肉芽肿、韦格纳肉芽肿、巨细胞性动脉炎、川崎病及 Takayasu 动脉炎等,这些病的发病多与免疫机制有关,都可以有蛋白尿、血尿、高血压、肾功能减退等肾损害表现,其中结节性多动脉炎和韦格纳肉芽肿还可以继发恶性高血压,所以需与原发性高血压引起的恶性小动脉性肾硬化症相鉴别,但各种系统性血管炎都有它们各自的临床特征(尤其是肾外表现),对鉴别困难的病例可作肾活检明确诊断。

(三)慢性肾小球肾炎继发的恶性高血压

慢性肾小球肾炎是常见的继发性恶性高血压的病因,尤其是 IgA 肾病。临床诊断为恶性高血压及恶性小动脉性肾硬化症者,如缺乏原发性高血压和慢性肾小球肾炎既往史,高血压和尿异常先后分辨不清,则判断此恶性高血压及恶性小动脉肾硬化是由原发性高血压而来还是由慢性肾小球肾炎继发而来比较困难,年纪比较轻(40 岁以下)、有贫血和双肾缩小有利于后者的诊断,必要时还要作开放性肾活检才能确诊。

不言而喻,如有慢性肾炎病史或有一段时间尿异常,之后出现恶性高血压,则慢性肾炎继发恶性高血压可能性大;如先有一段原发性良性高血压病史,在发生恶性高血压的同时或不久出现蛋白尿、血尿和肾功能衰竭,则为原发性高血压引起的恶性小动脉肾硬化。

(四)其他疾病继发的恶性高血压

慢性肾盂肾炎、肾血管性高血压以及其他病因继发的恶性高血压,可根据各自疾病的特点,并参照上述慢性肾小球肾炎继发恶性高血压的方法,与原发性恶性高血压及恶性小动脉肾硬化相鉴别。

七、早期治疗措施

预防高血压肾损害,关键在于控制高血压。如能将血压控制到正常或接近正常标准,则心、脑、肾等并发症就不易发生。因此,有效地治疗高血压就能避免高血压患者发生高血压肾损害和减少肾损害末期所出现的肾功能衰竭的发生率,甚至逆转肾损害。

控制高血压,首先应考虑非药物措施,其中包括减肥、限盐、限酒和参加适度的体力活动等。

其次,在高血压药物治疗方面,要具体患者具体对待,如对休息时心率快的年轻人采用β受体阻滞剂,老年人和收缩压高者可选择钙离子通道阻滞剂(CCB),血浆肾素水平高者更适用血管紧张素转换酶抑制剂(ACEI)。同时,在用药时亦要考虑药物的不良反应,如利尿剂可升高血糖、胆固醇和尿酸,β受体阻滞剂可使血清甘油三酯增加、高密度脂蛋白胆固醇降低。因此,从保护肾脏的角度看,选择 ACEI 和血管紧张素受体拮抗剂(ARB)以及 CCB 类降压药为好。

1.降压药物使用原则

①任何药物开始治疗时应采用有效的最低剂量,以减少不良反应,如果单个药物治疗有效但血压控制不理想,只要患者耐受良好则应增加药物剂量;②尽量应用长效制剂达全天候治疗,其优点是患者依从性好、平稳降压,对减少心血管危险事件及保护靶器官损害较短效制剂好;③合理选择联合用药以达到最高的降压效应而使不良反应最少,如果一个药物疗效差或不耐受,目前一般宁可加用小剂量的第 2 个非同类药物,而不是增加第 1 个药物的剂量,使第 1、2 个药物都在低剂量范围内,则疗效好而不良反应较少。

2.降压目标

美国预防、检测、评估与治疗高血压全国联合委员会第 7 次报告(JNC-Ⅶ)和 2003 年世界卫生组织及国家高血压协会(WHO/ISH)的指南主张将慢性肾脏病患者的血压控制在 130/80mmHg 以下。2003 年欧洲高血压指南指出,当尿蛋白>1g/d 时,血压应降至更低,应<125/75mmHg。美国肾脏病膳食改良试验(MDRD)循证医学试验结果指出,当尿蛋白>1g/d 时,平均动脉压(MAP)应控制在 125/75mmHg 以下;尿蛋白<1g/d 时,MAP 应控制在 130/80mmHg 以下。但仍有许多研究和临床试验显示,虽然患者的血压得到了严格控制,其肾功能仍然逐步恶化。所以,选择合适的抗高血压药物,阻止高血压性肾硬化患者肾脏损害的进一步发展至关重要。

3.恶性肾小动脉性肾硬化症的治疗

原则为控制恶性高血压。①恶性高血压必须迅速降压以预防严重并发症,在有高血压脑病、视力迅速下降、颅内出血、急性肺水肿、急性心肌梗死、肾功能急剧下降、急性胰腺炎、胃肠道出血、肠系膜血管炎引起的急腹症以及由于呕吐难以口服药物的情况下,首先应静脉紧急给药,常用的有硝普钠、二氮嗪、肼苯哒嗪和柳胺苄心定,其中首选硝普钠。为安全计,一般血压开始下降幅度为 20% 或降至 160～170/100～110mmHg,然后在监测患者无脑及心肌低灌注情况下,在 12～36 小时内逐步使舒张压降至 90mmHg。待病情稳定后即开始加用口服降压药,口服药发挥作用并调整好剂量后再完全撤除静脉给药。降压药物可选择 ACEI、血管紧张素Ⅲ型受体拮抗剂、血管扩张剂、β受体阻滞剂、钙离子拮抗剂等,但利尿药开始时不用。如无上述静脉紧急给药指征,则可一开始即采用口服药治疗方案,在 12～24 小时控制好血压。②血容量平衡的维持:前已述及恶性高血压往往存在血容量不足现象,因而降压治疗不提倡使用利尿剂,而且利尿剂能激活 RAS 而进一步加重病情。在恶性高血压的治疗中,随着降压药物作用的发挥,往往会出现血压急剧下降甚至发生低血压,因而积极地静脉补充晶体对避免低血压发生、改善脏器的血流灌注具有重要意义。有趣的是有研究发现部分恶性高血压可通过水及钠盐的补充得以缓解,肾素的合成和释放也减少。③合并肾功能不全的治疗:恶性高血压的肾存活率与原有的肾脏疾病和就诊时的肾功能状态有关。如果肾功能减退不严重,在适当处理高血压后肾功能可以恢复。即使透析达2年者,也有个别病例肾功能逐渐恢复的报道。因此积极、严格的抗高血压,维持足够的血容量以避免伴随降压治疗而来的肾血流量下降,应用生物相容性好的透析膜,避免使用肾毒性药物,防止透析时发生低血压等,将能最大限度地提供肾功能恢复的机会。由于肾功能恢复可以发生在相当后期,故肾移植主张延迟于透析治疗1年后方予考虑。④长期治疗:在控制了血压、危急情况已经缓解后,对患者终生的血压监测至为重要,必须紧密追踪甚至要实行强制性治疗,因为血压控制不满意,即使事隔数年恶性状态仍能复发。

八、早期预防方案

高血压肾脏并发症的预防重点是高血压病的防治。目前,随着国内外对高血压发病机制的深入广泛研究,发现高血压是一种具有多种不同发病机制的疾病,不仅有血流动力学异常,也伴有脂肪、糖代谢紊乱和心、脑、肾等靶器官的不良重塑。因此其治疗应在有效控制血压水平的同时,改善上述诸代谢紊乱,预防和逆转靶器官的不良重塑,这是降低心血管并发症的发生率和病死率的关键。不同患者、高血压病程的不同阶段发病机制均各异,因此抗高血压治疗应因人而异,要求个体化。高血压防治的最终目的应该是控制危险因素、保护靶器官、提高患者的生存率。

九、最新治疗进展

由于治疗高血压的肾脏并发症的关键就是控制血压,因此选择合适的降压药物,兼顾肾脏保护尤为重要。

(一)ACEI

目前认为在降压药物中,ACEI是保护肾脏最有效的药物,对延缓肾损害进展疗效尤为显著,应予首选。该类药物能通过血流动力学效应及非血流动力学效应两种途径延缓肾损害进展。其肾脏保护作用包括:①改善肾脏血流动力学;②降低蛋白尿;③抑制细胞外基质沉积,延缓肾小球硬化;④维持肾脏调节水钠平衡的功能;⑤改善胰岛素敏感性;⑥改善脂代谢异常;⑦恢复非调节型高血压患者肾血管的反应性;⑧抗氧化应激。

肾功能不全的患者,当血肌酐(Scr)<265μmol/L时可应用ACEI降低血压及保护肾功能,但是用药后,尤其开始用药的前两个月内必须认真监测血钾及Scr变化。一旦出现Scr增高,如果增幅不超过基础值30%,为正常药物反应,不需停用ACEI;如果Scr增幅超过基础值的30%~50%,即为异常药物反应,应及时停用ACEI。此异常反应在有效循环血容量不足以及肾动脉狭窄时容易出现。由于肾小球滤过率减少,为维持正常肾小球滤过率(GFR),在血管紧张素Ⅱ(AngⅡ)的作用下,肾小球出球小动脉收缩。ACEI的应用使AngⅡ生成减少,出球小动脉扩张,破坏了这一代谢机制,使GFR显著下降,Scr随之明显升高。肾小球血流动力学的这一异常反应,在及时停用ACEI后一般均可恢复。当Scr恢复至原水平,且肾缺血因素也被纠正后,为控制系统高血压及保护肾脏可再次应用ACEI。当Scr>265μmol/L时,一般不主张应用ACEI。因为此时残存肾小球已经很少,高灌注、高压力及高滤过已是其必不可缺的代偿机制。但是对于有经验的肾脏科医生,Scr水平在354μmol/L甚至于442μmol/L时,也是可以应用ACEI的,但需要密切观察Scr和血钾情况。另外,在一直使用ACEI治疗过程中,如果Scr逐渐上升,即使大于265μmol/L,也不应停药。这种情况表明肾功能经过治疗后虽然得到改善,但最后还是进展到Scr上升阶段。一旦停药,Scr会加速升高。如果患者已发展至终末肾衰竭而进入透析治疗,为控制高血压还可再用ACEI。

选择ACEI类药物时应注意以下两点:①应选用对肾组织渗透力高的药物,如贝那普利及雷米普利,因其能有效地抑制肾脏局部RAS,发挥最大治疗效益。②对于伴有肾功能不全的患者,宜选择肾脏及肾外双通道排泄的药物,如福辛普利、贝那普利和雷米普利,因为若药物仅能从肾脏排泄,则容易在体内蓄积而增加不良反应。

(二)ARB

AngⅡ至少有4种受体(ATIR、AT_2R、AT3R、AT4R),其中致病效应主要通过 ATIR 介导。该类药物具有 ACE I 类似疗效,且存在如下优点:①作用不受血管紧张素转换酶(ACE)基因多态性影响;②能抑制非 ACE 催化产生的 AngⅡ致病作用;③促进 AngⅡ与 AT2R 结合发挥有益效应。此外,ARB 的不良反应也比 ACEI 轻:①ARB 多以胆汁排泄为主,肾功能不全时不易蓄积;②ARB 不影响激肽酶,无咳嗽、血管水肿等不良反应。当然,ARB 并不完全具备 ACEI 所有的功效:如 ACEI 使 Ang-1~Ang-7 和激肽酶降解减少。Ang-1~Ang-7 作用于特异性 Ang-1~Ang-7 受体,可引起血管扩张、血压下降,并有抗增殖作用;缓激肽可以升高一氧化氮、前列环素、内皮衍生超极化因子和组织型纤溶酶原激活物(t-PA),具有扩张血管、抗增殖和抗氧化应激的作用。ARB 则未发现上述作用。

ARB 同 ACEI 一样,也能作为治疗肾实质性高血压,包括良性小动脉性肾硬化症发生后的高血压的首选药,而且 ACEI 与 ARB 联合应用的疗效更好。目前,肾素阻滞剂已被研制成功,正处于临床验证阶段,不久将可能应用于临床。相信肾素阻滞剂会具有更完善的阻断 RAS 作用,会给高血压治疗带来更大的益处。应用 ARB 及 ACEI 时,钠摄入量过多会明显影响降压疗效。所以,服用这两类药时一定要限制食盐,并提倡合用小剂量利尿剂,内生肌酐清除率(Ccr)>25mL/min 时用噻嗪类利尿药;Ccr<25mL/min 时需用襻利尿剂。

(三)CCB

CCB 的疗效十分确切,但是双氢吡啶类 CCB 扩张入球小动脉强于扩张出球小动脉。目前认为,用双氢吡啶类 CCB 治疗肾实质性高血压时,包括治疗良性小动脉性肾硬化症发生后的高血压,肾小球内血流动力学的变化是有利("三高"降低)还是有害("三高"升高),关键要看能否将系统高血压降到目标值。研究证明,将系统高血压降达目标值后,此时降低高血压的效益已能克服其扩张入球小动脉的弊端,而使肾小球内"三高"得到改善。此外,双氢吡啶类 CCB 也具有一些非血流动力学效应。该类药能减轻肾脏肥大,减少系膜组织对大分子物质的捕获;减弱生长因子的有丝分裂反应,抑制自由基形成,促进一氧化氮产生;改善线粒体钙负荷及降低残存肾单位代谢等,这些作用也可能发挥肾脏保护作用。CCB 与 ACEI 及 ARB 比较,在治疗高血压上还有如下优点:降压作用不受钠入量影响;肾功能衰竭患者仍能应用;不会引起高钾血症。

(四)其他降压药

利尿药、β受体阻断剂及α受体阻断剂等,都具有血压依赖性肾小球血流动力学保护效应,因降低系统高血压而间接降低肾小球内"三高",但是,至今尚未发现它们具有非血压依赖性肾脏保护作用,为此,他们在降压治疗上多作为配伍药物。

除积极治疗高血压外,抗氧化治疗,积极处理高血压肾脏并发症的危险因素,如胰岛素免疫、高尿酸血症、高脂血症等,对良恶性小动脉肾硬化症患者的病程和预后都很重要。良恶性小动脉性肾硬化症导致的肾功能不全也需要治疗。在未进入终末肾衰竭前,应按非透析保守疗法治疗;进入终末肾衰竭后,则应及时进行透析或肾移植。

(麻京豫)

第三节　高血压心脏并发症

众所周知,高血压引起的心脏病变主要是左心室肥厚和扩大、心肌细胞肥大和间质纤维化,称为高血压心脏病。高血压心脏病是高血压长期得不到控制的一个必然后果,最终可因心室肥厚、心肌缺血、心律失常、心力衰竭(简称心衰)而影响生命。控制血压可以延缓高血压心脏病的进展及明显减少严重心脏并发症的发生率。新近研究更着力于确定可以预防高血压心脏并发症的最适宜血压水平。

长期持续的高血压对心肌结构的影响,综合这些影响就导致了高血压的心脏并发症。在最新版的国际疾病分类法(ICD-10)中,各种类型的高血压心脏疾病被划归 110~115 等多个编码,包括原发性高血压、合并或不合并心衰的高血压心脏病、复合型高血压心脏病、肾脏疾病和继发性高血压。从病理生理学角度看,高血压的心脏并发症应当包含因长期持续高血压的直接和间接影响所致的疾病,但是通常仅将那些无法归结于其他病因所致的心脏疾病归入高血压心脏并发症的范畴。所以,尽管冠状动脉粥样硬化性心脏病、冠状动脉痉挛或闭塞引起的心绞痛等心脏疾病明显与高血压相关,却因存在其他的诱发因素而未被归入高血压心脏并发症中。而因左心室肥厚或高血压所致微血管病变引起的心绞痛,并且未合并冠状动脉狭窄或闭塞者仍可划归高血压的心脏并发症。

一、病因与发病机制

高血压的心脏并发症是血流动力学、结构学、细胞学、神经内分泌学及分子生物学各种因素的综合结果。血压持续升高通过增加心脏后负荷、改变正常的神经内分泌环境而对心脏的结构与功能产生不利影响。为了适应心室壁所要承受的更大的收缩期压力,心肌细胞发生肥大及凋亡增加。若心肌细胞的这种自我调节的结果仍无法适应心室壁压力增大,则将出现心室腔扩大或收缩、舒张功能减退的现象。左心室压力超负荷、心肌纤维化及抗纤维化平衡失调都将引起胶原合成增加、胶原酶活性降低,最终导致心室纤维化。

最初,心肌细胞的自我调节可以被代偿且无任何症状,仅引起左心室舒张节律、程度及顺应性的轻微变化。随着胶原纤维合成占用心室空间增加,左心室舒张期充盈受到影响,心肌细胞收缩产生的心肌活动亦受到限制。心肌细胞凋亡使胶原生成增加,促进了左心室肥大,加速了左心室扩张及功能减退。而左心室扩张导致心肌细胞表面 β 受体数量下调,并抑制了细胞膜表面的钙离子通道,从而激活了肾上腺素系统和肾素-血管紧张素-醛固酮系统(RAAS)。上述心肌结构的改变也将影响冠状动脉血流储备并引起心律失常。当胶原沉积增加,上述改变将引起心肌缺血和(或)房性心律失常。

二、临床表现

(一)房性、室性心律失常

在轻度高血压或高血压早期时,由于机体交感神经系统的活性亢进,部分患者可能会感到心悸,偶尔也会发生窦性心动过速,部分患者可出现早搏。而有些患者反而出现心动过缓(心率 50~60 次/分),这可能与神经功能亢进有关。但是这些心律失常的发生多是功能性的,和高血压病导致的心脏器质性损害未必有关。

研究发现,高血压左心室肥厚者和无左心室肥厚的高血压患者或血压正常者相比,其室性心律失常的发生率明显增高;在心电图上显示左心室肥厚的高血压患者,28% 有发作性室性心动过速的症状,而心电图显示无左心室肥厚的高血压病患者中仅有 8% 的发生率,即便在轻中度高血压患者,如果有左心室肥厚,其室性心律失常发生率也达到 22%。一般来说,心电图显示左心室肥厚,并且还有劳损改变者,室性心律失常的发生率较高,发生的室性心律失常更加严重。

高血压患者发生心律失常的种类,主要是各种异位搏动,包括发作性室性心动过速、室性早搏、房性心动过速、房性早搏、室内传导阻滞,以及心房纤颤等。室性心律失常的发生主要和心肌肥厚有直接的关系。一般房性心律失常的发生则继发于心肌肥厚,由于左心室顺应性下降,即舒张功能减退,左心房的血液不能顺畅地进入左心室,左心房就不得不加强收缩以将血液挤入左心室,长此以往将引起左心房扩大、左心房内压力增高等改变,于是便会出现心动过速、心房纤颤或房性早搏等心律失常。

(二)心力衰竭

心脏(主要是左心室)因克服全身小动脉硬化所造成的外周阻力增大而加强工作,将血液射入大动脉,于是左心室的肌肉逐渐发生代偿性肥大。由于不断增大的心肌细胞与其毛细血管供养之间不相适应,加上高血压引起的血管病变,心脏功能逐渐不能代偿,心肌收缩力降低,心腔显著扩张(临床上称之为"离心性肥大"),从而引起心力衰竭。由于高血压病患者常并发冠状动脉粥样硬化,使负担加重的心脏处于缺血、缺氧状态,因而更易发生心力衰竭。高血压患者发生心慌、气急、乏力、咯血等一系列症状,是已发展到心力衰竭的标志。

心力衰竭的临床类型如下。①按起病发展的速度可分为急性和慢性心力衰竭。②根据心力衰竭发生的部位可分为左心、右心和全心衰竭,左心衰竭的特征是肺循环淤血,而右心衰竭则以体循环淤血为主要表现。③收缩性或舒张性心力衰竭,因心脏收缩功能障碍引起收缩期排空能力减弱而致收缩性心力衰竭,临床特点是心脏扩大、收缩末期容积增大和射血分数降低。舒张性心力衰竭是由于收缩期心室主动松弛能力受损,心室的僵硬度增加,以致心室在舒张期的充盈受损,心脏搏出量降低,左心室舒张末期压升高而发生心力衰竭。其临床特点是心肌显著肥厚,心脏大小正常,射血分数正常和左心室舒张期充盈减少。收缩性心力衰竭是临床最常见的形式,舒张性心力衰竭常与收缩性心力衰竭同时存在,亦可单独出现。

1.急性心力衰竭

按心脏排血功能减退的程度、速度和持续时间、代偿功能的差别,可有如下不同表现。①晕厥:指心排血量减少致脑部缺血而发生短暂的意识丧失。持续数秒以上时可发生四肢抽搐、呼吸暂停、发绀、心音消失或相应的心律失常(阿-斯综合征)。发作多短暂,发作后意识常立即恢复。②休克。③心搏骤停。④急性肺水肿:为急性左心衰竭的主要表现,典型者常突然发作,出现高度气急、呼吸浅速(30～40 次/分)、端坐呼吸、咳嗽、咳白色或粉红色泡沫样痰、面色灰白、口唇及肢端发绀、大汗、烦躁不安、心悸、乏力等症状;体征包括双肺广泛水泡音和(或)哮喘音、心率增快、心尖区奔马律及收缩期杂音,心界向右下扩大,可有心律失常或交替脉,不同心脏病尚有相应的体征和症状;X 线检查可见肺门有蝴蝶形大片阴影并向周围扩展、心界扩大、心尖搏动减弱等;心电图示窦性心动过速或各种心律失常,心肌损伤,左心房、左心室肥大等。

2.左心衰竭

临床表现:①呼吸困难是最主要的临床症状,由劳力性呼吸困难直至休息时也感到呼吸困难,甚至出现端坐呼吸或夜间阵发性呼吸困难等。此外,可有咳嗽、咯血、咳白色或粉红色泡沫样痰(急性肺水肿者存在乏力、发绀、心悸等症状)。严重者可出现 Cheyne-Stoke 呼吸,系脑部严重缺血、缺氧所致。②不同病因的心脏病可出现相应的特殊症状,如冠心病患者可有心绞痛、心脏乳头肌功能不全等表现,二尖瓣狭窄者可有声音嘶哑,而肥厚型心脏病可有晕厥史等。③左心衰竭常有心浊音界向左下扩大,心尖区呈抬举性搏动,心率加速,第一心音减弱,各种心律失常,心尖区可有收缩期杂音(左心室扩大,二尖瓣相对关闭不全),常有第三、第四心音或奔马律,可有交替脉。此外,不同心脏病尚可出现相应体征,如二尖瓣关闭不全者在心尖区出现 3/6 级以上收缩期杂音,主动脉瓣病变者在主动脉瓣区出现杂音等。肺底有小水泡音,可伴有哮鸣音,部分患者有胸腔积液体征。左心房衰竭临床上以二尖瓣狭窄和左心房部黏液瘤最常见,除有肺水肿体征外,可有第一心音亢进、心尖区舒张期杂音,前者尚有二尖瓣开瓣音,后者可出现肿瘤扑落音,以及肺动脉瓣第二心音亢进等体征。

实验室和器械检查:①X 线检查常有左心室和(或)左心房扩大,肺淤血或肺水肿征,出现 Kerley B 线(肺淋巴管淤积,肺小叶间隔变粗所致)。不同病因尚有不同 X 线表现,如主动脉瓣病变常呈靴形心,主动脉增宽、伸长等;而二尖瓣狭窄者呈梨形心,食管吞钡常有左心房局限性压迹等。②心电图示左心房和(或)左心室肥大,劳损,V_1 导联 P 波终末电势($P_{tf}V_1$)负值增大≤−0.02mm·s(毫米·秒)。③超声心动图除可显示瓣膜病变外,尚可检测心脏大小和室壁活动情况,对确定左心衰竭病因颇有帮助。④左心衰竭的程度,可通过左心导管、右心漂浮导管及心脏放射性核素扫描方法予以评估。

3.右心衰竭

临床表现:①常有尿少、夜尿增多、胃肠道淤血症状如恶心、呕吐、食欲缺乏等,也可出现心悸、气促、乏力等症状。②体循环淤血征象如下垂性水肿、胸水、腹水、颈静脉怒张及搏动、肝颈静脉回流征阳性、发绀、腹胀、肝肿大,甚至出现黄疸、心源性肝硬化等。③可有相应心脏病的体征,因右心衰竭多继发于左心衰竭的基础上,故常有左右心扩大、心前区抬举性搏动、肝脏有扩张性搏动以及二尖瓣区有收缩期杂音(三尖瓣相对关闭不全）、右室性第三心音或奔马律。

实验室和器械检查：①X线检查可有右心或左心扩大、上腔静脉和奇静脉扩张，可伴有双侧或单侧胸腔积液。②心电图示右心房与右心室肥大、劳损，电轴右偏。③静脉压明显增高［正常时静脉压0.294～1.37kPa（3～14cmH₂O），平均0.98kPa（9.9cmH₂O）］。④重度右心衰竭时可有肝肾功能异常。⑤超声心动图有右房室肥大、右心室流出道增宽及相应心脏病改变。

4.单纯性舒张性心力衰竭

临床表现：①有充血性心力衰竭表现（多为肺淤血）。②左心室不大，左心室壁多增厚，左心房增大。③左心室射血分数（LVEF）正常（≥50%），舒张功能异常。④对洋地黄类药物反应不佳。

（三）冠心病

长期的高血压可促进动脉粥样硬化的形成和发展，冠状动脉粥样硬化使血管腔狭窄或阻塞，因冠状动脉功能性改变导致心肌缺血缺氧或坏死而引起冠心病。冠状动脉粥样硬化性心脏病是动脉粥样硬化导致器官病变的最常见类型，也是严重危害人们健康的常见病。冠心病按其病程或严重程度可分为心绞痛和心肌梗死两部分。

1.心绞痛

冠状动脉供血不足致心肌急剧的、暂时的缺血与缺氧而引起的临床综合征。其发作特点为阵发性前胸压榨性疼痛感觉，主要位于胸骨后部，可放射到心前区与左上肢，持续数分钟，常发生于劳动或情绪激动时，休息或含化硝酸酯类药物（如硝酸甘油）后症状消失。本病多见于男性，多数患者在40岁以上。临床症状如下。①部位：主要在胸骨体上段或中段之后，可波及心前区，有手掌大小范围，常放射到左臂内侧达环指或小指、左肩部。②性质：胸痛常呈压迫、发闷或紧缩性，有时如有重物压在胸部，偶伴有濒死的感觉。③诱因：常由于劳动或情绪激动（如发怒、焦急、过度兴奋等）所激发，饱食、寒冷、吸烟、大便用力、心动过速、休克等亦可诱发。疼痛发生在劳累的当时，而不在一日或一阵劳累之后。典型的心绞痛在相似的条件下发生。④持续时间：疼痛出现后渐加重，在3～5分钟内渐消失，持续一般小于15分钟，多在停止原来诱发症状的活动后缓解，舌下含化硝酸甘油也能在几分钟内缓解，可数日或数周发作一次，亦可一日多次发作。⑤其他症状：发作时心率增快，血压升高，表情焦虑，皮肤冷或出冷汗等。

2.心肌梗死

临床表现如下。①疼痛：是最先出现的症状，疼痛部位和性质与心绞痛相同，但多无明显诱因，且常发生于安静时，程度较重，持续时间较长，可达数小时或数日，休息和含化硝酸甘油片多不能缓解。患者常烦躁不安、出冷汗、恐惧，或有濒死感。有少数患者无疼痛，一开始即表现为休克或急性心力衰竭。部分患者疼痛部位在上腹部。②全身症状：有发热、心动过速等症状，体温一般在38℃左右，很少超过39℃。③胃肠道症状：疼痛剧烈时常伴有频繁的恶心、呕吐和上腹部胀痛、胀气，重者可发生呃逆。④心律失常：多发生在起病1～2周内，而以24小时内最多见。常伴有乏力、头晕、昏厥等症状。⑤低血压和休克：收缩压低于80mmHg，有烦躁不安、面色苍白、皮肤湿冷、脉细而快、大汗淋漓、尿量减少（每小时＜20mL）、神志迟钝甚至昏厥者，则为休克的表现。⑥心力衰竭：主要为左心功能衰竭，可在起病最初几日内发生，或在疼痛、休克好转阶段出现，为梗死后心脏收缩力显著减弱或不协调所致。出现呼吸困难、咳嗽、咳粉红色泡沫样痰、发绀、烦躁等症状，严重者可发生肺水肿。右心室心肌梗死者可一开始就出现右心衰竭的表现，伴血压下降。

以往将大多数的高血压病患者发生心律失常的原因归于患者合并冠心病。现在，随着更多医院开展了冠状动脉造影术，发现相当多的此类患者冠状动脉主干及主要分支没有明显粥样硬化斑块性狭窄，有人对15例发生阵发性室性心动过速的高血压性左心室肥厚患者作冠状动脉造影，发现其中9例（占60%）冠状动脉主干及主要分支没有明显狭窄。这表明高血压病患者即便没有冠状动脉大血管病变，同样可以发生心律失常，甚至是危及生命的严重室性心律失常，特别是在有左心室肥厚者中，这是一个具有重大意义的事实。

三、辅助检查

高血压患者诊断评估的主要目的是早期诊断其靶器官损害,而对高血压心脏并发症的早期表现——左心室肥厚的早期诊断则更为重要。

(一)心电图

尽管通过体表心电图能够检出左心室肥厚,但是其敏感度和特异性不甚理想(25%~60%)。在一项用心脏磁共振成像(CMR)评价左心室肥厚的对照研究中,心电图的敏感度仅为25%。而且用心电图诊断左室肥厚亦存在种族差异,尤其是黑种人,其心电图的特异性更差。虽然心电图因操作简便、花费低廉仍广泛应用于左心室肥厚的诊断中,但其低敏感度和特异性差限制其成为筛查确诊左心室肥厚的金标准,更无法替代影像学检查方式在左心室肥厚诊断中的重要地位。

(二)超声心动图

在常用的心超公式中,左心室质量指数(LVM)一般通过以下方式计算获得:左心容量(包括心外膜)减去心室腔内容量,再乘以心肌密度的估算值。具体如下:

$$LVM=1.04\times[(LVIDd+PWTd+IVSTd)^3-(LVIDd)^3]-13.6g$$

LVIDd:左心室舒张末期内径;PWTd:舒张末期左心室后壁厚度;IVSTd:舒张末期室间隔厚度。
这个公式往往高估 LVM 至多20%,因此其校正公式应运而生:

$$LVM=0.8\times[1.04\times(LVIDd+PWTd+IVSTd)^3-(LVIDd)^3]+0.6g$$

其他3个公式都是基于二维心脏超声检测结果而计算 LVM 的:面积-长度法、椭圆截面法和运用改良的 Simpson 法则的盘状法。所有 M 型超声和二维心脏超声都因为是假设左心室的空间形状,其准确性受到限制,因此也无法用其准确估算左心室质量指数。而实时三维超声心动图(RT3DE)具有准确性高、重复性好等特点。Takeuchi 及其研究团队近来对55名高血压患者进行 RT3DE 和 CMR 两种方法检测,对150名患者进行 M 型心超、二维心超和 RT3DE3 种方法检测。结果显示,CMR 和 RT3DE 两种检测方法一致性高(r=0.95),平均偏差仅为2g;M 型心超与 RT3DE 的一致性较差(r=0.76),平均偏差高达52g;而二维超声与 RT3DE 的一致性为0.91。超声心动图在评价左心室舒张功能方面亦很有效,目前广泛运用的方法中,有些是容量依赖性的(比如:二尖瓣和肺静脉血流流速测定),有些是非容量依赖性的(比如:左心室中的彩色血流信号传导、多普勒组织影像及点迹追踪等)。左心房的大小和容积也能够通过超声心动图进行测定,这将为心房纤颤、心肌梗死和心力衰竭的确诊提供必要的辅助检查依据。

(三)心脏磁共振成像

CMR 被认为是评价左心室质量指数和左心室容量的金标准,它能提供空间性强且快速的分析(速度可高达每秒20幅图像),并且它能获取任何层面的影像而不受解剖结构的限制。同时,在检查过程中无需使用含碘对比剂及 X 射线,在所有非创伤性检查方式中重复性最好。在一项运用二维超声心动图和 CMR 的研究中,二维心超对左心室容量和功能检测的可重复性分别为65%和98%,而 CMR 则高达94%和99%。CMR 检测左心室肥厚的患者,变异系数仅为3.6%;而二维心超为13.5%,这证明 CMR 具有重复性优势。CMR 还能通过分析被标记的部分心肌而评价左心室的舒张功能。但因部分患者存在心律失常、肥胖、幽闭恐惧症而无法耐受 CMR 检查。

(四)心脏计算机断层显像

心脏计算机断层显像(CCT)起源于电子传动杆 CT(EBCT),它能在足够短的时间内成像,以克服心脏跳动造成的伪影。目前常用的多层螺旋 CT(MDCT)比 EBCT 能提供更好的空间成像。CCT 检测过程中需使用含碘对比剂及 X 射线,这是 CCT 检查的局限性。但其所获得的图像信息能够准确提示左心室容量、功能及左心室质量指数。Raman 及其团队研究显示,16排 MDCT 和 CMR 在左心室容量测定方面,有较高的一致性(r=0.97);在左心室质量指数计算方面,其一致性也较高(r=0.95),其平均差为6.5(±7.5)g。而 Schlosser 等的研究结论却是64排 MDCT 和 CMR 两者对左心室质量指数的测量存在较大的平均差

（高达 12g），而且运用 64 排 MDCT 计算出的左心室射血分数明显低于 CMR 计算的结果。两种设备的系统误差可通过检测方法的改善而进一步缩小，比如检查前服用 β 受体阻滞剂控制心率及检查中使用对比剂等。尽管 CCT 检测方法对冠状动脉的解剖所提供的信息有少许出入，但仍有较大参考价值。

（五）心脏核素显像

临床上通常用心脏核素显像（NCI）的方法，对那些同时合并冠心病危险因素的高血压患者进行评价，以了解其左心室容量、功能及左心室质量指数。断层显像采用容积依赖性的方法，准确地识别心脏的内界。NCI 方法目前已经被公认为可与其余金标准媲美，如 CMR 及 CCT 等。据报道，其相关系数分别为 0.7 和 0.97。Schepis 等比较 64 排 MDCT 和正电子发射计算机断层显像（SPECT），结果显示两者在左心室功能测定方面的一致性达 0.82。SPECT 方法相对其他技术而言，可能将低估左心室肥厚患者的心室腔大小，同时高估左心室射血分数。这种空间估计的局限性可能影响左心室质量指数的计算。时间-容量曲线可用于评价左心室舒张功能。

四、早期诊断线索

高血压的心脏并发症早期表现一般不典型，患者可无明显自觉症状或仅有轻度不适如心悸、头痛等，这些症状主要是高血压的一般症状，无特殊性。随高血压病程的进展，早期在左心室向心性肥厚而无扩大阶段，出现血压升高、脉搏洪大、心尖搏动增强、主动脉瓣区第二心音亢进；在左心室扩大阶段，心尖搏动向左下移位，呈抬举样心尖搏动，心浊音界向左下扩大，心尖部第一心音增强，主动脉瓣区第二心音呈高亢金属调；病程进一步发展，当左心室明显扩大、主动脉瓣亦发生粥样硬化病变时，主动脉瓣第二听诊区可闻及舒张期水波样杂音，可闻及第四心音及各种心律失常如心房纤颤、早搏等。

五、早期诊断标准

高血压心脏并发症早期心脏结构、功能的改变包括心肌纤维化、冠状动脉储备功能下降和左心室肥厚，前两者均无法通过简便易行的无创方法进行检测，因此采用上述辅助检查的方法进行左心室肥厚的确诊，是高血压心脏并发症早期诊断唯一可行的有效手段。

六、早期鉴别诊断

高血压心脏并发症的早期表现主要为左心室肥厚，需要与肥厚性心肌病、瓣膜病（主动脉瓣关闭不全）鉴别，主要鉴别点如下。①高血压病程：除急进型高血压外，高血压病发展到并发症出现，往往要数年病史。②高血压严重程度：高血压导致高血压心脏并发症时，往往有较严重的血压升高。③高血压心脏病时左心室肥厚扩张，且伴有主动脉增宽。④高血压时常有高血压眼底改变及肾脏改变。

七、早期治疗措施

对高血压心脏并发症患者的治疗策略主要为以下两点：降压治疗和防治高血压心脏并发症。根据美国高血压预防、检测、评估及治疗联合委员会第七次报告（JNC-7），除了合并有糖尿病或肾病的高血压患者的目标血压应达到 130/85mmHg 之外，其余高血压患者的目标血压仍为 140/90mmHg。治疗方案包括：饮食控制、有氧运动、减轻体重、降压药物治疗。实现目标血压的关键在于尽早治疗、合适药物的选用及治疗的持之以恒。

通过改善生活方式仍无法达到收缩压低于 140mmHg 或舒张压低于 90mmHg 这一标准，并且至多合并一项危险因素者，根据现行高血压指南推荐，应当开始予以药物降压治疗。新近研究发现，在未合并糖尿病的高血压人群中严格控制收缩压至 130mmHg 以下，其降压以外的作用仍可同时得以体现，其全因死亡率、心血管事件和心力衰竭的发生率明显下降，左心室肥厚的发生率也明显降低。一项关于血压及心血管疾病病死率的荟萃分析显示相同的结果,这就提示我们应当更早开始治疗。

高血压的治疗应当遵循现行的指南和最新循证医学证据。这些证据证实了抗高血压药物存在重要的非降压作用介导的心血管作用机制,而这些心血管作用机制可能增强或削弱降压对高血压心脏病的有利作用。举例来说,在降压、调脂治疗预防心脏病的研究(ALLHAT 研究)中,尽管以多沙唑嗪为基础降压药物组的降压幅度与以利尿剂为基础降压药物组的相似,但是前者的心衰发病的风险要比后者高两倍。这种危险因素可能与前者的血容量升高、肾素-血管紧张素系统(RAS)激活、交感活性增强引起血浆去甲肾上腺素浓度升高有关。在最近一项评价多沙唑嗪对左心室结构和功能作用的研究中,对于清晨高血压患者多沙唑嗪组加用其他抗高血压药物后,左心室舒张末期内径和脑钠肽(BNP)水平比那些未加用其他降压药物者均明显增加,尽管该组患者左心室室壁厚度均有所降低。而且,多沙唑嗪组高血压患者的左心室舒张功能减退、收缩功能亦未见改善,有一小部分患者甚至出现了心力衰竭症状。

一项双盲临床试验的荟萃分析指出,血管紧张素转换酶抑制剂(ACEI)和血管紧张素受体拮抗剂(ARB)这两类降压药对改善左心室质量指数有利,体现了这两类药的强适应证。而且,氯沙坦组对比阿替洛尔组的房颤发生率降低 33%。氯沙坦与氨氯地平相比还能有效预防房颤再发、减少心肌细胞凋亡及延缓高血压心脏病患者的心肌纤维化。JNC-7 中对于那些没有并发症的高血压患者,推荐噻嗪类利尿剂作为一线降压药物。利尿剂也能有效预防高血压的并发症。β 受体阻滞剂能有效降低血压,但是对于减少左心室质量指数和预防心脏并发症(包括冠心病),减少其他心血管疾病和高血压患者的全因死亡率方面,作用较弱。然而,最近一项荟萃分析证实相比其他降压药物,β 受体阻滞剂在各年龄组的高血压人群都能对心衰起到一级预防作用。但是 β 受体阻滞剂组中 60 岁及 60 岁以上人群的脑卒中的发生率却增加了19%。钙离子通道阻滞剂(CCB)在老年高血压的降压治疗方面作用显著,然而最近一项荟萃分析证实,尽管血压下降相同幅度,CCB 在减少心力衰竭方面却收效甚微;而在减少左心室质量指数方面的作用与 RAS抑制剂相同。在最近一项研究中发现,联合应用 ACEI 和 CCB 可以有效预防合并高危因素的高血压人群心血管事件的发生,其作用明显优于联合应用 ACEI 和噻嗪类利尿剂者。

通常抗高血压药物抗心肌肥厚的作用靶点都为心肌细胞外的信号传导,如今心肌细胞内新的干预靶点已经受到广泛关注。内容包括:①干预调控心肌肥厚和心肌纤维化的基因机制。②阻滞细胞内有害的机制及预防由生物应激触发的负性信号传导。③保护心肌细胞或促使心肌细胞再生。④修复翻转的胶原网。⑤刺激内皮细胞的血管生成活性。

生活方式的改善在降压药物使用前后都非常重要,而坚持抗高血压药物治疗也很关键。阻挠整个治疗过程顺利进行的障碍可以是患者特异性的(如:信念、漏服药物等),也可以是药物特异性的(如:服药复杂性、服药频率等),或者是逻辑性的(临床随访或配药的频率等),还有疾病特异性的(如:无症状性高血压等)。了解这些阻碍因素,可以帮助临床医生在坚持药物治疗过程中,方便与患者沟通,并帮助患者养成各种良好的生活方式。这些策略包括:①讲授或提供宣教材料;②简化或优化服药方案(如:选用长效药物或控释制剂);③提醒服药(人工提醒或计算机设置提醒功能);④将服药与日常生活联系;⑤强化和奖励;⑥固定医生访视;⑦家庭成员共同参与。

八、早 期 预 防 方 案

预防和治疗高血压心脏并发症是全球性的健康挑战。以美国为例,据统计有 12 万美国人存在超重或肥胖问题,男性平均每日钠的摄入量为 4400mg,女性为 2900mg;仅有不到 20% 的美国人进行规律的体育锻炼;仅有不到 25% 的美国人每日摄入 5 份蔬果。一级预防用于优化生活方式,特别对那些已经处于高血压前期的人群。适当范围内降低血压,能显著减少高血压及其并发症的发病率和病死率,收缩压每下降5mmHg,脑卒中的病死率就降低 14%,心脏并发症的病死率就降低 9%,其他原因所致的病死率亦降低 7%。

大量研究证实降压治疗在减少心血管疾病发生率方面的有利作用。有些研究还着重于预防左心室肥厚、恶性高血压和心力衰竭的进展。老年单纯收缩期高血压研究（SHEP）证实,降压治疗能够有效预防心力衰竭的发生。临床研究的荟萃分析（其中包括 12 项关于心力衰竭的和 4 项关于左心室肥厚的临床试验）显示,降压治疗对心脏并发症的良好预防作用。左心室肥厚的发生率降低了 35％,而心力衰竭发生率则更为明显下降（52％）。冠心病及脑卒中的发病率也显著降低。

在任何血压水平,心血管风险总是伴随其他危险因素而发生变化。因此,在降压治疗时需考虑心血管危险因素的分层。SHEP 研究提示,安慰剂组中心血管风险越高则心血管事件发生率则越高。因此,2005年美国高血压协会（ASH）考虑到仅有极少数高血压患者没有合并其他心血管风险,而推行了一项心血管危险因素分层方案。最近,欧洲心脏病协会（ESC）也接受了全球心血管风险这一概念。目前,有许多衍生自 Framingham 人群调查的心血管风险评估方法,和衍生于 Health ABC 研究的心力衰竭风险评估方法。其评估结果可用于高血压的个体化治疗。

高血压防治的重点在于健康生活方式的养成。这不仅花费极少,而且对那些合并其他心血管危险因素的老年高血压患者,获益更大。一项荟萃分析证实了生活方式的改善对高血压防治的贡献:超重与高血压的发生最为相关,接着依次为缺乏运动、钠盐摄入过量和钾盐摄入不足。

（一）减肥

控制体重对高血压及其并发症的防治极为重要。25 项临床研究的汇总结果显示,平均体重下降 5.1kg,收缩压和舒张压分别降低 4.4mmHg 和 3.6mmHg。血压降低同样表现在无高血压的人群,而那些体重减轻明显的高血压患者血压降低更为明显。另外一项研究同样显示体重减轻后血压明显下降,降低幅度从 21％到 35％不等,而那些体重持续下降 4.5kg 超过 3 年的高血压患者,则血压水平可降至更低。

（二）体育锻炼

缺乏锻炼者发生高血压的危险性将增加 30％～50％。研究显示,体育锻炼与血压水平在所有年龄阶段、性别、种族都呈负相关,且这一相关性独立于体重。

（三）钠盐摄入和饮食控制

用饮食控制方法来控制高血压方案（DASH）中推荐的食谱,对于那些有高血压和没有高血压的人群同样有降压效果,同时也降低了高血压的发生率。对无高血压史者而言,减少钠盐摄入可以降低收缩压 2.0mmHg、舒张压 1.0mmHg;对于高血压患者而言血压分别降低 5.0mmHg 和 2.7mmHg。同时采用 DASH 方案和减少钠盐摄入,则降压幅度比单独采用一个方案时更大。而且减少钠盐摄入使高血压的危险因素降低 20％,血压更容易控制。减少钠盐摄入对于黑种人、中老年人、肾病患者、肥胖者的降压治疗过程获益更大。最新研究显示,健康成年人推荐的每日钠盐摄入量应少于 2300mg,部分特殊人群则严格控制在 1500mg 以下。据统计,已有 69.2％的美国人响应这一呼吁,希望能推广至所有人群。在正常血压和高血压的实验动物模型中,减少钠盐摄入都可以延缓其左心室肥厚的进展,其机制可能为过度的钠盐摄入使循环容量增加,且激活了组织局部的 RAS。

高血压心脏病是由长期未控制的高血压引起,其特征表现为无其他心血管基础疾病的情况下,出现心肌结构和功能的改变。虽然血压升高是其始发因素,但神经内分泌因子在心室重构方面起了重要作用,尤其是 RAS。适当降压药物的选择和生活方式的改善是治疗高血压心脏病的关键。逆转左心室肥厚与改善预后密切相关。然而,在左心室肥厚发生前预防心室重构对心功能改善和预后更为重要。抗高血压药物对高血压心脏病有各种各样益处,包括对左心室肥厚的逆转作用。目前,对高血压心脏病患者而言,RAS阻滞剂是逆转左心室肥厚、防止心室重构最有效的药物。

九、最新治疗进展

（一）左心室肥厚

左心室肥厚早期诊断和积极治疗非常关键。包括:①高血压伴有左心室肥厚倾向者的早期诊断。②对左心室解剖及功能评估的准确性。③心肌细胞或分子改变的修复。预防左心室肥厚可以减少新发心力衰竭的发病风险,抗高血压药物逆转左心室肥厚与其降低心衰发病率密切相关,这与降压作用本身无相关性。逆转左心室肥厚导致心血管发病率、病死率明显下降。所有种类的降压药物都具有逆转左心室肥厚的作用。最新研究显示,ARB、ACEI和CCB在逆转左心室肥厚方面的作用优于β受体阻滞剂,而利尿剂作用则介于两者之间(β受体阻滞剂＜利尿剂＜ACEI),而联合应用ARB和利尿剂在逆转左心室肥厚方面的优势大于单独使用ARB。

逆转左心室肥厚的程度及所需要的时间是值得关注的重要问题。如今,很少有涉及抗高血压药物逆转左心室肥厚的临床研究是超过一年的。其中,氯沙坦干预终点事件研究(LIFE研究)历时4年,比较了各种药物对左心室肥厚的治疗作用;欧洲对动脉粥样患者的拉西地平研究(ELSA研究)同样随访4年,通过心超结果变化比较各种降压药的治疗效果。在上述两项研究中,入选受试者的左心室质量指数在治疗的第一、二年中明显下降,并在随后的随访中进一步下降。这就证实了尽管血压仍在持续下降,但逆转左心室肥厚的效果通常仅仅在治疗之初的两年内明显体现。男性高血压患者心脏结构和功能的恶化往往较女性更为明显,这表现在其左心室质量指数更高,心室收缩、舒张功能更差;同样,经过治疗左心室肥厚的逆转也表现为性别依赖性,在血压下降幅度相同的情况下,女性左心室肥厚的逆转程度通常更为明显。然而,其中的机制尚未明确。

(二)舒张功能减退

目前关于比较各类降压药物对心室舒张功能及改善心力衰竭患者射血分数的研究资料较少,而心室舒张功能和心衰患者的射血分数恰恰与左心室肥厚密切相关。尽管那些关于逆转左心室肥厚的前瞻性研究入选受试者并非完全基于舒张功能,但是各类药物对舒张功能不同的改善作用已经日益显现。而且,那些用复杂的方法针对舒张功能的研究显示,相比利尿剂而言,使用ACEI或ARB类降压药的改善作用更为明显,尽管两者对左心室质量指数的降低作用相似。在血管紧张素受体拮抗剂氯沙坦的回归研究(REGAAL研究)中,无论服用ARB组还是β受体阻滞剂组,其早期至晚期二尖瓣血流速度比变化相似,但ARB组心肌拉伸的一些敏感性指标明显下降。上述发现提示,心肌结构的变化在舒张功能减退的改善方面起了重要的作用。ARB类在改善心力衰竭患者射血分数方面,是拥有最多循证医学证据的降压药物。在一项对比ARB类和安慰剂的交叉研究中,入选受试者临床表现为呼吸困难和活动后收缩压明显升高(收缩压＞200mmHg),使用ARB后收缩压显著降低,患者可以耐受较长时间活动,生活质量明显提高。越来越多研究者推荐使用减慢心率并延长心室舒张充盈时间的降压药物,包括β受体阻滞剂和维拉帕米。目前,评价这种治疗策略远期效果的证据还很有限。在一项对比维拉帕米和安慰剂的小型研究中,用药5周后维拉帕米组受试者可以耐受的运动时间明显长于对照组。利尿剂通常推荐用于心力衰竭患者降低心室前负荷并改善心力衰竭症状。但要注意,利尿剂可能通过过度降低心室前负荷而不能满足心室必需的充盈压,因此引发严重的低血压反应。所以在利尿剂使用过程中必须从小剂量开始逐渐增大剂量。

尽管已有上述有关机制方面的研究证据,但降压药物治疗心力衰竭及改善射血分数方面的循证医学证据仍为数不多。坎地沙坦治疗心衰:评价其降低发病率及病死率的研究(CHARM研究)显示心衰的住院率和心血管死亡的一级终点并未明显降低。其他研究数据包括地高辛研究者人群研究(DIG研究)、群多普利治疗老年慢性心衰研究(PEP-CHF)和厄贝沙坦治疗收缩功能减退的心衰患者的研究(I-PRESERVE)都未证实使用以上降压药物后,心衰或射血分数降低的患者得到改善。

心衰及射血分数下降是高血压心脏病主要的症状之一,根据现有的临床研究资料尚无法证明降压药物对上述症状改善绝对有效。心超可以用于观察舒张功能,其可能与血压有关。而心衰患者的射血分数则不同,它可以是多种临床疾病的综合体现,单凭射血分数恐怕无法确诊心衰,而是必须通过详细的心超、生物学指标才能判断。上述研究入选的受试者,尽管射血分数下降,但是可能并非具备典型的临床表现,如呼吸困难等。况且那些射血分数降低的心衰患者往往同时存在较多合并症。他们与收缩功能减退的患者不同,后者有相当比例的住院率和与合并症有关的死亡率,这通常会掩盖了他们因心脏疾病引起的住院和死亡。

因此,在没有更多的循证医学证据强有力地支持之前,针对这些舒张功能减退患者的治疗策略主要还是对症处理,包括降压治疗、控制心律失常(主要是房颤)、使用利尿剂容量控制和诊治心肌缺血。根据指南推荐的方案治疗基础瓣膜疾病,同时也应当关注合并症的治疗,尤其是那些可能加重心衰的合并症,包括慢性肺部疾病、糖尿病和慢性肾脏疾病等。

(三)收缩功能减退

ACEI 类药物已经被推荐用于所有有或无症状的左心室扩张或左心室功能不全的患者,除非那些有明显禁忌证或无法耐受的患者,因为大量循证医学证据证实,ACEI 类药物能显著降低因收缩功能减退引起的心衰患者的发病率和病死率。针对这些患者,应使用其最大可耐受的治疗剂量。心脏选择性的 β 受体阻滞剂或者 α、β 受体阻滞剂均已被证实可以改善左心室功能,降低心衰[甚至是那些纽约心脏功能分级(NYHA)Ⅳ级的患者]的发病率和病死率。但是药物作用可能发生延迟,往往在用药的 2～3 个月后才出现。长期使用 β 受体阻滞剂可以减轻心衰症状,改善患者临床状态。β 受体阻滞剂应当从小剂量开始逐渐加量直至达到目标剂量。ARB 类药物则可以在无法耐受 ACEI 药物的人群中使用。尽管有关 ARB 类药物的临床研究证据相对 ACEI 类药物要少,但在无法耐受 ACEI 类药物的患者中使用 ARB,其生存率显著提高,住院率则显著下降。联合应用 ARB 类和 ACEI 类药物,可使左心室内径进一步缩小;对比任何一种降压药物单用,其住院率下降幅度最大;而两药联合应用是否能够降低病死率还不得而知。

利尿剂常用于左心室收缩功能减退的患者,他们一般都有体液潴留的临床依据。目前常用的有两大类药理机制完全不同的利尿剂:心衰患者常推荐使用襻利尿剂,而高血压、心衰并伴有轻度体液潴留的患者往往推荐使用噻嗪类利尿剂,因为其降压作用持续时间更长。在已经服用 ACEI 类药物的心功能在 NYHA 分级为Ⅲ至Ⅳ级的患者中加用螺内酯,这类患者的发病率和病死率亦明显降低。醛固酮拮抗剂可在标准药物治疗方案开始后,小剂量逐渐加用。但由于螺内酯和依普利酮可引起血钾升高,因此使用前后都必须监测血钾水平。在依普利酮治疗急性心梗后心衰的疗效和生存研究(EPHESUS)中,在常规治疗方案中加用依普利酮,并在研究过程中定期复查血钾,并未发现血钾显著升高。地高辛可用于有房颤症状的患者,可用至曾使用过的最大可耐受剂量,它可以减轻症状、降低住院率、提高运动耐受能力。然而,所有使用地高辛的心衰患者,其射血分数均无改善,反而进一步下降。有研究对比合用氢氯噻嗪和硝酸酯类药物与安慰剂,合用组即使未使用 ACEI 或 β 受体阻滞剂,其心衰患者的病死率也明显下降。上述益处更体现在黑种人心衰患者。因此,对于那些正确使用药物治疗后,依旧存在明显症状的黑种人患者常推荐使用血管扩张剂。

射血分数降低的心衰患者,若一度出现不明原因的晕厥,则其猝死的发生率就很高,应当考虑安置心室内除颤仪。射血分数降低的患者,若从未出现心跳骤停或室性心律失常,也同样存在猝死的危险。因此,最新的指南指出心室内除颤仪适用于所有心肌病患者,包括缺血性的和非缺血性的,还有那些尽管已经给予合适的药物治疗,但射血分数还是低于 35% 者,除了那些预后很差的终末期患者之外,植入心室内除颤仪可以作为一级预防。有近 1/3 的射血分数降低或 NYHA Ⅲ～Ⅳ级的心衰患者心电图显示 QRS 波明显增宽大于 0.12s,这是心脏传导异常的表现,与心衰患者病死率增高密切相关。QRS 波增宽提示心室的非同步收缩,这可能需要植入双心室起搏器(CRT)治疗。合适药物治疗的患者若仍有症状持续存在,CRT 能明显改善生活质量、心功能分级、运动耐受能力和射血分数。在一项 CRT 临床研究的荟萃分析中,心衰的住院率下降了 32%,全因死亡率降低了 25%。

所有心衰患者都应当限制钠盐摄入。指南推荐的每日钠摄入量为 2～3g。同时有严重低钠血症(血清钠＜130mmol/L)的患者,还应当限制水分摄入,推荐量为每日小于 2L。运动可以减轻心衰症状,如:呼吸困难、乏力等。一项荟萃分析显示,心衰患者运动是安全的,能提高其生存率、延长住院间隔时间。最近一项多中心研究[心衰:一项关于运动后果的研究(HF－ACTION)]显示,与不运动组相比,运动组的心衰患者尽管全因死亡率和住院率没有明显下降,但是患者自觉症状却明显好转,并且这种改善在运动初期即有体现,且此后持续维持。

(四)房性及室性心律失常

房性及室性心律失常在高血压心脏病患者中相当普遍,尤其是房颤。我们可以借鉴美国心脏联合会和美国心脏病协会的指南方案,制定心律失常的治疗策略。

(五)缺血性心脏病

高血压引起的缺血性心脏病,其心外膜表面的冠状动脉可以无狭窄。高血压心脏病患者的冠状动脉变化或原有冠状动脉粥样硬化的患者,更容易发展为缺血性心脏病。因此,预防和逆转上述改变成为治疗的目标。可参考美国心脏联合会的指南制订治疗方案。

(郑　佳)

第四节　肥厚型心肌病并发房颤及心力衰竭

一、房颤

房颤是肥厚型心肌病患者中最常见的心律失常。阵发性房颤可导致肥厚型心肌病患者临床症状的恶化,常引起脑栓塞、心力衰竭,甚至诱发恶性室性心动过速导致猝死。因此,常需药物或电复律,胺碘酮是临床上最常用的复律和维持窦性心律的药物。对于慢性房颤常用β受体阻滞剂,维拉帕米和地高辛来控制心室率。在某些患者,可行房室结消融,然后置入永久起搏器。另外,近年有报道可对这些患者行肺静脉射频消融,外科迷宫手术或安置植入式心房除颤器治疗。

(一)病因

由于心肌顺应性降低,心室舒张末期压显著增高,继而心房压升高,常合并心房颤动。

(二)临床表现

症状性房颤:心房颤动是肥厚型心肌病比较常见的并发症,提示心脏疾患已发展到比较严重的阶段。阵发性心房颤动会使肥厚型心肌病患者的症状急剧恶化,甚至导致猝死。

(三)辅助检查

(1)心电图:提示心房颤动。

(2)动态心电图:提示阵发性心房颤动或持续性心房颤动。

(四)早期发现的线索

突发的心悸伴有头晕、呼吸困难、耐量明显下降等症状应想到发生房颤的可能,应即刻到医院就诊,以确定诊断和相应的治疗措施。

(五)治疗

无论是阵发性还是慢性房颤患者,一般均需用华法林抗凝治疗。

对阵发性心房纤颤不耐受药物治疗者,或慢性心房纤颤药物治疗控制不满意者,房室结消融加起搏器治疗可能有助于生活质量的改善。

目前药物治疗是预防、治疗肥厚型心肌病并发房颤的主要手段。通常β阻滞剂和钙离子拮抗剂(维拉帕米)能够得到比较好的心室率控制。如果没有禁忌证,同时还要应用抗凝剂预防血栓形成和栓塞性事件的发生。乙胺碘肤酮是目前预防肥厚型心肌病患者阵发性房颤最常用的药物。对于药物控制不佳、症状仍然突出且与心室率过快相关者,或阵发性快速房颤又不宜用药物维持窦性心律者,房室结消融十永久起搏器不失为很好的治疗手段。

二、心力衰竭

肥厚型心肌病最初主要是舒张功能不全,但随着疾病的进展,可发展为收缩性心功能不全,最终导致充血性心力衰竭。此时,常为肥厚型心肌病的终末期,除了一般的抗心力衰竭治疗外,还可行心脏移植治疗。

（一）病因

1.舒张功能异常

肥厚的心肌顺应性减低，使心室舒张期充盈发生障碍，舒张末期压可以升高。舒张期心腔僵硬度增高，左心室扩张度减低，充盈速率与充盈量均减小，由此心搏量减少。

2.左心室流出道梗阻

在收缩期，肥厚的心肌使心室流出道狭窄。在非梗阻性，此种影响尚不明显，在梗阻性则比较突出心室收缩时，肥厚的室间隔肌凸入左心室腔，使处于流出道的二尖瓣前叶与室间隔靠近而向前移位，引起左心室流出道狭窄与二尖瓣关闭不全，此作用在收缩中、后期较明显。左心室射血早期，流出道梗阻轻，喷出约30％心搏量，其余70％在梗阻明显减轻时喷出。

3.心肌缺血

由心肌需氧超过冠状动脉血供，心室壁内张力增高等引起。

（二）临床表现

1.呼吸困难

多在劳累后出现，是由于左心室顺应性减低，舒张末期压升高，继而肺静脉压升高，肺淤血之故。

2.乏力、头晕与晕厥

多在活动时发生，是由于心率加快，使原已舒张期充盈欠佳的左心室舒张期进一步缩短，加重充盈不足，心排血量减低。活动或情绪激动时，由于交感神经作用使肥厚的心肌收缩加强，加重流出道梗阻，心排血量骤减而引起症状。

3.心悸

由于心功能减退所致。

（三）体征

常见的体征包括：心浊音界向左扩大。心尖搏动向左下移位，有抬举性冲动。心动过速、肺部啰音、胸腔积液、颈静脉压力增高、外周水肿。

（四）辅助检查

（1）X线：胸部平片左心室可能见增大。

（2）超声心动图：表现为左心室舒张功能障碍，包括顺应性减低，快速充盈时间延长，等容舒张时间延长。组织多普勒测定二尖瓣瓣环舒张早期速度（E′）和舒张晚期速度（A′）可以更准确地反映舒张功能不全。

（3）心导管检查：提示心室舒张末期压增高。

（4）氨基末端脑钠肽前体测定（NT-proBNP）：NT-proBNP 低于 300pg/mL，排除急性心力衰竭可能，NT-proBNP 大于 1800pg/mL，急性心力衰竭可能性大。

（5）血清肌糖蛋白 C：是肥厚型心肌病患者并发心力衰竭预后的一个重要参考指标。

（五）早期发现的线索

突发的运动耐力下降、气促、呼吸困难等症状应想到发生心力衰竭的可能，应即刻到医院就诊，以确定诊断和相应的治疗措施。

（六）早期诊断的标准或依据或临床特点

（1）存在充血性心衰的症状和体征。

（2）有左心室松弛异常的证据，反映舒张充盈的舒张扩张性、僵硬度、E/A 比值等超声检查证据作为评价舒张功能损害的指标。

（3）NT-proBNP 升高。

（七）早期的鉴别诊断

劳力性气促可由阻塞性肺气肿、肺功能不全、肥胖或身体虚弱引起。夜间呼吸困难可由支气管哮喘发作引起。肺底湿啰音可由慢性支气管炎、支气管扩张或肺炎引起。心力衰竭引起的湿啰音大多为两侧对称性,偶见于单侧,或仅有哮鸣音。下肢水肿可由静脉曲张、静脉炎、肾脏或肝脏疾病、淋巴水肿和药物等所致。肝大可由血吸虫病、肝炎、脂肪肝引起。颈静脉充盈可由肺气肿或纵隔肿瘤压迫上腔静脉引起。胸水可由胸膜结核、肿瘤和肺梗死引起。腹水可由肝硬化、低蛋白血症、胸膜结核、肿瘤引起。

(八)治疗方案

(1)合理应用利尿剂:所有心力衰竭患者,有液体潴留证据或原先有过液体潴留者,均应给予利尿剂。

(2)β受体阻滞剂:使心肌收缩减弱,从而减轻流出道梗阻,减少心肌氧耗,增加舒张期心室扩张,且能减慢心率,增加心搏量。

(3)钙拮抗剂:既有负性肌力作用以减弱心肌收缩,又能改善心肌顺应性而有利于舒张功能。钙拮抗剂常用于β受体阻滞剂疗效不佳或哮喘病患者。

(九)预防方案

(1)改善生活方式:降低新的心脏损害危险性,如戒烟、戒酒,肥胖患者应减轻体重。控制高血压、糖尿病。低盐、低脂饮食,每日称体重以早期发现液体潴留。

(2)消除心力衰竭的诱因:如控制感染,治疗心律失常特别是心房颤动伴快速心室率,纠正贫血、电解质紊乱,注意是否并发肺梗死等。

(十)最新治疗进展

(1)室间隔部分切除术:手术常可使梗阻和二尖瓣反流得到缓解。

(2)室间隔部分化学消融术:系用选择性导管插入法将100%乙醇注入一根或数根室间隔穿支内造成部分室间隔梗死。

(3)起搏器治疗。

在以上3种方法中,室间隔部分切除术降低左心室流出道压力阶差最显著,改善症状提高患者活动耐受能力最明显。

(麻京豫)

第五节　扩张型心肌病并发心脏性猝死

DCM并发心脏性猝死,在DCM的整体死亡率中占有重要的地位,对于该问题发生的机制及治疗的认识,在临床中逐渐得到加深。早期诊断、早期治疗,对于DCM的预后将起着重要的作用。

一、病因

室性快速性心律失常是DCM猝死的最主要的原因,肺或动脉系统栓塞、缓慢心律失常和电机械分离也是重要的原因。

1.心肌纤维化

DCM中心肌细胞数目减少并被纤维组织代替,这种改变是产生各向异性传导和折返性心律失常的病理基础,是DCM心律失常的主要机制之一。

2.交感神经激活

DCM时,自主神经尤其是交感神经的改变在心律失常中起到了重要作用。DCM患者心排血量明显减少,为维持循环的平衡状态,体内交感神经系统被激活。多种原因引起的交感神经系统兴奋、儿茶酚胺增多,可增加心脏起搏细胞的舒张期自动除极化,改变应激性和浦肯野纤维传导性诱发严重心律失常而导致猝死。而且DCM时,常伴有交感神经末梢纤维的损害,交感去神经和随后的超敏感性,使心肌对儿茶酚胺反应增强,增加心肌电不稳定。

3.缝隙连接蛋白43(Cx43)

是心肌细胞间电信号传导的基础性。Cx43与DCM猝死密切相关。大量研究结果均提示无论Cx43

的数量、分布改变还是磷酸化异常,都可能是 DCM 猝死的发生机制之一。

4.自身免疫

自身免疫无论在 DCM 的发病,还是心脏性猝死中都有重要的地位。有研究发现抗 β_1 受体自身抗体阳性可以作为 DCM 患者发生非持续性室性心动过速及猝死的独立预测因子。与抗 β_1 受体自身抗体相类似,抗 Na^+,K^+-ATPase 自身抗体阳性的患者,易于发生继发于室性心动过速的猝死,其机制可能是因为抗 Na^+,K^+-ATPase 自身抗体作用于 Na^+,K^+-ATPase,使其活性减低,从而引起胞内钙平衡的紊乱,最终导致晚期后除极和心律失常的发生。

二、临床表现

心脏性猝死临床表现的框架可分为 4 个组成部分。

1.前驱症状

前驱症状是新的心血管症状的出现或原有的症状加重,诸如胸痛、呼吸困难、心悸或疲乏无力,发生在终末事件之前的数日、数周或数月。

2.终末事件的发生

特异的症状一般是急骤发生的心悸或心跳快速、头晕、呼吸困难、软弱无力或胸痛,比这些特异症状更为重要的是心血管状态的显著改变。在许多病例,这段时间非常短暂,患者往往不能回忆起在晕厥发生之前有任何症状。终末事件的发生代表了心脏的结构性异常与功能性影响之间的相互作用。短暂性心肌缺血可引起心绞痛或心律失常的症状,而再灌注可骤然诱发严重的心律失常。延迟的、不充分的或不适当的治疗可导致有症状的 VT/VF。自主神经系统的改变可引起心脏局部或整体的电生理特性的变化,结果是易于产生心律失常以及心肌环境的代谢状态发生改变。

3.心脏骤停

特征是由于脑血流量不足而致的意识突然丧失、呼吸停止和脉搏消失。心脏骤停的心电机制是室颤(在证实的医院外发生的心脏骤停患者中为 $60\%\sim80\%$),缓慢心律失常或心脏停搏($20\%\sim30\%$)和持续性室速($5\%\sim10\%$)。除了这些心电机制外,其他较少见的机制包括电-机械分离、心室破裂、心脏压塞、血流的急性机械性阻塞(例如大的肺动脉栓塞)以及大血管的急性事件(如大动脉穿孔或破裂)等。

4.生物学死亡

如无治疗干预,持续 $4\sim6$ 分钟的室颤引起不可逆的大脑损害。8 分钟内若缺乏生命支持治疗措施,即刻复苏和长时间存活几乎不可能。

三、高危患者诊断

1.动态心电图(Holter)

监测提供了室颤是大多数心脏性猝死患者直接死因的证据,因为少数患者发生心脏性猝死之际正好佩戴着 Holter 记录器。Holter 监测在发现心脏骤停高危患者上是有用的。Holter 监测发现的室性早搏对 MI 后患者的猝死危险有预测价值。复杂的室性异位搏动是心脏性猝死的一个独立危险因素。

2.心率变异性

是反映心脏节律随机体状态和昼夜变化而变化的规律,HRV 下降与自主神经系统功能失调有关,受到呼吸运动周期的影响。单独 HRV 阳性预测 SCD 的价值有限(阳性预测值约为 30%),且在应用时,患者必须为窦性心律,同时需排除呼吸周期和身体活动的干扰。另有部分患者出现心律震荡,即室性期前收缩后心律震荡减弱或消失,表现为室性期前收缩后窦性心律的 RR 间期没有明显变化。

3.活动平板负荷试验

总的说来,单用运动试验对心脏骤停生还者的危险性分级没有多大用处。运动试验有发现广泛冠状动脉病变(心肌缺血)的能力,从而指导针对心肌缺血的治疗,其结果可能减少发生心脏骤停的危险。不过,以运动试验诱发窦性心律失常作为发现猝死高危患者的方法,其价值有限。

4.信号平均心电图

信号平均心电图异常(心室晚电位阳性)与持续性室速的发生有较密切关系,并对 MI 后患者有一定的预后意义。若把异常的信号平均心电图与 Holter 监测或与左心室 EF 评定结合起来,则可使敏感性增高50%～80%。特异性89%。

5.电生理检查

已广泛用于对医院外心脏骤停生还的评定和处理,尤其对有冠心病的患者。大多数患者(70%～80%)于电生理检查时有诱发的室性心律失常,包括单形室速、多形室速或室颤,其中 36%～51% 的患者可诱发出单形室速。

6.T 波电交替

指体表心电图上 T 波形态、极性和幅度逐搏交替变化的现象。T 波代表心室的复极,也就是复极交替的反映,在跨室壁三层心肌复极离散形成波的基础上,出现三层心肌复极交替的不均一性,进而形成 TWA。

四、早期的治疗方案

1.抗心律失常药物治疗

(1)β受体阻滞剂:β受体阻滞剂使用较为广泛,其除了通过上调β受体密度来改善交感神经活性、降低心肌耗氧量来改善心功能外,还通过影响细胞因子和心肌基因表达发挥作用。使其在改善心功能的同时发挥抗心律失常中的特有的作用。

(2)胺碘酮:对于减少室性心律失常的作用已得到肯定,但研究表明其对于减少猝死的作用差于β受体阻滞剂。

2.埋藏式心脏复律除颤器(ICD)

已被证实可以减少猝死、降低死亡率,现已成为治疗恶性室性心动过速预防心脏性猝死的一线治疗。

五、早期预防方案

室性心律失常和猝死是 DCM 常见症状,预防猝死主要是控制诱发室性心律失常的可逆性因素:①纠正心力衰竭,降低室壁张力。②纠正低钾低镁。③改善神经激素功能紊乱,选用 ACEI 和β受体阻滞剂。④避免药物因素,如洋地黄、利尿剂的毒副作用。⑤胺碘酮(200mg/d)有效控制心律失常,对预防猝死有一定作用。少数患者心率过于缓慢,有必要置入永久性起搏器。少数患者有严重的心律失常,危及生命,药物治疗不能控制,LVEF＜30%,伴轻至中度心力衰竭症状、预期临床状态预后良好的患者建议置入心脏电复律除颤器(ICD),预防猝死的发生。

六、最新的治疗进展

SCD 的主要原因多数是由心室颤动(室颤,VF)引起的,大部分患者先出现室性心动过速(室速,VT),持续恶化发展为室颤。埋藏式心律转复除颤器(ICD)的发展已经对 SCD 的治疗产生了深远影响,越来越多的患者得到了 ICD 治疗。目前国际上,ICD 已从用于 SCD 的二级预防转为一级预防和二级预防并重,左心室射血分数已成为 ICD 适应证选择的重要指标。心脏再同步治疗(CRT)的主要作用是在于通过双心室起搏纠正室间或心室内的不同步,增加心室排空和充盈;以及通过优化房室传导,增加心室充盈时间,减少二尖瓣反流,提高射血分数。CRT 预防心力衰竭患者猝死的可能机制包括 CRT 治疗改善血流动力学、改善和逆转心室重塑、降低心肌耗氧量及交感神经张力以及对室性心律失常的影响。

(麻京豫)

第六节　心力衰竭合并心律失常

心律失常是心力衰竭(简称心衰)常见的并发症,几乎所有的心力衰竭的患者都会发生一种或多种心律失常,常见的有房早、房颤、室早、室速/室颤等。研究表明在心衰患者中,约87%的患者会发生室性早搏或者室性早搏二联律,45%~80%的患者会发生非持续性室速。事实上,很大一部分心衰患者最终发生了猝死,猝死的发生很可能和室速/室颤等致命性心律失常相关。尤其是心梗后心衰或扩张性心肌病的患者表现出的室速/室颤有可能就是导致心源性猝死(SCD)的原因。另外,心功能 NYHA Ⅱ~Ⅲ级的心衰患者中60%~70%的患者是死于 SCD,而心功能 NYHA Ⅳ级的患者约 2/3 死于心力衰竭的恶化,因而心功能 NYHA Ⅱ~Ⅲ级的患者更易发生 SCD。由此可见,心律失常很可能是影响心力衰竭患者预后的重要因素,应重视心衰患者中发生的心律失常。

一、病因

(一)结构异常

慢性心衰患者的心室扩大、心肌结构改变、心肌纤维化、心肌纤维牵伸以及瘢痕形成使心肌细胞间的电传导发生异常,可引起折返激动及触发自律性变化。

(二)电解质紊乱

心力衰竭时长期大量使用利尿剂容易发生低钾、低镁血症。镁离子的丢失会损伤膜 Na^+-K^+-ATP 酶的功能,从而导致肾小管钾离子重吸收。低钾血症时,膜电位绝对值比正常时小,Em-Et 间距减小,0 期除极化速度减慢、幅度减小,自律性细胞 4 期自动除极过程中钾外流减少,钠离子或者钙离子内流相对增加,使除极化加快,引起心肌兴奋性增高,自律性增高,传导性降低,易发生心律失常,尤其是室性心律失常,甚至可出现心室颤动。

(三)神经内分泌变化

在心力衰竭过程中,肾素-血管紧张素-醛固酮(RAA)系统被激活,造成血管紧张素Ⅱ(ATⅡ)和醛固酮水平的增高。这一代偿机制在增强心肌收缩力的同时会使血管平滑肌、血管内皮细胞等发生重构,ATⅡ使胶原纤维增多,促使心肌间质纤维化,导致心肌蛋白缝隙连接紧密性降低,心肌组织不均一,不应状态散播,因此传导减慢的部分会导致解剖上或者功能上的折返而引发室速等心律失常。

(四)治疗药物

治疗心衰用药如利尿剂、血管扩张剂、正性肌力药物(洋地黄、磷酸二酯酶抑制剂等)以及抗心律失常药物均会引起心律失常。如洋地黄中毒会抑制心肌细胞膜上的 Na^+-K^+-ATP 酶的活性,使 Na^+-K^+ 运转与流动失衡,造成细胞内失钾,静息电位降低,心脏传导组织的自律性及应激性增强,引起频发室性期前收缩(呈二、三联律)、室性心动过速、交界性逸搏心律等。

抗心律失常药物也常导致心律失常。Ⅰa 类和Ⅲ类药物会延长动作电位,导致 QT 间期延长。Ⅰc 类抗心律失常药物会抑制传导,不应期延长,可促进原有的折返或使潜伏性折返暴露出来,形成连续折返,多引起单形性室速。

二、临床表现

心衰合并房颤患者除了有心衰的明显症状外还主要表现为感到心悸,但有的患者也可能不表现出任何症状。例如,当阵发性房颤转变为持续性房颤时患者的心悸症状可能会消失,这在老年患者中非常常见。房颤会导致心衰症状加重,但是大多数患者还主要表现为心悸、胸痛、呼吸困难、乏力、头晕、晕厥。心衰时释放大量心钠肽会引起患者多尿,尤其是当房颤发生或终止时。快房颤会导致心动过速性心肌病,特别易发生在不知道自己发生心律失常的患者。而晕厥并不是常见的症状,一般发生在窦房结功能不良的患者进行复律过程中。慢性心衰合并室性心律失常的临床表现为心衰加重,包括乏力、呼吸困难、头晕、少尿、浮肿,可影响血流动力学,出现黑矇、晕厥、甚至猝死等。也可无症状,或症状轻微,多见于室早、非持续性室速。

频发室性早搏或室性心动过速,常可降低心室每搏量和心排血量,并可导致心脏进一步扩大,心功能进一步恶化,形成恶性循环。持续性室性心动过速可迅速恶化心衰,产生明显血流动力学变化、低血压、休克、心室颤动至死亡。

慢性心衰合并缓慢心律失常者表现为心排血量进一步降低,心衰症状加重,乏力、呼吸困难、浮肿等。心动过缓还可导致头晕、黑矇、晕厥、抽搐,冠病患者可出现心绞痛反复发作、加重等血流动力学下降所致的相关症状,或心衰症状明显、心功能恶化,严重影响生活和工作质量,甚至发生 SCD。

三、辅助检查

(一)静息心电图

1.静息 12 导联心电图

标准静息 12 导联心电图不仅能检测各种先天性心脏病相关的室性心律失常(如长 QT 综合征、短 QT 综合征、Brugada 综合征、致心律失常性右室心肌病),而且各种心电图参数还能提示其他信息,如电解质紊乱或潜在心脏器质性疾病如束支传导阻滞、房室传导阻滞、心室肥大、缺血的异常 Q 波或浸润性心肌病。QRS 持续时间和复极异常都可能预测 SCD 的发生。研究表明在射血分数(EF)低于 30% 的心衰患者中,QRS 延长超过 1.20～130ms 与患者的病死率增加相关。前瞻性研究也报道过 ST 段压低或是 T 波异常与心血管死亡尤其是猝死的风险增加相关。这些研究提示心电图提示缺血的患者的心血管死亡危险比为2.16～2.4,心电图有异常 T 波的患者的猝死危险比是 4.4。QTc 间期也被作为预测 SCD 的指标之一。QTc 长于 420ms 比 QTc 缩短的患者心血管源性死亡风险更大。然而尽管长 QTc 能预测 SCD,短 QTc 也能提示发生 SCD 的风险增加。例如,有研究表明在两年的随访中,24 小时动态心电图中 QTc 小于 400ms 的患者的猝死率是 QTc 在 400～440 之间的患者的 2 倍。

2.动态心电图

可以捕捉心律失常、QT 间期改变、T 波交替或 ST 改变来明确诊断,当症状只是偶尔发生而不能确定是否由心律失常引起时可进行动态心电图检测。虽然患者表现间断,但高度怀疑与心律失常相关但又不能通过传统的检测手法来确定时可以进行植入型记录检测,因此持续或间断动态心电图检测技术有助于诊断心律失常、确定心律失常发生的频率,以及判断心律失常是否与相关的症状有关。心肌缺血也可能被检测到。

(二)超声心动图

超声心动图能评估左室收缩功能和局部室壁运动,并且对于绝大部分患者还能测定左室射血分数(LVEF)。因此,对于可能有室性心律失常的患者或者猝死的高危患者来说应进行超声心动图检查,以便对心功能情况以及发生室性心律失常的危险性进行评估。

(三)电生理学检查

电生理学检查用于记录诱导的室性心动过速,指导消融,评估药物治疗效果、室速再发和猝死的风险,以及评估某些特定患者是否因心律失常而晕厥、是否有装植入型复律除颤器(ICD)的指征。大多数患者(70%～80%)于电生理检查时有诱发的室性心律失常,包括单形性室速、多形性室速和室颤,其中几乎一半的患者可诱发出单形性室速,如果表现有显著左心功能异常和非持续性室速,则是心脏骤停的高危患者。在有创性电生理检查时能诱发出持续性室速的患者,以后发生自发性室速或猝死的危险性特别高。然而,心力衰竭患者如果用室性期前收缩程序刺激(特别是 1 个或 2 个)诱发出持续性室速,则将来发生持续性室速、室颤的可能性较大看,属于高危患者;但若用过多过强的室性期前收缩程序刺激方能诱发出持续性室速,则可能为假阳性。不过,应用室速作为室性期前收缩程序刺激的检测终点,具有一定的危险性,应予注意。

四、早期发现的线索

疑似有室性心律失常的患者表现有心悸、苍白、站立不稳等昏厥前症状或者昏厥症状时需要做进一步的检查。心悸常是以突然出现又突然消失的形式表现并可能会和晕厥前症状或晕厥相关联。若没有任何预兆突然晕厥并失去意识持续几秒，则应高度怀疑是否存在传导阻滞或室性心律失常。患者也会表现出其他症状如胸部不适、呼吸困难和乏力等。另外，有研究已经证实患者的猝死家族史能作为预测患者有发生室性心律失常和猝死倾向的因素。

早期可以依据以下标准或依据进行诊断。

1. 慢性心衰伴室上性心动过速的诊断与评估

诊断确立之前需充分了解基础心脏病、有无伴随疾病（包括肺部疾病）、有无接受手术治疗、既往用药情况（特别是洋地黄类药物）等。心律失常诊断需要心电记录，心电图、特别是动态心电图对判断心律失常类型及发现无症状心律失常尤为重要。

2. 慢性心衰伴室性心律失常的诊断和评估

心电图、动态心电图对于了解心律失常类型、评估疾病程度具有重要意义，也可发现无症状性室性心律失常。记录室速时 12 导联心电图结合平素心电图分析，对室速起源部位可能有帮助。

慢性心衰合并室性心律失常初次评估包括判断基础心脏病变、室性心律失常类型，特别是对血流动力学、心功能的影响。猝死风险评估包括 T 波电交替、心率震荡、心率变异等，必要时可进行心内电生理检查评估。

3. 慢性心衰合并缓慢心律失常的诊断和评估

缓慢心律失常的诊断依赖于静息心电图、症状心电图、动态心电图等，动态观察心电图变化，对于慢性心律失常进展判断有重要意义。电生理检查有助于判断阻滞部位。

对合并缓慢心律失常的慢性心衰患者的评估包括基础心脏病、临床表现、心律失常类型、心率及心律失常对血流动力学影响、应用药物情况等综合评价。缓慢心律失常的病因及是否可逆对治疗决策有意义。

五、早期的鉴别诊断

心衰患者若伴有焦虑抑郁情绪，可引起明显胸闷、心悸等症状，这可能与心律失常的症状相混淆。心悸并不一定与早搏有关，也可以由心理障碍如焦虑抑郁引起。并且有研究表明有明显胸闷、心悸症状的早搏患者，可伴有明显的焦虑抑郁状态。因此对于疑有心律失常的心衰患者应进行静息心电图、24 小时动态心电图检查以明确诊断。

甲亢患者充血性心衰的发生率大约为 6%，年龄大于 60 岁、病程长者更易发生。患者若患有甲亢，则也会表现出心律失常，包括有窦性心动过速、房性期前收缩、阵发性心动过速、心室扑动、心房纤颤，其中最常见者为房颤。因此，对新近发生的房颤都应行常规的甲状腺功能检查以排除甲亢。偶见有甲亢并发高度房室传导阻滞，其发生机制可能与甲亢所致的心肌组织学改变有关，心肌可有淋巴细胞和嗜酸性细胞浸润及线粒体的病理改变，当这些病理变化波及心肌传导系统时可发生房室传导阻滞。

六、早期的治疗方案

（一）心衰伴房颤

1. 心室率的控制

心衰伴慢房颤患者用 β 受体阻滞剂、地高辛控制心室率。心衰伴快房颤但不伴预激综合征（WPW 综合征）者，静脉给地高辛［或毛花苷丙（西地兰）］或胺碘酮治疗；EF 偏低者要减慢心率，常将地高辛和 β 受体阻滞剂联合使用；EF 保留可单用地尔硫䓬或与地高辛联合使用；心力衰竭失代偿的患者，初始减慢心率采用地高辛[或毛花苷丙(西地兰)];其他方法无效或禁忌时,可考虑房室结消融十起搏节律的控制。

快房颤且血流动力学不稳,引起心肌缺血、血压下降、肺水肿,药物治疗无效时,应立即电复律;若房颤≥48小时或不能确定房颤的时间,电复律前静脉肝素负荷静滴,或皮下给予低分子量肝素,以防栓塞;复律前可作经食道超声心动图,以排除心房血栓,但不是必要的选择;房颤不需快速转复,应在抗凝前提下静脉给胺碘酮进行药物复律;持续房颤应考虑电复律;复律成功率取决于房颤持续时间和左房大小。复律成功后,如果要远期维持窦律,心衰或左室扩大的患者只能应用胺碘酮治疗;难治但又必须维持窦律的患者,可考虑消融治疗(肺静脉隔离),但该项治疗方法在心衰患者中尚无临床试验评估;尚无足够证据支持心衰伴持续房颤的患者进行节律控制会优于心率控制,但是心衰伴房颤的患者进行心室率控制是一项基本治疗,节律控制则是选择性的。

2.预防栓塞治疗

除非有禁忌证,所有心衰伴房颤者都应考虑抗血栓治疗;如果有过栓塞、卒中、短暂性脑缺血(TIA)等既往史的房颤高危患者应考虑华法林治疗,将国际标准化比值(INR)维持于2.0～3.0;房颤患者有一个以上中危因素,如年龄≥75岁、高血压、EF≤35%、糖尿病等,则推荐进行抗凝治疗;房颤患者没有以上危险因素,可应用阿司匹林(100～300mg/d)或华法林作为栓塞的一级预防。

(二)心衰伴室性心律失常

心衰患者应选择最适剂量的β受体阻滞剂。研究表示β受体阻滞剂能抑制神经内分泌系统的激活,通过影响心肌细胞的自律性和降低发生室性心律失常的风险而减少心衰患者猝死的发生。MERIT-HF和CIBIS-Ⅱ试验的结果都表示了β受体阻滞剂能降低心衰患者中SCD的发生率。MERIT-HF试验研究结果表明控释型美托洛尔用于NYHA心功能Ⅱ～Ⅳ级以及LVEF低于40%的心衰患者能降低41%的SCD的发生率。CIBIS-Ⅱ试验再次证实β受体阻滞剂能降低SCD。这个研究发现在用比索洛尔治疗的患者中SCD降低率为41%,同时总体死亡率降低为34%。

肾素-血管紧张素转换酶抑制剂(ACEI)、血管紧张素受体阻滞剂(ARB)和醛固酮拮抗剂治疗能阻断加重心衰的神经体液因素,减少发生室性心律失常;心衰患者室性心律失常由心肌缺血引起的,则应强化抗缺血治疗,高危者应进行血运重建;不常规应用抗心律失常药物或有无症状的非持续性室速的心衰患者不能应用Ⅰc类抗心律失常药物治疗;已有血流动力学不稳定的室速,或室速伴晕厥、EF<40%的患者,除接受最佳药物治疗外,如生存能超过一年以上,应植入ICD治疗;已植入ICD,并接受了最佳药物治疗,仍有频发的室性心律失常者应加用胺碘酮治疗;已植入ICD,仍有频发室速、频发放电,药物及调整ICD参数不能控制的患者,则推荐消融治疗;心衰伴室速或室颤并已接受最佳药物治疗而未接受ICD治疗的患者,则用胺碘酮替代治疗;心衰伴严重难治性室速,可考虑电生理评估和消融治疗。

(三)心衰伴慢性心律失常

心衰患者接受起搏治疗应保持房室同步功能,DDD优于VVI;有房室传导障碍的心衰患者,置入起搏器之前,必须评估和确定是否有ICD、双心室起搏(CRT-P)、双心室除颤(CRT-D)应用指征;另外右室起搏可引起心室收缩不协调,恶化心衰症状,因此在缺乏通常起搏置入的指征时,仅仅为了能应用β受体阻滞剂或能使β受体阻滞剂加量而采用起搏治疗是不合适的。

七、早期预防方案

慢性心衰患者常常存在器质性心脏病,心肌重塑、心肌纤维化导致局部慢传导或单向阻滞,形成折返,因此对于预防心律失常的发生应重视病因治疗以去除各种引起心律失常的原因,治疗基本疾病,控制心衰,从而改善心功能。如无禁忌证,应使用β受体阻滞剂和ACEI/ARB、醛固酮受体拮抗剂以纠正神经-内分泌的过度激活。注意寻求和纠正心衰的可能诱发因素,如感染、电解质紊乱(低钾、低镁、高钾血症)、心肌缺血、高血压、甲状腺功能亢进症、药物的致心律失常作用等。合理应用利尿剂、血管活性药物以改善心衰症状。

SCD预防的重点人群应包括:心衰的患者符合LVEF<30%～35%、心功能NYHA心功能Ⅱ～Ⅲ级、正接受最佳药物治疗、预期寿命超过一年的,为减少总死亡率、减少猝死的死亡率则应进行ICD治疗作为一级预防措施。对于曾经发生过室颤或发生过室速伴有血流动力学不稳定和晕厥、心超提示EF≤40%、正接受长期的最佳药物治疗、预期寿命超过一年的心衰患者来说,建议进行ICD治疗作为猝死的二级预防措施。

八、最新治疗进展

(一)ICD

ICD是为了预防从SCD中存活的患者再次发生SCD而发展起来的,对于高危患者预防SCD,它是最有效的手段。几个随机临床实验已经很清楚地证明了它的作用,尤其是在左室功能受损患者中的作用。

ICD是经常检测心脏节律的装置,并且能迅速自动地对致命性的心律失常进行处理。ICD是1970年由Mirowski和Mower首次发明的,现在能重复使用的ICD是一个精简的通常植入胸部皮下的装置,并有一个或者更多的经静脉导联。ICD通过超速起搏、心脏复律和除颤能探测和处理快速心律失常。另外,ICD能为心动过缓提供起搏。最近发展起来的双心室除颤器通过心脏再同步化治疗来提高心肌功能。

(二)导管消融

导管射频消融(RFA)方法用于治疗难治性室性心律失常。慢性心衰患者如果合并频繁发作的单形性室早或室性心动过速,心电图提示室早室速可能起源于典型的流出道或间隔部,或表现为束支折返性室性心动过速,则行导管消融成功率较高,可行心内电生理检查和导管射频消融治疗。反复室性心律失常(室早、室速)发作诱发并加重心脏扩大,使心功能下降,经过优化药物治疗无效的患者进行导管射频消融根治室性心律失常,可能能纠正心动过速性心肌病、改善心功能和逆转心肌重构。

对于合并多形室早、室速的慢性心衰患者,导管射频消融治疗效果欠佳。对于室速发作时血流动力学不稳定、术中诱发心动过速风险较高者,不建议首选射频消融治疗。

研究显示对于药物治疗无效、ICD术后反复电风暴的心衰患者,经短期和长期随访,证明导管消融可避免或明显减少电风暴,降低死亡率。因此,对于ICD植入后发生电风暴、优化药物治疗无效的心衰患者,建议行导管射频消融以减少室性心律失常和ICD放电。

(三)心脏再同步化治疗

最近,双心室起搏或者心脏再同步化治疗(CRT)已经成为有左室非同步收缩的进展型心衰患者治疗的主要的措施。CRT最初主要是为了减轻心功能NYHAⅢ～Ⅳ级患者的症状。研究发现CRT具有提高左室功能、减少功能性二尖瓣反流和缩小左室的作用。这些作用总结起来被认为能逆转心脏重构。Meta分析和CARE-HF试验都提示用CRT起搏能明显降低总死亡率,这可能是因为它具有抑制心肌重构的长期效应。

COMPANION研究了CRT-P和CRT-D对心功能NYHAⅢ～Ⅳ级、QRS≥120ms的患者的发病率和死亡率的临床治疗效果。CRT-P和CRT-D减少了一级终点事件——死亡,各种原因的住院率减少了20%。相比最佳药物治疗,CRT-P减少24%的1年死亡率,CRT-D降低36%的死亡率(分别P=0.06和P=0.004)。COMPANION试验说明了CRT对心衰发病率和病死率的都有有益的作用,并且比ICD更能提高严重患者的生存率。同Meta分析的结果一样,CRT-P显著降低了病死率,提示CRT对逆转心脏重构的作用确实,增强了长期的临床效果。

最近发表的心衰再同步化治疗试验已经非常明确地以数据支持了CRT-P能提高生存率的结论。同时进行CRT-P结合最佳药物治疗能提高心功能NYHA心功能Ⅲ～Ⅳ级伴有LVEF≤35%、左室扩大、QRS明显延长(≥150ms)或者中度延长(120～149ms)以及心超证明收缩不同步的患者的生存率(36%)。这主要是因为因泵衰竭(42%)和发生SCD(24%)的死亡有所降低。这个试验首次表示了CRT-P能减少SCD并且还有除颤功能。虽然CRT协调左室电激活的作用可能会消除折返环,然而延迟或逆转心衰的进展可能是 CRT 预防 SCD 的主要机制。自从有研究提示 ICD 除颤预后不良后,也许 CRT 有希望成为真正的不具有致心律失常不良反应的抗心律失常的治疗方法。

近年来,我们也针对心衰伴有心律失常尤其是危险性心律失常的患者进行了多中心研究。该多中心研究收集了 2000 年 1 月～2011 年 1 月期间上海三所医院门诊及住院部经心超诊断 LVEF≤45% 的慢性收缩性心衰患者共 1080 例(NYHA 心功能 Ⅱ～Ⅳ级)。对患者的一般情况、生化检查、心超资料、药物和非药物治疗以及预后情况等进行分析,我们发现心衰合并心律失常是极为常见的,大部分的心衰患者伴有一种或多种心律失常,而且伴发危险性心律失常(凡 Holter 提示出现多源性频发室早、室早连发、短阵室速、室速、室颤者,被定义为心衰伴有危险性心律失常)是随患者的年龄增长而增长的。缺血性心肌病或扩张型心肌病引起的心衰患者更容易发生危险性心律失常。心衰伴危险性心律失常的患者表现为心率更快、QT 间期更长、血清 pro-BNP 水平更高,心超提示左室舒张末期内径以及左室收缩末期内径均更大、LVEF 水平则更低。随访患者 5 年,心衰伴危险性心律失常的患者比单纯心衰的患者有更高的全因死亡率。logistic 多因素回归分析结果提示危险性心律失常对于心衰患者的预后是独立的危险因子。此外,β 受体阻滞剂和 CRT 治疗能降低心衰伴危险性心律失常患者的原因死亡率。

(杨 帆)

第七节 主动脉瓣疾病并发症

主动脉瓣膜病变是指由于炎症粘连和纤维化、缺血坏死、先天发育畸形、钙化等原因引起的瓣膜解剖结构或功能上的异常,造成主动脉瓣膜狭窄或关闭不全,导致心脏血流动力学明显变化,并出现一系列的临床症候群。我国最主要的病因是由风湿性心脏瓣膜病所致。近年来,随着风湿活动的减少,由风湿性心脏病所致的主动脉瓣病变已逐渐减少,而随着社会人口的老龄化,老年性瓣膜病呈上升趋势,后者主要累及主动脉,即产生主动脉的狭窄或关闭不全。

主动脉瓣膜病是一种进展性疾病,从血流动力学轻度异常逐渐发展至重度异常需要经历一个过程,最终出现相关临床表现甚至死亡。研究表明虽然与高血压、冠心病和心力衰竭等相比,心脏瓣膜病发病率相对较低,但是心脏瓣膜病是导致心力衰竭和心源性猝死的重要原因。

值得重视的是主动脉瓣膜病的患者可能长时间没有临床症状和体征,不易被发现,很多患者是因出现了并发症如心绞痛、心律失常、晕厥、心力衰竭、感染性心内膜炎等时来医院就诊才被发现和诊断。尽管主动脉瓣膜病的诊治也日益引起重视并取得了显著进展,但许多患者仍不能得到早期诊治。一旦这些患者从代偿发展至失代偿其心功能必然急剧恶化,预后极差。所以我们应重视主动脉瓣膜病及其并发症的早期发现,以使这些患者尽早得到应有的治疗,从而减少他们的并发症及死亡率。

一、心绞痛

心绞痛绝大部分由冠状动脉粥样硬化,少部分由主动脉瓣狭窄或并发关闭不全导致。而肥厚型原发性心肌病、先天性冠状动脉畸形、冠状动脉炎等也可导致心绞痛。非冠心病心绞痛因临床表现不典型,在临床上常常被漏诊。故我们应该警惕主动脉瓣膜病变引起的心绞痛。

(一)病因及发病机制

主动脉瓣疾病导致心绞痛,其机制为:①左心室壁增厚,心室收缩压升高和射血时间延长,增加心肌氧耗。②左心室舒张末期压力升高,致舒张期主动脉-左心室压降低,减小冠状动脉灌注压,对主动脉瓣关闭不全者,冠状动脉内血流有反流倾向,均使冠脉血流量减少。③舒张期,心腔内压力增高压迫心内膜下冠状动脉。④由于左心室肥厚心肌毛细血管密度相对减少,均引起心肌缺血,不能满足心肌代谢的需要,尤其在运动或其他增加心肌需氧量的情况下,引起心肌急剧的、暂时的缺血缺氧时,即产生心绞痛。

(二)临床表现

合并心绞痛的临床表现与因冠状动脉引起的心绞痛相似,同时伴有原发疾病的症状和体征。主动脉瓣狭窄患者还可出现呼吸困难、昏厥,体检时可在主动脉瓣听诊区闻及收缩期吹风样杂音,一般在3/6级以上。主动脉瓣关闭不全患者可出现进行性加重的左心室衰竭表现,心绞痛较主动脉瓣单纯狭窄少见,体检时可在主动脉瓣听诊区闻及舒张期杂音,可查及周围血管征。

(三)辅助检查

1.心电图(EKG)

可有非特异性ST-T改变,房室传导和室内传导阻滞较常见,少数发生左前分支阻滞,可有室性心律失常或心房颤动等。

2.胸片

轻度病变的患者心影可正常,中重度病变的患者左心室可增大,晚期有左心室功能不全时可见肺淤血的表现。

3.超声心动图(UCG)

是确诊主动脉瓣膜病最重要且简便易行的方法。二维UCG可通过孔径现象探测瓣膜钙化、瓣叶轮廓、大小、增厚、瓣环大小等,彩色多普勒可计算左心室-主动脉压力阶差和瓣口面积,也可于左心室流出道内探及全舒张期的反流信号,有助于诊断和确定主动脉瓣反流的严重程度。对那些先天性主动脉瓣两瓣畸形,超声心动图同样是主要的检出方法,还可了解左心室大小及心功能情况。

4.磁共振成像(MRI)

作为一种全新且有效的非侵入性检查技术被逐渐用于心脏瓣膜病的诊断,并取得瞩目的成果。MRI可以评估瓣膜功能、心室大小及心肌质量等。特别是在心脏瓣膜疾病的诊断和定量评价以及心脏瓣膜手术后的随访中发挥了越来越重要的作用。对于主动脉瓣狭窄来说,MRI测量瓣膜面积是通过戈兰公式不受血流参数的影响,可用于瓣膜狭窄跨瓣压差的定量评价。MRI是检出主动脉瓣膜反流的优良方法,可以三维血流模式对瓣膜反流做定量分析,成像视野较大,还能以定量评价心室容积、肌块和功能。

5.心导管术

左心导管检查可确定主动脉瓣狭窄的严重程度,考虑人工瓣膜置换术或分离术。测定左心室-主动脉收缩期压差,主动脉瓣跨瓣口压差>20mmHg,可诊断主动脉狭窄,根据所得压力差计算出瓣口面积,>1.0cm^{2}为轻度狭窄,0.75~1.0cm^{2}为中度狭窄,<0.75cm^{2}为重度狭窄。临床实际工作中因心导管是创伤性检查而应用受到限制。

(四)早期发现的线索

首先我们要提高对主动脉瓣疾病导致心绞痛的警惕性,尤其对那些没有冠心病危险因素、心脏听诊主动脉瓣区或主动脉瓣第二听诊区有杂音的患者,都应进行仔细的超声心动图检查,以确诊或排除主动脉瓣病变。另外,对那些冠脉造影正常或轻微病变与临床上心绞痛不符的患者,就应想到主动脉瓣疾病,尽早检查超声心动图,再有就是对那些出现昏厥尤其是胸痛伴昏厥的患者也应想到主动脉瓣病变,做超声心动图。这样就能早期发现,并做出正确诊断与鉴别诊断。

(五)早期诊断的标准或临床特点

诊断时需注意:①详细询问病史,主动脉瓣膜病可多年无症状,也可出现症状后间隔几十年重新又出现,问病史时一定要详尽,以免漏诊、误诊。②查体要细致:典型的主动脉瓣疾病在相应的听诊区可闻及杂音,主动脉瓣关闭不全患者可出现周围血管征,此可提供重要的诊断线索。不要一见"心绞痛",或一见存在易患因素及易发年龄就想当然地确定为"冠心病",而忽视对心脏部位的检查。③诊断疾病要全面、综合分析。要重视病史、症状和体征,又不能忽视辅助检查,尤其对于临床表现不典型者,确诊有赖于UCG。这一点在基层医院更应重视,不要因为主观意向,而忽视必要的辅助检查。④中年以上的主动脉瓣疾病患者,因部分并发冠心病,应注意鉴别,选择冠脉造影,以明确是冠心病、主动脉瓣疾病导致心绞痛,还是两种疾病同时存在。

(六)早期的鉴别诊断

主要与其他原因所致的心绞痛鉴别。

1.冠心病引起的心绞痛

主动脉瓣疾病导致心绞痛与冠心病心绞痛特点相似,两种疾病也可同时存在,但两者的诊断依据不同。前者依据有以下 3 点:①临床表现:主动脉瓣狭窄患者可出现呼吸困难,心绞痛、昏厥,主动脉瓣关闭不全患者可出现进行性加重的左心室衰竭表现,心绞痛较主动脉瓣单纯狭窄少见,典型的主动脉瓣疾病在相应的听诊区可闻及杂音,且主动脉瓣关闭不全患者可查及周围血管征。②劳累性心绞痛:在运动或其他增加心肌需氧量的情况下所诱发的短暂胸痛发作、休息或舌下含服硝酸甘油后,疼痛可迅速消失。疼痛部位和性质与冠心病心绞痛相同。③确诊有赖于超声心动图且冠脉造影正常。

2.肥厚性心肌病

两种疾病均可引起胸痛,但肥厚性心肌病往往有家族史,心电图常常有特异性改变如心前导联深而窄的异常 Q 波及 T 波倒置。超声心动图可以发现室间隔与左心室后壁不对称肥厚,如果是心尖肥厚型心肌病则超声心动图上也有特殊的异常。

3.其他

如二尖瓣脱垂以及心外的疾病等有时也需进行鉴别,前者听诊时杂音的部位与主动脉瓣病变不一致,超声心动图可发现二尖瓣瓣叶脱垂,后者只要医生想到并进行相应检查不难鉴别。

(七)早期的治疗方案

1.一般治疗

①无症状的轻度病变患者无需特殊处理和治疗。但是中、重度病变应避免剧烈体力活动,以防心绞痛的发生;限制钠盐摄入,保护心功能。②定期随访和检查,如 UCG、EKG 等。③预防感染性心内膜炎和风心病风湿活动。

2.抗风湿治疗

①清除溶血性链球菌:青霉素肌内注射 80 万 U,一日 2 次,至少 2 周,对青霉素过敏者可改用红霉素或林可霉素。②抗风湿药物包括阿司匹林、糖皮质激素。待体温和血沉正常后,阿司匹林和糖皮质激素可减量。

3.药物治疗

对于症状性主动脉瓣狭窄,实际上缺乏有效的药物治疗,而且能减轻症状的药物也极有限。①心绞痛可谨慎地使用硝酸酯类药物。②无症状或早期发现心脏扩大者,应给予 ACEI/ARB＋β 受体阻滞剂等,以延长其代偿期。适当使用利尿剂、血管扩张剂减轻心脏前后负荷。③左心衰竭按心力衰竭处理。④有症状的心律失常应予以治疗。

4.抗动脉粥样硬化治疗

主动脉瓣狭窄是一个多因素作用的主动性生物演变过程,部分发病机制和危险因素与动脉粥样硬化相似。因此,通过干预致动脉粥样硬化的危险因素,可延缓甚至逆转其进展。尽管某些回顾性研究显示,他汀类药物和血管紧张素转换酶抑制剂可能具有益作用,但与前瞻性随机化试验的结果存在着矛盾。目前正在进行的试验将有助于进一步明确他汀类药物治疗的价值。

5.手术治疗

①人工瓣膜置换术:是治疗主动脉瓣狭窄和严重主动脉瓣关闭不全的主要方法。术后大部分患者症状显著改善,心脏大小、心肌重量减小,左心功能有所恢复。②经皮球囊主动脉瓣成形术:是单纯先天性非钙化性主动脉瓣狭窄的婴儿、青少年患者首选的治疗方法,也可用于高龄、以往有心力衰竭、换瓣术风险大而需作主动脉瓣置换术的过渡治疗及妊娠、拒绝手术等情况。

(八)早期预防方案

对年轻患者主要预防链球菌感染和风湿活动,多参加体育锻炼,增强体质,对有链球菌感染的患者规则应用青霉素治疗。对于预防风湿反复发作,应用青霉素,每月肌内注射一次,末次风湿活动后持续用药 10 年以上,至少维持至 40 岁或终身预防。患者应避免剧烈体力活动,定期进行 UCG 检查。对尚无心绞痛的患者,应告知尽量不要或减少心绞痛的发生,若主动脉瓣疾病患者出现心绞痛,需要尽早、准确地与冠心病心绞痛鉴别,以此给患者一个全面的治疗方案。

(九)最新诊治进展

经导管主动脉瓣置换术:30%～40%的年龄较大的主动脉瓣病变的患者因为身体和年龄原因,或自动拒绝以及有心力衰竭或更多合并症的患者没有进行手术治疗,经导管主动脉瓣置换术就孕育而生了。目前主要有两种系统包括装载于球囊扩张型支架的 Edwards-sapien 瓣膜和装载于自膨胀型支架的 Core-Valve 瓣膜。经股动脉逆向或经心尖顺向置入法,已在欧洲获准应用于临床治疗。迄今,世界上＞20000余例患者接受了经导管主动脉瓣置换术,其安全性和有效性已得到认可。目前,经导管主动脉瓣置换术仅应用于无法或不宜实施行外科手术的高危患者,一旦目前正在进行的大规模随机化临床试验能证实其具有与外科手术同等或更佳疗效,适应证将进一步拓展到中、低危患者甚至主动脉瓣反流患者。

二、心律失常和心源性猝死

主动脉瓣病变的患者中合并心律失常的不占少数,这些患者既可以发生房性心律失常,也可出现室性心律失常,甚至可以出现致命的恶性心律失常。有国外研究报道主动脉瓣病变合并心律失常的发生率可达到70%,这使得这些患者的死亡率明显升高、预后更差。

(一)病因

主动脉瓣病引起的心律失常的机制是多种综合因素起作用的结果,会导致血流动力学异常,心脏会发生以下几方面变化:①心脏房、室扩大。主要影响左心室,左心室前后负荷增加,均可使左心室扩大,心室肌肥厚可使心室动作电位延长,不同部位小肌组织有效不应期不一致,不应期离散度增大,室颤阈值下降,心肌正常排列顺序紊乱,传导特性不均一,也易形成折返,构成心律失常的病理基础。②心肌缺血缺氧。这会使心肌电活动不稳定,加上心搏出量减少、冠脉血供不足,心肌肥厚、毛细血管网密度减少、房室腔压力增加,加重了心肌缺血缺氧,从而诱发心律失常。③心脏传导系统病变。反复发生的风湿活动,使窦房结、希氏束等传导系统及其周围组织发生变性或渗出性改变,导致传导功能障碍,引起心律失常。

合并快速性心律失常减少心脏排血,导致全身组织器官的血液灌注不足及功能不全,同时可加重心力衰竭,部分患者就以阿-斯综合征为首发症状,极少数仅表现为心脏性猝死。

(二)临床表现

除原有的主动脉瓣膜病的症状外,由于合并心律失常不同,临床表现也不用。主动脉瓣病变的心律失常发生率为75%,有半数发生室性心律失常,而较少发生房性心律失常。

患者的临床表现主要取决于心律失常发生的急、缓以及其严重程度,还与患者的耐受力有关。有些患者没有主诉,也可伴有心悸、心慌、头晕、乏力等不适,并发快速性室性心律失常后心排血量明显减少和左心房压升高,病情发展迅速,可出现晕厥、低血压、阿-斯综合征等。这时体检能发现相应的异常情况,如面色苍白、血压下降、心律失常等。若出现突发性意识丧失、抽搐、呼吸断续或停止、皮肤苍白或发绀、触及不到颈动脉搏动,则患者出现心脏性猝死。

(三)辅助检查

1.EKG

诊断敏感性高,但特异性低。心电图改变以室性心律失常多见,可伴有 ST-T 改变。心脏性猝死的心电图绝大多数表现为心室颤动,心电图上 QRS-T 波完全消失,出现大小不等、极不整齐的低小波,频率200～500 次/min。其次心电图也可为心室停搏、心电-机械分离。

2.动态心电图(Holter)

动态心电图可以监测白天日常活动、情绪激动及睡眠状态下心律失常发生情况,对心律失常进行定性和定量分析。对于并发心律失常昼夜发生情况、严重程度、持续时间和发生次数都有较明确的了解,有助于诊断和指导心律失常的用药。

3.UCG

主要有助于观察患者主动脉瓣膜狭窄或反流程度、心脏大小的变化、心功能受损情况及有无心包积液等,对于合并心律失常患者无特异性。

(四)早期发现的线索

对于主动脉瓣病变患者出现头昏、黑矇或昏厥时一定要提高警惕,想到是否与心律失常有关。采用各种手段来早期发现主动脉瓣膜病变患者合并心律失常尤为重要。对于较严重的尤其是夜间发作、潜在性威胁生命的心律失常,动态心电图监测可提示心律失常的种类及严重程度,具有实际的临床价值。那些有主动脉瓣膜病的患者若出现心脏扩大、心悸、胸闷等不适时,应警惕心律失常的发生。有时需要反复进行监测,才能发现心律失常。

(五)早期诊断的标准或临床特点

1.病史

有过链球菌感染的患者,应引起人们的警惕,尤其是 UCG 提示主动脉瓣膜存在狭窄或者关闭不全的情况,又出现胸闷、心悸、心律失常的就诊患者,应给予高度重视。

2.临床表现

可伴有心悸、心慌、头晕、乏力等不适,更为甚者可出现晕厥、心绞痛、心功能不全、低血压、阿-斯综合征等。若出现突发性意识丧失、抽搐、呼吸断续或停止、皮肤苍白或发绀、触及不到颈动脉搏动,则患者出现心脏性猝死。

3.辅助检查

心电图表现为各类心律失常,同时结合 UCG、Holter、MRI 等检查,确诊是否存在主动脉瓣膜病变。

(六)早期的鉴别诊断

需要与β受体功能亢进综合征、心脏神经症等疾病相鉴别。由于临床表现有相似之处,都可有心悸、胸闷等不适同时可能伴有焦虑感,所以临床上更应该仔细询问病史,有胸闷、心悸、乏力等不适的患者给予心电图、UCG 等辅助检查。如出现突发性意识丧失伴有四肢抽搐时,应与癫痫、脑炎等疾病相互鉴别。若出现误诊原因主要是对其认识不足,未能及时检查,特别是心电图、心肌酶谱、电解质较为关键。

(七)早期的治疗方案

1.一般治疗

(1)休息,患者应安静卧床休息,避免剧烈体力活动。

(2)预防感染性心内膜炎和控制风心病风湿活动。

2.抗心律失常的治疗

(1)药物治疗:按心律失常类型选用药物。心动过速者常选用β肾上腺受体阻滞剂,或钙离子拮抗剂。单个室性期前收缩无需用药纠正。对于频发室性期前收缩、快速型心房纤颤或心房扑动可用胺碘酮200mg,每日 3 次,1~2 周有效后改为每日 100~200mg 维持,老年患者也可以用快速洋地黄,尤其是对伴有心功能不全的患者。普罗帕酮也很有效,但在心功能减退时禁用。阵发性室上速和房颤转复无效时可使用洋地黄类药物控制心率。阵发性室速可迅速静脉注射利多卡因,必要时隔 5~10 分钟后再注射,后改为口服药物如美西律等。也可考虑胺碘酮或普罗帕酮。心动过缓可用阿托品或山莨菪碱(654-2)治疗,必要时加用激素。

(2)直流电击复律治疗:对于快速性心律失常如阵发性室速、室扑等的同时伴有血流动力学不稳定的患者可选用电击复律,电击于 QRS 波峰上,如无效可加大能量重复电击,但不宜超过 3 次。电击复律的特点是作用快,安全且效果好,但对洋地黄中毒者应禁用。

(3)心脏起搏器植入:对于莫氏Ⅱ型和完全性房室传导阻滞,尤其有脑供血不足表现或有阿-斯综合征发作者,应及时安置人工心脏起搏器,并根据具体病情给予肾上腺皮质激素。不能恢复者安装永久心脏起搏器。

(4)植入式心脏起搏复律除颤器(ICD):对于反复发生室颤、室速所引起的心脏骤停的幸存患者,可给予安装 ICD,ICD 较其他方法能更好地预防猝死的发生。

3.心脏性猝死的抢救

应争分夺秒在 3~5 分钟进行心肺复苏的抢救,这样预后较好。

(1)及早通报:一经发现,应迅速做出正确的现场反应和急救,在抢救的同时,应通知急救医疗机构。

(2)及早心肺复苏:心肺复苏应畅通气道,给予人工呼吸、建立人工循环,同时给予药物治疗,包括肾上腺素、利多卡因、多巴胺等。

(3)及早除颤复律:首次非同步电除颤所用能量一般为 200~350J。无效时立刻静脉滴注利多卡因 50~100mg 以降低除颤阈,提高二次除颤成功率。若室颤为细颤,可静脉注射肾上腺素 1mg,使之转变为粗颤再行电除颤。

(4)及早加强监护和支持:应严密监护患者的生命体征,所有幸存者应考虑植入 ICD,同时做好健康宣教和二级预防,以降低患者的死亡率。

(八)早期预防方案

最主要的尽早检出主动脉瓣病变,治疗原发病预防心律失常的发生。一旦出现心律失常应卧床休息,加强心电监护,给予抗心律失常治疗,根据病情变化,调整治疗方案,同时应该对于反复发作的室颤或室速而存活的患者,应考虑植入 ICD,以达到改善这些患者的症状和预后情况。

(九)最新诊治进展

1.导管射频消融(RFA)

用于治疗难治性室性心律失常。VMC 患者合并单形性室早或室性心动过速,ECG 提示室早、室速可能起源于典型的流出道或间隔部,或表现为束支折返性室性心动过速,则行导管消融成功率较高,可行心内电生理检查和导管射频消融治疗。对于合并多形室早、室速的患者,导管射频消融治疗效果欠佳。对于室速发作时血流动力学不稳定,术中诱发心动过速风险较高,不建议首选射频消融治疗。

2.急救顺序改变

2010 年 10 月美国心脏协会发布了《2010 美国心脏协会心肺复苏及心血管急救指南》。除了新生儿,任何年龄段的抢救顺序由过去的 A-B-C 更改为 C-A-B,即胸外按压、开放气道和人工呼吸。心搏骤停多发生于成人,其原因多为心室纤颤,此时基本生命支持(BLS)的关键是胸外按压和除颤,而不是气道管理,即开始 30 次按压,比先给 2 次通气时间耽搁更少。指南对复苏顺序的更改及程序的简化,其目的就是缩短开始按压的时间,也有利于鼓励目击者实施心肺复苏。新指南认为高质量的 CPR 包括 5 个方面:①按压速率至少 100 次/min。②按压幅度成人和儿童至少 5cm,婴儿 4cm。③保证每次按压后胸部的回弹。④尽量减少按压的中断。⑤避免过度通气。

三、晕厥

晕厥是大脑一时性缺血、缺氧引起的短暂的意识丧失。主动脉瓣病变合并晕厥见于 1/5 有症状的患者,多在激烈运动中或运动后发生。晕厥常常是主动脉瓣病变进展或恶化的征兆,应引起医生的高度重视。

(一)病因

1.左心室排血受阻

主动脉瓣膜狭窄的患者由于排血量下降以致晕厥,多发生在用力时,心脏无力增加心排血量和冠状动脉的血流量,导致严重的心肌缺血,使心排血量急剧下降。半数患者可合并心绞痛、呼吸困难。

2.心律失常

主动脉瓣膜病合并快速性心律失常如阵发性室性心动过速、室颤,或患慢性心律失常如房室传导阻滞,导致急性脑缺血所致晕厥。

3.心力衰竭

主动脉瓣膜病变多见于急性左心衰竭的患者。

（二）临床表现

（1）晕厥发作的情况：是否在劳累、用力后发生晕厥和与体位是否有关等。

（2）前驱症状：患者常有面色苍白、出汗、心跳增快或减慢。

（3）发作的缓急和长短：因主动脉瓣狭窄引起患者晕厥可达 10 分钟的意识丧失，若主动脉瓣膜病变患者因心律失常引起晕厥较为突然，大多数仅发作数秒。

（4）伴发症状：面色苍白、出汗、恶心、乏力、四肢抽搐及大小便失禁等。

（三）早期发现的线索

主动脉瓣膜病患者若在劳累后出现面色苍白、出冷汗、乏力等这些前驱症状或他们本身就合并心律失常时，应警惕患者是否会出现晕厥。有些患者是以昏厥为主要表现来就诊的，作为昏厥待查的原因之一，医生也应注意想到或排除主动脉瓣病变。及时进行心电图或动态心电图发现心律失常有时可预料昏厥的发生，以便尽早采取相应的措施。

（四）早期诊断的标准或临床特点

1.病史

有过链球菌感染的、以往 UCG 提示主动脉瓣膜存在狭窄或者关闭不全的患者，尤其患者在劳累、用力后出现晕厥。

2.临床表现

患者出现面色苍白、出汗、恶心、乏力、四肢抽搐等表现。

3.辅助检查

心电图表现为室性心律失常或房室传导阻滞，同时结合 UCG、Holter、MRI 等检查，确诊是否存在主动脉瓣膜病变。

（五）早期的鉴别诊断

1.血管迷走性晕厥

因主动脉瓣膜病变引起的晕厥需要与此相鉴别，直立倾斜试验对血管迷走性晕厥可提供诊断依据，敏感性 32％～85％，特异性可达 90％，重复性 65％～85％。

2.神经源性晕厥

患者有颅内病变的病史，晕厥的时间较长，以往有头痛头晕等症状，颅脑 CT 或 MRI、脑电图、经颅多普勒超声等检查可发现患者神经系统的异常。

3.其他心脏疾病引起的晕厥

比如心肌病、先天性心脏病、二尖瓣脱垂等。

（六）早期的治疗方案

1.一般处理

发作时应先使患者平卧，特别要注意维持患者生命体征。

2.内科治疗

①消除原发病因。②使用抗心律失常药物如胺碘酮，必要时植入 ICD。③对于有心力衰竭患者积极抗心衰治疗。④根据患者病情选择行射频消融术治疗。

（七）早期预防方案

对于经常反复发作性晕厥的患者应密切随访并应对相关患者进行教育，普及昏厥前与昏厥时的临床表现，定期进行心电图或动态心电图等检查，尽早发现可能引起昏厥的心律失常，查出晕厥的原因，对症治疗，若因主动脉瓣狭窄引起的晕厥应积极治疗瓣膜问题，若因心律失常问题引起的晕厥应给与抗心律失常的相关治疗，以此增加患者的生存质量和生存时间。

（八）最新诊治进展

1.电生理检查

电生理检查对于晕厥病因诊断的效率高度依赖于对患者前期检查结果的分析、怀疑心律失常的程度以及电生理检查方案。对怀疑间歇性心动过缓的窦房结恢复时间(SNRT)延长的诊断值,在 2009 年版的《晕厥的诊断与治疗指南》中,从原来的 1500～1720ms 改为 SNRT≥1.6 或 2s,同时指出 SNRT 的异常值很难确定。

2.植入式心电事件记录仪(ILR)

它是一种比较新的诊断晕厥的检查方法,当心率超过预设范围后可以自动记录保存这段时间的心电活动,最适于发作不频繁的心律失常性晕厥的检查。数项研究奠定了其在晕厥诊断中的地位,这种方法较传统的动态心电图和电生理学检查更能发现晕厥的原因,效价比较高。

3.动态脑电图(AEEG)

AEEG 在监测脑源性晕厥患者的脑电异常活动方面明显优于 REEG,用于神经源性晕厥和非神经源性晕厥的鉴别诊断有较高的特异性和灵敏性,可以作为两者鉴别诊断的辅助依据,可为临床诊治提供可靠的依据。

四、心力衰竭

主动脉瓣膜病合并心力衰竭由于心肌收缩力受损、心室的压力负荷和(或)容量负荷过重、舒张期顺应性下降等因素,引起心脏结构和功能的改变,最后导致心脏扩大及心室泵血功能低下,此时心脏不能泵出足够的血液以满足组织代谢需要。值得注意的是我国的许多主动脉瓣病变患者早期得不到诊治,待出现临床症状来就诊时部分已出现心功能不全。由于主动脉瓣病变可以有很长的代偿时间,缺乏临床表现的大部分患者不就诊,也就失去了早期诊治的佳期。一旦这些患者进入失代偿,他们的心功能将会急转直下,很快发展成心力衰竭。

(一)病因

患者伴有风湿活动时,反复炎症反应使心肌收缩力减弱,导致心力衰竭;主动脉狭窄时可使心室收缩时阻力增高、后负荷加重,逐渐引起左心室肥厚,导致左心室舒张期顺应性下降,心室僵硬度增加,舒张期心室主动松弛的能力受损,以致心室在舒张期的充盈受损,心搏量降低,左心室舒张末压增高而发生心力衰竭;而主动脉关闭不全时,心室舒张期左心室内压力大大低于主动脉,有部分主动脉内血液反流入左心室,使左心室舒张期负荷加重,加重了心肌负荷,引起继发性心肌收缩力减弱,导致左心衰竭。另外,呼吸道感染常常诱发主动脉瓣病变的患者心力衰竭。

(二)临床表现

心力衰竭的主要特点是劳力性呼吸困难、端坐呼吸、乏力、运动耐量下降及体液潴留造成的肺淤血和外周水肿。

体征包括基础病变的体征如周围血管征、杂音等以及由于心肌收缩功能减退引起心脏扩大、第一心音减弱、奔马律、二尖瓣或三尖瓣关闭不全的杂音、肺部啰音、心包摩擦音,以左心功能不全多见,少数患者出现右心功能不全或者全心功能不全的相关体征。

(三)辅助检查

1.UCG

在诊断心力衰竭中 UCG 有较高的诊断价值,患者心超可有不同程度的异常表现。

(1)左心室收缩功能减低:左心室收缩功能异常是最多见的一种改变。其特点是当心脏不大或增大不明显时而心功能减低。

(2)左心室舒张功能减低:心肌纤维溶解、坏死以及修复性瘢痕和纤维化,致使心室顺应性减低,从而导致舒张功能下降。

(3)心腔扩大:累及心肌病变时间较短的患者心腔扩大不明显,但是累及范围大、时间长的患者心腔明显扩大,运动减弱,类似扩张性心肌病表现。

(4)测定 LVEF、各房室的内径、左心室舒张末容积、收缩末容积等。

（5）其他：包括心肌回声异常、室壁运动异常、室壁增厚、心包积液等。

2.脑利钠肽或脑利钠肽前体（BNP 或 NT-pro-BNP）

这是近年来被公认的能较好反映心衰严重程度的敏感指标，它们的升高与心力衰竭的程度呈正相关，例如当 pro-BNP 大于 900ng/mL 时更有意义，可作为心力衰竭严重程度和预后的判定指标，也是鉴别心源性呼吸困难与肺源性呼吸困难敏感性和特异性高的指标。

3.EKG

心力衰竭本身无特异性心电图改变，但主动脉瓣病变伴心力衰竭时罕有完全正常心电图。异常心电图可有助于心脏基本病变的诊断，如提示心房心室肥厚、心肌劳损等。

4.胸片

显示心脏增大、肺淤血、肺水肿等表现。

（四）早期发现的线索

1.心脏受累的表现

有呼吸困难、乏力、运动耐量下降、水肿等心力衰竭表现，在心尖区闻及第一心音减弱、奔马律、肺部啰音、心包摩擦音等。同时根据美国纽约心脏病学会（NYHA）分级法将心力衰竭患者的心功能分为四级，这一分级反映了患者心排血量减少和左心室舒张末期压力升高，晚期患者预后极差。

2.UCG

早期采用 UCG 检查提示除了瓣膜的狭窄或关闭不全外还有心室扩大、左心室收缩功能减低、射血分数（EF）下降等，心腔的扩大可最早出现，主动脉瓣狭窄的患者可以有室间隔以及左心室后壁的增厚，所以左心室舒张功能异常也是较多见的一种改变。

3.BNP 或 pro-BNP 检测

对并发心力衰竭的诊断与鉴别诊断仍是一种十分有用的检查，对疗效的评价、预后估测也可提供重要的参考依据。

（五）早期诊断的标准或依据或临床特点

在原有疾病基础上出现心功能不全的临床表现，如易疲劳、睡眠时需高枕卧位等就应想到可能有心功能不全。如继续发展可出现夜间阵发性呼吸困难、端坐呼吸、急性肺水肿、肝脏肿大、水肿等；并有心功能不全的体征如肺部啰音、心脏扩大、舒张早期奔马律（S_3）、颈静脉怒张、肝颈静脉回流征阳性等；同时超声心动图显示心脏扩大、心脏收缩功能减退（LVEF≤45%）。

（六）早期的鉴别诊断

1.其他病因所致的心力衰竭

包括其他瓣膜性心脏病如二尖瓣病变、先天性心脏病、心肌病等，均可出现呼吸困难、乏力、运动耐量下降，但是结合患者病史病情、UCG 等检查予以区别。

2.冠心病

患者的心肌收缩功能异常、收缩呈区域性收缩异常和运动幅度减低，多见于室间隔、心尖部和或左心室后壁，此点酷似冠心病的阶段性运动减弱，但心肌炎的区域性运动异常无固定的血液供应关系，而冠心病则有其固定的血液供应关系，此外病因及发病年龄亦可作为鉴别点，冠状动脉造影术及冠状动脉 CT 均可确诊或排除。

3.支气管哮喘

对于有哮喘的患者应注意鉴别是心源性哮喘还是支气管哮喘，后者起病多见于青少年，有反复发作性喘息，大多有季节性，日轻夜重，急性发作时两肺闻及弥漫性哮鸣音，使用支气管扩张剂后缓解，缓解期可无任何症状和体征。而有心力衰竭的患者常咳出粉红色泡沫样痰，左心界扩大，结合 UCG、pro-BNP 等检查以鉴别。

(七)早期的治疗方案

1.一般治疗

休息、低盐饮食、供氧,应注意水、电解质平衡,积极治疗心脏瓣膜损害。

2.祛除诱因

常见的诱因为感染,应积极应用抗菌药物治疗。风湿活动对于主动脉瓣膜病合并心衰也是一个主要诱因,风湿活动进而加重瓣膜损害,使病情进一步恶化,经抗风湿治疗后心衰和风湿活动均得到较好控制。

3.改善心力衰竭症状

(1)洋地黄制剂:视病情选用静脉注射或口服洋地黄类制剂,对于心功能不全伴快室率房颤的患者应首先考虑,而对于主动脉瓣狭窄伴室间隔增厚又是窦性心律的患者应慎用。

(2)其他正性肌力药物:对顽固性心力衰竭可合用如多巴胺、多巴酚丁胺、氨力农、米力农等。①儿茶酚胺类药物:多巴胺和多巴酚丁胺常用剂量 $2 \sim 7.5 \mu g/(kg \cdot min)$,多巴胺在治高血压方面优于多巴酚丁胺,但在引起心动过速和心律失常方面优于多巴酚丁胺。异丙肾上腺素仅在对阿托品无效或起搏器不能立即使用时应用,因为可导致新的室性心律失常。②磷酸二酯酶抑制剂:可通过提高细胞内 cAMP 水平而增加心肌收缩力,兼有冠状动脉及外周血管扩张作用。

(3)利尿剂:应用利尿剂可减轻肺淤血并增加携氧,但危重情况下应慎用,因为骤然利尿有加重低血压及减少冠状动脉血流灌注的危险。如利尿剂效果不理想时应考虑低血容量、心排血量严重下降以及肾血流量不足的影响。

(4)血管扩张剂:在应用正性肌力药物的同时血管扩张药物可减轻心脏前、后负荷,提高心排血量。扩张静脉可减少前负荷。扩张动脉可减少动脉阻力,减轻左心室后负荷,改善左心室射血,使心排血量增加,故急性期可采取静脉滴注硝酸甘油及硝普钠来降低心室的舒张压。

4.延长生存率、改善预后的药物

包括①血管紧张素转换酶抑制剂(ACEI),ACEI 能缓解心力衰竭症状、降低患者死亡率和改善预后,它同时抑制 RAS 和 SAS,兼有扩张小动脉和小静脉作用,抑制醛固酮生成,促进水钠排出和利尿,减轻心脏前后负荷;抑制心脏的 RAS,逆转心室肥厚,防止和延缓心室重构。不能耐受 ACEI 的患者选用血管紧张素 Ⅱ 受体拮抗剂(ARB)。②β 肾上腺受体阻滞剂,心脏 β 肾上腺素受体功能亢进现象与 VMC 的关系成为当前研究热点,心肌炎急性期不主张应用 β 肾上腺受体阻滞剂,病情稳定后可以采用。但若有心脏扩大、心肌变薄等重构倾向时,即使急性期也可以应用。另外,伴有心律失常的患者也应尽早应用。③醛固酮拮制剂,螺内酯可降低严重 HF 的死亡率,它与醛固酮结构相似,为醛固酮的竞争性抑制剂,由于运用 ACE Ⅰ 类药物血浆醛固酮的水平会有所升高,这会削弱 ACE Ⅰ 类药物的作用,使用低剂量的盐皮质激素拮抗剂表明可以对进行性 HF、急性心梗的发病率、死亡率有显著影响,也可以降低蛋白尿,而对尿钠排泄率影响小甚至无影响。

(八)早期预防方案

患者应卧床休息,加强营养,还应该在急性期积极给予相应治疗,减少心力衰竭的发生及减轻心肌炎的症状。同时注意寻求和纠正心衰的可能诱发因素,如感染、风湿活动、电解质紊乱(低血钾、低血镁、高血钾)、心肌缺血、高血压、甲状腺功能亢进症、药物的致心律失常作用等。合理应用利尿剂、血管活性药物从而改善心衰症状。

(九)最新诊治进展

1.直接肾素抑制剂(DRIs)

ACEI 或 ARB 抑制 RAAS 有一定的心肾保护作用,但并非完全抑制了 RAAS,因为血浆肾素活性(PRA)会反应性增加,这是心血管的危险因素。研究表明,对于高血压伴肾功能异常患者,DRIs 有着较好效果,其可改进血流动力学参数,阿利吉仑至少降低了 70% 的 PRA,ACEI、ARB 可缓冲代偿性 PRA 的增加。DRI 和 ACEI 或者 ARB 可以有效地影响利钠素、左心室肥厚、HF 进展。但是 DRIs 对心力衰竭患者的影响有待进一步证实。

2.选择性醛固酮受体拮抗剂依普利酮

醛固酮除可引起水钠潴留外,还可引起血管和心肌间质纤维化,影响心脏泵血功能而加重心衰。依普利酮作为选择性醛固酮受体拮抗剂,可以预防和逆转了心肌间质纤维化及外周血管的重构,有抗炎症反应的作用,降低左心室收缩功能障碍患者的发病率、死亡率,依普利酮合并 ACEI,可进一步对心脏起到保护作用,为今后慢性心力衰竭的治疗提供了又一思路。

3.新型血管扩张剂

奈西立肽是近年来临床证据较多的且对 HF 急性发作或加重较为有效地新型血管扩张剂。数项研究证明其能够在急性期明显改善心衰患者的肺淤血症状、体征并降低肺动脉压及毛细血管楔压。有减轻心脏负荷与利尿作用,但无直接正性肌力作用,因此不增加心肌耗氧,也不会产生新发的心律失常,可以减少住院天数及因心衰加重再住院。对于心衰的改善作用与剂量有一定相关性。远期对死亡率影响的研究尚少。有明显低血压及严重肾功能不全时慎用。

4.钙增敏剂

左西孟坦是一种不同以往增加心肌收缩力药物的新型正性肌力药物。它是通过增加心肌对钙的敏感性、增加心肌的收缩力,从而提高心排血量。因为不会增加心肌的耗氧量,故不会产生新的心律失常。研究表明对心功能不全的急性发作或加重期可以明显的改善患者 NYHA 心功能分级、射血分数及心排血量、减少住院天数。同样,左西孟坦大样本的前期研究为数不多,对死亡率的影响尚不明了。

5.血管加压素(V2)受体拮抗剂

Tolvaptan(托伐普坦)是第一个高度选择性 V2 受体拮抗剂,其最大特点是在利尿的同时并不增加钠的排泄,因此,适用于那些水肿伴有低钠血症的患者。研究表明该药能在排水的同时纠正血钠。服药 2～4 小时即可起效。由于不影响神经内分泌系统,所以对电解质及肾功能均无不良作用。服用后能明显减轻心衰患者的水肿、改善临床症状而耐受性良好,该药为口服,较方便。

6.心脏再同步化治疗(CRT)

近来心脏再同步化治疗已经成为有左心室非同步收缩的进展型心衰患者治疗的主要的部分。Meta-分析和 CARE-HF 试验都提示了用 CRT 起搏能明显降低总死亡率,这可能是因为它具有抑制心肌重构的长期效应。COMPANION 试验说明了 CRT 对心衰发病率和死亡率都有下降的作用,并且比 ICDs 更能提高严重患者的生存率。虽然 CRT 协调左心室电激活的作用可能会消除折返环,然而延迟或是逆转心衰的进展可能是 CRT 预防 SCD 的主要机制。

五、感染性心内膜炎

感染性心内膜炎系微生物感染心内膜或邻近的大动脉内膜并赘生物形成。感染性心内膜炎多侵犯有病变的心脏瓣膜,主要发生在二尖瓣、主动脉瓣或者两者同时存在。瓣膜疾病和先天性心脏病患者,是感染性心内膜炎的好发人群,尤以二尖瓣、主动脉瓣病变,室间隔缺损者多见。瓣膜有反流者易患感染性心内膜炎而单纯的瓣膜狭窄者则不常见。虽然该并发症不多见,但较易漏诊,尤其当临床表现不典型时。一旦发生感染性心内膜炎,必将大大加速基础疾病的进展和心功能的恶化,所以治疗一定要尽早且彻底。

(麻京豫)

第九章　心血管疾病的介入治疗

第一节　冠状动脉造影

一、冠状动脉造影的适应证

冠状动脉造影是诊断冠状动脉粥样硬化性心脏病(冠心病)的一种常用而且有效的方法。选择性冠状动脉造影就是利用血管造影机,通过特制定型的心导管经皮穿刺入上肢的桡动脉或下肢股动脉,至升主动脉根部,然后探寻左或右冠状动脉口插入,注入造影剂,使冠状动脉显影。冠状动脉造影可以清楚地将整个左或右冠状动脉的主干及其分支的血管腔显示出来,可以评价冠状动脉血管的走行、数量和畸形,了解血管有无狭窄病灶存在,对病变部位、范围、严重程度、血管壁的情况、狭窄病变的特点(包括动脉内壁脂肪的沉积、血栓形成、内膜撕裂、痉挛或心肌桥)、冠状动脉血流等进行评价,另外还包括对冠状动脉侧支血管存在与否及其程度进行评价。这是一种较为安全可靠的有创诊断技术,现已广泛应用于临床,被认为是诊断冠心病的"金标准"。但近年来,冠状动脉内超声显像技术(IVUS)、光学干涉断层成像技术(OCT)等逐步在临床应用,发现部分在冠状动脉造影中显示正常的血管段存在内膜增厚或斑块,但由于 IVUS 等检查费用较为昂贵,操作较为复杂,现在并没有作为常规检查手段。冠状动脉造影术是十分安全的评价冠状动脉的手术方法。

目前临床上冠状动脉造影主要用于下述 3 种情况:①冠心病诊断不确定和不能通过无创检查有足够的理由排除冠心病的患者,判断冠状动脉病变是否存在并对其进行评价,同时可以兼顾左心功能评价;②评价不同形式的治疗,决定治疗方案(介入、手术或内科治疗);③评价冠状动脉搭桥术和介入治疗后的效果与冠状动脉粥样硬化的进展和转归,并可以进行长期随访和预后评价。

(一)已知或怀疑冠心病的情况

冠状动脉粥样硬化是一个缓慢的进程,临床上经历一个漫长而且不明显的发展历程。临床上患者是否患有冠心病要通过心绞痛和心肌梗死等临床表现来判断,而确诊需要冠状动脉造影证实,或者患者曾经发生过诊断明确的心肌梗死。临床上可疑冠心病意味着患者的症状或其他临床特点有冠心病的可能性及其有关的后果,但是并没有得到客观的证实。

对不明原因的胸痛,无创性检查不能确诊,临床怀疑冠心病;无症状但疑有冠心病,在高危职业(如飞行员、汽车司机、警察、运动员及消防队员等)工作或医疗保险需要;已知或可疑缺血性心脏病;陈旧性心肌梗死(病理性 Q 波)、心力衰竭症状、复杂室性心律失常、原发性心脏骤停复苏成功、诊断不明心脏杂音;或者高血压、糖尿病、异常心电图,应首先采用多普勒超声心动图以测定静息时左心室收缩和舒张功能、瓣膜或心包异常。必要时,使用核素或磁共振心肌显像加药物激发试验或冠状动脉 CT 血管造影(CTA),后者可作为中高危患者冠状动脉造影的替代。

缺血性心脏病患者发生心力衰竭症状和体征时应评估是否需要行冠状动脉造影,以进行风险分层对某些已接受无创性测定的患者,如测定结果和临床特征提示可能存在严重冠状动脉病变时或益处大于风险时,应推荐冠状动脉造影。对左心室功能减低(LVEF<50%)或无创性检查提示中度风险或预后信息不明确的无症状缺血性心脏病患者,冠状动脉造影也是合理的。对因心绞痛而生活质量不满意、左心功能

尚可(LVEF＞50%)、无创性检查提示中度风险的无症状缺血性心脏病患者也可行冠状动脉造影。

(二)稳定性冠状动脉疾病

2013 年 ESC 稳定性冠状动脉疾病管理指南中对稳定性冠状动脉疾病的人群范畴进行了新的定义,不仅包括了慢性稳定性劳累型心绞痛患者,同时也包括以往已有冠心病或新近发生休息时心绞痛但经治疗后症状消失、需定期随访的稳定患者(低危不稳定型心绞痛、变异型心绞痛、微血管性心绞痛)以及可疑的无症状缺血性心脏病患者(有"缺血相当"症状,如气急、左心室功能不全)。

该指南强调了对可疑缺血性心脏病患者进行临床和心电图负荷试验以及影像学评估和风险分层的重要性。在对所有胸痛患者进行实验室检查以前,均应采集完整的病史、体格检查和静息时心电图,以测定缺血性心脏病的可能性。对能运动的稳定型冠心病患者,推荐标准运动试验。

如静息心电图异常且影响运动试验结果分析时(如左束支阻滞或心室起搏心律),或对不能运动者,则可应用冠状动脉 CTA 或药物负荷核素心肌显像、超声心动图或心脏磁共振显像等。对猝死或致命性心律失常的无症状性心肌缺血患者,应根据临床特征、无创性检查结果做出冠状动脉造影的决定。

稳定性冠状动脉疾病冠状动脉造影的推荐:

Ⅰ类推荐

(1)存在严重稳定型心绞痛(CCS3 级)症状且临床特点提示高危的患者,特别是对药物治疗反应不佳的患者(证据等级 C)。

(2)无症状或症状轻微,但是无创评价提示高危,可能需要血运重建的患者(证据等级 C)。

(3)对于存在间歇性发作的静息状态下胸痛和 ST 段改变,且服用硝酸酯类和(或)钙拮抗剂后缓解的患者,建议行冠状动脉造影以明确潜在的冠状动脉病变范围(证据等级 C)。

Ⅱa 类推荐

(1)对于无创检查结论不明确或者相互矛盾的情况需要应用冠状动脉造影对患者进行进一步的危险分层(证据等级 C)。

(2)对于可采用冠状动脉 CTA 进行事件危险分层的患者,应考虑到可能会高估严重钙化阶段的狭窄程度,对于中高度 PTP(验前概率)患者尤其如此。在对症状极少/无症状的患者行冠状动脉造影前,可能有必要增加负荷影像学检查(证据等级 C)。

(3)无法进行负荷影像学检查,左心室射血分数(LVEF)＜50%,具有典型心绞痛的患者(证据等级 C)。

(三)不稳定型心绞痛/非 ST 段抬高型心肌梗死

不稳定型心绞痛的临床描述包括:①静息发作的心绞痛(通常持续时间＞20 分钟);②新近发生的心绞痛(2 个月内),CCS 分级 3 级以上;③近期加重的心绞痛(2 个月内)CCS 分级增加 1 级以上或 CCS 分级 3 级以上。

2014 年美国 ACC/AHA 指南推荐:可疑 ACS 的患者应该根据 ACS 的可能性和不良预后进行危险分层,决定住院的必要性并指导治疗方案的选择(IB)

不稳定型心绞痛/非 ST 段抬高型心肌梗死早期介入治疗的选择原则:

(1)紧急手术(2 小时内进行):反复发作的顽固性心绞痛,伴有心力衰竭的症状和体征或进行性二尖瓣反流加重,血流动力学不稳定,强化药物治疗后静息状态或轻微活动即可诱发的反复发作的心绞痛。

(2)早期手术(24 小时内进行):没有上述症状,GRACE 评分＞140 分,一过性的 TNT 或 TNI 升高,新发的或可能新发的 ST 段压低。

(3)延迟手术(25～72 小时内进行):没有上述症状,合并糖尿病;肾功能不全[eGFR＜60mL/(min·1.73m²)],左心室收缩功能减低(EF＜40%),早期的梗死后心绞痛,PCI 术后 6 个月内,既往曾行 CABG 术,GRACE 评分 109～140 分,TIMI 评分＞2 分。

2014 年美国 ACC/AHA 指南对于不稳定型心绞痛/非 ST 段抬高型心肌梗死早期介入治疗建议:

Ⅰ类推荐

(1)顽固性心绞痛、血流动力学或心电活动不稳定的 NSTE-ACS 患者(无严重合并症和手术禁忌证)

建议紧急介入手术(行诊断性造影,如果适合可进行再血管化治疗)(证据等级 A)。

(2)最初病情稳定,合并临床事件风险增高的 NSTE-ACS 患者建议早期介入手术(行诊断性造影,如果适合可进行再血管化治疗)(证据等级 B)。

Ⅱa 类推荐

最初病情稳定的高危 NSTE-ACS 患者,可以进行早期介入手术(24 小时以内),优于延迟介入手术(25～72 小时)。对于非中/高危的患者,可以行延迟介入手术(25～72 小时)(证据等级 B)。

Ⅱb 类推荐

最初病情稳定,合并临床事件风险增高的 NSTE-ACS 患者可以考虑行缺血指导下的治疗(证据等级 B)。

根据患者优先和临床医师的因素,对于最初病情稳定的患者(没有严重的合并症或禁忌证)可以考虑进行缺血干预策略(证据等级 C)。

Ⅲ 类推荐

早期介入策略(准备行再血管化治疗的诊断性造影)在下列患者中不推荐:

(1)严重的合并疾病(如肝功能不全、肾功能不全、呼吸衰竭、肿瘤),再血管化和合并疾病的风险高于再血管化的收益(证据等级 C)。

(2)伴随急性胸痛、肌钙蛋白阴性、ACS 可能性低的患者,特别是女性(证据等级 B)。

(四)急性 ST 段抬高型心肌梗死

1.急性心肌梗死发病

Ⅰ 类推荐

(1)对症状发作 12 小时内的 STEMI 患者,所有适合的患者应进行再灌注治疗(证据等级 A)。

(2)急诊经皮冠状动脉内介入治疗(PCI)可由有经验的术者快速进行,建议急诊 PCI 为再灌注治疗法(证据等级 A)。

(3)对 STEMI 转运的筛选策略,当首次医疗接触(FMC)至介入治疗的时间为 90 分钟或更短,建议直接转至可行 PCI 的医院,行急诊 PCI(证据等级 B)。

(4)STEMI 患者最初就诊于或被转运到不能行 PCI 的医院,当 FMC 至介入治疗的时间为 120 分钟或更短,建议立即转至可行 PCI 的医院行急诊 PCI(证据等级 B)。

(5)院外心脏骤停复苏的患者,起初心电图显示 STEMI,当需要冠状动脉造影和 PCI 时应该立即实施(证据等级 B)。

Ⅱa 类推荐

发病 12～24 小时的 STEMI 患者,临床和(或)心电图显示进行性缺血,再灌注治疗是合理的,这些患者急诊 PCI 是首选的治疗策略(证据等级 B)。

2.纤溶治疗后 STEMI 患者转运至可行 PCI 的医院行冠状动脉造影

Ⅰ 类推荐

STEMI 患者病情恶化进展为心源性休克或急性严重心力衰竭患者,无论心肌梗死发病后延误多长时间,病情合适建议立即转运可行 PCI 的医院行冠状动脉造影(证据等级 B)。

Ⅱa 类推荐

(1)纤溶再灌注治疗后证据显示失败或再闭塞的 STEMI 患者,紧急转运至可行 PCI 的医院行冠状动脉造影是合理的(证据等级 B)。

(2)STEMI 患者接受纤溶治疗,即使血流动力学稳定以及临床证据再灌注成功,转运至可行 PCI 的医院行冠状动脉造影也是合理的。在接收医院如果可以进行冠状动脉造影,理想是 24 小时内,但不应在纤溶治疗后最初 2～3 小时内进行(证据等级 B)。

3.延期有创治疗

冠状动脉造影在早期接受溶栓治疗或未接受再灌注治疗患者中的运用:

Ⅰ类推荐

准备行再血管化治疗,STEMI 患者合并下列任意一项,应进行心导管检查和冠状动脉造影:就诊后病情恶化为心源性休克或急性严重心力衰竭患者(证据等级 B),出院前无创性心肌缺血评估为中到高危发现(证据等级 B)或者住院期间休息状态下或轻微活动后诱发心肌缺血(证据等级 C)。

Ⅱa 类推荐

(1)证据显示纤溶治疗后再灌注失败或再次闭塞患者,有行延期 PCI 的指征,在接诊医院有条件的情况下应尽快进行(证据等级 B)。

(2)对于成功溶栓治疗后病情平稳的 ST 段抬高型心肌梗死患者,其显著狭窄的闭塞动脉有行延期 PCI 治疗指征。出院前冠状动脉造影是合理的。在接诊医院有条件的情况下应尽早进行冠状动脉造影,24 小时内最佳,但应避免在溶栓后的最初 2～3 小时内(证据等级 B)。

Ⅱb 类推荐

对于病情平稳的 ST 段抬高型心肌梗死患者,发病 24 小时后,对显著狭窄的梗死动脉的延期 PCI 是介入治疗的一部分(证据等级 B)。

4.出院前非梗死相关动脉的 PCI 治疗

Ⅰ类推荐

对于具自发性心肌缺血症状的患者,非急诊 PCI 治疗,进行分次单独的非梗死相关动脉的 PCI 治疗(证据等级 C)。

Ⅱa 类推荐

无创性检查心肌缺血评估为中到高危风险,非急诊 PCI 治疗,进行分次单独的非梗死相关动脉的 PCI 治疗(证据等级 B)。

(五)血运重建后复发

1.手术后早期缺血和移植失败

Ⅰ类推荐

(1)下列患者推荐冠状动脉造影:缺血症状和(或)生物标志物异常升高提示围术期心肌梗死,缺血性心电图改变提示大面积心肌缺血风险,新出现的室壁运动异常,血流动力学不稳定(证据等级 C)。

(2)通过心脏团队临时会诊,以及依据血运重建的可行性、缺血风险的面积、伴发病和临床情况,制订决策再次进行 CABG 或 PCI(证据等级 C)。

Ⅱa 类推荐

(1)CABG 后出现早期缺血的患者,如果技术可行应该考虑 PCI,优于再次外科手术(证据等级 C)。

(2)如果进行 PCI,应该考虑自身冠状动脉血管或内乳动脉桥血管的血运重建,而不是闭塞或病变严重的大隐静脉桥血管(证据等级 C)。

2.病变的进展和晚期移植血管功能障碍

Ⅰ类推荐

(1)即使药物治疗仍出现严重症状或广泛心肌缺血的患者,如果技术可行适应于再次血运重建治疗(证据等级 B)。

(2)如果有内乳动脉可用,是再次 CABG 桥血管的选择(证据等级 B)。

(3)推荐药物洗脱支架用于大隐静脉桥血管的 PCI(证据等级 A)。

(4)如果技术可行,大隐静脉桥血管的 PCI 推荐使用远端保护装置(证据等级 B)。

Ⅱa 类推荐

(1)如果技术可行,应该首先选择 PCI,而非再次 CABG(证据等级 C)。

(2)如果技术可行,PCI 应该首选搭桥的自身动脉(证据等级 C)。

(3)如果患者没有通畅的内乳动脉桥血管至前降支,则再次 CABG 应该考虑(证据等级 B)。

Ⅱb类推荐

（1）病变和解剖不适合进行 PCI 血运重建的患者，可以考虑再次 CABG（证据等级 C）。

（2）内乳动脉移植血管通畅的患者，如果技术可行可以考虑 PCI（证据等级 C）。

3.再狭窄

Ⅰ类推荐

（1）如果技术可行，推荐再次 PCI（证据等级 C）。

（2）推荐 DES 用于支架内再狭窄的治疗（BMS 或 DES 内再狭窄）（证据等级 A）。

（3）推荐药物涂层球囊用于支架内再狭窄的治疗（BMS 或 DES 内再狭窄）（证据等级 A）。

Ⅱa类推荐

为查明再狭窄的支架相关机制问题，应该进行血管内超声（IVUS）和（或）光学相干断层扫描（OCT）检查（证据等级 C）。

4.支架血栓

Ⅰ类推荐

（1）推荐急诊 PCI 恢复支架和血管的再通以及心肌的再灌注（证据等级 C）。

（2）推荐双联抗血小板治疗使用强效的 P2Y12 抑制剂（普拉格雷或替格瑞洛），优于氯吡格雷（证据等级 C）。

Ⅱa类推荐

（1）应该考虑辅助血栓抽吸和高压球囊扩张（证据等级 C）。

（2）为查明血栓的支架相关机制问题，应该进行 IVUS 和（或）OCT 检查（证据等级 C）。

（六）心肌血运重建治疗后患者随访和管理策略

1.无症状患者

Ⅱa类推荐

特殊亚组患者（安全至关重要的职业，如飞行员、驾驶员、潜水员）和竞技运动员、从事娱乐活动需氧量大者、猝死复苏者、不完全血运重建或血运重建不理想者、血运重建过程中发生并发症者、糖尿病患者、多支血管病变和残余的中间病变者或无症状心肌缺血患者，应该考虑早期影像学检查（证据等级 C）。

Ⅱb类推荐

（1）PCI 后 2 年以上以及 CABG 后 5 年以上，可以考虑常规负荷试验（证据等级 C）。

（2）无论有无症状，高危 PCI（如无保护左主干狭窄）后可以考虑晚期（3～12 个月）复查冠状动脉造影（证据等级 C）。

2.有症状患者

Ⅰ类推荐

（1）负荷试验低危患者（见无症状特殊亚组患者），推荐加强药物治疗和生活方式改变（证据等级 C）。

（2）负荷试验中高危患者（低负荷时心肌缺血、早期缺血发作、多部位严重室壁运动异常，或可逆性灌注缺损），推荐冠状动脉造影（证据等级 C）。

（七）非心脏手术

非心脏手术的患者中一些老年患者可能会合并冠心病，他们术后的一些并发症直接与心肌缺血或心肌梗死相关，所以在手术前应对其冠状动脉情况进行评价。需要进行冠状动脉造影的几种情况：

（1）无创试验结果证实为预后不良的高危患者。

（2）对适当的药物治疗没有反应的心绞痛患者。

（3）接受中到高危的非心脏手术的不稳定型心绞痛患者，同时考虑接受手术的危险度。

（八）心脏瓣膜病

Ⅰ类推荐

（1）严重瓣膜性心脏病合并下列情况，瓣膜手术前推荐行冠状动脉造影：既往冠心病史、可疑心肌缺血、左心室功能障碍、40 岁以上男性和绝经后女性、≥1 项冠心病心血管风险因素（证据等级 C）。

（2）评价继发性二尖瓣反流推荐冠状动脉造影（证据等级 C）。

Ⅱa 类推荐

严重瓣膜性心脏病但冠心病可能性低的患者，传统的冠状动脉造影技术不可行或高危，瓣膜手术前应该考虑进行 CT 冠状动脉血管造影（证据等级 C）。

二、禁忌证

（1）除了有行为和责任能力的患者拒绝该项检查及拒绝签署知情同意书外，无绝对禁忌证。

（2）冠状动脉造影的相对禁忌证主要有以下几种（表 9-1-1）。

表 9-1-1　冠状动脉造影禁忌证

1.发热	9.造影剂过敏
2.尚未治愈的感染	10.严重外周血管疾病导管无法通过者
3.严重贫血（血红蛋白＜80g/L）	11.由于心理或全身疾病无法配合者
4.严重电解质紊乱	12.预期寿命不足 1 年的各类晚期患者
5.活动性出血	13.严重凝血功能障碍
6.活动期脑卒中	14.不能控制的严重心力衰竭或心律失常
7.急慢性肾功能衰竭	15.感染性心内膜炎
8.严重、尚未控制的高血压	16.洋地黄中毒

三、冠状动脉造影的血管径路

冠状动脉造影常采用的血管径路主要为股动脉和桡动脉，少数患者也可通过尺动脉或肱动脉径路完成。

（一）股动脉径路

1.股动脉穿刺点选择

股动脉和股静脉穿行于腹股沟韧带之下，股骨头和耻骨上支之上。股神经在最外侧，股动脉居中，股静脉在最内侧。穿刺点应在腹股沟韧带下 2～3cm，过高可能造成腹膜后血肿。穿刺过低，导丝可能于股动脉在股骨头的弯曲处受阻，而且在术后因没有"骨性平台"而止血困难。切不可把腹股沟皱褶当做韧带，肥胖患者的皱褶低于韧带，而较瘦者的皱褶可高于韧带。在穿刺前先摸准韧带的位置，并肯定在穿刺点下有较硬的"骨性平台"，以便拔管后压迫止血。

2.股动脉穿刺的方法和步骤

（1）局部麻醉：常用 1% 利多卡因局部麻醉。在注射麻药前要回抽，以免麻药直接注入血管内。

（2）股动脉穿刺：术者用左手示指和中指触摸股动脉的搏动最强点及股动脉的走向，穿刺时针头与皮肤成角 30°～45°，缓慢进针直到有股动脉搏动的感觉，继续进针穿过股动脉，退出针芯，缓慢退穿刺针，见到鲜红血液喷出，说明针已在股动脉内，固定穿刺针，送进导丝，推送导丝不能有任何阻力。如阻力发生在股动脉内应退出导丝，此时不再有血液回流，说明穿刺针已在股动脉外，如过深可稍退，过浅应稍进，直到有喷射状血液流出。如阻力发生在髂动脉内，问题多为髂动脉扭曲或狭窄所致，可在透视下送导丝，确保方向正确，旋转送导丝常能通过扭曲血管，如血管扭曲严重可尝试更换超滑导丝，多数能成功。

（3）送入动脉鞘：确认导丝在血管内，撤出穿刺针，沿导丝送入动脉鞘，送动脉鞘时应缓慢而有力，边送边转动动脉鞘，鞘管进入股动脉应有落空感。插入鞘管后退出导丝及扩张管，鞘管用肝素盐水冲洗。

（二）桡动脉路径

1.桡动脉穿刺的特点

从桡动脉路径行冠状动脉造影的优点是创伤小，血管并发症较少，患者术后不需长时间卧床；缺点是桡动脉管径小,容易痉挛,穿刺相对较难。经桡动脉路径的禁忌证包括:①Allen 试验阴性(表明掌弓循环差);②雷诺现象;③桡动脉作为备用桥血管或透析用血管。

2.桡动脉穿刺的方法和步骤

(1)手臂外展,手腕过伸,以充分显露桡动脉。

(2)1%利多卡因局部麻醉后,选择腕横纹近端 2～3cm 桡动脉搏动最明显处进针。

(3)穿刺针与皮肤成 30°,针斜面朝上,进针方向与桡动脉走行一致。

(4)见喷血后送入导丝,退出穿刺针。如使用 Terumo 公司的桡动脉穿刺套装包,当带鞘穿刺针见回血后,继续向前推送穿透桡动脉,随后撤出针芯,缓慢回撤塑料套管见针芯喷血后送入导丝。

(5)用手术刀尖切开穿刺点皮肤 2～3mm,沿导引钢丝插入桡动脉扩张鞘管。

(6)经桡动脉鞘内注入硝酸甘油 200μg,以防血管痉挛;注入肝素 3000～5000U 以减少血栓形成和发生桡动脉闭塞的可能性。

四、冠状动脉解剖及冠状动脉造影投照体位

(一)冠状动脉解剖

1.左冠状动脉(LCA)

(1)左主干(LMCA):起源于主动脉根部左冠窦上部的中央,向左或后伸展,长度 5～40mm,然后分为左前降支和左回旋支,有时可发出第三支血管,即中间支。

(2)前降支(LAD):沿肺动脉前行至前间沟,下行至心尖或绕过心尖。其主要分支包括:①间隔支动脉:室间隔穿支:几乎成直角发出,第一间隔支较粗大,越接近心尖部越细小,且与前降支成角越锐利。②对角支:成锐角发出,位于左心室表面,一般有 2～6 支,相互平行,自近端至心尖,逐渐变细小。偶然一支粗大的对角支可与前降支相似或更粗大。

(3)左回旋支(LCX):绕向后于左心耳下到达左房室沟。其分支包括:钝缘支 1～4 支,绝大多数情况下第一钝缘支较粗大,其分支后的左回旋支明显变细。约 10%的回旋支到达后室间沟,下行至心尖,称为后降支。回旋支尚发出分支供应房室结,50%的窦房结动脉分支来源于左回旋支,还可发出左心房支提供大多数心房血供。

2.右冠状动脉(RCA)

起源于主动脉根部右冠窦中部,也可发自近主动脉瓣或右冠窦-主动脉交接处。下行至右房室沟,绝大多数以一支传导血管至后室间沟。其分支包括:①圆锥支:为第一分支,约半数发自于右冠状动脉开口前方 1～2cm 处,沿右心室圆锥部到达肺动脉瓣。②窦房结动脉:约 50%的心脏窦房结动脉,起源于右冠状动脉近端右上方,与圆锥支径路相反。以后分支常成直角发出,供应右心室前侧壁或右心房。③锐缘支:较粗大,行向心尖,供应室间隔。④远端分为 2 支:后降支:于室间沟内下行至心尖;左室后支:进入心肌呈 U 型,然后下行至心尖时发出 1～2 分支供应左心室后部。

3.冠状动脉旁路血管解剖

冠状动脉旁路血管的开口位置随着术者和患者的不同有较大的差异,因此旁路血管造影术前必须熟悉旁路血管的数量、行程和旁路移植术的手术类型。从主动脉至右冠状动脉远端或后降支的大隐静脉桥血管位于主动脉的右前侧壁,距右冠状动脉窦上方大约 2cm 处。至前降支的大血管位于主动脉前壁,距左冠窦上方大约 4cm 处。至钝缘支的大隐静脉桥血管位于主动脉左前侧壁,距左冠窦上方 5～6cm 处。左内乳动脉起源于左锁骨下动脉,距左锁骨下动脉大约 10cm 处向下发出左内乳动脉。

(二)冠状动脉投照体位

投照体位的选择原则上是以最少的体位,最小的 X 线量能达到最满意的影像效果,在造影时一定要把病变看清楚为原则。

1.左冠状动脉

左冠状动脉造影投照体位常用 4～6 个,依次选择①左足位,又称为蜘蛛位(左前斜 45°+足 30°),主要

显示左主干,前降支的近段及开口和回旋支开口。主要的目的是充分显示前三叉口的分支情况;②左肩位(左前斜 $45°$ ＋头 $30°$),主要显示左主干开口,前降支中远段,对角支开口,回旋支中远段;③正位十头 $30°$,主要显示左冠状动脉前降支的中远段,及对角支和间隔支及开口处;④右肩位(右前斜 $30°$ ＋头 $30°$),主要显示前降支的近中段及近段的分支;⑤右足位,又称为肝位(右前斜 $30°$ ＋足 $30°$),主要显示左主干,前降支近段和回旋支及其分支。

2.右冠状动脉

投照体位常用:①左前斜位(左前斜 $45°$),可显示右冠状动脉近端中段及远端;②右前斜位(右前斜 $30°$),可显示右冠状动脉的近端及中段;③正位＋头 $30°$,可将右冠状动脉的后降支后侧支充分展开。

五、冠状动脉造影术前准备

(1)向患者说明术中需与医生配合的事项,向患者及家属阐明受益与风险,术中可能出现的并发症,签署手术知情同意书。

(2)除药物外,术前应禁食 8 小时。

(3)肾功能不全或对比剂肾病高危患者,术前应充分水化,建议使用等渗对比剂。

(4)桡动脉血管路径的,术前需要做 Allen 试验。

(5)股动脉血管路径的,术前双侧腹股沟区备皮。

(6)全面掌握患者的临床资料,术前应完善血、尿常规、大便隐血,肝、肾功能,出、凝血时间,血糖,电解质、HbsAg 等检查。

(7)导管室同时还需必备有抢救复苏设备,包括心脏除颤仪、呼吸机、主动脉内气囊反搏及各种必备的抢救药品。

六、冠状动脉造影操作

(一)造影导管的选择

常用的冠状动脉造影导管包括:Judkins 左右(JL,JR)和 Amplatz 左右(AL,AR)造影导管。型号有左冠的 JL3.5~JL6,AmplatzL1~3,右冠的 JR3.5~JR6,AmplatzR1~3。另外少数开口异常的冠状动脉需要选用其他造影管,如多功能造影管。桥血管造影可选用 JR 或多功能管。左右内乳动脉造影可选专用的内乳动脉造影管。桡动脉造影选用适用桡动脉的左右冠状动脉共用管,Judkins 和 Amplatz 也同样适用于桡动脉路径的造影。

(二)操作技巧

1.左冠状动脉

左冠状动脉造影首选 JL4.0 导管,可满足绝大部分患者。一般身材或女性较瘦可选用 JL3.5。主动脉增宽者,可选用 JL4.5 或 JL5.0。

所有的推进导管的操作,要严格遵循 J 型导丝引路的原则,即导丝在前,导管在后,无阻力前进,特别避免盲目进管。经桡动脉路径造影时最好全程在 X 线透视下推进导丝;经股动脉路径造影时,当推进 J 型导丝有阻力时应 X 线透视下操作,导丝可能进入肾动脉或其他分支,适当调整导丝方向后前进。导管达主动脉弓水平时,一定要在 X 线下操作,尽量避免导管反复进入头臂干动脉系统,减少不必要的并发症发生。

常用投照体位是左前斜 $45°$ 体位,当导丝达升主动脉水平时,固定导丝,推送导管达主动脉根部,撤除导丝,此时左冠状动脉造影管多数可自然进入左冠开口,将导管连接好压力监测系统。如造影管未进入左冠开口,可缓慢推进或回拉导管,当发现管尖明显的跳动向前时,提示导管进入左冠状动脉口内。有时反复推送导管无法进入冠状动脉开口内时,可适当手推少量造影剂明确左冠状动脉开口位置,需要缓慢逆或顺时针旋转导管,使导管尖端指向并进入左冠状动脉开口。注意手推造影剂时用力要均匀、适度,用量一般在 6~8mL,用量的多少取决于冠状动脉血管床的大小。使病变显示清楚即可。注入造影剂的力度还与导管尖端的稳定性有密切关系,管尖不稳定,力度要小,否则稍用力将会使管尖移位。

2.右冠状动脉

导丝与导管的推送过程与左冠状动脉造影一样,右冠造影时导管不会自然到位,将导管送至主动脉右冠窦底后撤出导丝,轻轻顺时针方向转动导管,同时回撤,可使导管尖端插入右冠状动脉内。注意转动导管时要轻、慢,多数情况下导管旋转180度后即可到位。

右冠状动脉开口变异较为常见,造影有时导管不易到位,可根据需要更换合适的导管。如右冠状动脉开口于左冠窦或升主动脉前壁者,选用3DRCA导管或AL1等。如导管仍无法到达右冠开口可先行非选择性升主动脉造影,确定右冠开口位置后再选择合适的导管尝试。

3.桥血管造影

(1)大隐静脉桥血管造影:可选用JR4,Amplatz导管,多功能管或专用的移植血管的造影管(LCB,RCB)完成。右冠状动脉桥血管常取左前斜45°体位,通常在右冠状动脉开口上方,回撤并转动导管通常可顺利进入桥血管。主动脉至前降支和回旋支的静脉桥血管在右前斜30°时导管比较容易进入。造影管送入升主动脉根部,回撤导管并顺时针转动,导管常可顺利进入桥血管开口。

(2)乳内动脉:左乳内动脉造影常选用JR4或乳内动脉专用造影管,通过导丝和导管配合前进,将导管送入左锁骨下动脉中远端,退出导丝后,轻轻逆时针转动旋转导管使其头端朝下,再将导管轻轻回撤,回撤时可边退导管边注射少量造影剂,确定导管尖端插入左乳内动脉内后再做造影,造影时助手要注意边造影边将造影床向上移动,以便看清左内乳内动脉全程,特别是其与前降支的吻合口。右乳内动脉造影通常选用JR4或乳内动脉专用造影管,方法类似左乳内动脉造影,要注意的是避免导管进入右颈总动脉。

七、病变的分析和描述

1.狭窄

冠状动脉狭窄的评估通常通过冠状动脉造影时肉眼观察,也可通过量化冠状动脉造影(QCA)、冠状动脉内超声(IVUS)、光学相干断层扫描技术(OCT)、压力导丝测定血液储备等来评估。肉眼评估多用直径减少百分比来描述,即血管狭窄段与"正常"血管的百分比,如直径减少1/2即狭窄50%,直径减少9/10即狭窄90%,血流中断即为完全闭塞。

2.钙化

冠状动脉钙化病变是指钙质在冠状动脉管壁组织或粥样硬化斑块内沉积,X线透视下呈高密度影像,其分布与冠状动脉走行一致,其亮度和大小反映了钙化的严重程度。

3.扩张

指冠状动脉局限性或弥漫性扩张,超过邻近正常节段的1.5倍。一般将局限性扩张称为冠状动脉瘤样扩张。

4.痉挛

指各种原因所致的冠状动脉一过性收缩,引起血管狭窄或完全性闭塞,多为造影导管刺激所致,与真性狭窄的鉴别方法为冠状动脉内注射硝酸甘油$100\sim200\mu g$,$1\sim2$分钟后再造影狭窄会变轻或消失。

5.夹层

指冠状动脉内膜发生撕裂,血液进入冠状动脉壁内造成血管夹层,影响冠状动脉血流。可分为自发性冠状动脉夹层和医源性夹层,自发性夹层少见,医源性多为冠心病介入治疗时操作器械损伤所致。

6.血栓

常见于急性冠状动脉综合征患者,造影时表现为冠状动脉内"毛玻璃样改变"或出现充盈缺损。冠状动脉造影对较小的血栓识别敏感性较低。

7.心肌桥

指冠状动脉或其分支的某个节段被心肌所包绕,该段心肌称为心肌桥,该段冠状动脉称为壁冠状动脉。造影时可见心脏收缩期时该段血管受压明显,在舒张期时恢复正常。心肌桥仅见于前降支中段。

8.冠状动脉瘘

多为先天性,是指冠状动脉与任一心腔或大血管之间形成异常通道。冠状动脉造影时可见与其相通的心腔或血管显影。与其异常相通心脏或血管的发生率高低依次为右室、右房、肺动脉、冠状静脉窦、左房、左室。

9.溃疡

多发生在急性冠状动脉综合征患者中,造影表现为"龛影"。

10.冠状动脉起源异常

可以是左冠状动脉起源于右冠窦;右冠状动脉起源于左冠窦;左冠状动脉起源于肺动脉等。

八、术后处理

(1)股动脉造影一般在停用肝素后2小时拔管,徒手压迫股动脉穿刺口止血的时间不应少于15分钟。压迫15分钟后需加压包扎伤口,沙袋压迫6小时,患者卧床患肢制动24小时。使用股动脉血管缝合器Perclose或血管封堵器Angioseal的患者可术后即刻拔除动脉鞘管,弹力绷带垫纱布后加压包扎,术后需要卧床患肢制动4～6小时。注意出血、血肿、假性动脉瘤、动静脉瘘等并发症,定期观察足背动脉搏动。

术后拔管后压迫止血有时可能发生血管迷走反应,发生原因多为疼痛刺激、情绪紧张、血容量不足等,使胆碱能神经的张力突然增强,导致内脏及肌肉内大量小血管强烈反射性扩张,表现为心率减慢、血压下降。处理方法为立即静脉注射阿托品1mg,并输液扩容。症状无好转可加升压药(多巴胺、阿拉明)。

(2)桡动脉造影术后可以即刻拔管,使用桡动脉压迫器或自制加压包扎穿刺伤口,嘱患者手腕部制动,2～3小时后稍微松解包扎的力度,6～12小时后除包扎装置。

(3)术后严密观察伤口情况,监测血压、心率及心电图。鼓励患者多饮水,以尽快排出造影剂。

九、冠状动脉造影并发症及其防治

冠状动脉造影是冠心病诊断中的一项有创性检查,不可避免地会发生各种并发症。虽然诊断性冠状动脉造影是在冠状动脉开口操作,技术要求相对简单,并发症的发生率较低、症状较轻,但与冠状动脉介入治疗并发症的性质相似,严重者可危及生命。并发症的发生取决于多种因素,如设备、器械;术者的经验、技术;助手配合的默契程度以及冠状动脉本身的解剖及走行特点等。其中冠状动脉解剖特点和患者左心功能情况是最重要的因素。

(一)与器械相关并发症

1.穿刺并发症

冠状动脉造影常规采用穿刺股动脉途径,其并发症常表现为穿刺部位出血、血肿、腹膜后出血、血肿、假性动脉瘤和动静脉瘘等。

(1)出血、血肿:出血、血肿是股动脉穿刺最常见的并发症。Bloca报道冠状动脉造影后血肿发生率为8.5%,国内那氏报告发生率为7%。

发生出血、血肿的原因包括:①穿刺不当:在股动脉局部反复多次穿刺或刺入周围小动脉分支,引起局部渗血;②穿刺部位过高:使股动脉穿入点在腹股沟韧带以上,造成术后压迫止血困难,严重时血肿可上延至腹膜后,引起腹膜后出血或血肿;③穿透动脉后壁:血液沿后壁破口渗出,严重时形成血肿;④拔除动脉鞘管后,压迫止血不当或压迫止血时间过短;⑤肝素用量过大,血液易从动脉鞘管周围渗出;⑥术后过早下床活动。上述原因在高龄以及合并高血压、糖尿病、动脉硬化的患者中发生率较高。

预防出血、血肿的关键在于:①严格、规范、准确的股动脉穿刺;②避免反复、多次穿刺股动脉;③严格肝素用量;④减少操作时间;⑤正确压迫止血。压迫止血的方法:以左手3个手指在皮肤穿刺点上方,股动脉搏动最明显处或沿动脉鞘管走行方向,垂直向下压迫止血。切忌用力过大或在股动脉上方滚动,压力以穿刺侧肢体的皮肤温度、颜色、足被动脉搏动与对侧比较无明显差异、皮肤穿刺点无活动性渗血为宜。

(2)假性动脉瘤:血肿在动脉穿刺处与动脉相通,形成假性动脉瘤。收缩期血流从动脉内流出到血肿腔内,舒张期则可回流到动脉内。由于瘤壁无动脉壁组织,故称为假性动脉瘤。常于冠状动脉造影后1天至数天内形成。体检在穿刺部位有搏动性肿块,听诊可闻及明显的血管杂音即可诊断,血管超声多普勒可以确诊。

假性动脉瘤的形成原因:①穿刺不当;②压迫止血不当;③动脉鞘过大,如8F动脉鞘造成创口过大。预防的关键是准确的股动脉穿刺和正确的压迫止血。假性动脉瘤若不及时发现、处理,常不断扩大,压迫周围软组织及血管、神经,引起疼痛及股神经损伤,严重者瘤体破裂导致大出血。故假性动脉瘤一经明确诊断应积极治疗。可在血管多普勒超声指导下,用手或血管压迫器压迫股动脉破口(瘤颈部),同时行超声检查,若穿刺点无血液流动信号,加压包扎6~12小时。若搏动和杂音消失,超声显示破口封闭,瘤体与动脉壁隔断,多可完全恢复。注意:避免压迫静脉引起静脉血栓,避免压力过大、包扎过紧,引起下肢缺血或局部皮肤破溃、坏死。若经压迫处理无效,应及时行假性动脉瘤切除和动脉修补术,也可尝试经超声引导下穿刺瘤腔注射凝血酶来封闭瘤体。

(3)动静脉瘘:动静脉瘘是指出现在动脉和静脉之间的瘘管,既可是先天畸形,也可由创伤导致。与假性动脉瘤一样,动静脉瘘多在数天内出现,有不断增大和破裂的危险。大多数动静脉瘘在穿刺部位听诊可闻及连续性血管杂音,血管多普勒超声检查显示在动静脉之间有相交通的通道,可明确诊断。

动静脉瘘的形成原因:①穿刺不当或穿刺点过低,使股动、静脉同时被穿透;②导引钢丝送入动脉过短,送入动脉鞘时其鞘芯穿透动、静脉血管壁。对于损伤较小的动静脉瘘,可在血管多普勒超声指引下试行压迫,但效果不确定。对损伤较大的动静脉瘘,压迫不能奏效者,可行外科手术治疗。动静脉瘘预防的关键在于准确的股动脉穿刺。

(4)血管迷走反射:血管迷走反射多发生于术前股动脉穿刺及术后拔除动脉鞘管时,约占3%~5%。常表现为血压降低(≤90mmHg)、心率缓慢、面色苍白、大汗、恶心、呕吐等。发生于股动脉穿刺时多与精神紧张有关,发生于术后拔除鞘管时常与疼痛、低血容量有关。血管迷走反射与失血性休克最简单的鉴别方法是心率变化,血管迷走反射造成低血压时往往心率正常或偏慢,而失血性休克造成的低血压通常合并心率增快。一经出现应积极处理,对心率缓慢者,可静脉推注阿托品0.5~1mg以提升心率;对血压低者,应首先积极快速补液以增加血容量,可给予5%糖盐水快速静脉滴注。如有必要可给予多巴胺5~10μg/kg体重静脉点滴,以维持血压>90/60mmHg,或恢复至术前血压状态为宜。

预防血管迷走反射主要应针对病因:①充分消除患者紧张、焦虑情绪,术前不应过分禁食和禁水,必要时可给予地西泮5mg口服或10mg肌内注射;②穿刺血管和拔除鞘管前应充分麻醉,消除疼痛刺激;③围术期建立静脉输液通道,充分扩容以补充血容量;④拔除鞘管时床边应准备阿托品、多巴胺等药物以便及时应用;⑤严密监测血压、心电。

血管迷走反射一般是良性过程,积极处理多可迅速恢复。若不积极处理,在严重瓣膜病、冠心病等患者,血压、心率过低可能出现不可逆转的严重后果,甚至死亡。

(5)动脉鞘打折、折断。原因:①动脉鞘反复、多次使用,操作粗暴;②穿刺角度过大,超过45°;③穿刺针经两条途径刺入动脉;④患者过度肥胖;⑤血管严重扭曲。

(6)缝合器相关并发症:近些年来,动脉穿刺缝合器的应用,使出血、血肿及假性动脉瘤的发生率明显降低。缝合器相关的并发症主要包括出血、血栓和缝合器滞留体内。缝合器相关并发症的出现主要与术者操作熟练程度、患者血管条件和缝合器自身特点相关。目前国内应用较多的缝合器主要有两种:Perclose(Abbott)和Angioseal(St.Jude)。Perclose和Angioseal分别是应用可吸收缝线缝合和吸收性明胶海绵封堵来止血,由于可吸收缝线比吸收性明胶海绵的吸收时间短,故一般认为Perclose缝合3个月后可从同侧股动脉再次穿刺,Angioseal需要6个月。Angioseal操作更加简便,学习曲线较Perclose短。但对于熟练的术者,两种缝合器的止血效果相同。

出血是缝合器应用中较常见的并发症,主要与患者自身血管条件和术者操作熟练程度相关。患者在应用缝合器前应先进行髂动脉造影,如穿刺点位于股深、股浅动脉分叉处或穿刺点局部有明显动脉粥样硬化斑块的患者缝合后出血发生概率较高。另外,曾经反复穿刺股动脉的患者在缝合后也容易出血。这与反复穿刺后局部纤维结缔组织增生形成硬节有关,Perclose 的"needle"很难穿透血管壁与"cuff"对接,而 Angioseal 的吸收性明胶海绵也很难贴附于血管壁外侧。出血发生后只能压迫止血。

血栓和缝合器滞留体内的发生率很低,主要与术者违反器械操作规程或操作手法粗暴有关,往往需要外科手术才能解决。

2.导管和导丝并发症

在成功穿刺置入动脉鞘管后,对导管和导丝操作不当也有可能造成严重问题。由导管和导丝造成的并发症包括外周动脉的夹层和穿孔、导管打结和折断、栓塞及冠状动脉开口夹层等。

(1)外周动脉夹层和穿孔:多见于股动脉、髂动脉及腹主动脉。原因:①患者原有严重的主动脉硬化狭窄病变;②髂动脉、腹主动脉严重扭曲;③造影过程中粗暴操作;④穿刺部位局部损伤血管内膜。

预防:①准确、规范的股动脉穿刺;②术前由手术医师亲自检查患者双侧股动脉搏动情况,听诊有无杂音,若股动脉搏动明显减弱或闻及血管杂音,高度提示股动脉可能存在病变,此时应行血管超声检查加以明确,避免术中加重病情,增加出现并发症的危险,延长手术时间;③推送导管过程中,如遇阻力,切忌粗暴、盲目的强行送入导管,可先行下肢动脉造影,了解血管情况并以此为指导,在透视下轻柔送入 J 型导引钢丝,一旦钢丝通过扭曲、狭窄病变,沿钢丝缓慢推送导管,多可顺利通过。注意:更换导管时,应先将交换导丝送入并留在体内,然后撤出导管,送入新导管,以减少对病变血管的刺激,减少并发症的出现。

(2)导管打折、打结。原因:①操作粗暴;②多次、反复使用;③血管严重扭曲;④同一方向过快、过度旋转导管。

(3)动脉栓塞:动脉栓塞包括外周动脉栓塞和冠状动脉栓塞。

①外周动脉栓塞:外周动脉栓塞以脑栓塞为主,其症状最为明显。文献报道的发生率为 0.07%。栓子来源于导管或导引钢丝表面形成的血栓,或大动脉内、心腔内甚至心脏瓣膜表面的粥样斑块、赘生物等。多数是因肝素盐水冲洗不充分、导管操作不当,致使动脉粥样斑块脱落,或小气泡经导管(未被吸出)带至主动脉根部而进入脑动脉导致栓塞。进行左心室造影时,猪尾导管进入过深或高压注射造影剂,使心腔内原有附壁血栓脱落而发生栓塞。栓塞一旦发生,应积极应用扩血管药物或溶栓治疗,预防脑栓塞的关键是针对上述原因的轻柔规范的操作。

②冠状动脉栓塞:冠状动脉栓塞包括血栓栓塞和气体栓塞。

a.血栓栓塞:很少见,多是由于造影前未进行肝素化或造影导管未用肝素盐水冲洗造成。为预防血栓栓塞的发生,造影前应充分肝素化。即股动脉穿刺成功后,常规经动脉鞘管注入肝素 2000U,造影时间延长 1 小时以上,应追加肝素 2000U。导管、导丝及鞘管等器械均应用肝素盐水反复冲洗。每次送入导丝及导管前,应用肝素盐水认真冲洗擦拭,确认导管内及导引钢丝上无微血栓或小血块附着时方可使用。操作时应尽量减少导引钢丝和导管在体内停留的时间。如发生血栓栓塞,在血流正常的情况下,小血栓通常可以自溶,如出现大量血栓则应用溶栓药物或血栓抽吸装置。

b.气体栓塞:较血栓栓塞常见,多是由于冠状动脉造影系统内未充分排气所致。如应用改良的冠状动脉造影法,则当左、右冠状动脉造影导管到位后,应轻轻回抽 1~2mL 血液,彻底排除导管内气泡,以避免将气泡注入冠状动脉内。如使用三联三通注射器造影,则应在导管进入鞘管后先将造影系统内气体排空,当造影剂剩余不多时,更应注意及时更换造影剂,勿使空气进入三联三通注射器。少量气栓除患者可能出现一过性胸闷症状外,一般没有太大的影响;1mL 以上的气栓则可能阻塞血流,严重者可造成急性心肌梗死、恶性心律失常,甚至死亡。当发生大量气栓时,往往缺乏很好的办法,首先应嘱患者深呼吸或咳嗽,立即给予阿托品 1~2mg 静脉推注以快速提高心率,加速冠状动脉排空。同时应操作导管反复在冠状窦内吸血再快速注入冠状动脉内,以帮助冠状动脉内的气栓排空。此时深插导管抽吸和使用抽吸导管将冠状动脉内气体抽出的尝试往往效果很差。

(4)冠状动脉开口夹层:造影时由于操作不当,导管直接损伤冠状动脉内膜,引起冠状动脉开口夹层,甚至急性冠状动脉闭塞。在进行冠状动脉造影过程中，应轻柔操作导管，避免粗暴、一次直接过深插入冠状动脉，以免损伤血管内膜，造成夹层阻塞冠状动脉血流。冠状动脉开口夹层非常危险，尤其是左主干夹层，一旦血栓形成或夹层扩大，血管闭塞，患者往往迅速死亡。如果造影时发生冠状动脉开口夹层，应根据情况使用支架尽快将撕裂的内膜片贴壁，阻止夹层向近、远两端扩大。

右冠状动脉开口夹层往往发生在右冠开口偏向上走行，而在 JR4.0 导管偏大的情况下，导管尖端顶在右冠开口下壁上，加之操作粗暴将血管内膜损伤，造影时在造影剂高速冲击下形成夹层。左主干开口夹层往往发生在左主干存在动脉粥样硬化斑块的基础上，造影导管直接粗暴的插入和旋转将会损伤内膜，从而造成左主干夹层。

(5)造影导管嵌顿。原因：①冠状动脉起始部痉挛；②导管插入过深；③冠状动脉开口病变。造影导管嵌顿严重者可能造成心室颤动。

造影时应避免在冠状动脉开口反复操作导管或过深插入导管。若冠状动脉开口痉挛或嵌顿应立即撤出导管并注入硝酸甘油 $100\sim200\mu g$，多可缓解。造影时应注意冠状动脉开口造影剂反流情况，怀疑导管嵌顿时切忌长时间、大剂量注入造影剂。若出现开口无造影剂反流，或冠状动脉内造影剂排空缓慢，应立即撤出导管，并嘱患者用力咳嗽，以提升胸腔负压，加速造影剂排空，同时严密观察心电图变化。如出现室颤，同时予胸前捶击或 $200\sim360J$ 电除颤。造影过程中出现室颤，只要处理及时，多可以恢复。

对高度怀疑左主干病变者，应先将导管送至主动脉窦内，撤出导引钢丝后，记录电影同时用力"冒烟"，使左冠状动脉主干间接显影以观察其病变情况，然后缓慢回撤导管，使其轻轻搭至左冠状动脉开口，以正位加头、足 $20°$ 体位投照，以最小剂量造影剂迅速完成造影。

(二)非器械相关并发症

1.心律失常

冠状动脉造影过程中出现心律失常很常见，多为一过性(如室性期前收缩、房性期前收缩、室性心动过速等)，一般不产生临床后果。但有些心律失常会产生血流动力学异常，需要积极处理。

(1)心室颤动：室颤是冠状动脉造影最严重的并发症之一，临床并不少见。随着造影器械及技术的不断进步，其发生率已明显降低(0.4%)。绝大多数心室颤动发生于右冠状动脉造影时。造影中引发室颤的原因多为导管嵌顿，在此不再赘述。

(2)室性期前收缩、室性心动过速：冠状动脉造影过程中出现室性期前收缩、室性心动过速多为一过性，与导管的机械刺激有关，轻柔操作导管常可以避免。一旦发生，应立即撤出导管，多可消失，不产生严重后果。

(3)心房扑动、颤动：冠状动脉造影出现心房扑动、颤动多与基础心脏病有关。与导管机械刺激关联不大或难以肯定，因导管是在冠状动脉开口操作，不直接刺激心房。房扑、房颤一旦发生，若心室率过快，会引起血流动力学异常，应立即处理，常以 $50\sim100$ 瓦秒直流电转复。若无血流动力学异常，可静脉给予毛花苷丙、β 受体阻滞剂或普罗帕酮以控制心室率。

(4)窦性停搏、房室传导阻滞：冠状动脉造影出现心动过缓或心室率减慢较多见，多为一过性，不产生严重后果。严重时可出现窦性停搏、房室传导阻滞等，多与推注造影剂过多、时间过长，造影剂在冠状动脉内排空延迟及导管插入过深，阻塞窦房结动脉有关，多见于右冠状动脉造影时。对于心动过缓，可嘱患者用力咳嗽，以加速造影剂的排空，并在心脏长间歇甚至停搏时能维持胸腔内大动脉的压力和脑灌注，常可以恢复。若无效，立即静脉推注阿托品 $0.5\sim1mg$ 或安置临时人工心脏起搏器。对临床情况不稳定或术前常规检查高度提示冠状动脉病变严重的患者，可于造影前预先安置临时心脏起搏器，以防止术中出现缓慢性心律失常。

2.肺栓塞

源于冠状动脉造影和介入治疗的急性肺栓塞有逐年增多的趋势。一组针对急性肺栓塞病因的研究显示，冠状动脉介入检查和治疗后发生急性肺栓塞占 8%，在全部肺栓塞病因中居第二位，而对冠状动脉介入检查和治疗分组分析表明，冠状动脉造影有高于其他介入治疗肺栓塞发生率的趋势。由于肺栓塞的临床表现常不典型,易被误诊为心肌缺血或心肌梗死,故不易诊断。肺栓塞常发生于冠状动脉造影术后 24～48 小时,解除加压包扎后首次下床活动的患者。常表现为突发的胸闷、心悸、气短、头晕甚至晕厥,临床体检可有血压降低、心率增快、发绀等,典型心电图表现可有Ⅰ导联 S 波明显加深,Ⅲ导联深大 Q 波及 T 波或右束支传导阻滞等。肺通气灌注显像及磁共振检查常可以明确诊断。

冠状动脉造影后发生急性肺栓塞的可能原因是在原有深静脉血栓基础上卧床,局部加压包扎过重影响静脉回流;有新鲜血栓形成,在解除包扎下地活动后静脉内血栓脱落。肺栓塞一经诊断,应立即予以溶栓治疗,成功率高。预防的关键在于穿刺部位加压包扎不能过紧、过重,以避免直接压迫静脉,对有下肢深静脉炎或血栓栓塞病史的患者,可经肱动脉或桡动脉途径进行冠状动脉造影。

3.低血压

冠状动脉造影术后出现低血压应予高度重视并积极处理。若进行了 PCI 术,术后的低血压状态可能会导致支架血栓形成,甚至死亡。低血压状态的原因:①低血容量:术前禁食、禁水,造影剂扩张外周血管及渗透性利尿和失血;②心排血量下降,与心肌缺血、心功能、瓣膜反流等有关;③术中、术后应用血管扩张剂;④急性肺栓塞。

预防低血压的关键是及时发现原因和处理血管迷走反射、大量出血(腹膜后血肿)、心包填塞和急性肺栓塞等并发症。对于容量不足者,应积极补充血容量。注意:冠状动脉造影术后慎用血管扩张剂(如硝酸甘油),部分患者于冠状动脉造影后可出现胸闷、心悸甚至胸痛等酷似心绞痛的表现,多与造影剂应用有关,应加以鉴别,并应严密观察心电图及生命体征变化,避免盲目应用扩血管制剂而加重病情。

4.与造影剂相关的并发症

(1)过敏反应:主要为造影剂的过敏反应,约占 1%。临床表现常有轻度的感觉异常、皮疹、红斑、荨麻疹、瘙痒等。严重者可出现气管痉挛、全身血管扩张导致过敏性休克。为防止过敏反应的出现,术前应严格碘过敏试验,对皮试阳性或有临床症状者可应用激素(如地塞米松 5～10mg 或氢化可的松 50～100mg)静脉注射,抗组胺制剂(异丙嗪 25mg 肌内注射)能使再过敏反应的发生率降低 5%～10%,严重过敏发生率降至 1%以下。对哮喘或喉头水肿患者,可皮下注射肾上腺素,静脉给予氨茶碱。严重喉头痉挛、水肿者,应紧急气管切开。目前,由于非离子造影剂的广泛应用,过敏反应的发生率已大大降低。

(2)急性心肾功能不全

①造影剂对心脏的影响:a.短时间血管内注入大量高渗透压的造影剂使血液容量增加,加重心脏负荷,尤其是对已有心功能不全的患者;b.冠状动脉造影和左心室造影可影响心脏输出功能及心脏电生理,在缺血性心脏病患者可引发室颤;c.非离子造影剂在体内有促凝作用,可能造成冠状动脉内血栓栓塞;d.造影剂肾病引起急性肾衰竭,加重心脏负担等。

②造影剂对肾脏的影响:a.损伤肾小管上皮细胞,造成肾小管阻塞;b.致肾血管严重收缩;c.心功能不全的低灌注状态造成肾髓质缺血等。

术后急性心肾功能不全的患者多是术前就存在慢性心功能不全、慢性肾功能不全、糖尿病肾病及肝硬化等严重疾病。一旦术后出现难以纠正的心肾功能不全,患者死亡率很高。对于这类患者预防就显得格外重要。术前应监测血清肌酐清除率和中心静脉压变化,造影前应防止低血容量的发生并纠正电解质失衡,对于严重肾功能不全的患者可预先进行透析。术中应使用非离子等渗造影剂,并尽量减少造影剂使用。术后充分水化,监测血清肌酐清除率和中心静脉压变化,必要时进行透析治疗。

(李兴渊)

第二节　经皮冠状动脉介入治疗

经皮冠状动脉介入治疗(PCI)是指采用经皮穿刺技术送入球囊导管或其他相关器械,解除冠状动脉狭窄或梗阻,重建冠状动脉血流的技术。

一、冠状动脉介入治疗的适应证

随着介入技术及辅助药物治疗的发展,经皮冠状动脉介入治疗(PCI)已成为一种常规、安全的血运重建手术,手术相关死亡率不足 0.5%。在一些特定临床和(或)解剖条件下,PCI 已成为与 CABG 效果相近的一种有效治疗策略,明显优于单纯药物治疗。基于不断发表的新的循证医学证据,PCI 适应证较前已有了更新。本节将依据 ACC/AHA/SCAI 的《稳定型冠心病诊疗指南》2012 版、《非 ST 段抬高型急性冠状动脉综合征治疗指南》2012 版、《急性 ST 段抬高型心肌梗死治疗指南》2013 版,同时还参考了中华医学会心血管病分会的《经皮冠状动脉介入治疗指南》2012 版,按照慢性稳定型冠心病、非 ST 段抬高型急性冠状动脉综合征(NSTE-ACS)和 ST 抬高型心肌梗死(STEMI)3 种不同临床情况分别对 PCI 适应证加以阐述。

本章对推荐类别和证据来源水平采用国际上通用的表述方式:

推荐类别的表达及含义:

Ⅰ类:已证实和(或)一致公认有益、有用和有效的操作或治疗,推荐使用。

Ⅱ类:有用性/有效性的证据尚有矛盾或存在不同观点的操作或治疗。

Ⅱa类:有关证据/观点倾向于有用/有效,应用这些操作或治疗是合理选择。

Ⅱb类:有关证据/观点尚不能充分证明有用/有效,可以考虑应用。

Ⅲ类:已证实和(或)一致公认无用/无效,并对有些病例可能是有害的操作或治疗,不推荐使用。

对证据来源水平的表述方式:

一证据水平 A:资料源于多项随机临床试验或荟萃分析。

证据水平 B:证据来自单项随机临床试验或多项非随机研究。

证据水平 C:仅为专家共识意见和(或)小规模研究、回顾性研究、注册研究。

(一)慢性稳定型冠心病

改善远期预后和(或)缓解症状是冠心病治疗的主要目的。药物治疗是冠心病治疗的基石,在慢性稳定型冠心病(SIHD)患者治疗中的作用尤为重要。COURAGE、BARI-2D 及 FAME-2 这 3 个大型随机对照临床试验已证实,至少在低危 SIHD 患者中药物治疗可控制心绞痛症状、改善远期预后,并可避免血运重建治疗所带来的相关手术风险(心肌梗死、死亡等)。

与药物治疗相比,PCI 与 CABG 这两种血运重建治疗方案在控制 SIHD 症状方面更为有效。然而,有创性血运重建治疗也存在天然的缺陷,其潜在手术并发症有可能会削弱手术治疗所带来益处,从而降低患者的远期获益,如围术期心肌梗死、PCI 相关的支架血栓、CABG 相关的脑卒中和切口感染等。因此,SIHD 患者是否需要进行有创性血运重建治疗主要取决于:①冠状动脉狭窄病变的严重程度:ACC/AHA 将直径狭窄≥70%(左主干病变狭窄≥50%),FFR≤0.80 定义为严重冠状动脉狭窄,这类病变可从血运重建治疗中获益;②心肌缺血范围:血运重建治疗可改善缺血面积>左心室面积 10% 患者的预后;③药物治疗情况及效果。PCI 与 CABG 主要适用于药物优化治疗效果不佳或存在药物治疗禁忌证的患者、高危 SIHD 患者。

在选择具体血运重建手术策略时,临床医师应谨慎权衡 PCI 与 CABG 在改善预后、缓解症状方面孰优孰劣。对于复杂冠状动脉病变,临床医师应利用现有评分工具去预测 PCI 或 CABG 的手术风险(Ⅰ类推荐),如采用 SYNTAX 积分预测 PCI 风险、STS 积分预测 CABG 手术风险。如果不同方案在缓解症状方面的获益相近,应选择其中一种改善远期生存更佳的手术策略,这是因为改善预后远比缓解症状重要。同时,临床医师还应考虑到患者临床情况及意愿、术者经验和医院条件等因素。国内外最新指南均建议由心脏内科与心脏外科组成心脏团队共同制订心肌血运重建策略(Ⅰ类推荐),对于复杂病变患者尤应如此。

1.PCI 改善预后

(1)左主干病变对于左主干病变直径狭窄≥50% 的患者,目前 ACCF/AHA 2012 年发布的《稳定型冠心病诊治指南》和中国 PCI 指南 2012 版均推荐首选 CABG 术以改善生存率(Ⅰ类推荐)。PCI 处理左主干病变以改善临床预后的建议如下：

Ⅱa 类推荐

①对于无保护左主干病变的稳定型冠心病患者，如果同时满足下列两个条件，PCI 可作为替代性血运重建策略以改善预后(B)：

a.解剖条件适合 PCI 术，危险分层评估预测 PCI 术并发症发生风险较低、长期预后良好，如 SYNTAX 积分≤22、左主干开口病变或体部病变。

b.存在外科手术风险增加的临床情况，STS 预测手术死亡率≥5%。

②对于无保护左主干病变的 UA/NSTEMI 患者，如果左主干病变是罪犯病变，但患者并不适合行 CABG 时，PCI 术改善生存率是合理策略选择(B)。

③对于无保护左主干病变的 STEMI 患者，如罪犯病变是左主干病变，且远段冠状动脉血流＜TIMI3 级，考虑到 PCI 术开通血管较 CABG 更快捷，而且安全性更高，建议选择 PCI 术以改善预后(C)。

Ⅱb 类推荐

对于无保护左主干病变的稳定型冠心病患者，如果存在下列情况，PCI 可作为替代性血运重建策略以改善预后(B)：

a.解剖学因素：危险分层评估预测 PCI 手术风险中低危、远期预后不佳的可能性较低，如 SYNTAX 积分中低危(＜33 分)、左主干分叉病变。

b.临床情况预测 CABG 手术风险相对较高，如中重度 COPD、既往脑卒中所遗留的运动障碍、曾经接受过心脏手术、STS 风险评估 CABG 死亡率＞2%的患者。

Ⅲ 类推荐

当无保护左主干病变患者临床情况适合 CABG 术，而解剖条件并不适合 PCI 术时，为了改善临床预后，不建议进行 PCI 术(B)。

(2)非左主干病变冠心病的血运重建

Ⅰ 类建议

对于心源性猝死幸存者，如怀疑缺血介导的室性心动过速与一支血管的严重狭窄有关，行 PCI 术或 CABG 术可改善生存率(PCI 为 C，CABG 为 B)。

Ⅱb 类建议

①对于三支、双支病变或累及 LAD 近段的单支病变，PCI 在改善预后方面的价值尚不明确(B)。

②对于既往有 CABG 史、目前无创性检查证实存在广泛前壁心肌缺血的患者，PCI 与再次 CABG 一样在改善预后方面的价值尚不明确(B)。

Ⅲ 类建议：有害

对于稳定型冠心病患者，如缺乏解剖学或功能学严重狭窄(如非左主干病变直径狭窄＜70%、FFR＞0.80、无创性功能学检查未检测到心肌缺血或仅有轻度缺血)、仅累及 LCX 或 RCA，或仅供应小面积存活心肌的血液灌注，如仅以改善预后为唯一目的，不应实施任何血运重建手术，包括 CABG 或 PCI(B)。

2.PCI 改善症状

Ⅰ 类建议

对于存在 1 支或多支严重冠状动脉狭窄(直径狭窄≥70%)的冠心病患者，如在指南指导的药物治疗(GDMT)后心绞痛症状仍难以控制，且愿意接受血运重建治疗，进行 PCI 或 CABG 均有利于缓解症状(A)。

Ⅱa 类建议

(1)对于存在 1 支或多支严重冠状动脉狭窄(直径狭窄≥70%)的冠心病患者，如因为药物禁忌、不良反应或患者意愿无法实现 GDMT，且心绞痛症状影响生活质量，进行 PCI 或 CABG 以改善症状是合理的策略选择(C)。

(2)对于既往接受过 CABG 的患者，如存在 1 支及多支严重冠状动脉狭窄(直径狭窄≥70%)伴有心肌缺血，尽管进行了 GDMT 心绞痛症状仍难以控制，为改善症状而进行 PCI 是合理的选择(C)。

（3）对于复杂的 3 支血管病变（如 SYNTAS 积分＞22），伴或不伴左前降支近段病变，且适合接受 CABG 的患者，选择 CABG 以改善症状优于 PCI（B）。

Ⅲ类建议：有害

对于无解剖学（左主干病变直径狭窄≥50％或非左主干病变直径狭窄≥70％）或功能学意义（FFR＜0.80）的狭窄病变，不建议进行 CABG 或 PCI 以改善症状（C）。

3.选择 PCI 策略需考虑的临床因素

（1）能否完全血运重建：接受 CABG 的大多数患者可实现完全性或接近于完全性血运重建的目标，而 PCI 患者实现完全性血运重建的比例不到 70％。目前尚不明确 PCI 非完全性血运重建对临床预后的影响程度。但有研究显示，PCI 非完全性血运重建患者在术后接受 CABG 的比例高于 PCI 完全性血运重建患者。

（2）糖尿病：早期临床研究显示，糖尿病患者接受 CABG 的远期预后明显优于 PCI（单纯球囊扩张、金属裸支架或药物洗脱支架），CABG 组的再次血运重建率较低。SYNTAX 积分越高的糖尿病患者，PCI 术后再次血运重建率也将越高。因此，复杂、弥漫冠状动脉病变的糖尿病患者，PCI 并不作为首选血运重建策略。

（3）慢性肾脏疾病：慢性肾脏疾病进行血运重建治疗的手术风险较高，但绝对临床获益也会较大。有研究显示，对于合并严重肾功能不全的冠心病患者，CABG 改善预后要优于 PCI。

（4）左心室收缩功能不全：关于 CABG 与 PCI 对冠心病合并左心室收缩功能不全治疗效果的比较，目前缺乏随机对照研究。现有回顾性研究或注册研究有证据倾向于支持 CABG 优于 PCI，但毕竟检验效力有限，缺乏足够的说服力。因此，对于左心室收缩功能不全的冠心病患者，PCI 是否可行应取决于其他的临床因素和技术条件。

（5）既往接受过 CABG：多个队列研究结果显示，CABG 术后再发心绞痛患者接受 PCI 或再次 CABG 的中期和远期生存率相近。具体血运重建策略的选择则主要依赖于患者的原位血管/桥血管解剖情况，内乳动脉桥慢性闭塞、多个桥血管病变、远段原位血管条件良好时，应考虑 CABG。LAD 桥血管通畅、靶病变相对较少、远段原位血管条件不佳、合并疾病可能会增加 CABG 手术风险时，则应首选 PCI。

（6）双联抗血小板治疗（DAPT）的依从性：支架血栓与 DAPT 的依从性密切相关。当患者可能在 DAPT 最短治疗时间期间（金属裸支架置入后 30 日、药物洗脱支架术后 12 个月）无法耐受药物或依从性不佳时，不建议行 PCI（Ⅲ类建议）。

总而言之，介入医师在决定是否选择 PCI 时，除了关注冠状动脉造影结果（血管解剖情况）之外，还需考虑到患者的临床情况、技术因素及现实条件，依据循证医学证据，谨慎权衡各种不同方案的风险/获益比，针对个体患者制订最佳的个体化治疗方案，避免呆板地运用指南建议。

（二）非 ST 段抬高型急性冠状动脉综合征

对于 ACS 患者而言，药物控制心绞痛症状时常效果欠佳，而且心肌缺血也更容易引起致命性心血管事件。这就决定了 NSTE-ACS 治疗策略与稳定型冠心病治疗策略并不完全一样。NSTE-ACS 进行有创血运重建治疗应该更为积极，通过干预不稳定病变，以降低死亡和心肌梗死风险，缓解临床症状。

NSTE-ACS 血运重建治疗的时间取决于患者的危险分层。全球急性冠状动脉事件注册（GRACE）危险评分可作为 ACS 患者危险分层的首选定量评分方法，GRACE 评分超过 140 分则视为高危患者。除此之外，提示高危患者的临床表现还包括心电图动态改变、肌钙蛋白升高、反复发作心绞痛、大面积心肌受损证据等。ISAR-COOL、TIMACS、ABOARD 三个大型随机临床研究均表明，高危 NSTE-ACS 患者（GRACE 评分＞140 分）在入院后 24 小时内接受早期介入干预策略的临床获益最大，可显著减少缺血事件。因此，对于高危 NSTE-ACS 患者，建议进行早期有创干预（以血运重建为目的的冠状动脉造影术）；对于中低危患者则可考虑早期药物保守治疗、延迟择期干预（入院 24 小时后至 7 日）。尽管 PCI 干预罪犯病变可稳定患者病情，但临床医师仍需考虑到患者血管解剖情况、临床情况及现实条件（同 SIHD 的策略选择），从而选择具体、合理的血运重建方法。

关于 NSTE-ACE 早期介入干预与早期药物保守治疗的建议如下：

Ⅰ类建议

(1)难治性心绞痛或血流动力学/心电活动不稳定的非 ST 段抬高型急性冠状动脉综合征(UA/NSTEMI)患者,如无手术禁忌证或严重合并疾病,应尽早行介入干预(证据等级 B)。

(2)初始病情平稳的 UA/NSTEMI 患者,如发生临床事件的风险增加,且无手术禁忌证或严重合并疾病,应尽早行介入干预(证据等级 A)。

Ⅱa 类推荐

病情平稳的 UA/NSTEMI 高危患者,如无手术禁忌证或严重合并疾病,建议在入院后 12～24 小时内行早期介入干预,而非延迟介入干预。对于中低危患者,药物保守治疗、延迟介入干预也是合理的策略选择(证据等级 B)。

Ⅱb 类推荐

初始病情平稳,但临床事件风险概率较高的 UA/NSTEMI 患者(包括肌钙蛋白阳性的患者),可考虑选择早期保守策略进行治疗,择期行介入干预(证据等级 B)。早期保守治疗策略的选择还应考虑到专科医师和患者的意愿(证据等级 C)。

Ⅲ类推荐:有害

有严重合并疾病(如肝衰竭、呼吸衰竭、肿瘤)的 UA/NSTEMI 患者,不推荐进行早期介入干预。这类患者血运重建的风险和合并疾病的风险可能超过早期血运重建所带来的获益(证据等级 C)。

(1)ACS 可能性极低的急性胸痛患者,不推荐进行早期介入干预(证据等级 C)。

(2)对于无论造影结果如何均不同意血运重建治疗的 UA/NSTEMI 患者,不推荐进行早期介入干预(证据等级 C)。

(三)急性 ST 段抬高型心肌梗死

在急性 ST 段抬高型心肌梗死(STEMI)早期、心肌发生完全不可逆性损害之前,利用药物或机械方法开通梗死相关动脉(即再灌注治疗)将有助于恢复心肌血液灌注,改善预后。缩短救治时间是再灌注治疗的关键环节。急诊直接 PCI 与药物溶栓、急诊 CABG 相比,梗死相关血管开通效果更为快速且可靠,且风险相对较小,通常是 STEMI 再灌注治疗的首选方案。

当难以快速进行直接 PCI 且无溶栓禁忌证时,可考虑药物溶栓治疗。对于溶栓后或未接受任何再灌注治疗的患者,目前的研究证据支持应尽早进行以血运重建为目的的 CAG。根据造影结果和临床病情决定是否需要延迟 PCI,包括梗死相关动脉延迟 PCI、非梗死相关动脉出院前择期 PCI。

1.直接 PCI

Ⅰ类推荐

(1)发病 12 小时之内的 STEMI 均应进行直接 PCI(证据等级 A)。

(2)急救转移系统应将 STEMI 患者直接运送至有条件开展直接 PCI 的医院,PCI 应在首次医学接触-器械干预时间≤90 分钟进行(证据等级 A)。

(3)STEMI 患者就诊医院无法进行直接 PCI 时,如预计首次医学接触-器械干预时间≤120 分钟,应立即转运至有条件开展直接 PCI 的医院(证据等级 B)。

(4)发病 12 小时之内且存在药物溶栓禁忌证的 STEMI 患者,应尽早行直接 PCI(证据等级 B)。

(5)合并心源性休克或严重急性心力衰竭,适合血运重建治疗的 STEMI 患者,无论发病时间长短,均应尽早行直接 PCI(证据等级 B)。

Ⅱa 类推荐

发病 12～24 小时,仍有临床和(或)心电图持续性心肌缺血证据,直接 PCI 是首选再灌注策略(证据等级 B)。

Ⅲ类推荐:有害

血流动力学稳定的 STEMI 患者,不推荐直接 PCI 时干预非梗死相关动脉(证据等级 B)。

2.延迟 PCI

以血运重建为目的的择期冠状动脉造影＋延迟 PCI 适用于接受溶栓治疗,或未接受过任何再灌注治疗的 STEMI 患者。如首诊医院未能开展 PCI 手术,可转运至具有 PCI 能力的医院进行 CAG/PCI。对病情欠稳定、合并机械并发症或中高危的 STEMI 患者,CAG 的目的是评价冠状动脉情况和溶栓效果,指导血运重建治疗以改善预后。

(1)以血运重建为目的的诊断性 CAG

Ⅰ类推荐

①STEMI 出现心源性休克或严重的急性心力衰竭(证据等级 B)。

②出院前无创性缺血功能学检查提示中高危患者(证据等级 B)。

③住院期间存在静息自发性心绞痛或轻微活动诱发的心绞痛(证据等级 C)。

Ⅱa 类推荐

①STEMI 患者药物溶栓失败或有再闭塞证据,应尽早进行以血运重建为目的的 CAG(证据等级 B)。

②溶栓成功、病情稳定的患者,应在出院之前进行 CAG。建议尽早进行,最佳时间为 3～24 小时,但不推荐在溶栓治疗开始 2～3 小时内进行(证据等级 B)。

当诊断性 CAG 完成后,可根据解剖特征、临床病情选择合适的进一步治疗策略,包括药物治疗、PCI 或 CABG。

(2)延迟 PCI 干预梗死相关动脉

Ⅰ类推荐

当 STEMI 患者存在下列任何一种情况时,如解剖条件适合 PCI,应对梗死相关动脉的解剖学严重狭窄进行 PCI 干预。

①心源性休克或严重的急性心力衰竭(证据等级 B)。

②出院前无创性缺血功能学检查提示中危或高危患者(证据等级 C)。

③住院期间存在静息自发性心绞痛或轻微活动诱发的心绞痛(证据等级 C)。

Ⅱa 类推荐

①STEMI 患者药物溶栓失败或有再闭塞证据,应尽早行 PCI(证据等级 B)。

②溶栓成功后病情稳定的 STEMI,可对恢复血流的梗死相关动脉的严重狭窄病变进行延迟 PCI。PCI 应尽早进行,最佳治疗时间窗为溶栓治疗后 3～24 小时,不推荐在给药 2～3 小时内进行(证据等级 B)。

Ⅱb 类推荐

溶栓成功＞24 小时、梗死相关动脉血流恢复、病情稳定的 STEMI 患者,可考虑行延迟 PCI 干预梗死相关动脉的严重狭窄病变(证据等级 B)。

Ⅲ类推荐:有害

发病超过 24 小时、无症状的单支或双支病变 STEMI 患者,如血流动力学、心电活动稳定,且无严重心肌缺血证据,不推荐 PCI 开通完全闭塞的梗死相关动脉(证据等级 B)。

(3)出院前择期 PCI 干预非梗死血管

Ⅰ类推荐

STEMI 患者在直接 PCI 术后存在自发心肌缺血症状,可考虑在出院前干预非罪犯血管(证据等级 C)。

Ⅱa 类推荐

直接 PCI 术后,无创性缺血动能学检查提示中危或高危患者,可在出院前 PCI 干预非梗死相关动脉(证据等级 B)。

简而言之,延迟 PCI 应更为积极。无论溶栓成功与否,只要无手术禁忌证,目前的循证医学证据都支持尽早进行以血运重建为目的的诊断性 CAG。考虑到溶栓初始阶段进行 PCI 的出血风险,不建议溶栓成功的 STEMI 患者在溶栓开始 2～3 小时内进行极早期 PCI,但溶栓失败者则不受此限制。CARESS-in-

AMI 和 NORDISTEMI 研究已证实,这种溶栓后进行早期 PCI 的策略可减少溶栓后靶血管再闭塞、再发心肌缺血的风险。

基于 OAT 研究结论,目前仍不推荐无症状、稳定的急性心肌梗死患者在发病 24 小时后常规开通完全闭塞的梗死相关血管。在 OAT 研究中,5.8 年随访结果显示发病 24 小时后开通梗死相关血管在包括死亡、再发心肌梗死、心力衰竭在内的复合终点方面并不优于药物治疗组,而且 PCI 组再发心肌梗死的比例有增加的趋势。

(四)特殊情况下的 PCI 适应证

1.非心脏外科手术之前的 PCI 建议

Ⅱa 类推荐

(1)对于需要 PCI 治疗,同时在术后 12 月之内计划进行择期非心脏外科手术的患者,建议行单纯球囊扩张或金属裸支架置入,术后双联抗血小板治疗 4~6 周(证据等级 B)。

(2)对于已接受 DES 置入,需要进行紧急外科手术而停用双联抗血小板治疗的患者,建议手术期间维持阿司匹林,术后尽早重启 P2Y12 抑制剂治疗(证据等级 C)。

Ⅲ 类建议

(1)对于稳定型冠心病患者,不建议在非心脏外科手术前进行常规预防性血运重建治疗(证据等级 B)。

(2)单纯球囊扩张或金属裸支架置入 4~6 周、药物洗脱支架置入 12 个月之内,不推荐进行择期非心脏外科手术,因在围术期需停用 P2Y12 抑制剂(证据等级 B)。

2.无心外科支持的医院进行 PCI 的建议

最新研究显示,无心外科支持的直接 PCI 或非直接 PCI 并未增加死亡率或急诊 CABG 的风险。基于这方面的证据,SCAI/ACC/AHA 专家共识 2014 更新版对无心外科支持的医院进行 PCI 的推荐如下:

(1)Ⅱa 类推荐

如果有合理的处理预案,无心外科支持的医院可对 STEMI 进行直接 PCI(证据等级 B)。

(2)Ⅱb 类推荐

如果有合理的处理预案,而且在筛选合适患者方面有严格的临床和造影标准,无心外科支持的医院可进行择期 PCI(证据等级 B)。

(3)Ⅲ 类推荐:有害

如果在转运至邻近医院心外科过程中缺乏成熟的转运预案、合适的血流动力学支持条件,不建议进行直接或择期 PCI(证据等级 C)。

无心外科支持条件下进行 PCI 实际上对医院条件、转运支持系统、术者资质都提出了很高的要求。但更为重要的是,术者应了解无心外科支持 PCI 的禁忌证,学会识别高危患者和高危病变(表 2.1.5),尽量避免在无心外科支持条件下进行介入治疗。

二、冠状动脉介入治疗的基本器械选择

(一)指引导管

冠状动脉介入治疗的完成主要包括四个基本步骤:第一,通过指引导管建立体外与冠脉的联通;第二,冠状动脉导丝通过指引导管进入靶血管,通过靶病变,到达血管远端;第三,相关器械通过导丝送达靶病变做支架置入前的诊断和预处理;第四,支架通过导丝送至靶病变处释放及随后的诊断和后处理。其中,第一步是基础,是前提,是极其重要的关键步骤。选择一个合适的指引导管,是确保手术安全、顺利、省时、省对比剂、减少 X 线暴露的重要前提。

选择指引导管要遵循以下几个原则:①支撑力强;②同轴性好;③对冠状动脉开口损伤小;④对入路血管损伤小;⑤不超选不深插;⑥注意配合使用造影导丝;⑦确保冠脉灌注好,压力不衰减、不心室化;⑧确保满足手术器械操作需求;⑨要考虑入路血管和升主动脉的影响;⑩要考虑靶血管起源异常和桥血管的

影响。

(二)导引导丝

导引导丝的选择和应用在冠脉介入治疗中具有举足轻重的作用,有时是成败的关键,尤其是在复杂病变中,如慢性闭塞病变(CTO)。导丝不能通过病变,手术就不能成功。因此,认真仔细阅读冠脉造影结果,对病变进行充分的评估,选择或顺序选择合适的导引导丝,是确保手术安全、成功的前提和保障。

(1)导丝的分类。①按亲水与否可分为亲水导丝和非亲水导丝;②按导丝头端的形状分为直头导丝和锥形头导丝;③按适用性分为通用型、工作导丝和CTO导丝;④按支撑力强弱分为强支撑力导丝和中低支撑力导丝;⑤按适用于前向和逆向导丝技术可分为适用于前向导丝法导丝和逆向导丝法导丝;⑥按适用于器械交换与否可分为交换导丝和工作导丝。

(2)为选择合适的导丝,要遵循以下几个原则:①确保安全不损伤血管;②确保进入靶血管通过靶病变;③一般多选通用型、工作导丝,少选亲水导丝,特殊病变除外;④保护导丝不选亲水导丝,以免护套脱落、涂层脱胶;⑤CTO病变导丝选择遵循联合其他导丝、配合其他器械、循序渐进的原则;⑥逆向导丝技术选择逆向导丝法导丝;⑦操控性和触觉反馈好;⑧支撑力强;⑨近1:1的扭矩传导;⑩头端硬度适中;⑪需换为交换导丝时一定要交换导丝。

(三)球囊扩张导管

导丝通过靶血管和靶病变后,就要开始选择合适的球囊。根据球囊在PCI术中的作用,可分为预扩张球囊和后扩张球囊;根据球囊的顺应性可分为顺应性球囊、半顺应性球囊、非顺应性球囊;根据载药与否,可分为非药物洗脱球囊和药物洗脱球囊(DEB);根据是否具有切割功能,分为非切割球囊和切割球囊(CB);根据球囊外是否有"类切割"作用的导丝,分为单导丝球囊和双导丝球囊(如safecut,minirail球囊);根据交换导丝的情况,分为快速交换球囊和整体交换球囊(OTW);根据标记情况,可分为单标记球囊和双标记球囊。

选择球囊时,要根据病变特点,结合球囊的性能指标进行选择。球囊几个重要的性能指标包括,外径、跟踪性、推送性、顺应性、切割、类切割性、载药性,OTW性能。

PCI时,为安全故,一般不选择顺应性球囊。预扩张通常选择半顺应性球囊(特殊病变可选择非顺应性球囊),而后扩张选择非顺应性球囊。预扩张球囊直径比血管直径为1:1,后扩张球囊直径比血管直径为(1.1~1.2):1。CTO病变、重度钙化病变、重度狭窄病变、穿支架网眼等情况下,一般要先选小外径、短、单标记球囊,如1.25mm、1.5mm球囊;待通过病变,预扩张后再换用较大外径球囊进行充分预扩张。钙化病变、开口病变、分叉病变、支架内再狭窄病变、小血管病变可选用切割球囊。双导丝球囊多适用于钙化病变和支架内再狭窄病变(ISR)和分叉病变(减少斑块移位,降低边支闭塞风险)。置入BMS后的支架内再狭窄病变,可选择药物洗脱球囊(IA类推荐)。OTW球囊主要用于CTO病变,有利于提高导丝的操控性和通过病变的能力,同时便于交换导丝。

(四)冠状动脉支架

置入支架是冠状动脉介入治疗最重要内容和步骤。前期的工作是为支架置入做准备,支架置入是前期工作的目标和目的。支架的选择要依据病变特点、支架性能和患者意愿综合考虑进行选择。根据设计的不同,分为网状支架、管状支架、缠绕型支架和环状支架。根据材料不同,分为316L不锈钢支架、钴支架、铬支架、镍支架、钽支架等。根据膨胀方式的不同,分为球囊膨胀性支架和自膨胀性支架。根据特殊用途而设计的支架分为分叉支架、分支支架、覆膜支架等。根据是否带药,分为药物涂层支架和非药物支架。

支架的性能指标主要包括,开环、半开环设计和闭环设计;网眼大小;支架丝厚度;金属动脉比值;可视性;释放后缩短;弹性回缩。

支架的选择原则如下。

(1)病变结合患者意愿。

(2)血管近端病变尤其是左主干病变应选择径向支撑力强的管状支架。

(3)病变前血管显著纡曲者,选用柔顺性好的环状支架。

（4）分叉病变应选择网眼大的支架。

（5）支架要完全覆盖病变，即略长于病变，病变长度＋6mm。

（6）支架释放顺序由远及近。

（7）以注射硝酸甘油后的血管直径为参考，按支架血管比为（1.1～1.2）：1选择支架。

（8）3.5mm以上的血管可选择BMS，3.5mm以下血管多推荐DES。

三、冠状动脉复杂病变的介入技巧及器械选择

（一）完全闭塞病变

冠状动脉完全闭塞病变，根据闭塞的时间，可分为急性完全闭塞和慢性完全闭塞。此处内容主要指慢性完全闭塞病变（CTO）。CTQ是指冠状动脉100％闭塞超过3个月的病变，其组织成分多为粥样硬化斑块、血栓、纤维化、钙化组织。开通CTO意义在于：改善长期预后和左心室功能，缓解心绞痛症状，减少CABG手术和MACE率；10年生存率提高10％左右。

在PCI中，CTO仍是"瓶颈"和"最后堡垒"，具有相当的难度和挑战；因此，介入技巧的综合运用和恰当的器械选择是提高成功率的关键。

第一，高质量冠脉造影和辅助手段的综合应用，充分评估病变。

第二，详细病史＋充分的实验室及辅助检查，充分评估患者（低、中、高危）。

第三，导管室备齐所需器械、设备和人员（必要时需外科医师），充分术前准备。

第四，各种介入技术技巧的综合运用配合恰当的器械选择，熟练和自信的术中操作。

第五，要懂得何时结束手术，体面的终止操作。

具体的操作技巧和器械选择如下。

1.指引导管的选择

要选择指引导管的弯曲与左主干或右冠近段解剖结构吻合，同轴性好，内腔大，支撑力强的指引导管。指引导管选定后，通常要配以微导管或OTW球囊。一般情况下6FEBU、XB、XBLAD、XBRCA、AL等指引导管能完成任务，但如需双微导管，双OTW球囊，微导管＋OTW球囊，6F指引导管难以胜任，应选择7F。

2.导丝的通过

CTO的介入治疗，最为关键的在于导丝的通过。所以，其介入治疗技术是基于导丝的各种操作技术的。根据导丝操作的方向性，基本上可以分为两大类技术，即前向导丝技术和逆向导丝技术。使用频率最高的，作为术者首选的技术为前向导丝技术。

3.前向导丝技术

（1）导丝的选择：强调以病变特点为依据。缠绕型导丝头端硬度大，支撑力强，穿过病变的能力强，触觉反馈好，这类导丝应用较多。如Miracle、Conquest等。亲水涂层导丝适用于闭塞近段纤曲，近端纤维帽不是太硬，闭塞段内的病变较松软，有微孔道者。但此类导丝触觉反馈差，易进入假腔或穿出血管外。根据近些年CTO的实践经验，认为CTO病变有微孔道者多见，故选导丝的顺序倾向于先尝试亲水导丝如pilot50～150、PT、MS等，如不能通过病变，再从中等硬度非亲水导丝试起，如从Miracle3～12、Conquest等。

（2）导丝操作的基本技巧：一般要做双弯，第二弯以20°～30°为宜，一般会用到双导丝（一亲水一非亲水），通常需要微导管或OTW球囊支撑。导丝操作的基本手法有"刺"和"钻"及二者的结合。

（3）导丝进入假腔的处置：导丝进入假腔是经常发生的事情。关键是要及时发现，操作导丝再次进入真腔。当感觉像是走在泥巴或是石头缝里面，特别是当回撤导丝亦有这种感觉时，当导丝头端不能自由"舞动"，或导丝头端不能自由进入边支，此时导丝已进入假腔。发生这种情况发生时，处置方法有以下几种。①回撤该导丝致假腔入口处以近，反复尝试入真腔；②上第二个导丝，以平行导丝技术和SeeSaw导

丝技术尝试入真腔;③以 STAR 技术入远端血管真腔,以真-假-真方式置入支架;④终止手术,1 个月后再次尝试。

(4)导丝操作的主要技术:①平行导丝技术;②SeesSaw 导丝技术;③STAR 技术;④锚定技术;⑤边支技术。

4.逆向导丝技术

该技术须在微导管的配合下,从至少 1mm 的间隔侧支由供血血管逆向通过闭塞段。由于闭塞段的远端纤维帽较松软,故不需太硬的导丝。主要包括三种技术,即逆向扩张技术、对吻导丝技术、CART 技术。

(1)逆向扩张技术:逆向导丝通过病变后进入前向的指引导管内,通过逆向导丝扩张病变,再从前向送入导丝到远端真腔,前向置入支架。

(2)对吻导丝技术:逆向导丝未能成功进入近段真腔,进入前向导丝与逆向导丝对吻,紧抱,沿逆向导丝通过病变到达远端真腔,前向置入支架。

(3)CART 技术及反向 CART 技术:逆向导丝进入近段真腔后,前向导丝无法通过逆向导丝的路径进入远端真腔时,以小外径如 1.25mm 球囊逆向扩张出一条通道,前向导丝沿该通道进入远端真腔,称为CART 技术。当逆向导丝进入假腔后,操作前向导丝也进入逆向导丝的假腔处,沿前向导丝扩张一条假腔通道,逆向导丝沿该假腔通道进入近段真腔,称为反向 CART 技术。

(二)分叉病变

分叉病变属 PCI 中的复杂病变。如果采取单支架策略,要确保边支不能闭塞;如果采取双支架策略,操作复杂,术式多,步骤多。因此,分叉病变的 PCI 对术者的要求高。介入技巧的综合运用和恰当的器械选择是顺利成功的保证。

分叉病变的介入治疗主要问题在于边支的问题。要不要保护? 怎样保护? 要不要置入支架? 如要置入支架,与主支支架的关系怎样处理? 即术式问题。

首先要确定单支架策略还是双支架策略。

1.单支架策略时的介入技巧和器械选择

单支架策略:如果边支血管直径<2.5mm,供血范围不大,通常采用仅主支置入支架,边支保护的单支架策略。

(1)导引导管的选择:通常选用 6F 指引导管即可,选择腔大、支撑力强、同轴性好、对左主干或右冠开口损伤小的指引导管,如 EBU 系列。

(2)导引导丝的选择:没有特殊要求,工作导丝即可。不要选择亲水导丝,尤其是硬导丝,因其既没有必要又降低了安全性。

(3)边支保护策略:在目前的临床实践中有两种边支保护策略,即 jailed wire 和 jailed balloon。jailed wire 读者可能非常熟悉,需要强调的一点个人体会是,在充分的主支支架后扩张前,最好交换钢丝,即把主支内的导丝穿支架网眼调整到边支内,把边支内的导丝调整到主支血管内,然后再进行主支支架的后扩张,以免当边支发生闭塞或非 TIMI3 级血流时 Rewire 边支的忙乱和困难。jailed balloon 技术是近 2 年在冠脉介入界悄然兴起的实用的、重要的、十分有效的边支保护技术。在 6F 指引导管内操作可顺利完成。jailed balloon 技术是指在欲保护的边支内置入一球囊,近端标记置于边支血管开口,主支血管置入支架及后扩张,然后撤出边支球囊和导丝。jailed balloon 技术可以确保边支血管不受影响,一旦受到影响,可即刻进行球囊扩张,保持血管开通(KIO)。

2.双支架策略时的介入技巧和器械选择

双支架策略:如果边支血管直径>2.5mm,供血范围大,通常采取主支和边支血管都置入支架的双支架策略。

(1)导引导管的选择:通常选用 7F 指引导管,选择腔大、支撑力强、同轴性好、对左主干或右冠开口损伤小的指引导管,如 EBU 系列。

(2)导引导丝的选择:没有特殊要求,工作导丝即可。但不要选择亲水涂层导丝做 jailedwire。

（3）术式的选择：研究表明，无论哪种术式，主支血管的再狭窄率差别不大。关键是边支血管的问题，边支血管开口能否被支架完全覆盖是再狭窄率高低的关键所在。因此，能把边支血管开口完全覆盖的术式即是好术式，不能确保开口完全覆盖的术式不是好术式。除了确保完全覆盖边支血管开口外，还要考虑分叉近段主支内的金属负荷、边支血管 Rewire 的成功率等来选择术式。

①临床实践中常用的术式：目前选择术式主要考虑边支血管跟主支血管之间的夹角。如果夹角 70°～90°，T 支架术（包括改良 T，TAP 等）；如果夹角＜70°，选择 Crush 支架术、Culotte 支架术；如果病变为 Medina(0,1,1) 型且近段主支血管直径≥2/3(MB+SB) 可选择 V 支架术；如果病变为 Medina(1,1,1) 型且近段主支血管直径≥2/3(MB+SB) 可选择 SKS 支架术(SKS)。当主要考虑夹角来决定术式时，夹角 70°～90° 的分叉病变选择 Culotte 术式是不合适的，但有研究表明，此类病变选择 Culotte 术式优于 T 支架术。说明角度并不是最重要的，完全覆盖边支血管开口才是最重要的。

②关于分叉病变的直径分类法和直径分类法与术式选择的关系。

a.直径分类法：在临床实践基础上我们总结提出了分叉病变的直径分类法。直径分类法不重视角度而重视分叉近、远段主支和边支的直径。具体定义：首先符合分叉病变的定义，该分叉病变需采取双支架策略，分叉近段主支直径用 Dp 表示，分叉远段主支直径用 Dd 表示，边支直径用 Ds。如 Dp≈Dd,Dp≈Ds,Dd≈Ds,Dp－Dd＜0.5mm,Dp－Ds＜0.5mm,Dd－Ds＜0.5mm,则称为直径分类法 1 型(ZJ1)；如 Dp≈Dd,Dp＞Ds,Dd＞Ds,Dp－Dd＜0.5mm,Dp－Ds＞0.5mm,Dd－Ds＞0.5mm,则称为直径分类法 2 型(ZJ2)；如 Dp＞Dd,Dp＞Ds,Dd≈Ds,Dp－Dd＞0.5mm,Dp－Ds＞0.5mm,Dd－Ds＜0.5mm,则称为直径分类法 3 型(ZJ3)。

b.直径分类法与术式选择的关系：ZJ1 型选择 DKmini-Culotte,ZJ2 型选择 DKmini-Crush,ZJ3 型选择 SKS/V 术式。

（三）开口病变

开口病变的定义是指距离血管开口 3～5mm 以内的病变。与冠状动脉其他部位的病变相比，开口病变具有更丰富的胶原纤维，往往伴有钙化，介入治疗后弹性回缩较其他部位更明显。

开口病变分为主动脉开口和非主动脉开口病变，主动脉开口病变如左主干、右冠、桥血管开口等，非主动脉开口病变如前降支开口、回旋支开口、对角支开口、钝缘支开口、后降支开口、后侧支开口病变。非主动脉开口病变实际上属于分叉病变范畴。

开口病变介入的技术要领和器械选择如下：

1.正确的体位充分暴露病变

左主干开口病变要采取头位（右头、正头、左头）暴露病变；右冠开口在 LAO45°；桥血管开口要根据所在位置，以暴露开口和主动脉壁的切线位为原则；前降支和回旋支开口的暴露以蜘蛛位最好；绝大多数情况下，LAO20°Caudal40° 尤佳。

2.正确的指引导管

主动脉开口病变 PCI 时，对指引导管的要求主要是以下几点：同轴性好、支撑力弱、短头导管，如 JR4、JL4ST，必要时须有侧孔。注意不能强支撑深插。

3.正确的球囊预扩张

开口病变主张充分预扩张，而不主张直接支架术。通常选择非顺应性球囊（高压球囊）或切割球囊，选择较长球囊而不选短球囊以避免"西瓜子效应"。

4.有条件时 IVUS 指导

开口病变多偏心，造影判断狭窄程度有时不准确，造影判断钙化漏诊率很高，此时 IVUS 能给出更精准的指导，同时有助于做好充分的术前准备如旋磨等，对判定术后是否要高压后扩张及扩张程度也有较大的价值。

5.180°

以上的钙化时，要考虑旋磨。

6.支架选 DES 不选 BMS

考虑到长期预后,目前主张选择药物涂层支架而不选裸支架。支架精确定位是关键,正确的体位是基础,支架突入主动脉内 2mm,要考虑到所使用支架的缩短率。

7.前降支、回旋支开口病变的处理

不能影响对侧。如二者夹角＞80°,用精确定位法植入前降或回旋开口支架不会影响对侧。如夹角＜80°,影响的可能性较大,角度越小,影响的可能性越大,这种情况下,对侧血管内应预先置入一球囊,如果,支架释放后对侧开口明显受压,应行对吻。

8.处理分支开口

不能影响主支,这是基本原则,损毁了主支血管还不如不处理边支血管。有研究显示,分支开口仅用切割球囊扩张,亦可获得较好的长期预后。

9.SVG 开口病变的处理

最好有远端保护装置以免发生远端栓塞。

(四)左主干病变

左主干病变,尤其是无保护左主干(ULMCA)病变的介入治疗,随着临床研究不断提供有力的循证医学证据,自 2009 年美国 ACC/AHA 的 PCI 指南将左主干的 PCI 治疗由原来的Ⅲ类推荐(禁忌证)升级为ⅡbB 类推荐后,指南层出不穷。2010 年 ESC/EACTS 的 PCI 指南将孤立的左主干或伴单支血管病变的 PCI 升级为ⅡaB 推荐,2011 年 12 月,美国 ACC/AHA/SCAI 共同制订了新版 PCI 和 CABG 指南,对于无保护左主干或多支血管病变,建议"心脏团队"讨论并应用 syntax 评分、STS 评分评估 PCI 和 CABG 风险。

左主干病变分为开口、体部、远端分叉及其复合等类型。左主干病变的介入治疗,操作手法技巧和器械选择的要求更高,更严格。

1.开口病变

(1)指引导管的选择及操作:同前面讲过的主动脉开口病变的导管选择。应选择同轴性好、支撑力弱,不能强支撑、深插的短头导管,如 JR4,JL4ST 等,必要时须有侧孔。要盯着压力监测,如有压力衰减、心室化等情况,不要犹豫,应立刻换成带侧孔导管,有时换成大一号导管(如 6F 换成 7F)反倒有利。

(2)导丝的选择和操作:宜选软导丝,不宜选硬导丝和亲水导丝,普通工作导丝即可,如 Runthrough、BMW 等。通过病变时不应有阻力,尤其是较大阻力;如确有阻力,应调整指引导管,重新尝试,切不可盲目用力推送导丝,以免夹层造成灾难性后果。如 90%以上的狭窄,推荐带着球囊送导丝,以增加操作速度,减少缺血时间,减少恶性事件发生。

(3)球囊的选择和操作:主张充分预扩张,而不主张直接支架术。通常选择非顺应性球囊(高压球囊)或切割球囊,选择较长球囊而不选短球囊以避免"西瓜子效应"。操作速度要快,尽可能减少缺血时间。如见到扩张效果不好或有明显的弹性回缩,尽早换用切割球囊。

(4)支架的选择:支架的选择有些难度,关键是选择多大直径,因为没有参考血管。如导管室有 IVUS,就不要犹豫,在 IVUS 指导下是最精准的。支架释放时要在头位定位,以开口下缘为准,突出开口外 2mm,命名压释放。有 IVUS 的导管室可以在 IVUS 后决定是否高压后扩张,如没有 IVUS,可采取常规后扩张策略。

(5)辅助器械的选择:包括 IVUS,切割球囊(非明显钙化),旋磨(明显钙化),IABP 等。

2.体部病变

左主干体部病变相对简单,在介入技巧及器械选择方面与开口病变相比没有太特殊之处。只是当主干较短时,所选择的指引导管不宜深插主干,以免给支架定位和释放带来不便。

3.远端分叉

(1)指引导管的选择:没有太特殊之处,强调的是如考虑双支架术,要选用 7F 指引导管。

(2)导丝的选择:工作导丝即可。在双支架术 rewire 困难时,可考虑亲水导丝或硬导丝。

(3)球囊的选择:没有特殊之处,选择单支架术时,强调注意应用 Jailed balloon 技术。

(4)支架的选择:没有特殊之处。强调的是在选择双支架术时的术式选择,除了有特殊适应证的 V 和 SKS 支架术,其他术式间至今没有头对头的研究对比其优劣。T 支架术(包括改良 T,TAP 等);Crush 支架术;Culotte 支架术;根据术者的喜好和经验,都可以采用,但必须要注意以完全覆盖 LAD 或 LCX 开口为原则。

(5)辅助器械的选择:包括 IVUS,切割球囊(非明显钙化),旋磨(明显钙化),IABP 等。

(五)钙化病变

冠脉造影发现 15%的冠状动脉病变有不同程度的钙化,IVUS 检查却发现血管钙化阳性率达 85%。中~重度钙化病变是导致 PCI 手术失败和血管急性闭塞的主要危险因素。

介入技术和器械选择如下:

1.指引导管

严重钙化病变 PCI 成功的关键是选择能够提供最好支持力的指引导管,如 Amplatz、XB、EBU、XBLAD、XBRCA 等。

2.导丝

选择尖端亲水涂层导丝有利于通过钙化病变,选择支持力强的导丝可帮助球囊和支架顺利通过病变,如 WhisperMS、Pilot50、Traverse 导丝;Stabilizer。Supersoft,ATW 导丝;PT2 系列导丝;RunthroughNS 导丝和 Rinato 等系列导丝。对于严重钙化病变,导引导丝不能顺利通过时,"伙伴"导丝技术是常用到的一种方法。"伙伴"导丝技术(BWT)是在 PCI 过程中,沿着放置好的第一根冠状动脉导丝(亲水或非亲水涂层导丝),再放入第二根导丝(非亲水涂层导丝),这样能稳定指引导管,帮助球囊和支架通过病变。双球囊技术及锚定技术也常用于球囊无法通过的严重钙化病变。

3.球囊

选择外径小、推送杆推送力好的球囊。

4.支架

选择闭环、辐射张力和金属覆盖率好的支架可得到更理想的扩张,同时血栓率、再狭窄率低。

5.旋磨

对不易通过和不易扩张的病变,采用旋磨后扩张,然后置入支架的技术。依据血管直径,由小号到大号递增,最大旋磨头直径应当小于血管直径的 75%,但目前多选用 1.5mm 旋磨头,其后用球囊适当高压预扩张,最后置入支架。

6.切割球囊技术

仅对于轻中度钙化病变,普通球囊难以扩张的病变,在置入支架前进行预扩张,而对于严重钙化病变仍建议旋磨治疗。

(六)扭曲成角病变

扭曲成角病变是介入治疗的难点,置入支架困难,其介入治疗急性期并发症和术后再狭窄发生率增高,尤其是对老年、糖尿病患者。

介入技术和器械选择如下:

(1)选择超支持的导引导管,可深插的更好,如 Amplatz、XB、EBU、XBLAD、XBRCA 等。

(2)选择超支持的导引导丝或采用辅助导丝技术,该类病变要求导丝具有易于通过扭曲血管的柔软尖端,还应具备良好的血管跟踪性、通过性和顺应性,同时应有较强的拉伸扭曲血管的能力和强的支持力,以使球囊、支架能够顺利到达病变处。该类病变可选用如 Whisper MS、Pilot 50、Traverse 导丝;Stabilizer Supersoft,ATW 导丝;PT2 系列导丝;Runthrough NS 导丝和 Rinato 等系列导丝。

(3)预扩球囊:要用柔软和跟随性好的较长球囊进行低压力扩张。

(4)支架:如果一个支架不能完全覆盖纡曲病变,那选择多个较小的支架,避免支架的衔接处位于纡曲处,尽量选择柔软性较好的支架,如 Firebird、XienceV 等支架。

(5)中至重度成角是 DCA 的相对禁忌证,因为有可能引起穿孔。而<30°的病变可以进行 DCA 治疗。

（七）弥漫性改变长病变

弥漫性改变长病变是指造影方法测量＞20mm 的病变,这类病变远端血管径较小,不是 CABG 较好的适应证,目前长弥漫性病变置入长支架成功率显著提高,有报道再狭窄率并不高。有资料显示,冠状动脉长弥漫性病变置入药物涂层长支架,可获得良好的影像学结果。

介入技术和器械选择如下:

1.指引导管

要求选择支撑力较强的指引导管,如 AmplatzLl、XB、EBU 等。对右冠脉远端弥漫长病变通过深置指引导管以主动增强后坐力,可取得满意效果。PTCA 和支架术应选择 SF～7F 内径,旋磨术选择 7F～8F 内径。指引导管尖端形态的选择与常规 PTCA 相同。

2.导丝

选择尖端较软、但支撑力较好的导丝,使用双导丝增加支撑力也取得了良好效果。

3.球囊

选择比病变长度略长的长球囊扩张病变,以防止病变两端撕裂,并可减少扩张次数。对弯曲血管可选择比参考血管直径小 0.5mm 的球囊,即参考血管直径:球囊直径为 1∶0.8～1∶0.9;而对走行较直的血管,可选择 1∶1 的球囊进行扩张。

4.支架

各种型号的支架均能用于长病变,但病变段纤曲、处于血管弯曲处或远端时,则宜选用支架未释放前外形较小且顺应性好、支架球囊杆部推送力较强的支架。如拟用单个支架,则长度选择以能覆盖病变全长(包括病变的“肩部”)为原则。对弥漫性长病变两端血管径有明确差别者,可分别放置不同直径的多个支架连接。支架直径的选择原则应与参考血管直径呈 1∶1 比例。近年临床采用 DES 治疗长病变取得了较为满意的疗效。

（八）小血管病变

小血管病变是指通过定量冠状动脉造影确定的参照血管直径＜3mm 的病变。但目前没有统一的定义,从治疗策略和疗效上考虑,倾向于将≤2.5mm 的血管定义为“小血管”。在某些情况下,冠状动脉造影显示的是小血管,但如果用 IVUS 测量则可能显示为大血管伴弥漫性病变。小血管病变多见于女性,糖尿病患者,大部分比较复杂,多表现为硬斑块,血管腔小,往往伴随长的病变。

介入技术和器械选择如下:

1.指引导管

小血管病变管腔小易造成嵌顿(尤其是 LM 及 RCA 口部血管直径较小时),最好选择 SF～6F 指引导管,必要时带侧孔,以保证其同轴性和支撑力。

2.导丝

小血管内操作导丝难度较大,因此,导丝尖端应做成短的 J 形弯头以适应较小血管腔,另外,应选用头端较软、杆段较硬的导丝(如 ATW,WHISPER,PILOT 50～100),导丝的头端较软不易损伤血管,而导丝杆部支撑力好有助于支架推送到位。

3.球囊

由于小血管管径较小,导丝和血管壁之间存在更多的摩擦,使球囊经过冠脉血管和穿过病变部位更困难,应选用外形小、推进性好的球囊,以利于通过病变。使用非顺应性球囊或顺应性较小的球囊,球囊与血管直径的比例为 1∶1。小血管病变常合并纤维化和钙化,需要较高压力扩张,故应选用非顺应性或顺应性小的耐高压球囊(如 QUANTUM 等),以免扩张时发生内膜撕裂和急性闭塞。小血管长病变两端直径差别较大,有时需选用不同直径的球囊分段分次扩张,如病情许可,球囊扩张时间尽量长。如高压扩张后病变不能被扩张而又无夹层出现,则应考虑实施旋磨术。关于所选球囊直径,理论上应根据 IVUS 结果 1∶1 选择,盲目选择较大的球囊会增加撕裂及急性闭塞的概率。

4.支架

对于球囊 15atm 扩张仍不充分者不宜放置支架,以防止支架释放不全。主张应用 DES 以降低再狭窄率。所选支架直径应以支架:血管直径比 1:1 为宜。应选用柔顺性好,通过力强的支架。对小血管病变支架置入后远端有较大残余狭窄及撕裂的患者,可于支架以远选用 1:1 球囊长时间低压力扩张,如首枚支架选用 DES 则第 2 枚支架亦应选用同种(型号可不同)的 DES。支架置入术后应多角度造影,以确认支架两端是否有残余狭窄及撕裂。

(九)CABG 的桥血管病变

冠状动脉搭桥手术目前是国际公认处理多支复杂冠脉病变最为成熟的治疗方法。此项术式经历了微创化、全动脉化、心脏不停跳、机器人辅助、杂交等技术革新,手术预后显著改进。尽管如此,冠状动脉搭桥手术始终存在一个隐患——桥血管退化并闭塞。临床中最常用到的血管桥是大隐静脉,有统计认为,大隐静脉桥血管生存年限<10 年,50%的桥血管至少存在一处明显狭窄,完全闭塞的发生率高达 40%。静脉桥血管病变在术后 1 年就可以出现,早期每年闭塞发生率达 2.1%。动脉桥血管虽较静脉桥血管可显著降低闭塞性发生率,但是其结果仍然不容乐观。在一项平均随访时间 565 天的研究中显示内乳动脉桥闭塞发生率 4.8%,桡动脉桥则高达 33.7%。

由于再次 CABG 的风险极大,因此,PCI 成为处理桥血管病变,特别是静脉桥血管病变(SVG)的主要手段。文献报道,二次 CABG 围术期的病死率高达 3%~7%,心肌梗死发生率 3%~11%。尽管 PCI 领域已经取得了飞速进展,尤其是药物洗脱支架(DES)和远端保护装置的应用使患者的预后明显改善,然而,处理这种松脆易碎的 SVG 退行性病变依然充满风险。目前,介入术后的再狭窄、术中远端血栓栓塞以及非介入部位病变的持续进展依然是 SVG 病变介入治疗中面临的主要挑战。DES 的出现使 SVG 病变的再狭窄率明显降低,是处理 SVG 病变的首选手段。血栓保护装置的应用是 SVG 介入治疗中巨大的飞跃,大量研究已经证实血栓保护装置的应用可以明显降低 SVG 病变无复流和 MACE 的发生。然而,即使同时应用 DES 和血栓保护装置两种手段,SVG 病变 PCI 术后 MACE 的发生率仍然明显高于自身血管病变,非靶病变的持续进展则是 SVG 病变远期预后不良的主要因素。未来,既能有效抑制平滑肌细胞增殖、又能阻止斑块突入管腔的 DES,外径更小、操作更简便、更安全有效的血栓保护装置等均是 SVG 介入领域的发展方向。

四、冠状动脉介入治疗的并发症及其处理

(一)靶血管并发症及其处理

1.冠状动脉夹层

冠状动脉夹层是指冠状动脉介入操作过程中,各种原因导致的冠状动脉内膜撕裂,血液进入动脉中膜,形成包含血液的假腔,可引发冠状动脉急性闭塞和破裂的一种并发症。一定程度的夹层通常被认为是 PTCA 成功的标志,大多临床过程良好,但复杂严重的、未给予恰当处理的夹层有导致冠状动脉急性闭塞、急性心肌梗死甚至死亡的危险。因此,对冠状动脉夹层的严重程度和可能导致的后果做出准确的评价非常重要。

(1)分型:美国国立心肺血液病研究所(NHLBI)针对冠状动脉内膜损伤的形态学特点将冠状动脉夹层分为 6 型,其中 A 型和 B 型为轻度内膜撕裂,导致严重后果的风险相对较低,而 C~F 型夹层常常引起急性缺血事件,严重者可导致患者死亡。

A 型:管腔内少许内膜撕裂透亮影;轻度造影剂充盈不均匀,或呈云雾状或毛玻璃状外观,急性冠状动脉闭塞风险较低。

B 型:血管透亮区被分割成双腔,仍呈线性内膜撕裂,无或少量造影剂滞留,急性闭塞发生率为 3%。

C 型:冠状动脉管腔外有造影剂滞留,可见撕裂的内膜片,导致急性闭塞的发生率为 10%。

D 型:冠状动脉管腔呈螺旋形造影剂充盈缺损,急性闭塞发生率为 30%。

E 型:内膜撕裂伴持续的造影剂充盈缺损,急性闭塞发生率为 9%。

F 型:内膜撕裂导致远端冠状动脉血流受限或闭塞,急性闭塞发生率为 69%。

(2)常见原因

①冠状动脉病变因素

a.钙化病变:该类病变是导致 PTCA 后夹层的主要原因,通常发生在钙化与非钙化病变交界部位。有研究显示,对钙化病变实施斑块旋磨术夹层发生率为 20%,但旋磨后再 PTCA 夹层的发生率仍达 70% 以上。

b.严重偏心病变:因为球囊扩张时,血管壁及斑块受力不均,易导致内膜撕裂。

c.严重迂曲和成角病变:因为血管成角和迂曲,导致 PTCA 时病变受力和被牵拉程度不一致,导致严重内膜撕裂,进而引起血管急性闭塞发生率较高。

d.弥漫性长病变:研究显示,随着病变长度的增加,PTCA 导致内膜撕裂的发生率增加,可高达 24%~55%。

e.慢性闭塞病变:由于血管完全闭塞,向前推送导丝有进入内膜下的可能,同时,为了增加支撑力而深插指引导管,在这些操作的基础上再行 PTCA 极易导致内膜撕裂引发严重夹层。

②术者操作技术与器械相关的因素:操作技术因素是指术者对指引导管、指引导丝、预扩张球囊以及支架等器械的选择和操作不当造成的血管夹层,尤其在初学者和刚过学习曲线经验不足的术者中较为常见。

a.指引导管:型号选择不当、操作时不同轴或为了增加支撑力过度深插,均有可能导致血管内膜损伤和撕裂,严重者可导致靶血管闭塞。相比较而言,Amplatz 导管较 Judkings、EBU 和 XB 导管的可操作性差,如不掌握其操作技巧或经验不足,导致夹层并发症的风险增加。因此,作为术者要对不同指引导管的材质、硬度、塑形和操作要领有充分的了解,尽可能减少操作相关并发症的发生。

b.指引导丝:选择较硬的导丝通过钙化、极度迂曲或慢性闭塞病变时,导丝极易损伤血管内膜造成夹层,如果在未准确判断导丝是否位于真腔时进行 PTCA,将导致严重的内膜撕裂甚至血管破裂,后果不堪设想。

c.预扩张球囊:球囊直径过大(球囊:血管>1:1.2),则 PTCA 时导致内膜撕裂和夹层的危险性增加,用顺应性高的球囊预扩钙化或纤维组织丰富的斑块也较易发生靶血管夹层。

d.其他介入器械:冠状动脉斑块旋磨术导致内膜撕裂风险及其程度与病变的复杂程度有关,偏心病变、过度迂曲病变、钙化长病变的内膜撕裂发生率较高。

e.冠状动脉支架:支架是冠心病介入治疗领域的里程碑,尤其对血管内膜撕裂和夹层导致的急性闭塞的处理极端重要,是术者处理这类并发症的重要依靠和保障。但是,置入支架也存在支架部位(尤其支架两端)内膜撕裂的风险,轻者可以自愈,严重夹层又处理不及时者,可造成支架内血栓和靶血管闭塞事件。这与支架直径选择偏大、扩张压力过高、未完全覆盖病变以及病变本身的特点有关。

(3)处理:能否及时正确处理血管内膜撕裂和夹层并发症,避免严重的不良后果发生,准确识别内膜撕裂和夹层至关重要。绝大多数内膜撕裂和夹层通过冠状动脉造影可以准确识别,但需要排除以下干扰:造影剂充盈不均造成的层流类似内膜片样改变,指引导管深插导致的局部血管痉挛也可被误认为夹层,因此要在满意的造影条件下明确是否存在需要处理的夹层。确认夹层发生后如何处理目前尚无统一标准,应结合患者的症状、靶血管直径和血流情况进行评估,然后做出处理决定较为合理。

①严密观察:通常对 A 型和 B 型夹层给予严密观察,如患者无症状,夹层范围无进展,靶血管血流保持 TIMI3 级,可不予特殊处理。

②置入支架:发生 C~F 型严重夹层后,患者急性心肌梗死、急诊冠状动脉旁路移植术(CABG)和死亡危险增加 5~10 倍,需要紧急置入支架处理;另外长度>10mm 和导致靶血管管腔狭窄>50% 的夹层也增加缺血性并发症的危险,因而即使没有血流障碍也是置入支架的指征。需要强调的是:置入支架时应注意以下几点:①只有确认指引导丝在血管真腔时才可置入支架;②如需置入多支架处理夹层,应该先从夹层

远端开始置入,然后再置入近端支架,以确保支架完全覆盖夹层;③左主干和右冠状动脉近端的夹层可先置入近端支架。

③球囊封堵夹层破口:适用于有心肌缺血症状、靶血管直径<2.5mm且远端血流差的患者,可选择低压力长时间球囊扩张(通常<4个大气压,持续2~3分钟)以闭合撕裂的内膜。

④冠状窦部位夹层:当夹层发生在冠状窦部位时,应按主动脉夹层处理,终止手术,进行降血压、降心率治疗,术后密切随访。

⑤紧急CABG:支架置入可使大多数严重夹层并发症得到有效控制而免于急诊CABG。但是,当大血管近端严重内膜撕裂夹层或多支血管夹层导致大面积心肌缺血或梗死,尤其在不能确认指引导丝是否在真腔,或者即使在真腔但球囊或支架不能推送至病变部位时,应紧急行CABG治疗。

⑥药物治疗a.抗栓治疗:撕裂的内膜片有继发血栓导致管腔堵塞的可能,因此术后应加强抗血小板和抗凝治疗;b.β受体阻滞剂:通过降低血压而减低血管壁的剪切力,避免夹层进一步扩大;c.血管紧张素转换酶抑制剂(ACEI):通过降低血压,抑制基质金属蛋白酶(MMPs)的活性和表达使血管壁保持稳定。

2.急性冠状动脉闭塞

是指PCI操作的靶血管或邻近靶病变的血管在术中或术后发生的突然闭塞,如冠状动脉主支血管闭塞,可导致急性心肌梗死和死亡的危险。

(1)影像学分类:根据影像学特点和靶血管前向血流情况,通常分为以下三种情况:

①急性闭塞:造影见血管完全闭塞,前向血流TIMI0~1级。

②濒临闭塞:造影见血管接近闭塞,前向血流TIMI2级。

③高危闭塞:造影见冠状动脉内膜撕裂或血栓形成导致>50%的残余狭窄,前向血流TIMI3级。

(2)常见原因

①严重夹层:通常PTCA造成的冠状动脉内膜撕裂局限在血管内膜,但是对于长病变、近端极度迂曲病变、成角病变及合并糖尿病的血管病变,PTCA时内膜撕裂可延伸至冠状动脉中层,导致血管壁内血肿致使血管闭塞;指引导管操作不当也可造成开口夹层,进而引发急性冠状动脉闭塞。

②急性血栓形成:PTCA或支架置入所引起的内膜撕裂可诱发血小板黏附、聚集直至血栓形成。在术前抗血小板治疗不充分、术中抗凝强度不够的情况下,急性血栓形成的风险极高,后果极为严重。加强患者术前和术中抗栓治疗,同时提高PCI手术质量,尤其对血栓形成风险较高的高危患者和复杂病变非常重要;较少见的情况还有,因为抗凝强度不够或术者器械操作不当,发生指引导管内接触性血栓,在注射造影剂时将血栓注入冠状动脉内造成急性闭塞。

③靶血管严重痉挛:单纯冠状动脉痉挛导致的急性闭塞较少见,通常冠状动脉内给予硝酸甘油或维拉帕米可有效解除痉挛。

(3)处理:急性闭塞是PCI术中最严重的并发症之一,可导致死亡、大面积心肌梗死、急性泵衰竭和恶性心律失常等情况发生,必须立即处理。根据闭塞血管的供血范围、侧支循环情况、其他冠状动脉有无病变及程度、靶血管急性闭塞后患者的血流动力学状态、临床症状给予相应的紧急处理。

①稳定血流动力学:包括加快输液速度(如外周血管输液速度有限,可经动脉鞘管推注生理盐水或羟乙基淀粉)和静脉注射多巴胺;经上述处理情况无好转者,应尽快给予主动脉内球囊反搏(IABP);发生严重心动过缓者应给予临时起搏保护。

②尽快恢复前向血流

a.解除痉挛:考虑冠状动脉痉挛因素导致闭塞者,应首选冠状动脉内注射硝酸甘油或维拉帕米,多可奏效。有学者推荐冠状动脉内注射硝普钠,这方面经验有限,在上述办法无效时可以尝试。

b.再次PTCA:如内膜撕裂或继发血栓导致的闭塞,硝酸甘油或维拉帕米无效,可尝试用比第1次预扩张球囊直径大的球囊对闭塞部位给予相对长时间的持续扩张(通常>30秒),希望借此使撕裂的内膜贴壁或使继发的血栓被挤压贴壁或挤碎流向远端,从而恢复前向血流。

c.置入支架:如果闭塞系严重夹层所致,尽快置入支架是开通血管,恢复前向血流最有效的方法。同时,为防止支架过大导致支架近远端再发夹层的可能,选择支架与血管直径比 1：1 较为安全,之后用非顺应性球囊对残余狭窄部位进行后扩张。

d.支架置入后无复流的处理:根据患者症状和血流动力学情况,尝试冠状动脉内注射硝酸甘油、再次球囊扩张支架;仍无效者,有术者采用冠状动脉内注射替罗非班、尿激酶或 R-tPA 的方法恢复前向血流;如果经上述处理依然不能恢复前向血流者,对血流动力学稳定、胸痛程度不严重者,可给予 IABP 后加强抗栓治疗,部分患者经再次造影证实,靶血管前向血流恢复;如经上述处理靶血管前向血流仍未恢复,患者症状严重,血流动力学不稳定,应该考虑急诊 CABG。

(4)预防措施

①加强围术期管理,避免诱因

a.围术期抗栓治疗:包括规范的双联抗血小板治疗及术前负荷量给药;术中保持肝素的有效抗凝强度(监测 ACT);根据患者病情、靶血管病变特点以及血栓形成风险,决定术中是否联合 GP Ⅱ b/Ⅲ a 受体拮抗剂。

b.其他治疗:有研究显示,术前序贯阿托伐他汀治疗可减少围术期心肌梗死的发生;术前控制血压、血糖、纠正肾功能不全等治疗措施均有利于减少 PCI 相关的并发症发生。

②提高对术者各方面素质的要求:作为 PCI 术者,应该是训练有素并有较好的心内科各种急危重症抢救经验的医师;术前应全面了解患者病情,尤其仔细阅读患者各种无创检查资料并做到心中有数,对之前在外院已经做过冠状动脉造影或者冠状动脉 CT 者,应认真查看冠状动脉病变的部位、靶血管供血范围、病变特点、有无累及大的分支血管以及侧支循环情况,同时评估一旦发生急性闭塞可能导致的后果及补救措施的有效性,做到有备无患;术中操作规范轻柔,熟悉所使用器械的特点,避免因操作不当导致意外发生。

3.冠状动脉无复流

是指心外膜冠状动脉在 PCI 后机械性阻塞解除时出现的前向血流障碍(TIMI<2 级)现象。其后果取决于受累心肌范围、整体冠状动脉病变情况、术前心功能以及对无复流处理措施的反应。

(1)无复流的发生机制:目前无复流现象的发生机制尚不完全明了,动物实验和临床研究提示,再灌注损伤和血管收缩可能是无复流的主要原因。

①再灌注损伤

a.血管内皮肿胀:缺血再灌注时,氧自由基的增加导致毛细血管内皮细胞膜损伤,水钠进入损伤的内皮细胞使内皮细胞水肿,造成血管腔狭窄和舒缩功能障碍,从而影响前向血流灌注。

b.中性粒细胞和血小板阻塞微血管:再灌注早期,中性粒细胞在损伤的心肌和微血管中被激活、黏附聚集,激活的中性粒细胞变形能力差,易于形成微栓子;同时,内皮细胞损伤后暴露出的内皮下组织激活血小板和凝血过程形成血栓,以上白细胞和血小板参与形成的血栓阻塞毛细血管导致无复流的发生。

c.心肌细胞肿胀:心肌缺血使细胞膜 Na^+-K^+ 泵功能障碍,水钠潴留在细胞内以及细胞内 Ca^{2+} 超负荷等因素导致细胞肿胀,进而压迫微血管导致无复流。

②冠状动脉微循环血管收缩:在 PCI 过程中,冠状动脉阻塞和缺血缺氧引起的交感神经反射以及局部缩血管物质释放增加,都可引起微血管收缩,导致无复流发生。

③冠状动脉远端栓塞:PCI 后血栓或粥样斑块的碎片被血流冲刷到远端阻塞血管,引起无复流的发生。

④冠状动脉微循环对损伤易感性的个体变异。

(2)无复流的后果:临床表现差别较大,从无症状、心绞痛、心律失常、心源性休克到死亡都可能发生,取决于受累心肌范围、再灌注时间、基础心功能、其他冠状动脉病变情况以及救治措施是否正确得力。发生过无复流的患者,住院期间心肌梗死和死亡风险增加,远期不良左心室重构、因心力衰竭反复住院和心血管事件风险增加,预后差。

(3)处理

①药物治疗:随着 ACS 接受 PCI 比例增加,人们对无复流的治疗愈加重视并积累了一定的经验。

状动脉内给药(有术者认为经微导管给药效果优于经指引导管给药)被认为是能够快速起效的有效途径,其中硝酸甘油、维拉帕米、硝普钠和腺苷是目前研究提示较为有效的药物,首选维拉帕米和硝普钠,结合静脉内尼可地尔可能提高疗效;对于血栓负荷重、开通后再次无复流的患者,血栓栓塞的可能性较大,可冠状动脉内注射替罗非班加强抗栓,必要时可给予冠状动脉内尿激酶或 R-tPA 溶栓。

②非药物治疗:远端保护装置和血栓抽吸装置被认为是防止大隐静脉桥血管病变和血栓性病变脱落碎片造成无复流的重要手段;也有学者推荐对伴有明显缺血症状的无复流患者给予 IABP 可以缓解缺血症状,稳定病情。

4.冠状动脉穿孔

是指 PCI 术中或结束时出现的造影剂经过明确的冠状动脉撕裂或破口处流至血管外的情况,发生于靶病变处或导丝到达的血管末梢处,可表现为明显的漏血,也可表现为局部渗血,是 PCI 最严重的并发症之一,发现不及时或处理不当可引起急性心包填塞和猝死。该并发症发生率为 0.1%~2.5%,预后与冠状动脉破口大小、血液外流速度、单位时间出血量、发现和处理是否及时密切相关。

(1)分型。(Ellis 分型):通常根据造影所见结果将其分为 3 型。

① I 型:较为常见,造影剂渗漏局限于血管外膜下,局部呈溃疡龛影状或蘑菇状突起,大多系导丝操作粗暴所致。

② II 型:可见心肌"染色"或心包内局限性片状造影剂影滞留,程度较 I 型重,但预后相对良好。

③ III 型:造影剂持续外流,根据造影剂流向的部位不同分为 A、B 两型。A 型:造影剂流向心包;B 型:造影剂流向心室腔或其他部位。

(2)常见原因

①靶血管病变因素:通常病变越复杂,局部操作越多,冠状动脉穿孔的概率越高,如慢性闭塞病变、极度迂曲成角病变、严重钙化伴迂曲病变在 PCI 手术中穿孔的风险明显高于简单病变。有报道显示 C 型病变 PCI 穿孔占 52%~71%,B 型病变占 28%~37%,A 型病变占 2%~4%,其中以 I、II 型穿孔多见。

②器械选择不当

a.指引导丝选择不当:是引起冠状动脉穿孔的主要原因,尤其是硬而亲水涂层的钢丝更易导致冠状动脉穿孔。

b.球囊选择或使用不当:包括球囊直径过大(与靶部位血管直径比>1.2)和顺应性球囊过度扩张;另外扩张中的球囊突然爆裂,高压造影剂混合液喷射而出造成局部冠状动脉穿孔;极少见的情况还有对 CTO(慢性闭塞)病变进行 PCI 时,如果指引导丝是经过桥侧支或假腔到达闭塞远端血管真腔而术者没有做出正确判断,随后对此进行了球囊扩张,即造成冠状动脉穿孔。

c.支架选择不当:因为支架造成冠状动脉穿孔的概率明显低于前两者,但是当支架/靶血管直径比>1.3时,局部冠状动脉穿孔的风险明显增加。

d.其他器械的选择或使用不当:如冠状动脉旋磨、切割球囊等器械的使用增加了冠状动脉穿孔的风险。

③操作不当:通常因为术者对器械不熟悉导致操作不当或操作粗暴所致。

(3)处理:冠状动脉穿孔是 PCI 操作中较为严重的并发症。其预后取决于出血量、出血速度及对患者血流动力学的影响程度,另外,能否及时发现并给予恰当的处理也至关重要。处理原则要视具体情况而定。

① I 型和 II 型穿孔:确定为此型穿孔时,应停止进一步操作,严密观察心率、血压及患者的意识状态;尽快行床旁超声检查并动态监测。如患者无不适主诉、血流动力学稳定、超声未见心包积液或积液较之前无增加,因为此类穿孔有迟发心脏压塞的危险,所以术后要继续观察,尤其 24 小时内非常关键。

② III 型穿孔

a.一经确定穿孔,立即将预扩张球囊或支架球囊送到穿孔部位,以 3~6atm 持续扩张球囊 10~15 分钟封堵破口,之后缓慢给球囊减压至压力减至 0,可重复并根据情况延长低压扩张球囊时间,如破口在大血管近端,在低压封堵破口期间患者有明显心肌缺血症状及心电图改变,可改为灌注球囊继续压迫封堵止血。

b.停止继续应用肝素,监测 ACT,如 ACT>200 秒,给予鱼精蛋白中和肝素,如患者接受了术前强化抗血小板治疗,可考虑输注血小板。

c.动态超声及 X 线透视评价心包积液量的变化,如果经上述处理无效,且出现血流动力学不稳定者,应给予静脉补液或经鞘管补液,酌情使用升压药物,无效者尽快心包穿刺置管引流,必要时 IABP。

d.经上述处理无效,且穿孔位于大血管近中段者,应尽可能使用带膜支架封闭穿孔,穿孔位于远端小血管者可考虑应用弹簧圈栓堵。有学者介绍经灌注导管向穿孔局部注射明胶止血的方法,经验有限。

e.外科手术:绝大多数穿孔经上述处理而免于外科手术。但是,当采取了一切内科措施出血仍无法止住,持续心包引流下患者血流动力学异常仍得不到有效改善,应急诊外科手术修补穿孔或结扎血管,同时行靶血管搭桥手术。

(4)预防:虽然 PCI 术中发生冠状动脉穿孔的概率不高,但严重穿孔的后果非常严重,也使治疗费用非预期增加,给患者造成身体上、经济上甚至是精神上的负担。治疗所有手术并发症最好的办法是防患于未然,因此术中预防尤为重要。

①指引导丝的选择和使用:无论选择何种硬度的导丝,在操作导丝前进时,一定要保证导丝顺畅、平滑、无阻力地通过病变到达血管远端,如果前进时出现导丝前端扭曲回折、摆动受限抑或有阻力感,应立即停止前进,回撤导丝后重新调整方向前进。当选择加硬导丝通过严重迂曲、钙化或者慢性闭塞病变时,当导丝通过后尽快交换软导丝以防硬导丝引起穿孔;另外,在处理闭塞病变时,一定要多角度甚至对侧造影证实导丝在真腔,否则不能进行球囊扩张。

②球囊的选择和使用:球囊扩张时爆裂、球囊与靶血管直径不匹配(球囊直径过大)造成血管过度扩张是球囊引起穿孔的常见原因,球囊造成的冠状动脉穿孔比导丝引起的穿孔严重得多,后果严重,通常在处理严重迂曲、钙化和小血管病变时易于发生。在处理上述病变时选择合适大小和长度的球囊,使用爆破压以内的压力扩张球囊,对于弥漫性病变、成角病变和慢性闭塞病变,可采取渐次增加球囊直径和扩张压力的办法获得目标管腔;为降低球囊过度扩张造成冠状动脉穿孔的危险,尤其当支架膨胀不满意时,可考虑使用非顺应性球囊进行高压后扩张。

③其他器械的选择和使用主要指冠状动脉斑块旋磨和旋切器械的使用,旋磨时旋磨头/血管直径比应当<0.8,否则易至穿孔危险。

5.支架内血栓

自 1987 年冠状动脉支架置入技术问世,极大地改善了 PCI 的即时效果,也改善了患者的预后。尤其药物支架的问世,为 PCI 治疗冠心病带来了革命性的变化。但是支架内血栓和再狭窄成了困扰医师和患者的主要问题,裸金属支架(BMS)的支架内血栓发生率约为 0.4%～2.8%,药物洗脱支架(DES)的发生率约为 1%,发生率较低,但后果却是灾难性的,尤其左主干和大血管近端支架内血栓可导致患者心源性休克和死亡。

(1)定义和诊断:支架置入术后,各种原因引起的支架内血栓形成,造成相应冠状动脉管腔完全或不完全闭塞,临床上表现为患者突发胸痛或胸闷,严重者可直接表现为休克甚至猝死。目前,临床上将支架内血栓的定义分为以下 3 种:

①明确的支架内血栓:是指 PCI 术后发生的与靶血管相关的急性心肌梗死或死亡,经造影证实发生了支架内血栓。

②可能的支架内血栓:PCI 术后 1 个月内死亡或突发心肌梗死,无冠状动脉造影的证据,但患者的临床表现和客观检查资料高度怀疑者。

③可疑的支架内血栓:PCI 术后 1 个月后死亡或者突发心肌梗死,无冠状动脉造影的证据,但患者临床表现和客观检查资料不能除外者。

(2)分类:根据支架内血栓形成的时间将支架内血栓分为以下几类,其中急性和亚急性支架内血栓也称为早期支架内血栓。

①急性支架内血栓:是指支架置入后即刻至 24 小时内发生的血栓。

②亚急性支架内血栓：是指支架置入术后 24 小时至 30 日发生的血栓。

③晚期支架内血栓：是指支架置入术后 30 日至 1 年内发生的血栓。

④极晚期支架内血栓：是指支架置入 1 年后发生的血栓。

（3）常见原因：目前研究认为，支架内血栓与支架本身、病变特点和患者整体病情及术者操作技术密切相关，但是支架置入后不同时间段发生的血栓其原因和机制不完全相同。

①早期支架内血栓的原因和机制

a.支架本身的原因：支架作为异物置入冠状动脉内，引起冠状动脉内膜发生创伤和修复的病理生理过程。研究显示，在支架置入体内的最初 24 小时，支架部位可见血小板和纤维蛋白沉积、中性粒细胞浸润、纤维蛋白沉积物和血管平滑肌细胞在 2 周左右形成新生内膜，现有研究显示，不同药物涂层支架和不同涂层材料，支架段血管完全内皮化的时间不同，至少需要 3 个月。药物洗脱支架引起内皮化延迟的因素包括药物载体（聚合物）引起的局部炎症反应，另外涂层药物在抑制平滑肌细胞增殖的同时也影响到血管内皮的修复，而支架内皮修复延迟及内皮化不完全是诱发支架内血栓发生的重要原因之一。

b.支架置入质量的原因：目前公认的观点认为支架置入质量与急性和亚急性支架内血栓形成密切相关。有研究者用 IVUS 观察发现，急性和亚急性支架内血栓与支架近远端夹层、残余狭窄、贴壁不良和支架未完全覆盖病变有关。

c.术后抗栓治疗：结合患者个体情况，规范有效的抗栓治疗是降低支架术后血栓的重要措施。支架置入造成的血管内膜损伤迅速激活血小板，促进血栓形成，因此，强调围术期抗栓治疗非常必要。

d.靶病变及患者病情的原因

靶病变情况：研究显示 CTO 病变、弥漫性长病变、分叉病变、小血管病变及严重钙化病变置入支架，发生支架内血栓的风险高于非此类病变，长支架、多支架也是支架内血栓的高危因素。

患者整体病情：研究发现，合并高龄、糖尿病、左心功能不全、肾功能不全的患者及 STEMI 急诊支架置入术患者，是支架内血栓的高危因素。国内关于 DES 急性和亚急性支架内血栓的调查研究显示，无论 DES 还是 BMS，患者合并的心血管病危险因素越多，其支架内血栓的风险越高。

②晚期支架内血栓的原因和机制

a.支架本身的原因

支架金属丝：支架作为异物在被置入靶病变的操作过程中，其金属丝（"strut"）嵌入病变血管的斑块内，一旦破坏了斑块的脂质核心，将使斑块内容物进入血液，诱发血栓形成。另外，支架作为异物本身即可诱发血小板黏附和聚集，导致血栓形成。

涂层药物：DES 支架所使用的涂层药物包括西罗莫司、西罗莫司衍生物和紫杉醇等几类。这些药物在抑制血管平滑肌细胞增殖的同时，也抑制了血管内皮细胞的修复，使得支架段血管内皮化延迟，裸露的金属丝作为异物可诱发血栓形成。有研究显示，BMS 置入后 6 个月支架段血管完全内皮化，而 DES 术后 40 个月内皮仍未完全修复，晚期血栓的风险较 BMS 高。

药物载体：绝大多数的 DES 使用了聚合物作为药物载体，其中不可降解聚合物居多，病理研究发现，这些聚合物会导致支架部位血管管壁炎症反应，进而增加血栓形成的风险。

b.支架置入质量的原因：术中支架近远端夹层未处理、支架未完全覆盖病变、支架选择偏小且扩张压力不够导致的贴壁不良是引发血栓的原因。研究发现，晚期支架贴壁不良和动脉瘤样扩张与血管正性重构有关，是晚期血栓的原因之一。另外，支架长度被认为是支架术后血栓形成的重要预测因子，支架越长，支架内血栓形成的风险越高。

c.靶病变及患者病情的原因

靶病变情况：早期支架内血栓风险高的病变，也是晚期支架内血栓的高危因素。此外还有研究发现，高度狭窄病变、偏心性病变和血栓性病变支架术后血栓发生率高于非此类病变。

患者整体病情：普遍认为高龄、女性、吸烟是支架内血栓的高危因素；ACS 患者支架术后、合并糖尿病、左心室射血分数<30%、肾功能不全、恶性肿瘤、全身炎症反应或重大疾病的应激状态等因素也是晚期支

架内血栓的高危因素。

d.抗栓药物的因素

过早停用双联抗血小板治疗：DES的内皮化延迟是支架内晚期血栓的重要原因，长时间的有效抗血小板治疗是减少此类血栓事件的重要手段。研究显示，过早停用双联抗血小板治疗是晚期支架内血栓的首要因素。对拟置入支架的患者，术前给予负荷量阿司匹林和氯吡格雷，术中在ACT指导下使用肝素，根据病变和支架置入即刻的具体情况决定是否联合使用GPⅡb/Ⅲa受体拮抗剂，如果支架置入后存在残余狭窄（高压扩张后仍存在的残余狭窄）、支架近远端不需要支架处理的夹层、血栓性病变置入支架和慢血流等情况，建议术后在阿司匹林和氯吡格雷的基础上联合GPⅡb/Ⅲa受体拮抗剂（监测血小板计数和功能）36～48小时，根据出血风险和监测的血小板功能，酌情减量使用GPⅡb/Ⅲa受体拮抗剂；对于支架内血栓风险高的患者，术后氯吡格雷150mg/d，持续1～3个月之后减为75mg/d，对老年、既往有糜烂性胃炎和消化性溃疡者，术前即给予质子泵抑制剂口服，多数持续至术后30日，无消化道出血问题者停用。

抗血小板药物反应低下：以往曾称为抗血小板药物免疫。前瞻性多中心注册研究显示，高达23％的支架术后患者存在阿司匹林免疫，分析认为与阿司匹林剂量不足、同时使用了降低阿司匹林疗效的药物、存在其他激活血小板的因素未去除有关，患者对氯吡格雷的治疗反应个体差异较大，原因目前尚不十分清楚，临床主要通过监测血小板计数、ADP诱导的血小板聚集和血栓弹力图等监测，间接了解患者对抗血小板药物的反应性，并根据情况决定是否增加阿司匹林或氯吡格雷的剂量以减少低反应性带来的血栓风险。

（4）处理

①急诊血运重建治疗：PCI术后的患者一旦被疑诊为支架内血栓，住院患者应立即行冠状动脉造影，确认支架内血栓形成者，立即给予PTCA和（或）血栓抽吸，根据结果决定是否再次置入支架；在支架内血栓病变的处理中，IVUS检查十分必要，可以更好地了解支架覆盖病变情况、支架近远端有无夹层、支架贴壁情况，在此指导下给予针对性更强的处理措施以保证效果。院外患者一旦症状和心电图动态改变提示支架内血栓形成，不能尽快到有条件行急诊PCI的医院，可考虑溶栓治疗。

②强化抗栓治疗：对术前评估血栓风险高的ACS患者，术前即给予强化抗栓治疗措施，如双联抗血小板基础上加低分子肝素抗凝、三联抗血小板（阿司匹林＋氯吡格雷＋GPⅡb/Ⅲa受体拮抗剂），对术中行PCI治疗的患者，术中及术后也强化抗栓治疗。笔者经验，对支架内血栓形成风险高的患者，术中和术后均联合使用GPⅡb/Ⅲa受体拮抗剂，持续至术后36小时，之后改为联合低分子肝素3～5日，停低分子肝素后将氯吡格雷改为150mg/d，1周后改为75mg/d，至少12个月，可有效降低支架内血栓形成的风险。

③急诊CABG：大血管近端支架内血栓再次PCI不成功或反复血栓形成者应急诊CABG。

（5）预防

①合理选择支架：对近期内可能行心、胸、颅脑和腹部创伤较大的外科手术的患者尽可能选择BMS。存在CABG手术禁忌证的冠心病患者，如合并抗血小板药物耐受性低（既往有消化性溃疡和糜烂性胃炎等），可考虑选择BMS。

②保证支架置入质量：根据病变长度和参考血管直径选择合适的支架，保证充分覆盖病变和支架膨胀完全后贴壁良好。对分叉和钙化病变置入支架以及多支架重叠者，建议IVUS检查，对残余夹层、病变覆盖不全者补置支架，对分叉病变支架贴壁不良者给予对吻扩张，对钙化病变、多支架重叠及残余狭窄＞20％者给予非顺应性球囊高压后扩张，尽最大可能保证支架置入质量满意。

③靶病变评估：对高度偏心狭窄病变、血栓性病变、多支血管长病变、钙化病变、分叉病变和小血管病变，血运重建前应该结合靶血管病变特点和患者同时合并疾病情况给予充分的获益和不良风险评估，对适合PCI者选择合理的支架并保证置入质量。

④患者病情评估：对高龄女性、合并糖尿病、左心室功能不全、肾功能不全、存在抗血小板药物不耐受或禁忌的患者，要在PCI和CABG获益/风险评估后做出决定。建议对支架内血栓形成风险较高者优先选择CABG治疗。

⑤规范抗栓治疗：包括术前给负荷剂量的抗血小板药物、术中有效肝素化（对原发靶血管血栓性病变

或支架内血栓病变需要联合 GPⅡb/Ⅲa 受体拮抗剂）和术后规范双联抗血小板治疗。对支架内血栓风险高的患者或病变，术后需要联合 GPⅡb/Ⅲa 受体拮抗剂和（或）低分子肝素以强化抗栓治疗。对晚期支架内血栓风险高的患者，可酌情延长双联抗血小板治疗时间。

6.支架脱载

是指 PCI 过程中，支架在靶病变以外部位发生的脱载。可发生在支架经过路线的任何部位（指引导管内、手术入路血管和靶病变近端血管的任何部位），脱载后支架或嵌顿在某段血管内，或随血流冲到血管远端，造成的后果与支架脱载的位置、对靶血管血流和邻近血管产生的影响、能否顺利取出等情况密切相关。

（1）常见原因：操作不当、病变血管严重迂曲、钙化和预扩张不充分是导致支架脱载的最常见原因。支架脱载发生率低于 1%，但发生在体内脱载，如处理不当可造成严重后果。下面列举几种支架脱载的常见原因以提醒术者注意：

①支架回撤时脱载：当支架无法通过近端血管到达靶病变而被迫回撤支架时，因为近段血管钙化或指引导管与血管不同轴，此时急促粗暴地回撤动作容易导致支架脱载，支架卡在指引导管口部或血管钙化部位。

②支架前送时脱载：在钙化长病变血管内向前推送支架，因为预扩张不充分或预扩后凸凹不平的血管内膜组织嵌入支架网眼内，可导致支架向后脱载。

③通过另一枚已置入支架时脱载：PCI 过程中，当支架远端发生严重夹层需要补置支架时，第 2 枚支架通过第 1 枚支架时可能发生脱载。

④支架球囊破裂导致支架脱载：较少见，有两种情况会导致球囊先于支架释放，即损伤而术者未察觉：a.支架球囊在体外被利器扎伤而术者未察觉，导致释放支架时球囊膨胀不全，支架不能正常贴壁并固定，因而脱载；b.支架通过反复预扩张的严重钙化病变时被翘起的含有钙化成分的内膜片刺破，释放支架时出现前述状况，导致支架脱载。

⑤支架体外脱载：极少见。a.见于支架通过未充分打开的"Y"阀时脱载；b.指引导管打折但尚未导致导管腔完全不通，支架通过时导致脱载。

（2）处理原则和具体措施：导致支架脱载的具体原因千差万别，有些术者可能从未遇到过或遇到过但很幸运地安全解决。为避免支架脱载造成严重不良后果，借鉴处理过此类并发症术者的经验，做到心中有数，才能遇事不慌。目前，相对安全的处理原则和措施如下：

①处理原则：a.首选支架在靶病变部位释放，但几乎很难实现；b.不能实现就地释放者，尽量将脱载的支架安全地撤出体外；c.既不能就地释放，也无法撤出体外者，不得不把支架留在体内，但要尽最大可能将危害降到最低。

②支架脱载的具体处理措施：支架脱载发生率较低，绝大多数术者没有亲身处理此类并发症的经历和经验，以下列举的处理措施也是术者之间交流后得到认可的一些方法：

a.球囊就地释放法：如果支架脱载但仍在导丝上，此时不要进行冠状动脉造影以免造影剂将支架冲向远端，可选用新的直径 1.5mm 左右（较已经使用过的球囊的"profile"小）的球囊尝试通过支架，尽量将支架推送到靶病变部位，用该球囊将支架就地释放，之后选择直径合适的球囊对支架进行充分扩张，保证贴壁良好。此操作的窍门是：在将直径 1.5mm 的球囊顺利穿入脱载支架后，首先将球囊用 1～2atm 充盈起来以保证支架箍在该球囊上，之后才能尝试向靶病变部位推送支架并释放。

b.球囊拖出法：此法适用于支架脱载但仍在导丝上，无法通过球囊将其前送到靶病变部位释放，而支架直径明显小于支架所在部位的血管直径，就地释放支架不能贴壁者。此时应用一个较支架略长的新球囊（直径 1.5mm）穿入支架，两端各突出数个毫米，再用 1～2atm 充盈球囊以保证支架箍在该球囊上，之后小心回撤至指引导管口部时，连同指引导管一起撤出体外。支架两端各突出的球囊部分可避免回撤时支架划伤沿途血管内皮。

c.支架挤压法：如反复尝试就地释放和取出不成功，可选择与血管直径匹配的另一枚支架送到脱载支架部位释放,将脱载支架挤压在血管壁上。

d.工具辅助的经皮取出法:当支架脱载到直径较大的血管内而又无法就地释放时,可以尝试通过特制器械将其取出。

网篮取出法:用于血管远端保护的网篮由于外径较小,因此适用于血管远端异物取出,但是脱载的支架必须有漂浮的游离端才能够被网篮网住并拖出体外。

双导丝取出法:如果支架脱载后仍在导丝上,可尝试再送入一根导丝到脱载支架远端,之后在体外同向捻转两根导丝使其端互相缠绕,之后将两根导丝和支架一起拖出体外。

套环导管取出法:套环是由一根直径 0.018in 的导丝制成的环,直径 2mm,与导丝主干成直角,与外径2.3F 的导管组合在一起使用。将套环经过导管腔前送或回撤,使露出导管头端的套环放松或收紧。当导丝仍在脱载支架内的时候,可沿导丝送入套环导管,在脱载支架近端打开套环并"抓紧"支架连同导丝一并撤出体外;如支架已经脱离导丝,经反复尝试也无法将导丝再次穿过脱载支架,此时需要经导丝将导管先送到脱载支架远端,退出导丝送入套环,在支架远端套住支架,在透视下小心调整支架与途径冠状动脉保持同轴,将支架拖至肾动脉开口以下部位时,尝试将套环调整到支架中间部位,用力向导管内拖拽支架形成"V"字形,之后尝试经鞘管一并撤出支架,如果弯折成"V"字的支架不能进入鞘管内,可更换更大直径的长鞘管将支架取出,尽量减少弯折支架损伤途径血管。该方法操作难度较大,对术者的耐心、心理承受能力和技术都具有较高的挑战性。

工具钳取出法:常用的有心肌组织活检钳、气管镜钳和专门设计的异物取出钳。如果支架脱载的位置适合钳夹取出,则通过鞘管将上述钳具送到支架所在部位将其钳出。如果支架脱载的近端血管迂曲,则需要先将合适的导管送至脱载支架的近端,再通过导管送入抓取钳取支架。该法操作容易,但是因为钳具的外径较大、操作杆顺应性差,操作时损伤血管的风险高。

e.急诊外科血运重建:如果经过上述努力都无法达到满意效果,且脱载支架引起了靶血管血栓形成或栓塞事件,则急诊外科搭桥。

f.保守处理:如果支架脱载后被血流冲到外周动脉远端,患者无相应的肢端缺血症状,可观察,不做特殊处理。

(3)预防

①谨慎操作:在 PCI 过程中,当支架前送遇到阻力或无法通过靶病变时,往往需要回撤支架系统,此时一定保持指引导管与支架递送系统同轴,否则支架很容易被卡在指引导管开口处导致脱载;另外,对伴有成角或明显迂曲的长病变,避免选择长支架,可考虑两个短支架拼接;对钙化病变,要充分预扩张并采取双导丝滑轨技术减少支架推送阻力,对严重钙化病变,建议先进行旋磨再置入支架。当长病变需要置入多枚支架时,要坚持由远及近的支架置入顺序,当不得已先置入近端支架而远端支架需穿过近端支架才能到位的时候,应尽量保持两枚支架同轴,或先行送入两根导丝之后再送入远端支架可减少第 2 枚支架脱载的风险。

②保持警惕:在指引导管和靶血管内操作支架系统时,要保持无阻力推送或回撤原则,关键部位操作时建议在透视下进行,以便及早发现异常情况及时处理。

③遇事不慌:一旦证实支架脱载问题发生,不要慌张,尽量保持支架不脱离导丝,求助有经验的术者协助处理;无此条件者,按照前述介绍的处理原则和措施,根据实际情况采取相应的办法进行处理,对于既无法救地释放也无法成功撤出的支架,要给予足够的观察时间以了解由此造成的后果及其严重性,一切以患者安全为第一需要,必要时请心血管外科协助处理。

(4)预后

①支架脱载到冠状动脉内:如果不能就地释放或用支架挤压法处理,应采取以上介绍的合适的方法取出。如果不能取出,将给 90%的患者造成严重后果,包括死亡、急性心肌梗死和急诊外科搭桥。

②支架脱载到冠状动脉以外的血管:相对而言,脱载到冠状动脉以外血管造成的后果绝大多数不十分

严重。约 1/3 可以取出，1/3 栓塞于外周动脉（多见于股动脉、髂动脉、肱动脉和桡动脉），1/3 找不到具体栓塞位置，通常不引起严重的缺血症状。

7.其他并发症

冠状动脉痉挛、边支闭塞的边支导丝无法撤出等。

（王浩坤　陈　云）

第三节　快速性心律失常的射频消融治疗

一、房室结内折返性心动过速

（一）临床特点

1.临床表现

房室结折返性心动过速（AVNRT）可见于任何年龄，主要症状包括心悸或心跳加快，以及胸闷、乏力、多尿、呼吸困难、眩晕等，偶可出现晕厥。症状轻重程度主要与发作时心室频率、持续时间以及基础心脏状态等有关。典型心悸呈突发突止，刺激迷走神经的动作，如屏气、恶心等可终止发作。

2.心电图特征

（1）窦性心律时心电图多为正常，很少显示房室结双径路现象。

（2）AVNRT 多为节律规则的窄 QRS 波心动过速，频率通常在每分钟 140～240 次，但也有频率慢至每分钟 100～120 次的病例。

（3）慢快型（占所有 AVNRT 病例的 90% 左右）和部分慢慢型 AVNRT，逆行 P′波与 QRS 波非常接近，P′披通常隐没在 QRS 波中，但也有在 QRS 波略前或略后，部分病例 V_1 导联出现假性 r′波，或 Ⅱ、Ⅲ、aVF 导联出现假性 s 波，如能与患者窦性心律心电图相对比，通常可以更明确上述特征。

（4）快慢型 AVNRT，RP′间期大于 P′R 间期，P′波在 Ⅱ、Ⅲ、aVF 导联呈倒置状，V_1、V_2 和 aVL 导联直立。

（5）心动过速常由室上性期前收缩或室性期前收缩等诱发及终止；室上性期前收缩诱发时，诱发心搏的 PR 间期突然延长。ST-T 可有显著改变，但通常无特异性。典型心悸多表现为规则的心动过速，并且呈突发突止，刺激迷走神经的动作，如屏气、恶心等可终止发作。

（6）AVNRT 时可以出现功能性束支阻滞，表现为宽 QRS 波心动过速（右束支阻滞图形或左束支阻滞图形），但由于束支和心室不是折返环的必需部分，故束支阻滞并不影响心动过速的频率。

（二）药物治疗

由于经导管消融已成为一线治疗方法。药物主要用于预防 AVNRT 频繁发作及用于治疗由于各种原因无法接受经导管消融的患者。

1.异搏定

无心衰的患者首选，一般用 5mg 稀释后缓慢静脉注射，室上速未终止，再给 5mg，总量一般不超过 15mg。

2.西地兰

大心脏特别是伴心衰者，如两周内未用洋地黄类药物，首选西地兰 0.4mg 稀释后做静脉注射，2 小时后无效，再静脉注射 0.2mg，24 小时总量不超过 1.2mg。

3.三磷酸腺苷酶（ATP）

10～20mg 加入于稀释后静脉注射。

4.还可用胺碘酮或普罗帕酮稀释后静脉注射或静脉滴注

常用的预防发作的药物包括：钙离子拮抗药（维拉帕米、硫氮草酯）、Ⅰc 类抗心律失常药（普罗帕酮、氟卡尼)、β受体阻滞药。由于胺碘酮长期服用不良反应较多,不宜作为常规治疗。对于偶发、发作持续时间短暂,或者症状轻的患者可不必用药治疗,只需在心动过速发作时应用药物终止心动过速。

(三)射频消融治疗

1.导管消融适应证

AVNRT 反复发作,症状明显,药物治疗无效或不能耐受药物治疗,或不愿长期药物治疗。相对适应证:①有心动过速病史,电生理检查证实 AVNRT 或导管消融其他心律失常时发现 AVNRT;②临床怀疑 AVNRT,电生理检查发现房室结双径路现象伴心房回波,但未能诱发 AVNRT。

2.导管放置

经右颈内静脉或左锁骨下静脉穿刺放置冠状窦电极,经右股静脉 2 次穿刺分别放置右心室心尖部电极和高右心房电极,经左股静脉穿刺放置希氏束电极。记录双极心内电图。滤波频率为 40～400Hz。检查后经股静脉送入 8F 或 7F 中弯加硬大头电极至右心室。

3.电生理检查特点

(1)慢-快型房室结折返性心动过速的电生理检查特点

①可被房性期前收缩、心房期前刺激及心室期前刺激所诱发,或在心房调搏刺激[心房程控期前刺激(S_2)或短阵猝发性刺激(S_2)]时房室结传导延缓(A-H 间期延长)而引起的文氏周期而诱发。

②对心房期前刺激或心房调搏刺激有房室结双径路传导曲线反应的,其表现为传导曲线中断,即 A_2-H_2 间期延长呈"跳跃"现象(增值≥50ms)。S_2-R 间期跃增值≥60ms,RPE≤70ms。

③心动过速的诱发及终止有赖于从慢径路下传伴以临界性 A-H 延长(临界频率范围内)及房室结内传导。

④心动过速时逆传心房激动呈从足至头向顺序:房室交界区 A 波领先,VA 间期值从 42～+70ms。

⑤心动过速时逆传 P 波重叠于 QRS 波内,QRS 波的终末部变形。心动过速时的 V 波(心室波)常与逆行性 A 波重叠伴 R-P'-(V-A)间期延长。

⑥希氏束、心室不参与折返环,心房是否参与折返环尚有争议。

⑦刺激迷走神经的动作使心动过速频率减慢,然后终止心动过速。

(2)快-慢型房室结折返性心动过速的电生理检查特点

①被心房期刺激及心室期前刺激诱发,或在心房调搏刺激时发生 VA 逆传文氏周期而诱发。

②有逆传的房室结双径路传导曲线。

③心动过速的诱发有赖于从慢径路逆传伴以临界性 HA 延长。

④心动过速时逆传心房激动呈从足至头向顺序,冠状静脉窦口 A 波领先,提示慢径路为逆传支。

⑤长 R-P 间期,即 R-P>P-R。

⑥希氏束、心室不参与折返环,心房是否参与折返环尚有争议。

⑦刺激迷走神经的动作使心动过速频率减慢,然后突然终止心动过速,阻断慢径路逆传。

4.房室结慢径消融要点

(1)导管操作:主要通过影像解剖标志来选择消融靶点(即影像解剖法),靶点处的 A∶V 比例<0.5～1.0。

①下位法:右前斜位 30°透视下将消融导管放置在希氏束区域,记录到最大希氏束电位后缓慢下弯,并轻度顺钟向旋转,直至希氏束电位消失,且 A∶V 比例<1.0。

②中位法:右前斜 30°透视下弯曲消融导管直接送至冠状窦口与希氏束连线的中下 1/3 处。

③移动消融法:左前斜位或右前斜位下,通过连续性放电的方法在 Koch 三角的下、中部行弧线性消融。在移动放电的过程中,出现交界区心律的部位应持续放电直至交界区心律消失。

其他的方法包括:a.电解剖法,窦性心律下操作消融导管在冠状静脉窦窦口水平沿三尖瓣环仔细标测。靶点图的标准为 A∶V<1.0,尽可能有慢电位出现。b.联合法,即将电解剖法和影像解剖法结合来指导慢径消融。希氏束和冠状静脉窦窦口之间紧靠三尖瓣环的心房组织的后、中、前位标测到慢电位处,同时 A∶V<0.5 即为理想靶点。

（2）有效放电消融的标志：是交界区心律，该现象是由于具有内源性起搏特性的房室结细胞受热所致。在成功消融部位 90%～95% 以上可出现交界区心律，且在成功消融部位交界区心律持续的时间明显延长。但消融成功也可不发生交界区心律。快速的交界区心律与暂时或永久的二度或三度房室阻滞明显相关，而较慢的交界区心律与暂时或永久性的高度房室阻滞无关。放电过程中 VA 和 HA 阻滞同样预示着房室阻滞。因此出现交界区心律过快、VA 阻滞、PR 或 AH 间期延长时均应停止放电。此外，放电过程中还应保持消融导管位置稳定，当导管明显移位时应停止放电并重新标测。

（3）射频仪设置：采用温度控制消融，预设温度为 55～60℃，最高放电功率为 40～50W，放电时应根据消融电极贴靠程度选择功率 20～35W（多为 25～30W）。放电过程中严密监测阻抗和心律。放电 15～30s 后无交界区心律出现者应重新标测。有效放电时间一般在 60s 以上，但如果有停止放电指征时，应随时停止。

（4）消融终点：消融的目的是慢径改良，而不是消除，因此，消融成功终点为慢径不能 1:1 前向传导且心动过速不能诱发。消融前不需异丙肾上腺素诱发者术后不必静点异丙肾上腺素验证。远期高成功率的标志包括：三尖瓣环中部和前部消融、无房室结回波和慢径完全消除。然而有文献报道房室结前传双径和单一回波亦可以作为消融终点。

二、心房纤维性颤动

（一）临床特点

心房纤维性颤动（简称心房颤动，AF）是最常见的具有临床意义的心律失常，是一种室上性心律失常，特点为心房活动不协调，继之心房功能恶化。中国心房颤动患病率为 0.77%，男性（0.9%）略高于女性（0.7%），80 岁以上人群心房颤动患病率达 7.5%。

1.心房颤动的分类及病因

（1）可分为初发心房颤动（initial AF）、阵发性心房颤动（paroxysmal AF）、持续性心房颤动（persistent AF）及持久性心房颤动（permanent AF）。

①初发心房颤动：为首次发现的心房颤动，不论其有无症状和能否自行复律。

②阵发性心房颤动：指持续时间 <7 天的心房颤动，一般 <48 小时，多为自限性。

③持续性心房颤动：持续时间 >7 天的心房颤动，一般不能自行复律，药物复律的成功率较低，常需电复律。

④持久性心房颤动：复律失败或复律后 24 小时内又复发的心房颤动，对于持续时间 >1 年、不适合复律或患者不愿复律的心房颤动也归于此类。

（2）病因

①多数心房颤动由器质性心脏病引起，包括高血压、冠状动脉粥样硬化性心脏病、心脏瓣膜病、心力衰竭、心肌病等。

②一些其他系统疾病也可引起心房颤动，如慢性支气管炎及慢性阻塞性肺疾病、睡眠呼吸暂停综合征、甲状腺功能亢进等。

③除了上述疾病和相关因素可以引发心房颤动，30%～45% 的阵发性心房颤动和 20%～25% 的持续性心房颤动发生在没有明确基础心肺疾病的患者，被称为特发性心房颤动（idiopathic AF）。

④年龄 <60 岁的特发性心房颤动也被称为孤立性心房颤动（lone AF）。

2.心电图特点

（1）表现为 P 波消失，代之以快速而不规则的心房颤动波，称为心房颤动波或者 f 波，频率为每分钟 350～700 次，在 Ⅱ、Ⅲ、aVF 和 V₁ 导联比较清楚。

（2）心房颤动波的大小与心房颤动类型、持续时间、病因、左心房大小和纤维化程度等有关。

（3）心房颤动时 RR 间期绝对不规则，QRS 波形态多正常，也可发生室内差异性传导而致 QRS 波宽大畸形,易出现在长 RR 间期之后,即长短周期现象。

(4)心房颤动时若 RR 间期规则,且为窄 QRS 波,应考虑并存三度房室阻滞(心室率每分钟<60 次),或非阵发性房室交界性心动过速,如使用了洋地黄类药物,应考虑,洋地黄中毒。

(5)心房颤动时合并宽 QRS 波,且节律整齐,频率较快(每分钟>100 次),应考虑合并室性心动过速。

(6)心房颤动时合并宽 QRS 波,RR 间期仍然绝对不规则,应考虑合并左右束支阻滞或房室旁路前向传导。

如普通 12 导联心电图未能捕捉到心房颤动,可以通过动态心电图、电话或远程心电图监测等方式诊断。

经胸超声心动图可以发现心房颤动患者的基础心脏病以及心房的大小。经食管超声心动图则可以评估心房尤其是左心耳的附壁血栓。

3.心房颤动的发生机制

心房颤动的确切发生机制尚不明了。目前对心房颤动发生机制的认识已从"多发子波折返学说"过渡到"局灶驱动伴颤动样传导"、和"肺静脉波学说"。局灶驱动可为自律性增强、触发活动、局部微折返或外部刺激等所致的快速激动。心房颤动由主导频峰局部的快速激动所驱动,但快速激动不能 1∶1 向周围传导,故产生颤动样传导而发心房颤动。主导频峰在阵发性心房颤动患者,主要位于肺静脉,在慢性持续性心房颤动患者可遍布肺静脉、左心房或右心房。肺静脉是心房颤动发生和维持的重要解剖结构。肺静脉心肌袖细胞,部分具有自律性,而且不应期较短。

肺静脉肌袖纤维排列紊乱,使得肺静脉局部的电活动易形成微折返。在肺静脉与心房交界部的肺静脉前庭,心肌纤维排列具有高度不均一性,是心房内各向异性传导最显著的部位,不但容易形成致心律失常局灶,而且容易形成肺静脉-左心房折返,快速激动在此极易形成颤动样传导。肺静脉电活动是驱动心房颤动维持的关键因素。可表现为 1∶1 的有序驱动也可表现为不成比例的紊乱驱动。

肺静脉能自行发放电活动,其发放的单个电活动称肺静脉电位,其发放的短阵或持续电活动称肺静脉心动过速。前者如传导至心房即表现为房早,后者则可以触发心房颤动发作或维持心房颤动。肺静脉的自行放电能力依赖于心房电活动的传入,这种肺静脉-心房间交互性作用的机制尚不清楚。起源于肺静脉的局灶快速激动在通过肺静脉前庭容易形成折返及颤动样传导,并进而导致心房颤动维持。

(二)药物治疗

心房颤动的药物治疗目标包括针对基础疾病的上游治疗,预防血栓栓塞,控制心律或预防心房颤动复发,控制心室率。针对不同心房颤动患者,药物治疗策略应充分体现个体化,要结合以下几个方面:①心房颤动的类型和持续时间;②症状的有无和严重程度;③并存的心血管疾病及卒中危险因素;④年龄;⑤合并用药情况等。

心房颤动转复为窦性心律后不仅能消除症状,改善血流动力学,减少血栓栓塞,还能消除或逆转心房重构。对于年轻患者,特别是阵发性孤立性心房颤动,最初治疗目标应为心律控制。但多数情况下,需要心律和心率同时控制。转复药物包括Ⅰa类、Ⅰc类和Ⅲ类抗心律失常药,但这些药物的毒副作用偶可导致严重室性心律失常,转复时需要心电监护。在合并心脏明显增大、心力衰竭及电解质紊乱的患者,应特别警惕这类并发症的发生。

1.心房颤动复律的药物

临床常用于转复心房颤动的药物有胺碘酮、普罗帕酮、多非利特和依布利特等。

(1)胺碘酮:口服起始剂量为每日 0.6～0.8g,分次口服,总量至 6～10g 后改为维持剂量每日 200～400mg。胺碘酮负荷量的大小与患者的体重关系密切,体重越大,所需负荷量越大。静脉注射胺碘酮常用剂量为 3～7mg/kg,缓慢注射,每日 0.6～1.2g。对有器质性心脏病者(包括左心室功能障碍)应首选胺碘酮。

(2)普罗帕酮:每日 450～600mg,每日 3 次口服。静脉注射常用剂量为 1.5～2mg/kg,缓慢注射。

(3)多非利特:口服用于转复心房颤动和心房扑动,对心房扑动的转复效果似乎优于心房颤动。通常在服药后数天或数周后显效,常用剂量为 0.125～0.5mg,每日 2 次。当肌酐清除率每分钟＜20mL 时禁用。

(4)依布利特:静脉注射后 1 小时起效。常用剂量为 1mg,10 分钟后可重复使用 1 次。4％左右的患者服药后可发生尖端扭转型室性心动过速,易发生于女性患者。因此,该药应在院内监护条件下使用,心电监护的时间不应少于 5 小时。

由于不良反应较为严重,目前已很少使用奎尼丁和普鲁卡因胺转复心房颤动。丙吡胺和索他洛尔转复心房颤动的疗效尚不确定。静脉使用短效类 β 受体阻滞药对新发心房颤动的转复有一定疗效,但作用较弱。

2.复律后维持窦性心律的药物

临床常用于维持窦性心律的药物有胺碘酮、多非利特、普罗帕酮、β 受体阻滞药、索他洛尔及决奈达隆等。

(1)胺碘酮:胺碘酮维持窦性心律的疗效优于 Ⅰ 类抗心律失常药和索他洛尔。常用剂量为每次200mg,每日 1 次口服,长期应用时部分患者 200mg 隔天 1 次也能维持窦性心律。

(2)普罗帕酮:预防心房颤动复发的有效性不如胺碘酮。常用剂量为每日 450～600mg,每日 3 次口服。

(3)β 受体阻滞药维持窦性心律的作用低于 Ⅰ 类或 Ⅲ 类抗心律失常药,但长期应用不良反应少。

(4)多非利特:在复律后,多非利特减少心房颤动复发。常用剂量为每次 0.25～0.5mg,每日 2 次口服。

(5)索他洛尔:虽然其转复心房颤动的疗效差,但预防心房颤动复发的作用与普罗帕酮相当。对合并哮喘、心力衰竭、肾功能不全或 QT 间期延长的患者应避免使用,常用剂量为每次 80～160mg,每日 2 次口服。

(6)决奈达隆:Ⅲ 类抗心律失常药,与胺碘酮作用相似但不含碘,故心外不良反应较少。常用剂量为每次 400mg,每日 2 次。

非二氢吡啶类钙拮抗药有降低心室率的作用,因此可改善阵发性心房颤动患者的症状,但预防心房颤动复发的作用尚不确定。

3.心房颤动抗凝药物的选择

心房颤动的危险分层不同,所需的抗凝方法也不同。一般而言,如无禁忌证,高危患者需华法林治疗,低危患者采用阿司匹林每天 81～325mg 治疗,而中危患者建议选用华法林,也可以考虑应用阿司匹林治疗。阵发性心房颤动与持续性或持久性心房颤动具有同样的危险性,其抗凝治疗的方法均取决于危险分层。心房扑动的抗凝治疗原则与心房颤动相同。

华法林疗效确切,但需要定期监测国际标准化比率(INR)。近来多个新型口服抗凝药物达比加群、利伐沙班、阿派沙班等药物预防心房颤动患者血栓栓塞事件的有效性与华法林相似,并可降低大出血的发生率,且不需监测 INR。

(三)射频消融治疗

1.心房颤动消融适应证

(1)症状明显的阵发性心房颤动。

(2)病史较短、药物治疗无效、无明显器质性心脏病的症状性持续性心房颤动。

(3)存在心力衰竭和(或)LVEF 减少的症状性心房颤动患者,其主要症状和(或)心力衰竭应与心房颤动相关。

(4)对于病史较长、不伴有明显器质性心脏病的症状性长期持续性心房颤动,导管消融可以作为维持窦性心律或预防复发的可选治疗方案之一。目前对阵发性心房颤动,指南已将其列为一线治疗。

2.心房颤动消融术前准备

(1)常规准备

①同普通导管射频消融术,测定出凝血时间、血常规、电解质、肝炎免疫、肝功能、肾功能、全导联心电图、24 小时动态心电图、经胸心脏超声、正侧位胸片、经食管心脏超声心动图和左心房及肺静脉多层螺旋

CT 成像。

②青霉素皮试、碘过敏试验、备皮、术前禁食。

③除临床研究需要外,多不强调术前停用抗心律失常药物。

④若为持续性心房颤动,术前必须采用口服华法林抗凝达标(维持 INR 值 2～3)3 周,术前 3 天停用华法林,改用低分子肝素皮下注射,术后继续使用肝素 4 天,术后 1 天起口服华法林 3 个月。

⑤进导管室前,留置导尿。

⑥术中给咪达唑仑 2mg 和芬太尼负荷量 0.05mg 静脉注射,继而静脉输注芬太尼每小时 0.05mg 维持镇痛。

(2)器械准备

①常规穿刺鞘管及标测电极导管:常规使用 6F 鞘管放置 10 极冠状静脉窦电极导管和 4 极普通电极导管。

②房间隔穿刺器械:Swartz 鞘 SL₁ 或 SRO 型,直径 0.813mm(0.032″)长 260cm 交换导丝;房间隔穿刺针;穿刺鞘管。

③环状标测电极导管(Lasso 导管):环状标测电极导管用于记录肺静脉周径上的电激动,为 6F10 极或 20 极,弯度可以调节,环状直径规格有 1.2cm、1.5cm、2.0cm 或 2.5cm,常用直径 1.5cm 或 2.0cm,极间距有 4mm、4..5mm、6mm 或 8mm,导管顶端较柔软,易于接近肺静脉。根据肺静脉造影直径选择环状直径。新型环状标测导管的环状直径可控且头端弯度可调。

④冷盐水灌注消融电极导管:冷盐水灌注消融电极导管为中空 7F 导管,导管长度 115cm,头端电极长度 3.5mm,电极间距 2mm-5mm-2mm,头端电极周围有 6 个微型灌注孔。在射频消融期间,由尾端输注且经微孔喷出的生理盐水,对电极进行冷却,保持电极头端温度始终维持在较低水平,且电极表面凝聚物形成减少,能量传导有效,输出功率损耗少,保证预设功率的恒定输出,损伤范围较广而深。盐水灌注速度由灌注泵控制,在排气时,采用高速冲洗(每分钟 60mL),在标测过程中,低流量(每分钟 2mL)保持导管通畅,消融过程中,切换至高流量(每分钟 17～20mL)。流经灌注泵的液体中有气泡时,灌注泵自动报警提示。500mL 灌注盐水中,加入 500U 普通肝素。

⑤三维电标测系统:CARTO 标测系统是将标测导管采集到的磁场信号转换为电信号,与同时采集的心电信号经计算机处理,获得心腔内三维解剖图像、心电激动传导顺序及消融标测导管位置。

⑥射频仪:肺静脉电隔离对射频仪无特殊要求,常规设置温度为 43℃,功率为 30～35W。

⑦心脏体外除颤器:可能需要多次心房颤动同步电复律,最好使用非手持电极板系统,术前将除颤电极板负极贴在心尖部偏腋下,正极贴在胸骨右缘第二肋间。另外备一台手持电极板心脏体外除颤器。

3.消融技术要点

(1)房间隔穿刺术

①患者仰卧位,穿刺右颈内静脉或左锁骨下静脉,放置 10 极冠状静脉窦导管。

②股静脉穿刺,将直径 0.813mm(0.032im)长 260cm 的指引导丝送入上腔静脉。

③沿指引导丝将房间隔穿刺鞘管送至上腔静脉,退出指引导丝。

④将造影剂注射器连接到房间隔穿刺针尾端,排尽针腔空气,充满造影剂,在透视下经房间隔穿刺鞘管,送入穿刺针。穿刺针在鞘管头端内 0.5cm。

⑤在透视下顺时针转动穿刺针和鞘管,使针尖指向左后方约 45°,向预定穿刺点处缓慢回撤,有时可见导管远端突然向左移动,提示导管顶端已进入卵圆窝。

⑥在右前斜 45°,适当旋转穿刺针鞘,使穿刺针及鞘管远段弧度消失呈直线状或接近直线状,将穿刺针轻轻前送,即可穿破房间隔卵圆窝,进入左心房。

⑦穿刺后,经穿刺针注入造影剂,如造影剂呈喷射束状且左心房显影,则表明穿刺成功。

⑧固定穿刺针,推送鞘管和扩张管进入左心房约 1cm,同时注射造影剂观察,确保鞘管与左心房壁保持距离。同时退出扩张管和穿刺针。

（2）肺静脉造影：在RAO 30°透视下，右肺静脉前庭开口在冠状静脉窦导管最低点上方1～2个椎体距离。在LAO 45°透视下，左肺静脉前庭在冠状静脉窦导管最低点上方1.0～2.5个椎体距离。

①非选择性左肺静脉造影：穿刺房间隔后，将房间隔穿刺鞘管指向左侧肺静脉开口。推注少许造影剂证实导管在肺静脉开口并使下肺静脉显影后，取LAO 45°及RAO 30°，10～20mL造影剂，在2～3个心动周期内中速推入。

②非选择性右肺静脉造影：在左肺静脉造影完毕，回撤鞘管约半个椎体距离，并顺时针方向转动房间隔穿刺鞘管，指向右后，靠近右上及右下肺静脉交界处，在RAO 30°～45°，右肺静脉走行与射线近似垂直，推注造影剂使右上及右下肺静脉同时显影。

（3）导管消融策略

①肺静脉前庭环形消融：左、右肺静脉前庭环形消融隔离应分别进行。在三维标测导引下，建立左、右两个肺静脉前庭主消融环。实际的环形消融径线，是由多个消融点连接形成一个密闭的消融环，消融环应该环绕上下肺静脉前庭，沿肺静脉-左心房交界部走行，实现肺静脉电活动与左心房电活动的完全隔离。在完成主环消融径线后，通常肺静脉前庭的电学隔离还不完全，部分节段可能残存传导，因此需要在Laso电极指引下，寻找残存传导部位的最早激动点，进行节段性补充消融。

②心房复杂碎裂电位消融：在心房颤动心律下通过三维标测系统重建左右心房的三维构型，在心房内选择呈现复杂碎裂电图

（CFAEs）的部位进行消融。CFAEs消融终点是CFAEs电位消失，心房颤动及其他房性心律失常终止且不再被诱发。

③组合术式消融：根据患者病情的不同，有些可能需要多种消融方式。

a.环肺静脉电隔离加心房复杂碎裂电位消融：主要针对慢性心房颤动采用的策略，采用该组合术式导管消融成功率高于单纯行环肺静脉电隔离。现阶段，对于慢性心房颤动患者，兼顾触发灶及心房基质的环肺静脉消融电隔离附加碎裂电位（或线性）消融的策略有了更为广泛的接受度。

b.环肺静脉电隔离加心房线性消融即在环肺静脉电隔离的基础上，附加相关线性消融，如房顶线、二尖瓣峡部线、三尖瓣峡部线等。

c.递进式消融策略，在电隔离肺静脉、左心房碎裂电位消融、左心房线性消融、右心房消融等，手术时间、X线曝光时间长，消融损伤范围大，对术者导管操作技术要求相对较高，难以大规模推广。

④消融终点：肺静脉电隔离，如能达到双向电隔离则最佳。心房线性消融应尽量完整、连续，尽可能达到双向阻滞。

4.术后处理

建议消融术后常规应用抗心律失常药物（胺碘酮或普罗帕酮）3个月，似乎有利于逆转心房重构和窦性心律的维持，继续口服华法林3个月，需监测INR。

三、心房扑动

（一）临床特点

1.概述

心房扑动（房扑）按起源可分为右心房扑动和左心房扑动。心房扑动大折返环的形成依赖于缓慢传导区的存在。上腔静脉、下腔静脉、冠状静脉窦及卵圆窝等右房特殊结构，造成了心房激动波传导的自然障碍和分离。冠状静脉窦口、下腔静脉开口和三尖瓣环构成右心房峡部边界，峡部为右心房的缓慢传导区。若右心房峡部为心房扑动大折返环路必经路径，则称为右心房典型心房扑动，或峡部依赖性心房扑动，若在冠状静脉窦口起搏，峡部出现顺时针方向阻滞，起搏冲动则沿三尖瓣环逆时针方向传导，抵达峡部时，如单向阻滞点已恢复兴奋性，则可发生逆时针方向心房扑动。相反，若在低位右心房起搏，峡部出现逆时针方向阻滞而顺时针方向传导存在，则激动沿三尖瓣环顺时针方向传导，而发生顺时针方向心房扑动。临床

以逆时针方向心房扑动多见,其激动经后位峡部(下腔静脉-三尖瓣环隔段),进入这一慢传导通道,随后从间隔峡部(欧氏嵴与三尖瓣环隔段)传出。若心房扑动大折返环路不经右心房峡部,则称为非典型心房扑动或非峡部依赖性心房扑动。左心房扑动多见于心房颤动肺静脉隔离术后,心房扑动大折返环的缓慢传导区位于左下肺静脉与二尖瓣环之间的左心房峡部。右心房扑动时,左心房为被动激动;左心房扑动时,右心房为被动激动。

右心房典型心房扑动按心房激动顺序分为右心房逆时针方向心房扑动(也有人称Ⅰ型心房扑动)和右心房顺时针方向心房扑动(有人称Ⅱ型心房扑动)。右心房逆时针方向心房扑动,折返激动沿三尖瓣环逆时针方向运行,左心房被动激动,

2.心房扑动的临床表现

(1)症状:轻者可无明显不适,或仅有心悸、心慌、乏力;严重者头晕、晕厥、心绞痛或心功能不全,少数患者可因心房内血栓形成脱落而引起脑栓塞。

(2)心电图特征

①心电图检查P波消失,代以形态、间距及振幅均绝对整齐呈锯齿状F波,频率每分钟250～350次,但这些激动仅部分以(2～4):1传导到心室,尤以2:1传导最常见,故心房扑动时患者心室率常为每分钟150次左右。

②依心电图特征可分为2型:a.Ⅰ型,扑动波频率每分钟300次左右,Ⅱ,Ⅲ,aVF导联F波为负向;b.Ⅱ型,扑动波频率每分钟250次,Ⅱ,Ⅲ,aVF导联F波直立,起搏治疗可终止Ⅰ型,对Ⅱ型无效。

③心房扑动伴室内差异传导、束支传导阻滞或预激综合征时,应注意与室性心动过速鉴别。

(二)药物治疗

心房扑动的药物治疗方法与心房颤动相同,但由于心房扑动的心室率通常较心房颤动快,患者心悸症状明显。

1.药物转复

(1)胺碘酮:150～300mg剂量将胺碘酮加入5％葡萄糖液20mL中缓慢静脉推注。注射时间不得短于3分钟。维持量10～20mg/kg,加入250～500mL5％葡萄糖液中静脉滴注24小时。从静脉注射的第1天起同时口服胺碘酮,每次200mg,每天3次,服7天,然后每次200mg,每天2次,服7天,最后每次200mg,每天1次。维持下去。

(2)普罗帕酮:常规首剂70mg,稀释于5％葡萄糖液20mL中缓慢静脉推注,10分钟后如不复律可重复1次,静脉注射总量不超过210mg。每6小时口服1次150～200mg,复律成功后逐渐减量长期服用。

(3)素他洛尔:按1.5mg/kg剂量将索他洛尔稀释于生理盐水20mL中。缓慢静脉推注10分钟。观察30分钟,若未转复可重复该剂量1次。转复率为40％,比转复心房颤动要高。口服转复法,每次40～80mg,每天2次,通常日总量在160mg以下。不良反应,半衰期长,随剂量增加,扭转型室性心动过速发生率上升。低钾、低镁加重素他洛尔毒性作用。用药期间应监测心电图变化,当QTc≥0.55s时,应考虑减量或暂时停药。窦性心动过缓、心力衰竭者不宜应用。

(4)伊布利特:转复成功率为53％。剂量成人体重≥60kg者用1mg溶于5％葡萄糖液50mL内静脉缓慢推注(10分钟),若心律失常仍未终止,10分钟后可重复1次。成人体重<60kg患者推荐剂量为开始0.01mg/kg,按上法应用。如心律失常终止或出现非持续(持续)室性心动过速或明显QT(QTc)延长均需立即停药。应监测4小时以上。静脉注射至少4小时以后才能应用ⅠA和Ⅲ类抗心律失常药。肝肾功能不全者无需调整剂量。

(5)洋地黄:转复成功率为40％～60％,尤其适合伴发于心力衰竭时的心房扑动。不足之处为起效慢,对体力活动等交感神经兴奋时的心室率控制不满意。用毛花苷C(去乙酰毛花苷丙,西地兰)0.4～0.8mg加入5％葡萄糖液20mL中缓慢静脉推注,以后再追加0.2～0.4mg,24小时内不应>1.2mg。

上述5种药物如能转复则应改用相应药物口服1～4周或更长时间。

2.药物维持治疗

在应用上述 5 种药物转复时,如不能转复为窦性心律,也会有一定的降心室率的作用,可改为口服维持。

3.心房扑动控制心率

发作时心室率不快且无症状的心房扑动和心房颤动患者,可以不予以治疗。发作时心室率快的,还需进一步控制心率,可应用地高辛和(或)钙离子拮抗药或 β 受体阻滞药。

4.心房扑动抗凝

心房扑动患者抗凝的适应证与心房颤动患者相同。除有禁忌证的患者外,所有心房扑动患者都应进行抗凝治疗。目前在我国最重要的仍是口服华法林抗凝,根据国际标准化比值(INR)调整华法林用量。新型抗凝药物不需监测 INR,目前国内可供使用的有达比加群酯,每日 300mg,利伐沙班每日 20mg。

(三)射频消融治疗

1.导管消融适应证

典型心房扑动(Ⅰ型心房扑动、峡部依赖性心房扑动)。目前心房扑动的导管消融均在新型三维标测系统下进行,典型心房扑动的射频消融成功率在 95% 以上,复发率低于 5%,随着三维标测系统的发展,不典型心房扑动的导管消融成功率也在提高。

2.心房扑动的导管消融

(1)导管放置

①经右颈内静脉或左锁骨下静脉放置 4 极或 10 极冠状静脉窦导管,以导管的近端一对电极横跨冠状静脉窦口。

②经右股静脉放置希氏束电极,记录近端希氏束电位。

③经右股静脉导入 8F 中弯或大弯加硬或 7F 消融标测电极,置于高右心房或右心房中侧,记录双极电图,同步记录体表Ⅰ、Ⅱ、aVF 和 V₁ 导联,振幅为 0.1~0.2mV/cm,滤波为 400~500Hz,记录纸速为 100mm/s。

④若有 Halo 导管,则经股静脉导入右心房后,指向右心房游离壁,并向下打弯,让远端进入冠状静脉窦内或右心室流入道,沿三尖瓣环形成"9"形。心房扑动消融时应用 Halo 导管的意义在于判断心房激动顺序,尤其在判断峡部传导是否已达到完全传导阻滞时更为准确。

⑤如果没有 Halo 导管,则可以在右心房游离壁侧放置一根 4 极或多级导管,固定黏紧右心房游离壁,以便记录到清楚的心房电位,用于消融前了解峡部传导顺序和消融后判断是否已达到完全传导阻滞。

(2)右心房峡部线性消融

①在三维标测(CARTO)指导下于左前斜位 45°先将冷盐水灌注消融导管送入右心室,将导管下勾指向三尖瓣环 6~7 点钟位置,缓慢回撤至出现小 A 大 V 波,即达三尖瓣环最低点心房侧,稳定导管,若局部电图稳定,则在右前斜透视下逐点回撤导管至下腔静脉(无电位处)进行消融。

②以功率 10~30W 试消融,功率大小依患者耐受程度而定。自三尖瓣环至下腔静脉口之间每隔 3~5mm 为一个消融靶点,每一点消融 30~60s。

③因峡部结构复杂,表面高低不平,在单向回拉导管过程中,可能有些区段或位点不能与导管很好接触,或导管每次都会跳过该点,导致消融径线出现裂隙,影响消融效果。可采用拉锯式回撤导管方式,以保证消融径线的连续性。

④可在心房扑动发作或窦性心律下、低右心房起搏或冠状静脉窦口内起搏时放电,采用温控消融,设置温度在 40℃。

⑤消融过程中,若心房扑动中止或出现单向传导阻滞,则在该点继续巩固放电 60s,并在该点两侧也各巩固消融 60s,然后验证峡部的双向传导性是否阻断。

⑥若消融过程中,心房扑动未终止,但停消融后见局部电图 A 波振幅显著下降,也应视为有效指征,则该点局部加强消融,而后继续线性消融。线性消融全过程一般需重复 2~4 次。

⑦Swartz 鞘管可增强消融导管的支持和黏靠,对部分导管不稳定的病例提高成功率有帮助。

⑧RAO 30 和 LAO 45 投照体位相结合,LAO 45 的主要意义是可准确判断消融电极在三尖瓣环上自位置,判断电极是否黏靠于间隔,RAO 30 可精确指导移动消融电极,准确判断每个消融点之间的距离。

⑨冷盐水灌注消融导管可增加损伤深度,对少数困难病例,有助于提高成功率。

⑩若自三尖瓣环至下腔静脉口之间线性消融不能终止心房扑动,可从三尖瓣隔环下部心房侧 5 点位置开始,向冠状静脉窦口移动,进行线性消融,放电消融过程同前,但要警惕勿伤房室结快径,见快速交界性心律应立即停止消融。

四、房性心动过速

(一)临床特点

1.临床表现

(1)常见症状有,心悸、头昏、胸痛、呼吸困难、乏力、晕厥。婴幼儿可出现喂食困难、呕吐、呼吸急促。

(2)可表现为阵发性或无休止性心动过速。阵发性房速时,主要出现阵发性室上性心动过速的临床表现。

(3)当患者伴有器质性心脏病时,临床症状更严重或出现心功能失代偿。

(4)无休止性房速可导致心动过速性心肌病,出现充血性心力衰竭症状。

2.房性心动过速的分型

根据电生理机制,规则的房速(AT)可分为局灶性或大折返性两种类型。

(1)局灶性房速:(包括自律性、触发活动和微折返机制)激动规律性起自心房很小区域,然后离心扩布。

(2)折返性房速:由房内折返引起,折返环形成与房内存在慢传导区有关,常呈阵发性,可有或无器质性心脏病基础。

3.心电图特点

(1)心房率通常为每分钟 130～240 次,但也可低至每分钟 100 次或高至每分钟 300 次。

(2)P 波形态与窦性者不同,等电位、正向、负向、双向(正负双向或负正双向)。

(3)常出现二度Ⅰ型或Ⅱ型房室传导阻滞,呈现 2：1 房室传导者亦属常见,但心动过速不受影响。

(4)P 波之间的等电线仍存在。

(5)刺激迷走神经不能终止心动过速,仅加重房室传导阻滞;抗心律失常药物能够减慢心动过速的室率,但不易终止 AT。

(6)发作开始时心率逐渐加速。

(二)射频消融治疗

1.射频消融适应证

用于临床症状明显,药物治疗欠佳的持续性和无休止性房速。

2.器械准备及导管放置

(1)常规放置冠状静脉窦(CS),右心室心尖部(RVA),His 及高位右心房(HRA)电极导管。

(2)有 Halo 导管时,只放置 Halo 导管和冠状静脉窦导管即可。在右心房内首先沿界嵴放置 Halo 导管,有助于粗标定位。

(3)使用三维标测系统(CARTO)的准备同心房颤动消融。

3.标测方法

(1)激动标测:激动顺序标测是局灶性房速的主要标测方法,以最早心房激动点为消融靶点。最早心房激动点,在双极记录时多呈负正双相波(远端电极为负极),在单极标测时,靶点记录呈 QS 型。若局部电位波较体表 P 波提前的时间(激动时间)>20ms,即可认为是最早心房激动点。自律性房速起源点 A 波形态多为独立型,少数为碎裂型。折返性房速起源点 A 波均呈碎裂型。在 RAT 标测到局部碎裂电位,提示已进入慢传导区,邻近或位于房速起源点。

(2)拖带起搏标测:用于折返性心动过速的标测,以消融标测电极为起搏电极,以比房速周期小 10～50ms 为起搏周期范围,在慢传导区或最早心房激动点持续起搏。若折返性房速频率随起搏频率递增而加快,12 导联心电图 P 波及心房激动顺序无变化,且刺激波-P 波间期(S-P 间期)＜40ms,则产生隐匿拖带并提示在慢传导区出口,可作为消融靶点。若起搏后间期小于房速周期＋10ms,且 S-P 间期等于局部激动时间,则可确保此靶点位于慢传导区关键点,为理想消融靶点。

(3)三维电解剖(CARTO)标测:这是一种将心脏电激动与心脏解剖结构相结合的新型标测技术,其空间分辨率＜1mm,能够立体地显示心脏电激动的起源点、心腔各部位的激动顺序、冲动传导方向、病灶部位和折返环途径,标识出特殊的解剖结构和瘢痕区,采用 CARTO 系统有助于心律失常电生理机制的诊断,显著减少消融术中 X 线透视时间和放射剂量,提高对多种快速性心律失常的消融成功率。

具体标测过程如下所示:

①首先测量房性心动过速周长(TCL),取 TCL 数值的 90%,设定为电激动标测的兴趣窗口(WOI)。

②选择冠状静脉窦电极导管近端双极电图的 A 波,作为心房激动时间的参考信号(时间零点)。

③标测和消融电极(4mm 温控或 3.5mm 盐水灌注)导管经右股静脉途径标测右心房,或经房间隔穿刺途径标测左心房,逐点采样建立心房的解剖结构图,同时标测系统自动计算出每个采样点双极电图的局部激动时间(LAT)与时间零点的差值,进行颜色编码(coloR-coded,红色为最早激动部位,其次为黄色、绿色和蓝色,紫色为最晚激动部位),并附加在相应的心房解剖结构图上,形成房性心动过速的电激动图。

④对特殊解剖部位(上腔静脉、下腔静脉、冠状窦口、三尖瓣环、二尖瓣环、希氏束和肺静脉)进行标记。

⑤对显示为最早激动部位的区域(红色区),进行更密集的重点标测采样,对比分析其中最早的激动点,使较大范围的红色区缩至更小的红色点(热点),确定为房性心动过速的病灶。

⑥房性心动过速电激动图的最早与最晚激动时间之差为心房激动时间。局灶性房性心动过速表现为冲动从单个点状的最早激动部位向四周的心房组织放射性传导,并且房性心动过速所在心房的激动时间明显短于心动过速的周长。

⑦针对电激动图的最早激动点(红色点)进行点状消融。

4.消融导管操作

(1)操作要点是先粗标定区,再细标定点。

从右股静脉导入 7F 中弯消融导管或 8F 中弯加硬消融导管,最好以长血管鞘作支撑。从 Halo 导管的最早激动点开始,在周围移动消融导管,从上至下逐层标测,在每一层面按同一方向逐区标测,每区记录一个标测点。

按需可取正位、左前斜位和右前斜位透视。

注意对界嵴沿线、上腔静脉口区、右心耳区、卵圆窝区、三尖瓣环区、冠状窦口区、先天性或手术后心房结构异常区等应重点标测。

宜采取房速时激动标测,以体表 P 波起点为参照,测量每个标测点 A 波的提前程度。以 A 波最提前的标测区,为房速粗标定位区。

在粗标定位区细标消融靶点。自律性房速主要采用激动标测,寻找最早心房激动点。折返性房速以激动标测为基础,结合拖带起搏标测,寻找最短 S-P 间期位点。

(2)消融。以能产生稳定起搏的最低张力固定消融导管为理想靶点,输出功率为 20～30W 或预设温度为 55～60℃(以 20W 的输出功率试消融 10～15s),若房速终止,则巩固消融,输出功率继续放电至 60s,再巩固放电 30～60s。若试消融无效,则移动导管 3～4mm 重标靶点。

5.消融终点

(1)在巩固消融后立即或 30 分钟后重复房速诱发刺激及异丙基肾上腺素激发刺激。

(2)若房速不被诱发,则消融成功。若房速仍被诱发,而且激动顺序与原房速相同,则继续巩固消融。

(3)若诱发房速与原房速激动顺序不同,而且可重复诱发,表示为多源性房速,应继续标测和消融新的房速起源。

(李　明)

第四节　心脏起搏治疗

人工心脏起搏主要用于治疗有症状的缓慢心律失常,也可用于治疗快速性心律失常。起搏系统由脉冲发生器和起搏电极构成。脉冲发生器通过发放脉冲,产生局部电场梯度,改变电极导线与心肌接触点附近心肌细胞跨膜电压,使细胞除极,形成人造的异位兴奋灶,继而兴奋沿心肌向四周扩散,通过电机械偶联,可使心肌兴奋和收缩。

心脏起搏器根据置入时间的长短分为临时起搏器和永久起搏器。临时起搏器多为单腔,也有双腔临时起搏器,多用于心外科手术后。永久起搏器根据起搏心腔,可分为单腔(右心房或右心室)、双腔(右心房＋右心室)、三腔(右心房＋右心室＋左心室)。三腔起搏器可以实现心脏再同步化治疗(CRT),通过左右心室同步收缩,改善充血性心衰患者的症状和预后。植入型心律转复除颤器(ICD)是包含除颤功能的起搏器。

一、临时起搏器置入术

临时起搏器置入是抢救危重缓慢心律失常患者的紧急治疗方法。可作为永久起搏器植入前的准备和过渡。

(一)适应证

①有症状的窦性心动过缓,窦性停搏;②二度Ⅱ型房室传导阻滞、完全性房室传导阻滞;③急性双束或三束支阻滞;④心脏停搏;⑤心动过缓诱发的尖端扭转性室性心动过速、心室扑动、慢-快综合征等;⑥临时保护,有心律失常或潜在性心律失常(窦房结或房室结功能障碍)的患者,手术、麻醉、心脏电除颤及应用某些抑制心脏药物时,予以临时心脏起搏以防止发生心脏停搏;⑦超速抑制,某些快速性心律失常如心房扑动、室上性心动过速和室性心动过速,采用超速起搏的方法,通过阻断折返回路或抑制异位起搏灶而终止发作;⑧诊断性起搏,临床电生理检查,评价窦房结功能等。

(二)术前准备

1.临时起搏的仪器、设备、药品

①临时起搏器、起搏导管。最常用的 5F、6F 双极起搏导管,宜在透视下操作。带气囊的漂浮导管可床边根据心腔内心电图定位。②穿刺包,包括一些基本器械,如穿刺针、注射器、持针器、缝皮针、缝线、刀片、扩张管、导引钢丝等。③穿刺用药,利多卡因、肝素、生理盐水。④具良好接地的心电图机或心电监护仪。⑤心脏除颤器及各种抢救药品。⑥X 线透视设备(可选)。

2.患者准备

①告知患者及家属相关利弊风险,签署知情同意书;②持续心电监护;③静脉插管部位备皮,建立静脉通道;④尽可能避免应用抗凝、抗血小板药物;⑤尽可能术前了解出凝血功能、肝肾功能、电解质和血常规。

(三)操作方法

1.经皮静脉穿刺

保持针筒负压,局部利多卡因浸润麻醉,穿刺针以 300～400 穿刺血管,进入静脉后将导引钢丝经穿刺针送入血管腔内,然后撤除穿刺针,经导引钢丝送入扩张管局部扩张,拔出后送入静脉鞘管,注意用带有肝素的生理盐水冲洗鞘管,退出导引钢丝,起搏电极经鞘管推送至右心室。部分病例可先行皮肤小切口,于切口中穿刺。

2.静脉的选择

(1)股静脉途径:股静脉位于股动脉内侧,右股静脉径路较直,起搏电极容易进入。患者取仰卧位,臀部稍垫高,髋关节伸直并稍外展外旋,膝关节稍屈,在腹股沟韧带中部下方 2～3cm 处触摸股动脉搏动,确定其走行,股动脉内侧 0.5～1cm,局部浸润麻醉后,针尖朝向脐,穿刺针以 30°～40°角度穿刺股静脉,进针深度 2～5cm,持续负压。注意避免损伤股动脉,穿刺点不可过低,以免穿透大隐静脉根部,不可盲目向腹部方向无限制进针,以免穿入腹腔。

(2)锁骨下静脉途径:患者无需下肢制动,较股静脉自由。患者取头低脚高位,头部或两肩胛部垫薄枕,以锁骨中点稍内侧为穿刺点,于锁骨下缘约 1cm 水平,针头指向胸骨上切迹,与胸壁平面约呈 10°～30°,穿过锁骨和第一肋骨间隙。穿刺针一边进针,一边抽吸,直到吸出静脉血。在 X 线透视下,证实导引钢丝送入右心房、下腔静脉后,再送入扩张管和鞘管,随后送起搏电极至右心室。如误穿动脉需立即拔出针头并加以压迫,若已送入扩张鞘,不可贸然拔出,否则会导致致命性大出血,可紧急请外科会诊。若穿刺时患者感疼痛或向上肢放射的感觉异常,提示穿刺针位于臂丛神经附近必须立即后撤针头。穿刺针回抽气体,提示进入胸膜腔或刺伤肺组织。锁骨下静脉穿刺可发生以下并发症:损伤锁骨下动脉、损伤臂丛神经、气胸、血胸等。

(3)颈内静脉途径:颈内静脉伴随颈动脉下降,起初在颈动脉背侧,后位于颈动脉的外侧,颈内动脉上段与动脉较近,下段位置较深,中段位置表浅,常选此段。多选择右侧颈内静脉,原因包括:距上腔静脉较近;避免误伤胸导管;右侧胸膜顶稍低于左侧;右侧颈内静脉较直;而左侧较迂曲。患者仰卧位,肩部垫枕仰头,头偏向对侧。穿刺径路:①前路:将左手示指和中指放在胸锁乳突肌中点、颈总动脉外侧,右手持针,针尖指向同侧乳头,针轴与冠状面呈 30°～40°,常于胸锁乳突肌的中点前缘入颈内静脉。此路进针造成气胸的机会不多,但易误入颈总动脉。②中路:胸锁乳突肌的胸骨头、锁骨头与锁骨上缘构成颈动脉三角,在此三角形顶点穿刺。针轴与皮肤呈 30°,针尖指向同侧乳头,一般刺入 2～3cm 即入颈内静脉。③后路:在胸锁乳突肌外侧缘的中下 1/3 交点,约锁骨上 5cm 处进针,针轴一般保持水平位,针尖于胸锁乳突肌锁骨头的深部指向胸骨上切迹。

颈内静脉距离心脏较近,心房舒张时压力较低,注意防止空气进入。穿刺针方向不可过外,静脉角有淋巴导管,以免损伤。穿刺针不可向后过深,以免造成气胸。

3.电极的安置

(1)X 线透视下:有条件还是要在 DSA 室,由 X 线定位。电极远端在右心房中部水平横过脊柱左边阴影时,导管远端已到达右心室,然后送至右心室心尖部。注意是否误入冠状静脉,若电极在冠状静脉内,电极头端指向脊柱,若电极在右心室内,电极头端指向胸骨。

(2)漂浮球囊插管法:无条件转运至 DSA 室时,这是常见的抢救方法。盲飘时球囊随血流漂浮,随血流到右室。术前测量导管插入部位至右室心尖部所经途径的大致长度,并在导管的相应部位做好标记。起搏导管与脉冲发生器连接,起搏频率比自身心率稍快,电压低于起搏阈值(＜0.2V)。气囊导管入中心静脉时,气囊充气,将导管飘送至右心室,随后气囊放气,将电流增大至 4～5V。仔细探送,直至起搏脉冲可夺获心室。

(3)心电图引导下:心电监护下,电极导管的尾端与心电图机的胸前导联连接,心电图机需接地良好。根据腔内心电图的图形定位。有如下特点:ST 段显著抬高表明电极紧密接触心内膜;QRS 波群的形态大致可分为三种:即 QS、rS 和 qR 型;QRS 波群振幅大才能为心室抑制型起搏器所感知,一般要求不低于 4～5mV。当导管位于上腔静脉时 P 波高大倒置;位于右心房中部时,P 波双向;位于右心室时,P 波振幅降低而 QRS 波群幅度增大;导管接触右心室时,ST 段上抬(损伤电流);进入右室流出道及肺动脉时,P 波又逐渐倒置且 QRS 波群幅度减小,此时应撤回导管再推送;当导管抵触右室壁心内膜时,ST 段明显上抬,即可实施心室起搏。

4.测试

频率调至低于自身心率 10 次/分,输出电压设在最小,降低感知灵敏度至起搏指示灯连续闪烁,增加感知灵敏度至感知指示灯连续闪烁,起搏指示灯熄灭即得感知阈值。感知灵敏度设在所得阈值的一半或更小。再将频率设于自身心率以上 10 次/分,降低输出电压至心电图不夺获,增加输出电压,心电图持续夺获即得起搏阈值,一般应≤1.0V,输出电压设为起搏阈值2～3 倍。按需选定起搏频率。嘱患者深呼吸或咳嗽,观察起搏功能是否正常。记录全导联体表心电图,看是否为左束支传导阻滞图形。

5.固定起搏电极

缝线固定,穿刺部位消毒,覆盖 3M 贴。

6.注意事项

①术前准备好必要的抢救药品与器械,如异丙肾上腺素、阿托品、心脏除颤器等,并随时作好胸外心脏按压的准备。应对心搏骤停、阿-斯综合征发作、心室颤动及室性心动过速等。②右股静脉安置起搏电极者,右下肢制动;锁骨下静脉进入者,避免手及上臂的过分外展活动。③抗生素预防感染,保持穿刺点的干燥和清洁。④临时起搏电极导管留置时间一般不超过 2 周,最长不能超过 1 个月。起搏依赖患者,尽快安装永久起搏器。

(四)并发症

1.导管移位

最常见。临时起搏电极头端呈柱状,没有主动性和被动性固定装置,不易嵌入肌小梁。起搏脉冲不能夺获,可增加输出功率,感知失灵可提高灵敏度,如均告失败应重新安置电极。

2.心肌穿孔

电极头端过分顶压,可发生心肌穿孔。表现为胸痛,膈肌收缩,听诊心包摩擦音,起搏中断或间歇性起搏,阈值升高,起搏心电图由左束支阻滞型变为右束支阻滞图形,超声心包积液,X 线显示电极头端伸出心影以外。

3.电极断裂

常由体位活动引起,表现为间歇性起搏或不起搏,需重新更换起搏电极。

4.心律失常

常见室性期前收缩,亦可发生室速、室扑、室颤等恶性心律失常。

5.穿刺并发症

皮下血肿、气胸、血胸、气栓、血栓性静脉炎等。

6.感染

避免长时间留置引起感染应尽快拔除起搏电极,将电极可疑部分剪下行细菌培养。仍需临时起搏治疗,应用抗生素前提下,选择另外的静脉通路。

(五)其他临时性心脏起搏术

1.经胸壁临时体外起搏

用于需要紧急临时起搏,静脉起搏电极尚未插入前的临时抢救。可持续起搏数小时。其主要缺点是对起搏电极要求较高,起搏时多数患者有大幅度的胸肌或上肢抽动及对心电图的干扰,造成心电监测的困难。

方法:应用两个大面积的电极起搏板、涂抹导电糊后,阴极贴在心前区,阳极贴于左背后的对应面进行起搏。大面积的电极板大大降低了电流密度,同时将刺激脉冲宽度增加到 20～30 毫秒,从而减轻了疼痛以及对肌肉与神经的刺激。临床应用中成人起搏电压平均为 50～70V 左右。

2.经胸壁穿刺起搏

简便、迅速、利于抢救,但成功率低,并可引起心肌或冠状动脉损伤及心包积血等,并发症发生率高,临床应用受到限制。

方法:暂停心肺复苏,用注射器接上 10cm 长的 14～18 号穿刺针,自剑突下穿刺,针尖指向左肩,行心脏穿刺。有回血表示已进入心腔,此时可将胸壁穿刺起搏专用电极通过针管腔插入右室,再将电极稍稍回撤,使 V 型或 J 型电极头接触室壁作为阴极,另一极插到胸骨右缘3～4 肋间皮下作为阳极。然后与起搏器相连。

3.经食管心脏临时起搏

操作简单,可在数分钟内完成,起搏成功率高,对患者刺激小。在不适合或无条件作静脉插管时,用于各种病因引起严重窦性心动过缓和(或)窦性停搏,将电极插入食管的一定深度(40~50cm左右)后可使心室起搏,但成功率低,不适于房室传导阻滞所致的缓慢性心律失常。应用特制的双极专用电极(电极宽5mm,间距3~5cm)或普通的双极起搏电极,经鼻或口进食管,置于左心房,用于诊断窦房结功能及进行超速抑制。

方法:将7F双极心脏起搏电极经鼻腔插入食管的足够深度(35~45cm),连接体外脉冲发生器,脉冲宽度5~10毫秒,输出电压25~40V,可连续起搏24小时以上,有报告可达60小时。

4.心肌起搏

开胸手术患者进行紧急起搏或保护性起搏时应用。电极为细银丝状,术者将前端略作轻度螺旋状弯曲,穿缝在心肌内,尾端留在胸部切口外。终止起搏后,将导线拔除即可。

5.经气管心脏起搏

在气管导管内壁中做一隧道,将有弹性的导丝及球状电极从隧道中推送至气管分叉处,或右、左支气管中,根据气管导管电极的心电图形态和深度可确定电极的位置。气管内电极为阴极,体表心前区贴阳极,接上输出电压较高的(8~40V)起搏器进行起搏。

二、永久人工心脏起搏器

(一)永久人工心脏起搏器的适应证

植入型心脏起搏器治疗的适应证主要是"症状性心动过缓"。所谓"症状性心动过缓"是指直接由于心率过于缓慢,导致心排出量下降,重要脏器及组织尤其大脑供血不足而产生一系列症状,如晕厥、近似晕厥、黑矇等;长期心动过缓也可引起全身性症状,如乏力、运动耐量下降及充血性心力衰竭等。2008年美国ACC/AHA/HRS将植入型心脏起搏器治疗的适应证分为3类:Ⅰ类适应证:根据病情,有明确证据或专家一致认为起搏器治疗对患者有益、有用或有效。相当于绝对适应证;Ⅱ类适应证:根据病情,起搏器治疗给患者带来的益处和效果证据不足或专家意见有分歧。又分Ⅱa类(倾向于支持)和Ⅱb类(意见有分歧)。是相对适应证;Ⅲ类适应证:根据病情,专家一致认为起搏器治疗无效,甚至在某些情况下对患者有害,因此不需要或不应该置入心脏起搏器,也即非适应证。

1.病窦综合征(SSS)

(1)Ⅰ类:SSS表现为症状性心动过缓;或必须使用某些类型和剂量的药物进行治疗,而这些药物又可引起或加重心动过缓并产生症状者;因窦房结变时性不良而引起症状者。

(2)Ⅱa类:自发或药物诱发的窦房结功能不良,心率<40次/分,虽有心动过缓的症状,但未证实与所发生的心动过缓有关;不明原因晕厥,若合并窦房结功能不良或经电生理检查发现有窦房结功能不良。

(3)Ⅱb类:清醒状态下心率长期低于40次/分,但症状轻微。

(4)Ⅲ类:无症状的患者,包括长期应用药物所致的窦性心动过缓(心率<40次/分)。虽有类似心动过缓的症状,也已证实该症状并不来自窦性心动过缓;非必须应用的药物引起的症状性心动过缓。

2.成人获得性房室传导阻滞

(1)Ⅰ类:任何阻滞部位的Ⅲ度AVB伴下列情况之一者:①有AVB所致的症状性心动过缓(包括心力衰竭);②需要药物治疗其他心律失常或其他疾病,而所用药物可导致症状性心动过缓;③虽无临床症状,但也已证实心室停搏≥3秒或清醒状态时逸搏心率≤40次/分;④射频消融房室交界区导致的Ⅲ度AVB;⑤心脏外科手术后发生的不可逆性AVB;⑥神经肌源性疾病(如肌发育不良等)伴发的AVB、无论是否有症状均列为Ⅰ类适应证,因为AVB随时会加重。

（2）Ⅱa类：无症状的Ⅲ度 AVB,清醒时平均心室率≥40 次/分,尤其合并心肌病和左心室功能不全;无症状的Ⅱ度Ⅱ型 AVB,心电图表现为窄 QRS 波。如为宽 QRS 波则为Ⅰ类适应证;无症状性Ⅱ度Ⅰ型 AVB,因其他情况行电生理检查发现阻滞部位在希氏束内或以下水平;Ⅰ度或Ⅱ度 AVB 伴有类似起搏器综合征的临床表现。

（3）Ⅱb类：合并有左心室功能不全或充血性心力衰竭症状的显著Ⅰ度 AVB(PR 间期＞300ms),缩短 AV 间期可能降低左心房充盈压而改善心力衰竭症状者;神经肌源性疾病(肌发育不良等)伴发的任何程度的 AVB,无论是否有症状,因为传导阻滞随时会加重。

（4）Ⅲ类：无症状的Ⅰ度 AVB;发生于希氏束以上及未确定阻滞部位是在希氏束内或以下的Ⅱ度Ⅰ型 AVB;预期可以恢复且不再复发的 AVB。

3.慢性双分支和三分支阻滞

（1）Ⅰ类：双分支或三分支阻滞伴间歇性Ⅲ度 AVB;双分支或三分支阻滞伴Ⅱ度Ⅱ型 AVB;交替性双束支阻滞。

（2）Ⅱa类：虽未证实晕厥由 AVB 引起,但可排除由其他原因(尤其是室性心动过速)引起的晕厥;虽无临床症状,但电生理检查发现 HV 间期≥100ms;电生理检查时,由心房起搏诱发的希氏束以下非生理性阻滞。

（3）Ⅱb类：神经肌源性疾病(肌发育不良等)伴发的任何程度的分支阻滞,无论是否有症状,因为传导阻滞随时会加重。

（4）Ⅲ类：分支阻滞无症状或不伴有 AVB;分支阻滞伴有Ⅰ度 AVB,但无临床症状。

（二）永久人工心脏起搏器的类别及性能

起搏器命名代码为适应描述起搏器功能和起搏方式命名的需要,1987 年北美起搏电生理学会(NASPE)和英国起搏电生理专业组(BPEG)推荐五字母命名代码,简称 NBG 编码(表 9-4-1)。

表 9-4-1 NBG 起搏器编码表

	Ⅰ起搏心腔	Ⅱ感知心腔	Ⅲ反应方式	Ⅳ程控、遥测、频率应答	Ⅴ抗快速心律失常作用
			编码排列		
编码字母	V	V	T	P	P
	A	A	I	M	S
	D	D	D	C	D
	O	O	O	R	O
	S	S	O		

注：Ⅰ起搏心腔：A＝心房起搏,V＝心室起搏,D＝心房、心室顺序起搏,S＝特定的心房或心室起搏,O＝不起搏。

Ⅱ感知心腔：A＝心房感知,V＝心室感知,D＝心房和心室双腔感知,S＝特定的心房或心室感知,O＝不感知。

Ⅲ反应方式：T＝感知后触发,I＝感知后抑制,D＝触发十抑制,O＝不感知。

Ⅳ体外程控、遥测、频率应答方式：P＝单一程控方式,M＝多程控功能,R＝频率应答功能,C＝遥测功能。

Ⅴ抗心动过速功能：P＝起搏抗心动过速,S＝电击,D＝P＋S,O＝无。

（三）起搏器的类型

2001 年 4 月,对 NASPE/BPEG 起搏器编码进行修订(表 9-4-2)。

表 9-4-2 修订后的 NASPE/BPEG 起搏器编码注释

编码	意义
VOO,VOOO,VOOOO	非同步心室起搏,无感知、无频率应答或心室多部位起搏
VVIRV	心室抑制型起搏,有频率应答和多部位心室起搏(双室起搏或单室多部位起搏)
AAI,AAIO,AATOO	可感知同步心房除极的心房起搏,无频率应答或多部位起搏

编码	意义
AAT，AATO，AATOO	有触发功能的心房起搏，在心房警觉期感知时不延迟，无频率应答和多部位起搏
AATOA	有触发功能的心房起搏，在心房警觉期感知时不延迟，无频率应答。但有多部位起搏（双房起搏或者单房多部位起搏）
DDD，DDDO，DDDOOO	双腔起搏（在 V-A 间期内房、室感知后有正常的抑制，在 A-V 间期内可感知心室的信号，在程控的 P-V 间期后、V-A 间期感知到 P 后可触发心室起搏），无频率应答及多部位起搏

1.非同步型起搏器(AOO、VOO)

亦称固定频率起搏器。以固定频率发放起搏脉冲，不受患者自发心搏的影响而变动。故在治疗过程中，当出现较快的自发心搏时，起搏脉冲与自主节律发生竞争。如起搏脉冲落在自发心搏的易损期中，可引起严重的室性心律失常而威胁患者生命。因此，本型起搏器仅适用于Ⅲ度 AVB 而无室性期前收缩患者，或作超速起搏治疗异位快速心律失常。临床上基本不用。

2.同步型起搏器

(1)心房按需型起搏器(AAI)：为单腔起搏器，通过放置在心房的电极，起搏器可感知自发心搏的变化并自动调整起搏脉冲的发放，与自发心搏取得同步，因而不致发生竞争心律。临床上用于明显的窦性心动过缓或窦性静止、窦房阻滞，而房室传导功能正常的患者。

(2)心房同步、心室触发型起搏器(VAT)：实际为房室双腔起搏。在心房内的电极只感知心房的电活动，称为感知电极。在心室内的电极只发放起搏脉冲，激动心室，称为刺激电极。当心房的电活动(P 波)经心房内电极传入起搏器时，经过 0.12～0.20 秒延迟后，起搏器通过心室电极发放起搏脉冲激动心室。本型起搏器有 400～500ms 的不应期，使之只能感知频率在 125～150 次/分内的 P 波，从而将起搏的心室率限制在此范围内，避免由于患者发生室上性快速心律失常时引起相应的快速心室率。反之，当患者出现窦性心动过缓或窦性静止时，起搏器将自动转为 60 次/分的频率起搏心室。此种起搏器比较符合生理过程，最适用于 AVB 而窦房结功能良好的患者。

(3)心室同步型起搏器(VVT、VVI)：此型起搏器可根据患者自发心搏的变化而自动调整起搏脉冲的发放，与自发心搏取得同步，因而不致发生竞争心律。这类起搏器又分为：①R 波触发型：如有自身心搏的 QRS 波出现，并超过起搏器的频率或自发心搏提前出现时，都将触发起搏器提前发放起搏脉冲，使之落在患者自发心搏的绝对不应期中，成为无效刺激，并重新安排起搏脉冲的释放，因而避免发生竞争心律。如无自身心搏发生，则起搏器发放脉冲，激动心脏。本型起搏器的主要缺点是耗电较多，故较少应用。②R 波抑制型：当有自身心搏的 QRS 波出现时，经起搏器感知，取消下一个预定刺激脉冲的释放，而从自身心搏的 QRS 波开始重新安排刺激脉冲的周期。在此 QRS 波后的规定时间内，无自身心搏发生时，起搏器将等待预定的一段时间（逸搏间期）再发放脉冲。当自身心搏频率超过起搏器频率时，起搏器不发放脉冲。而当自身心率慢于起搏频率时，起搏器又发放脉冲，因此又称按需型起搏器。这种起搏器不发生竞争性心律，比 R 波触发型起搏器耗电少。临床应用较广泛。

(4)房室顺序型起搏器(DVI、VDD、DDD)：DVI 适用于窦性心动过缓的患者。需放置心房和心室电极。心房电极无感知功能，仅能按固定频率释放脉冲至心房。心室电极具有感知和发放脉冲的功能。在正常工作时，起搏器经心房电极发放脉冲使心房激动，经 120～200ms 延迟后，经心室电极发放起搏脉冲使心室激动，心房和心室按先后顺序收缩，保持接近正常的血流动力学效果。当患者自发激动下传引起心室激动或有自发心室激动时，起搏器则抑制经心室电极发放的起搏脉冲。由于无心房感知功能，故可出现心房节律的竞争，体力活动时不能自动改变起搏频率。VDD 适用Ⅲ度 AVB 而窦性频率稳定的患者。起搏器正常工作时，心房电极感知心房电活动(P 波)，经过一段时间的延迟后，经心室电极发放起搏脉冲，激动心室。此种起搏器能保证心房、心室顺序收缩，并且使心室率随窦性频率变化而改变。DDD 起搏器称为全功能起搏器。具有双腔起搏，双腔感知，具有抑制或触发两种功能，为多个起搏器功能的组合。DDD 与

VDD 的主要差别是 DDD 能起搏心房。目前应用的 DDD 起搏器能按照需要进行自动起搏模式的转换,如 AAI、VVI、VOO、DDI、VDD、DVI 等。

(5)程控起搏器:是可在体外遥控调节起搏参数的埋藏式起搏器,由程控器和起搏器 2 个部分配合工作。体外程控器根据临床需要编排程控参数,使用时将程控器放在囊袋处的皮肤上,按下程控启动按钮,向起搏器发放指令,起搏器接受后立即进行相应改变。

只能调节 2 个以下参数的称为简单程控,调节参数在 2 个以上的称为多功能程控。一般可对下列参数进行程控调节:①起搏频率:大多数起搏器的频率可调范围在 45~120 次/分。可据患者需要适当调节,如外科手术、心力衰竭时可提高起搏频率,以适应暂时性生理情况的变化。而有时患者在心室起搏时有不适感,或出现不良的血流动力学作用,调低起搏频率以保持患者的窦性心律。当然减慢起搏频率也可以延长起搏器的使用寿命。②输出强度和脉冲宽度的程控:起搏器的总能量输出是电压和脉宽的函数。大多数起搏器的输出是可以在 2~10V 范围内调节。输出电压调低,有助于延长电池寿命。此外,当起搏阈值升高时,可增加电压输出到 7~10V。降低脉宽输出也能延长电池寿命。但脉宽降低至 0.3ms 以下时需要较高的刺激电压,故脉宽一般选择 0.5ms。③感知灵敏度:大多数起搏器对 R 波感知范围在 1.25~5mV(感知越低表示灵敏度越高)。对 P 波的感知范围在 0.3~2.5mV。这项参数程控有助于解决感知不良和过度感知,避免再次电极定位。④不应期:起搏器的不应期是指感知起搏脉冲发出后的一段时间,在这段时间内,起搏器不能感知任何电活动。这项参数程控主要防止对 T 波的感知,在 AAI 型起搏器中,预防对远场 R 波的感知。⑤滞后:通常以低于程控心率的每分钟脉冲发放数表示。换句话说就是起搏器的逸搏间期要比起搏间期或自主心律的间期长。一个程控频率为 60 次/分、滞后 20 次/分的起搏器,当自身心率>40 次/分时,起搏器不发放起搏脉冲。自身心率<40 次/分时,起搏器发放脉冲。这样可使患者有较多机会维持窦性心律。一旦起搏器夺获心室,自身心率需快于起搏频率才能抑制起搏器发放脉冲。⑥起搏方式可根据临床需要转换起搏方式。DDD 起搏器可根据需要自动进行模式转换,如 DDD 转换为 AAI,VVI,DDI 等。

(6)抗心动过速起搏器:这一类型起搏器多属于双重按需类型。在心动过速时释放短阵刺激脉冲,或扫描刺激脉冲终止之,而心率过缓时又能释放起搏脉冲起搏心室。可以是自动识别室上性心动过速,自动释放短阵或扫描刺激脉冲。也可由医生或患者在体外控制脉冲的释放方式和扫描时间,以终止过速型心律失常。目前此种功能主要应用在 ICD 中,采用抗心动过速功能,可减少除颤放电,延长起搏器的寿命。

(7)频率应答式起搏器:这类起搏器通过心电图或生物感知器感知人体信息变化,如血液酸碱度、氧和二氧化碳含量、体温、血压、心腔容量、每分钟通气量、呼吸频率及人体运动等,自动改变其脉冲输出频率,增加心排出量,以适应人体代谢增加的需要。对间歇性出现窦性心律的患者,在心室刺激时,可发生室房逆传,可能抵消频率改变增加心排出量的好处。

(8)自动阈值测定和自动夺获起搏器:为克服起搏器植入后起搏电压设置的盲目性,此型起搏器中增加了自动起搏阈值测定功能(vario 功能)和自动夺获功能。在测起搏阈值后,起搏器可自动调节输出电压,以最大限度的减少电能消耗。同时为了保证可靠的起搏,该起搏器同时增加了自动夺获的功能。自动夺获功能包括四个方面:①起搏夺获的自动确认功能:起搏器刺激信号发出后,判定是否跟随着心脏的除极反应。自动夺获型起搏器增加了心脏刺激除极波(ER)感知系统,当起搏器发放刺激信号时,自动使心脏自发除极波感知系统关闭,直到心肌兴奋,有效不应期过后,才再次开放。ER 感知系统为了避免将电刺激发出后引出的电极头极化作用产生的电位误为心脏刺激除极波,也在刺激信号后暂时关闭 15ms。15ms 后 ER 检出系统立即开放。如果检出窗口 47.5ms 中不能检出 ER 信号,连同前 15ms,总共 62.5ms 即刺激信号发出后 62.5ms 内,不能检出 ER 信号,则认为未能夺获,随之则发出电压 4.5V,脉宽 0.49ms 的保护性起搏刺激保证有效的起搏。②自动保护性起搏:在起搏器工作期间,凡是起搏信号后 62.5ms 内,ER 感知系统未能检出心脏刺激波时,则确定为未能夺获,起搏器立即发出高能有效的脉冲信号夺获心脏。③刺激阈值的自动确定:自动确定刺激阈值在两种情况时发生,第一种情况,是在起搏器稳定起搏工作了 8 小时后,自动确定一次,稳定起搏时的刺激电压为基础电压,自动确定时在其基础电压减 0.3V 所得值开始起搏,如果连续夺获两次,则再减 0.3V 继续起搏,如果仍能连续夺获 2 次,则可再减 0.3V,直到不能有效夺获两次,则认为该起搏电压值为阈值下刺激,即在此值基础上加 0.3V 起搏,如果能稳定起搏,则认为该值为起搏阈值,在所测阈值基础上再加 0.3V 作为此后 8 小时实际起搏电压。第二种情况是在每 8 小时规律起搏中间遇到起搏阈值突然升高,原起搏电压不能有效起搏时。这种情况下的起搏阈值自动确定是用原来起搏电压为基础值,先加 0.3V 起搏,直至稳定有效起搏为止,该值为起搏阈值,再加 0.3V 为下一阶段的实际起搏值。④起博电压的自动调节及确定:如上所述应用类似 vario 功能测定稳定有效的起博电压后,该值则为起搏阈值,在此基础上,起搏器能够自动加上 0.3V 作为下一阶段的实际起搏电压。因此,具有自动阈值管理的起搏器使用寿命长,安全可靠,随访简化、省时等。

（9）预防阵发性房颤起搏治疗的程序:目前许多起搏器针对房颤或房性心律失常发生的电生理机制应用了预防阵发性房颤的起搏程序,常用的起搏程序工作模式有如下 5 种:①持续或动态超速起搏;②干预短-长心动周期或心室反应性起搏;③超速抑制房性期前收缩后心房电活动;④窦性心律转复后的超速抑制起搏;⑤预防运动后不相称性的心率下降。

（四）起搏器的选择

在选择起搏器时,要根据不同的心律及患者的年龄、心功能、活动要求、原发心脏病史、经济承受能力及其他并发症等来综合考虑,如条件允许应首选仿生理型起搏器,对年轻患者,心房变时性不良者应选用频率应答式起搏器。

1.完全性或高度房室传导阻滞

要根据心房的变时性反应、有否合并心房颤动、心房扑动及阵发室上性心动过速,以及是否有巨大的右心房、心房麻痹（P 波极小）等。

（1）心房变时性正常者:最好选用 VDD 或 DDD,一般也可用 VVI。

（2）心房变时性不良者:应选用 VVIR,也可用 DDDR,一般仍可用 VVI。

（3）伴有持续的心房颤动、心房扑动或频发室上性心动过速或巨大右心房者:可选用 VVIR。年龄大、体力活动少,亦可用 VVI。

2.病态窦房结综合征

（1）窦房阻滞、窦性静止,窦性心律基本正常,房室传导功能正常（房室结文氏点＞130 次/分）,既往无 AVB,在颈动脉窦按摩时无 AVB,左心房直径＜50mm,左室 EF＞40％者,选用 AAI。如合并 AVB,则用 DDD 或 VDD。

（2）严重窦性心动过缓、窦房阻滞、窦性静止而房室传导功能正常者应选用 AAIR 或 DDDR。若伴 AVB,则选用 DDDR 或 VVIR。

（3）病态窦房结综合征表现持续、心室率很慢的心房颤动、心房扑动或频发室上性心动过速及巨大右心房者应选用 VVIR。

（4）心动过缓与心动过速交替发作,心动过速为快速心房颤动或室上性心动过速者可选用 DDI 或 DVI,可以用 VVI。

（5）房室结或心室逸搏节律者可用 DVI、DVIR 或 DDDR。

（五）永久起搏器的安置

目前对适合安装永久心脏起搏器的患者,均选用经静脉心内膜导管起搏。可供选择的静脉途径有头静脉、锁骨下静脉、颈内、外静脉。头静脉切开术是常用的血管途径,头静脉解剖位置恒定,体表标志明确,位置较深且固定,导线不易因肢体活动牵拉而脱位。但也有缺点,如 10％～15％患者血管较细、畸形、严重扭曲、狭窄或缺如。遇到上述情况,只能改用其他血管途径。锁骨下穿刺途径应用方便、切口小、快捷,是最常用的血管途径。但锁骨下静脉穿刺可出现并发症,以及电极导管被锁骨和肋骨磨损,导致起搏失败。

1.头静脉途径:左、右头静脉均可选用

（1）患者仰卧在 X 线检查床上,常规消毒颈部和胸部皮肤,铺消毒巾。

（2）1％利多卡因作局部浸润麻醉,在右锁骨中外 1/3 交界下方 2cm 处作 4～5cm 长横切口,逐层分离

皮下组织,达胸大肌肌膜,沿胸大肌找出胸大肌与三角肌之间的肌间沟,顺此沟向下分离脂肪层,即可暴露出其内的头静脉,分离出 2～3cm 长。结扎头静脉远端。

(3)用眼科手术剪刀剪开头静脉口径约为头静脉的 1/3 或 1/2,将电极头轻轻插入。

(4)在 X 线透视下将电极由头静脉送入锁骨下静脉、无名静脉、上腔静脉、右心房,再利用远端呈弯曲弧形的导向钢丝使电极进入右心室尖部,嵌在心肌小梁内。通过胸透、心腔内心电图及起搏阈值确定电极位置。

(5)定位:X 线透视下,平卧位时电极头端指向心尖,吸气时应在横膈上,侧位透视导管头端应指向前胸壁,几乎与前胸壁相贴。心腔内心电图呈 rS 型,r 波振幅变动不超过 1.5mV。ST 段明显抬高,看不到 P 波或 P 波很低,深呼吸,体位改变心腔内心电图无改变。测起搏阈值在 0.5～1.0V(脉宽 0.5ms 时),起搏心电图呈 R_I、S_{II}、S_{III}、V_I 呈 rS 型。符合上述条件才能确定起搏导管头端已嵌入右心室心尖部。

(6)主动电极的植入:先用头端形成 180°的弯钢丝将电极送入右室流出道,撤出钢丝,继而对直钢丝进行塑形并送至电极头端,在后前位投照体位下逐渐回撤到达室间隔。在左前斜 45°投照体位下确认电极头端垂直指向室间隔,此时电极头必须垂直指向脊柱,也就是垂直指向室间隔,这样可保证电极指向室间隔。心电图 QRS 综合波无相对宽大畸形,心电图 II、III、aVF 导联 QRS 波群直立,电轴不偏。测定起搏阈值、阻抗、R 波振幅,达到要求后(阈值<1.0V,阻抗 500～2000Q,R 波>5.0mV),后将螺旋电极旋入心内膜下。一般旋出电极以 8～10 圈为宜,透视中看到电极头端旋出标志分离即可,不要旋转电极过多。再次复测各项参数。测试满意后,经深呼吸、咳嗽等动作观察电极是否脱位,然后调整导线张力,缝扎固定电极。

(7)心房电极的植入:起搏心房用的 J 型电极进入右心房后,在下腔静脉口附近退出钢丝 10cm 左右,使远端呈自然 J 型弯曲,在右前斜位 45°透视下,旋转导管,使电极指向前方(胸骨),再轻轻回撤导管,使电极头端进入右心耳内。进入右心耳的标志是透视下见导管顶端指向左前上,正位透视下见电极头端随心搏向右沿纵轴明显摆动。测心房起搏阈值应<1.5V,心腔内心电图显示 PR 段明显抬高。

(8)透视下调整电极导管在心腔内的屈曲度。然后结扎头静脉近端,使电极导管固定。

(9)1%利多卡因浸润麻醉将要埋入起搏器处的皮肤。

(10)可用同一切口或再作一切口制作囊袋。囊袋的位置在锁骨中外 1/3 交界下方第二前肋间向下的部位。钝性分离皮下组织至胸大肌肌膜上,胸壁很薄的患者,囊袋可在胸大肌前筋膜内。囊袋要稍大于起搏器,故放入的起搏器应离囊袋口 2cm 左右,以免张力过大不易缝合及张力过大引起皮肤压迫坏死。

(11)将电极导管尾端与起搏器上的插孔相接,然后拧紧固定螺丝。

(12)将起搏器放入皮下囊袋内,调整电极导管的位置,将多余的导线近肌肉面放置,避免形成锐角。起搏器有字一面朝外放入囊袋内。再记录起搏心电图,X 线透视电极导管的位置。

(13)逐层缝合皮下组织及皮肤,囊袋内彻底止血,如有渗血,可于囊袋底部放置橡皮片引流条一根。也有应用凝血酶处理囊袋内出血。为了减少术后感染,一般不放置引流条。手术完毕,切口用敷料覆盖,及时放置沙袋压迫止血。

2.颈外静脉途径

如头静脉太细或走行异常,可选用颈外静脉。该血管暴露好,手术操作方便。手术方法:仰卧位,不用枕头,头转向左,常规消毒皮肤,铺手术巾。右颈静脉切口取位于右锁骨中点上方 2～3cm 处,作 2～3cm 长横切口,切开皮肤、浅筋膜和颈阔肌,暴露颈外静脉。结扎远端,近端切开,插入起搏电极导管。起搏器囊袋仍制作在前胸部,电极导管经皮下隧道达囊袋处。电极导管可以经锁骨上或下穿过,在锁骨下穿过易损伤血管。经锁骨上穿过时,皮下隧道应尽量靠内侧。因为锁骨的胸骨头活动幅度小,可减少对电极导管的牵拉。其他步骤与头静脉途径相同。此途径不美观,患者不易接受,故应尽可能选择其他途径。

3.锁骨下静脉途径

一般认为锁骨下静脉途径比颈外静脉途径好,最适合作生理性双腔起搏,但有可能出现气胸,出血等并发症。具体操作过程:取仰卧位,穿刺侧肩部略垫起,头转向对侧。常规消毒皮肤。铺手术巾。选择锁骨中内 1/3 交界下方约 2cm 处为穿刺点,先用 1%利多卡因麻醉,切开皮肤约 1cm,用血管钳分离切口深部皮下组织和肌肉。然后用尾部接有生理盐水的 5mL 注射器的穿刺针,抽吸成负压,针头斜面向下,进针方向为向上向内,指向胸骨上窝和甲状软骨之间,针超过锁骨的后缘后,基本与胸壁保持平行,不宜过深,以免穿破胸膜或损伤神经与动脉。当阻力突然消失,见有静脉回血时,固定穿刺针,取下注射器,插入导引钢丝,并在 X 线下将其软头送达右心房,退出穿刺针,沿导引钢丝插入可纵行撕开的外套管与扩张管。退出扩张管和导引钢丝。迅速将起搏电极导管通过外套管插入右心房中下部,然后退出外套管,并将其与电极鞘管脱离。其他步骤与头静脉途径相同。如需同时放置两根电极导管,可经鞘管放置两根导引钢丝至上腔静脉,退出鞘管,再先后分别经导引钢丝插入扩张管和鞘管,退出导引钢丝和扩张管,经鞘管送入电极导管。

4.腋静脉途径

锁骨下途径植入电极可以出现电极磨损断裂并发症,故为了保证起搏安全,可选择穿刺腋静脉途径放置起搏电极。选锁骨中点下缘 1.5cm 为 A 点,锁骨中点内侧 2.5cm 为 B 点,A 点与 B 点连线的反向延长线距 A 点 2cm 为穿刺进针点(C 点),朝锁骨 A 点方向进针,穿刺针与胸壁成 30°~45°穿刺,进针 2~4cm 即可到血管。也可根据解剖定位、静脉造影定位和超声定位。

(六)安置起搏器患者的术后护理

(1)术后记录 12 导联体表心电图。

(2)术毕摄正、侧位胸片,观察电极位置及导线系统,以便随访参考。

(3)进监护室进行心电监护,观察起搏效果,按需功能等。

(4)术后卧位,少活动,特别是囊袋侧上肢应避免大幅度活动,以免电极脱位。

(5)术后 24 小时左右拔除橡皮片引流条,及时更换敷料,用抗菌素 3 天。

(6)治疗原发病,纠正电解质紊乱及其他心律失常。

(7)详细填写手术记录单。填写安置起搏器患者随身携带的登记卡,包括患者姓名、住址、安置起搏器的医院、医生及其联系电话号码,安置起搏器的日期、起搏器型号,以备随访和发生意外时处理。

(8)术后 7 天拆线。

(9)切口应用黏合剂的患者,可以不更换敷料,可在术后 3 天出院。

(七)安置人工心脏起搏器的并发症及其处理

人工心脏起搏器的并发症可分为:手术并发症、伤口并发症和后期并发症(表 9-4-3)和起搏功能障碍。随着起搏器质量的提高和手术经验的积累,这些并发症已很少见。

表 9-4-3 安置起搏器的并发症

分类	并发症
手术并发症	胸血管损伤、空气栓塞、心脏穿孔、心包填塞、电极移位、神经损伤(膈神经和喉返神经损伤)、囊袋内积气
伤口并发症	血肿、感染、皮肤破溃、起搏器移位、骨骼肌抽搐
后期并发症	静脉血栓、肺栓塞、Twidder 综合征、缩窄性心包炎、三尖瓣关闭不全、起搏器综合征

1.手术并发症

当电极进入心室腔、安放心外膜或心肌电极时,由于机械性刺激,可引起室早、室速、室颤,或心室停顿。因此,在手术前必须作好一切准备,必要时在安置永久起搏电极之前先行临时性起搏保护。

采用锁骨下静脉途径,可并发气胸、血管损伤、气栓及起搏器囊袋内积气。囊袋积气可继发于气胸,或在囊袋关闭时留有空隙。电极导管经颈内静脉可引起膈神经和喉返神经损伤。各种途径插入的电极都可引起心肌穿孔。因此,术中定位时要求 ST 段抬高不应超过 8mV,过分抬高可能发生心肌穿孔。发生心肌穿孔时,一般只需在 X 线透视下将电极稍退回心脏重新安置即可,多数不需要外科手术。心肌穿孔时很少发生心包内积血及心包填塞,如出现心包积血、压塞表现,应考虑心包穿刺引流,或心脏修补。电极脱位多发生在术后 1 月内,发生率为 5% 左右,术中仔细定位,以及让患者深呼吸、咳嗽试验,可减少电极脱位的危险。因电极移位导致起搏失效时,应立即重新调整电极的位置。

此外,冠状静脉窦内放置电极可并发冠状静脉穿孔,夹层等,以及心包压塞。

2.伤口并发症

最常见的伤口并发症是血肿形成。因此,术中需认真止血,术后应用沙袋压迫止血。如血肿较大,可开放切口,取出血凝块。更换起搏器的患者应去除多余的囊壁,以防止无菌性浆液瘤形成。伤口感染是少见的并发症。严格无菌操作和术前、中及术后预防性应用抗菌素可避免发生。通常一旦发生感染应取出起搏器和电极导管,静脉注射抗生素,必要时安置临时心脏起搏器,待感染完全消除后,再从对侧静脉途径重新植入起搏器。某医院早年曾遇到 2 例囊袋感染的患者,1 例在术后早期,另 1 例在手术后 8 个月。前者经换药,全身应用抗菌素,51 天后伤口愈合。后者先行换药及全身应用抗菌素,再取出起搏器,保留电极导管用 75%酒精浸泡 1 小时,用抗菌素溶液反复冲洗感染的囊袋,继之将囊袋清创缝合。在原囊袋下方再制作囊袋,将电极导管经皮下引至囊袋。术后切口一期愈合。也有起搏器消毒后再植入发生反复感染的病例,曾有 1 例患者在外院先后 6 次处理感染囊袋,久治不愈,取出起搏系统后囊袋处痊愈,故一般应取出起搏系统。起搏电极拔除可以直接牵引,也可牵引加反推顶法拔出。长期植入的电极拔除通常需要特殊的器械,但价格昂贵。我们采用简易的圈套和牵引法先后成功治疗了 20 多例起搏电极需拔除的患者,其中 1 例为植入 10 多年的起搏电极。如果术后并发细菌性心内膜炎,尤其是超声波检查发现在电极处有赘生物时,应考虑外科手术治疗。皮肤坏死为起搏系统埋置浅,引起局部皮肤缺血所致,常见于消瘦的患者。故对消瘦的患者,应将起搏器埋入皮下组织较深的部位或埋入胸大肌下。起搏器常发生向胸外侧面移位,此时可发生皮肤压迫坏死,将靠近起搏器的电极导管缝扎在深筋膜上可防止移位发生。当发现皮肤受压变色时,应及时更换起搏器的位置。

3.后期并发症

不常见的并发症有上腔静脉血栓形成,引起上腔静脉综合征,以及颅内静脉窦血栓及右心房、室血栓形成。在低心排出量并有右心房或右心室有血栓的患者可发生肺栓塞。有报道经静脉途径或经胸放置电极的患者发生缩窄性心包炎。三尖瓣关闭不全是非常少见的并发症,可继发于电极导管的置入或去除后。起搏器在囊袋内可发生旋转移位(Twidder 综合征)。心室起搏的患者,由于心房和心室收缩的不同步,可使心室充盈量减少,而致心搏量减少,血压降低,脉搏减弱,可伴有相应的症状,称为人工心脏起搏器综合征,发生率可达 15%左右,如症状明显需换用心房同步或房室顺序起搏或左右心室同步化起搏。

4.起搏器功能障碍

生物医学工程技术的发展已使起搏器寿命延长,质量非常可靠。但是,起搏器功能障碍仍有发生。因此,对安置起搏器的患者行适当的长期随访。起搏器功能障碍可表现为预置起搏频率的改变(加速或减慢)、不规则起搏、感知失灵。这几种表现可单独存在,或并存。起搏频率突然加速称奔放,可引起室性心动过速;或室颤,导致患者死亡,故需紧急处理。可行电极复律,切断电极导管,然后重新安置新的起搏器。心率变慢是起搏器功能障碍最常见的表现,多为电池耗竭。不规则起搏也多见电池临近耗竭时,可伴有起搏频率加快或变慢。也可见于电极导管间歇断裂、电极移位、穿孔或阈值升高。感知功能失灵可单独出现,但也可伴有起搏脉冲不能心室夺获。不能感知的原因有信号太小,电极移位,电池不足、电路故障。当感知电路故障时,按需型起搏器仅作为固定频率起搏器工作。起搏脉冲不能心室夺获,表现为持续性、或间歇性出现。最常见的原因是电极移位或导管断裂。电极移位多发生在起搏器植入后 1 个月内。而在后期可能是电极周围纤维化、心脏原发病变的发展、严重高血钾或低血钾,以及药物中毒,尤其是奎尼丁和普鲁卡因胺。如不存在以上因素可能是起搏器本身的故障。骨骼肌电位有时抑制单极起搏系统的按需型起指器。由深吸气,用力或咳嗽产生的膈肌收缩也可暂时抑制按需型起搏器功能。电离辐射也能引起新一代程控起搏器故障,应避免接触。与固定频率起搏器相比,按需型起搏器产生室颤的可能性很小,但它更易受各种电磁源如雷达的干扰,应避开高能量的电磁源,以免发生意外。新型的起搏器基本上克服了受外界磁场的干扰。目前市场上已经有可以接受磁共振检查的起搏器,即强磁场不影响起搏器的功能。

（八）安置人工心脏起搏器患者的随访

使用永久起搏器的患者,经常随访检查是确保患者安全和起搏长期有效的重要措施。出院前向患者及其家属介绍有关起搏器的知识和注意事项。嘱患者每晨醒后检查自己的脉搏并随时记录,发现心率改变及时与医生联系。根据起搏器厂家的警告,告知患者相关的注意事项,如避免进入有电磁场的环境,以防起搏器电路受干扰而引起的起搏或感知失常。

出院后 2 个月内应每 2～3 周随访 1 次,2 个月至 1 年内每 1～2 个月随访 1 次。1 年后每 3～6 个月随访 1 次。在起搏器预期寿命到达前半年,增加随访次数至每 3 个月或每月 1 次。发现电池有耗竭倾向时,宜每周随访 1 次,直至更换新的起搏器。随访检查的主要项目如下。

1.心电图

通过心电图记录,可观察起搏器的按需功能和起搏功能。如脉冲频率下降 10%,应更换起搏器。必要时行动态心电图检查。

2.起搏阈值测定

术后 6 周左右进行。测定方法因起搏器类型和厂家的不同而异。一些起搏器通过缩短脉宽逐渐降低输出强度,而另一些起搏器通过降低输出电压来降低输出强度,通过观察夺获丧失点,确定起搏阈值。还有一些起搏器通过将磁铁放在起搏器的上方,该起搏器便自动开始递减其输出强度的周期,从心电图上观察其起搏失败的起始脉冲,从而可推算出起搏阈值。由于在术后开始几周内,起搏阈值可能上升,故在 4～6 周内不应降低输出强度。6 周后,为延长电池使用寿命,可降低输出强度,但应维持输出强度是起搏阈值的 2 倍,以策安全。

3.胸部 X 线拍片

摄正、侧位胸片以了解电极位置是否良好,有无移位或电极有无断裂。

4.起搏脉冲图检查

用脉冲分析仪测量脉冲周期和脉冲宽度,根据脉冲周期计算脉冲频率。方法简单、直观。或通过示波器作类似心电图标准导联Ⅱ或Ⅰ的连接,观察起搏脉冲的波形、频率和脉宽,并与该起搏器原来的参数比较。如脉宽增加 15%,脉冲幅度下降 20%,提示电池临近耗竭,需更换起搏器。但是,目前已经基本不用。但在无程控仪的条件下,仍可作为评价起搏功能的一种方法。

（九）更换起搏器的指征

（1）起搏器功能失常。

（2）电池接近耗竭。

（宗永华）

第十章 心血管疾病的护理

第一节 常见症状与体征的护理

一、心源性呼吸困难护理

由于心功能不全,患者自觉呼吸时空气不足,呼吸费力,同时可有呼吸频率、节律和深度的异常,称之为心源性呼吸困难。

心源性呼吸困难按严重程度分为:劳力性呼吸困难、阵发性夜间呼吸困难、端坐呼吸、心源性哮喘、急性肺水肿。

(一)病因

各种原因引发的心功能不全均可引起呼吸困难。左心功能不全造成的呼吸困难,是由于肺淤血导致的肺毛细血管压升高,在肺泡和肺组织间隙中聚集组织液,形成肺水肿,进而影响肺泡壁毛细血管的气体交换,引起通气和换气功能的异常,致使肺泡内氧分压降低和二氧化碳分压升高,刺激和兴奋呼吸中枢,患者感觉呼吸费力。

(二)临床表现

1.劳力性呼吸困难

最早出现,也是最轻的呼吸困难,在体力活动时回心血量增加,加重肺淤血,呼吸困难随即发生或加重,休息便随之缓解。

2.阵发性夜间呼吸困难

常发生在夜间,由于患者平卧时肺淤血加重,于睡眠中突然憋醒,被迫坐起。大多于端坐休息、下床开窗通风后症状可自行缓解。部分患者可伴有咳嗽、咳泡沫样痰。亦可有患者呼吸深快,可闻哮鸣音,称为"心源性哮喘"。重症者可咳粉红色泡沫痰,发展成急性肺水肿。

3.端坐呼吸

这是心功能不全后期表现,患者不能平卧,由于坐位时膈肌下降,回心血量减少,可使憋气好转,被迫采取坐位或半卧位。故患者采取的坐位越高,反映患者左心衰竭的程度越严重。

(三)护理措施

1.观察病情

观察呼吸困难的程度、持续时间、伴随症状,血压、心率、心律和尿量的变化,以及对治疗的反应。

2.休息

保持室内清洁,空气新鲜,患者穿着宽松、舒适,盖被轻软,降低患者憋闷感。给予必要的生活护理,减少体力活动,适当休息。减轻心脏负担,使心肌耗氧量减少,呼吸困难症状减轻。

3.调整体位

协助患者调整舒适、安全的体位,尤其对已有心力衰竭的患者,夜间睡眠应保持半卧位或高枕卧位,以减少回心血量,改善呼吸运动。对于发生急性肺水肿,极度呼吸困难患者,应安置患者坐位,双腿下垂,放上过床桌,以备患者支撑。

4.正确用氧

根据缺氧程度和二氧化碳潴留情况调节氧流量,给予间断或持续吸入氧气。一般给予中等流量 2～4L/min、中等浓度 29%～37%氧气吸入。发生急性肺水肿,可将湿化瓶内加入 35%乙醇,高流量吸氧,5～6L/min。

5.用药观察

观察所用药物效果和不良反应。静脉输液时严格控制滴速,20～30 滴/min,以防止诱发急性肺水肿。

(四)稳定情绪

及时安慰和疏导患者烦躁、焦虑情绪,做好疾病发展和治疗过程中出现的问题解释,以稳定情绪。从而降低交感神经兴奋性,减慢心率、心肌耗氧量,减轻呼吸困难症状。

二、心前区疼痛护理

因各种理化因素刺激支配心脏、主动脉或肋间神经的传入纤维,引起的心前区或胸骨后疼痛,称为心前区疼痛。

(一)病因

各种类型心绞痛、心肌梗死是引起心前区疼痛最常见的原因,梗阻性肥厚型心肌病、急性主动脉夹层动脉瘤、急性心包炎、胸膜炎等均可引起疼痛,心血管神经官能症亦可引起心前区疼痛。

(二)临床表现

心绞痛、急性心肌梗死患者典型疼痛位于胸骨后,呈阵发性压榨样痛。心绞痛常有活动或情绪激动等诱发因素,休息或含服硝酸甘油后可缓解;急性心肌梗死出现疼痛多无明显诱因,程度较重,持续时间较长,常伴有焦虑、濒死感,含服硝酸甘油多不能缓解,还可有冷汗、血压下降等现象。

急性主动脉夹层动脉瘤患者可出现胸骨后或心前区撕裂样剧痛或烧灼痛,可向背部放射。

急性心包炎、胸膜炎引发的疼痛常因咳嗽、呼吸而疼痛加剧,呈刺痛,持续时间较长。急性心包炎的疼痛部位多在左前胸,并与体位有关。

心脏神经官能症患者常诉心前区疼痛与情绪变化有关,呈针刺样痛,疼痛部位常不固定,与体力活动无关,且多在休息时发生,同时伴有神经衰弱症状。

(三)护理措施

1.疼痛的观察

注意心前区疼痛的部位、性质、持续时间、有无诱发因素、伴随症状,区分疼痛的性质。同时要观察患者的面色、呼吸、心律和心率、血压的变化,掌握疼痛的程度。

2.减轻疼痛,预防复发

创造良好的休息环境,减轻患者因周围环境刺激产生的焦虑,帮助患者安置舒适的体位,卧床休息或适度活动,协助患者满足生活需要。遵医嘱给予镇静药、止痛药、扩血管药或进行病因治疗。

3.心理护理

观察患者的情绪状态,耐心解释疼痛的发生、发展过程,消除对疼痛的恐惧感。对不同病因患者做有针对性健康指导,指导患者采用行为疗法及放松技术,减轻疼痛症状。

三、心悸护理

心悸为心脏搏动时的一种不适感觉,患者自觉心搏强而有力、心脏停搏感或心前区震动感,可同时伴有心前区不适。心悸严重程度不一定与病情成正比,初发者、敏感性较强者、注意力集中或夜深人静时心悸明显。一般心悸无危险,但少数由严重心律失常引起者可发生猝死。

(一)病因

心悸常见病因是各种原因引起的心动过速、心动过缓、期前收缩、房扑、房颤等心律失常或高动力循环状态。

各种器质性心脏病如二尖瓣、主动脉瓣关闭不全、全身性疾病如甲状腺功能亢进症、严重贫血、高热、低血糖反应等及心血管神经官能症均可引起心悸;此外,健康人剧烈活动、精神高度紧张、过量吸烟、大量饮酒、饮浓茶和咖啡或使用某些药物也可引起心悸。

(二)护理措施

1.注意心律、心率的变化

注意脉搏和心跳的频率及节律变化,一次观察时间不少于 1 分钟,同时注意有无伴随症状。

2.病情观察

对心律失常引起心悸的患者,应测量并记录心率、心律、血压。对于严重心律失常引起心悸的患者,应卧床休息,进行心电监护。如出现呼吸困难、发热、胸痛、晕厥、抽搐等,应及时处理。

3.心理护理

向患者说明心悸发病的原因和影响,减轻患者的焦虑,以免导致因交感神经的兴奋,发生心率增快、心搏增强和心律的变化,加重心悸。帮助患者通过散步、交谈等放松方式进行自我情绪的调节。保证休息,必要时应用小剂量镇静药以改善睡眠。指导患者不食用刺激性饮料和食物,及时更换引起心悸的药物。

四、心源性水肿护理

心源性水肿是由于充血性心力衰竭引起体循环系统静脉淤血,使组织间隙积聚过多液体所致。

右心功能不全时,体循环静脉淤血,使有效循环血量减少,导致肾血流量减少,继发醛固酮分泌增多引起水钠潴留。此外,体循环静脉淤血使静脉压升高致毛细血管静脉端静水压增高,组织液生成增加而回吸收减少也能发生水肿。

(一)病因

最常见的病因是各种原因引起的右心衰竭或全心衰竭,也可见于渗液性心包炎、缩窄性心包炎。

(二)临床表现

心源性水肿的特点是早期出现在身体低垂及组织疏松的部位,常在下午出现或加重,休息一夜后减轻或消失。患者常有手、脚肿,尿量减少,体重增加等症状,卧床患者的水肿常发生在背、骶尾、会阴部及胸前、足踝部,逐渐延及全身。用指端按压水肿部位,局部出现凹陷,称之为压陷性水肿。重者可有胸腔积液、腹水,甚至可出现水、电解质紊乱。

(三)护理措施

1.休息与体位

协助患者抬高下肢,伴有胸腔积液或腹水的患者应采取半卧位,嘱患者多卧床休息。

2.饮食护理

给予低盐、高蛋白、易消化饮食。

3.皮肤护理

应保持床褥柔软、清洁、干燥,患者衣服柔软、宽松。定时协助患者更换体位,按摩骨突出处,防止推拉、扯强硬动作,以免皮肤完整性受损。如需使用热水袋取暖,水温不宜过高,40～50℃为宜,以免烫伤;保持会阴部皮肤清洁、干燥,有阴囊水肿的男患者可用托带支托阴囊;水肿局部有液体外渗情况,要防止继发感染;注意观察皮肤有无发红、破溃等压疮发生,一旦发生压疮要积极给予减少受压、预防感染、促进愈合的护理措施。

4.维持体液平衡,纠正电解质紊乱

观察尿量变化,尤其使用利尿药后,记录 24 小时液体出入量,定期测量体重,观察水肿情况。观察有无药物不良反应,监测血电解质变化,必要时可静脉补充白蛋白。根据病情限制液体摄入量,每日摄入液体量一般应控制在前 1 天尿量加 500mL 左右,保持出入液量平衡。静脉输液时注意控制输液速度,一般

$1\sim1.5mL/min$ 为宜。

五、心源性晕厥

由于心排血量突然骤减、中断或严重低血压而引起一过性脑缺血、缺氧,表现为突发的可逆性意识丧失,称为心源性晕厥。

一般脑血流中断 $2\sim4s$ 产生黑矇;脑血流中断 $5\sim10s$ 可出现意识丧失;大于 $10s$ 除意识丧失外,还可出现抽搐。这类由于突然心排血量降低而发生的晕厥,称为阿-斯综合征,持续时间短,先兆不明显。

由于急性大出血或反射性外周血管扩张而引起脑缺血发生的晕厥,称为血管性晕厥。因血压突然升高造成脑血管痉挛、脑水肿、颅内压升高,也可引起晕厥。

(一)病因

常见原因有严重心律失常,如病态窦房结综合征、窦性停搏、房室传导阻滞、阵发性室性心动过速等;心瓣膜病如主动脉瓣狭窄、二尖瓣脱垂等;急性心肌梗死引起急性心源性脑缺血综合征;心肌疾病如梗阻性肥厚型心肌病等;其他如左房黏液瘤、高血压脑病等。

(二)临床表现

反复发作晕厥常是病情严重和危险的征兆。严重心动过缓发生晕厥的患者,常可伴有心、脑等脏器供血不足的症状,如乏力、发作性头晕、黑矇。严重心动过速发生晕厥的患者,常可伴有低血压、心悸、心绞痛等症状。

(三)护理措施

1.详细了解病史

了解患者晕厥发作前有无诱因及先兆表现;了解晕厥发生的时间、体位、历时长短以及缓解方式;发作时是否有心率增快、血压下降、抽搐等伴随症状。

2.避免诱因

嘱患者避免可引起发作因素,如情绪紧张或激动、剧烈活动、突然改变体位等。一旦有头晕、黑矇等先兆时立即平卧,以免摔伤。

3.休息与活动

晕厥发作频繁的患者应卧床休息,给予生活护理。为防止发生意外,嘱患者应避免单独外出。

4.发作时处理

将患者置于通风处,头低足高位,解松领口,及时清除口、咽中的分泌物,必要时给放置口咽通气道,保持呼吸道通畅,以防窒息。

5.积极治疗相关疾病

对于快速心律失常患者应遵医嘱给予抗心律失常药物,心率缓慢的患者应遵医嘱给予阿托品、异丙肾上腺素等药物,必要时配合完成人工心脏起搏器安装。具有手术指征的患者可选择早手术。

（王红雨）

第二节　心律失常的护理

一、窦性心律失常

正常窦性心律的冲动起源于窦房结,频率为 $60\sim100$ 次/分。其心电图特点(图 10-2-1):P 波规律出现,且 P 波形态表明激动来自窦房结(即 P 波在 Ⅰ、Ⅱ、aVF、$V_4\sim V_6$ 导联直立,在 avR 导联倒置),PR 间期 $0.12\sim0.20s$,PP 间期 $0.6\sim1.0s$。

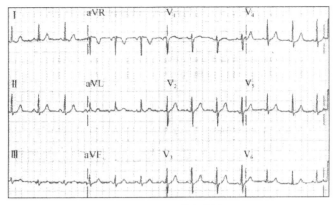

图 10-2-1　正常心电图

窦性心律失常是由于窦房结冲动频率异常或窦性冲动向心房传导受阻所致的心律失常。根据心电图及临床表现分为窦性心动过速、窦性心动过缓、窦性停搏、窦房传导阻滞及病态窦房结综合征。

(一)窦性心动过速

1.概述

当成人窦性心律频率超过 100 次/分时,称为窦性心动过速。窦性心动过速的频率范围大多为 100~150 次/分,偶有高达 200 次/分。

2.病因

(1)生理性:正常人的体力活动、情绪激动、饱餐、饮浓茶、饮咖啡、吸烟、饮酒等,使交感神经兴奋,心率加快。

(2)病理性

①窦房结自律性增高。

②自主神经功能紊乱。

③心力衰竭、急性心肌梗死、休克、心肌心包炎等器质性心脏病。

④手术或创伤后,可出现窦性心动过速。

⑤甲状腺功能亢进、贫血、发热、感染、缺氧等。

⑥药物作用:如使用肾上腺素、异丙肾上腺素、多巴胺、阿托品、氨茶碱等药物后可引起窦性心动过速。

3.诊断要点

(1)临床表现

①患者可无明显自觉症状或有心悸、心跳、胸闷、气紧、出汗、头昏、眼花、乏力等表现;或有原发病的临床表现。

②可诱发心绞痛及其他心律失常。

③心率和脉搏大于 100 次/分,大多心音有力,或有原发心脏疾病的体征。

(2)心电图特点

①呈窦性心律:Ⅰ、Ⅱ、aVF、V₄～V₆导联,P 波直立;aVR 导联,P 波倒置。

②PP 间期小于 0.6s 或 P 波频率大于 100 次/分(图 10-2-2)。

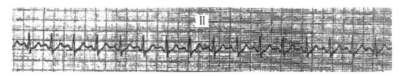

图 10-2-2　窦性心动过速

4.治疗

（1）治疗原则

①消除诱因，避免精神紧张，戒烟限酒，饮食适宜，劳逸结合，防止感冒。

②治疗原发病如治疗心力衰竭、纠正贫血、控制甲状腺功能亢进、抗感染等。

（2）用药原则

①生理性的窦性心动过速，大多不需要特殊治疗。

②必要时予β受体拮抗药（如美托洛尔）或非二氢吡啶类钙通道阻滞剂（如地尔硫䓬）等药物减慢心率，改善患者症状。

5.主要护理问题

（1）舒适的改变——心悸、心跳：与心率增快有关。

（2）焦虑：与患者心悸不适有关。

（3）知识缺乏：疾病相关知识缺乏。

（二）窦性心动过缓

1.概述

窦性心动过缓是指成人窦性心律低于60次/分。

2.病因

（1）生理性：该病因常见于健康的青年人，尤其是运动员、老年人和与睡眠状态。

（2）病理性

①颅内疾病、严重缺氧、低温、甲状腺功能低下、阻塞性黄疸等。

②药物作用：如应用胺碘酮、β受体拮抗药、洋地黄、钙通道阻滞剂（硫氮唑酮、维拉帕米）等。

③心脏病：如窦房结病变、急性下壁心肌梗死等。

3.诊断要点

（1）临床表现：窦性心动过缓如心率不低于每分钟50次，一般无症状；如心率低于每分钟40次时常可引起头昏、乏力、黑矇或晕厥等症状。脉搏小于60次/分。

（2）心电图特点

①呈窦性心律：Ⅰ、Ⅱ、aVF、$V_4 \sim V_6$ 导联，P 波直立；aVR 导联，P 波倒置。

②PP 间期大于 1s 或 P 波频率小于 60 次/分（图 10-2-3）。

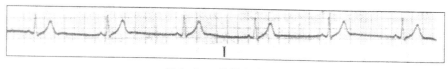

图 10-2-3 窦性心动过缓

4.治疗

（1）无症状的窦性心动过缓：通常无需治疗。

（2）因心率过慢而出现心排血量不足症状：可应用阿托品或异丙肾上腺素等药物。

①阿托品：常见用法为 0.5～1mg 静脉注射。

②异丙肾上腺素：常见用法为 1mg＋5％葡萄糖 500mL 静脉缓慢滴注或异丙肾上腺素 1mg＋生理盐水（或 5％葡萄糖）50mL 用微量泵根据心率匀速泵入。

③沙丁胺醇：2.4mg 口服，每日 3 次。

5.主要护理问题

（1）舒适的改变——头昏、乏力：与心排血量不足有关。

（2）有受伤的危险：与潜在并发症晕厥有关。

（3）焦虑：与患者不适有关。

(4)知识缺乏:疾病相关知识缺乏。

(三)窦性停搏

1.概述

窦性停搏是指窦房结因各种原因在一个或多个心动周期中不产生冲动,以致不能激动心房或整个心脏,使心房无除极和心室无搏动,又称为窦性静止。

2.病因

(1)窦房结和心房肌退行性纤维化。

(2)心脏疾患:如急性下壁心肌梗死、心肌缺血、急性心肌炎。

(3)迷走神经张力过高。

(4)电解质紊乱:如血钾过高。

(5)抗心律失常药物毒性作用,如使用洋地黄类药物、乙酰胆碱等药物。

(6)心脏手术损伤窦房结等。

3.诊断要点

(1)临床表现:患者症状与发生窦性停搏的持续时间及患者在出现窦性停搏时的体位有关。

常见的症状有心悸、头晕、黑矇、晕厥,长时间的窦性停搏(大于 3s)而无逸搏(心脏高位起搏点延迟或停止发放冲动时,低位起搏点代之发放冲动而激动心脏的现象)发生,患者可有头昏、黑矇、短暂意识散失甚至发生晕厥和抽搐,即阿-斯综合征(Adams-Stokes),甚至死亡。脉搏节律不规则有长间隙或脉搏慢而规则。

(2)心电图特点(图 10-2-4)

①在正常的窦性节律中,出现较正常 PP 间期显著延长的间隙内无 P 波,或 P 波与 QRS 波群及 T 波均不出现。

②长间隙 PP 间期与基本的 PP 间期无倍数关系。

③在长间隙后可有交界区性或室性逸搏。

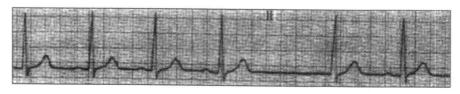

图 10-2-4　窦性停搏伴交界性逸搏

4.治疗

(1)治疗原发心脏疾病。

(2)遵医嘱正确用药:异丙肾上腺素 1mg 加于 5％葡萄糖 500mL 中缓慢静脉滴注或使用微量泵匀速泵入;使用时应注意根据患者心率及时调整输注速度。

(3)对有晕厥、阿-斯综合征病史的患者应及时植入人工心脏起搏器。

5.主要护理问题

(1)有受伤的危险:与发生阿-斯综合征有关。

(2)潜在并发症:有晕厥的危险。

(3)焦虑:担心晕厥、受伤。

(4)知识缺乏:疾病相关知识缺乏。

(四)窦房传导阻滞

1.概述

窦房传导阻滞是指窦房结冲动传导至心房时发生延缓或阻滞,部分或全部不能到达心房,引起心房和心室停搏,简称窦房组织。理论上可分为一度、二度和三度,但一度和三度在心电图上无法表现,只有二度窦房阻滞才能在心电图上表现出来。

2.病因

(1)窦房阻滞是一种少见的心脏传导障碍,多为间歇性。

(2)多见于神经张力增高、颈动脉窦过敏、急性下壁心肌梗死、心肌病、洋地黄中毒和高钾血症等。

3.诊断要点

(1)临床表现

①患者常无症状,也可有轻度心悸、乏力或"漏跳"感。

②心脏听诊可发现心律不齐、心动过缓、"漏跳"(长间歇)。

③如果反复发作或长时间的阻滞,发生连续心搏漏跳,而无逸搏出现,则患者可出现头晕、晕厥、昏迷、阿-斯综合征等。

④其他原发病的相关临床表现。

(2)心电图特点

①二度窦房阻滞分为两型:莫氏Ⅰ型即文氏阻滞,表现为PP间期进行性缩短,直至出现一次长PP间期,该长PP间期短于基本PP间期的两倍。

②莫氏Ⅱ型阻滞:其心电图表现为长PP间期为基本PP间期的整数倍。

③窦房阻滞后可出现逸搏心律。

4.治疗

(1)治疗原发病,如纠正高钾血症,治疗急性下壁心肌梗死、心肌病、洋地黄中毒等。

(2)对暂出现且无症状者,不需治疗患者多可恢复正常,需密切观察病情变化。

(3)对反复、频发、持续发作或症状明显者,可遵医嘱口服或静脉注射、皮下注射阿托品等。

(4)严重病例可遵医嘱应用异丙肾上腺素1mg加于5%葡萄糖500mL中缓慢静脉滴注或使用微量泵匀速泵入;使用时应注意根据患者心率及时调整输注速度。

(5)对发生晕厥、阿-斯综合征并且药物治疗无效者应及时植入人工心脏起搏器。

5.主要护理问题

(1)舒适的改变:与心悸、乏力有关。

(2)有受伤的危险:与发生阿-斯综合征有关。

(3)潜在并发症:有晕厥的危险。

(4)焦虑:担心晕厥、受伤及疾病预后等。

(5)知识缺乏:疾病相关知识缺乏。

(五)病态窦房结综合征

1.概述

病态窦房结综合征(SSS)是由于窦房结或其周围组织的病变导致窦房结功能减退而产生多种心律失常的综合表现,其表现形式有窦性停搏、窦房阻滞、严重的心动过缓,简称为病窦综合征。临床上以缓慢心律失常为主,部分患者可合并快速心律失常。缓慢心律失常的基础上合并快速心律失常称为慢-快综合征,是病窦综合征的一种临床表现。

2.病因

(1)窦房结起搏功能障碍:心肌纤维化与脂肪浸润、退行性病变与硬化、淀粉样改变及甲状腺功能减退、伤寒感染等,均可损害窦房结。

(2)窦房结周围神经及心房肌病变,以及窦房结动脉供血减少。

3.诊断要点

(1)临床表现

①部分患者可无明显症状,检查发现有心动过缓。

②当患者出现严重心动过缓时,可出现心动过缓造成的心、脑等重要脏器供血不足的表现,如头昏、乏

力、黑矇,严重可致晕厥,阿-斯综合征等。

③慢-快综合征患者出现心动过速时,可出现心悸、心慌等不适,有冠心病者可诱发心绞痛,可诱发或加重心力衰竭。

(2)心电图特点

①排除药物影响因素的持续缓慢的窦性心律过缓(<50次/分)。

②窦性停搏与窦房传导阻滞。

③窦房传导阻滞与房室传导阻滞并存。

④心动过缓与心动过速交替发作,心动过速包括心房扑动、心房颤动、房性心动过速及交界性心动过速。

⑤可有逸搏及逸搏心律。

4.治疗

(1)若无心动过缓相关的症状,患者仅定期复查观察,不必治疗。

(2)对于有症状的患者,应接受起搏器介入治疗。

(3)对于慢-快综合征的患者发生心动过速,应用抗心律失常药物可能加重心动过缓,应谨慎使用;使用起搏器治疗后,患者仍有心动过速发作,可使用抗心律失常药物。

5.主要护理问题

(1)潜在并发症:晕厥/猝死、吸入性肺炎、窒息。

(2)有受伤的危险:与发生晕厥时自我保护意识及知识缺乏有关。

(3)舒适的改变:与心率增快或减慢有关。

(4)活动无耐力:与心排血量减少有关。

(5)自理受限:与限制性卧床、心排血量减少有关。

(6)焦虑,恐惧:与晕厥发作的恐惧、担心预后有关。

(7)起搏器安置相关的潜在并发症出血/感染/栓塞/气胸/起搏器电极脱位等。

(8)知识缺乏:介入手术(起搏器安置)相关知识缺乏。

6.护理目标

(1)晕厥能及时发现和正确处理,有效预防猝死。

(2)避免受伤,减轻不适。

(3)患者能进行适当的活动。

(4)各种生理需要能及时得到满足。

(5)患者能了解并配合相关治疗。

(6)保持良好的心态和稳定的情绪。

(7)并发症能及时发现和正确处理。

7.护理措施

详见表10-2-1。

表 10-2-1　窦性心律失常患者的护理措施

病情观察	详细询问病史,了解患者有无心悸、头晕、黑矇、晕厥及有无受伤
	观察患者生命体征、意识状态
	观察患者有无头昏、心悸、黑矇的症状,及时发现并终止阿-斯综合征的发作
	每日描记12导联心电图,观察患者心律、心率变化
	安置心电监护,监测患者心律、心率变化
休息与吸氧	无症状,接受院外访视的患者:注意劳逸结合,生活规律,避免诱因,情绪稳定,充足睡眠

	有心悸、头晕、黑朦甚至有晕厥史的患者:住院治疗,根据心功能状态适当活动,活动时注意避免受伤
	在发作心律失常时应卧床休息
	出现缺氧症状及阿-斯综合征时应给予氧气吸入
药物护理	有晕厥史的患者应保留静脉通道
	遵医嘱使用抗心律失常药物,注意剂量、途径、浓度的准确
	静脉使用抗心律失常药物时注意给药浓度及速度,医生在床旁守护
	使用(前、中、后)均应观察心律、心率及血压变化,安置心电监护仪进行监测
	观察药物不良反应并及时汇报医生尽早处置
安全护理	留陪并告知患者及家属患者有受伤的危险
	如出现头晕、黑朦症状时应及时蹲下或卧床休息等
	严重心动过缓或频发阿-斯综合征患者应卧床休息
完善检查	心电图、动态心电图、电解质、心脏彩色多普勒及实验室检查
生活护理	需卧床休息的患者做好生活护理,满足需要
健康宣教	疾病相关知识,包括病因、临床表现及主要治疗措施等
	诱因预防:劳逸结合、生活规律、保持情绪稳定、避免烟、酒、浓茶与刺激性食物,心动过缓者避免屏气等
	自我监测,自我保护,避免受伤
	留陪的必要性及重要性,紧急情况下家属的应急救护与如何寻求帮助
	药物相关知识,包括药物的名称、主要作用与主要不良反应等
	介入治疗(起搏器)相关知识
心理护理	讲解疾病及介入治疗相关知识
	鼓励同病种病友交流
	认真解答患者及家属疑问
	洞察患者情绪变化,帮助熟练疾病治疗信心

8.阿-斯综合征的处理及护理

(1)临床表现:患者突然晕厥,轻者眩晕、意识障碍,重者意识完全丧失,常伴有抽搐及大小便失禁,面色苍白、青紫,可有鼾声及喘息性呼吸,有时可见潮式呼吸。

(2)心电图表现:心电图可表现为心动过缓如窦性心动过缓、窦性停搏、三度房室传导阻滞等心律失常,亦可是心动过速如室性心动过速、心室扑动、心室颤动心律等失常。

(3)处理及抢救配合:详见表10-2-2阿-斯综合征的抢救配合。

表 10-2-2　阿-斯综合征的抢救配合

病情监测	严密监测病情,及时识别阿-斯综合征的发生,一旦发生应争分夺秒抢救患者
体位	高危患者须卧床休息
	发生阿-斯综合征时应去枕平卧
	解松患者衣扣,注意呼吸道是否通畅、防止窒息
缓慢性心律失常(窦性停搏、房室传导阻滞等)	立即予胸外心脏按压,建立循环
	遵医嘱应用阿托品、异丙肾上腺素增快心率

	做好临时或永久起搏器安置术的相关准备
室性心律失常（室性心动过速、心室扑动、心室颤动等）	立即予电除颤、胸外心脏按压
	遵医嘱使用抗心律失常药物，如利多卡因、普罗帕酮、胺碘酮等
药物护理	观察各种药物对病情的影响，及时为临床提供调整治疗方案的依据
遵医嘱吸氧	根据患者情况选择适合的给氧方式，如鼻导管、面罩，必要时给予无创呼吸机、气管插管有创通气等
心电监护	持续监测患者病情变化，观察患者生命体征、心律、心率、意识状态等，及时描记心电图
安全护理	如因阿-斯综合征发作致患者受伤还应对伤情进行评估并积极处理，如需相关外科手术应在临时起搏器安置后实施
生活护理	患者意识恢复后应卧床休息不宜马上站立，须等患者全身症状好转后才能逐渐活动，做好卧床患者生活护理及基础护理
心理护理	做好患者及家属的心理护理，安抚情绪，讲解起搏器（多为临时）安置相关知识及注意事项
护理记录	做好书面医患沟通记录，及时做好抢救记录，应注意医护记录的客观性、一致性

（4）病因治疗：明确心源性晕厥的病因后，应针对进行病因治疗，如纠正水电解质及酸碱平衡紊乱，改善心肌缺血等。此外，还应注意某些急需抢救的疾病，如脑出血、心肌梗死、心律失常和主动脉夹层。

（5）预防

①避免情绪激动、疲劳、饥饿、惊恐等诱发因素。

②体位变化时应注意缓慢。

③有头昏、眩晕、黑矇的患者应卧床休息。

④安置临时或永久起搏，室性心律失常致阿-斯综合征患者应安置植入式心脏复律除颤器（ICD）预防猝死。

二、房性心律失常

房性心律失常主要包括房性期前收缩、房性心动过速、心房扑动及心房颤动，是常见的快速性心律失常。

（一）临床表现

1.房性期前收缩

部分患者无明显症状，频发者胸闷、心悸、心慌是其常见症状。心脏听诊可闻及心律不齐，提前出现的心搏伴有第一心音增强，之后可出现代偿间歇。

2.房性心动过速

房性心动过速简称房速，患者可有阵发性心悸、胸闷，发作呈短暂、间歇或持续性。严重者可引起心绞痛，诱发或加重心功能不全。

3.心房扑动

心房扑动简称房扑，其临床表现取决于房扑持续时间和心室率快慢，以及是否存在器质性心脏病。房扑心室率不快时，患者可无症状；房扑伴极快的心室率，并存器质性心脏病时可诱发心绞痛与心力衰竭。

4.心房颤动

心房颤动简称房颤，其临床表现与其发作的类型、心室率快慢、心脏结构和功能状态，以及是否形成心房附壁血栓有关。心房颤动症状的轻重受心室率快慢的影响。心室率不快时可无症状，但多数患者有心悸、胸闷,心室率超过150次/分时可诱发心绞痛或心力衰竭。房颤合并体循环栓塞的危险性甚大,栓子来自左心房,多在左心耳部。二尖瓣狭窄或二尖瓣脱垂合并房颤时,脑栓塞的发生率更高。心脏听诊第一心音强弱不等、心律绝对不齐、常有脉搏短绌。

(二)辅助检查

1.房性期前收缩心电图特点

(1)房性期前收缩的 P 波提前发生,与窦性 P 波形态不同。

(2)其后多见不完全性代偿间歇。

(3)下传的 QRS 波群形态通常正常,少数房早未下传则无 QRS 波群发生,伴差异性传导则出现宽大畸形的 QRS 波群。

2.房性心动过速心电图特点

房速 P 波的形态异于窦性 P 波,频率多为150~200次/分,常出现二度Ⅰ型或Ⅱ型房室传导阻滞,P 波之间的等电线仍存在,刺激迷走神经不能终止心动过速,仅加重房室传导阻滞,发作开始时心率逐渐加速。

3.心房扑动心电图特点

(1)典型房扑心电图表现为窦性 P 波消失,代之以振幅、间期较恒定的房扑波,频率为250~350次/分,多数患者为300次/分左右,房扑波首尾相连,呈锯齿状,房扑波之间无等电位线。

(2)心室律规则或不规则,取决于房室传导是否恒定,不规则的心室律系由于传导比率发生变化所致。

(3)QRS 波群形态正常,伴有室内差异传导或原有束支传导阻滞者 QRS 波群可增宽、形态异常。

4.心房颤动心电图特点

(1)P 波消失,代之大小不等、形态不一、间隔不匀的 f 波,频率为350~600次/分。

(2)心室率通常在100~160次/分,心室律极不规则。

(3)QRS 波群形态一般正常,当心室率过快,伴有室内差异性传导时 QRS 波群增宽变形。

(三)诊断

1.房性期前收缩

心慌、心悸伴有心跳停顿者应疑诊为房性期前收缩,心电图表现是确诊的可靠依据。

2.房性心动过速

根据房性心动过速的临床表现和心电图特点可明确诊断。

3.心房扑动

房扑的诊断应根据临床表现和心电图特点。部分短阵发作者需行动态心电图记录以协助诊断。

4.心房颤动

根据心房颤动症状和心脏听诊可以拟诊心房颤动,心电图表现是确诊的依据。

(四)治疗

1.房性期前收缩

应重视病因治疗和消除诱因,症状明显、房性期前收缩较多或诱发房性心动过速甚至心房颤动者,可使用Ⅰ类或Ⅲ类抗心律失常药物治疗。

2.房性心动过速

(1)房速发作期:对于心脏结构和功能正常的患者,可选择胺碘酮或普罗帕酮静脉注射,继之静脉滴注维持治疗,也可选择维拉帕米或地尔硫䓬静脉注射。伴有心功能不全的房速或多源性房速,应选择胺碘酮或洋地黄类药物静脉注射,以减慢心室率或转复为窦性心律。

(2)预防房速复发:在病因治疗和消除诱因的基础上,对房速发作频繁的患者,可选择Ⅰa类、Ⅰc类、Ⅲ类或Ⅳ类抗心律失常药物口服治疗。

(3)射频消融治疗。

3.心房扑动

(1)控制心室率:对并发心功能不全的患者应选择洋地黄类药物来控制心室率和改善心功能。

（2）转复窦性心律：病情稳定或房扑心室率得到有效控制的患者，可选择静脉或口服Ⅲ类、Ⅰa和Ⅰc类药物来转复，Ⅲ类药物中胺碘酮最常用，静脉注射伊布利特转复为窦性心律成功率较高。对于房扑1：传导或并存心室预激者，心室率极快，易引起急性肺水肿或心源性休克而危及患者生命，此时首选体外同步心脏电复律。

（3）射频消融治疗。

（4）预防血栓栓塞：可选择口服阿司匹林或华法林预防。

4.心房颤动

在控制相关疾病和改善心功能的基础上控制心室率、转复和维持窦性心律、预防血栓栓塞是心房颤动的治疗原则。

（五）护理

1.护理评估

（1）身体评估：评估患者意识状态，有无嗜睡、意识模糊、谵妄、昏睡及昏迷；观察脉搏、呼吸、血压有无异常及其异常程度；心房颤动患者评估有无脉搏短绌的发生；询问患者饮食习惯与嗜好、饮食量和种类；评估患者皮肤色泽，有无皮下出血、淤紫、淤斑及皮疹等；评估患者有无牙龈出血、鼻出血等；评估患者皮肤有无破溃、压疮、手术伤口及外伤等；评估患者出凝血时间。

（2）病史评估

①评估患者房性心律失常的类型、发作频率、心室率、心房率及持续时间等；询问患者有无心悸、胸闷等伴随症状；评估患者有无心绞痛及心力衰竭的临床表现。

②评估患者此次发病有无明显诱因，如情绪激动、运动或酒精中毒等。

③评估患者有无引起房性心律失常的基础疾病，如各种器质性心脏病患者均可发生房性期前收缩；心肌梗死、慢性阻塞性肺疾病、代谢障碍、洋地黄中毒特别是在低血钾发生时易发生房性心动过速；风湿性心脏病、冠心病、高血压性心脏病、心肌病等可发生心房扑动及心房颤动。

④实验室及其他检查结果：查看患者当前实验室检查结果；查看心电图、24小时动态心电图检查结果。

⑤目前服药情况：询问患者目前服用药物的名称、剂量及用法，评估患者服药依从性及有无药物不良反应发生，询问患者有无明确药物过敏史。

⑥出血及栓塞风险评估：采用HAS-BLED出血风险评分评估心房颤动患者出血风险，采用CHA2DS2-VASc积分评估心房颤动患者卒中及血栓栓塞风险。

⑦评估患者既往史、家族史。

⑧心理-社会状况评估：评估患者对疾病知识的了解程度（治疗、护理、预防与预后等）、对治疗及护理的配合程度、经济状况等，评估患者心理状态（有无焦虑、恐惧、悲观等表现），可采用综合医院焦虑抑郁量表（HADS）评估患者焦虑、抑郁程度。

2.护理措施

（1）一般护理

①休息：嘱患者心律失常发作时卧床休息，采取舒适体位，尽量避免左侧卧位，因左侧卧位时患者常能感觉到心脏的搏动而使不适感加重，注意保证充足的休息与睡眠。

②给氧：遵医嘱给予患者氧气吸入，将安全用氧温馨提示牌挂于患者床头，告知患者不可自行调节氧气流量。

（2）病情观察：每日应由两人同时分别测量心率及脉率1分钟，并随时监测患者血压及心律的变化。出现胸闷、心悸等症状时应及时通知医生，进行心电图检查，必要时连接心电监护监测患者心律及心率的变化。

（3）用药护理

①抗凝药物

a.应用华法林的护理：慢性房颤患者若既往有栓塞病史、瓣膜病、高血压、糖尿病等，或是老年患者均应接受长期抗凝治疗。华法林存在治疗窗窄、个体反应差异大、受食物、药物影响、容易发生出血或栓塞等缺点，因此在使用华法林过程中要做到定时服用药物；定期监测凝血酶原时间国际标准化比值（INR），并根据结果来调节药物剂量；告知患者药物的不良反应及食物、药物对华法林抗凝效果的影响。患者如出现华法林的漏服，应及时通知医生，如漏服时间在 4 小时之内，可遵医嘱即刻补服，如漏服时间超过 4 小时，应复查 INR，根据结果调整药物剂量。

由于华法林药理作用比较特殊，不良反应及注意事项较多，所以患者开始口服华法林后，责任护士与药剂师协作，共同完成患者的健康宣教工作。药剂师讲解完成后，会同患者及家属一起完成华法林知识掌握评价表，评价患者掌握程度。

b.应用达比加群酯的护理：达比加群酯是新一代口服抗凝药物，可提供有效的、可预测的、稳定的抗凝效果，同时较少发生药物相互作用，无需常规进行凝血功能监测或剂量调整。如患者发生漏服，不建议剂量加倍，对于每天一次给药的患者如发现漏服距下次服药时间长于 12 小时，补服一次剂量。如果发现漏服时间距下次服药时间短于 12 小时，按下次服药时间服用；对于每天两次给药的患者发现漏服距下次服药时间长于 6 小时，补服一次，发现漏服距下次服药时间短于 6 小时，按下次服药时间服用。如患者不确定是否服药：对于每天一次给药的患者，服用当日剂量，次日按原计划服用；对于每天两次给药的患者，按下次服药时间给药。药物过量可导致患者出血风险增加，首先评估患者是否有出血，并监测凝血指标。

②转复药物

a.胺碘酮：为Ⅲ类抗心律失常药物，具有钠通道、钙通道、钾通道阻滞及非竞争性 α 和 β 受体拮抗作用。对心脏的不良反应最小，是目前常用的维持窦性心律药物。

适应证：室性心律失常（血流动力学稳定的单形性室性心动过速、不伴 QT 间期延长的多形性室性心动过速）；心房颤动/心房扑动、房性心动过速；心肺复苏。

不良反应：低血压、心动过缓、静脉炎、肝功能损害等。

注意事项：如患者无入量限制，配制维持液时尽量稀释，选择上肢粗大血管穿刺，用药后立即给予水胶体透明敷料保护穿刺血管预防静脉炎的发生。每小时观察患者穿刺部位有无红肿，询问患者有无穿刺部位疼痛，一旦发生静脉炎立即更换穿刺部位并给予硫酸镁湿敷帖外敷。

b.伊布利特：为Ⅲ类抗心律失常药物，具有抑制延迟性整流钾电流，促进平台期钠及钙内流的作用。

适应证：近期发作的心房颤动/心房扑动。

不良反应：室性心律失常，特别是致 Q-T 延长的尖端扭转性室性心动过速。

注意事项：用药前连接心电监护，监测患者心律。静脉注射时应稀释，推注时间＞10 分钟，心房颤动终止立即遵医嘱停止用药。发生尖端扭转性室性心动过速的风险随着 Q-T 间期延长而逐渐增加，并且低血钾可加大这种风险，遵医嘱进行心电图检查，注意患者有无 Q-T 间期延长；监测电解质，注意有无低血钾表现。

③控制心室率药物：常用药物为 β 受体拮抗剂，主要包括美托洛尔及艾司洛尔。

a.β 受体拮抗剂为Ⅱ类抗心律失常药物，可降低心率、房室结传导速度和血压，有负性肌力作用。

b.适应证：窄 QRS 心动过速；控制心房颤动/心房扑动心室率；多形性室性心动过速、反复发作单形性室性心动过速。

c.不良反应：低血压、心动过缓、诱发或加重心力衰竭。

d.注意事项：严格遵医嘱用药，高浓度给药（＞10mg/mL）会造成严重的静脉反应，如血栓性静脉炎。给药前选择粗大血管穿刺，并注意观察有无静脉炎表现。用药期间注意监测患者心率及血压变化，发现异常及时通知医生并配合处理。

（4）电复律护理：最有效的终止心房扑动方法为同步直流电复律，房颤患者也可通过电复律恢复窦性心律。

（5）辅助检查护理

①心电图检查：心电监护发现心律失常及患者自觉不适时，遵医嘱进行心电图检查。告知患者检查时

的注意事项,检查过程中注意保暖及保护隐私。

②24 小时动态心电图检查:告知患者在行此项检查期间不要淋浴,向患者强调如出现不适需记录发生的时间、活动内容及不适症状。

(6)并发症的护理

①出血:HAS-BLED 出血风险评分可评价心房颤动患者的出血风险。对于评分≥3 分的出血高危患者,责任护士应加强巡视,以便及时发现出血,并加强出血高危患者的健康宣教,指导患者学会自我保护和预防出血的方法。针对华法林的药理特点,心内科制订了华法林出血预防护理即"8H"护理。

②血栓栓塞:房颤合并体循环栓塞的危险性甚大,二尖瓣狭窄或二尖瓣脱垂合并房颤时,脑栓塞的发生率更高。对于非瓣膜性房颤采用 CHA₂DS2-VASC 积分评估心房颤动患者卒中及血栓栓塞风险,对于积分≥2 分,表明患者卒中及血栓栓塞风险较高,密切观察患者神志、肢体活动、语言功能,发现异常及时通知医生,做好脑部 CT 准备。指导患者按时服用抗凝药,及时复查 INR。

③心力衰竭:心房扑动与心房颤动伴极快的心室率(>150 次/分)时可诱发心力衰竭。责任护士应密切观察患者有无胸闷、憋气、呼吸困难等症状,记录 24 小时出入量,监测患者体重,警惕心力衰竭的发生。

④心室颤动:预激综合征并发快速性房性心律失常,尤其是房扑或房颤,心室率极快,可诱发心功能不全、心源性晕厥,甚至发展为心室颤动而危及患者的生命。责任护士应注意监测患者心率、心律、血压变化,当发现患者出现心房扑动与心房颤动时,警惕心室颤动的发生,立即通知医生,同时将除颤器推至患者床旁,如患者伴有晕厥或低血压时,应立即配合医生电复律。

(7)心理护理:采用综合医院焦虑抑郁量表(HADS)评估患者焦虑、抑郁状况,指导患者避免引起或加重窦性心律失常的因素,保持良好心态。情绪激动时交感神经兴奋可使心率增快,激发各种类型的心律失常;反之,情绪重度忧虑,迷走神经兴奋可使心率减慢,出现心动过缓或停搏。

(8)健康宣教

①向患者及家属讲解房性心律失常的常见病因、诱因及防治知识,说明遵医嘱服药的重要性,嘱患者不可自行减量、停药或擅自改用其他药物。告诉患者药物可能出现的不良反应,并嘱其有异常时及时就诊。

②嘱患者劳逸结合、生活规律,保证充足的休息与睡眠;保持乐观、稳定的情绪;戒烟酒,避免摄入刺激性食物如咖啡、浓茶等,避免饱餐,避免劳累、感染,防止诱发心力衰竭。

③嘱患者多食纤维素丰富的食物,保持大便通畅。指导患者保持稳定的膳食结构,某些富含维生素 K 的食物,虽能降低抗凝药效果,但只要平衡饮食,不必特意偏食或禁食此类食物。

④教会患者自测脉搏的方法以便自我监测病情。

⑤若需随访,告知患者随访的具体时间。

三、房室交界性心律失常

房室交界性心律失常包括房室交界性期前收缩、房室交界性逸搏和逸搏心律、非阵发性房室交界性心动过速、房室结折返性心动过速。

(一)临床表现

(1)房室交界性期前收缩:除原发病相关的表现外,一般无明显症状,偶尔有心悸。

(2)房室交界性逸搏和逸搏心律:是严重缓慢性心律失常(窦性心动过缓和高度或完全性房室传导阻滞)时出现的延迟搏动或缓慢性心律,是房室交界区次级节律点对心动过缓或停搏的代替反应,常不独立存在。患者可有心动过缓的相关症状和体征。

(3)非阵发性房室交界性心动过速:心动过速发作时心率逐渐增快,终止时心率逐渐减慢,不同于阵发性心动过速。心率 70~130 次/分,节律相对规则,心率快慢受自主神经张力变化的影响明显。心动过速很少引起明显的血流动力学改变,患者多无症状,少数人可有心悸表现。

（4）房室结折返性心动过速（AVNRT）：心动过速呈有规律的、突发突止的特点，持续时间长短不一。症状的严重程度取决于发作时的心室率及持续时间以及有无器质性心脏病。阵发性心悸是主要的临床表现，其他表现包括胸闷、无力、头晕、恶心、呼吸困难等。心脏听诊时第一心音强弱恒定，心律绝对规整。

（二）辅助检查

1.房室交界性期前收缩心电图特点（图 10-2-5）

提前出现逆行 P 波并可引起 QRS 波群，逆行 P 波可位于 QRS 波群之前（P-R 间期＜0.12 秒）、之中或之后（R-P 间期＜0.20 秒）。QRS 波群形态正常，当发生室内差异性传导时，QRS 波群形态可有变化。

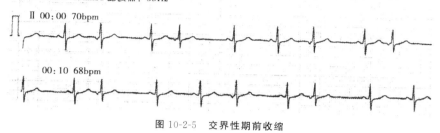

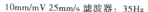

图 10-2-5　交界性期前收缩

2.房室交界性逸搏心电图特点

多表现为窦性停搏或阻滞的长间歇后，出现一个正常的 QRS 波群，P 波可缺如或有逆行性 P 波，位于 QRS 波群之前或之后。房室交界性逸搏心律的频率一般为 40～60 次/分，QRS 波群形态正常，其前后可有逆行的 P 波，或窦性 P 波频率慢于心室率，形成房室分离。

3.非阵发性房室交界性心动过速心电图特点

心率在 70～130 次/分，节律规整，QRS 波群形态正常，逆行 P′ 波可出现在 QRS 波群之前，此时 P′-R 间期＜0.12 秒，但多重叠在 QRS 波群之中或出现在 QRS 波群之后，此时 P′-R 间期＜0.20 秒。当心动过速频率与窦性心律接近时，由于心室的激动可受到交界区或窦房结心律的交替控制，可发生干扰性房室分离。

4.房室结折返性心动过速心电图特点

（1）心动过速多由房性或交界性期前收缩诱发，其下传的 P-R 间期显著延长，随之引起心动过速。

（2）R-R 周期规则，心率在 150～240 次/分。

（3）QRS 波群形态和时限多正常，少数因发生功能性束支传导阻滞而使 QRS 波群宽大畸形。

（4）P′ 波呈逆行性（Ⅱ、Ⅲ、aVF 导联倒置），慢快型 AVNRT 其 P′ 波多埋藏在 QRS 波群中无法辨认，少数位于 QRS 波群终末部分，P′ 波与 QRS 波关系固定，R-P′ 间期＜70ms，R-P′ 间期＜P′-R 间期；快慢型 AVNRT 其 P′ 波位于下-QRS 波之前，R-P′ 间期＞P′-R 间期；慢慢型 AVNRT 其 P′ 波位于 QRS 波群之后，R-P′ 间期＜P′-R 间期，但 R-P′ 间期＞70ms。

（5）迷走神经刺激可使心动过速终止。

（三）治疗

（1）房室交界性期前收缩：针对病因或诱因，症状明显者可口服 β 受体拮抗剂或钙通道阻滞剂治疗。

（2）房室交界性逸搏和逸搏心律：针对病因和原发的缓慢性心律失常治疗。

（3）非阵发性房室交界性心动过速：由于不会引起明显的血流动力学异常，且通常能自行终止，非阵发性房室交界性心动过速本身不需要特殊处理，治疗上主要是针对基本病因。洋地黄中毒引起者，应立即停用洋地黄药物，同时给予氯化钾。

（4）房室结折返性心动过速：其治疗主要包括复律治疗、根治治疗。

（四）护理

1.护理评估

（1）身体评估：评估患者意识状态，观察生命体征有无异常及异常程度；询问患者饮食习惯与嗜好。

（2）病史评估：评估患者心律失常发作频率、心室率、持续时间，是否突发突止，有无阵发性心悸、胸闷、头晕、恶心、呼吸困难等症状；评估患者本次发病有无明显诱因；评估患者既往心律失常发作情况以及对心动过速的耐受程度；评估患者是否知晓迷走神经刺激方法终止心动过速；询问患者目前服用药物的名称、剂量及用法，评估患者服药依从性及有无药物不良反应发生；询问患者有无明确药物过敏史；采用综合医院焦虑抑郁量表（HADS）评估患者焦虑、抑郁程度。

2.护理措施

（1）一般护理：患者心率增快时，嘱其立即卧床休息，减少活动，降低心肌耗氧量。连接心电监护，行心电图检查，开放静脉通路，并遵医嘱给氧、应用抗心律失常药物，准备好除颤器、急救车等抢救用物。

（2）病情观察：观察患者有无胸闷、头晕、心悸等症状。对房室结折返性心动过速的患者行心电监护，密切观察患者的神志、面色、心率、心律、血氧饱和度、血压变化。心率及心律变化时，遵医嘱进行心电图检查。如患者出现面色苍白、皮肤湿冷、晕厥、血压下降，应立即报告医生并做好抢救准备。

（3）刺激迷走神经的护理：对心功能和血压正常的房室结折返性心动过速患者，协助医生指导患者尝试应用刺激迷走神经的方法来终止心动过速的发作。目前临床多采用两种方法，一种是嘱患者深吸气后屏气同时用力呼气（Valsalva 动作），另一种是用压舌板等刺激患者咽喉部使其产生恶心感，压迫眼球法及按摩颈动脉窦法现已少用。刺激迷走神经过程中，连接心电监护，监测患者心律及心率变化。

（4）用药护理：血流动力学稳定的房室结折返性心动过速患者可选用静脉抗心律失常药。严格遵医嘱用药，注意观察患者的意识及用药过程中和用药后的心率、心律、P-R 间期、Q-T 间期、血压等的变化，以观察疗效和有无不良反应。临床常用维拉帕米及盐酸普罗帕酮终止心动过速，腺苷也可用于终止室上性心动过速。终止心动过速的治疗，有可能会出现窦性停搏、房室传导阻滞、窦性心动过缓等严重心律失常现象，责任护士给药前连接好心电监护，给药的同时观察患者心率、心律、血压变化，并备好抢救药物及器械。恢复窦性心律后，立即遵医嘱改用其他药物，并复查心电图。

①盐酸普罗帕酮：为钠通道阻滞剂，属于Ⅰc类抗心律失常药物。

a.适应证：室上性心动过速。

b.不良反应：室内传导障碍加重，QRS 波增宽；诱发或使原有心力衰竭加重；口干、舌唇麻木；头痛、头晕、恶心等。

c.注意事项：盐酸普罗帕酮 70mg 稀释后缓慢静脉推注，若无效，10～15 分钟后重复。在静脉注射过程中，注意监测患者血压、心率及心律变化，一旦转为窦性心律，立即停止注射。

②维拉帕米：为非二氢吡啶类钙拮抗剂，属于Ⅳ类抗心律失常药物。

a.适应证：控制心房颤动/心房扑动心室率；室上性心动过速；特发性室性心动过速。

b.不良反应：低血压、心动过缓、诱发或加重心力衰竭。

c.注意事项：维拉帕米 2.5～5.0mg 稀释后缓慢静脉注射（注射时间不少于 2 分钟），密切监测患者血压、心率及心律变化，心动过速停止后即刻停止注射。

③腺苷：可短暂抑制窦房结频率、抑制房室结传导。

a.适应证：室上性心动过速；稳定的单形性宽 QRS 心动过速的鉴别诊断及治疗。

b.不良反应：颜面潮红、头痛、恶心、呕吐、咳嗽、胸闷等，但均在数分钟内消失，不影响反复用药；窦性停搏、房室传导阻滞等；支气管痉挛。

c.注意事项：给药前备好除颤器及急救药物；告知患者腺苷起效快，半衰期短（小于 6 秒），用药过程中出现的药物不良反应很快会消失；腺苷稀释后应快速静脉注射，如无效，遵医嘱间隔 2 分钟可再次注射；用药过程中观察患者心率及心律变化，尤其注意患者有无窦性停搏的发生。

（5）电转复护理：患者一旦出现明显低血压和严重心功能不全，应立即给予同步电转复。

（6）射频消融术护理：射频消融术为根治心动过速的安全、有效的方法。

（7）经食管心房调搏术的护理：食管心房调搏可用于所有房室结折返性心动过速患者，特别适用于因各种原因无法用药物转复者，如有心动过缓病史的患者。

①术前护理:告知患者术前保持情绪稳定,避免紧张、焦虑等不良情绪引起交感神经系统兴奋,使心脏窦房结及异位节律点自律性增高。告知患者经食管心房调搏术的过程、术中可能出现的不适及配合方法,取得患者理解与配合。

②术中护理:如患者在床旁行经食管心房调搏术,术前备好急救药物及仪器,开放静脉通路。协助患者平卧,连接心电监护。备好消毒石蜡油,便于医生润滑电极导管。当导管尖端抵达会厌时,嘱其做吞咽动作。如患者发生恶心、呛咳,协助其头偏向一侧,以防窒息。起搏刺激时因患者的敏感度不同,部分患者有胸骨下端烧灼不适感及胸闷、气促等。告知患者一旦发生,应及时通知医护人员,嘱患者平静呼吸,予以安慰分散其注意力。密切观察患者神志、心率、心律、血压变化,发现异常及时通知医生并配合处理。

③术后护理:协助患者取舒适卧位,继续心电监护 24 小时。

(8)并发症护理:房室结折返性心动过速发作时,因心率增快,可致心输出量减少,极易出现低血压。责任护士应密切监测患者血压变化,预防跌倒、坠床的发生。患者一旦发生低血压,应协助患者卧床休息,立即通知医生,遵医嘱给药。在使用血管活性药物升压时,注意观察患者有无药物渗出及静脉炎的发生,并注意监测血压变化,遵医嘱及时调整药物剂量并记录。

(9)心理护理:耐心向患者或其家属讲解病情,讲解发生心律失常的诱因、常见病因及预防知识,使患者对疾病有正确认识,并给予患者安慰和鼓励,使患者精神上得到支持,树立战胜疾病的信心,以积极的态度去面对疾病。

(10)健康宣教:嘱患者注意劳逸结合、生活规律,保证充足的休息与睡眠,保持乐观、稳定的情绪。教会患者几种兴奋迷走神经而终止心动过速的方法,如 Valsaval 动作、咽喉刺激诱发恶心、冷水浸面等。指导患者自测脉搏的方法以利于自我监测病情,心律失常突发时要保持冷静,绝对就地休息,及时拨打急救电话。

四、室性心律失常

室性心律失常是一种起源于心室的心律失常,主要是指心室内希氏束分叉以下的异位节律。包括室性期前收缩、室性心动过速、心室扑动、心室颤动、室内传导阻滞和室性自主心律及加速性自主心律。

(一)病因

1.生理性

生理性病因包括情绪激动、焦虑、恐惧、兴奋、激动、剧烈活动、饥饿、暴饮暴食、吸烟、饮用过茶水及含咖啡因、乙醇等兴奋制品。

2.病理性

(1)药物因素:过量使用交感神经兴奋的药物及一些特殊的药物,如可卡因、三环类抗抑郁的药物。使用抗心律失常药物产生至心律失常的作用,奎尼丁、洋地黄类,如地高辛及毛花苷丙等。

(2)电解质的紊乱:高血钾、低血钾、低血钙、高血钙、低镁血症等。

(3)器质性心脏病:扩心病、心肌梗死、先天性心脏病、心肌炎、心脏瓣膜病等。

(4)其他的系统疾病:甲状腺功能亢进、代谢性酸中毒、高热、缺氧等。

(二)发病机制

1.自律性增高

心室异位起搏点的自律性增强,该处所形成的激动形成期前收缩,或控制整个心脏导致心动过速。多发生于儿茶酚胺增多,低钾血症,洋地黄过量等。

2.触发活动

由前一个动作电位触发膜电位振荡,当幅度达到阈电位水平引起激动,叫后除极。后除极的时间在动作电位 2 相或 3 相早期叫早期后除极,常发生在心动过缓和动作电位时程延长,与长 QT 间期综合征相关的扭转性室速发生有关。后除极发生在动作电位 3 相结束即复极完成后叫晚期后除极,可能与儿茶酚胺敏感性室速、腺苷敏感性室速和洋地黄中毒等引起的室性心动过速有关。

3.折返激动

折返是形成快速心律失常的最常见机制。形成折返的条件包括：心脏的两个或多个部位的不应期或传导性的差异，这些部位形成一个环路，可以是解剖上的，也可以是功能上的环路；在环路中的一条通路内发生单向阻滞；传导通路的传导减慢，时间长于最初阻滞通路的不应期；最初阻滞通路再次激动，产生新一轮的传导。激动反复循环就导致了持续的心律失常。折返性的心律失常可以被刺激终止或诱发，这点不同于自律性和触发活动的心律失常。

（三）诊断要点

1.室性期前收缩

（1）概念：室性期前收缩是指一种起源于心室并且比预期提早出现的异位搏动。室性期前收缩可以是单个点发生，也可以是成对或以某种固定的形式出现。如一个窦性搏动后出现一个室性期前收缩，称二联律；每两个窦性搏动后出现一个期前收缩，称三联律；一个窦性搏动后连续出现两个室性期前收缩，称为成对室性期前收缩。发生室性期前收缩时由于窦房结没有受到干扰，后面伴有完全性的代偿间歇。同一导联，室性期前收缩形态一致者，为单形性室性期前收缩；形态不一致者为多形性或多源性室性期前收缩。

（2）临床表现

①无症状。

②心悸、头晕、胸闷和一种飞机升降失重感等。

③心排血量降低的症状。

④触诊脉搏的不规律，听诊时可听到异常提前的心音。

（3）心电图的特点：见图10-2-6。

①室性期前收缩之前，没有窦性 P 波。

②提前出现 QRS 波群宽大畸形，时现≥0.12s。

③QRS 波群主波方向与 T 波的方向相反。

④有规则的窦性节律，代偿间期多数呈完全性。

⑤室性并行性心律：窦性搏动与异位室性搏动偶联间期不恒定，长的两个异位搏动之间距是最短的两个异位搏动间期的整倍数，当主导心律（如窦性心律）的冲动下传与心室异位起搏点的冲动几乎同时抵达心室，可产生室性融合波，其形态介于以上两种 QRS 波形态之间（图10-2-7）。

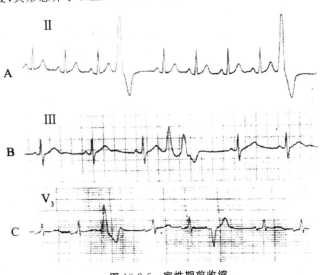

图 10-2-6 室性期前收缩

A.室性早搏;B.成对室早;c.多源性室早

II

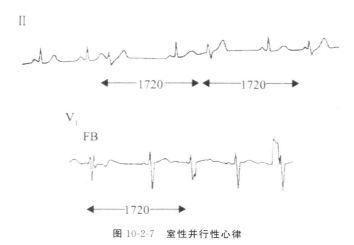

V_1

FB

图 10-2-7　室性并行性心律

⑥当室性期前收缩落在前一个心动周期的 T 波顶峰或前肢上称 RonT 现象,它可触发室性心动过速或心室颤动(图 10-2-8)。

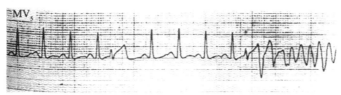

图 10-2-8　RonT 现象及多形性室性心动过速

2.室性心动过速

(1)概念:室性心动过速(室速)指起源于希氏束分支以下的特殊传导,连续发生 3 次或更多的室性期前收缩,其频率大于 100 次/分的室性快速心律。室性心动过速是一种极其不稳定节律,按发作持续时间分为非持续性室性心动过速(发作持续时间短于 30s,能自行终止)和持续性室性心动过速(发作持续时间超过 30s,需药物或电复律方能终止)。

(2)临床表现:室性心动过速的临床症状与发作时的心室率、持续时间、患者心功能状况及基础心脏病变有关。

①非持续性室性心动过速的患者通常无症状。

②持续性的室性心动过速患者常伴有明显血流动力学障碍和心肌缺血,临床上可出现低血压,心慌、胸闷、心绞痛、呼吸困难、大汗、四肢冰冷、晕厥,甚至出现阿,斯综合征、猝死等。心脏听诊心律轻度不规则。如发生完全性房室分离,第一心音强度经常变化。

(3)心电图特点

①3 次或 3 次以上的室性期前收缩连续出现。

②QRS 波群形态宽大畸形,时限超过 0.12s,ST-T 波与 QRS 波群主波方向相反,心室率通常为 100～150 次/分。心律规则,但亦可略不规则。

③心房独立活动与 QRS 波群无固定关系,形成房室分离。

④偶尔可见心室夺获和室性融合波。

⑤扭转型室性心动过速时,增宽变形的 QRS 波群围绕基线不断扭转其主波方向。

3.心室扑动与颤动

(1)概念:心室扑动(简称室扑)和心室颤动(简称室颤)分别为心室肌快而微弱的收缩或不协调的快速心颤,其结果是心脏无排血,心音和脉搏消失,心、脑等器官和周围组织血液灌注停止,阿-斯综合征发作和猝死。心室扑动和心室颤动是导致心源性猝死的严重心律失常,也是临终前循环衰竭的心律改变。

（2）临床表现

①临床表现包括突发意识丧失、抽搐、呼吸停顿甚至死亡。

②大动脉搏动不能扪及、听诊心音消失、血压无法测出。

（3）心电图特点

①心室扑动：呈正弦波图形，波幅大而规则，P-QRS-T 波群消失，频率 150～300 次/分。

②心室颤动：波形、振幅与频率均非常不规则，无法辨认 QRS 波、ST 段与 T 波，代之以形态不同、大小各异、极不均匀的颤动波，其频率为 200～500 次/分。

4.室性自主心律与加速性自主心律

（1）概念：室性自主心律也称室性逸搏心律。该异位节律点起源于心室的逸搏节律点，这种异位兴奋灶的固有起搏频率 20～40 次/分。该节律点连续发出的冲动少于 3 个时称室性逸搏。当心室内的异位兴奋灶发出的异位搏动频率小于 100 次/分，但又超过了室性自主心率 20～40 次/分，称为加速性室性自主心律。

（2）临床表现：一过性室性自主心律一般与高位节律副交感神经张力增高有关，通常无临床症状。持续性室性自主心律或加速性室性自主心律的患者由于心房收缩消失、心排血量显著减少而通常有症状，可表现为头昏、头痛、晕厥或意识丧失。

（3）心电图特点

①较长间歇后出现的室性 QRS 波群（宽大畸形，时限大于 0.12s，其前无相关 P 波）。

②室性逸搏心律频率通常 20～40 次/分，常伴节律不齐。频率低于 22 次/分称心室自主节律。

③加速性室性自主心律 QRS 波畸形增宽，时间大于 0.12s，室律小于 100 次/分，但又超过了室性自主心率 20～40 次/分，节律规则。

（四）治疗

一般无明显症状的心律失常无须治疗。如症状影响患者的生活和工作，根据患者的实际情况采取相应的治疗方法如药物治疗、电复律、介入手术。

1.病因治疗

消除其除诱因，纠正酸碱失衡，纠正电解质紊乱，让患者保持稳定情绪，避免过度的劳累，积极治疗原发病：如治疗先心病、冠心病等。

2.室性心律失常常用药物使用方法及剂量

应用室性心律失常药物时，静脉给药的速度宜缓慢，必要时在心电监测下进行，严密监测血压、心电图，观察患者的意识状态、呼吸等情况。口服给药注意患者自述症状，监测生命体征。出现严重的不良反应，及时配合医生处理。

3.心脏电复律

（1）心脏电复律与电除颤的概念：心脏电复律和电除颤是利用一定能量的电流，在瞬间经胸壁或直接通过心脏，使心肌纤维瞬间同时除极，从而消除异位性快速心律失常，使以心脏自律性最高的窦房结发放冲动，控制心律，转复为窦性心律。

（2）分类：根据放电时间分为非同步电除颤和同步电转复律。心室颤动时已无心动周期，无 QRS 波情况下，可在任何时间放，如心室颤动和心室扑动。电复律不同于电除颤，但是任何异位快速心律只要有心动周期，心电图上有 R 波，放电时需与 R 波同步，避免心室的易损期（位于 T 波顶峰前 20～30ms，约相当于心室的相对不应期）。如果电复律时在心室的易损期放电可导致心室颤动。所以同步电转复律适用于有 QRS 波的情况，如室性心动过速等。

（3）心脏电复律的禁忌证

①病史已多年、心脏明显增大、伴高度或完全性房室传导阻滞。

②反复发作而药物不能维持疗效，或伴病态窦房结综合征的室上性心动过速（包括心房颤动）。

③洋地黄类药物中毒，低钾血症，多源性房性心动过速。

④心脏电复律操作步骤:见护理措施。

4.射频消融

患者室性期前收缩频繁发作,且不能耐受抗心律失常的药物。主要适应于无器质性心脏病证据的室性心动过速等。

5.其他

(1)安置植入式心脏复律除颤器(ICD):适用于反复发生室性心动过速、心室颤动等且原因无法去除的患者,这是解决反复短暂发作性室性心动过速的永久性方法。

(2)体外起搏治疗:适用于持续性室性自主心律患者,使用阿托品无效或病情进展出现低血压或临床不稳情况,安装临时起搏器重建心律,以获得足够的心排血量和合适的组织灌流量。

(五)主要护理问题

(1)潜在并发症:晕厥/猝死/心力衰竭/心源性休克/血栓栓塞。

(2)有受伤的危险:与发生晕厥时自我保护意识及知识缺乏有关。

(3)舒适的改变:与心率增快或减慢有关。

(4)活动无耐力:与心排血量减少有关。

(5)自理缺陷:与限制性卧床、心排血量减少有关。

(6)焦虑/恐惧:与患者对心律失常的恐惧、担心预后有关。

(7)知识缺乏:心律失常自我保健相关知识缺乏。

(六)护理目标

(1)晕厥能及时发现和正确处理,有效预防猝死。

(2)避免受伤。

(3)减轻不适。

(4)患者能进行适当的活动。

(5)各种生理需要能及时得到满足。

(6)保持良好的心态和稳定的情绪。

(7)并发症能及时发现和正确处理。

(8)患者能了解并配合相关治疗。

(9)掌握心律失常自我保健相关知识。

(七)护理措施

1.常规护理内容

(1)密切观察病情。

①症状:有无心悸、头晕、黑矇、晕厥等。

②脉搏:有无心动过速、心动过缓。

③血压:有无下降。

④心电图:判断心律失常类型、严重程度及其变化。

(2)指导患者休息

①对功能性室性心律失常的患者,应鼓励其正常工作和生活,注意劳逸结合。

②频发多源室性期前收缩、室性心动过速时应卧床休息。

③血流动力学不稳定的应绝对卧床休息。

④根据活动耐力决定休息与活动时间。

(3)协助相关检查:给患者讲解相关检查如心电图、动态心电图、电解质、甲状腺功能等的目的、意义及注意事项,做好相关健康指导并协助完成检查。

(4)做好安全管理:对有可能发生晕厥的患者,要有安全措施如陪伴守护、安全意识教育、避免受伤的方法指导等。

（5）做好药物护理

①遵医嘱给予室性心律失常药物,剂量、浓度准确。

②静脉注射时注意速度,同时最好有医生床旁监测。

③使用时(前、中、后)均应观察心律情况(ECG 或监护仪)。

④对心脏有抑制的药物使用时(前、中、后)均应观察 P、BP 密切观察患者反应,注意心律的变化,有无新的心律失常发生。

（6）做好生活护理:卧床休息患者要评估其需求,做好恰当的生活护理。

（7）及时正确处理严重心律失常

①卧床休息(同时注意安全与处理的问题)。

②给予氧气吸入。

③建立静脉通道。

④准备好抢救物品(包括电除颤仪、抢救车、监护仪等)。

⑤遵医嘱使用抗心律失常药物。

⑥如为心室颤动立即除颤,配合抢救。

⑦观察病情。

⑧及时做好记录。

（8）做好心理护理

①做好病情解释,消除患者的心理压力。

②教会患者自我放松的方法。

（9）做好健康教育

①提供基础心脏病及心律失常的基本知识。

②提供所用药物的有关知识。

③指导诱因预防:劳逸结合,生活规律,保持情绪稳定,避免烟、酒、浓茶与刺激性食物,心动过缓者避免屏气等。

④教会患者自我监测,自我保护。

⑤教会家属应急救护。

2.电转复律护理措施

（1）电转复前的护理

①患者的准备

a.协助术前检查。

b.进行心理护理和相关健康教育。

c.遵医嘱用药并观察疗效和不良反应。

d.交代注意事项:术前禁食,排空大小便。

e.更衣,清洁皮肤,去除金属饰物、义齿、眼镜。

f.吸氧。

g.建立静脉通道。

h.贴少许棉花于鼻翼上。

②用物准备

a.除颤器。

b.生理盐水或耦合剂。

c.心电图机及监护仪。

d.硬板床。

e.氧气。

f.麻醉药。

g.抢救车及抢救药品。

（2）电转复律时的护理

①患者仰卧位于硬板床上或垫以心肺复苏板，暴露患者胸前皮肤并注意检查有无破损、潮湿、敷料。

②安置心电监护，复查心电图。

③遵医嘱予缓慢静脉推注地西泮 20～40mg，同时让患者报数直至患者进入朦胧状态，达到患者睫毛反射开始消失的深度。

④电击板上均匀涂以导电糊或垫 4～6 层湿纱布。

⑤选择模式为同步，选择能量（一般心房颤动为 100～200J；心房扑动和室上性心动过速为 50～100J；多形性室性心动过速 100J）。

⑥旋转电击板并检查接触是否良好（心底的电击板放于胸骨右缘第 2～3 肋间，另一电击板的放于心尖部即左锁骨中线与第 5 肋的交点）。

⑦充电。

⑧请大家离开，不要接触病床及患者，护理人员也不要接触病床及患者。

⑨按下放电按钮放电。

⑩判断是否转复成功，如成功取开电击板并关除颤仪电源；如不成功可充电或加大能量再次转复。

⑪记录心电图。

（3）电转复律后的护理

①病情观察

a.观察神志、瞳孔。

b.呼吸。

c.心律。

d.血压。

e.检查患者胸前皮肤有无灼伤并擦洗干净。

②麻醉清醒前

a.床旁守护。

b.禁饮禁食。

c.保持呼吸道。

d.继续予吸氧。

③麻醉清醒后

a.听取患者自诉。

b.观察四肢活动。

④用物处理：消毒处理除颤仪并充电备用。

⑤做好护理记录：记录患者的意识状态、生命体征、心律情况、胸部皮肤情况、自觉症状、四肢活动情况及其他异常情况及相应处理等。

（刘志娟）

第三节　心力衰竭的护理

一、概述

心力衰竭是由于各种心脏疾病导致心功能不全的临床综合征。心力衰竭通常伴有肺循环和（或）体循环的充血,故又称之为充血性心力衰竭。

心功能不全分为无症状和有症状两个阶段,无症状阶段是有心室功能障碍的客观指标如射血分数降低,但无充血性心力衰竭的临床症状,如果不积极治疗,将会发展成有症状心功能不全。

(一)临床类型

1.发展速度分类

按其发展速度可分为急性和慢性两种,以慢性居多。急性心力衰竭常因急性的严重心肌损害或突然心脏负荷加重,使心排血量在短时间内急剧下降,甚至丧失排血功能。临床以急性左心衰竭为常见,表现为急性肺水肿、心源性休克。

慢性心力衰竭病程中常有代偿性心脏扩大、心肌肥厚和其他代偿机制参与的缓慢的发展过程。

2.发生部位分类

按其发生的部位可分为左心、右心和全心衰竭。左心衰竭临床上较常见,是指左心室代偿功能不全而发生的,以肺循环淤血为特征的心力衰竭。

右心衰竭是以体循环淤血为主要特征的心力衰竭,临床上多见于肺源性心脏病、先天性心脏病、高血压、冠心病等。

全心衰竭常是左心衰竭使肺动脉压力增高,加重右心负荷,长此以往,右心功能下降、衰竭,即表现出全心功能衰竭症状。

3.功能障碍分类

按有无舒缩功能障碍又可分为收缩性和舒张性心力衰竭。收缩性心力衰竭是指心肌收缩力下降,心排出量不能满足机体代谢的需要,器官、组织血液灌注不足,同时出现肺循环和(或)体循环淤血表现。

舒张性心力衰竭见于心肌收缩力没有明显降低,可使心排血量正常维持,心室舒张功能障碍以致左心室充盈压增高,使肺静脉回流受阻,而导致肺循环淤血。

(二)心力衰竭分期

心力衰竭的分期可以从临床上分清心力衰竭的不同时期,从预防着手,在疾病源头上给予干预,减少和延缓心力衰竭的发生,减少心力衰竭的发展和死亡。

心力衰竭分期分为四期。

A 期:心力衰竭高危期,无器质性心脏、心肌病变或心力衰竭症状,如患者有高血压、代谢综合征、心绞痛,服用心肌毒性药物等,均可发展为心力衰竭的高危因素。

B 期:有器质性心脏病如心脏扩大、心肌肥厚、射血分数降低,但无心力衰竭症状。

C 期:有器质性心脏,病程中有过心力衰竭的症状。

D 期:需要特殊干预治疗的难治性心力衰竭。

心力衰竭的分期在病程中是不能逆转的,只能停留在某一期或向前发展,只有在 A 期对高危因素进行有效治疗,才能减少发生心力衰竭,在 B 期进行有效干预,可以延缓发展到有临床症状心力衰竭。

(三)心脏功能分级

(1)根据患者主观症状和活动能力,心功能分为四级。

Ⅰ级:患者表现为体力活动不受限制,一般活动不出现疲乏、心悸、心绞痛或呼吸困难等症状。

Ⅱ级:患者表现为体力活动轻度受限制,休息时无自觉症状,但日常活动可引起气急、心悸、心绞痛或呼吸困难等症状。

Ⅲ级:患者表现为体力活动明显受限制,稍事活动可气急、心悸等症状,有脏器轻度淤血体征。

Ⅳ级:患者表现为体力活动重度受限制,休息状态也气急、心悸等症状,体力活动后加重,有脏器重度淤血体征。

此分级方法多年来在临床应用,优点是简便易行,缺点是仅凭患者主观感觉,常有患者症状与客观检查有差距,患者个体之间差异比较大。

(2)根据客观评价指标,心功能分为 A、B、C、D 级。

A 级:无心血管疾病的客观依据。

B 级:有轻度心血管疾病的客观依据。

C 级:有中度心血管疾病的客观依据。

D 级:有重度心血管疾病的客观依据。

此分级方法对于轻、中、重度的标准没有具体的规定,需要临床医师主观判断。但结合第一个根据患者主观症状和活动能力进行分级的方案,是能弥补第一分级方案的主观症状与客观指标分离情况的。如患者心脏超声检查提示轻度主动脉瓣狭窄,但没有体力活动受限制的情况,联合分级定为Ⅰ级 B。又如患者体力活动时有心悸、气急症状,但休息症状缓解,心脏超声检查提示左心室射血分数(LVEF)为<35%,联合分级定为Ⅱ级 C。

(3)6 分钟步行试验。

要求患者 6 分钟之内在平直走廊尽可能地快走,测定其所步行的距离,若 6 分钟步行距离<150m,表明为重度心功能不全,150~425m 为中度,426~550m 为轻度心功能不全。

此试验简单易行、安全、方便,用于评定慢性心力衰竭患者的运动耐力,评价心脏储备能力,也常用于评价心力衰竭治疗的效果。

二、慢性心力衰竭

慢性心力衰竭是多数心血管疾病的终末阶段,也是主要的死亡原因。心力衰竭是一种复杂的临床综合征,特定的症状是呼吸困难和乏力,特定的体征是水肿,这些情况可造成器官功能障碍,影响生活质量。主要表现为心脏收缩功能障碍的主要指标是 LVEF 下降,一般<40%;而心脏舒张功能障碍的患者 LVEF相对正常,通常心脏无明显扩大,但有心室充盈指标受损。

我国引起慢性心力衰竭的基础心脏病的构成比与过去有所不同,过去我国以风湿性心脏病为主,近十年来其所占比例趋于下降,而冠心病、高血压的所占比例明显上升。

(一)病因及发病机制

1.病因

各种原因引起的心肌、心瓣膜、心包或冠脉、大血管的结构损害,导致心脏容量负荷或压力负荷过重均可造成慢性心力衰竭。

冠心病、高血压、瓣膜病和扩张性心肌病是主要的病因;心肌炎、肾炎、先天性心脏病是较常见的病因;而心包疾病、贫血、甲状腺功能亢进与减退、脚气病、心房黏液瘤、动静脉瘘、心脏肿瘤和结缔组织病、高原病及少见的内分泌病等,是比较少见易被忽视的病因。

2.诱因

(1)感染:是最主要的诱因,最常见的呼吸道感染,其次是风湿热,在幼儿中风湿热则占首位。女性患者泌尿系统感染的诱发亦常见,感染性心内膜炎、全身感染均是诱发因素。

(2)心律失常:特别是快速心律失常如房颤等。

(3)生理、心理压力过大:如劳累过度、情绪激动、精神紧张。

(4)血容量增加:液体摄入过多过快、高钠饮食。

(5)妊娠与分娩。

(6)其他:大量失血、贫血;各种原因引起的水、电解质及酸碱平衡紊乱;某些药物应用不当等。

3.发病机制

慢性心力衰竭的发病机制是很复杂过程,心脏功能大致经过代偿期和失代偿期。

(1)心力衰竭代偿期:心脏受损初始引起机体短期的适应性和代偿性反应,启动了 Frank-StaRling 机制,增加心脏的前负荷,使回心血量增加,心室舒张末容积增加,心室扩大,心肌收缩力增强,而维持心排血量的基本正常或相对正常。

机体的适应性和代偿性的反应,激活交感神经体液系统,交感神经兴奋性增强,增强心肌收缩力并提高心率,以增加心脏排血量,但同时机体周围血管收缩,增加了心脏后负荷,心肌增厚,心率加快,心肌耗氧量加大。

心脏功能下降,心排血量降低,肾素-血管紧张素-醛固酮系统也被激活,代偿性增加血管阻力和潴留水、钠,以维持灌注压;交感神经兴奋性增加,同时激活神经内分泌细胞因子如心钠素、血管加压素、缓激肽等,参与调节血管舒缩,排钠利尿,对抗由于交感神经兴奋和肾素-血管紧张素-醛固酮系统激活造成的水钠潴留效应。在多因素作用下共同维持机体血压稳定,保证了重要脏器的灌注。

(2)心力衰竭失代偿期:长期、持续的交感神经和肾素-血管紧张素-醛固酮系统高兴奋性,多种内源性的神经激素和细胞因子的激活与失衡,又造成继发心肌损害,持续性心脏扩大、心肌肥厚,使心肌耗氧量增加,加重心肌的损伤。神经内分泌系统活性增加不断,加重血流动力学紊乱,损伤心肌细胞,导致心排血量不足,出现心力衰竭症状。

(3)心室重构:所谓的心室重构,就是在心脏扩大、心肌肥厚的过程中,心肌细胞、胞外基质、胶原纤维网等均有相应变化,左心室结构、形态、容积和功能发生一系列变化。研究表明,心力衰竭的发生发展的基本机制就是心室重构。由于基础病的不同,进展情况不同和各种代偿机制的复杂作用,有些患者心脏扩大、肥厚已很明显,但临床可无心力衰竭表现。但如基础病病因不能除,随着时间的推移,心室重构的病理变化,可自身不断发展,心力衰竭必然会出现。

从代偿到不代偿,除了因为代偿能力限度、代偿机制中的负面作用外,心肌细胞的能量供应和利用障碍,导致心肌细胞坏死、纤维化也是重要因素。

心肌细胞的减少使心肌收缩力下降,又因纤维化的增加使心室的顺应性下降,心室重构更趋明显,最终导致不可逆的心肌损害,心力衰竭终末阶段。

(二)临床表现

慢性心力衰竭早期可以无症状或仅出现心动过速、面色苍白、出汗、疲乏和活动耐力减低症状等。

1.左心衰竭

(1)症状

①呼吸困难:劳力性呼吸困难是最早出现的呼吸困难症状,因为体力活动会使回心血量增加,左心房压力升高,肺淤血加重。开始仅剧烈活动或体力劳动后出现症状,休息后缓解,随肺淤血加重,逐渐发展到更轻活动后,甚至休息时,也出现呼吸困难。

夜间阵发性呼吸困难是左心衰竭早期最典型的表现,又称为"心源性哮喘"。是由于平卧血液重新分布使肺血量增加,夜间迷走神经张力增加,小支气管收缩,横膈位高,肺活量减少所致。典型表现是患者熟睡1～2小时后,突然憋气而惊醒,被迫坐起,同时伴有咳嗽、咳泡沫痰和(或)哮鸣性呼吸音。多数患者端坐休息后可自行缓解,次日白天无异常感觉。严重者可持续发作,甚至发生急性肺水肿。

端坐呼吸多在病程晚期出现,是肺淤血达到一定程度,平卧回心血量增多、膈肌上抬,呼吸更困难,必须采用高枕卧位、半卧位,甚至坐位,才可减轻呼吸困难。最严重的患者即使端坐床边,下肢下垂,上身前倾,仍不能缓解呼吸困难。

②咳嗽、咳痰、咯血:咳嗽、咳痰早期即可出现,是肺泡和支气管黏膜淤血所致,多发生在夜间,直立或坐位症状减轻。咳白色浆液性泡沫样痰为其特点,偶见痰中带有血丝。如发生急性肺水肿,则咳大量粉红色泡沫痰。

③其他症状:倦怠、乏力、心悸、头晕、失眠、嗜睡、烦躁等症状,重者可有少尿,是与心排血量低下,组织、器官灌注不足有关。

(2)体征

①慢性左心衰竭可有心脏扩大,心尖搏动向左下移位。心率加快、第一心音减弱、心尖区舒张期奔马律,最有诊断价值。部分患者可出现交替脉,是左心衰竭的特征性体征。

②肺部可闻湿啰音,急性肺水肿时可出现哮鸣音。

2.右心衰竭

(1)症状:主要表现为体循环静脉淤血。消化道症状如食欲缺乏、恶心呕吐、水肿、腹胀、肝区胀痛等为右心衰竭的最常见症状。

劳力性呼吸困难也是右心衰竭常见症状。

(2)体征

①水肿:早期在身体的下垂部位和组织疏松部位,出现凹陷性水肿,为对称性。重者可出现全身水肿,并伴有胸腔积液、腹水和阴囊水肿。胸腔积液是因体静脉压力增高所致,胸腔静脉有一部分回流到肺静脉,所以胸腔积液更多见于全心衰竭时,以双侧为多见。

②颈静脉征:颈静脉怒张是右心衰竭的主要体征,其程度与静脉压升高的程度正相关;压迫患者的腹部或肝脏,回心血量增加而使颈静脉怒张更明显,称为肝颈静脉回流征阳性,肝颈静脉回流征阳性则更是具有特征性。

③肝大和压痛:可出现肝大和压痛;持续慢性右心衰竭可发展为心源性肝硬化,晚期肝脏压痛不明显,但伴有黄疸、肝功能损害和腹水。

④发绀:发绀是由于供血不足,组织摄取血氧相对增加,静脉血氧降低所致。表现为面部毛细血管扩张、青紫、色素沉着。

3.全心衰竭

右心衰竭继发于左心衰竭而形成全心衰竭,但当右心衰竭后,肺淤血的临床表现减轻。扩张型心肌病等表现左、右心同时衰竭者,肺淤血症状都不严重,左心衰竭的表现主要是心排血量减少的相关症状和体征。

(三)实验室检查

1.X 线检查

(1)心影的大小、形态可为病因诊断提供重要依据,根据心脏扩大的程度和动态改变,间接反映心功能状态。

(2)肺门血管影增强是早期肺静脉压增高的主要表现;肺动脉压力增高可见右下肺动脉增宽;肺间质水肿可使肺野模糊;Kerley B 线是在肺野外侧清晰可见的水平线状影,是肺小叶间隔内积液的表现,是慢性肺淤血的特征性表现。

2.超声心动图

超声心动图比 X 线检查更能准确地提供各心腔大小变化及心瓣膜结构情况。左心室射血分数(LVEF值)可反映心脏收缩功能,正常 LVEF 值>50%,LVEF 值≤40%为收缩期心力衰竭诊断标准。

应用多普勒超声是临床上最实用的判断心室舒张功能的方法,E 峰是心动周期的心室舒张早期心室充盈速度的最大值,A 峰是心室舒张末期心室充盈的最大值,正常人 E/A 的比值不小于 1.2,中青年应更大。

3.有创性血流动力学检查

此检查常用于重症心力衰竭患者,可直接反映左心功能。

4.放射性核素检查

帮助判断心室腔大小,反映 LVEF 值和左心室最大充盈速率。

(四)治疗要点

1.病因治疗

(1)基本病因治疗:对有损心肌的疾病应早期进行有效治疗如高血压、冠心病、糖尿病、代谢综合征等;心血管畸形、心瓣膜病力争在发生心脏衰竭之前进行介入或外科手术治疗;对于一些病因不明的疾病亦应早期干预如原发性扩张型心肌病,以延缓心室重构。

(2)诱因治疗:积极消除诱因,最常见的诱因是感染,特别是呼吸道感染,积极应用有针对性的抗生素控制感染。心律失常特别是房颤都是引起心脏衰竭常见诱因,对于快速房颤要积极控制心室率,及时复律。纠正贫血、控制高血压等均可防止心力衰竭发生或（和）加重。

2.一般治疗

减轻心脏负担，限制体力活动，避免劳累和精神紧张。低钠饮食，少食多餐，限制饮水量。给予持续氧气吸入，流量 2～4L/min。

3.利尿药

利尿药是治疗心力衰竭的常用药物，通过排钠排水减轻水肿、减轻心脏负荷、缓解淤血症状。原则上应长期应用，但在水肿消失后应以最小剂量维持如氢氯噻嗪 25mg 隔日 1 次。常用利尿药有排钾利尿药如氢氯噻嗪等；襻利尿药如呋塞米、丁脲胺等；保钾利尿药如螺内酯、氨苯蝶啶等。排钾利尿药主要不良反应是可引起低血钾，应补充氯化钾或与保钾利尿药同用。噻嗪类利尿药可抑制尿酸排泄，引起高尿酸血症，大剂量长期应用可影响胆固醇及糖的代谢，应严密监测。

4.肾素-血管紧张素-醛固酮系统抑制药

（1）血管紧张素转换酶（ACE）抑制药应用：ACE 抑制药扩张血管，改善淤血症状，更重要的是降低心力衰竭患者代偿性神经-体液的不利影响，限制心肌、血管重构，维护心肌功能，推迟心力衰竭的进展，降低远期死亡率。

①用法：常用 ACE 抑制药如卡托普利 12.5～25mg,2/h,培哚普利 2～4mg,1/h,贝那普利对有早期肾功能损害患者较适用，使用量是 5～10mg,1/h。临床应用一定要从小剂量开始，逐渐加量。

②ACE 抑制药的不良反应：有低血压、肾功能一过性恶化、高血钾、干咳等。

③ACE 抑制药的禁忌证：无尿性肾衰竭、肾动脉狭窄、血肌酐升高≥225μmol/L、高血压、低血压、妊娠、哺乳期妇女及对此药过敏者。

（2）血管紧张素受体阻滞药（ARBB)应用：ARBB 在阻断肾素血管紧张素系统作用与 ACE 抑制药作用相同，但缺少对缓激肽降解抑制作用。当患者应用 ACE 抑制药出现干咳不能耐受，可应用 ARBB 类药，常用 ARBB 如坎地沙坦、氯沙坦、缬沙坦等。

ARBB 类药的用药注意事项、不良反应除干咳以外，其他均与 ACE 抑制药相同。

（3）醛固酮拮抗药应用：研究证明螺内酯 20mg,1～2/h 小剂量应用，可以阻断醛固酮效应，延缓心肌、血管的重构，改善慢性心力衰竭的远期效果。

注意事项：中重度心力衰竭患者应用时，需注意血钾的检测；肾功能不全、血肌酐异常、高血钾及应用胰岛素的糖尿病患者不宜使用。

5.β 受体阻滞药应用

β 受体阻滞药可对抗交感神经激活，阻断交感神经激活后各种有害影响。临床应用其疗效常在用药后 2～3 个月才出现，但明显提高运动耐力，改善心力衰竭预后，降低死亡率。

β 受体阻滞药具有负性肌力作用，临床中应慎重应用，应用药物应从小剂量开始，如美托洛尔 12.5mg, 1/h；比索洛尔 1.25mg,1/h；卡维地洛 6.25mg,1/h,逐渐加量，适量维持。

注意事项：用药应在心力衰竭稳定、无体液潴留情况下、小剂量开始应用。

患有支气管痉挛性疾病、心动过缓、二度以上包括二度的房室传导阻滞的患者禁用。

6.正性肌力药物应用

正性肌力药物应用是治疗心力衰竭的主要药物，适于治疗以收缩功能异常为特征的心力衰竭，尤其对心腔扩大引起的低心排血量心力衰竭，伴快速心律失常的患者作用最佳。

（1）洋地黄类药物：是临床最常用的强心药物，具有正性肌力和减慢心率作用，在增加心肌收缩力的同时，不增加心肌耗氧量。

①适应证：充血性心力衰竭，尤其伴有心房颤动和心室率增快的心力衰竭是最好指征，对心房颤动、心房扑动和室上性心动过速均有效。

②禁忌证：严重房室传导阻滞、肥厚性梗阻型心肌病、急性心肌梗死 24 小时内不宜使用。洋地黄中毒或过量者为绝对禁忌证。

③用法:地高辛为口服制剂,维持量法,0.25mg,1/h。此药口服后2～3小时血浓度达高峰,4～8小时获最大效应,半衰期为1.6天,连续口服7天后血浆浓度可达稳态。适用于中度心力衰竭的维持治疗。

毛花苷C为静脉注射制剂,注射后10分钟起效,1～2小时达高峰,每次0.2～0.4mg,稀释后静脉注射,24小时总量0.8～1.2mg。适用于急性心衰或慢性心衰加重时,尤其适用于心衰伴快速心房颤动者。

④毒性反应:药物的治疗剂量和中毒剂量接近,易发生中毒。易导致洋地黄中毒的情况主要有:急性心肌梗死、急性心肌炎引起的心肌损害、低血钾、严重缺氧、肾衰竭等情况。

常见不良反应有:胃肠道表现如恶心、呕吐;神经系统表现如视物模糊、黄视、绿视;心血管系统表现,多为各种心律失常,也是洋地黄中毒最重要的表现,最常见的心律失常是室性期前收缩,多呈二联律。快速房性心律失常伴有传导阻滞是洋地黄中毒特征性的表现。

(2)β受体兴奋药:临床常是短期应用治疗重症心力衰竭,常用的有多巴酚丁胺、多巴胺静脉滴注。适用于急性心肌梗死伴心力衰竭的患者;小剂量多巴胺2～5μg/(kg·min)能扩张肾动脉,增加肾血流量和排钠利尿,从而用于充血性心力衰竭的治疗。

(五)护理措施

1.环境与心理护理

保持环境安静、舒适、空气流通;限制探视,减少精神刺激;注意患者情绪变化,做好心理护理,要求患者家属要积极给予患者心理支持和治疗的协助,使患者心情放松情绪稳定,减少机体耗氧量。

2.休息与活动

一般心功能Ⅰ级:不限制一般的体力活动,但避免剧烈运动和重体力劳动。心功能Ⅱ级:可适当轻体力工作和家务劳动,强调下午多休息。心功能Ⅲ级:日常生活可以自理或在他人协助下自理,严格限制一般的体力活动。心功能Ⅳ级:绝对卧床休息,生活需要他人照顾,可在床上做肢体被动运动和翻身,逐步过渡到坐床边或下床活动。当病情好转后,鼓励患者尽早做适量的活动,防止因长期卧床导致的静脉血栓、肺栓塞、便秘和压疮的发生。在活动中要监测有无呼吸困难、胸痛、心悸、疲劳等症状,如不适应停止活动,并以此作为限制最大活动量的指征。

3.病情观察

(1)观察水肿情况:注意观察水肿的消长情况,每日测量并记录体重,准确记录液体出入量。

(2)保持呼吸道通畅:监测患者呼吸困难的程度、发绀情况、肺部啰音的变化以及血气分析和血氧饱和度等变化,根据缺氧的轻重程度调节氧流量和给氧方式。

(3)注意水、电解质变化及酸碱平衡情况:低钾血症可出现乏力、腹胀、心悸、心电图出现u波增高及心律失常,并可诱发洋地黄中毒。少数因肾功能减退,补钾过多而致高血钾,严重者可引起心搏骤停。低钠血症表现为乏力、食欲减退、恶心、呕吐、嗜睡等症状。如出现上述症状,要及时通报医师及时给予检查、纠正。

4.保持大便通畅

患者常因精神因素使规律性排便活动受抑制,排便习惯改变,加之胃肠道淤血、进食减少、卧床过久影响肠蠕动,易致便秘。应帮助患者训练床上排便习惯,同时饮食中增加膳食纤维,如发生便秘,应用小剂量缓泻药和润肠药,病情许可时扶患者坐起使用便器,并注意观察患者的心率、反应,以防发生意外。

5.输液的护理

根据患者液体出入情况及用药要求,控制输液量和速度,以防诱发急性肺水肿。

6.饮食护理

给予高蛋白、高维生素的易消化清淡饮食,注意补充营养。少量多餐,避免过饱;限制水、钠摄入,每日食盐摄入量少于5g,服利尿药者可适当放宽。

7.用药护理

(1)使用利尿药的护理:遵医嘱正确使用利尿药,并注意有关不良反应的观察和预防。监测血钾及有无乏力、腹胀、肠鸣音减弱等低钾血症的表现,同时多补充含钾丰富的食物,必要时遵医嘱补充钾盐。口服补钾宜在饭后或将水剂与果汁同饮;静脉补钾时每 500mL 液体中氯化钾含量不宜超过 1.5g。

应用保钾利尿药需注意有无胃肠道反应、嗜睡、乏力、皮疹、高血钾等副反应。

利尿药的应用时间选择早晨或日间为宜,避免夜间排尿过频而影响患者的休息。

(2)使用洋地黄的护理

①给药要求:严格遵医嘱给药,发药前要测量患者脉搏 1 分钟,当脉搏<60/min 或节律不规则时,应暂停服药并通知医师。静脉给药时务必稀释后缓慢静脉注射,并同时监测心率、心律及心电图变化。

②遵守禁忌:注意不与奎尼丁、普罗帕酮(心律平)、维拉帕米(异搏定)、钙剂、胺碘酮等药物合用,以免降低洋地黄类药物肾脏排泄率,增加药物毒性。

③用药后观察:应严密观察患者用药后毒性反应,监测血清地高辛浓度。

④毒性反应的处理:立即停用洋地黄类药;停用排钾利尿药;积极补充钾盐;快速纠正心律失常,血钾低者快速补钾,不低的可应用利多卡因等治疗,但一般禁用电复律,防止发生室颤;对缓慢心律失常,可使用阿托品 0.5~1mg 皮下或静脉注射治疗,一般不用安置临时起搏器。

(3)肾素-血管紧张素-醛固酮系统抑制药使用的护理:应用 ACE 抑制药时需预防直立性低血压、皮炎、蛋白尿、咳嗽、间质性肺炎等不良反应的发生。应用 ACE 抑制药和(或)ARBB 期间要注意观察血压、血钾的变化,同时注意要小剂量开始,逐渐加量。

8.并发症的预防与护理

(1)感染:室内空气流通,每日开窗通风 2 次,寒冷天气注意保暖,长期卧床者鼓励翻身,协助拍背,以防发生呼吸道感染和坠积性肺炎;加强口腔护理,以防发生由于药物治疗引起菌群失调导致的口腔黏膜感染。

(2)血栓形成:长期卧床和使用利尿药引起的血流动力学改变,下肢静脉易形成血栓。应鼓励患者在床上活动下肢和做下肢肌肉收缩运动,协助患者做下肢肌肉按摩。每天用温水浸泡脚以加速血液循环,减少静脉血栓形成。当患者肢体远端出现局部肿胀时,提示有发生静脉血栓可能,应及早与医师联系。

(3)皮肤损伤:应保持床褥柔软、清洁、干燥,患者衣服柔软、宽松。对于长期卧床患者应加强皮肤护理,保持皮肤清洁、干燥,定时协助患者更换体位,按摩骨隆凸处,防止推、拉、扯强硬动作,以免皮肤完整性受损。如需使用热水袋取暖,水温不宜过高,40~50℃为宜,以免烫伤。

对于有阴囊水肿的男患者可用托带支托阴囊,保持会阴部皮肤清洁、干燥;水肿局部有液体外渗情况,要防止继发感染;注意观察皮肤有无发红、破溃等压疮发生,一旦发生压疮要积极给予减少受压、预防感染、促进愈合的护理措施。

9.健康指导

(1)治疗病因、预防诱因:指导患者积极治疗原发心血管疾病,注意避免各种诱发心力衰竭的因素,如呼吸道感染、过度劳累和情绪激动、钠盐摄入过多、输液过多过快等。育龄妇女注意避孕,要在医师的指导下妊娠和分娩。

(2)饮食要求:饮食要清淡、易消化、富营养,避免饮食过饱,少食多餐。戒烟、酒,多食蔬菜、水果,防止便秘。

(3)合理安排活动与休息:根据心功能的情况,安排适当体力活动,以利于提高心脏储备力,提高活动耐力,同时也帮助改善心理状态和生活质量。但避免重体力劳动,建议患者进行散步、打太极拳等运动,掌握活动量,以不出现心悸、气促为度,保证充分睡眠。

(4)服药要求:指导患者遵照医嘱按时服药,不要随意增减药物,帮助患者认识所服药物的注意事项,如出现不良反应及时到医院就医。

(5)坚持诊治:慢性心力衰竭治疗过程是终身治疗,应嘱患者定期门诊随访,防止病情发展。

(6)家属教育:帮助家属认识疾病和目前治疗方法、帮助患者的护理措施和心理支持的技巧,教育其要给予患者积极心理支持和生活帮助,使患者树立战胜疾病信心,保持情绪稳定。

三、急性心力衰竭

急性心力衰竭简称急性心衰,是指心力衰竭的症状和体征急性发作或急性加重,导致以急性肺水肿、心源性休克为主要表现的临床综合征。临床上以急性左心衰竭较为常见。急性心衰通常危及患者的生命,必须紧急实施抢救和治疗。

(一)病因及发病机制

急性心衰通常是由一定的诱因引起急性血流动力学变化。

1.心源性急性心衰

(1)急性弥漫性心肌损害:急性冠状动脉综合征、急性心肌损害如急性重症心肌炎,使心肌收缩力明显降低,心排出量减少,肺静脉压增高,引起肺淤血、急性肺水肿。

(2)急性心脏后负荷过重:如动脉压显著升高、原有瓣膜狭窄、突然过度体力活动、急性心律失常(快速型心房颤动或心房扑动、室性心动过速)并发急性心衰,由于后负荷过重导致肺静脉压显著增高,发生急性肺水肿。

(3)急性容量负荷过重:如新发心脏瓣膜反流,使容量负荷过重导致心室舒张末期容积显著增加、肺静脉压升高,引起急性肺水肿。

2.非心源性急性心衰

无心脏病患者由于高心输出量状态(甲亢危象、贫血、败血症)、快速大量输液导致容量骤增、肺动脉压显著升高(哮喘、急性肺栓塞、房颤射频消融术后等),引起急性肺水肿。

(二)临床表现

1.症状

发病急骤,患者突然出现严重的呼吸困难、端坐呼吸、烦躁不安,呼吸频率增快,达30~40次/分,咳嗽,咳白色泡沫痰,严重时可出现咳粉红色泡沫痰,并可出现恐惧和濒死感。

2.体征

患者面色苍白、发绀、大汗、皮肤湿冷、心率增快。开始肺部可无啰音,继之双肺满布湿啰音和哮鸣音,心尖部可闻及舒张期奔马律,肺动脉瓣第二心音亢进。当发生心源性休克时可出现血压下降、少尿、神志障碍等。

急性右心衰主要表现为低心输出量综合征、右心循环负荷增加、颈静脉怒张、肝颈静脉征反流阳性、低血压。

(三)辅助检查

1.心电图

主要了解有无急性心肌缺血、心肌梗死和心律失常,可提供急性心衰病因诊断依据。

2.X线胸片

急性心衰患者可显示肺淤血征。

3.超声心动图

床旁超声心动图有助于评估急性心肌梗死的机械并发症、室壁运动失调、心脏的结构与功能、心脏收缩与舒张功能,了解心脏压塞。

4.脑钠肽检测

检查血浆 BNP 和 NT-proBNP,有助于急性心衰快速诊断与鉴别,阴性预测值可排除急性心力衰竭。诊断急性心衰的参考值:NT-proBNP>300pg/mL,BNP>100pg/mL。

5.有创的导管检查

安置漂浮导管进行血流动力学检测,有助于指导急性心衰的治疗。急性冠脉综合征的患者酌情可行冠状动脉造影及血管重建治疗。

6.血气分析

急性心衰时常有低氧血症;酸中毒与组织灌注不足可有二氧化碳潴留。

(四)诊断

根据急性呼吸困难的典型症状和体征、NT-proBNP升高即可诊断。

(五)治疗

(1)一般治疗:协助患者取坐位,使其双腿下垂;给予鼻导管或面罩高流量(6～8L/min)吸氧;给予心电监护;快速利尿;扩张血管等。

(2)镇静:必要时给予吗啡镇静。

(3)药物治疗:应用利尿药、扩张血管药、正性肌力药物、支气管解痉药物等。

(4)机械通气:无创或有创通气治疗。

(5)主动脉内球囊反搏治疗:改善心肌灌注,降低心肌耗氧,增加心排血量。

(6)针对病因治疗。

(六)护理

1.护理评估

(1)身体评估:评估患者神志、面色,是否有发绀、大汗、肢体湿冷等情况;评估体温、心率、呼吸、血压等生命体征变化情况;评估有无水肿及皮肤、出入量情况;评估患者有无静脉管路及其他引流管;评估患者睡眠及饮食营养状况。

(2)病史评估:评估患者呼吸困难的程度、咳嗽、咳痰的情况;评估患者有无急性心衰的诱发因素,如输液过快、入量过多、感染等;评估患者的既往史、家族史、过敏史及相关疾病病史;了解目前治疗用药情况及其效果;评估患者的心理-社会状况,如经济情况、合作程度,有无焦虑、悲观、恐惧情绪等。

2.护理措施

(1)一般护理

①休息:协助患者取坐位,使其双腿下垂,以减少静脉回流。患者烦躁不安时要注意及时拉起床档,防止发生跌倒、坠床。

②吸氧:给予高流量吸氧(6～8L/min)。观察患者的神志,防止患者将面罩或鼻导管摘除,必要时予以保护性约束。病情严重使用无创通气的患者,应指导其如何适应呼吸机,不要张嘴呼吸,并预防性使用减压敷料,以防止无创面罩对鼻面部的压伤。如果患者喉部有痰或出现恶心、呕吐时,要及时为患者摘除面罩,清理痰液及呕吐物,避免发生误吸和窒息。

③开通静脉通道:迅速开通两条静脉通道,遵医嘱正确给药,观察疗效和不良反应。注意观察穿刺部位皮肤情况,如出现红肿、疼痛,要重新更换穿刺部位,以防止发生静脉炎或药液渗出,必要时协助医生留置中心静脉导管。

④皮肤护理:患者发生急性心衰时常采取强迫端坐位,病情允许时可协助患者改变体位,防止发生骶尾部压疮。抢救时由于各种管路以及导线较多,患者改变体位后要及时观察整理,防止其对皮肤造成损害。

(2)病情观察:密切观察患者心率、心律、血压、呼吸(频率、节律、深浅度)、血氧饱和度,发现异常时及时通知医生,并记录;观察患者皮肤温湿度、色泽及甲床、口唇的变化;观察患者痰液性状及颜色,使用无创呼吸机的患者鼓励患者咳痰,并及时帮助患者清理痰液;观察并控制患者输液、输血的速度(必要时使用输液泵控制输液速度),避免增加心脏负荷,加重心力衰竭的症状;密切观察并准确记录患者的出入量。

(3)用药护理

①吗啡:可使患者镇静、减少躁动,同时扩张小血管而减轻心脏负荷。应用时注意观察患者有无呼吸抑制、心动过缓、血压下降等不良反应。

②利尿剂:可以有效降低心脏前负荷。应用时严密观察患者尿量,准确记录出入量,根据尿量和症状的改善状况及时通知医生调整药物剂量。

③支气管解痉剂：如氨茶碱等。使用时应注意观察患者心率、心律的变化。

④血管扩张剂：包括硝普钠、硝酸甘油、乌拉地尔等。可扩张动静脉，使收缩压降低，减轻心脏负荷，缓解呼吸困难。用药期间严格监测患者的血压变化，根据患者的血压变化和血管活性药物使用的剂量调整测量血压的间隔时间，同时做好护理记录。

⑤正性肌力药物：包括洋地黄类、多巴胺、多巴酚丁胺等。可缓解组织低灌注所致的症状，保证重要脏器的血液供应。用药期间注意观察患者心率、心律、血压的变化。

（4）心理护理：发生急性心力衰竭时，患者常有恐惧或焦虑的情绪，可导致交感神经系统兴奋性增高，使呼吸困难加重。医护人员在抢救时必须保持镇静，在做各种操作前用简单精炼的语言向患者解释其必要性和配合要点，使其能够更好的接受和配合。操作要熟练、合理分工，使患者产生信任与安全感。避免在患者面前讨论病情，以减少误解。同时，医护人员与患者及家属要保持良好的沟通，提供情感和心理支持。

（5）健康宣教

①向患者讲解心力衰竭的基本症状和体征，使患者了解可反映心衰加重的一些临床表现，如疲乏加重、运动耐力降低、静息心率增加≥15～20次/分、活动后喘憋加重、水肿（尤其是下肢）重新出现或加重、体重增加等。

②嘱咐患者注意下列情况：a.避免过度劳累和体力活动，避免情绪激动和精神紧张等。b.避免呼吸道感染及其他各种感染。c.勿擅自停药、减量，勿擅自加用其他药物，如非甾体类抗炎药、激素、抗心律失常药物等。d.应低盐饮食。e.避免液体摄入过多。

③嘱咐患者出现下列情况时应及时就诊：心衰症状加重、持续性血压降低或增高（＞130/80mmHg）、心率加快或过缓（≤55次/分）、心脏节律显著改变（从规律转为不规律或从不规律转为规律、出现频繁期前收缩且有症状）等。

（李　新）

第四节　冠状动脉粥样硬化性心脏病的护理

一、稳定型心绞痛

稳定型心绞痛也称劳力性心绞痛，是指在冠状动脉严重狭窄的基础上，由于心肌负荷的增加而引起心肌急剧的、暂时的缺血与缺氧的临床综合征。其特点为发作性胸骨后压榨样疼痛，可放射至心前区和左上肢尺侧，常发生于劳力负荷增加时，一般持续数分钟，休息或用硝酸制剂后疼痛消失。

（一）病因与发病机制

本病的基本病因是冠状动脉粥样硬化。其发病机制主要是冠状动脉存在狭窄或部分闭塞的基础上发生需氧量的增加。当冠状动脉粥样硬化至冠状动脉狭窄或部分闭塞时，其扩张性减弱，血流量减少，当心肌的血供减少到尚能应付平时的需要时，则休息时无症状。一旦心脏负荷突然增加，如劳累、激动、心力衰竭等使心脏负荷增加，心肌耗氧量增加时，而冠状动脉的供血却不能相应地增加以满足心肌对血液的需求时，即可引起心绞痛。

（二）临床表现与诊断

1.临床表现

（1）症状：以发作性胸痛为主要临床表现，疼痛特点如下。

①部位：主要在胸骨体上段或中段之后，可波及心前区；界线不清楚，常放射至左肩、左臂内侧达环指和小指，偶有或至颈咽部或下颌部、上腹部并伴消化道症状。

②性质：胸痛常为压迫、发闷或紧缩性，也可有烧灼感，但不尖锐，偶伴濒死的恐惧感。发作时，患者往

往不自觉地停止原来的活动,直至症状缓解。

③诱因:发作常由体力劳动或情绪激动所激发,如饱食、寒冷、吸烟、心动过速、休克等亦可诱发。疼痛发生于劳力或激动的当时,而不是在一天劳累之后。

④持续时间:疼痛出现后常逐步加重,然后在3～5分钟内逐渐消失,可数天或数周发作一次,亦可1天内发作多次。

⑤缓解方式:一般在停止原来诱发症状的活动后即缓解。舌下含服硝酸甘油等硝酸酯类药物能在数分钟内使之缓解。

(2)体征:心绞痛发作时患者面色苍白、表情焦虑、皮肤冷或出冷汗、心率增快、血压升高,心尖部听诊有时出现奔马律,短暂心尖部收缩期杂音,是乳头肌缺血以致功能失调引起二尖瓣关闭不全所致。

2.辅助检查

(1)心电图:患者休息时心电图50％以上属正常,异常心电图包括ST段和T波改变、房室传导阻滞、束支传导阻滞、左束支前分支或后分支传导阻滞、左心室肥大或心律失常等,偶有陈旧性心肌梗死表现。疼痛发作时心电图可呈典型的缺血性ST段压低的改变($\geqslant$0.1mV),R波为主的导联中,ST段压低,T波平坦或倒置。心电图负荷试验及24小时动态心电图可显著提高缺血性心电图的检出率。

(2)X线检查:对稳定型心绞痛并无特殊的诊断意义,但有助于了解其他心肺疾病的情况,如有无心影增大、肺充血等,帮助鉴别诊断。

(3)放射性核素检查:利用放射性[201]Tl(铊)心肌显像所示灌注缺损提示心肌供血不足或血供消失,对心肌缺血诊断较有价值。近年来,有用[99m]Tc-MIBI取代[201]Tl做心肌显像,可取得与之相似的良好效果。

(4)多层螺旋CT冠状动脉成像(CTA):通过冠状动脉二维或三维重建来判断冠状动脉的管腔狭窄程度和管壁钙化情况,对判断管壁内斑块分布范围和性质有一定的意义。有较高的阴性预测价值,若未见狭窄病变,一般可不进行有创检查。但CT冠状动脉造影对狭窄病变及程度有一定限度,特别当钙化存在时会显著影响狭窄程度的判断,而钙化在冠心病者中相当普遍,因此仅作为参考。

(5)超声心动图:可探测到缺血区心室壁的运动异常,也可测定左心室功能,射血分数降低者预后差。

(6)冠状动脉造影:为有创检查手段,目前仍然是诊断冠心病的金标准。选择性冠状动脉造影是通过对冠状动脉注入少量含碘对比剂,在不同的投射方位下摄影可使左、右冠状动脉及其主要分支得到清楚的显影,具有确诊价值。

3.诊断

据典型的发作特点和体征,含服硝酸甘油后缓解,结合年龄和存在的冠心病易患因素,除外其他原因所致的心绞痛,一般即可确立诊断。发作时心电图检查可见ST-T改变,症状消失后ST-T改变逐渐恢复,支持心绞痛诊断。诊断仍有困难者可做无创检查如心电图运动负荷试验、冠状动脉CTA或考虑行有创检查如选择性冠状动脉造影。

(三)治疗原则

调整生活方式、纠正冠心病易患因素;改善冠状动脉的血供和降低心肌耗氧,减轻症状和缺血的发作,改善生活质量;治疗冠状动脉粥样硬化,预防心肌梗死和死亡,延长寿命。

1.发作时治疗

(1)休息发作时应立即休息,一般患者在停止活动后症状逐渐消除。

(2)药物治疗较重的患者发作可选用较快速的硝酸酯类制剂。这类药物能较快地松弛血管平滑肌,除扩张冠状动脉外还使全身血管尤其是静脉扩张,从而减少回心血量,降低心脏前后负荷。该药还可减少心室容量、降低室壁张力,减少心脏机械活动、心排血量和血压,因而降低心肌耗氧量,从而缓解心绞痛。

2.缓解期的治疗

(1)一般治疗:一般不需要卧床休息,应尽量避免各种已知的可以避免的诱发因素。调节饮食,特别是一次进食不应过饱;禁烟、酒。调整日常生活与工作量;减轻精神负担,保持适当的体力活动,以不导致发生疼痛为宜。

(2)药物治疗:以改善缺血、减轻症状、改善预后的药物为主。

①减轻症状及改善缺血药物

a.β受体拮抗药:能抑制心脏β肾上腺素受体,减慢心率、降低血压、减低心肌收缩力以减少心肌耗氧量,从而缓解心绞痛的发作和增加运动耐量。用药后要求静息心率降至55～60次/分,严重心绞痛患者如无心动过缓症状,可降至50次/分。β受体拮抗药能降低心肌梗死后稳定型心绞痛患者死亡和再梗死的风险。推荐使用无内在拟交感活性的选择性β₁受体拮抗药,如美托洛尔、阿替洛尔及比索洛尔。只要无禁忌证(严重心动过缓和高度房室传导阻滞,窦房结功能混乱,支气管痉挛或支气管哮喘),β受体拮抗药应作为稳定型心绞痛的初始治疗药物。

b.硝酸酯类制剂:为内皮依赖性血管扩张剂,能减少心肌需氧和改善心肌灌注,从而改善心绞痛的症状,并有预防和减少心绞痛发作的作用。常用的药物有二硝酸异山梨酯、单硝酸异山梨酯、硝酸甘油。长效硝酸酯制剂用于减低心绞痛发作的频率和程度,并可能增加运动耐量。长效硝酸酯制剂不适宜用于心绞痛发作的治疗,而适宜用于慢性长期治疗。每天用药时应注意给予足够的无药间期,以减少耐药性的发生。硝酸酯类药物的不良反应包括头痛、面色潮红、心率反射性加快和低血压。

c.钙通道阻滞药:抑制钙离子进入心肌细胞及平滑肌细胞,也抑制心肌细胞-收缩耦联中钙离子的利用。因而抑制心肌收缩,减少氧耗;扩张冠状动脉,解除冠状动脉痉挛,改善心内膜下心肌的供血;扩张周围血管,降低动脉压,减轻心脏负荷;还降低血黏度,抗血小板聚集,改善心肌的微循环。常用药物有维拉帕米、硝苯地平控释片、氨氯地平、地尔硫䓬。不良反应有头痛、头晕、便秘、失眠、颜面潮红、下肢水肿、低血压等。

d.代谢性药物:曲美他嗪通过抑制脂肪酸氧化和增加葡萄糖代谢提高氧的利用率而治疗心肌缺血,缓解心绞痛。

e.中医中药治疗:以活血化瘀、芳香温通及中医辨证施治等治疗为主。常用药物有麝香保心丸、复方丹参滴丸等。

②预防心肌梗死和改善预后的药物

a.阿司匹林:通过抑制环氧化酶和血栓烷(TXA2)的合成达到抗血小板聚集作用。可降低心肌梗死、脑卒中或心血管性死亡的风险,所有患者只要没有用药禁忌证都应服用阿司匹林。阿司匹林最佳剂量范围为75～150mg/d,抑制每天新生血小板的10%。主要不良反应为胃肠道出血或阿司匹林过敏。

b.氯吡格雷:通过选择性不可逆的抑制血小板ADP受体而阻断ADP依赖激活的GPⅡb/Ⅲa复合物,有效减少ADP介导的血小板激活和聚集。其主要用于支架置入术后及阿司匹林有禁忌证的患者。常用维持剂量为75mg/d,1次口服。

c.他汀类药物:能有效降低血清总胆固醇(TC)和低密度脂蛋白胆固醇(LDL-C)含量,能延缓斑块进展,对斑块稳定和抗炎等起有益作用。患者使用他汀类药物治疗的主要目标为降低LDL-C,根据危险程度不同,LDL-C的目标值不同,并根据LDL-C水平调整剂量。常用药物有辛伐他汀、阿托伐他汀、瑞舒伐他汀等。在应用药物时要严密监测氨基转移酶及肌酸激酶等生化指标,及时发现药物可能引起的肝损害和肌病。

d.血管紧张素转化酶抑制药(ACEI)或血管紧张素受体阻滞药(ARB):在稳定型心绞痛患者中,合并糖尿病、心力衰竭或左心室收缩功能不全的高危患者应使用ACEⅠ类药物。其作用与ACEI降压、保护内皮功能及抗炎作用有关。常用药物有卡托普利、依那普利、培哚普利、贝那普利、雷米普利。不能耐受ACEⅠ类药物者可用ARB类药物替代。

(3)血管重建治疗

①经皮冠状动脉介入治疗(PCI):是一组经皮介入治疗。对于药物治疗后仍有心绞痛发作,而且狭窄血管中到大面积存活心肌的患者或介入治疗后复发、管腔再狭窄的患者,可考虑行PCI治疗,包括经皮球囊冠状动脉成形术(PTCA)、冠状动脉内支架置入术、冠状动脉内旋切术、旋磨术等。随着新型药物洗脱支架及新型抗血小板药物的应用,冠状动脉介入治疗的效果也有提高,已成为治疗本症的重要方法。

②冠状动脉旁路移植术（CABG）：通过取患者的自身大隐静脉作为旁路移植材料，一端吻合在主动脉，另一端吻合在有病变的冠状动脉段的远端；或游离内乳动脉与病变冠状动脉远端吻合，引主动脉血流以改善病变冠状动脉所供应心肌的血液供应。

（四）常见护理问题

1.疼痛

（1）相关因素：与心肌急剧、短暂的缺血、缺氧，冠状动脉痉挛有关。

（2）临床表现：阵发性胸骨后疼痛。

（3）护理措施

①休息与活动：心绞痛发作时立即停止活动，就地休息，必要时卧床休息，并密切观察。

②心理护理：安慰患者，消除紧张不安，以减少心肌耗氧量。医护人员守候在患者床边，以增加其安全感。

③给氧。

④疼痛观察：评估胸痛部位、性质、程度、持续时间，密切观察患者神志面色变化，嘱患者疼痛加重时及时告知医护人员，描记疼痛发作时心电图。

⑤用药护理：a.心绞痛发作时给予硝酸甘油 0.5mg 舌下含服，1～2 分钟即开始起作用，约 30 分钟作用消失。观察药物疗效，观察胸痛变化情况，监测血压、心率变化。延迟见效或完全无效时提示患者并非是冠心病或为 ACS 的可能，应及时报告医师。部分患者用药后出现面色潮红、头部胀痛、头晕、心动过速、心悸等不适，告知患者为硝酸酯类药物不良反应，以解除患者顾虑。第 1 次含用硝酸甘油时，应注意可能发生直立性低血压，嘱患者宜平卧片刻。b.应用他汀类药物时，应注意监测氨基转移酶及肌酸激酶等生化指标，及时发现药物可能引起的肝损害和肌病，尤其在采用大剂量他汀类药物进行强化调脂治疗时，应注意监测药物的安全性。

⑥减少或避免诱因：做好患者宣教工作，避免过度劳累、情绪激动，保持大便通畅，禁烟酒。

2.活动无耐力

（1）相关因素：与心肌氧的供需失调有关。

（2）临床表现：疲乏无力、活动持续时间短。

（3）护理措施

①评估活动受限的程度：评估患者心绞痛严重程度及活动受限程度（表 10-4-1）。

表 10-4-1　心绞痛严重程度分级

分级	表现
Ⅰ级	一般体力活动（如步行和登楼）不受限，仅在强、快或持续用力时发生心绞痛
Ⅱ级	一般体力活动轻度受限。快步、饭后、寒冷或刮风中、精神应激或醒后数小时内发作心绞痛。一般情况下平地行走 200m 以上或登楼一层以上受限
Ⅲ级	一般体力活动明显受限，一般情况下平地步行 200m 内，或登一层楼则可引起心绞痛
Ⅳ级	轻微活动或休息时即可发生心绞痛

②制订合理的活动计划：心绞痛发作时应立即停止活动，缓解期一般不需要卧床休息。鼓励患者参加适当的体力劳动和体育锻炼，循序渐进，最大活动量以不发生心绞痛症状为度。避免精神紧张的工作和时间工作。适当运动有利于侧支循环建立，提高患者活动耐力。

③活动中不良反应的观察与处理：观察活动中有无呼吸困难、胸痛、脉搏增快等反应（患者年龄为可接受的最大脉搏数）。一旦出现症状，立即停止活动，并及时予以处理，如含服硝酸甘油、吸氧等。

3.焦虑

（1）相关因素：与心绞痛反复发作、疗效不理想有关。

（2）临床表现：睡眠不佳、缺乏自信心、思维混乱。

（3）护理措施

①向患者讲解心绞痛的治疗是一个长期过程,需要有毅力,鼓励其说出内心的想法,针对其具体心理情况给予指导和帮助。

②心绞痛发作时,尽量陪伴患者,多与患者沟通,指导患者掌握心绞痛发作的有效应对措施。

③及时向患者分析讲解疾病好转信息,增强患者的治疗信心。

④告知患者不良的心理状况对疾病的负面影响,鼓励患者进行舒展身心的活动,如看报纸、听音乐等,转移患者注意力。

4.知识缺乏(特定的)

（1）相关因素:与缺乏知识来源,认知能力有限有关。

（2）临床表现:患者不能说出心绞痛相关知识,不知道如何避免相关诱发因素。

（3）护理措施

①避免诱发心绞痛的相关因素:如情绪激动、饱食、焦虑不安等不良心理状态。

②告知患者心绞痛的症状为胸骨后疼痛,可放射至左臂、颈、胸,常为压迫或紧缩感。

③指导患者服用硝酸甘油的注意事项。

④提供简单易懂的书面或影像资料,使患者了解自身疾病的相关知识。

（五）健康教育

1.心理指导

告知患者需保持良好心态,因精神紧张、情绪激动、饱食、焦虑不安等不良心理状态可诱发和加重病情。患者常因不适而烦躁不安,且伴恐惧,此时鼓励患者表达感觉,告知尽量做深呼吸、放松情绪才能使疾病尽快消除。

2.饮食指导

（1）减少饮食热能,控制体重:少量多餐(每天 4~5 餐),晚餐尤应控制进食量,饭后散步,切忌暴饮暴食,避免过饱;减少脂肪总量,限制饱和脂肪酸和胆固醇的摄入量,增加不饱和脂肪酸;限制单糖和双糖摄入量,供给适量的矿物质及维生素,戒烟戒酒。

（2）在食物选择方面,应适当控制主食和含糖零食:多吃粗粮、杂粮,如玉米、小米、荞麦等;禽肉、鱼类,以及核桃仁、花生、葵花籽等硬果类含不饱和脂肪酸较多,可食用;多食蔬菜和水果,尤其是超体重患者,更应多选用带色蔬菜,如菠菜、油菜、番茄、茄子和带酸味的新鲜水果,如苹果、橘子、山楂;多食用豆油、花生油、菜油及香油等植物油;蛋白质按劳动强度供给,冠心病患者蛋白质按 2g/kg 供给。尽量多食用黄豆及其制品,如豆腐、豆干等,其他如绿豆、赤豆。

（3）禁忌食物:忌烟、酒、咖啡及辛辣的刺激性食品;少用猪油、黄油等动物油烹调;禁用动物脂肪高的食物,如猪肉、牛肉、羊肉及含胆固醇高的动物内脏、动物脂肪、脑髓、贝类、乌贼鱼、蛋黄等;食盐不宜多用,每天 2~4g;含钠味精也应适量限用。

3.作息指导

制订固定的日常活动计划,避免劳累。避免突发性的劳力动作,尤其在较长时间休息以后。如凌晨起来后活动动作宜慢。心绞痛发作时,应停止所有活动,卧床休息。频发或严重心绞痛患者,应绝对卧床休息,严格限制体力活动。

4.用药指导

（1）硝酸酯类:硝酸甘油是缓解心绞痛的首选药物。

①心绞痛发作时可用短效制剂1片舌下含服,勿吞服,1~2分钟即开始起作用,一般可持续 30 分钟。如药物不易溶解,可轻轻嚼碎继续含化。

②应用硝酸酯类药物时可能出现头晕、头胀痛、头部跳动感、面红、心悸等症状,继续用药数日后可自行消失。

③硝酸甘油应储存在棕褐色的密闭小玻璃瓶中,防止受热、受潮,使用时应注意有效期,每 6 个月需更

换药物。如果含服药物时无舌尖麻刺、烧灼感，说明药物已失效，不宜再使用。

④为避免直立性低血压所引起的晕厥，用药后患者应平卧片刻，必要时吸氧。长期反复应用会产生耐药性而效力降低，但停用10天以上，复用可恢复效力。

（2）长期服用β受体拮抗药：如使用阿替洛尔（氨酰心安）、美托洛尔（倍他乐克）时，应指导患者用药。

①不能随意突然停药或漏服，否则会引起心绞痛加剧或心肌梗死。

②应在饭前服用，因食物能延缓此类药物吸收。

③用药过程中注意监测心率、血压、心电图等。

（3）钙通道阻滞药：目前不主张使用短效制剂（如硝苯地平），以减少心肌耗氧量。

5.特殊及行为指导

（1）寒冷刺激可诱发心绞痛发作，不宜用冷水洗脸，洗澡时注意水温及时间。外出应戴口罩或围巾。

（2）患者应随身携带心绞痛急救盒（内装硝酸甘油片）。心绞痛发作时，立即停止活动并休息，保持安静。及时使用硝酸甘油制剂，如片剂舌下含服，喷雾剂喷舌底1～2下，贴剂粘贴在心前区。如果自行用药后，心绞痛未缓解，应请求协助救护。

（3）有条件者可以吸入氧气，使用氧气时，避免明火。

（4）患者洗澡时应告诉家属，不宜在饱餐或饥饿时进行，水温勿过冷过热，时间不宜过长，门不要上锁，以防发生意外。

（5）与患者讨论引起心绞痛的发作诱因，确定患者需要的帮助，总结预防发作的方法。

6.病情观察指导

注意观察胸痛的发作时间、部位、性质、有无放射性及伴随症状，定时监测心率、心律。若心绞痛发作次数增加，持续时间延长，疼痛程度加重，含服硝酸甘油无效者，有可能是心肌梗死先兆，应立即就诊。

7.出院指导

（1）减轻体重，肥胖者需限制饮食热量及适当增加体力活动，避免采用剧烈运动，防治各种可加重病情的疾病，如高血压、糖尿病、贫血、甲状腺功能亢进等。特别要控制血压，使血压维持在正常水平。

（2）慢性稳定型心绞痛患者大多数可继续正常性生活，为预防心绞痛发作，可在1小时前含服硝酸甘油1片。

（3）患者应随身携带硝酸甘油片以备急用，患者及其家属应熟知药物的放置地点，以备急需。

二、急性冠脉综合征

急性冠脉综合征（ACS）是一组由于心肌急性缺血所引起的临床综合征，它主要包括不稳定型心绞痛（UA）、ST段抬高性心肌梗死（STEMI）和非ST段抬高性心肌梗死（NSTEMI）。其主要的病理基础是在动脉粥样硬化的基础上，不稳定斑块的破裂或糜烂引起冠状动脉内血栓形成。

（一）不稳定型心绞痛和非ST段抬高性心肌梗死

1.概述

不稳定型心绞痛（UA）和非ST段抬高性心肌梗死（NSTEMI）是在动脉粥样硬化的基础上，不稳定斑块的破裂或糜烂并伴有程度不同的血栓形成、血管痉挛及远端血管栓塞所引起一组临床综合征，一起称为非ST段抬高型急性冠脉综合征。两者的病因及临床表现相似但程度却不同，主要取决于缺血的严重程度及是否导致了心肌损害。

UA不具备STEMI的特征性动态心电图演变，根据临床表现的不同有将其分为静息型心绞痛、初发型心绞痛、恶化型心绞痛3种。

2.病因及发病机制

（1）最基本的病因就是冠状动脉粥样硬化引起血管腔狭窄和（或）痉挛。

（2）冠状动脉粥样硬化的斑块不稳定，在破裂或糜烂的基础上出现血小板聚集、并发血栓形成、血管痉挛收缩、血栓栓塞导致急性心肌的缺血缺氧。

3.诊断要点

（1）临床表现

①症状：UA患者胸痛的部位、性质与稳定型心绞痛相似，但程度更重，持续时间更长，可达数十分钟，且可在休息时发生。临床中常表现为：诱发心绞痛的体力活动阈值突然或持续降低；心绞痛发作频率增加、持续时间延长、程度加剧；发作时可伴有出汗、恶心、呕吐、呼吸困难或心悸等。休息或含服硝酸甘油效果不佳。但临床上部分患者症状不典型，特别在糖尿病及老年女性患者中尤为多见。

②体征：有时心尖部可出现一过性第三心音或第四心音及二尖瓣反流导致的一过性收缩期杂音。

（2）辅助检查

①心电图。

②连续心电监护包括24小时动态心电图检查。

③心肌标志物检测。

④冠状动脉造影及其他侵入性检查。

⑤其他，如胸部X线、心脏超声及放射性核素检查等。

4.治疗

（1）一般治疗：休息；积极处理引起心肌耗氧量增加的疾病如感染、发热、心力衰竭、低血压、贫血、甲状腺功能亢进及严重心律失常等。

（2）药物治疗

①抗心肌缺血的药物如硝酸酯类、β受体拮抗药、钙通道阻滞剂等。

②抗血小板治疗如阿司匹林、ADP受体拮抗药、血小板糖蛋白Ⅱb/Ⅲa受体拮抗药等。

③抗凝治疗如普通肝素、低分子肝素、磺达肝癸钠、比伐卢定等。

④调脂治疗如他汀类药物。

⑤血管紧张素转换酶抑制剂（ACEI）或血管紧张素Ⅱ受体拮抗剂（ARB）。

（3）冠状动脉介入治疗：治疗方法包括经皮冠状动脉腔内成形（PTCA）及冠状动脉腔内支架植入术。

（4）冠状动脉腔旁路移植（CABG）术。

5.主要护理问题

（1）疼痛：与心肌缺血缺氧有关。

（2）活动无耐力：与心肌氧的供需失调有关。

（3）焦虑或恐惧：与患者发病时不良体验有关。

（4）有便秘的危险：与卧床、活动减少、进食少及不习惯床上解便有关。

（5）潜在并发症：猝死、心力衰竭、心肌梗死或再发心肌梗死。

6.护理目标

（1）患者的疼痛减轻或消失。

（2）患者的活动耐力增强，活动后未诉不适。

（3）患者的焦虑或恐惧减轻或消失，情绪稳定。

（4）患者大便通畅，无便秘发生。

（5）预防措施得当，患者未发生猝死、心力衰竭、心肌梗死或再发心肌梗死。

7.护理措施

（1）常规护理内容：同稳定型心绞痛患者护理。

（2）用药的观察及护理：同稳定型心绞痛患者护理。

（3）健康宣教：同稳定型心绞痛患者护理。

8.二级预防

UA/NESTEMI的急性期多在2个月左右，这段时间出现心肌梗死或死亡的风险最高，因此让患者出院后坚持长期服药,尽量减少心肌梗死及死亡的风险,包括至少 12 个月的双联抗血小板药物治疗,其他药物如 β 受体拮抗药、他汀类药物及血管紧张素转换酶抑制剂/血管紧张素 Ⅱ 受体拮据抗剂等,注意危险因素的严格控制,适当的运动锻炼。结合患者住院期间的具体情况给予个体化治疗。让患者或家属掌握二级预防的 ABCDE5 项原则:a.抗血小板聚集,抗心绞痛治疗及血管紧张素转换酶抑制剂;b.β 受体拮抗药和控制血压;c.控制血脂和戒烟;d.控制饮食及糖尿病治疗;e.健康教育及适当运动。

(二)急性 ST 段抬高型心肌梗死

心肌梗死(MI)是心肌的缺血性坏死,急性心肌梗死(AMI)是在冠状动脉病变的基础上,发生冠状动脉血供急剧减少或中断,使相应的心肌严重而持久地缺血所致的部分心肌急性坏死。临床表现为胸痛、急性循环功能障碍、心电图改变以及血清心肌标志物升高。心肌梗死包括非 ST 段抬高型心肌梗死(NSTEMI)、ST 段抬高型心肌梗死(STEMI)。STEMI 发生后数小时所做的冠状动脉造影显示,90% 以上的心肌梗死相关动脉发生完全闭塞。心肌供血完全停止后,所供区域心室壁心肌发生透壁性坏死。

本病在欧美常见,每年约有 150 万人发病。50% 的死亡发生在发病后的 1 小时内,其原因为心律失常,最多见为室颤。我国缺乏 AMI 死亡率的全国性统计资料,北京 1984~1991 年 35~74 岁人群急性冠心病事件死亡率,男性由 84/10 万上升至 98/10 万,女性由 43/10 万上升至 67/10 万。

1.病因及发病机制

在冠状动脉粥样硬化的基础上,发生斑块破裂或糜烂、溃疡,并发血栓形成、血管收缩、微血管栓塞等导致急性或亚急性的心肌供氧减少。

2.临床表现

与梗死的部位、大小、侧支循环情况密切相关。

(1)先兆:发病前数天有乏力、胸部不适、活动时心悸、烦躁、心绞痛等前驱症状,心绞痛发作较以往频繁、性质较剧烈、持续时间长,硝酸甘油疗效差,诱发因素不明显。心电图 ST 段一时性明显抬高或压低。

(2)症状

①疼痛:性质和部位与稳定型心绞痛相似,程度更剧烈,伴有大汗、烦躁、濒死感,持续时间可达数小时至数天,休息和服用硝酸甘油不缓解。少数患者无疼痛,一开始即表现为休克或急性心力衰竭。

②胃肠道症状:疼痛剧烈时常伴恶心、呕吐、上腹胀痛。

③心律失常:24 小时内最多见。以室性心律失常为主,如室性期前收缩、室性心动过速,室性期前收缩落在前一心搏的易损期时(RonT 现象),常为心室颤动的先兆。室颤是心肌梗死早期的主要死亡原因。下壁心肌梗死易发生房室传导阻滞及窦性心动过缓;前壁心肌梗死易发生室性心律失常。

④低血压和休克:疼痛可引起血压下降,如疼痛缓解而收缩压仍低于 80mmHg,则应警惕心肌广泛坏死造成心输出量急剧下降所致的心源性休克的发生。

⑤心力衰竭:主要为急性左心衰竭,由于心肌梗死后心脏收缩力显著减弱或不协调所致。重者可发生急性肺水肿并可危及生命。右心室心肌梗死的患者可一开始就出现右心衰竭表现,伴血压下降。根据有无心衰表现,按 Killip 分级法(表 10-4-2)将急性心肌梗死的心功能分为 4 级。

表 10-4-2　急性心肌梗死后心衰的 Killip 分级

分级	表现
Ⅰ级	无明显心功能损害证据
Ⅱ级	轻、中度心衰主要表现为肺底啰音(<50% 的肺野)、第三心音及 X 线胸片上肺淤血的表现
Ⅲ级	重度心衰(肺水肿),啰音>50% 的肺野
Ⅳ级	心源性休克

(3)体征:心率多增快,右心室梗死或梗死面积大可发生心率减慢;心律不齐;心尖部第一心音减弱。

3.辅助检查

(1)心电图:急性心肌梗死患者做系列心电图检查时,可记录到典型的心电图动态变化,是临床上进行急性心肌梗死检出和定位的重要检查。

（2）血清心肌标志物检查：肌酸磷酸激酶同工酶(CK-MB)增高是反映急性坏死的指标。cTnT 或 cTnI 诊断心肌梗死的敏感性和特异性均极高。血肌红蛋白增高，其出现最早而恢复也快，但特异性差。

（3）放射性核素检查：可显示心肌梗死的部位和范围，判断是否有存活心肌。

（4）超声心动图：了解心室壁运动及左心室功能，帮助除外主动脉夹层，诊断室壁瘤和乳头肌功能失调等。

（5）磁共振成像：可评价心肌梗死的范围以及评估左心室功能。

（6）选择性冠状动脉造影可明确冠状动脉闭塞的部位，为决定下一步血运重建策略提供依据。

4.诊断

世界卫生组织(WHO)的急性心肌梗死诊断标准：依据典型的临床表现、特征性的心电图表现、血清心肌标志物水平动态改变，3 项中具备 2 项，特别是后 2 项即可确诊。

2012 年召开的欧洲心脏病学会(ESC)年会上公布了第三版更新的心肌梗死全球统一诊断标准：检测到心肌标志物，尤其是肌钙蛋白(cTn)升高和(或)下降，至少有一次超出正常参考值上限，并且至少伴有下列一项证据：①心肌缺血的症状。②新发的或推测新发的显著 ST-T 改变或新出现的左束支传导阻滞(LBBB)。③心电图出现病理性 Q 波。④影像学检查发现新发的心肌丢失或新发的节段性室壁运动异常。⑤冠脉造影或尸检发现冠脉内存在新鲜血栓。

5.治疗

早发现、早入院治疗，缩短因就诊、检查、处置、转运等延误的治疗时间。原则是尽早使心肌血液再灌注，挽救濒死心肌，保护和维持心脏功能；及时处理严重心律失常、泵衰竭和各种并发症，防止猝死，注重二级预防。

（1）一般治疗

①休息：应绝对卧床休息，保持环境安静，防止不良刺激，解除患者焦虑。

②给氧。

③监测：急性期应常规给予心电监测 3～5 天，除颤器处于备用状态。严重心力衰竭者应监测肺毛细血管压和静脉压。

④抗血小板药物治疗。

（2）解除疼痛：根据疼痛程度选择不同药物尽快解除疼痛，并注意观察用药后反应。

（3）再灌注心肌：及早再通闭塞的冠状动脉使心肌得到再灌注，是 STEMI 治疗最为关键的措施，可挽救濒死心肌，缩小心肌梗死的范围，从而显著改善患者预后。包括溶栓治疗、介入治疗、CABG。

（4）其他药物治疗

①β 受体拮抗剂、ACEI、CCB：有助于改善恢复期心肌重构，减少 AMI 病死率。

②他汀类调脂药物：宜尽早应用，除了对低密度脂蛋白胆固醇(LDL-C)降低带来的益处外，他汀类药物还通过抗炎、改善内皮功能和稳定斑块等作用达到二级预防作用。

（5）抗心律失常治疗：心律失常必须及时消除，以免演变为严重心律失常甚至导致猝死。

（6）抗低血压和心源性休克治疗：包括维持血容量、应用升压药、应用血管扩张剂、纠正酸中毒及电解质紊乱等。上述治疗无效时，可用 IABP 增加冠状动脉灌流，降低左心室收缩期负荷。

（7）治疗心力衰竭：主要是治疗急性左心衰竭，以应用利尿剂为主，也可选用血管扩张剂减轻左心室的前、后负荷。

（8）抗凝疗法：无论是否采用再灌注治疗，均应给予抗凝治疗，药物的选择视再灌注治疗方案而定。

6.护理

（1）专科护理评估

①身体评估

a.一般状态：评估患者的神志状况，尤其注意有无面色苍白、表情痛苦、大汗或神志模糊、反应迟钝甚至晕厥等表现。评估患者 BMI、腰围、腹围以及睡眠、排泄形态有无异常。

b.生命体征:评估患者体温、心率、心律、呼吸、血压、血氧饱和度有无异常。

②病史评估

a.评估患者年龄、性别、职业、饮食习惯、有无烟酒嗜好、家族史及锻炼习惯。

b.评估患者此次发病有无明显的诱因、胸痛发作的特征,尤其是起病的时间、疼痛程度、是否进行性加重,有无恶心、呕吐、乏力、头晕、呼吸困难等伴随症状,是否有心律失常、休克、心力衰竭的表现。了解患病后的诊治过程,是否规律服药、服药种类以及服药后反应。评估患者对疾病知识及诱因相关知识的掌握程度、合作程度、心理状况(如患者有无焦虑、抑郁等表现)。评估时,参考冠心病患者危险因素调查表、综合医院焦虑抑郁评估量表。

c.评估患者心电图变化

ST 段抬高性心肌梗死的特征性改变:面向坏死区的导联 ST 段抬高呈弓背向上型,面向透壁心肌坏死区的导联出现宽而深的 Q 波,面向损伤区的导联上出现 T 波倒置。在背向心肌坏死区的导联出现相反的改变,即 R 波增高、ST 段压低和 T 波直立并增高。

非 ST 段抬高性心肌梗死的特征性改变:无病理性 Q 波,有普遍性 ST 段压低≥0.1mV,但 aVR 导联(有时还有 V₁ 导联)ST 段抬高,或有对称性 T 波倒置。无病理性 Q 波,也无 ST 段变化,仅有 T 波倒置变化。

ST 段抬高性心肌梗死的心电图演变:急性期起病数小时内可无异常或出现异常高大两支不对称的 T 波。急性期起病数小时后,ST 段明显抬高呈弓背向上型,与直立的 T 波连接,形成单相曲线;数小时至 2 天内出现病理性 Q 波,同时 R 波减低。亚急性期改变若早期不进行干预,抬高的 ST 段可在数天至 2 周内逐渐回到基线水平,T 波逐渐平坦或倒置。慢性期改变数周至数月后,T 波呈 V 形倒置,两支对称。T 波倒置可永久存在,也可在数月至数年内逐渐恢复。

ST 段抬高性心肌梗死的定位:ST 段抬高性心肌梗死的定位和范围可根据出现特征性改变的导联来判断。

d.评估心肌损伤标志物变化:心肌肌钙蛋白 I(cTnI)或 T(cTnT):是诊断心肌坏死最特异和敏感的首选指标,起病 2~4 小时后升高。cTnI 于 10~24 小时达峰值,7~10 天降至正常;cTnT 于 24~48 小时达峰值,10~14 天降至正常。CK-MB:对判断心肌坏死的临床特异性较高,在起病后 4 小时内增高,16~24 小时达峰值,3~4 天恢复正常。适用于早期诊断和再发心肌梗死的诊断,还可用于判断溶栓效果。肌红蛋白:有助于早期诊断,但特异性差,起病后 2 小时内即升高,12 小时内达峰值,24~48 小时内恢复正常。

e.评估患者管路的情况,判断有无管路滑脱的可能。

(2)护理措施

①急性期的护理

a.入院后遵医嘱给氧,氧流量为 3~5L/min,可减轻气短、疼痛或焦虑症状,有利于心肌氧合。

b.心肌梗死早期易发生心律失常、心率和血压的波动,立即给予心电监护,同时注意观察患者神志、呼吸、出入量、末梢循环情况等。

c.立即进行 22 导联心电图检查,初步判断梗死位置并采取相应护理措施:前壁心肌梗死患者应警惕发生心功能不全,注意补液速度,观察有无呼吸困难、咳嗽、咳痰等症状。如前壁梗死面积较大影响传导系统血供者,也会发生心动过缓,应注意心率变化;下壁、右室心梗患者易发生低血压、心动过缓、呕吐等,密切观察心率、血压变化,遵医嘱调整用药,指导患者恶心时将头偏向一侧,防止误吸。

d.遵医嘱立即建立静脉通路,及时给予药物治疗并注意用药后反应。

e.遵医嘱采血,做床旁心肌损伤标志物检查,一般先做肌红蛋白和 cTnI 检测。

f.遵医嘱给予药物负荷剂量,观察用药后反应,如有呕吐,观察呕吐物性质、颜色,观察呕吐物内有无之前已服药物,并通知医生。

g.如患者疼痛剧烈,遵医嘱给予镇痛药物,如吗啡、硝酸酯类药物,同时观察患者血压变化及有无呼吸抑制的发生。

h.拟行冠状动脉介入治疗的患者给予双侧腕部及腹股沟区备皮准备,备皮范围为双上肢腕关节上10cm、从脐下到大腿中上 1/3,两侧至腋中线,包括会阴部。

i.在患者病情允许的情况下简明扼要地向患者说明手术目的、穿刺麻醉方法、术中出现不适如何告知医生等,避免患者因手术引起进一步紧张、焦虑。

j.接到导管室通知后,立即将患者转运至导管室,用过床易将患者移至检查床上,避免患者自行挪动加重心肌氧耗。

k.介入治疗后如患者使用血小板糖蛋白 GP Ⅱ b/Ⅲ a 受体拮抗剂(如替罗非班)药物治疗,注射低分子肝素者应注意用量减半,同时应观察患者的皮肤、牙龈、鼻腔黏膜等是否有出血、瘀斑,穿刺点是否不易止血等,必要时通知医生,遵医嘱处理。

l.遵医嘱根据发病时间定期复查心电图及心肌酶,观察动态变化。

②一般护理

a.休息:发病 12 小时内绝对卧床休息、避免活动,并保持环境安静。告知患者及家属,休息可以降低心肌氧耗量,有利于缓解疼痛,以取得合作。

b.给氧:遵医嘱鼻导管给氧,2～5L/min,以增加心肌氧供。吸氧过程中避免患者自行摘除吸氧管。

c.饮食:起病后 4～12 小时内给予流食,以减轻胃扩张。随后遵医嘱过渡到低脂、低胆固醇、高维生素、清淡、易消化的治疗饮食,少量多餐,患者病情允许时告知其治疗饮食的目的和作用。

d.准备好急救用物。

e.排泄的护理:及时增加富含纤维素的水果、蔬菜的摄入,按摩腹部以促进肠蠕动;必要时遵医嘱使用缓泻剂;告知患者不要用力排便。

③病情观察

a.遵医嘱每日检查心电图,标记胸前导联位置观察心电图的动态变化。患者出现症状时随时行心电图检查。

b.给予持续心电监护,密切观察患者心率、心律、血压、氧饱和度的情况。24 小时更换电极片及粘贴位置,避免影响监护效果,减少粘胶过敏发生。按照护理级别要求定时记录各项指标数值,如有变化及时通知医生。

c.保证输液通路通畅,观察输液速度,定时观察输液泵工作状态,确保药液准确输注,观察穿刺部位,预防静脉炎及药物渗出。

d.严格记录患者出入量,防止患者体液过多增加心脏负荷。

e.嘱患者呕吐时将头偏向一侧,防止发生误吸。

④用药护理

a.应用硝酸甘油时,应注意用法是否正确、胸痛症状是否改善;使用静脉制剂时,遵医嘱严格控制输液速度,观察用药后反应,同时告知患者由于药物扩张血管会导致面部潮红、头部胀痛、心悸等不适,以解除患者顾虑。

b.应用他汀类药物时,定期监测血清氨基转移酶及肌酸激酶等生化指标。

c.应用阿司匹林时,建议饭后服用,以减轻恶心、呕吐、上腹部不适或疼痛等胃肠道症状。观察患者是否出现皮疹、皮肤黏膜出血等不良反应,如发生及时通知医生。

d.应用 β 受体拮抗剂时,监测患者心率、心律、血压变化,同时嘱患者在改变体位时动作应缓慢。

e.应用低分子肝素等抗凝药物时,注意观察口腔黏膜、皮肤、消化道等部位出血情况。

f.应用吗啡的患者,应观察患者有无呼吸抑制,以及使用后疼痛程度改善的情况。

⑤并发症护理

a.猝死急性期:严密进行心电监护,以及时发现心率及心律变化。发现频发室性期前收缩、室性心动过速、多源性或 RonT 现象的室性期前收缩及严重的房室传导阻滞时,应警惕发生室颤或心脏骤停、心源性猝死,需立即通知医生并协助处理,同时遵医嘱监测电解质及酸碱平衡状况,备好急救药物及抢救设备。

b.心力衰竭:AMI患者在急性期由于心肌梗死对心功能的影响可发生心力衰竭,特别是急性左心衰竭。应严密观察患者有无呼吸困难、咳嗽、咳痰、少尿、低血压、心率加快等,严格记录出入量。嘱患者避免情绪激动、饱餐、用力排便。发生心力衰竭时,需立即通知医生并协助处理。

c.心律失常:心肌梗死后室性异位搏动较常见,一般不需要做特殊处理。应密切观察心电监护变化,如患者有心衰、低血压、胸痛伴有多形性室速、持续性单形室速,应及时通知医生,并监测电解质变化。如发生室颤,应立即协助医生除颤。

d.心源性休克:密切观察患者心电监护及血流动力学(如中心静脉压、动脉压)监测指标,定时记录数值,遵医嘱给予补液治疗及血管活性药物,并观察给药后效果、患者尿量、血气指标等变化。

⑥心理护理:急性心肌梗死患者胸痛程度异常剧烈,有时可有濒死感,患者常表现出紧张不安、焦虑、惊恐心理,应耐心倾听患者主诉,向患者解释各种仪器、监测设备的使用及治疗方法、需要患者配合的注意事项等,以减轻患者的心理压力。

⑦健康宣教:发生心肌梗死后必须做好二级预防,以预防心肌梗死再发。嘱患者合理膳食,戒烟、限酒,适度运动,保持心态平和,坚持服用抗血小板药物、β受体拮抗剂、他汀类调脂药及ACEI,控制高血压及糖尿病等危险因素,并定期复查。

除上述二级预防所述各项内容外,在日常生活中还要注意以下几点:

a.避免过度劳累,逐步恢复日常活动,生活规律。

b.放松精神,愉快生活,对任何事情要能泰然处之。

c.不要在饱餐或饥饿的情况下洗澡。洗澡时水温最好与体温相当,时间不宜过长。冠心病程度较严重的患者洗澡时,应在他人帮助下进行。

d.在严寒或强冷空气影响下,冠状动脉可发生痉挛而诱发急性心肌梗死。所以每遇气候恶劣时,冠心病患者要注意保暖或适当防护。

e.急性心肌梗死患者在排便时,因屏气用力可使心肌耗氧量增加、加重心脏负担,易诱发心搏骤停或室颤甚至致死,因此要保持大便通畅,防止便秘。

f.要学会识别心肌梗死的先兆症状并能正确处理。心肌梗死患者约70%有先兆症状,主要表现为:既往无心绞痛的患者突然发生心绞痛,或原有心绞痛的患者无诱因性发作、发作后症状突然明显加重。心绞痛性质较以往发生改变、时间延长,使用硝酸甘油不易缓解。疼痛伴有恶心、呕吐、大汗或明显心动过缓或过速。心绞痛发作时伴气短、呼吸困难。冠心病患者或老年人突然出现不明原因的心律失常、心力衰竭、休克或晕厥等情况时都应想到心肌梗死的可能性。一旦发生,必须认真对待,患者首先应原地休息,保持安静,避免精神过度紧张,同时舌下含服硝酸甘油或吸入硝酸甘油喷雾剂,若20分钟胸痛不缓解或出现严重胸痛伴恶心、呕吐、呼吸困难、晕厥时,应拨打"120"。

(薛 丽)

第五节　原发性高血压的护理

高血压是指动脉收缩压和(或)舒张压持续升高。高血压分为原发性高血压和继发性高血压两种类型。病因不明的高血压,称为原发性高血压,简称为高血压。血压升高是继发某些疾病基础之上的症状,称为继发性高血压。

原发性高血压是以血压升高为主要临床表现,伴有或不伴有多种心血管疾病危险因素的综合征。高血压是心、脑、血管疾病的主要病因和危险因素,影响心、脑、肾的结构和功能,最终导致其功能衰竭,是心血管疾病死亡的主要原因之一。

一、病因与发病机制

病因及发病机制目前尚不清。

(一)病因

可能与发病有关因素可分为遗传因素和环境因素。

1.遗传因素

高血压具有家族聚集性,60%高血压患者均有高血压家族史,父母均有高血压,子女发病率概率为高达46%。不仅血压升高发生率体现遗传性,在血压高度、并发症发生及相关因素,也有遗传性。

2.环境因素

(1)饮食:摄入钠盐较多导致敏感的人血压升高,摄入盐越多,血压水平和患病率越高;钾的摄入与血压呈负相关;部分研究者认为低钙饮食与高血压发生有关;高蛋白质、饱和脂肪酸、饱和脂肪酸/多不饱和脂肪酸比值较高物质摄入也是升高血压因素;饮酒量与血压水平,尤其与收缩压水平呈线性相关,每天饮酒量超过50g的患者,发病率明显提高。

(2)精神应激:长期精神过度紧张、焦虑或长期在噪声、视觉刺激的环境下,可引起高血压,可能与大脑皮质兴奋与抑制的平衡失调有关,以致交感神经兴奋性增强,儿茶酚胺类介质释放增加,使小动脉收缩。同时交感神经兴奋使肾素释放增多,均促进和维持血压升高。

3.其他因素

(1)体重:超重或肥胖是血压升高的重要危险因素,血压与体重指数呈显著正相关,肥胖类型与高血压有密切关系,向心性肥胖者易发生高血压。

(2)避孕药:口服避孕药引起的高血压一般是轻度、可逆转的,停药半年后血压可恢复正常。服用避孕药妇女血压升高发生率及程度与用药时间长短有关,35岁以上妇女更易出现高血压。

(二)发病机制

1.交感神经兴奋性增强

各种病因所致高级神经中枢功能失调,反复过度紧张与精神刺激引起交感神经兴奋、儿茶酚胺分泌增加,使心排血量和外周血管阻力增加。

2.肾性水、钠潴留

各种原因如交感神经兴奋性增高,使肾血管阻力增加;肾小球结构微小病变;肾排钠激素分泌减少或机体其他器官排钠激素分泌异常等,均可引起肾性水、钠潴留和血容量增加,机体为避免心排血量增高,导致外周血管阻力增高,可使血压增高。

3.肾素-血管紧张素-醛固酮系统激活

肾素-血管紧张素-醛固酮系统失调,使肾小球球旁细胞分泌肾素增加,激活血管紧张素系统,终使肾上腺髓质分泌去甲肾上腺素增多,导致:①直接收缩小动脉平滑肌,外阻增加;②使交感神经冲动增加;③使醛固酮分泌增加,导致水钠潴留;以上均使血压增高。

近年来研究发现血管壁、心脏、中枢神经、肾、肾上腺等组织,也有肾素-血管紧张素-醛固酮系统各种组成成分,这些肾素-血管紧张素-醛固酮系统成分,对心脏、血管的功能和结构所起的作用,在高血压发生和维持高血压状态可能有很大影响。

4.细胞膜离子转运异常

各种原因引起细胞膜离子转运异常,可致细胞内钠、钙离子浓度升高,膜电位降低,激活细胞兴奋—收缩耦联,使血管收缩反应性增高和平滑肌细胞增生、肥大,血管阻力增大。

5.胰岛素免疫

约有50%高血压患者存在不同程度的胰岛素免疫,在高血压、肥胖、血三酰甘油异常、葡萄糖耐量异常同时并存的患者中,有空腹和(或)葡萄糖负荷时血浆胰岛素浓度增高的征象。

有研究认为胰岛素免疫是 2 型糖尿病和高血压发生的共同病理生理基础。部分研究者认为胰岛素免疫主要影响胰岛素对葡萄糖的利用效应,但其他生物学效应仍然保留,继发性高胰岛素血症,使肾水钠重吸收增强,交感神经系统兴奋性亢进,动脉弹性减退,以致血压升高。从一定意义上来说,胰岛素免疫增加交感神经兴奋性,机体产热增加,对于肥胖是负反馈调节,但是以血压升高、血脂代谢障碍为代价的。

二、临床表现

(一)症状

起病缓慢,常有头晕、头痛、耳鸣、颈部紧板、眼花、乏力、失眠,有时可有心悸和心前区不适感等症状,紧张或劳累后加重。但约有 1/5 的患者可无任何症状,在查体或出现心、脑、肾等并发症就诊时发现。

合并脏器受累的高血压患者,还可出现胸闷、气短、心绞痛、多尿等症状。在高血压合并动脉粥样硬化、心功能减退的患者易发生严重眩晕,常是短暂性脑缺血发作或直立性低血压、过度降压。

(二)并发症

1.高血压危象

高血压危象在高血压早期与晚期均可发生。主要表现有头痛、烦躁、眩晕、心悸、气急、视物模糊、恶心呕吐等症状,同时可伴有动脉痉挛和累及靶器官缺血症状。

诱因常是紧张、劳累、寒冷、嗜铬细胞瘤发作、突然停用降压药等。

2.高血压脑病

重症高血压患者易发生。临床表现以脑病症状和体征为特点,严重者头痛、呕吐、意识障碍、精神错乱、抽搐,甚至昏迷。

3.脑血管病

包括短暂性脑缺血发作、脑出血、脑血栓、腔隙性脑梗死等。

(三)高血压危险因素

1.主要危险因素

①年龄男＞55 岁,女＞65 岁。②吸烟。③糖尿病。④高胆固醇血症＞5.75mmol/L。⑤家族早发冠心病史,男＜55 岁,女＜65 岁。⑥高敏 C 反应蛋白≥1mg/dL。

2.次要危险因素

①高密度脂蛋白胆固醇(HDL-C)＜1.0mmol/L。②低密度脂蛋白胆固醇(LDL-C)＞3.3mmol/L。③肥胖,腹围男性≥85cm,女性≥80cm 或体重指数＞28kg/m²。④糖耐量异常。⑤缺乏体力活动。

三、实验室检查

相关检查有助于发现相关的危险因素、病情程度和靶器官损害。①检查尿常规。②血生化检查,如血糖、血脂、肾功能、血尿酸、血电解质。③检查眼底。④心电图。⑤超声心电图。

四、治疗原则

使血压接近或达到正常范围,预防或延缓并发症的发生是原发性高血压治疗的目的。

(一)改善生活行为

改善生活行为要从多方面做起:①减轻体重,尽量将体重指数控制在＜25。②限制钠盐摄入,每日食盐量不超过 6g。③补充钙和钾,每日食用新鲜蔬菜 400～500g,牛奶 500mL,可以补充钾 1000g 和钙 400mg。④减少脂肪摄入,脂肪量应控制在膳食总热量的 25％以下。⑤戒烟、限制饮酒,每日饮酒量不超过 50g 乙醇的量。⑥进行低、中度等张运动,可根据年龄和身体状况选择运动方式如慢跑、步行,每周 3～5次,每次可进行 20～60 分钟。

（二）药物治疗

1.利尿药

利尿药有噻嗪类、襻利尿药、保钾利尿药三类,使用最多是噻嗪类,如氢氯噻嗪 12.5mg,1～2/d;氯噻酮 20～40mg,1～2/d,主要不良反应有电解质紊乱和高尿酸血症,痛风患者禁用;保钾利尿药可引起高血钾,肾功能不全者禁用,不宜与 ACEI、ARB 合用;襻利尿药主要用于肾功能不全者。

2.β 受体阻滞药

常用有:美托洛尔 25～50mg,2/d,阿替洛尔 50～200mg,1～2/d,注意需要从小剂量开始,逐渐增量,主要不良反应有心动过缓和支气管收缩,急性心力衰竭、病态窦房结综合征、房室传导阻滞、外周血管病、阻塞性支气管疾病患者禁用。另外此类药物可以增加胰岛素免疫,还可以掩盖和延长降糖治疗的低血糖症,在必须使用时需要注意。

3.钙通道阻滞药（CCB）

常用有:硝苯地平 5～20mg,3/d,维拉帕米 40～120mg,3/d,主要不良反应有颜面潮红,头痛,长期服用硝苯地平可出现胫前水肿。注意需要从小剂量开始,逐渐增量。

4.血管紧张素转换酶抑制药（ACEI）

此类药物特别适用于伴有心力衰竭、心肌梗死后、糖耐量减退、糖尿病肾病的高血压患者。常用有:卡托普利 12.5～25mg,2～3/d,依那普利 10～20mg,2/d,主要不良反应有干咳、味觉异常、皮疹等。注意需要从小剂量开始,逐渐增量。高血钾、妊娠、双侧肾动脉狭窄的患者禁用。

5.血管紧张素Ⅱ受体阻滞药（ARB）

常用有:氯沙坦 50～100mg,1/d,缬沙坦 80～160mg,1/d,可以避免 ACEⅠ类药物的不良反应。注意需要从小剂量开始,逐渐增量。

（三）并发症的治疗原则

及时正确处理高血压急症十分重要,在短时间内缓解病情,预防进行性或不可逆靶器官损害,降低死亡率。

1.迅速降血压

在血压严密监测的情况下,静脉给予降压药,根据血压情况及时调整给药剂量。如果病情许可,及时开始口服降压药治疗。

2.控制性降压

为防止短时间内血压骤然下降,使机体重要器官的血流灌注明显减少,要采用逐渐降压,在 24 小时内降压 20%～25%,48 小时内血压不低于 160/100mmHg。如果降压后患者重要器官出现缺血的表现,血压降低幅度应更小些,在随后的 1～2 周将血压逐渐降至正常。

3.选择合适降压药

处理高血压急症应要求使用起效快、作用持续时间短、不良反应小的药物,临床上常用有硝普钠、硝酸甘油、尼卡地平、地尔硫草、拉贝洛尔等,一般情况下首选硝普钠。

（1）硝普钠:可扩张动脉和静脉,降低心脏前后负荷。可适用各种高血压急症,静脉滴注 10～25μg/min,但需密切观察血压的变化。不良反应比较轻,可有恶心、呕吐、肌肉颤动等,本药不宜长期、大量使用,因长期、大量使用可引起硫氰酸中毒,特别是肾功能不好者。

（2）硝酸甘油:可扩张静脉,选择性扩张冠状动脉和大动脉。主要用于急性心力衰竭或急性冠脉综合征时高血压急症,起效快。密切观察血压情况下,静脉滴注 5～10μg/min,然后每 5～10 分钟增加滴速至 20～30μg/min。不良反应有心动过速、面色潮红、头痛、呕吐等。

（3）尼卡地平:本药作用快、持续时间短。在降压的同时还可以改善脑血流量,主要用于高血压危象、急性脑血管病时高血压急症。开始静脉滴注 0.5μg/(kg·min),逐渐增加剂量至 6μg/(kg·min)。不良反应有心动过速、面色潮红等。

（4）地尔硫草:本药具有降压、改善冠状动脉血流量和控制快速室上性心律失常的作用,主要用于高血压危象、急性冠脉综合征。密切观察血压情况下,5～15mg/h静脉滴注,根据血压变化调整滴速。不良反应有面色潮红、头痛等。

(5)拉贝洛尔:本药起效快,但持续时间长,主要用于妊娠或肾衰竭时高血压急症。开始缓慢静脉注射50mg,每隔15分钟重复注射1次,使用总量不超过300mg。不良反应有头晕、直立性低血压、房室传导阻滞等。

五、护理

(一)护理评估

1.身体评估

评估患者意识状态,有无注意力不集中、倦怠等表现;评估心率、双侧肢体血压变化;评估体重、腹围、腰围、BMI、膳食结构、有无水肿;评估有无留置针及留置针是否通畅、有无静脉炎、药物渗出等;评估患者排泄形态、睡眠形态是否改变。

2.病史评估

测量基础血压值及血压波动范围,评估患者高血压分级;评估患者此次发病的经过,有无头晕、搏动性头痛、耳鸣等症状,有无靶器官损害的表现;了解目前服药种类及剂量;评估患者有无心血管危险因素、既往高血压病史、家族史、过敏史;采用高血压患者生活方式调查表评估患者生活方式;了解患者有无烟酒嗜好、性格特征、自我保健知识掌握程度;了解家属对高血压病的认识及对患者给予的理解和支持情况。

3.相关辅助检查评估

评估患者在测量血压前是否做到静息30分钟,询问患者是否规律测量血压,采用何种血压计,测量血压时是否做到四定,方法是否正确。

(二)护理措施

1.一般护理

(1)患者出现症状时应立即卧床休息,监测血压变化;遵医嘱给氧,开通静脉通路,及时准确给药。

(2)皮肤护理:出现水肿的患者,密切观察其水肿出现的部位、严重程度及消退情况。双下肢水肿患者可抬高双下肢以促进静脉回流。保持皮肤清洁、床单位平整,避免皮肤破溃引发感染。

(3)合理膳食:优化膳食结构,控制能量摄入,遵医嘱给予低盐(<3g/d)、低脂等治疗饮食。

(4)生活护理:如患者头晕严重,协助患者床上大小便。呼叫器置于患者床边可触及处,实施预防跌倒护理措施。如患者呕吐后应协助漱口,保持口腔清洁,及时清理呕吐物,更换清洁病号服及床单位。对于卧床的患者,嘱其头偏向一侧,以免误吸。若恶心、呕吐症状严重,遵医嘱应用药物治疗。告知患者待血压稳定后恶心、呕吐症状会好转。

2.病情观察

密切监测血压变化;严密观察患者神志及意识状态,有无头痛、头晕、恶心、呕吐等症状。

3.用药护理

高血压需要长期、终身服药治疗,向患者讲解服用药物的种类、方法、剂量、服药时间、药物的不良反应等。告知患者在服用降压药物期间,定时测量血压、脉搏,做好自我监测,当血压有变化时应及时就医,降压药物不可擅自增减或停药。

(1)利尿剂:通过利钠排水、降低细胞外高血容量、减轻外周血管阻力,从而达到降低血压的目的。常用药物有呋塞米、螺内酯、托拉塞米、双氢克尿噻。①适应证:主要用于轻中度高血压,尤其是老年人高血压或并发心力衰竭时、肥胖者、有肾衰竭或心力衰竭的高血压患者。②不良反应:低钾血症、胰岛素免疫和脂代谢异常等。

(2)β受体拮抗剂:通过抑制过度激活的交感神经活性、抑制心肌收缩力、减慢心率发挥降压作用。常用药物有美托洛尔、比索洛尔等。①适应证:主要用于轻中度高血压,尤其是静息心率较快的中青年患者或合并心绞痛者。②不良反应:心动过缓、心肌收缩抑制、糖脂代谢异常等。

(3)CCB:通过血管扩张以达到降压目的。在具有良好降压效果的同时,能明显降低心脑血管并发症的发生率和病死率,延缓动脉硬化进程。常用药物有氨氯地平、硝苯地平控释片、硝苯地平缓释片、地尔硫草等。①适应证:老年高血压、单纯收缩期高血压、稳定型心绞痛、脑卒中患者。②不良反应:血管扩张性头痛、颜面潮红、踝部水肿等。

(4)ACEI:通过抑制血管紧张素转换酶阻断肾素血管紧张素系统发挥降低血压的作用。可有效降低高血压患者心力衰竭发生率及病死率。常用药物有贝那普利、福辛普利钠等。①适应证:适用于伴有糖尿病、慢性肾衰竭、心力衰竭、心肌梗死后伴心功能不全、心房颤动的预防、肥胖以及脑卒中的患者。②不良反应:干咳、高钾血症、血管神经性水肿等。

(5)ARB:通过阻断血管紧张素Ⅱ受体发挥降压作用。常用药物有氯沙坦、缬沙坦、厄贝沙坦、替米沙坦。作用机制与ACEI相似,但更加直接。患者很少有干咳、血管神经性水肿。

4.并发症护理

(1)高血压危象护理:患者应绝对卧床休息,根据病情选择合适卧位,遵医嘱立即给予吸氧、开通静脉通路、使用降压药物。在使用药物降压过程中密切观察患者神志、心率、呼吸、血压及尿量的变化,发现异常时立即通知医生调整用药。硝普钠是治疗高血压危象的首选药物。静脉滴注硝普钠过程中注意药物配伍禁忌,注意避光,现用现配,配制后24小时内使用;滴注时使用微量泵控制滴注速度,硝普钠对血管作用较强烈,可引起血压下降过快,要密切监测患者的血压变化。

(2)高血压脑病护理:严密观察患者脉搏、心率、呼吸、血压、瞳孔、神志、尿量变化,观察患者是否出现头晕、头痛、恶心、呕吐等症状。在用药过程中血压不宜降得过低、过快,对神志不清、烦躁的患者应加床档,防止发生坠床。抽搐的患者应于上下齿之间垫牙垫,以防咬伤舌头,并注意保持患者呼吸道通畅。

(3)主动脉夹层动脉瘤护理:密切观察患者血压、心率、呼吸、血氧饱和度变化,对疑似病例的患者应密切观察患者有无疼痛发作及部位,注意双侧肢体血压有无差异,发现异常及时协助患者卧床休息、给氧并遵医嘱给予处理。

5.心理护理

高血压患者常表现为紧张、易怒、情绪不稳,这些又都是使血压升高的诱因。嘱咐患者改变自己的行为方式,培养对自然环境和社会的良好适应能力,避免情绪激动及过度紧张、焦虑,遇事要冷静、沉着,当有较大的精神压力时设法释放,向朋友、亲人倾诉,或参加轻松愉快的业余活动,从而达到维持、稳定血压的目的。

6.健康宣教

(1)分层目标教育:健康教育计划的总目标可分为不同层次的小目标,每个层次目标设定为患者可以接受,并通过努力能达到,前一层次目标达到后再设定下一层次目标。对不同人群、不同阶段进行健康教育也应分层、分内容进行。

(2)健康教育方法:①门诊教育:门诊可采取口头讲解,发放宣传手册、宣传单,设立宣传栏等形式开展健康教育。②开展社区调查:利用各种渠道宣传、普及高血压病相关健康知识,提高社区人群对高血压及其危险因素的认识,提高健康意识。③社会性宣传教育:利用节假日或专题宣传日(全国高血压日等),积极参加或组织社会性宣传教育、咨询活动,免费发放防治高血压的自我检测工具(盐勺、油壶、计步器等)。

(3)活动指导:嘱咐患者要劳逸结合,保证充足的睡眠。为了防止直立性低血压的发生,指导患者做到"下床3步曲":第一步将病床摇起,在床上坐半分钟;第二步将下肢垂在床旁,坐于床缘休息半分钟;第三步站立于床旁,扶稳,活动下肢半分钟,再缓慢移步。告知患者运动可降低安静时的血压,一次10分钟以上、中低强度运动的降压效果可以维持10~22小时,长期坚持规律运动,可以增强运动带来的降压效果。患者应根据血压情况合理安排休息和活动,每天应进行适当的、30分钟以上中等强度的有氧活动,每周至少进行3~5次。应避免短跑、举重等短时间内剧烈使用肌肉和需要屏气的无氧运动,以免血压瞬间剧烈上升引发危险。安静时血压未能很好控制或超过180/110mmHg的患者暂时禁止中度及以上的运动。

（4）饮食指导：饮食以低盐（＜3g/d）、低脂、低糖、清淡食物为原则。减少动物油和胆固醇的摄入,减少反式脂肪酸摄入,适量选用橄榄油,每日烹调油用量＜25g（相当于 2.5 汤匙）。适量补充蛋白质,高血压患者每日蛋白质的量为每千克体重 1g 为宜,如高血压合并肾功能不全时,应限制蛋白质的摄入。主张每日食用 400～500g（8 两～1 斤）新鲜蔬菜,1～2 个水果,对伴有糖尿病的高血压患者,在血糖控制平稳的前提下,可选择低糖或中等含糖的水果,包括苹果、猕猴桃等。增加膳食钙摄入,补钙最有效及安全的方法是选择适宜的高钙食物,保证奶类及其制品的摄入,即 250～500mL/d 脱脂或低脂牛奶。多吃含钾、钙丰富,含钠低的食品。

（5）用药指导：高血压患者需长期坚持服药,不能自己随意加减药物种类及剂量,避免血压出现较大幅度的波动。

（6）戒烟限酒：告诫患者应做到绝对戒烟;每日酒精摄入量男性不应超过 25g,女性减半。

（7）控制体重：成年人正常体重指数为 18.5～23.9kg/m²,患者应适当降低体重,减少体内脂肪含量,最有效的减重措施是控制能量摄入和增加体力活动。减肥有益于高血压的治疗,可明显降低患者的心血管危险,每减少 1kg 体重,收缩压可降低 2mmHg。

（8）血压监测：告知患者及家属做好血压自我监测,让患者出院后定期测量血压,1～2 周应至少测量 1 次。条件允许,可自备血压计,做到定时间、定部位、定体位、定血压计进行测量,并做好记录。

（9）延续护理：告知患者定期门诊复查。血压升高或过低、血压波动大时,或出现眼花、头晕、头痛、恶心呕吐、视物模糊、偏瘫、失语、意识障碍、呼吸困难、肢体乏力等异常情况随时就医。

（薛　丽）

第六节　心肌疾病的护理

一、心肌病的护理

2006 年美国心脏病协会将心肌病定义为：由各种原因（通常是遗传因素）所致的临床表现多样的心肌结构和（或）电活动异常的心肌疾病。2008 年欧洲心脏病学学会（ESC）定义心肌病为由非冠状动脉疾病、高血压、瓣膜病和先天性心脏缺陷导致的心肌结构和功能异常的心肌疾病。按形态功能将心肌病分为扩张型、肥厚型、限制型、致心律失常型和未定型五种类型,各型再分为家族性/遗传性和非家族性/非遗传性。

（一）扩张型心肌病

扩张型心肌病（DCM）是一类既有遗传又有非遗传原因造成的复合型心肌病,以左心室、右心室或双侧心室腔扩大和心脏收缩功能障碍为特征,常伴心力衰竭和心律失常,病死率较高。DCM 是心肌疾病的常见类型,是心力衰竭的第三位原因。我国扩张型心肌病发病率为 19/10 万,见于各年龄段,20～50 岁高发,男性多于女性（2.5：1）,近年发病率呈上升趋势。

1.病因

（1）遗传因素：30％～50％扩张型心肌病患者有基因突变和家族遗传背景,以常染色体显性、常染色体隐性和 X 连锁等方式遗传。

（2）病毒感染：多项研究显示,扩张型心肌病的心肌中病毒持续存在,其中以肠道病毒最常见。

2.临床表现

起病缓慢,可在任何年龄发病,以 20～50 岁多见。家族性扩张型心肌病发病年龄更早。可分为 3 个阶段：

（1）早期：为无症状期,仅有心脏结构改变,心电图可见非特异性变化,超声心动图示心脏扩大、收缩功能损害。

（2）中期：为有症状期，出现疲劳、乏力、气促和心悸等症状，有肝大、腹腔积液及周围水肿等心衰表现，可闻及奔马律。超声心动图示心脏进一步扩大和 LVEF 明显降低。

（3）晚期：出现顽固性心衰，常合并各种心律失常，体格检查示心脏明显增大、奔马律、肺循环和体循环淤血表现，部分患者发生栓塞或猝死。超声心动图示心脏显著扩大、LVEF 严重减低。

3.辅助检查

（1）心电图：可见 P 波增高或双峰，QRS 低电压，多数导联 ST 段压低，T 波低平或倒置。常见室性心律失常、房颤、房室传导阻滞、束支传导阻滞等。

（2）X 线检查：心影明显增大，心胸比＞0.5，可见肺淤血及胸腔积液。

（3）超声心动图：各心腔明显扩大，以左心室为著。弥漫性室壁运动减弱，收缩功能降低。彩色血流多普勒显示二尖瓣、三尖瓣反流，心腔内尤其是左室腔内可见附壁血栓。

（4）其他：心导管检查、心内膜心肌活检、放射性核素检查、基因诊断、免疫学检查等均有助于诊断。

4.诊断

本病缺乏特异性诊断标准。以左心室、右心室或双侧心室扩大和心室收缩功能受损为特征的患者可诊断为扩张性心肌病。

5.治疗

治疗目标是控制心力衰竭和心律失常，缓解心肌免疫损伤，预防猝死和栓塞，提高患者生存率和生存质量。

（1）病因治疗：针对病因给予积极治疗，如控制感染、严格限酒或戒酒、改变不良的生活方式等。

（2）药物治疗：早期阶段可采用 β 受体拮抗剂和 ACEI，减少心肌损害并延缓病情发展；中期有液体潴留者应限制钠盐摄入，并合理应用利尿剂，无禁忌证者应积极使用 ACEI，不能耐受者使用 ARB；晚期阶段在应用利尿剂、ACEI、ARB 和地高辛等药物基础上，可短期应用非洋地黄类正性肌力药物，以改善症状。重症晚期、药物不能改善症状者建议考虑心脏移植等非药物治疗方案。有心房颤动或深静脉血栓形成等发生栓塞性疾病风险且没有禁忌证的患者可口服阿司匹林，以预防附壁血栓形成。已有附壁血栓形成和发生血栓栓塞的患者必须长期抗凝治疗。

（3）非药物治疗：少数 DCM 患者心率过缓，有必要置入永久性起搏器。有严重心律失常，药物治疗不能控制，LVEF＜30％，伴轻、中度心力衰竭症状者可置入心脏电复律除颤器（ICD）。LVEF＜35％、NYHA 心功能Ⅲ～Ⅳ级、QRS 间期＞120ms 伴有室内传导阻滞的严重心力衰竭患者是 CRT（心脏再同步治疗）的适应证。

（4）外科治疗：包括左室辅助装置、心脏移植。

6.护理

（1）护理评估

①身体评估：评估患者神志、面色、心率、血压、呼吸节律状况；评估患者的营养状况，询问患者的饮食习惯与嗜好、饮食量和种类；评估患者液体摄入量、尿量、测量体重、BMI；评估患者有无水肿及皮肤完整性；评估睡眠情况（睡眠时是否有呼吸困难发作）。

②病史评估：评估患者有无心力衰竭表现，如咳嗽、咳白色或粉红色泡沫痰、鼻翼扇动、双下肢水肿等。评估患者有无心律失常、血流动力学紊乱、血栓栓塞症状。询问患者此次发病时间、病因、症状特点；评估患者发病前的诱因，有无感染、心律失常、过度劳累或情绪激动等。评估患者心功能的分级，心肌受累情况；了解既往有无高血压、冠心病、糖尿病及慢性支气管炎等，有无家族史及相关疾病病史。了解患者目前用药种类、剂量及用法，有无明确药物过敏史；评估当前的实验室检查结果、心电图和超声心动图结果；评估患者对疾病知识的了解程度（治疗、护理、预防与预后等）、合作程度、经济状况等。应用综合医院焦虑抑郁评估量表评估患者心理状态。

（2）护理措施

①一般护理

a.休息与活动：根据患者心功能状况，限制或避免体力活动，但并不主张完全休息。有心力衰竭及心脏明显扩大者,需卧床休息,避免激烈运动、突然屏气或站立、持重、情绪激动等。以左心衰呼吸困难为主的患者,协助其取半坐卧位,以减轻肺淤血、缓解呼吸困难;以右心衰、组织水肿为主的患者,应避免下肢长期下垂和某种固定姿势的卧位,以免加重下肢和局部组织的水肿,协助患者间歇性抬高下肢,侧卧位、平卧位、半坐卧位交替进行。待患者病情稳定,鼓励患者做轻、中度的活动,以等长运动为佳。

b.吸氧:患者有呼吸困难、发绀、严重心律失常时,遵医嘱给予低流量吸氧,并根据患者缺氧程度选择适宜的给氧方式。

c.皮肤护理:长期卧床患者应每 1～2 小时翻身 1 次,保持床单位干燥、平整,必要时应用防压疮气垫床及透明敷料,预防压疮的发生。

d.饮食:给予高蛋白、高维生素、富含纤维素的清淡饮食。心力衰竭时应给予低盐饮食,限制含钠高的食物。

e.开通静脉通道,遵医嘱给药,注意药物的疗效和不良反应。观察穿刺部位皮肤情况,避免发生静脉炎和药物渗出。

f.注意保持环境安静、整洁和舒适,避免不良刺激。

g.养成定时排便的习惯,病情许可时可协助患者使用便器,同时注意观察患者的心率、血压,以免发生意外。嘱患者大便时不可用力,必要时遵医嘱应用开塞露或甘油灌肠剂通便。若患者排尿困难,遵医嘱留置尿管,并保持尿管通畅,定时更换引流袋。

②病情观察

a.观察生命体征:观察体温、脉搏、呼吸、血压的变化,对危重患者给予心电监护。

b.观察心力衰竭的表现:有无咳嗽、咯痰,有无咯粉红色泡沫痰;有无呼吸困难、食欲缺乏、进食减少、腹胀、恶心,呕吐等;有无发绀、脉搏和心率增快、心律不齐、呼吸增快、颈静脉怒张、双下肢水肿等。

c.监测体重和 24 小时出入量:准确记录出入量,每日晨监测体重,并向患者说明监测的意义和重要性。

③用药护理:在静脉用药的时候需注意控制滴速,避免损伤血管或加重心脏负担。洋地黄类药物可能诱发中毒,应做好用药反应观察,发现异常及时报告医生并协助处理。应用血管扩张类药物的同时要做好血压监测,避免血压过低引发虚脱、头晕等症状。应用抗心律失常类药物时要注意生命体征监护,避免负性肌力作用加重心衰。应用利尿剂的患者注意监测电解质,尤其是血钾,必要时遵医嘱给予口服或者静脉补钾治疗,或与保钾利尿剂合用。对失眠者酌情给予镇静药物。

④并发症的预防及护理

a.心力衰竭:密切观察患者的表现,有无呼吸困难、食欲缺乏、呕吐、水肿等,准确记录患者的出入量和体重,如有异常及时通知医生。应用洋地黄制剂的患者注意有无中毒表现。

b.心律失常:扩张型心肌病患者易出现各种类型心律失常,以室性心律失常的发生率最高,其次是室内传导阻滞、左束支传导阻滞、双支阻滞,且电轴左偏、QRS 增宽。对 DCM 患者进行持续心电监护,做到随时观察心律、心率、血压变化,遵医嘱定期监测电解质的变化,避免药物毒副作用。当发现异常时及时通知医生,根据医嘱给予相应处理,同时准备好除颤器、临时心脏起搏器等,一旦出现室速、室颤、心脏骤停,及时协助抢救。

c.血栓栓塞:DCM 患者晚期因心肌明显扩张、心肌收缩力下降、心室内残存的血液增多,易出现心室的附壁血栓。血栓如果脱落,可致心、脑、肾、肺等器官的栓塞。遵医嘱给予阿司匹林、华法林等抗凝、抗血小板药物治疗。应仔细观察患者有无栓塞症状,如偏瘫、失语;腰痛、肉眼血尿;突然胸痛、气促、发绀或咯暗红色黏稠血痰;肢端苍白、皮肤温度降低、脉搏消失等。若发现有栓塞现象,应及时报告医生,给予相应处理。

⑤心理护理:心肌病患者多较年轻,病程长、病情复杂,预后差,故常产生紧张、焦虑和恐惧心理,甚至对治疗悲观失望,导致心肌氧耗量增加,加重病情。所以,在护理过程中对患者应多关心体贴,帮助其消除悲观情绪,增强治疗信心;详细讲解药物的作用及在治疗过程中的注意事项,使患者能够正确认知自己的病情,更好地配合治疗护理。

⑥健康宣教

a.合理饮食,宜低盐、高维生素、富营养饮食,少食多餐,增加粗纤维食物,避免高热量和刺激性食物。

b.避免劳累、病毒感染、酒精中毒及其他毒素对心肌的损害。避免剧烈活动、情绪激动、突然用力或提取重物,以免增加心肌收缩力突发猝死。

c.注意保暖,预防呼吸道感染。

d.嘱患者坚持服用抗心力衰竭、纠正心律失常的药物,定期复查,以便调整药物剂量。教会患者及家属观察药物疗效及不良反应。

e.保持二便通畅,避免用力排便加重心脏负荷。

⑦运动指导:

a.不同年龄、性别的患者需根据个人情况制订不同的运动计划。

b.运动要循序渐进,首先从提高生活自理能力开始,在此基础上逐渐恢复运动及工作,切忌盲目求快,以免发生意外。

c.告知患者训练要持之以恒,不可半途中断。

d.要注意康复训练的全面性,不能只注重某一肢体的活动,那样易产生单个肢体的疲劳,多样化的运动还可促进肢体协调。训练种类:步行、慢跑、踏固定自行车,有氧健身操。训练前进行 5～10 分钟的热身运动,运动持续 20～60 分钟,每星期 3～5 次。

(二)肥厚型心肌病

肥厚型心肌病(HCM)是以左心室和(或)右心室肥厚(常为非对称性)并累及室间隔、心室腔变小、左心室充盈受阻和舒张期顺应性下降为特征的心肌病。根据左心室流出道有无梗阻可分为梗阻性肥厚型心肌病及非梗阻性肥厚型心肌病。我国患病率为 180/10 万,30～50 岁多见,是青年猝死的常见原因之一。

1.病因

属遗传性疾病,50%患者有家族史,为常染色体显性遗传。部分患者由代谢性或浸润性疾病引起。内分泌紊乱尤其是儿茶酚胺分泌增多、原癌基因表达异常和钙调节异常,是该病的促进因子。

2.临床表现

(1)症状:个体不同临床表现差异较大,半数患者无症状。

①呼吸困难:90%以上有症状的患者出现劳力性呼吸困难,活动后加重,夜间阵发性呼吸困难较少见。

②胸痛:1/3 的 HCM 患者劳力性胸痛,但冠状动脉造影正常。

③心律失常:易发生多种形态室上性心律失常。

④晕厥:15%～25%的 HCM 至少发生过一次晕厥。

⑤猝死:HCM 是青少年和运动员猝死的主要原因,占 50%。

(2)体征:主要有心脏轻度增大,梗阻性患者在胸骨左缘第 3、4 肋间可听到喷射性收缩期杂音,非梗阻性患者则无此杂音。

3.辅助检查

(1)心电图:最常见左心室肥厚和 ST-T 改变,部分患者在 Ⅱ、Ⅲ、avF、V_4～V_6 导联可见深而不宽的异常 Q 波(<0.04 秒),相应导联 T 波直立,有助于与心肌梗死相鉴别。

(2)X 线检查:心影增大多不明显,如有心力衰竭则心影明显增大,可见肺淤血。

(3)超声心动图:是诊断肥厚型心肌病的主要方法,典型改变有:①室间隔显著肥厚≥1.5cm,室间隔厚度或左心室游离壁厚度>1.3～1.5cm。②二尖瓣前叶收缩期前移贴近室间隔。③左心室流出道狭窄。④主动脉瓣收缩中期部分性关闭。

(4)磁共振成像:能够直观显示心脏结构,测量室间隔厚度、心腔大小和心肌活动度,对特殊部位心肌肥厚具有诊断价值。

(5)心导管检查:心室造影示左心室腔变形,心尖肥厚型可呈香蕉状犬舌样和彷锤状。

4.诊断

根据劳力性胸痛、呼吸困难和晕厥等症状,心脏杂音特点结合心电图、超声心动图及心导管检查可明确诊断。如有阳性家族史(猝死、心脏增大等)更有助于诊断。

5.治疗要点

治疗目标是改善左心室舒张功能,减轻左心室流出道梗阻,缓解症状,预防猝死,提高长期生存率。常用药物有 β 受体拮抗剂和非二氢吡啶类钙离子拮抗药(如美托洛尔、维拉帕米及地尔硫草)。流出道梗阻者避免使用增强心肌收缩力和减少心脏容量负荷的药物(如洋地黄、硝酸类制剂和利尿剂等)。对重症梗阻性肥厚型心肌病者可行无水乙醇化学消融术或植入 ICD 型起搏器,也可选择外科手术切除肥厚的室间隔心肌或心脏移植。

6.护理

(1)护理评估

①身体评估:评估患者神志、面色、生命体征的变化;询问患者饮食习惯与嗜好;观察有无水肿发生及皮肤状况;测量体重、BMI;评估排泄情况及睡眠情况。

②病史评估:询问患者此次发病病因、诱因,突出的临床症状及其特点;呼吸困难表现及程度;胸痛的患者注意评估胸痛的部位、性质、程度、持续时间及伴随症状;有无晕厥发作。评估患者是否伴随心律失常以及心律失常的形态,有无家族史及相关疾病病史;当前的辅助检查结果;目前用药种类、剂量、用法及不良反应;有无明确药物过敏史;心功能分级及心肌受累情况;患者对疾病的了解程度(治疗、护理、预防与预后等)、合作程度、经济状况、心理状态等。

③HCM 猝死高危因素评估

a.主要危险因素:心脏骤停存活者,自发性持续性室速,未成年猝死家族史,晕厥史。运动后血压反应异常,收缩压不升高反而下降,运动前至运动最大负荷点血压峰值差<20mmHg。左心室壁或室间隔厚度≥30mm,流出道压力阶差>50mmHg。

b.次要危险因素:非持续性室速、心房颤动。家族性肥厚型心肌病恶性基因型。

(2)护理措施

①一般护理

a.休息与活动:对于心衰症状明显、伴有严重心律失常、反复发作头晕甚至晕厥的患者,应绝对卧床休息,避免一切加重心脏负荷的因素,如用力排便、情绪激动、饱餐等。限制探视时间和人数,预防感染。指导患者正确的活动方法及方式,防止肌肉萎缩。

b.生活护理:协助患者床上进食和床上排便,保持大便通畅,必要时遵医嘱给予缓泻剂。

c.皮肤护理:注意预防卧床期间的并发症,做好皮肤护理。明显水肿时,组织缺氧,皮肤免疫力差,容易破损而继发感染,应嘱咐患者穿棉质柔软的衣服,保持床单干燥、平整。,给予便器时应注意防止划破皮肤,每1~2 小时指导并协助患者翻身,避免长时间局部受压。

d.饮食护理:给予高蛋白、高维生素、富含纤维素的清淡、易消化食物,少食多餐,避免生硬、辛辣、油炸等刺激性食物,避免进食引起患者肠胀气的产气食物(如红薯、牛奶),心力衰竭时给予低盐饮食,限制含钠量高的食物。

②病情观察

a.观察生命体征:观察患者心率、血压、呼吸变化,必要时持续心电监护,及时发现心律失常。

b.观察临床表现:有无胸痛、心绞痛的发作;有无头晕、黑矇、晕厥等表现。尤其在患者突然站立、运动或应用硝酸酯类药物时,因外周阻力降低,加重左心室流出道梗阻,可导致上述症状加重。

c.每日准确记录 24 小时出入量和体重。

③用药护理:遵医嘱用药,肥厚型心肌病患者应用钙通道阻滞剂时,注意观察血压,防止血压降得过低。应用 β 受体拮抗剂时注意有无头晕、嗜睡等不良反应,并监测心率,观察有无心动过缓、房室传导阻滞等不良反应。当患者出现心绞痛时不宜用硝酸酯类药物,以免加重左心室流出道梗阻。

④并发症的预防及护理:

a.猝死:注意评估患者有无猝死的危险因素,对有危险因素的患者,嘱患者限制做对抗性强的运动,慎用或禁用正性肌力药物、血管扩张药等。给予持续心电监护,密切观察患者的心电波形。如有异常及时通知医生,并备好抢救仪器和药物。

b.心源性晕厥:有头晕、晕厥发作或曾有跌倒病史者应卧床休息,加强生活护理,嘱患者避免单独外出,注意安全。嘱患者避免剧烈活动,保持情绪稳定。如改变体位时,一旦有头晕、黑矇等先兆应立即平卧,避免发生受伤的危险。

c.心律失常:部分患者可伴有心房颤动,注意观察患者的心率、心律变化,必要时及时通知医生并遵医嘱用药。

⑤心理护理:心肌病尚无特殊治疗方法,只能对症治疗,且患者多正值青壮年,担心疾病影响将来的学习、工作和家庭生活,思想负担大,可产生明显的焦虑或恐惧心理,家属也有较大的心理压力和经济负担。护理人员应经常与患者及其家属沟通、交流,做好解释、安慰工作,解除其思想顾虑,使其树立战胜疾病的信心。

⑥健康教育

a.合理饮食,宜低盐、高维生素、富营养饮食,宜少食多餐,增加粗纤维食物,避免高热量和刺激性食物。

b.避免病毒感染、酒精中毒及其他毒素对心肌的损害,预防呼吸道感染。

c.坚持药物治疗,定期复查,以便随时调整药物剂量。

d.保持二便通畅,避免用力排便,必要时遵医嘱使用缓泻剂。

e.劳逸结合,适当活动。症状轻者可参加轻体力工作,避免劳累、剧烈活动如球类比赛等。避免突然持重或屏气用力,保持情绪稳定。

f.有晕厥病史或猝死家族史者应避免独自外出活动,以免发生意外。

(三)应激性心肌病

应激性心肌病指严重精神或躯体应激下出现一过性左室功能障碍的疾病。其主要特征为一过性心尖部室壁运动异常,呈气球样变,故也称心尖气球样变综合征,由于大部分患者发病前均经受严重的精神或躯体应激,且发病时患者血浆儿茶酚胺等应激性物质水平明显增高,故又称该病为应激性心肌病。应激性心肌病在急性冠状动脉综合征(ACS)患者中所占比率介于 $0.7\%\sim2.0\%$,但在拟诊 ACS 的女性,发生率可高达 $7.5\%\sim12.0\%$,绝经后的中老年女性多见,发病率约为男性的 $6\sim9$ 倍。很多患者可找到明显的诱发因素,发病季节似乎以夏季为多,且常在白天发病。尽管患者存在严重左室功能障碍但无严重冠状动脉病变,左心室功能障碍可逆,在几天或几周内恢复,预后好。少部分患者可以复发,且大多有诱发因素,室壁运动异常的部位不一定与首次发病时一致。

1.病因及发病机制

(1)病因

①精神应激因素:指某种突然的严重情绪激动,如遭受亲属死亡、亲人虐待、巨大经济损失、被公司解雇及获悉灾难性医学诊断、承受有创医疗诊疗、驾车迷路、赌场失意、遇到抢劫、与人激烈争吵等情况。

②躯体应激因素:指各种严重内、外科疾病,如脑血管意外、支气管哮喘严重发作、胃肠道出血后急性血容量减少致血流动力学紊乱,以及严重外伤等。

(2)发病机制

①冠状动脉结构异常:前降支从心尖至其终末点的一段被称为前降支"旋段",旋段占整个前降支长度的比例称为旋段指数。应激性心肌病患者的前降支往往绕过心尖,在心脏的膈面走行一段较长的距离,当旋段指数>0.16时,应激性心肌病的发生概率大为增加。

②心脏肾上腺素受体的激活:精神刺激作为应激性心肌病的一个重要诱发因素已获公认。应激状态下交感神经过度兴奋,肾上腺素受体的激活容易引起心尖部心肌的暂时性缺血,而心底部由于有多支冠脉共血表现为心肌收缩力增强。缺血引起心脏交感神经进一步兴奋,释放大量去甲肾上腺素,当超过机体的

降解能力时,便产生肾上腺素红,后者消耗线粒体内高能磷酸键的储备,同时减弱肌球蛋白三磷腺苷酶的活性,从而影响心肌的收缩力。

③交感神经功能紊乱:观察放射性碘标记的间碘苄胍(MBG)心肌成像发现在应激性心肌病的急性期,左室心尖部 MBG 摄取明显减少,并可持续数月,而在后期又出现洗脱率增加。心肌对 MBG 摄取减少提示节后交感神经元受损及功能障碍;MBG 洗脱加快提示交感神经活性增强。这说明应激性心肌病患者的心脏交感神经经历了一个持续性功能紊乱到逐渐恢复正常的过程。

④冠状动脉多血管痉挛:儿茶酚胺可以引起冠状动脉多支血管的痉挛,而与去甲肾上腺素共存于交感神经末梢的神经肽 Y,因交感神经受刺激释放增多,亦可引起冠状动脉痉挛。

⑤脂肪酸代谢障碍:心肌缺血、缺氧时,脂肪酸的 p 氧化受到抑制,心肌的能量代谢转向糖利用。脂肪酸的 β 氧化被抑制必然造成对心肌供能的不足,直接影响心肌的收缩功能。

⑥雌激素水平:雌激素水平的降低可能导致应激性心肌病发生概率增加。

⑦区域性病毒性心肌炎:近年研究表明,炎症尤其是病毒感染可能是应激性心肌病的发病机制之一,但仍需更进一步的研究。

2.临床表现

(1)临床表现:发病较急,所有患者在症状发作前的数分钟或数小时,均经历过心理上或是躯体上强烈的应激事件,或由于原有的疾病加重,多在应激后 2~4 小时发病。

①心绞痛样的胸痛和呼吸困难:突然出现的胸骨后疼痛、胸闷、喘憋、气短甚至端坐呼吸,疼痛持续数分钟至数小时不等,可伴有面色苍白、大汗、心悸等交感神经过度兴奋的表现,也可表现为背部疼痛、心悸、恶心、呕吐等。

②晕厥或心脏骤停:常并存轻、中度充血性心力衰竭的表现,部分患者可发生血压下降,偶可发生晕厥或心脏骤停,严重者可发生心源性休克和室颤,发生率分别为 4.2% 和 1.5%。

(2)体征:患者常表现为精神紧张、表情痛苦、面色苍白,严重时呼吸困难、端坐呼吸、口唇发绀、四肢湿冷、心率加快、心音低钝乃至奔马律,严重时可有急性肺水肿、心源性休克、呼吸衰竭、心律失常等体征。

3.辅助检查

(1)心电图:主要表现有 ST 段抬高、ST 段压低、T 波倒置、异常 Q 波和左束支阻滞等。在急性期多数患者出现 ST 段抬高、Q-T 间期延长,部分可出现病理性 Q 波,恢复期常有 T 波倒置。心电图的 ST 段抬高可维持数小时,病理性 Q 波可完全恢复,T 波倒置常持续数月之久,数月后心电图可以完全恢复正常。

(2)心肌酶:血浆肌酸激酶(CK)、CK-MB 和肌钙蛋白可以是正常或轻度升高。以肌钙蛋白升高最为多见,其次为 CK-MB,酶学水平仅轻、中度升高,明显低于心肌梗死患者的水平。且升高的峰值水平多在入院时,不随病情的好转或恶化而改变。少数患者心肌损伤标志物可以不高。

(3)超声心动图:发病早期,左室平均射血分数为 15%~30%,突出特征是左心室中部及心尖部节段运动减弱或消失,基底段收缩功能保存良好。发病的 3~7 天,左室射血分数逐渐恢复,平均恢复至 45%,心尖部运动明显恢复但仍然较弱。发病 21 天后,左室射血分数恢复至 60%,室壁运动恢复至正常。

(4)冠脉造影:冠脉造影正常或管壁轻度不规整,或者管腔阻塞<50%。

(5)左心室造影:左室造影显示心尖部不运动并呈球样扩张,心底部代偿性收缩增强,这是最特征性的表现。

(6)神经体液因素测定:主要针对血浆中儿茶酚胺和神经肽的测定。

4.诊断要点

(1)发病前常经历精神或躯体应激事件,特别是绝经后女性。

(2)临床表现类似 AMI,伴有心电图 ST-T 改变及心肌生化标记物阳性。

(3)心电图上往往无对应性 ST 改变、无异常 Q 波及 V_4~V_6/V_1~V_3 导联 ST 段抬高比率>1。

(4)心肌标记物仅轻度升高,且没有表现为 AMI 时典型的上升,下降模式。

(5)超声心动检查可见左心室收缩功能受损,伴节段性室壁运动异常,典型患者呈特征心尖球形样变。

（6）冠脉造影未提示阻塞性病变或急性斑块破裂。

（7）心室造影见心尖部收缩期收缩活动明显减弱，呈球形。

（8）近期没有严重头部外伤、脑出血、嗜铬细胞瘤、心肌炎、肥厚型心肌病病史。

5.治疗要点

治疗通常参考专家经验性意见。因多数患者首先表现为心电图 ST 段抬高和急性心源性胸痛，因此在未明确诊断前按经典的急性前壁 ST 段抬高型心肌梗死处理，避免使用儿茶酚胺类药物和 β 受体激动剂，此外硝酸酯类药物亦应避免使用。严重血流动力学障碍者可使用机械循环辅助装置。

6.护理

（1）护理评估

①身体评估：评估患者的一般状况，有无面色苍白、大汗、端坐呼吸等；评估患者的生命体征，心率、心律的变化；评估患者有无水肿，有无静脉留置针，管路是否畅通；评估患者的睡眠及排泄形态。

②病史评估

a.评估此次发病过程及病情：评估发病的诱因，特别注意有无精神或躯体应激因素；评估胸痛的部位、性质、持续时间及伴随症状，有无呼吸困难、恶心、呕吐，有无心力衰竭、晕厥等表现；评估患者心电图改变、心肌酶变化及冠脉造影和左心室造影情况。

b.评估有无冠心病的危险因素：研究显示应激性心肌病患者中常见的冠心病危险因素的发生率较高。

c.心理-社会评估：评估患者的心理状况，有无焦虑、抑郁等。

③评估患者自理能力及日常生活能力、跌倒/坠床的风险。评估时参考日常生活能力评定 Barthel 指数量表、北京大学第一医院患者跌倒危险因素评估表、北京大学第一医院患者压疮 Braden 评分表。

（2）护理措施

①一般护理

a.休息：发病急性期绝对卧床休息，避免强光、噪声。尽量避免搬动患者，减少患者的移动。

b.给氧：应激性心肌病患者急性期心肌受损，心肌收缩力减弱，心脏搏出量降低，心肌缺氧加重，应给予高流量持续吸氧，改善心肌供氧，减轻心肌缺血损伤。如果患者经鼻导管给氧仍无法明显改善缺氧情况，可改用面罩给氧，严重者亦可采用 Bipap 无创呼吸机辅助通气。

c.开放静脉通道：保证静脉通道通畅，避免药物渗出。

②病情观察

a.立即给予持续心电监护，密切观察心电图，注意有无室性期前收缩、室性心动过速、心室颤动及房室传导阻滞的发生。保证相关急救药品、物品以及仪器设备时刻处于备用状态。

b.密切观察心率、血压、意识、面色、出汗、尿量、末梢循环等情况。警惕有无休克的发生，如有休克，应及时配合医生抢救。协助患者保持平卧位，注意保暖。观察心率、呼吸及肺部呼吸音的变化，如有心力衰竭应协助患者取坐位，安慰患者，使其保持安静，并积极协助抢救工作。

③用药护理：遵医嘱用药，使用 β 受体拮抗剂的患者，注意监测心率、血压的变化；应用利尿剂的患者，注意观察尿量和电解质变化；胸痛患者给予吗啡镇痛时，注意观察有无呼吸抑制、疼痛有无好转。

④并发症的护理：临床发现约 1/3 患者于发病时出现肺水肿、心源性休克及室性心律失常等严重心脏综合征。出现急性心力衰竭时，应保持室内环境安静，减少不良刺激，严密观察患者呼吸频率、深度、意识、皮肤色泽及温度，注意有无肺部啰音并监测血气分析。协助患者取端坐位，使其双腿下垂以减少静脉回流，给予高流量鼻导管给氧 6～8L/min，重症患者应用面罩呼吸机加压给氧。应用血管扩张剂时要注意输液速度，监测血压变化，防止低血压的发生。严重左心功能不全导致低血压，并进展为心源性休克者，应尽早配合医生实施主动脉球囊反搏治疗。

⑤冠脉造影和左心室造影护理：应激性心肌病的患者临床症状、心电图、心肌酶等改变类似于急性心肌梗死，应尽快行冠状动脉造影术检查协助诊治。造影前，充分做好术前准备，完善术前各项检查，如凝血功能、血常规、肾功能等。

⑥心理护理:应激性心肌病的患者认为自己病情严重,易产生焦虑、恐惧、紧张、悲观心理等,应先向患者及家属做好解释工作,讲明病情与情绪的利害关系。安慰患者,帮助解除思想顾虑和紧张情绪,使其树立战胜疾病的信心,充分配合治疗。

(3)健康宣教:本病预后较好,心功能及左心室运动异常一般在数周内迅速恢复,部分患者有可能再次发作。本病的预防主要是避免各种应激因素,避免精神情绪的过度激动,避免过度的体力透支,遵医嘱服药;其次是做好冠心病各项危险因素的预防。嘱患者定期复诊,症状加重时立即就诊,防止病情进展、恶化。

二、心肌炎的护理

心肌炎是指急性、亚急性或慢性心肌局限性或弥散性炎性病变,是扩张型心肌病(DCM)的常见原因。1991 年 Lieberman 将心肌炎分为暴发性心肌炎、急性心肌炎、慢性活动性心肌炎和慢性迁延性心肌炎。根据病因可分为感染性心肌炎、中毒性心肌炎和免疫性心肌炎。其中,最常见的病因为病毒感染,其他因素少见。

病毒性心肌炎(VCM)是多种嗜心性病毒感染心肌后对心肌产生的直接损伤或通过自身免疫反应引起心肌细胞变性、坏死或间质性炎性细胞浸润及纤维渗出的过程。当机体免疫力下降时(如细菌感染、营养不良、精神创伤、不合理的运动、毒物等)病毒侵入机体,大量繁殖,直接损害心肌,致心肌病变。多数心肌炎病例会自然缓解,部分病例将导致 DCM 和心力衰竭。

(一)病因与发病机制

心肌炎可由多种毒素、药物(如可卡因)或病原体引起,既往认为心肌炎的病因以柯萨奇病毒 B、腺病毒等较常见,新近报道称细小病毒 B19(PVB19)及疱疹病毒 6(HHV-6)是急性心肌炎最常见的病原。PVB19 感染,尤其是 PVB19 与 HHV-6 的二重感染可能与急性心肌炎患者的不良预后有关。

病毒性心肌炎的发病机制包括病毒直接作用对心肌的损害,还可激活 Fas/FasL 通路、bcl-2 家族、凋亡蛋白酶家族等启动心肌细胞凋亡。免疫机制主要是 T 细胞及多种细胞因子和一氧化碳等介导的心肌损害和微血管损伤。同时,心肌缺氧缺血时,能量代谢障碍,细胞内活性氧增多,引起心肌细胞核酸断裂,多糖聚解、不饱和脂肪酸过氧化进而损伤心肌。

(二)临床表现

病毒性心肌炎的临床症状具有轻重程度差异大,症状表现常缺少特异典型性的特点。约有 50% 患者在发病前(1～3 周)有上呼吸道感染和消化道感染史。但他们的原病症状常轻重不同,有时症状轻,易被患者忽视,需仔细询问才能被注意到。

1.症状

(1)心脏受累的症状可表现为胸闷、心前区隐痛、心悸、气促等。

(2)有一些病毒性心肌炎患者是以一种与心脏相关或无关的症状为主要或首发症状就诊的。

①患者以心律失常为主诉和首发症状就诊。

②少数以突然剧烈的胸痛为主诉者,而全身症状很轻。此类情况多见于病毒性心肌炎累及心包或胸膜者。

③少数患者以急性或严重心功能不全症状为主就诊。

④少数患者以身痛、发热、少尿、晕厥等严重全身症状为主,心脏症状不明显而就诊。

2.体征

(1)心律改变或心率增快,但与体温升高不相称;或为心率减缓。

(2)心律失常:节律常不整齐,期前收缩最为常见,表现为房性或室性期前收缩。其他缓慢性心律失常如房室传导阻滞、病态窦房结综合征也可出现。

(3)心界扩大:病情轻者心脏无扩大,一般可有暂时性扩大,可以恢复。

（4）心音及心脏杂音：心尖区第一心音可有减低或分裂或呈胎心音样。发生心包炎时有心包摩擦音出现。心尖区可闻及收缩期吹风样杂音，系发热、心腔扩大所致；也可闻及心尖部舒张期杂音，也为心室腔扩大、相对二尖瓣狭窄所产生。

（5）心力衰竭：体征较重病例可出现左侧心力衰竭或右侧心力衰竭的体征，甚至极少数出现心源性休克的一系列体征。

3.分期

病毒性心肌炎根据病情变化和病程长短可分为四期。

（1）急性期：新发病者临床症状和体征明显而多变，病程多在6个月以内。

（2）恢复期：临床症状和客观检查好转，但尚未痊愈，病程一般在6个月以上。

（3）慢性期：部分患者临床症状、客观检查呈反复变化或迁延不愈，病程多在1年以上。

（4）后遗症期：患心肌炎时间已久，临床已无明显症状，但遗留较稳定的心电图异常，如室性期前收缩、房室或束支传导阻滞、交界区性心律等。

（三）诊断标准

（1）在上呼吸道感染、腹泻等病毒感染后1～3周或急性期中出现心脏表现（如舒张期奔马律、心包摩擦音、心脏扩大等）和（或）充血性心力衰竭或阿-斯综合征者。

（2）上述感染后1～3周或发病同时新出现的各种心律失常而在未服抗心律失常药物前出现下列心电图改变者。

①房室传导阻滞或窦房阻滞、束支传导阻滞。

②2个以上导联ST段呈不平型或下斜型下移≥0.05mV，或多个导联ST段异常抬高或有异常Q波者。

③频发多形、多源成对或并行性期前收缩；短阵室性心动过速、阵发性室上速或室性心动过速，心房扑动或心房颤动等。

④2个以上以R波为主波的导联T波倒置、平坦或降低＜R波的1/10。

⑤频发房性期前收缩或室性期前收缩。

注：具有①至③任何一项即可诊断。具有④或⑤或无明显病毒感染史者要补充下列指标以助诊断：a.左心室收缩功能减弱（经无创或有创检查证实）；b.病程早期有CPK、CPK-MB、GOT、LDH升高。

（3）如有条件应进行以下病原学检查：

①粪便、咽拭子分离出柯萨奇病毒或其他病毒和（或）恢复期血清中同型病毒抗体滴度较第一份血清升高4倍（双份血清应相隔2周以上），或首次滴度＞1：640者为阳性，1：320者为可疑。

②心包穿刺液分离出柯萨奇病毒或其他病毒等。

③心内膜、心肌或心包分离出病毒或特异性荧光素标记抗体检查阳性。

④对尚难明确诊断者可长期随访。在有条件时可做心肌活检以帮助诊断。

⑤在考虑病毒性心肌炎诊断时，应除外甲状腺功能亢进症、β受体功能亢进症及影响心肌的其他疾病，如风湿性心肌炎、中毒性心肌炎、冠心病、结缔组织病及代谢性疾病等。

（四）治疗原则

VCM表现多样化，无特异性症状体征，病毒难以找到，治疗困难，不但能引起急性心功能不全，而且有可能演变成扩张型心肌病。目前心肌炎的治疗通常为辅助支持疗法，尤其是病毒性心肌炎（自限性疾病），主要是针对本病的临床表现进行相关处理。

1.休息

休息不仅能降低机体的氧耗量，亦可减少病毒复制。卧床休息应延长到症状消失，心电图恢复正常，一般需3个月左右，心脏已扩大或曾经出现过心功能不全者应延长至6个月，直至心脏不再缩小。心功能不全症状消失后，在密切观察下逐渐增加活动量，恢复期仍应适当限制活动3～6个月。

2.对症治疗

(1)心力衰竭治疗:可分为药物和(或)机械辅助治疗两方面。根据现行心力衰竭药物治疗方案,需依据 NYHA 功能分级选用以下药物:β受体拮抗药、利尿药、ACEI、ARB 等。对于部分患者而言即使采用最佳的药物治疗但是病情仍继续恶化的,选用机械循环辅助支持或体外循环膜氧合器(ECMO)治疗为患者康复或心脏移植提供桥梁。即使患者起病急骤或伴有严重的临床表现时,经积极规范治疗,仍有良好的预后,其生存率可达 60%~80%且心功能可恢复正常。

(2)心律失常治疗:心律失常的治疗包括病因治疗、药物治疗及非药物治疗三方面。对于无自觉症状且室性心律失常发生次数不多时,应积极治疗心肌炎,可暂时不使用抗心律失常药物。依据 ACC/AHA 及 ESC 于 2006 年颁布的指南,应对有症状的或持续发生的心律失常予以治疗。有症状的或持续发生的室性心律失常应积极治疗,必要时使用胺碘酮。心肌炎患者出现严重房室传导阻滞时可选用糖皮质激素、异丙肾上腺素提高心室率,若阿-斯综合征发生,则需置入起搏器帮助患者度过急性期。2013 年 ESC 建议急性期不考虑置入埋藏式心脏转复除颤器(ICD),而对于急性期过后的心律失常治疗遵循目前的 ESC 指南。

3.药物治疗

(1)免疫调节药的应用:静脉注射免疫球蛋白(IVIG)可直接清除病毒、中和抗体,减轻心肌的炎性反应,抑制病毒感染后免疫损伤等作用,但在研究中,对于新发的扩张型心肌病及心肌炎成人患者,IVIG 的应用未发现有益处。对儿童患者治疗的研究显示,大剂量的免疫球蛋白应用可以使左心室功能恢复并提高生存率。

(2)免疫抑制药的应用:目前心肌炎治疗中免疫抑制药的使用仍存在较大的争议。不主张常规使用免疫抑制药。近年来文献与研究显示,对重症患者合并心源性休克、致死性心律失常(三度房室传导阻滞、室性心动过速)或心肌活检证实为慢性自身免疫性心肌炎性反应者,应足量、早期应用糖皮质激素。糖皮质激素有较多的不良反应,应该短疗程应用,对于轻型病例,不宜使用。

(3)免疫吸附疗法:免疫吸附疗法的目的是吸附血液中的炎症因子及清除抗多种心肌细胞蛋白的抗心肌抗体。有证据显示,免疫吸附疗法既能改善心功能,又能减少心肌炎性病变。目前该疗法仍在多中心前瞻性随机试验观察中。

(4)抗病毒治疗:心肌病病因中常见的是病毒感染,但大多数心肌炎患者诊断时距前期感染数周,因而在实施阶段的有效性有待进一步研究。目前对于小鼠模型及少部分患者的抗病毒治疗效果可见,抗病毒治疗(利巴韦林或干扰素)可防止心肌炎转为心肌病,减轻疾病的严重程度及降低病死率。对于慢性扩张型心肌病伴有病毒感染的患者,干扰素的应用可抑制病毒,辅助、调节免疫功能并改善左心室收缩功能。

(5)其他护心治疗:给予磷酸肌酸钠、1,6 二磷酸果糖(FDP)、辅酶 Q_{10}、维生素 C 等药物保护心肌细胞。磷酸肌酸钠可以通过稳定心肌肌纤维膜及抑制心肌损伤部位的磷脂降解作用保护心肌。

(五)常见护理问题

1.活动无耐力

(1)相关因素:与心肌受损、并发心律失常或心力衰竭有关。

(2)临床表现:活动持续时间短,主诉疲乏、无力。

(3)护理措施

①休息与活动:急性期需卧床休息,以减轻心脏负荷,减少心肌耗氧,有利于心功能的恢复,防止病情加重或转为慢性病程。急性发作时,应该卧床休息 2~4 周,急性期以后仍应休息 2~3 个月。严重心肌炎伴心界扩大的患者,应休息 6 个月到 1 年,直到临床症状消失,心界恢复正常。有心肌炎后遗症的患者,可与正常人一样生活、工作,但不宜长时间工作及熬夜等。

②活动中监测:活动中严密监测活动时的心率、心律、血压变化,若活动后出现胸闷、心悸、呼吸困难、心律失常等,应停止活动,以此作为限制最大活动量的指征。

③心理护理:患者容易发生焦虑、恐惧等不良情绪,为了缓解这种情绪,医护人员应安慰患者,尊重患者,耐心、热心、细心地详细介绍与本病相关的知识及注意事项,从而消除焦虑、恐惧等不良情绪,充分发挥

患者的主观能动性,积极配合治疗,提高治愈率。

2.舒适度改变

(1)相关因素:与心肌损伤、心律失常、心功能不全有关。

(2)临床表现:心悸、气促。

(3)护理措施

①心理护理:安慰患者,消除其紧张情绪,鼓励患者保持最佳心理状态。指导患者使用放松技术,如缓慢深呼吸,全身肌肉放松等。

②生活护理:心肌炎合并心律失常或心功能不全时应增加卧床休息时间,协助生活护理,避免劳累。保持室内空气新鲜。呼吸困难者给予吸氧,协助取半卧位。

③饮食:给予高蛋白、高维生素、易消化的低盐饮食,少食多餐。避免刺激性食物。高热者给予营养丰富的流质或半流质饮食。

④用药:遵医嘱给予药物控制原发疾病,补充心肌营养。

3.心排血量减少

(1)相关因素:与心肌收缩力减弱有关。

(2)临床表现:心率增快,血压下降,头晕等。

(3)护理措施

①生活护理:保持室内空气新鲜,提供患者安静、舒适的环境。尽可能减少或排除增加心脏负荷的原因及诱发因素,如有计划地护理患者,减少不必要的干扰,限制探视,以保证充足的休息及睡眠时间;嘱患者卧床休息,协助患者,满足生活需要;减少用餐时的疲劳,给予易消化、易咀嚼的食物,晚餐量要少。

②病情观察:持续吸氧,流量应根据病情调节。输液速度不超过 20~30 滴/分,准备好抢救物品和药物。

4.潜在并发症:心律失常

(1)相关因素:与心肌缺血、缺氧等有关。

(2)临床表现:心脏节律不整齐、期前收缩、传导阻滞等。

(3)护理措施

①休息:心肌炎合并轻度心律失常者应适当增加休息时间,避免劳累及感染。心律失常如影响心肌排血功能或有可能导致心功能不全者,应卧床休息。加强巡视护理,观察并询问患者有无不适。

②饮食:给予易消化饮食,少量多餐,禁烟、禁酒、禁饮浓茶、咖啡。

③病情观察:严密心电监护,记录心律失常的性质、每分钟次数等。准备好抢救药品及物品。

5.潜在并发症:充血性心力衰竭

(1)相关因素:与心肌炎导致心功能减退、心排血量下降有关。

(2)临床表现:呼吸困难、左侧心力衰竭和右侧心力衰竭症状均可出现。

(3)护理措施

①病情观察:观察神志及末梢循环情况,如意识状态、面色、唇色、甲床颜色等。监测生命体征。了解心力衰竭的体征变化,如水肿轻重、颈静脉怒张程度等。

②做好基础护理:注意保暖,多汗及时更衣,防止受凉,预防呼吸道感染;长期卧床,尤其是水肿患者,要定时协助翻身,预防压疮;做好口腔及皮肤护理。保持大便通畅,便秘时使用开塞露,习惯性便秘者,必要时每天给予通便药物。心肌炎合并心力衰竭者需绝对卧床休息,抬高床头使患者半卧位,待心力衰竭症状消除后可逐步增加活动量。

③准确记录液体出入量:注意日夜尿量情况,夜尿量增多考虑有无早期心力衰竭和隐性水肿的可能。病情允许可每周测量体重,如体重增加,一般情况较差,要警惕早期心力衰竭所致水钠潴留。

④饮食:给予患者高蛋白、高维生素、易消化的低盐饮食,少量多餐。避免刺激性饮食。补充盐及含钾丰富的食物,如香蕉、橘子。

⑤用药：合理使用利尿药，严格控制输液量及每分钟滴速。间断或持续吸氧，氧流量为 2～3L/min，严重缺氧时以 4～6L/min 为宜。预防细菌、病毒感染，防止药物中毒及物理作用对心肌的损害。应用洋地黄类药物时，应严密观察洋地黄的中毒表现。

6.潜在并发症：猝死

（1）相关因素：与机体免疫力下降、心肌炎造成心肌梗死等有关。

（2）临床表现：神志不清、抽搐、呼吸减慢或变浅、发绀、脉搏、血压测不出、瞳孔散大等。

（3）护理措施

①病情观察：密切观察病情变化，包括神志、心电图、呼吸、血压、瞳孔等，并做好详细记录。了解猝死的征兆：心前区痛、胸闷、气急、心悸、乏力、室性期前收缩及心肌梗死症状。

②处理：对心电图出现缺血性改变及双束支传导阻滞的患者应加强巡视，准备好抢救药品及物品。一旦发生猝死立即进行心肺复苏，建立静脉通道，遵医嘱给药，必要时予以电除颤或心脏起搏。

（六）健康教育

1.心理护理

病毒性心肌炎在青壮年中占有一定的比例，常影响患者的日常生活、学习或工作，从而容易产生焦虑、烦躁、恐惧等心理。应详细向患者讲解此病的演变过程及预后和注意事项，从而消除焦虑、恐惧等不良情绪，使患者安心静养，不要急于求成，告诉其体力恢复需要一段时间。指导患者掌握自我排除不良情绪的方法，如转移法、音乐疗法、谈心法等，争取到家属的理解，家属的关心和支持，可增强患者树立战胜疾病的勇气和信心，解除后顾之忧。

2.预防感染

为患者提供一个安静、舒适的环境，保持空气流通，注意保暖。呼吸道感染是病毒性心肌炎病情反复的主要原因。预防病毒性感冒，对易感冒者平时应注意营养，避免过劳，选择适当的体育活动以增强体质。避免不必要的外出。感冒流行期间应戴口罩，避免去人群拥挤的公共场所活动。

3.休息

要限制活动，多注意休息，减轻心脏负担，防止心脏扩大、心律失常和心力衰竭，避免情绪激动或活动过度而引起身体疲劳，使机体抗病能力下降。出院后需休息 3～6 个月，无并发症者可考虑恢复学习或轻体力工作，6 个月至 1 年内避免重体力劳动、妊娠。

4.运动指导

根据病毒性心肌炎患者不同的生理、心理等特点，帮助患者选择科学、合理、适当的体育锻炼，增强患者的体质。指导患者平时应做到劳逸结合，进行适量、合理的体育锻炼。如处于恢复期时，可根据自己的体力情况进行适当的锻炼，包括保健操、散步、养生功等，使身体尽早康复及避免后遗症的发生。

5.饮食指导

切忌暴饮暴食，忌食辛辣、煎炸、熏烤的食物，忌酒戒烟，多吃高热量、高蛋白、高维生素的食物，多吃蔬菜与水果，食疗上可服用人参粥、菊花粥等，按医嘱服用西洋参、生晒参等，有利于心肌炎的恢复。应戒烟、戒酒，吸烟时烟草中的尼古丁可促使冠状动脉痉挛收缩，影响心肌供血，饮酒会造成血管功能失调。

6.病情监测指导

教会患者及家属测脉率、节律，发现异常或有胸闷、心悸等不适时，应及时复诊。发热患者应定时测量体温，多饮水，注意观察降温效果，及时擦干汗液，更换内衣。

7.用药指导

遵医嘱及时准确用药，观察用药后的效果及不良反应。心肌炎患者对洋地黄制剂极为敏感，易出现中毒现象，应尤其注意。

（范晓燕）

第七节　心包病的护理

心包由脏、壁层心包组成,两者间为心包腔,呈封闭囊袋状。心包腔内含少量(约 50mL)液体。

心包炎是指心包因细菌、病毒、自身免疫、物理、化学等因素而发生急性炎性反应和渗液,以及心包粘连、增厚、缩窄、钙化等慢性病变。临床上主要有急性心包炎和慢性缩窄性心包炎。患者有发热、盗汗、咳嗽、咽痛或呕吐、腹泻等症状。心包渗出大量积液可发生急性心脏压塞症状。患者出现胸痛、呼吸困难、发绀、面色苍白甚至休克,还可有腹水、肝大等症状。

一、急性心包炎

急性心包炎是心包膜的脏层和壁层的急性炎症,病程在 6 周内,可以同时合并心肌炎和心内膜炎,也可以作为唯一的心脏病损而出现。病因可为多种致病因素,临床上以非特异性、结核性、化脓性和风湿性较为常见,心包渗液是其主要的病理生理基础,临床上主要表现为胸痛、心脏压塞的症状及全身症状。

(一)临床表现

1.症状

轻症者可无症状,故易被忽视,但一般多呈如下的表现。

(1)全身症状:根据病因及个体反应不同,全身症状差异较大。可伴有潜在的全身疾病如结核、肿瘤、尿毒症所致的咳嗽、咳痰、贫血、体重下降等症状。

(2)胸痛:多见于急性非特异性心包炎及感染性心包炎炎症变化的纤维蛋白渗出阶段。疼痛的性质和部位是易变的,常位于胸骨后或心前区,可放射至颈部和背部,呈锐痛,偶可位于上腹部,类似"急腹症";或与心肌梗死缺血性疼痛相似,呈钝痛或压榨性痛并放射至左上肢;或随每次心脏搏动而发生刺痛。疼痛可因心包和胸膜炎症受累两个因素引起,也可能与心包腔积液时心包牵张因素有关。疼痛多在卧位、咳嗽、深吸气时加重,前倾坐位时减轻。急性非特异性心包炎常伴胸膜炎,疼痛较明显,结核性和尿毒症心包炎疼痛较轻或完全无痛。

(3)心包积液压迫症状:肺、气管、支气管和大血管受压迫引起肺淤血,肺活量减少,通气受限制,可引起呼吸困难,呼吸变浅变速。患者常自动采取前卧坐位,使心包渗液向下向前移位,以减轻压迫症状。大量心包积液压迫气管可产生激惹性咳嗽。喉返神经、膈神经受压时可分别出现声音嘶哑、呃逆症状。食管受压则可有吞咽困难。动脉血压显著下降时可见面色苍白、烦躁不安等休克症状。

2.体征

(1)心包摩擦音为急性纤维蛋白性心包炎的特异性体征,是由于炎症而变得粗糙的壁层与脏层心包在心脏活动时相互摩擦产生的声音,呈搔刮样粗糙的声音。心包摩擦音多位于心前区,以胸骨左缘第 3、4、5 肋间最明显,在坐位前倾、深吸气后屏息时较易听到。响的摩擦音在心前区扪诊可有摩擦感,可持续数小时、数天、数周不等。当心包积液增多,使两层心包完全分开时,心包摩擦音消失;如两层心包有部分粘连,虽有心包积液,有时仍可闻及摩擦音,是急性心包炎早期具有诊断价值的体征。

(2)心包积液症状的出现与积液的量和速度有关,而与积液性质无关。当心包积液达 200～300mL 以上或积液迅速积聚时出现下列体征。

①心包积液本身体征:心脏搏动减弱或消失,心浊音界向两侧扩大.相对浊音界消失。心音轻而远,心率增快。少数人在胸骨左缘第 3～4 肋间可听到舒张早期额外音(心包叩击音),此音在第一心音、第二心音后,高调呈拍击样,是由于心室舒张时受心包积液的限制,血液突然终止形成旋涡和冲击心室壁产生震动所致。

②心脏压塞征象:大量心包积液或积液迅速积聚,可产生急性心脏压塞征,心排血量明显下降,表现为心动过速,脉搏细弱,发绀,收缩压下降,脉压减少甚至休克。如积液为缓慢积聚过程,也可产生慢性心脏

压塞征,表现为静脉压显著升高,颈静脉怒张而搏动不明显,且在吸气期更明显(Kussmaul 征),肝颈静脉回流征阳性,有肝大伴压痛、腹水和下肢水肿。可出现奇脉,即吸气时脉搏减弱或消失,呼气时脉搏增强或重现,听诊血压时,可发现呼气期收缩压较吸气期高出 1.33kPa 以上。

③左肺受压迫征象:大量心包积液时,心脏向左后移位,压迫左肺,引起左肺下叶不张,在左肩胛下角区出现肺实变表现,称之为 Ewart 征。

3.辅助检查

(1)实验室检查:急性心包炎常伴有非特异性炎症表现,包括白细胞增多、红细胞沉降率增快、C 反应蛋白升高。心肌酶学通常是正常的,但 CK-MB 升高与心包膜下心肌受损有关。化脓性心包炎有白细胞计数及中性粒细胞增多,心包穿刺抽液可进一步明确心包液体为渗出性、脓性或血性,并可涂片、培养,可能查出感染源,肿瘤性心包积液可查出肿瘤细胞。

(2)X 线检查:成人心包积液少于 300mL 时,X 线征象不明显,往往难以发现;积液达 300～500mL 或更多时,心脏阴影才出现普遍性的向两侧扩大,并有上腔静脉明显扩张及心膈角变钝的表现。当心包积液超过 1000mL 时,心影明显扩张,外形呈三角形或烧瓶状,各心缘弓的正常界线消失,透视可见心脏冲动减弱或消失,肺野常清晰。心影形态可因体位不同而改变:直立时脓液积聚在心包腔的下部,心影下半部增宽呈烧瓶样或梨形;卧位时脓液均匀分布于心包腔上下部,心脏呈球形,可借助体位改变与心脏扩大相鉴别。

(3)超声心动图检查:超声心动图能显示心包渗液的液平面反射波及确定心包腔内液体量和部位。当心包积液量超过 50mL 时,M 型超声心动图即显示在心室收缩时,左心室后壁与后心包壁层间有液性暗区;如该暗区在舒张期亦可见,表明积液量在 400～500mL。二维超声心动图显示,在心包内有中等积液量时,可见液性暗区较均匀地分布在心脏外周。超声心动图检查迅速可靠、简单易行、无创伤性,可在床旁反复进行。

(4)心电图检查:急性心包炎时,由于炎症常波及心包脏层下心肌,而出现广泛的心肌损伤性心电图改变,典型者早期,除 aVR 导联外,各导联 ST 段普遍抬高,弓背向下,经数日至数周后恢复;继之 T 波低平或倒置,可持续数周或数日,至心包炎消失后可恢复;发生心包积液后,除 T 波变化外,还可有肢导联 QRS 波群低电压,此可能与心包积液引起心电"短路"有关;大量心包积液还可出现"电交替"现象,多与心脏悬浮在心包腔中致机械活动度加大有关。此外,常有窦性心动过速,有时可见到房性期前收缩、房性心动过速、心房扑动或心房颤动。

(5)核素扫描:静脉注射[125]I 标记的白蛋白进行血池扫描。核素可示真正的心腔大小,X 线片中心影如大于扫描图,则表示增大的部分系渗液。

(6)心包穿刺检查:穿刺术是确定心包炎的一种可靠方法,可采用胸骨左旁途径或斜突下左肋缘途径。穿刺抽出液体需进行细菌学检查,必要时可在心包腔内注入 100～200mLCO$_2$,立即进行 X 线检查,了解心包腔大小和厚度,有无块状物突入心包腔。

4.鉴别诊断

本病鉴别诊断见表 10-7-1。

表 10-7-1　四种常见心包炎的鉴别

鉴别项	结核性心包炎	化脓性心包炎	非特异性心包炎	风湿性心包炎
起病	缓慢	急骤	急骤	随风湿活动而起
原发病变	多有心外结核病灶	败血症或体内化脓灶	多先有上呼吸道感染	常伴有心肌炎或瓣膜病体征
全身反应	常有低热、无力、盗汗等症状	高热、有明显毒血症表现	有低热或高热	轻或中度不规则发热
胸痛	常无	常有	剧烈咳嗽或胸痛	常有

鉴别项	结核性心包炎	化脓性心包炎	非特异性心包炎	风湿性心包炎
体征	心包摩擦音少见,可有急性或慢性心脏压塞征	易出现心包摩擦音,可有急性心脏压塞征	易有心包摩擦音,少见心脏压塞征	易有心包摩擦音,少见心脏压塞征
血液检验	红细胞沉降率增快	白细胞总数和中性粒细胞数明显升高	血常规正常,红细胞沉降率增快	红细胞沉降率可增快
心包液检查	常有大量血性渗出液,较少为草黄色,浓缩或培养可查到抗酸杆菌	脓性,涂片或培养可查到致病菌	少量或中量,黄色或血色	常为少量,黄色
病程及预后	抗结核药物疗效好,易形成缩窄性心包炎	及时治疗,预后好,治疗不及时,易致缩窄性心包炎	预后良好,大多2周自愈,少数复发	病程随风湿活动而异

(二)治疗原则

治疗原则:治疗原发病,改善症状,解除循环障碍。

1.一般治疗

急性期应卧床休息,呼吸困难者取半卧位,吸氧,胸痛明显者可给予镇痛药,必要时可使用可待因或哌替啶。加强支持疗法。

2.病因治疗

(1)结核性心包炎:给予抗结核治疗,也可加用泼尼松每天15~30mg,以促进渗液的吸收,减少粘连。

(2)风湿性心包炎:应加强抗风湿治疗。

(3)非特异性心包炎:一般对症治疗,症状较重者可考虑给予皮质激素治疗。

(4)化脓性心包炎:除选用高效敏感抗菌药物静脉联合用药外,还应根据脓液性质及患者全身情况选择治疗方法。如抽出脓液较稀薄,多为溶血性链球菌感染,可在超声定位下用双腔静脉导管行心包腔置管,分别接无菌引流袋和心包冲洗装置,中心静脉导管柔韧性及管径大小适中,便于心包腔内用药,控制放液速度及脓液冲洗。如穿刺抽出黏稠脓液,往往是葡萄球菌感染,如患者身体状况许可,选择心包部分切除术,清除坏死物及黏附于心脏表面的脓苔。在治疗过程中应反复抽取脓液,或通过套管针向心包腔内安置细塑料导管引流,必要时可向心包腔内注入抗菌药物,如疗效不佳,则应尽早行心包腔切开引流术,及时控制感染,防止发展为缩窄性心包炎。

(5)尿毒症性心包炎:则应加强透析疗法或腹膜透析改善尿毒症,同时可服用吲哚美辛25~50mg,每天2~3次。

(6)放射损伤性心包炎:可给予泼尼松10mg口服,每天3~4次,停药前应逐渐减量,以防复发。

3.解除心脏压塞

大量渗液或有心脏压塞症状者,可施行心包穿刺术,抽液减压。

二、慢性缩窄性心包炎

慢性缩窄性心包炎是由急性心包炎发展而来,但多数患者呈隐性经过,故在就诊时就已成为缩窄性心包炎而失去原有的病理特征,使病因常难确定。本病是一种涉及心包浆膜层及纤维层的慢性炎症过程,由于心包显著增厚、粘连、钙化,导致心包增厚,并对心室及大血管产生压迫,导致心脏舒张、收缩功能受限,血液回流障碍,从而引起心脏及全身一系列病理生理改变。心包增厚可为全面的,也可仅限于心包的局部。心脏大小仍正常,偶可较小。长期缩窄,心肌可萎缩。

在能肯定的病因中,我国仍以结核性心包炎为最常见,其次也见于心包外伤后或类风湿关节炎的患者。真菌或病毒感染未及时得到治疗,也可导致本病的发生。欧美的病因报道中以特发性心包炎或病毒性心包炎为缩窄性心包炎的主要病因,其次为心脏外科手术后。根据文献报道,目前中国同欧美一样,肿瘤性、放射性和心脏直视手术引起缩窄性心包炎病例在逐年增多。

(一)临床表现

1.症状

起病隐匿,常于急性心包炎数月至数年才发生心包缩窄。患者有不同程度的呼吸困难、腹部膨胀、乏力、头晕、食欲缺乏、咳嗽、体重减轻和肝区疼痛等。

2.体征

(1)心脏本身的表现:心浊音界正常或稍增大;心浊音界不增大,心尖冲动减弱或消失;心音弱而遥远,部分患者可于胸骨左缘第3、4肋间及心尖部闻及心包叩击音。

(2)心脏受压的表现 v 颈静脉怒张、胸腔积液、肝大、腹水、下肢水肿、Kussmaul 征等;收缩压降低,舒张压升高,脉压缩小,脉搏细弱无力、奇脉。

3.辅助检查

(1)实验室检查:可有轻度贫血。病程较长者因肝淤血常有肝功能损害,血浆蛋白尤其是白蛋白减少。腹水和胸腔积液常为漏出液。

(2)X 线检查:心脏阴影大小正常或稍大,心增大可能由于心包增厚或伴有心包积液,左右心缘正常弧弓消失,呈平直僵硬状,心脏搏动减弱,上腔静脉明显增宽,部分患者心包有钙化,呈蛋壳状。此外,可见心房增大。

(3)心电图:多数有低电压、窦性心动过速,少数可有心房颤动,多个导联 T 波平坦或倒置。有时 P 波增宽或增高呈二尖瓣型 P 波或肺型 P 波表现,左、右心房扩大,也可有右心室肥厚。

(4)超声心动图:是缩窄性心包炎患者首选的无创伤并有重要诊断价值的检查方法,可见右心室前壁或左心室后壁振幅变小,如同时有心包积液,则可发现心包壁增厚、钙化,有时可见少量局限性心包积液及心房扩大、心室容量变小,室壁活动减弱,室间隔矛盾运动等。

(5)心导管检查:右心房平均压升高,压力曲线呈"M"形或"W"形,右心室压力升高,压力曲线呈舒张早期低垂及舒张晚期高原的图形,肺毛细血管楔压也升高。

(6)CT 检查:对心包增厚具有相当高的特异性和分辨能力,可显示心包的厚度及钙化情况,同时 CT 还可以评估心包的形状及心脏大血管的形态,如腔静脉扩张,左心室后壁纤维化及肥厚等,是对可疑的缩窄性心包炎有价值的检测手段。

(7)MRI 检查:可清楚显示缩窄性心包炎的特征性改变即心包增厚,能准确测量其厚度,判断其累及范围,并能显示心脏舒张功能受限所引起的心脏大血管形态及内径的异常改变,如右心室流出道狭窄及肝静脉、下腔静脉扩张等。

(二)治疗原则

1.一般治疗

本病患者一般治疗时应给予低盐饮食,酌情给予利尿药,有贫血及血清蛋白降低者,应给予支持疗法改善一般状况,有活动性结核病者,应积极进行抗结核治疗。对病程较长,心功能减退较明显者,可给予强心药、小剂量毛花苷 C 或地高辛,以防萎缩的心肌在增加负担后发生心力衰竭。

2.手术治疗

本病应尽早实施心包剥离术,只要临床表现为心脏进行性受压,不能用单纯心包渗液解释,或心包渗液吸收过程中心脏受压征象越来越明显,或在进行心包腔注气术时发现壁层心包显著增厚,如感染基本控制即应及早手术。

三、心包疾病护理

(一)护理评估

1.身体评估

评估患者神志、意识状态、生命体征情况、饮食和营养情况、体重、睡眠情况、排泄形态、活动耐力,评估患者是否有静脉留置针。

2.病史评估

评估患者本次发病有无胸痛、干咳、肺部啰音、缺氧症状、心脏压塞征,有无水肿。评估有无家族史、既往史(有无风湿史、感染史、结核病史等)。评估患者目前治疗情况、治疗效果,有无药物的不良反应。评估患者对自己的病史、病程了解程度,有无思想准备及足够认识。

(二)护理措施

1.一般护理

(1)休息与卧位:保持环境安静,限制探视,注意病室的温度和湿度,避免患者受凉,以免发生呼吸道感染从而加重呼吸困难。衣着应宽松,以免妨碍胸廓运动。指导患者进行活动,防止肌肉萎缩。注意休息,避免劳累。根据病情协助患者采取不同卧位,呼吸困难的患者协助取半卧位或坐位,心脏压塞的患者往往被迫采取前倾坐位,应提供可以依靠的床上小桌,使患者取舒适体位,并协助完成生活护理。告知患者出现胸痛时应卧床休息,勿用力咳嗽、深呼吸或突然改变体位,以免引起疼痛加重,待症状消失后,可逐渐增加活动量。

(2)给氧:对于呼吸困难的患者可遵医嘱给予氧气吸入,在吸氧过程中要告知患者用氧的注意事项,应远离明火,保证用氧的安全。

(3)皮肤护理:卧床患者做好皮肤的护理,避免发生压疮,保持床单位的平整、干燥,避免潮湿。患者变换体位时应避免拖、拉、拽等动作,防止损伤皮肤的完整性,衣着应宽松,避免穿过紧的衣服。对于发热的患者,密切观察体温变化,保持衣服的干爽。

(4)饮食:给予高热量、高蛋白质、高维生素易消化饮食,若有心脏压塞或心功能不全,则应注意控制液体和钠盐总量的摄入。

2.病情观察

(1)生命体征:监测患者生命体征变化,如体温、血压、心率、呼吸等。

(2)关注患者的主诉:观察患者有无胸痛、干咳、声音嘶哑、吞咽困难、食欲缺乏等症状。

(3)出入量:每日准确记录患者的出入量及体重。

3.用药护理

遵医嘱准确用药,注意控制输液速度,防止加重心脏负担。应用抗菌、抗结核、抗肿瘤等药物治疗时,做好相应的观察和护理。应用解热镇痛药时注意观察患者有无胃肠道反应、出血等不良反应。应用吗啡时注意有无呼吸抑制以及观察患者疼痛的缓解情况。

4.并发症的预防与护理

对心包渗出液明显的患者,严密观察心脏受压征象,备好抢救物品。如患者出现呼吸困难、心率加快、面色苍白、血压下降、大汗、奇脉时,应及时报告医生协助处理,必要时配合医生进行心包穿刺。

5.辅助检查的护理

心包穿刺是心包疾病患者中主要的辅助检查,在此重点介绍心包穿刺的配合和护理。

(1)术前护理:向患者说明手术的配合方法、意义和必要性,解除患者思想顾虑;开放静脉通路,进行持续心电监测;备齐用物及抢救物品。

(2)术中配合:嘱患者勿活动、剧烈咳嗽或深呼吸,穿刺过程中有任何不适立即告诉医护人员;操作要注意严格无菌,抽液过程中随时夹闭管路,防止空气进入;抽液要缓慢,每次抽液量不超过 300mL,以防急性右室扩张,若抽出新鲜血,应立即停止抽液,抽液过程中密切观察患者有无心脏压塞症状;记录抽液量、性质,按要求及时送检;操作结束后密切观察患者的反应并听取患者的主诉,注意观察面色、呼吸、血压、脉搏变化等,如有异常,及时通知医生并协助处理。

(3)术后护理:患者穿刺部位覆盖无菌纱布,用胶布固定;穿刺后嘱患者卧床休息,继续行心电监护,密切观察患者生命体征变化;行心包引流者做好引流管的护理,待每天心包抽液量<25mL 时及时拔除导管,留置心包引流管期间如有不适应随时通知医护人员。

6.心理护理

患者入院后,常常精神紧张,需给予解释和安慰,消除不良心理因素,取得患者的配合。在行心包穿刺抽液治疗前,做好解释工作,通过讲解此项治疗的意义、过程、术中配合事项等,减轻患者焦虑不安情绪。

7.健康指导

(1)嘱患者注意休息,避免劳累,劳逸结合,适量活动,预防心力衰竭。

(2)嘱患者注意防寒保暖,增加机体免疫力,预防各种感染。

(3)嘱咐患者进食高热量、高蛋白质、高维生素、易消化饮食,并限制钠盐摄入。

(4)指导患者遵医嘱按时服药,不可擅自停药,注意自我观察药物的不良反应,定期检查肝肾功能。

(5)告知患者相关药物的不良反应,教会患者要学会自我监测。

(6)嘱患者定期复查。

(李　新)

第八节　心脏瓣膜病的护理

心脏瓣膜病是指心瓣膜、瓣环及其瓣下结构由于风湿性或非风湿性炎症、变性、粘连,先天发育异常,老年退行性变和钙化,以及冠状动脉硬化引起乳头肌、腱索缺血坏死、断裂等原因,使一个或多个瓣膜发生急性或慢性狭窄和(或)关闭不全,导致血流机械障碍和(或)反流,临床上最常受累瓣膜为二尖瓣,其次为主动脉瓣。风湿性心瓣膜病与发病季节及呼吸道 A 族 B 型溶血性链球菌感染密切相关。常发生在贫民或医疗条件较差地区的居民,在热带地区非常流行。在我国,风湿性心脏病(简称风心病)是心瓣膜病最主要的病因。

心脏瓣膜病会干扰血液在心脏的正常流动,进而影响患者的整体健康,无法进行一般的日常活动。心脏瓣膜可能形成下列一种或同时两种问题:

(1)瓣膜开口狭窄:这会限制输送到身体其他部位的血液量。

(2)瓣膜无法完全闭合(瓣膜功能不全或关闭不全):这表示血液不仅向前流,还有可能倒流。血液倒流会降低心脏输送血液到身体其他部位的能力。

一、二尖瓣狭窄

二尖瓣狭窄(MS)是指在二尖瓣水平发生左心室流入道的梗阻,使二尖瓣结构异常,限制了左心室舒张充盈及二尖瓣膜正常开放的结果。风湿热是导致二尖瓣狭窄的主要原因.称为风湿性心脏病二尖瓣狭窄。其他原因比较罕见,包括二尖瓣的先天性畸形,如降落伞式二尖瓣或卢腾巴赫综合征(二尖瓣狭窄伴有室间隔缺损);风湿性原因如系统性红斑狼疮和类风湿关节炎,遗传性代谢缺陷;带有巨大赘生物的传染性心内膜炎,甚至二尖瓣的淀粉样沉积物也可以导致二尖瓣狭窄。

(一)发病机制

1.病理生理

(1)病理分型(图 10-8-1)

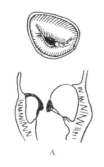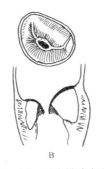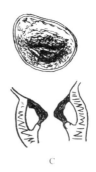

图 10-8-1 二尖瓣狭窄分型

A.隔膜型;B.隔膜漏斗型;C.漏斗型

①隔膜型:交界粘连,瓣膜轻度增厚,但弹性和活动良好。

②隔膜漏斗型:瓣膜增厚钙化,瓣孔由 1～2 个交界的腱索融合、缩短而向心室内陷,形成上口大、下口小的漏斗状。

③漏斗型:所有瓣膜丧失弹性,瓣膜向下牵拉,位置固定,瓣孔呈一漏斗状。

(2)病理生理:正常成人二尖瓣开口的横截面积为 $4～6cm^2$,当瓣膜口面积减少时,为了维持正常的血流,瓣膜口的压力差将增大。

根据狭窄程度及代偿程度分为三期。

左心房代偿期:轻度狭窄(瓣口面积为 $1.5～2.0cm^2$),左心房代偿性扩张及增厚以增强收缩力→增加瓣口血流量→缓解左心房平均压的升高,患者无症状。

左心房失代偿期:重度狭窄(瓣口面积为 $1.0～1.5cm^2$)或重度狭窄(瓣口面积 $<1.0cm^2$),左心房平均压升高→二尖瓣管腔淤血→肺淤血加重→急性肺水肿。

右心房受累期:长期肺动脉高压→肺小动脉内膜增厚→血管腔变窄→加重肺动脉高压,增加右心室负荷→右心室扩张、肥厚→右侧心力衰竭。

2.发病机制

抗原抗体复合物沉积→瓣膜交界面和瓣膜底部发生水肿和渗出物→纤维蛋白沉积和纤维变性→瓣膜边缘相互粘连融合→瓣膜增厚、狭窄→腱索和乳头肌融合缩短→瓣膜活动受限。

(二)临床表现与诊断

1.症状

本病常见症状有咯血、呼吸困难、运动耐力下降等。但是有部分二尖瓣狭窄患者无症状,是因为整个病程是缓慢的。

(1)呼吸困难:一般在二尖瓣口面积 $<1.5cm^2$ 时才有明显的呼吸困难,早期为劳力性,随着狭窄程度的加重,出现休息时呼吸困难、端坐呼吸、阵发性夜间呼吸困难、肺水肿等。

(2)咯血:有轻微的粉红色痰液,也可有严重的支气管静脉破裂的大量出血。

(3)心房颤动:在严重二尖瓣狭窄的患者中,心房颤动的发生率与心房扩张的程度、患者的年龄呈正相关。

(4)血栓形成:与心房颤动有很强的相关性。血栓形成的位置通常在扩大的左心房中,而造成栓塞的位置最常见于脑部。

2.体征

(1)二尖瓣面容:患者常表现为面颊潮红。

(2)二尖瓣狭窄的体征:心尖部舒张期隆隆样杂音伴震颤为特征性体征,可有第一心音亢进、开瓣音。轻度二尖瓣狭窄的患者杂音可不明显,需于活动后左侧卧位时才能听到。严重狭窄的患者可无杂音,称为哑型二尖瓣狭窄。

（3）肺动脉高压体征：有肺动脉瓣区第二心音亢进和肺动脉瓣反流性杂音（Graham-Steell 杂音）。右心室增大者在胸骨左缘第 3～4 肋间有抬举性搏动、三尖瓣反流性杂音。

3.辅助检查

（1）心电图检查：是诊断二尖瓣狭窄程度明确有效的检查方法。轻度狭窄的患者，心电图 P 波增宽，出现切迹（称为二尖瓣 P 波）。中度狭窄常出现右心室肥大，重度狭窄者多有右心室肥厚，可伴有右心劳损或 P 波振幅增高。

（2）胸部 X 线检查：轻度狭窄者仅表现为左心房扩大，肺轻度淤血；中度以上狭窄者表现为主动脉弓缩小，肺动脉段突出，左心房扩大和右心室扩大。

（3）超声心动图：最突出的表现是"M"曲线的明显改变，形成城墙垛样改变（图 10-8-2）。

（4）心导管检查术：是评估二尖瓣狭窄程度的常规检查。

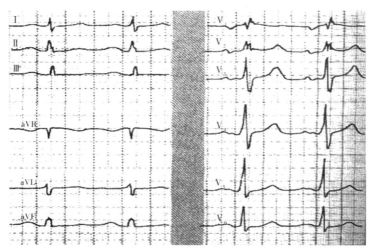

图 10-8-2　二尖瓣狭窄心电图改变

（三）治疗原则

1.一般治疗

（1）由于风湿热引起二尖瓣狭窄的患者可用青霉素类药物以预防 β 溶血性链球菌的感染，并可以预防感染性心内膜炎。如果已伴随贫血和感染的患者应立即给予治疗。

（2）严重二尖瓣狭窄的青少年应避免紧张与劳累。轻中度狭窄无症状者可以先不予以治疗，继续观察。

（3）一般口服利尿药、限制钠盐的摄入可明显改善症状。

（4）抗凝疗法可以积极预防栓塞的形成。

2.介入治疗

二尖瓣球囊扩张术（PBMV）是治疗风湿性心脏病二尖瓣狭窄的一项较新的技术。其治疗机制与二尖瓣闭式分离术相似，即在高压球囊作用下，使粘连的二尖瓣交界区分离，二尖瓣口面积扩大。因其方法相对简单、疗效可靠、创伤小、并发症低，目前已广泛用于二尖瓣狭窄的治疗，对适应证患者是理想的外科手术替代方法。

（四）二尖瓣球囊扩张术的护理

1.术前准备

（1）术前向患者家属解释操作方法、术中配合事项、可能出现的并发症，征得患者家属及监护人的同意并签署手术知情同意书。

（2）完善术前的各项检查，如血常规、肝肾功能、凝血功能、传染病筛查、风湿活动指标、血型等。

（3）术前做胸部 X 线检查、心电图、超声检查。术前超声心动图评价极为重要，可进行 Wilkins 记分，即根据二尖瓣瓣膜活动度、瓣膜厚度、瓣下病变和瓣膜钙化四项形态学的严重程度分为 1～4 级，记 1～4 分，四项指标总分 0～16 分。同时要观察二尖瓣反流程度，测量心房、心室的大小，评价心功能及肺动脉压等。心房颤动者需要进行经食管超声检查，除外左心房血栓。

（4）心房颤动者要行华法林抗凝治疗 1 个月，心功能较差者应进行系统的强心利尿治疗。术前 3 天要停用华法林，改用低分子量肝素，至术前 1 天停用。

（5）术前双侧腹股沟区备皮，保持浅静脉通路。

2.二尖瓣球囊扩张术的适应证

适应证的选择要根据患者性别、年龄、心功能情况、各瓣膜结构、有无合并症、术者的经验和技术水平及外科支持等多种因素综合考虑。

3.二尖瓣球囊扩张术过程

二尖瓣球囊扩张术过程见图 10-8-3。

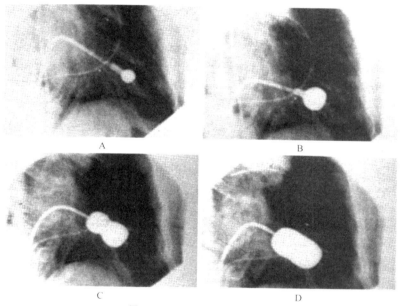

图 10-8-3　PBMV 的手术过程

A.前端球囊扩张并后撤；B.前端球囊扩张完全，卡住二尖瓣口；C.后端球囊扩张，前后球囊将二尖瓣卡住并开始扩张；D.继续加大压力，球囊整体扩张，狭窄的二尖瓣得到恢复

4.经皮二尖瓣球囊扩张术成功的指标

（1）瓣口面积较术前明显增大。

（2）心功能即血流动力学改善。

（3）无严重的并发症发生。

（4）心导管测量左心房平均压＜11mmHg，二尖瓣平均跨瓣压差≤6mmHg。

5.术后护理

（1）穿刺侧肢体制动 24 小时，沙袋压迫 8 小时，嘱患者不宜屈腿（穿刺侧肢体），不宜抬头，以免穿刺部位出血。

（2）注意穿刺侧肢体足背动脉搏动情况，有无血肿、渗血及下肢水肿等情况。

（3）密切观察生命体征，术后患者转入 CCU，连续监护 72 小时，24 小时内监测心率、心律、呼吸，每小时测血压 1 次，并做记录，72 小时后酌情而定。重新测量各种血流动力学参数，如心搏量、肺楔压、左心房压力等,了解球囊扩张的效果。

(4)PBMV 术后用药

①术后常规给予阿司匹林及双嘧达莫,以防创面发生血栓及粘连。

②对于心房颤动患者,PBMV 术后继续应用洋地黄或 β 受体拮抗药控制心室率,心房颤动若不复律者应长期口服阿司匹林或华法林抗凝,以减少发生血栓栓塞的危险。

③术后常规静脉应用抗生素 3 天。

(5)PBMV 术后应于 48～72 小时后复查超声心动图、X 线胸片及心电图。

6.并发症处理

(1)心脏压塞:发生率为 1.5%,主要为房间隔穿刺引起,部分为导丝或导管穿破心房、肺静脉所致。一旦发生,应密切观察心率、血压,多倾听患者主诉,是否有胸痛、胸闷、憋气等症状。行胸部 X 线检查观察心影变化,超声监测心包积液量,如发展迅速应立即心包引流,必要时行急诊手术。如病情平稳可先非手术治疗,择期再行 PBMV。

(2)二尖瓣关闭不全:PBMV 术后轻度关闭不全不影响血流动力学和临床症状的改善。而重度关闭不全可使临床症状加重,甚至引起肺水肿,危及生命。引起重度关闭不全主要原因是瓣叶条件不理想;也可因球囊选择过大,交界撕裂累及瓣环;或操作不当导致乳头肌及腱索断裂。重度关闭不全发生率为 1.7%,多行急诊或短期内行换瓣术。

二、二尖瓣关闭不全

二尖瓣关闭不全(MI)又称为二尖瓣反流(MR),本病大多为风湿性,其中约 1/2 患者合并二尖瓣狭窄,男性较多见。其他原因引起的多为乳头肌功能不全,二尖瓣脱垂和左心室增大所致的功能性二尖瓣关闭不全。

(一)发病机制

1.病理生理

血流动力学改变:MR 时使正常全部射入主动脉的左心室血部分反流入左心房,致外周重要脏器血流灌注减少,左心房容量负荷过重。其进展分为如下三个阶段。

(1)急性 MR 期:当二尖瓣主要腱索断裂时可引起急性 MR,此时左心室每搏量前向血流减少。大量血反流入左心房,左心室舒张期容量负荷过重,肌小节伸长,收缩期做功增加,收缩末期容量减少,虽然增加的舒末容量和减少的缩末容量使总每搏量增加,但与正常无 MR 比,前向每搏量仍明显减少,同时因左心房压力增加产生肺淤血,出现充血性心力衰竭症状。除缺血性心肌病外,此期左心室收缩功能完全正常。

(2)慢性代偿期:在此期,左心室扩张,离心性肥厚,后负荷随内径增加从低于正常到正常,收缩功能正常,总每搏量明显增加,前向每搏量也增加到正常。左心房通过调节适应反流量出现压力降低,但内径扩大。患者前向每搏量基本正常,同时左心房压和肺静脉压尚可承受,可无症状。

(3)失代偿期:左心室随前负荷明显增加,最终收缩无力,收缩末容量增加,总每搏量及前向每搏量均减少。左心室扩张使左心室左心房间压差不断增加,随之出现充血性心力衰竭症状。注意此期左心室射血分数虽较代偿期降低,但仍可能因增加的前负荷而保持在正常范围内,患者可相对无症状。

2.分型

(1)单纯性 MR:主要为二尖瓣环明显扩大。

(2)创伤性 MR:主要为创伤造成的瓣膜破裂和腱索断裂。

(3)混合性 MR:主要为瓣膜和瓣膜下严重病变,同时兼有狭窄存在。

(二)临床表现与诊断

1.症状

轻度二尖瓣关闭不全者,多无明显自觉症状或症状较轻。中度以上的关闭不全者,因回流入左心房的血流量增多,心搏出量减少,临床可出现疲倦、乏力和心悸、活动后气促等症状。晚期可出现急性肺水肿、咯血和右侧心力衰竭等症状。

2.体征

(1)心尖区搏动向左向下方移动,视诊可见抬举性搏动。

(2)听诊时,心尖区第一心音沉闷或减弱,可闻及Ⅲ级以上全收缩期吹风样杂音,并向左腋中线传导。伴有二尖瓣狭窄者,还可听到舒张期滚筒样杂音。

(3)肺动脉瓣区第二心音可亢进和分裂。晚期可有淤血性右侧心力衰竭的体征,如颈静脉怒张、肝肿大及下肢水肿等。

3.辅助检查

(1)胸部 X 线检查:左心房的显著扩大是二尖瓣关闭不全的特有征象。后前位 X 线胸片显示主动脉弓缩小,肺动脉段凸出。左前斜位片上可见心脏、食管和膈肌的三角区缩小或消失。

(2)心电图检查:轻度关闭不全者可正常,中度以上关闭不全者,显示 P 波增宽而有切迹,电轴左偏,逆钟向转位,左心室肥大,伴有肺动脉高压和右心室负荷过重者可示双心室肥大劳损。心律失常多见,可见心房颤动、传导阻滞或偶发性室性期前收缩。

(3)超声心动图检查:可诊断二尖瓣关闭不全的原因,如瓣叶脱垂,腱索松弛冗长或断裂等。彩色多普勒检查示收缩期蓝色血流,经瓣孔反流入左心房,按范围和幅度可反映关闭不全的程度。

(4)左心室造影:心导管从股动脉插入,逆行推送至升主动脉而进入左心室,取左前卧位,注入造影剂后连续摄片,如有二尖瓣关闭不全存在,不仅能看到造影剂回流入左心房内,而且能显示出瓣环的大小、回流量的多少以及其充盈范围和浓度,从而可以估计关闭不全的程度。

(三)治疗原则

适当避免过度的体力劳动及剧烈运动,限制钠盐摄入,保护心功能;对风湿性心脏病患者积极预防链球菌感染与风湿活动及感染性心内膜炎;适当使用利尿药,血管扩张药,特别是减轻后负荷的血管扩张药,通过降低左心室射血阻力,可减少反流量,增加心排血量,从而产生有益的血流动力学作用。慢性患者可用血管紧张素转化酶抑制药。急性者可用硝普钠,或硝酸甘油,或酚妥拉明静脉滴注。洋地黄类药物宜用于出现心力衰竭的患者,对伴有心房颤动者更有效。晚期的心力衰竭患者可用抗凝药物防止血栓栓塞。

三、主动脉瓣狭窄

主动脉瓣狭窄(AS)是指主动脉瓣的收缩或梗阻导致左心室向升主动脉的射血发生梗阻。

(一)病因和发病机制

1.病因

(1)风湿性主动脉瓣狭窄:风湿性炎症过程——瓣膜交界处融合,瓣叶纤维化、僵硬、钙化和挛缩畸形-瓣口狭窄。几乎无单纯的 AS,多伴有主动脉瓣关闭不全和二尖瓣损害。

(2)退行性老年钙化性主动脉瓣狭窄为 65 岁以上老年人单纯 AS 的常见原因。无交界处的融合,瓣叶主动脉面有钙化结节赘生物,限制瓣口运动,常伴二尖瓣环钙化。

(3)先天性畸形性主动脉瓣狭窄:①先天性二尖瓣钙化性 AS,先天性二尖瓣畸形见于 $1\% \sim 2\%$ 的人群,男性多于女性,由于畸形所致湍流对瓣叶的长期创伤导致瓣叶纤维化与钙化,成年期形成 AS,为成人孤立性 AS 的常见原因;②先天性 AS,出生即有狭窄。

(4)其他少见的原因有大的赘生物阻塞瓣口,如感染性心内膜炎。

2.发病机制

主动脉瓣狭窄→左心室射血受阻→左心室后负荷增加→左心室舒张末期压力增加→左心室代偿性肥厚,伴轻度扩张而代偿→进一步发展→左心房压增大→肺淤血→左心室功能不全。

(二)临床表现和诊断

1.症状(主动脉瓣狭窄"三联症")

(1)晕厥:因脑缺血引起,常发生于直立位、运动中或运动后即刻,极少在休息时发生。房性或室性心律失常可诱发晕厥发作。

(2)呼吸困难:为肺淤血所致,开始为劳力性呼吸困难,进而出现端坐呼吸、夜间阵发性呼吸困难和急性肺水肿。

(3)心绞痛:①胸骨后疼痛,可向别处转移;②心脏紧缩感;③活动后加重,休息后可缓解。

2.体征

(1)外周脉搏减弱(主动脉瓣的射血呈持续性→外周脉搏振幅↓;收缩压↓和舒张压的逐渐↓或不变→脉压变小)。

(2)主动脉的喷射音(短促而响亮的单音。由于主动脉瓣开放突然向前移动,左心室高速血流冲击扩张的主动脉)。

(3)第一心音后的收缩期喷射性杂音(响亮而粗糙;递增-递减而呈菱形于收缩中晚期。狭窄越重,杂音越强。向颈部、锁骨下传导,多数伴收缩期震颤)。

(4)第一心音正常,第二心音减弱或消失(第二心音成为单一的肺动脉瓣成分)。

(5)肺动脉瓣第二心音分裂(左心室射血时间延长,主动脉瓣关闭延迟)。

(6)老年钙化性 AS,杂音在心底部粗糙,放射至心尖,心尖区最响。

3.辅助检查

(1)X 线检查

①心影呈主动脉型,心脏不大或轻度增大;左心室增大,升主动脉中段扩张。

②左心室及升主动脉搏动正常。

③肺血管纹理多为正常。

④主动脉瓣区钙化为主动脉瓣窄。

(2)心电图检查:常有左心室肥厚伴 ST-T 改变和各种心律失常,但均无特异性。

(3)超声心动图:二维超声可清楚地显示主动脉瓣开放面积和瓣叶的状态,有助于确定狭窄和病因;彩色多普勒可测定流经主动脉瓣的血流速度,并可计算出跨瓣压差及主动脉瓣口面积。

(4)心导管检查:经股静脉再经房间隔穿刺送入左心室的导管和经动脉逆行送至主动脉根部的导管同步测定主动脉和左心室压,可精确地测得主动脉瓣跨瓣压差,并可据此精确地计算出主动脉瓣的瓣口面积。

(三)治疗原则

无症状或症状较轻者,暂不需要治疗,只需要继续观察。症状较重者可进行药物治疗和手术治疗。药物治疗包括利尿药、地高辛等治疗心力衰竭的药物,同时症状明显的患者应避免紧张及体力活动,坚持每 6~12 个月进行一次物理体检,每 1~3 年进行一次心电图检查。

(四)经导管主动脉瓣置入术的围术期护理

经导管主动脉瓣置入术(TAVI)是通过大动脉送入介入导管,将人工心脏瓣膜输送至主动脉瓣区,从而完成人工瓣膜置入,恢复瓣膜正常功能。对 80 岁以上老年人及有外科手术禁忌证的主动脉狭窄患者是一个福音。

1.适应证

(1)年龄>70 岁;病变为单纯 AS 或者以 AS 为主的退行性病变,出现明显的临床症状。

(2)有效瓣口面积<0.7cm²;跨瓣压力差>64mmHg。

(3)心功能(NYHA)Ⅲ~Ⅳ级。

(4)患者预计行 TAVI 术后生存期达 1 年以上。

2.禁忌证

(1)绝对禁忌证

①Edwars 生物瓣:主动脉瓣环直径＜18mm 或者＞25mm;Core Valve 生物瓣:主动脉瓣环直径＜20mm 或者＞27mm,主要是由置入瓣膜的瓣环直径所决定。

②升主动脉直径＜23mm 或者＞45mm。

③左心室血栓,经此手术可导致栓子的脱落产生严重的并发症。

④冠状动脉进口狭窄＞70%,在心脏快速起搏时冠状动脉缺血会加重。

⑤感染性疾病,如感染性心内膜炎、败血症、肺部感染等。

(2)相对禁忌证

①左心房血栓。

②主动脉瓣下的明显狭窄。

③左心室射血分数＜20%。

④二尖瓣中度以上关闭不全。

⑤穿刺处动脉直径＜6.5mm。

3.护理措施

(1)术前护理

①维持心脏功能,强心利尿,维持水、电解质平衡,控制入量。

②完善各项实验室检查和相关检查。

③术前 1 天行造影剂过敏试验,患者左侧肢体予以静脉针留置,备血,脐下至膝关节上手术区域备皮。

④手术当天正常饮食,告知患者不要进食牛奶、豆制品、甜食等易产气食物。

⑤术前 1 天停用影响心率的药物,手术当天遵医嘱给予抗血小板药物;给予术前抗生素。

⑥与介入导管室护士核对床号、姓名、诊断、手术名称,检查手术部位备皮情况,术前 4 小时禁食,家属签字,术前用药等情况。

⑦为患者做好术前宣教工作,解释疾病、手术的相关知识,尽量消除患者紧张情绪,使其以良好的心态接受介入治疗。

(2)术中护理

①术中严密观察心电图及血压,当出现传导阻滞、冠状动脉阻塞并发生心电图和血压的改变时,要及时告知术者,特别是要准确而详细地记录跨瓣压力差。

②配合麻醉师做好麻醉的观察与护理。

③按要求为术者提供所有手术用物、器械及耗材。

④配合手术过程中熟练调节临时起搏器。

(3)术后护理

①严密监测生命体征。

②维护心功能,必要时遵医嘱药物辅助。

③记出入量,遵医嘱补液或利尿,查电解质、肝肾功能、血气分析等。

④严格无菌操作,给予抗感染治疗,定期复查血常规。

(4)健康宣教

①鼓励患者加强营养,早期下床活动,控制入量,防止心力衰竭。

②了解药物(抗血小板药物)的作用和不良反应,以及药物使用注意事项。

③告知患者要戒烟戒酒,劳逸结合;遵医嘱服药,定期复查。

四、主动脉瓣关闭不全

主动脉瓣关闭不全(AI)是指由于先天性或后天性因素致主动脉瓣病变或主动脉瓣环扩张,使主动脉瓣在舒张期不能完全关闭。

（一）病因和发病机制

1.病因

AI 主要是炎症和纤维化使瓣叶变硬、缩短、变形，导致瓣叶在收缩期开放和舒张期关闭的异常。多数患者合并主动脉瓣狭窄。主动脉瓣关闭不全还可见于先天性畸形，如二叶式主动脉瓣、主动脉瓣窗孔、室间隔缺损伴主动脉瓣脱垂等，以及结缔组织疾病如系统性红斑狼疮、类风湿关节炎等。引起二尖瓣脱垂综合征的瓣膜黏液样变亦可累及主动脉瓣而致主动脉瓣关闭不全。升主动脉病变可造成主动脉根部的扩张，导致主动脉瓣环的扩大，舒张期正常的主动脉瓣闭合不全，引起主动脉瓣反流。常见病因有马方综合征、升主动脉瓣样硬化、主动脉窦动脉瘤、梅毒性主动脉炎、升主动脉囊性中层坏死、严重高血压及特发性主动脉扩张。

2.发病机制

主动脉瓣关闭不全→左心室舒张末期容量负荷增加→心肌顺应性降低→左心室舒张末期压力明显升高→心力衰竭→左心房和肺血管压力升高→肺水肿。

（二）临床表现与诊断

1.症状

通常情况下，主动脉瓣关闭不全患者在较长时间内无症状，即使明显主动脉瓣关闭不全者到出现明显的症状可长达 10～15 年；一旦发生心力衰竭，则进展迅速。

（1）心悸：心脏搏动的不适感可能是最早的主诉，由左心室明显增大，心尖冲动增强所致，尤以左侧卧位或俯卧位时明显。情绪激动或体力活动引起心动过速或室性期前收缩，可使心悸感更为明显。由于脉压显著增大，常感身体各部有强烈的动脉搏动感，尤以头颈部为甚。

（2）呼吸困难：劳力性呼吸困难最早出现，表示心脏储备能力已经降低，随着病情的进展，可出现端坐呼吸和夜间阵发性呼吸困难。

（3）胸痛：心绞痛比主动脉瓣狭窄少见。胸痛的发生可能是由于左心室射血时引起升主动脉过分牵张或心脏明显增大所致，亦有心肌缺血的因素。心绞痛可在活动时和静息时发生，持续时间较长，对硝酸甘油反应不佳；夜间心绞痛的发作，可能是因休息时心率减慢致舒张压进一步下降，使冠状动脉血流减小所致；亦有诉腹痛者，推测可能与内脏缺血有关。

（4）晕厥：当快速改变体位时，可出现头晕或眩晕，晕厥较少见。

（5）其他症状：如疲乏，活动耐力显著下降。过度出汗，尤其是在出现夜间阵发性呼吸困难或夜间心绞痛发作时。咯血和栓塞较少见。晚期右侧心力衰竭时可出现肝脏淤血肿大，有触痛，踝部水肿，胸腔积液或腹水。

2.体征

（1）心脏听诊：主动脉瓣区舒张期杂音为一高调递减型哈气样杂音，在坐位前倾呼气末时明显。明显主动脉瓣关闭不全时，在心底部主动脉瓣区常可听到收缩中期喷射性、较柔和短促的高调杂音，向颈部及胸骨上凹传导，为极大的心搏量通过畸形的主动脉瓣膜所致，并非由器质性主动脉瓣狭窄引起。心尖区常可闻及一柔和、低调的隆隆样舒张中期或收缩期前杂音，即 Austin-Flint 杂音。当左心室明显扩大时，由于乳头肌外移引起功能性二尖瓣反流，可在心尖区闻及全收缩期吹风样杂音，向左腋下传导。

瓣膜活动很差或反流严重时主动脉瓣第二心音减弱或消失；常可闻及第三心音，提示左心功能不全左心房代偿性收缩增强时闻及第四心音。由于收缩期心搏量大量增加，主动脉突然扩张，可造成响亮的收缩早期喷射音。急性严重主动脉关闭不全时，舒张期杂音柔和、短促；第一心音减弱或消失，可闻及第三心音；脉压可近于正常。

（2）其他体征：颜面较苍白，心尖冲动向左下移位，范围较广，且可见有力的抬举性搏动。心浊音界向左下扩大。主动脉瓣区可触到收缩期震颤，并向颈部传导；胸骨左下缘可触到舒张期震颤。颈动脉搏动明显增强，并呈双重搏动。收缩压正常或稍高，舒张压明显降低，脉压明显增大。可出现周围血管体征：水脉,毛细血管搏动征,股动脉枪击音,股动脉收缩期和舒张期双重杂音,以及头部随心搏频率的上下摆动。肺动脉高压和右侧心力衰竭时,可见颈静脉怒张,肝大,下肢水肿。

3.辅助检查

(1)X线检查:左心室明显增大,升主动脉和主动脉结扩张,呈主动脉型心脏。透视下主动脉搏动明显增强,与左心室搏动配合呈摇椅样摆动。

(2)心电图检查:轻度主动脉瓣关闭不全者心电图可正常。严重者可有左心室肥大和劳损,电轴左偏。Ⅰ、aVL、$V_{5\sim6}$ 导联 Q 波加深,ST 段压低和 T 波倒置;晚期左心房增大。亦可见束支传导阻滞。

(3)超声心动图检查:左心室腔及其流出道和升主动脉根部内径扩大,心肌收缩功能代偿时,左心室后壁收缩期移动幅度增加;室壁活动速率和幅度正常或增大。舒张期二尖瓣前叶快速高频的振动是主动脉瓣关闭不全的特征表现。二维超声心动图上可见主动脉瓣增厚,舒张期关闭对合不佳;多普勒超声显示主动脉瓣下方舒张期涡流,对检测主动脉瓣反流非常敏感,并可判定其严重程度。超声心动图对主动脉瓣关闭不全时左心室功能的评价亦很有价值;还有助于病因的判断,可显示二叶式主动脉瓣瓣膜脱垂、破裂、赘生物形成、升主动脉夹层分离等。

(三)治疗原则

避免过度的体力劳动及剧烈运动,限制钠盐摄入,使用洋地黄类药物、利尿药及血管扩张药,特别是血管紧张素转化酶抑制药,有助于防止心功能的恶化。洋地黄类药物亦可用于虽无心力衰竭症状,但主动脉瓣反流严重且左心室扩大明显的患者。应积极预防和治疗心律失常和感染。梅毒性主动脉炎应给予全疗租的青霉素治疗。

五、心脏瓣膜病护理

(一)护理评估

1.身体评估

评估患者神志、意识状态、面色、生命体征、饮食及营养状况。有无口唇及双颧发绀,有无结节、红斑等。评估患者睡眠情况,睡眠时有无呼吸困难发作。

2.病史评估

重点了解患者年龄、性别、工作性质、家族史、生活方式;询问患者发病时间、病因、诱因、患者现存突出的临床症状及其特点,有无呼吸困难及其程度,发作时间,体位对呼吸困难的影响,有无咯血、肺部湿啰音及肺水肿等症状。评估乏力、心悸持续时间,心前区不适的部位等;了解当前的实验室检查结果,目前用药种类、剂量及用法、有无明确药物过敏史,评估出现并发症的风险等。

(二)护理措施

1.一般护理

(1)卧位与休息:嘱患者卧床休息,向患者告知卧床的重要性,严格控制活动量,以减少机体消耗。帮劲活动受限的患者完成生活护理,协助患者完成盥洗、更衣、吃饭等基础生活护理。病情允许时应鼓励并办助患者翻身、活动下肢或下床活动,遵医嘱使用气压式血液循环驱动泵,防止下肢深静脉血栓形成。患者坐位时要嘱患者抬高双下肢,以利于促进静脉血液回流。

(2)给氧:遵医嘱给予氧气吸入。

(3)饮食:给予患者清淡、易消化、高热量、高维生素、高蛋白的食物。合并心力衰竭的患者要控制钠盐及液体的摄入量。

(4)鼓励患者多食水果、蔬菜及高纤维食品,以预防便秘。嘱患者避免用力排便,因为用力排便会使会厌关闭,胸腔内压力升高,导致收缩压升高,心脏负荷增加。

2.病情观察

(1)观察患者心率、心律、呼吸、血压、体温及出入量、体重的变化,监测患者肺水肿及心力衰竭的表现。

（2）注意观察有无心力衰竭或呼吸困难发生,发生时要协助患者采取半卧位,遵医嘱给予氧气吸入。

（3）准确记录出入量,保持患者出入量平衡。有静脉输液的患者输液速度不要过快,输液量不要过大注意观察患者有无不适。

3.用药护理

（1）应用洋地黄药物时密切观察药物的疗效、不良反应,如黄视、绿视,注意观察心律、心率,有无恶心呕吐;使用利尿剂时要准确记录出入量,注意电解质情况,防止低钾现象发生。

（2）在使用抗生素药物治疗前要询问患者的药物过敏史,在使用过程中要注意观察药物过敏反应。

（3）长期静脉输液的患者要观察穿刺处皮肤有无红肿及药物外渗。

（4）使用抗凝药物时要注意观察患者有无胃肠道反应,嘱患者在饭后服药;出现皮肤出血点、血尿、牙龈出血、柏油样便时要及时通知医生。

4.心理护理

鼓励患者树立战胜疾病的信心,做好长期与疾病作斗争的思想准备。对于准备行外科手术的患者,向其讲解手术的重要性,减轻患者的顾虑,配合好手术的完成。育龄妇女,病情较重不能妊娠者,做好患者及其配偶的思想工作。

5.健康宣教

（1）指导患者尽量改善居住环境,避免阴冷、潮湿等不良条件。保持室内空气流通,阳光充足,温暖干燥。

（2）告知患者注意防寒保暖,避免发生上呼吸道感染,尽量少去公共场所。

（3）宜进食清淡、易消化、高热量、高蛋白、高维生素的食物,避免辛辣、刺激性的食物,戒烟、酒。

（4）避免重体力劳动、剧烈运动、情绪激动,适当进行身体锻炼,增强机体免疫力,合理安排休息,注意劳逸结合。

（5）嘱患者遵医嘱按时服药,同时告知患者正确的服药方法、药物的作用及不良反应。

（6）保持良好的口腔卫生,积极治疗龋齿及牙龈炎。在拔牙、内镜检查、导尿术、分娩、人工流产等手术操作前应告诉医生自己有风湿性心脏病史,便于预防性使用抗生素。

（7）教会患者自我监测体温变化,如出现体温升高、肢体活动障碍、肢体疼痛时应及时到医院就诊。

（王红雨）

第九节　感染性心内膜炎的护理

感染性心内膜炎是心内膜表面的微生物感染,伴赘生物形成。生物是大小不等、形状不一的血小板和纤维素团块,内有微生物和炎症细胞。瓣膜是最常受累部位,间隔缺损部位、腱索或心壁内膜也可发生感染。而动静脉瘘、动脉瘘（如动脉导管未闭）、主动脉缩窄部位的感染虽然属于动脉内膜炎,但临床与病理均类似于感染性心膜炎。

感染性心内膜炎根据病程可分为急性和亚急性。急性感染性心内膜炎特点是:中毒症状明显;病情发展迅速,数天或数周引起瓣膜损害;迁移性感染多见;病原体主要是金黄色葡萄球菌。亚急性感染性心内膜炎特点是:中毒症状轻;病程长,可数周至数月;迁移性感染少见;病原体多见草绿色链球菌,其次为肠球菌。

感染性心内膜炎又可分为自体瓣膜心内膜炎、人工瓣膜心内膜炎和静脉药瘾者的心内膜炎。

一、病因与发病机制

（一）病因

感染性心内膜炎主要是由链球菌和葡萄球菌感染。急性感染性心内膜炎主要由金黄色葡萄球菌引起,少数患者由肺炎球菌、淋球菌、A族链球菌和流感杆菌等所致。亚急性感染性心内膜炎由草绿色链球菌感染最常见,其次为D族链球菌(牛链球菌和肠球菌)、表皮葡萄球菌,其他细菌较少见。真菌,立克次体和衣原体等是感染性心内膜炎少见的致病微生物。

(二)发病机制

1.急性感染性心内膜炎

目前尚不明确,由来自皮肤、肌肉、骨骼、肺等部位的活动性感染灶的病原菌,细菌量大,细菌毒力强,具有很强的侵袭性和黏附于心内膜的能力。主要累及正常心瓣膜,主动脉瓣常受累。

2.亚急性感染性心内膜炎

亚急性感染性心内膜炎临床上至少占据病例的2/3,其发病与以下因素有关:

(1)血流动力学因素:亚急性感染性心内膜炎患者约有3/4主要发生于器质性心脏病,多为心脏瓣膜病,主要是二尖瓣和主动脉瓣,其次是先天性心血管病,如室间隔缺损、动脉导管未闭、法洛四联症和主动脉狭窄。赘生物常位于二尖瓣关闭不全的瓣叶心房面、主动脉瓣关闭不全的瓣叶心室面和室间隔缺损的间隔右心室侧,可能与这些部位的压力下降和内膜灌注减少,利于微生物沉积和生长有关。高速射流冲击心脏或大血管内膜处可使局部损伤,如二尖瓣反流面对的左心房壁、主动脉反流面对的二尖瓣前叶有关腱索和乳头肌,未闭动脉导管射流面对的肺动脉壁的内皮损伤,并容易感染。在压差小的部位,发生亚急性感染性心内膜炎少见,如房间隔缺损和大室间隔缺损或血流缓慢时,如房颤和心力衰竭时少见,瓣膜狭窄时比关闭不全少见。

近年来,随着风湿性心脏病发病率的下降,风湿性瓣膜心内膜炎发生率也随之下降。由于超声心动图诊断技术的普遍应用,主动脉瓣二叶瓣畸形、二尖瓣脱垂和老年性退行性瓣膜病的诊断率提高和风湿性瓣膜病心内膜炎发病率的下降,而非风湿性瓣膜病的心内膜炎发病率有所升高。

(2)非细菌性血栓性心内膜病变:研究证实,当内膜的内皮受损暴露内皮下结缔组织的胶原纤维时,血小板聚集,形成血小板微血栓和纤维蛋白沉积,成为结节样无菌性赘生物,称其为非细菌性血栓性心内膜病变,是细菌定居瓣膜表面的重要因素。无菌性赘生物最常见于湍流区域、瘢痕处(如感染性心内膜炎后)和心脏外因素所致内膜受损。正常瓣膜可偶见。

(3)短暂性菌血症感染无菌性赘生物:各种感染或细菌寄居的皮肤黏膜的创伤(如手术、器械操作等)导致暂时性菌血症。皮肤和心脏外其他部位葡萄球菌感染的菌血症;口腔创伤常致草绿色链球菌菌血症;消化道和泌尿生殖道创伤或感染常引起肠球菌和革兰阴性杆菌菌血症,循环中的细菌如定居在无菌性赘生物上。细菌定居后,迅速繁殖,促使血小板进一步聚集和纤维蛋白沉积,感染性赘生物增大。纤维蛋白层覆盖在赘生物外,阻止吞噬细胞进入,为细菌生存繁殖提供良好的庇护所,即发生感染性心内膜炎。

细菌感染无菌性赘生物需要有几个因素:①发生菌血症的频度。②循环中细菌的数量,这与感染程度和局部寄居细菌的数量有关。③细菌黏附于无菌性赘生物的能力。草绿色链球菌从口腔进入血流的机会频繁,黏附性强,因而成为亚急性感染性心内膜炎最常见致病菌;虽然大肠埃希菌的菌血症常见,但黏附性差,极少引起心内膜炎。

二、临床表现

从短暂性菌血症的发生至症状出现之间的时间多在2周以内,但有不少患者无明确的细菌进入途径可寻。

(一)症状

1.发热

发热是感染性心内膜炎最常见的症状,除有些老年或心、肾衰竭重症患者外,几乎均有发热,常伴有头痛、背痛和肌肉关节痛的症状。亚急性感染性心内膜炎起病隐匿,可伴有全身不适、乏力、食欲缺乏和体重减轻等症状,可有弛张性低热,一般<39℃,午后和晚上高。急性感染性心内膜炎常有急性化脓性感染,呈

暴发性败血症过程,有高热、寒战。常可突发心力衰竭。

2.非特异性症状

(1)脾大:有 15%～50%,病程>6 周的患者可出现。急性感染性心内膜炎少见。

(2)贫血:贫血较为常见,尤其多见于亚急性感染性心内膜炎,伴有苍白无力和多汗。多为轻、中度贫血,晚期患者有重度贫血。主要由于感染骨髓抑制所致。

(3)杵状指(趾):部分患者可见。

3.动脉栓塞

多发生于病程后期,但也有少部分患者为首发症状。赘生物引起动脉栓塞可发生在机体的任何部位,如脑、心脏、脾、肾、肠系膜及四肢。脑栓塞的发生率最高。在有左向右分流的先天性心血管病或右心内膜炎时,肺循环栓塞常见。如三尖瓣赘生物脱落引起肺栓塞,表现为突然咳嗽、呼吸困难、咯血或胸痛等症状。肺栓塞还可发展为肺坏死、空洞,甚至脓气胸。

(二)体征

1.心脏杂音

80%～85%的患者可闻心脏杂音,是基础心脏病和(或)心内膜炎导致瓣膜损害所致。

2.周围体征

可能是微血管炎或微栓塞所致,多为非特异性,包括:①瘀点,多见病程长者,可出现于任何部位,以锁骨、皮肤、口腔黏膜和睑结膜常见。②指、趾甲下线状出血。③Roth 斑,多见于亚急性感染性心内膜炎,表现为视网膜的卵圆形出血斑,其中心呈白色。④Osler 结节,为指和趾垫出现豌豆大的红或紫色痛性结节,较常见于亚急性感染性心内膜炎。⑤Janeway 损害,是手掌和足底处直径 1～4mm,无痛性出血红斑,主要见于急性感染性心内膜炎。

(三)并发症

1.心脏

(1)心力衰竭:是最常见并发症,主要由瓣膜关闭不全所致,以主动脉瓣受损患者最多见。其次为二尖瓣受损的患者,三尖瓣受损的患者也可发生。各种原因的瓣膜穿孔或腱索断裂导致急性瓣膜关闭不全时,均可诱发急性左心衰竭。

(2)心肌脓肿:常见于急性感染性心内膜炎患者,可发生于心脏任何部位,以瓣膜周围特别在主动脉瓣环多见,可导致房室和室内传导阻滞。可偶见心肌脓肿穿破。

(3)急性心肌梗死:多见于主动脉瓣感染时,出现冠状动脉细菌性动脉瘤,引起冠状动脉栓塞,发生急性心肌梗死。

(4)化脓性心包炎:主要发生于急性感染性心内膜炎患者,但不多见。

(5)心肌炎。

2.细菌性动脉瘤

多见于亚急性感染性心内膜炎患者,发生率为 3%～5%。一般见于病程晚期,多无自觉症状。受累动脉多为近端主动脉及主动脉窦、脑、内脏和四肢,可扪及的搏动性肿块,发生周围血管时易诊断。如果发生在脑、肠系膜动脉或其他深部组织的动脉时,常到动脉瘤出血时才可确诊。

3.迁移性脓肿

多见于急性感染性心内膜炎患者,亚急性感染性心内膜炎患者少见,多发生在肝、脾、骨髓和神经系统。

4.神经系统

神经系统受累表现,约有 1/3 患者发生。

(1)脑栓塞:占其中 1/2。最常受累的是大脑中动脉及其分支。

(2)脑细菌性动脉瘤:除非破裂出血,多无症状。

(3)脑出血:由脑栓塞或细菌性动脉瘤破裂所致。

（4）中毒性脑病：可有脑膜刺激征。

（5）化脓性脑膜炎：不常见，主要见于急性感染性心内膜炎患者，尤其是金黄色葡萄球菌性心内膜炎。

（6）脑脓肿。

5.肾

大多数患者有肾损害：①肾动脉栓塞和肾梗死，多见于急性感染性心内膜炎患者。②局灶性或弥漫性肾小球肾炎，常见于亚急性感染性心内膜炎患者。③肾脓肿，但少见。

三、实验室检查

（一）常规项目

1.尿常规

显微镜下常有血尿和轻度蛋白尿。肉眼血尿提示肾梗死。红细胞管型和大量蛋白尿提示弥漫性肾小球性肾炎。

2.血常规

白细胞计数正常或轻度升高，分类计数轻度左移。可有"耳垂组织细胞"现象，即揉耳垂后穿刺的第一滴血液涂片时可见大单核细胞，是单核-吞噬细胞系统过度受刺激的表现。急性感染性心内膜炎常有血白细胞计数增高，并有核左移。红细胞沉降率升高。亚急性感染性心内膜炎患者常见正常色素型正常细胞性贫血。

（二）免疫学检查

80%的患者血清出现免疫复合物，25%的患者有高丙种球蛋白血症。亚急性感染性心内膜炎在病程6周以上的患者中有50%类风湿因子阳性。当并发弥漫性肾小球肾炎的患者，血清补体可降低。免疫学异常表现在感染治愈后可消失。

（三）血培养

血培养是诊断菌血症和感染性心内膜炎的最有价值重要方法。近期未接受过抗生素治疗的患者血培养阳性率可高达95%以上。血培养的阳性率降低，常由于2周内用过抗生素或采血、培养技术不当所致。

（四）X线检查

肺部多处小片状浸润阴影，提示脓毒性肺栓塞所致的肺炎。左心衰竭时可有肺淤血或肺水肿征。主动脉增宽可是主动脉细菌性动脉瘤所致。

细菌性动脉瘤有时需经血管造影协助诊断。

CT扫描有助于脑梗死、脓肿和出血的诊断。

（五）心电图

心肌梗死心电图表现可见于急性感染性心内膜炎患者。主动脉瓣环或室间隔脓肿的患者可出现房室、室内传导阻滞的情况。

（六）超声心动图

超声心动图发现赘生物、瓣周并发症等支持心内膜炎的证据，对明确感染性心内膜炎诊断有重要价值。经食管超声（TTE）可以检出<5mm的赘生物，敏感性高达95%以上。

四、治疗原则

（一）抗微生物药物治疗

抗微生物药物治疗是治疗本病最重要的措施。用药原则为：①早期应用。②充分用药，选用灭菌性抗微生物药物，大剂量和长疗程。③静脉用药为主，保持稳定、高的血药浓度。④病原微生物不明时，急性感染性心内膜炎应选用针对金黄色葡萄球菌、链球菌和革兰阴性杆菌均有效的广谱抗生素，亚急性感染性心内膜炎应用针对链球菌、肠球菌的抗生素。⑤培养出病原微生物时，应根据致病菌对药物的敏感程度选择抗微生物药物。

1.经验治疗

病原菌尚未培养出时,对急性感染性心内膜炎患者,采用萘夫西林、氨苄西林和庆大霉素,静脉注射或滴注。亚急性感染性心内膜炎患者,按常见的致病菌链球菌的用药方案,以青霉素为主或加庆大霉素静脉滴注。

2.已知致病微生物时的治疗

(1)青霉素敏感的细菌治疗:至少用药 4 周。对青霉素敏感的细菌如草绿色链球菌、牛链球菌、肺炎球菌等。①首选大剂量青霉素分次静脉滴注。②青霉素加庆大霉素静脉滴注或肌内注射。③青霉素过敏时可选择头孢曲松或万古霉素静脉滴注。

(2)青霉素耐药的链球菌治疗:①青霉素加庆大霉素,青霉素应用 4 周,庆大霉素应用 2 周。②万古霉素剂量同前,疗程 4 周。

(3)肠球菌心内膜炎治疗:①大剂量青霉素加庆大霉素静脉滴注。②氨苄西林加庆大霉素,用药 4～6 周,治疗过程中酌减或撤除庆大霉素,防其不良反应。③治疗效果不佳或不能耐受者可改用万古霉素,静脉滴注,疗程 4～6 周。

(4)对金黄色葡萄球菌和表皮葡萄球菌的治疗:①萘夫西林或苯唑西林,静脉滴注,用药 4～6 周,治疗开始 3～5 天加用庆大霉素,剂量同前。②青霉素过敏或无效患者,可用头孢唑林,静脉滴注,用药 4～6 周,治疗开始 3～5 天,加用庆大霉素。③如青霉素和头孢菌素无效时,可用万古霉素 4～6 周。

(5)耐药的金黄色葡萄球菌和表皮葡萄球菌治疗:应用万古霉素治疗 4 周。

(6)对其他细菌治疗:用青霉素、头孢菌素或万古霉素,加或不加氨基糖苷类,疗程 4～6 周。革兰阴性杆菌感染,可用氨苄西林、哌拉西林、头孢噻肟或头孢拉定,静脉滴注。加庆大霉素,静脉滴注。环丙沙星,静脉滴注也可有效。

(7)真菌感染治疗:用两性霉素 B,静脉滴注。首日 1mg,之后每日递增 3～5mg,总量 3～5g。在用药过程中,应注意两性霉素的不良反应。完成两性霉素疗程后,可口服氟胞嘧啶,用药需数月。

(二)外科治疗

有严重心脏并发症或抗生素治疗无效的患者,应考虑手术治疗。

五、护理

(一)护理评估

1.身体评估

评估患者神志、意识状态;评估生命体征尤其是体温;了解饮食及营养状况,是否存在乏力、疼痛等症状;观察皮肤和黏膜有无瘀点和瘀斑。

2.病史评估

询问患者发病时间、病因、诱因、发病症状、特点,有无家族史及相关疾病病史;评估患者有无皮肤或其他器官的感染史;了解近期是否接受过创伤性诊疗技术、口腔治疗;询问有无其他心脏病病史,是否接受过心脏手术;了解目前用药种类、剂量及用法,有无明确药物过敏史。感染性心内膜炎患者大多发病急骤,反复发热,患者容易产生悲观、焦虑、恐惧情绪,此时应采用医院焦虑抑郁评估量表对患者进行评估。

(二)护理措施

1.一般护理

(1)活动与休息:超声心动检查确诊有心内赘生物形成的患者应绝对卧床休息,防止赘生物脱落。急性期限制患者活动,病情好转后逐渐增加活动量。卧床期间协助患者完成生活护理。

(2)饮食:发热患者给予高蛋白、高热量、高维生素、清淡易消化的半流质或软食,鼓励患者多饮水。

(3)严密观察体温变化并记录,体温≥38.5℃的患者需遵医嘱采取降温措施,出汗较多时及时更换衣服及床单,防止受凉。

2.病情观察

严密观察有无栓塞的表现;观察体温,判断病情进展及治疗效果;观察患者有无皮肤、黏膜病损;注意心脏杂音的变化情况,杂音性质改变或出现新的杂音,应及时报告医生。

3.用药护理

严格控制给药时间,维持有效的血药浓度,遵医嘱合理有效地使用抗生素,并观察药物疗效及不良反应。在抗生素治疗过程中,因治疗时间较长要注意保护静脉,输液过程中要观察输液速度、是否畅通、穿刺处皮肤有无红肿、有无药物外渗的情况。出现静脉炎时应及时更换注射部位,红肿处覆盖水胶体敷料。长期服用抗生素还可以引起真菌感染,应加强观察患者口腔的颊部和舌面是否有白色斑块,舌苔较厚、口腔有异味时要做好口腔护理,叮嘱患者勤漱口。

4.并发症护理

(1)栓塞:栓塞累及肺部时可表现为突发胸痛、气促、发绀、咯血等;累及脑部时可导致偏瘫、失语、瞳孔不对称、抽搐、昏迷、突然出现意识改变、烦躁不安等;累及肾部时可致血尿、肾绞痛等;发生肢体栓塞时相应部位明显缺血和疼痛;发生肠系膜动脉栓塞时常伴腹痛、肠绞痛等。告知患者不宜过度活动,防止因剧烈活动导致栓子脱落而发生栓塞,密切观察病情变化,发现异常及时报告医生并协助处理。

(2)心力衰竭:按心衰患者的护理常规进行护理。

5.心理护理

本病治疗时间长,费用较高,容易发生栓塞、心力衰竭等并发症,患者或家属很容易出现焦虑、抑郁等不良情绪,嘱咐患者避免情绪激动,防止心动过速引起心脏过度收缩,促使赘生物脱落。同时护士向患者或家属介绍感染性心内膜炎的疾病特点,并做好日常生活指导和安抚、心理疏导工作,帮助患者树立战胜疾病的信心。

6.健康宣教

(1)嘱进食清淡、易消化、高热量、高蛋白、高维生素的食物,避免辛辣、刺激性的食物,戒烟、酒。

(2)告知患者要保持口腔卫生,饭前、饭后漱口,最好用碳酸氢钠液含漱。

(3)指导患者坚持完成足够剂量和足够疗程的抗生素治疗。嘱患者遵医嘱按时服药,不可自行调节药量,同时告知患者正确的服药方法、剂量以及不良反应。服药后还要密切关注药物的不良反应和用药效果。

(4)注意防寒保暖,避免感冒,尽量少去公共场所;勿挤压痤疮、疖、痈等感染病灶,减少病原体入侵的机会。

(5)避免剧烈运动和重体力劳动,适当进行身体锻炼,增强机体免疫力,合理安排休息,注意劳逸结合。

(6)施行口腔手术如拔牙、上呼吸道手术或操作及其他器官侵入性诊疗操作前,应向医生说明自己的心内膜炎病史,防止感染性心内膜炎的再次发作。

(7)教会患者回家后自我监测体温变化,如出现发热、胸痛、腰部不适、头痛、肢体活动障碍时应及时到医院就诊。

(王红雨)

第十节　心搏骤停与心脏性猝死的护理

心搏骤停是指心脏射血功能的突然终止,大动脉搏动不能扪及与心音的消失,重要器官的严重缺血、缺氧所最终导致的生命终止。

心脏猝死(SCD)系指由于心脏原因所致的突然死亡。可发生于原有或无心脏病患者中,常无任何危及生命的前期表现,突然的意识丧失,在急性症状出现后 1 小时内死亡,属非外伤性自然死亡。特征为出乎意料的迅速死亡。而心搏骤停常是心脏性猝死的直接原因。

一、病因

绝大多数发生在有器质性心脏病患者。

（1）冠心病及其并发症占80％，其中有75％患者有心肌梗死病史，主要是心肌梗死后左室射血功能降低，频发与复杂性室性心律失常有关。

（2）其次是各种原因的心肌病引起的：各种心肌病引起的心脏性猝死占5％～15％，如致心律失常型右室心肌病、肥厚型心肌病。

（3）其他原因包括离子通道病：先天性与获得性长QT综合征、Brugada综合征等。

二、病理生理

（1）心脏性猝死主要为致命性心律失常所致。

（2）严重缓慢性心律失常和心脏停搏是心脏性猝死的另一个重要原因。

（3）无脉性电活动，过去称电-机械分离，是引起心脏性猝死的相对少见原因，可见于：急性心肌梗死时心室破裂、大面积肺梗死时。

（4）非心律失常性心脏猝死所占比例较少，常由心脏破裂、心脏流入和流出的急性阻塞、急性心脏压塞等导致。

三、临床表现

（1）先兆症状：部分患者发病前有心绞痛、胸闷、气促和极度疲乏感等非特异性症状。也可无前驱表现，瞬间发生心搏骤停。

（2）意识丧失，伴有局部或全身性抽搐。

（3）大动脉搏动不能扪及（如颈动脉、股动脉等）、血压测不出、心音消失。

（4）呼吸断续，呈叹息样或短促痉挛性呼吸，随后呼吸停止。

（5）皮肤苍白或发绀，瞳孔散大，对光反射减弱或消失，由于尿道括约肌和肛门括约肌松弛，可出现两便失禁。

（6）心电图表现：①心室颤动或心室扑动约占91％；②无脉性电活动，有宽而畸形、低振幅的QRS，频率20～30次/分，不产生心肌机械性收缩；③心室静止，呈无波的一直线，或仅见心房波，心室颤动超过4分钟仍未复律，几乎均转为心室静止。

四、治疗

（一）尽快恢复有效的血循环

1.胸外心脏按压

将患者仰卧在地面或垫硬板上，实施按压者将双手掌重叠，双肘撑直，保持肩、手肘、手掌在一直线，按压患者的胸骨中、下1/3交界处，成人一般按压深度至少为5cm、儿童约5cm、婴儿约4cm。频率至少为100次/分。

2.电除颤、复律与起搏治疗

心电监测显示为心室颤动，应立即用行非同步电除颤。如采用双向波除颤一般选择150～200J；如使用单向波除颤应选择360J；若无效可立即进行第二次和第三次除颤，能量应与第一次相当或提高。对有症状心动过缓患者及严重的房室传导阻滞患者则应进行起搏治疗。而对心搏停止的患者不推荐使用起搏治疗。

3.药物治疗

肾上腺素可作为首选药物,常规静脉注射 1mg,肾上腺素可每隔 3～5 分钟重复一次,可增加剂量到 5mg。血管升压素也可作为一线药物,严重低血压也可给予去甲肾上腺素、多巴胺、多巴酚丁胺等药物。

4.其他

给予 2～3 次除颤加 CPR 及肾上腺素之后仍是心室颤动/无脉室性心动过速,可考虑给予抗心律失常药物,常用药物胺碘酮,也可考虑利多卡因、溴苄胺、普鲁卡因胺等药物。一般治疗剂量:胺碘酮 150mg 缓慢静脉注射(10 分钟),或 1mg/min 维持;利多卡因 1.5mg/kg 静脉注射,3～5min 重复;溴苄胺 5mg/kg 静脉注射,5min 重复 10mg/kg;普鲁卡因胺 30mg/min 静脉滴注,最大总量 17mg/kg,药物除颤与电除颤交替使用,能提高复苏成功率。

(二)呼吸支持

1.开放气道

将患者头后仰,抬高下颌,清除口腔中的异物和呕吐物。

2.人工呼吸

口对口的人工呼吸,对患者牙关紧闭不能开口的也可行口对鼻人工呼吸。使患者胸廓隆起伏为有效,吹气一般为 12～16 次/分,人工呼吸需与胸外心脏按压以 2∶30 频率交替进行。

3.吸氧

一般选择面罩吸氧。

4.自主呼吸不能恢复时

应尽快气管插管建立人工通气,可使用挤压简易球囊辅助呼吸或呼吸机进行机械通气,纠正低氧血症。

(三)防止脑缺氧和脑水肿

脑复苏是心肺复苏最后成功的关键。

1.降温

应密切观察体温变化,积极采取降温退热措施。体温以 32～34℃为宜。

2.脱水

应用渗透性利尿剂配合降温处理,以减轻脑组织水肿和降低颅内压,有助于大脑功能恢复。

3.防治抽搐

通过应用冬眠药物控制缺氧性脑损害引起的四肢抽搐及降温过程的寒战反应。

4.高压氧治疗

通过增加血氧含量及弥散,提高脑组织氧分压,改善脑缺氧,降低颅内压。

5.促进早期脑血流灌注

抗凝以疏通微循环,用钙通道阻滞剂解除脑血管痉挛。

(四)纠正水、电解质紊乱和酸碱失衡,防治继发感染

五、主要护理问题

(1)循环障碍:与心脏收缩障碍有关。

(2)清理呼吸道无效:与微循环障碍、缺氧及呼吸形态的改变有关。

(3)皮肤完整性受损的危险:与昏迷后长期卧床皮肤受压有关。

(4)潜在并发症:脑水肿、胸骨骨折、感染有关。

六、护理目标

(1)抢救患者的生命。

（2）减少并发症的发生。

七、护理措施

1.基础护理

（1）保持床单位清洁、干燥、平整、无渣屑。

（2）加强晨晚间护理，每日进行温水擦浴，必要时可热敷，按摩受压部位，改善血液循环。

（3）根据病情，每30分钟～2小时翻身一次，避免拖、拉、推、患者等动作，以免皮肤磨损。

2.气道管理

（1）保持气道通畅，及时拍背、排痰。

（2）如为气管插管内吸痰，需严格无菌操作，预防感染。

（3）如人工气道应主要气道的温湿化管理。

（4）吸痰前后给予高浓度氧通气2～3分钟，每次吸痰不应超过15s。痰液较多的患者应该给氧、吸痰交替进行，避免低氧血症。

（5）定时予气管播管气囊放气，一般4～6小时，放气10～30分钟，避免气管黏膜受压过久坏死。

（6）呼吸机管道每周更换。

3.鼻饲护理

（1）遵医嘱给予离蛋白、低脂肪、高维生素、高热能流质。温度适宜不宜过冷或过烫。

（2）鼻饲要定量、定时，一般4～5次/日，200～300mL/次。也可根据心功能情况，鼻饲温水200～300mL/次，4～5次/日。

（3）每次鼻饲前应先检查确认胃管是否在胃内，鼻饲前后应用溢水冲洗胃管，鼻饲后胃管末端应反折用无菌纱布包裹。

（4）鼻饲液应该现配现用，配制好的营养液放冰箱保存不得超过24小时。

（5）长期鼻饲的患者胃管应每周更换一次，在末次灌注后拔出，次晨更换，双侧鼻孔交替进行。每日应清洁鼻腔，加强口腔卫生，以预防并发症。

4.尿管护理

（1）安置保留尿管时应严格无菌操作。

（2）准确记录尿量、性状、颜色。

（3）尿管护理2次/日。

（4）尿袋每周更换2次，尿管每月更换一次。

（5）保持尿管的通畅防止受压、扭曲，防止逆行感染。

（6）必要时可遵医嘱进行膀胱冲洗。

5.口腔护理

（1）口腔护理2次/日，保持口腔的清洁剂湿润。

（2）对长期使用抗生素者，应观察口腔黏膜有无霉菌感染。如有可遵医嘱使用制霉菌素。

（3）发现口腔黏膜溃疡时可局部涂抹碘甘油或冰硼散。

（4）如有口唇干裂可涂抹唇膏或液体石蜡。

6.眼部护理

由于昏迷患者多数眼睑关闭不全，定时用生理盐水清洗眼部，可遵医嘱予眼药膏或凡士林油纱布遮盖眼部，保护眼角膜。预防角膜干燥及炎症。

7.亚低温疗法的护理

（1）定时检查冰帽的温度，保持有效的降温效果。

（2）亚低温治疗是否有效，有无并发症的发生与体温的控制情况密切相关，所以必须做好体温护理。

（3）用干毛巾保护双耳，避免冻伤耳部。

（4）严密观察患者使用后的反应，有无寒颤，如果发生可遵医嘱使用镇静剂和解痉剂或短效肌肉松弛剂。

8.心理护理

（1）昏迷患者对外界仍有感知能力，鼓励家属能多与患者说话，给患者听一些舒缓的音乐。促进患者的早日苏醒。

（2）患者清醒后，主动关心患者，向患者指导讲解各项健康教育。消除患者顾虑，增强信心，促进康复。

（范晓燕）

第十一节　先天性心脏病的护理

在人胚胎发育时期（妊娠初期 2～3 个月内），由于心脏及大血管的形成障碍而引起的局部解剖结构异常，或出生后应自动关闭的通道未闭合（在胎儿属正常）的心脏，称为先天性心脏病（CHD）。其发病率较高，在出生婴儿中达 0.4%～0.8%，为目前婴幼儿死亡的首要原因。本病表现多样，可一种或几种畸形在同一患者身上出现。CHD 主要表现类型有室间隔缺损、房间隔缺损、动脉导管未闭、法洛四联症、主动脉缩窄、主动脉口狭窄、肺动脉狭窄和肺动脉口狭窄，其他较罕见的 CHD 有单心室、单心房、肺动脉闭塞等，其中以室间隔缺损最为常见。

先天性心脏病的病因可能与以下因素有关。

1.遗传因素（内在因素）

（1）单基因突变：占 1%～2%，可致心外畸形，如马方综合征、Hurler 综合征、先天性成骨不全症。

（2）染色体畸变：占 4%～5%，多伴心外畸形，如 21-三体综合征、13,15-三体综合征、18-三体综合征、染色体 4 或 5 号短臂缺失症。

（3）多基因病变：多为心血管畸形，不伴其他畸形。

（4）先天性代谢紊乱：基本缺陷为某种酶缺乏，如 II 型糖原累积病、同型胱氨酸尿症。

2.环境因素（外界因素）

先天性心脏病患者的母亲中有 10% 在妊娠 3 个月内感染过病毒，如风疹病毒感染、柯萨奇病毒感染等；妊娠期间摄取锂盐，患糖尿病、酗酒、高原缺氧，受到过量辐射，服用药物（黄体酮、苯丙胺）；高龄妊娠（接近绝经期）等。

一、房间隔缺损

正常人的心脏分为左、右心房和左、右心室，其中左、右心房被一层称为房间隔的隔膜组织分开而互不相通。如果胎儿心脏发育时原始房间隔在发生、吸收和融合时出现异常，左、右心房之间仍残留未闭合的房间孔，称为房间隔缺损（ASD）。因症状轻，年幼时不易被发现，因而成为成人最常见的先天性心脏病，一般单独存在。女性多见，男女发病率之比为 1∶（2～4）。

（一）病理解剖与病理生理

1.解剖分类

（1）继发孔未闭：约占 70%，缺损部位距房室瓣较远，在胚胎发育过程中，原发房间隔吸收过多或继发房间隔发育障碍，两者不能融合。根据继发孔未闭的存在部位分为四型：中央型、下腔型（低位）、上腔型（高位）、混合型。中央型又称为卵圆孔缺损型，临床最常见，一般有 2～4cm 大小，周围有良好边缘，个别病例呈筛状多孔型房缺；上腔型又称为静脉窦型缺损，缺损部位高，位于卵圆孔的上方，常和上腔静脉相连，上界缺如，且常伴右肺静脉异位引流入右心房；下腔型：位置较低，下缘缺如，与下腔静脉入口没有明显的分界；混合型是中央型和上腔型或下腔型的融合。

（2）原发孔未闭：占5%～10%，缺损大，由于原发房间隔过早停止增长，不与心内膜垫融合，遗留裂孔缺损均位于冠状窦口及卵圆窝的前下方和左、右房室环的上方，常伴有二尖瓣或三尖瓣裂。其又分为单纯型、部分房室通道、完全性房室通道三种。

（3）共同心房：原发及继发房间隔发育不全，形成单个心房腔。

（4）卵圆孔未闭：在正常人中有20%～25%原发与继发间隔未完全融合而致卵圆孔未闭，一般不引起心房间分流。

2.病理生理

病理生理改变及机制。

（二）临床表现与诊断

1.临床表现

（1）症状：与缺损大小、有无合并其他畸形有关。若为单纯型且缺损小，常无症状。缺损大者多数病例由于肺充血而有劳累后胸闷、气急、乏力，婴幼儿则容易反复发作严重的肺部感染，表现为多咳、气急。原发孔缺损或共同心房患者症状出现早、程度重，进展快。由于左心血流量的减少，患者多有体力缺乏，容易急倦和呼吸困难，活动后更易感到气急和心悸。长期的右心负荷加重可继发肺动脉高压和右侧心衰竭，可出现活动后晕厥、右侧心力衰竭、咯血、发绀等，发展成为艾森门格综合征。

（2）体征：分流量小者对发育无影响。缺损大者发育较差，体格瘦小，心前区隆起，心尖冲动向左移位呈抬举性搏动。心界向左扩大，胸骨左缘第2～3肋间有2～3级柔和吹风样收缩期杂音，多数不伴震颤。分流量大时，胸骨左缘下方可闻及舒张期隆隆样杂音（三尖瓣相对狭窄）。肺动脉瓣区第二心音增强或亢进，并伴有固定性分裂。若已有肺动脉高压，部分患者有肺动脉喷射音及肺动脉瓣区有因肺动脉瓣相对性关闭不全的舒张早期泼水样杂音。若为原发孔缺损，在心尖部可听到全收缩期吹风样杂音。

2.影像学诊断

（1）X线检查：表现右心房和右心室增大，但以右心房增大更为明显。肺动脉段及肺门阴影增大，肺纹理增粗呈充血表现。透视下常见肺门血管搏动增强，呈"肺门舞蹈"征象。主动脉阴影较小，左心房、左心室一般不增大。

（2）心电图检查：临床研究表明，房间隔缺损程度的不同，心电图表现形式也不一样，缺损小的患者心电图接近正常，缺损大的患者可表现出右心室肥厚（RVH）、不完全性右束支传导阻滞（RBBB）。少数病例出现完全性右束支传导阻滞图形。有右心室收缩期过度负荷存在时，出现右心室肥大和右心房肥大图形。

（3）超声心动图：经胸和经食管超声心动图检查可显示房间隔缺损、右心房、右心室增大，肺动脉增宽。经胸超声心动图在主动脉短轴切面、胸骨旁或心尖四腔心切面和剑突下两房心切面上可清晰显示ASD的大小，结合三维重建，能显示出ASD的形态，以及与毗邻结构的关系。多普勒超声可清楚地显示经缺损口袋穿隔的血流。大部分患者经超声心动图检查可以确诊。

（4）心导管检查：在疑有复杂畸形和肺动脉高压时应做心导管检查。通过心导管检查可以测压及计算分流量，以了解肺动脉压力、缺损的大小及分流程度等。右心房血氧含量＞上腔静脉1.9%容积或右心房血氧饱和度＞上腔静脉8%即可确诊。

（三）治疗原则

对于房间隔缺损，以往唯一的治疗方法是开胸手术修补，但随着介入心脏病学的发展，封堵器介入治疗成为一个重要的治疗方法。

1.介入治疗适应证

（1）明确适应证

①通常年龄≥3岁。

②继发孔型ASD直径≥5cm，伴右心容量负荷增加，≤36mm的左向右分流ASD。

③缺损边缘至冠状静脉窦，上、下腔静脉及肺静脉的距离≥5mm；至房室瓣距离≥7mm。

④房间隔的直径大于所选用封堵伞左心房侧的直径。

⑤不合并必须外科手术的其他心脏畸形。

（2）相对适应证

①年龄＜3岁,但伴有右心室负荷加重。

②ASD前缘残端缺如或不足,但其他边缘良好。

③缺损周围部分残端不足5mm。

④特殊类型ASD如多孔型或筛孔型ASD。

⑤伴有肺动脉高压,但QP/QS≥1.5,动脉血氧饱和度≥92%,可试行封堵。

2.介入治疗禁忌证

（1）原发孔型ASD及静脉窦型ASD。

（2）感染性心内膜炎及出血性疾病。

（3）封堵器安置处有血栓存在,导管插入处有静脉血栓形成。

（4）严重肺动脉高压导致右向左分流。

（5）伴有与ASD无关的严重心肌疾病或瓣膜疾病。

（6）近1个月内患感染性疾病,或感染性疾病未能控制者。

（7）患有出血性疾病,未治愈的胃、十二指肠溃疡。

（8）左心房或左心耳内有血栓,部分或全部肺静脉异位引流、左心房内隔膜,左心房或左心室发育不良。

3.房间隔缺损封堵方法

房间隔缺损封堵术是指经导管在房间隔缺损的部位送入一个双盘结构的封堵器,双盘中的一个盘在左心房而另一个在右心房,两个盘由一腰相连,而该腰正好通过房间隔缺损口,双盘夹住房间隔,一方面关闭房间隔缺损,另一方面固定住封堵器。

二、室间隔缺损

正常人的左心室和右心室被室间隔分开,互不相通。如在胎儿时期室间隔发育不全而遗留孔洞使左、右心室沟通者,称为室间隔缺损（VSD）。室间隔缺损是最常见的先天性心脏畸形,可单独存在,也可与其他畸形合并存在。本病的发病率约占存活新生儿的0.3%,先天性心血管疾病的30%。

（一）病理解剖与分类

心室间隔由四部分组成:膜部间隔、心室入口部间隔、小梁部间隔和心室出口或漏斗部间隔。胎生期室间隔因发育缺陷、生长不良或融合不良而发生缺损。

根据缺损所在室间隔的解剖位置可分为三种类型:①膜周部缺损,是缺损最常见的部位,又分为单纯型缺损、嵴下型缺损、隔瓣后型缺损。②肌部间隔缺损,此型较少见。缺损可以只有一个,也可同时存在几个缺损。常累及入口部、小梁部和心尖部肌间隔。③漏斗部缺损,又分为干下型缺损和嵴内型缺损。

根据缺损大小可分为:①小型缺损（缺损＜0.5cm）;②中型缺损（缺损为0.5～1.0cm）;③大型缺损（缺损＞1.0cm）。

（二）临床表现与诊断

1.临床表现

（1）症状:一般与VSD大小及分流量多少有关。室间隔缺损如缺损直径在0.5cm以下,分流量较少者,一般无明显症状或仅有轻微症状;中等或较大的室间隔缺损产生大量的左向右分流,常有劳累后气急和心悸、易疲劳、乏力等,甚至反复出现肺部感染和充血性心力衰竭症状如胸闷、心悸、水肿、咯血、呼吸困难等,少有晕厥等病史。大型室间隔缺损者肺部感染和心力衰竭尤为显著,两者互为因果,病情发展较快,当并发重度肺动脉高压时,肺循环阻力明显大于体循环及出现双向分流者或右向左分流者,则表现为血氧饱和度下降、发绀及杵状指等。

(2)体征:心尖冲动增强并向左下移位,心界向左下扩大,典型体征为胸骨左缘第3~4肋间有4~5级粗糙收缩期杂音,并向心前区传导,伴收缩期细震颤。若分流量大时,心尖部可有功能性舒张期杂音。肺动脉瓣第二心音亢进及分裂。严重的肺动脉高压时,肺动脉瓣区有相对性肺动脉瓣关闭不全的舒张期杂音。当出现肺动脉高压时,左向右分流量减少,原间隔缺损的收缩期杂音可减弱或消失。

2.影像学辅助诊断

(1)X线检查:缺损小者心影多无改变。缺损直径>5mm者,心影有不同程度增大,以右心室为主。重度缺损者,以上征象明显加重,左、右心室均增大,肺动脉干凸出,肺血管影增强。严重肺动脉高压时,周围肺纹理反而减少,肺野外侧带反而清晰。

(2)心电图检查:缺损小者心电图可正常;中度缺损可出现左心室高电压和不完全性右束支传导阻滞图形。缺损直径>10mm时可出现左、右心室肥大,右心室肥大伴劳损或V_5、V_6导联出现深Q波等改变。

(3)超声心动图:左心房、左心室、右心室内径增大,室间隔回音有连续中断,主动脉内径缩小。二维超声心动图可显示室间隔连续中断,并可提示缺损的位置和大小。多普勒超声彩色血流显像可直接见到分流的位置、方向和区别分流的大小,还能确诊多个缺损的存在,由缺损右心室面向缺孔和左心室面追踪可深测到最大湍流。

(4)心导管检查:右心室水平血氧含量高于右心房0.9%容积以上,或右心室平均血氧饱和度>4%即可认为心室水平由左向右分流存在。心导管检查尚可测压和测定分流量。如肺动脉压≥体循环压,且周围动脉血氧饱和度低,则提示右向左分流。

(5)心血管造影:彩色多普勒超声诊断单纯性室间隔缺损的敏感性达100%,准确性达98%,故VSD一般不需进行造影检查。但如疑累及肺动脉狭窄可行选择性右心室造影。如需与主动脉、肺动脉隔缺损相鉴别,可做逆行主动脉造影。对特别疑难病例可行选择性左心室造影,以明确缺损的部位及大小等。

(三)治疗原则

对于室间隔缺损,以往唯一的治疗方法是开胸手术修补,但随着介入心脏病学的发展,封堵器介入治疗成为一个重要治疗方法。

1.介入治疗适应证

(1)明确适应证

①膜周部VSD:a.年龄通常≥3岁;b.体重大于10kg;c.有血流动力学异常的单纯性VSD,直径>3mm且<14mm;d.VSD上缘距主动脉右冠瓣距离≥2mm,无主动脉右冠瓣脱入VSD及主动脉瓣反流;e.超声在大血管短轴五腔心切面的9~12点位置。

②肌部VSD>3mm。

③外科手术后残余分流。

④心肌梗死或外伤后室间隔穿孔。

(2)相对适应证

①直径<3mm,无明显血流动力学异常的小VSD。临床上有因存在小VSD而并发感染性心内膜炎的病例,因此封堵治疗的目的是避免或减少患者因小VSD并发感染性心内膜炎。

②嵴内型VSD的缺损靠近主动脉瓣,成人患者常合并主动脉瓣脱垂,超声和左心室造影多低估VSD的大小。此型VSD靠近主动脉瓣,根据目前介入治疗的经验,如缺损距离肺动脉瓣2mm以上,直径<5mm,大多数患者可成功封堵,但其长期疗效尚需随访观察。

③感染性心内膜炎治愈后3个月,心腔内无赘生物。

④VSD上缘距主动脉右冠瓣缘距离≤2mm,无主动脉右冠瓣脱垂,不合并主动脉瓣反流,或合并轻度主动脉瓣反流。

⑤VSD合并一度房室传导阻滞或二度Ⅰ型房室传导阻滞。

⑥VSD合并PDA,有PDA介入治疗的适应证。

⑦伴有膨出瘤的多孔型VSD,缺损上缘距离主动脉瓣2mm以上,出口相对集中,封堵器的左心室面可

完全覆盖全部入口。

2.介入治疗禁忌证

①感染性心内膜炎,心内有赘生物,或存在其他感染性疾病。

②封堵器安置处有血栓形成,导管插入径路中有静脉血栓形成。

③巨大 VSD,缺损解剖位置不良,封堵器放置后可能影响主动脉瓣或房室瓣功能。

④重度肺动脉高压伴双向反流。

⑤合并出血性疾病和血小板减少。

⑥合并明显的肝肾功能异常。

⑦心功能不全,不能耐受操作。

3.室间隔缺损封堵术

室间隔缺损封堵术的基本原理是采用双盘结构的封堵器,其中一个盘面在左心室面,而另一个盘面在右心室面,连接两盘的腰正好在缺损的室间隔处。室间隔缺损靠两侧盘、腰、缝在封堵器内的高分子化合物,放置封堵器后在封堵器内形成的血栓以及 3 个月内心内膜完整覆盖封堵器表面等机制来关闭缺损。

三、动脉导管未闭

动脉导管是胎儿时期肺动脉与主动脉间的正常通道,是胎儿时期循环的重要途径。出生后,随着呼吸的开始,肺循环压力降低,血氧分压提高,动脉导管于婴儿出生后10015 小时动脉导管即开始发生功能性闭合;到出生后 2 个月,80%以上婴幼儿动脉导管均已完成器质性闭合;1 年后,95%的婴幼儿均已闭锁。若动脉导管持续开放并出现左向右分流即称为动脉导管未闭(PDA)。动脉导管未闭约占先天性心脏病的 20%o 女性明显多于男性,男女比例为 1∶(2~3)。

(一)病理解剖

未闭动脉导管位于肺动脉主干(或左肺动脉)与左锁骨下动脉开口处远侧的降主动脉处。最长者可达3cm,最短者仅 2~3mm,直径为 5~10mm 不等。按其形态可分类如下:

(1)管型:长度多在 1cm 内,导管两端基本相等,成人病例多属此型。

(2)窗型:导管极短,几乎无长度,肺动脉与主动脉紧贴呈窗状,一般直径较大。

(3)漏斗型:长度与管型相似,但近主动脉处粗大,近肺动脉处狭小,呈漏斗状,有时甚至类似动脉瘤。

除上述变化外,可有肺动脉及其分支扩张,甚至类似动脉瘤样改变,未闭的动脉导管内可有血栓形成,左右心室可肥厚及扩张。

(二)临床表现与诊断

1.临床表现

(1)症状:分流量小时,常无症状。中度分流量以上时,则有劳累后心悸,气喘,乏力和咳嗽。少数病例有发育障碍,易并发呼吸道感染和感染性心内膜炎,晚期可发生心力衰竭,如已发生阻塞性肺动脉高压,则出现呼吸困难且日渐加重、发绀等。

(2)体征:心尖冲动增强并向左下移位,心浊音界向左下扩大。典型体征是在胸骨左缘第 2 肋间有连续性机械样杂音,通常以胸骨旁线处最响。杂音从第一心音后开始,到第二心音最响,此后逐渐减弱,并向颈及背部传播,杂音最响处可触及连续性震颤或收缩期震颤。肺动脉瓣区第二心音亢进或分裂。发生肺动脉高压时,P_2 亢进分裂,连续性杂音的舒张期部分逐渐缩短,甚至完全消失,仅有收缩期杂音。肺动脉压过度升高时,杂音可完全消失。分流量较大的病例由于体循环舒张压降低,可引起脉压增大、水冲脉、毛细血管搏动征等周围血管体征。

2.影像学辅助诊断

(1)X 线检查:轻型病例 X 线检查可无异常发现。分流量较大者可见肺动脉主干凸起,肺门血管阴影增大,搏动增强,肺充血。主动脉结扩大,左心室、右心室增大。分流量大时左心房亦见增大,右心室增大更为明显,肺动脉干突出显著,由于肺小动脉痉挛甚至硬化,扩张的左右肺动脉远端变细,肺野充血反而不明显。

(2)心电图检查:轻型病例心电图可正常。分流量大的病例可有左心室肥厚、电轴左偏等改变。分流量较大伴肺动脉高压的病例可出现左、右心室肥厚,左心房增大等变化。当肺动脉压极度增高时,可出现右心室肥厚或劳损的图形。

(3)超声心动图:左心房、左心室增大,主动脉增宽,二维超声心动图可直接显示肺动脉与降主动脉之间有导管的存在,并可显示未闭动脉导管管径与长度。多普勒彩色血流显像可直接见到分流的方向和大小。

(4)心导管检查:右心导管检查可见肺动脉水平血氧饱和度和氧含量升高。根据分流量的不同,右心室和肺动脉压力正常或有不同程度的升高。导管可从肺动脉经未闭动脉导管直接进入降主动脉。

(5)心血管造影检查:对疑难病例要进行逆行主动脉造影,可见升主动脉和主动脉弓扩大、肺动脉同时显影,并可使未闭动脉导管显影,其对诊断有重要价值。

(三)治疗原则

对于动脉导管未闭,以往唯一的治疗方法是开胸手术修补。随着介入心脏病学的发展,先后有多种方法应用于临床,除了 Porstman 法以外,尚有 Rashkind 双面伞法、Sideris 纽扣式补片法、弹簧圈堵塞法、Amplatzer 蘑菇伞法。前三种方法操作复杂,并发症高,临床已不应用。目前主要应用后两种方法,尤以 Amplatzer 蘑菇伞法应用最广。

1.介入治疗适应证

(1)明确适应证:体重>8kg,具有临床症状和心脏超负荷表现,不合并需外科手术的其他心脏畸形。

(2)相对适应证

①体重 4～8kg,具有临床症状和心脏超负荷表现,不合并需外科手术的其他心脏畸形。

②"沉默型"PDA。

③导管直径>14mm。

④合并感染性心内膜炎,但已控制 3 个月。

⑤合并轻、中度左房室瓣膜关闭不全,轻、中度主动脉瓣狭窄和关闭不全。

2.介入治疗禁忌证

①感染性心内膜炎、心脏瓣膜和导管内有赘生物。

②严重肺动脉高压出现右向左分流,肺总阻力>14wood 单位。

③合并需外科手术矫正的心内畸形。

④依赖 PDA 存活的患者。

⑤合并其他不宜手术和介入治疗疾病的患者。

3.介入手术操作方法

(1)经静脉途径。

(2)经动、静脉途径:此方法基本与经静脉途径相同,不同的是增加股动脉穿刺,经静脉放置鞘管,经鞘管送入导管,行主动脉造影。经静脉入右心导管,行心导管检查。完成检查后将导管通过未闭动脉导管,交换输送鞘管,经鞘管送入封堵器。到位后经动脉造影评价封堵效果。

四、肺动脉口狭窄

肺动脉口狭窄(PS)是指右心室漏斗部、肺动脉瓣或肺动脉总干及其分支等处的狭窄,它可单独存在或作为其他心脏畸形的组成部分如法洛四联症等。其发病率约占先天性心脏病的 10%,男女比例大体相等。

(一)病理解剖

肺动脉口狭窄有三种类型:右心室漏斗部狭窄、肺动脉瓣膜狭窄和肺动脉主干狭窄。而以瓣膜狭窄最常见,约占 75%。常由于胎生中、晚期瓣膜融合所致。肺动脉瓣的三叶瓣融合成圆锥状,向肺动脉内鼓出,中心留一小孔,直径为 2～10mm 不等,最小者为 1～3mm。儿童瓣膜柔软菲薄,随着年龄增大,瓣膜增厚。漏斗部狭窄型约占 15%,可位于右心室流出道的上部、中部、下部。其可为肌肉型,即整个漏斗部肌肉增厚,形成窄而长的通道;亦可为隔膜型,即在漏斗部一处形成局部的纤维性隔膜,呈环状狭窄,将漏斗部或漏斗部的一部分与右心室隔开,形成双腔右心室。漏斗部狭窄如同时并有瓣膜型狭窄,称为混合型狭窄,约占 10%。肺动脉狭窄可累及肺总动脉的一部分或全部,亦可伸展到左右肺动脉分支处。狭窄后的肺动脉壁常较薄而扩张,称为狭窄后扩张,多见于瓣膜型狭窄,而在漏斗部狭窄中较少见。

(二)临床表现与诊断

1.临床表现

(1)症状:轻度狭窄者,一般无症状。中度以上狭窄者,可有劳累后气喘、乏力、心悸及晕厥。如并发心房水平右向左分流则出现发绀、杵状指等,晚期可有右侧心力衰竭。

(2)体征:严重者尚可有颈静脉怒张、肝大等右侧心力衰竭征象。心脏检查:瓣膜部狭窄病例在胸骨左缘第 2 肋间可扪及收缩期震颤,右心室明显肥大者可在胸骨左缘下方扪及抬举感。听诊时,在肺动脉瓣区听到 Ⅱ～Ⅳ级粗糙的喷射样收缩期杂音,向左颈部传导,第二心音减轻或消失。漏斗部狭窄型,收缩期杂音以第 3、第 4 肋间甚至第 5 肋间处最响,肺动脉瓣第二心音正常。

2.影像学诊断

(1)X 线检查:轻型病例无异常发现。中、重度狭窄者,肺血管影稀少,肺野清晰,尤以外 1/3 带为甚,伴右心室、右心房增大。瓣膜型狭窄有肺动脉干凸出。漏斗部狭窄和混合型狭窄有肺动脉段平直甚至凹陷。心影呈球形,右心室增大,如伴心房水平分流,心房亦大。

(2)心电图检查:心电图变化与右心室压力相关。轻者心电图可正常,中、重度狭窄者,有不完全性右束支传导阻滞、右心室肥大及劳损,部分病例有右心房肥大。

(3)超声心动图:示右心室、右心房增大。其可了解肺动脉瓣狭窄的性质、部位及程度。多普勒超声于肺动脉内可检出收缩期湍流频谱。

(4)心导管检查:右心室压力增高,右心室与肺动脉间有收缩期压力阶差,正常情况下压力阶差应 < 1.33kPa(10mmHg)。轻度狭窄压力阶差增大但 < 5.33kPa(40mmHg),中度狭窄时压力阶差为 5.33～13.3kPa(40～100mmHg),重度狭窄时压力阶差超过 13.3kPa(100mmHg)。

(5)心血管造影:发现右心室与肺动脉排空时间延长,可显示右心室、肺动脉瓣、肺动脉及其分支狭窄的形态、范围与程度,有助于确定手术方案。

(三)治疗原则

经皮球囊肺动脉瓣成形术(PBPV)为简便、有效、安全、经济的治疗 PS 的方法,对于大部分的病例其可作为首选方法,基本上可替代外科开胸手术。

1.PBPV 适应证

(1)心导管检查测量峰值跨瓣压差 > 5.33kPa(40mmHg)。

(2)成人及青少年患者,有劳力性呼吸困难、心绞痛、晕厥或晕厥前驱症状,心导管检查测量峰值跨瓣压差 > 4.0kPa(30mmHg)。

(3)无临床症状,心导管检查测量峰值跨瓣压差为 4.0～5.2kPa(30～39mmHg)。

(4)轻中度发育不良型 PS。

2.PBPV 禁忌证

(1)跨瓣压差 < 4.0kPa(30mmHg)。

(2)重度发育不良型 PS。

3.球囊扩张术操作方法

先以端孔导管或球囊端孔漂浮导管由股静脉途径送入到肺动脉,然后经导管送入长度为 260cm 的交换导丝并固定于左下肺动脉,撤去端孔导管,沿导丝送入球囊导管,使球囊中部位于肺动脉瓣水平。用稀释造影剂快速扩张球囊,致腰凹征消失。球囊扩张后重复右心导管检查,记录肺动脉及右心室的连续压力曲线,测量跨瓣压差,并行右心室造影以观察球囊扩张后的效果及右心室漏斗部是否存在反应性狭窄。成人应用乳胶尼龙网球囊(Inoue 导管球)扩张术更容易定位和操作。

五、先天性心脏病常见的护理问题

(一)潜在并发症:心律失常

1.相关因素

与行介入治疗封堵术中封堵器的刺激,ASD、VSD 封堵术后封堵器脱落,封堵器盘面压迫组织引起水肿,机体低血钾相关。

2.临床表现

患者介入治疗术后可出现胸闷、心悸的症状,心电图可出现各种期前收缩、心房颤动、传导阻滞,甚至房性心动过速、室性心动过速、心室颤动等。

3.护理措施

(1)持续心电监测,密切观察心率、心律的变化情况,如有异常,尤其是以下几种心律失常:室性期前收缩、阵发性室性心动过速、R-on-T 搏动,要及时通知医师。

(2)加强巡视,询问患者有无胸闷、气急等症状,嘱如有不适应及时告知医务人员。

(3)术后及时听诊患者的各听诊区有无杂音,一旦发现杂音恢复至术前,立即报告医师,必要时行床边心脏彩超检查。

(4)密切观察患者电解质的情况,防止血钾异常引起的心律失常。

(5)室间隔缺损封堵术后给予地塞米松 5mg 静脉注射,术后连用 3 天,观察用药后效果。

(6)嘱患者介入治疗后 1 个月内应注意避免剧烈咳嗽和活动,减少封堵器对周围组织的刺激。

(二)潜在并发症:出血

1.相关因素

与术后需要腹股沟处穿刺股动脉、股静脉,并进行肝素化,血液不易凝固,易造成出血有关。

2.临床表现

穿刺处外观有渗血、渗液或有血肿形成。

3.护理措施

(1)穿刺处给予自粘绷带加压包扎,嘱患者穿刺侧肢体制动。勤观察双下肢皮肤颜色、足背动脉搏动及鞘管留置部位有无出血、血肿等情况。

(2)嘱患者避免打喷嚏、咳嗽、用力排便、憋尿等增加腹压及动脉压的因素。嘱患者下床活动时应遵循循序渐进原则,避免剧烈活动,以免引起出血。

(3)若已有血肿发生,应做好患者的心理护理工作,并在血肿处做好标记,密切观察有无继续扩大,必要时重新加压包扎。

(三)潜在并发症:栓塞

1.相关因素

与置入的封堵器为网状结构,血小板容易在此处凝聚,甚至引起全身血栓有关。

2.临床表现

血栓引起各部位栓塞的表现都可能出现,如神志及瞳孔改变(脑梗死)或不明原因的相关部位剧烈疼痛。

3.护理措施

(1)患者术后应正确使用各种抗凝药物。

(2)ASD 患者术后使用肝素应注意,术后肝素静脉注射需连用 24 小时,停用肝素前 th 开始皮下注射低分子量肝素。

(3)密切观察患者 ACT、KPTT 的变化。

(4)密切观察患者有无神志及瞳孔改变(脑梗死)或不明原因的相关部位剧烈疼痛。

(5)观察术肢血液循环,观察有无足背动脉搏动减弱或消失,肢体皮肤颜色发绀或苍白,冰冷,感觉麻木或疼痛等下肢动脉栓塞情况。

(四)潜在并发症:溶血

1.相关因素

与 ASD、VSD、PDA 封堵不严密,存在少量残余分流,残余分流所致的高速血流通过堵闭器使红细胞破坏,发生机械性溶血有关。

2.临床表现

患者术后出现进行性贫血、血红蛋白尿及皮肤、巩膜黄染。严重者可出现寒战、高热、腰背痛甚至肾衰竭。

3.护理措施

(1)术后观察患者尿液的颜色,有无酱油色小便即血红蛋白尿的排出。定期查尿常规,连续 3 次。

(2)注意观察术后患者有无皮肤、巩膜的黄染。

(3)监测患者血常规、血生化的变化,有无血钾不明原因的突然升高。

(五)潜在并发症:感染

1.相关因素

与介入治疗后穿刺伤口护理不当或手术本身所致细菌播散等有关。

2.临床表现

患者体温升高,白细胞计数高于正常水平。

3.护理措施

(1)观察伤口敷料有无渗血、渗液,如过多应及时通知医师更换敷料,保持伤口干燥。同时观察伤口局部有无红、肿、热、痛的表现。

(2)监测生命体征,尤其是体温的变化。如体温升高,急查血常规,观察白细胞计数的变化。

(3)遵医嘱合理使用抗生素,一般连用 3 天。

六、健康教育

(一)术前指导

(1)心理护理:主动与患者交流沟通,向患者及其家属详细讲解手术目的、操作方法、手术的安全性及术中注意事项等,消除患者的不良情绪,对可能出现的情况有充分的思想准备,主动配合手术。

(2)术前准备

①完善各项检查,如血常规、肝肾功能、电解质、凝血功能、血型、心电图、超声心动图、胸部 X 线检查。

②评估患者脉搏、心率、心律、血压、双侧足背动脉搏动情况、双下肢皮肤颜色等,并详细记录,为术后护理提供对比依据。

③详细询问患者的药物过敏史,做碘过敏试验和抗生素试验。术前给予外周静脉留置,并向患者讲解术前过敏试验的意义。

④皮肤准备,手术区备皮画线,嘱患者勿擦拭。术前避免做股动脉、股静脉穿刺。

⑤为适应术后排便方式改变,术前 1 天嘱患者练习床上大小便。

⑥做好清洁护理,协助患者洗澡并更换病号服。

⑦嘱患者术前一天晚保证睡眠,如入睡困难,可给予阿普唑仑口服。

⑧局部麻醉患者术前禁食 6 小时,禁饮 4 小时,如为高血压患者,高血压药物照常服用。

⑨术前嘱患者排空大小便,更换病员服,并去除身上所有含金属物品。

(3)告知患者术后卧床、肢体制动、沙袋压迫的时间。

(二)术后指导

1.休息与活动指导

再次告知患者绝对卧床、肢体制动、沙袋压迫的时间。勤观察局部穿刺处有无渗血或肿胀。下床活动时,指导患者勿剧烈活动,防止穿刺处再出血。

2.病情观察

术后心电监测,严密观察患者心率、心律、血压、血氧饱和度的变化,嘱患者有胸痛或憋气等不适时及时告知医护人员。

3.饮食护理指导

患者宜进食低盐、低脂、富含维生素的清淡易消化食物,避免油炸及易产气的食物,少量多餐。保持排便通畅,避免引起动脉压、腹压升高的各种因素,如用力排便、剧烈咳嗽等。

4.水化疗法的护理

术后鼓励患者多饮水,以增加尿量,促进造影剂排出,减轻造影剂不良反应。24小时饮水量＞1500mL,每次饮水量以不出现腹胀为宜。

5.用药指导

告知患者术后抗凝、静脉用药预防感染的意义,遵医嘱服药。服用抗凝药期间教会患者观察全身有无出血倾向,如有异常及时告知医务人员。

(三)出院指导

1.休息与活动指导

注意休息,劳逸结合,3～6个月要限制剧烈运动,活动量应逐渐增加。保持心情舒畅,减少不良刺激,以免增加心脏负担。

2.饮食指导

加强营养供给,给予高蛋白、高热量、高维生素饮食,以利于身体及早恢复。要少食多餐,尽量控制零食、饮料,以免加重心脏负担。

3.生活指导

养成定时排便习惯,保持排便通畅,避免用力排便及屏气。注意气候变化,尽量避免到公共场所,防止呼吸道感染,一旦发生感染应积极治疗。

4.用药指导

坚持遵医嘱口服抗血小板药物如阿司匹林3～6个月。因为3～6个月后,新的房间隔组织会爬升到封堵器的表面,完全生长好,表面光滑,表面不易生长血栓。

5.随访指导

出院后3～6个月到门诊复查心电图、心脏彩超及X线胸片等。如有不适主诉,及时到医院就诊。

(任蕾元)

第十二节　主动脉夹层的护理

一、概述

主动脉夹层(AD)是指主动脉腔内的血液通过主动脉内膜撕裂口进入主动脉中膜,并沿主动脉长轴方向扩展,造成主动脉真假两腔分离的一种病理改变,因继发改变呈瘤样,故被称为主动脉夹层动脉瘤。它可导致一系列撕裂样疼痛表现。发病率和年龄呈正相关,高发年龄在50～70岁,男性高于女性。此病为心血管疾病的灾难性危重急症,若未及时诊治,48 小时病死率高达 50%。死亡的首要原因为主动脉破裂出血,可破裂至胸、腹腔和心包腔,进行性纵隔、腹膜后出血,以及急性心力衰竭或肾衰竭等(图 10-12-1)。

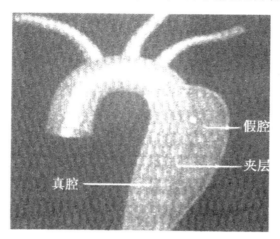

图 10-12-1　主动脉夹层、假腔示意图

二、病因

(一)先天性

(1)马方综合征(MFS)。

(2)ED 综合征(EDS)。

(3)主动脉瓣二叶畸形(BAV)。

(4)先天性主动脉瓣狭窄。

(5)先天性主动脉发育不良。

(6)Tumer 综合征。

(7)家族性胸主动脉瘤等。

(二)后天性

(1)高血压。

(2)特发性主动脉中膜退行变化。

(3)主动脉粥样硬化。

(4)妊娠。

(5)梅毒。

(6)外伤、医源性损伤等。

三、发病机制

(1)特有组织病理学改变:囊性中层坏死、纤维化、弹力纤维变脆等。

(2)主动脉异常中膜结构和异常血流动力学相互作用,导致主动脉夹层。

影响血流动力学的主要因素是血管的顺应性、离心血液的初始能量。血流动力学对主动脉管壁的主要作用因素是血流的应力(包括剪切应力与残余应力),常用可测指标是血压变化率。当各种原因造成血管顺应性的下降,使得血流动力学对血管壁的应力增加,不断造成血管管壁的进一步损伤,从而形成恶性循环,直至主动脉夹层形成。夹层形成后,进入假腔的血流只进不出,假腔不断扩大,造成周围组织器官被压迫,也导致真腔的血流量减少,供血需求无法满足,而发生脏器缺血。

(3)撕裂口好发于主动脉应力最强部位。

四、分类

(一)根据发病

1.急性

发病在 2 周内。有学者将急性期分为急性早期(<24 小时)和急性晚期(≥24 小时)。

2.慢性

无急性病史或发病超过 2 周。

(二)根据起源和夹层累及范围分类

详见表 10-12-1。

表 10-12-1　主动脉夹层动脉瘤分类系统

类型	受累主动脉起源部位及程度
De Bakey 型	
Ⅰ型	内膜裂口起源于升主动脉或弓部,主动脉夹层累及范围自升主动脉到降主动脉甚至到腹主动脉。此型最多见
Ⅱ型	起源于升主动脉。累及范围局限于升主动脉
Ⅲ型	起源于降主动脉左锁骨下动脉开口远端。如向下来累及腹主动脉者为Ⅲa 型;累及腹主动脉者为Ⅲb 型
Stanford 型	
A 型	无论起源于哪个部位,只要累及升主动脉为 A 型。相当于 De BakeyⅠ型和Ⅱ型(近端型),未经治疗者,50%以上患者 1 周内死亡,75%以上患者 1 个月内死亡,90%以上患者 1 年内死亡
B 型	起源于胸降主动脉,且未累及升主动脉,相当于 De BakeyⅢ型(远端型)。内科保守治疗长期存活率 5 年为 60%~80%,10 年为 40%~45%

五、诊断要点

(一)临床表现

1.疼痛

最常见的临床症状,占 74%~90%。患者烦躁不安,大汗淋漓,胸前或胸背部可发生剧烈的、持续性的胸痛,呈撕裂样或刀割样。疼痛可放射至肩背部、腹部及下肢。De BakeyⅠ型和Ⅱ型疼痛顺序,起先为胸前区,然后是颈部;Ⅲ型为胸背部,继而转移到腰腹部。疼痛可反复,提示夹层继续演变中,症状不能缓解者,预后多不良。需注意,马方综合征、激素治疗者及其他极少数病例,在发生夹层动脉血肿时曾出现过无疼痛的情况。

2.休克与血压变化

95%以上的患者合并高血压。双上肢和上下肢血压均相差较大,若出现心脏压塞、血胸或冠状动脉供血受阻而引起心肌梗死,则会出现低血压。严重休克仅见于夹层血肿破入胸膜腔大量内出血。

3.心血管系统

(1)主动脉瓣关闭不全和心力衰竭:夹层血肿涉及主动脉瓣环,导致瓣环扩张、瓣叶下移、瓣叶或瓣环撕脱,会引起约半数的Ⅰ型和Ⅱ型夹层患者出现主动脉瓣关闭不全,故在主动脉瓣区会出现舒张期叹气样杂音,且发生充血性心力衰竭。心力衰竭过重或心动过速时杂音不明显。

(2)心肌梗死:多见于急性下壁心肌梗死,因少数近端夹层的内膜破裂下垂物遮盖冠状窦,多影响右冠状动脉窦之故。此情况下严禁抗凝治疗和溶栓,否则引起大出血,病死率往往高达 71%,故应严格鉴别,警惕之。

(3)心脏压塞:当心包积液聚集较慢时,表现为体循环淤血、奇脉等;快速心包积液(仅 100mL)即可引起急性心脏压塞,表现为急性循环衰竭、休克等。其征象为:①体循环静脉淤血表现为颈静脉怒张、吸气时明显、静脉压升高、肝大伴压痛、皮下水肿、腹水等；②心排血量下降引起收缩压降低、脉压变小、脉搏细弱，重者心排血量降低发生休克；③奇脉指大量心包积液，触诊时，桡动脉呈吸气性显著减弱或消失，呼气时声音复原的现象。心脏听诊表现为心率增快心音弱而遥远，并有心浊音界扩大等。

4.脏器或肢体缺血

(1)神经系统缺血症状：夹层累及到颈总动脉、无名动脉向上扩展造成动脉缺血，均引起脑、脊髓急性供血不足，临床表现为头晕、一过性晕厥、失语、意识模糊、定向力障碍、腱反射减弱或消失、病理反射(＋)、同侧失明、眼底检查呈现视网膜苍白等，严重时出现缺血性脑卒中。夹层压迫颈部交感神经，出现 Horner 综合征；压迫左侧喉返神经，出现吞咽困难，声音嘶哑；向下延伸到第 2 腰椎水平，可累及脊髓前动脉，出现截瘫和大小便失禁。

(2)四肢缺血症状：常累及腹主动脉和髂动脉，引起急性下肢缺血。临床表现为脉搏减弱、消失、肢体发凉、发绀。

(3)内脏缺血症状：累及肾动脉供血时，出现血尿、少尿和其他肾功能损害症状；累及肠系膜上动脉，可出现肠坏死；累及肝动脉缺血时，引起黄疸和血清氨基酶转移酶升高。

5.夹层动脉瘤破裂

升主动脉破裂，血液进入心包腔产生急性心脏压塞，多数患者几分钟内猝死。胸主动脉破裂，血液进入左侧胸腔膜引起胸腔积液；血液进入食管、气管内，出现呕血、咯血等症状及相应体征；腹主动脉破裂，血液进入腹膜后间隙，引起休克等。

(二)辅助检查

1.X 线和心电图

一般无特异性诊断。胸片有主动脉增宽，一般无特异性 ST-T 改变，除在很少数急性心包积血时有急性心包炎改变，或累及冠状动脉时可出现下壁心肌梗死的心电图改变。故急性胸痛患者的心电图常作为与急性心肌梗死鉴别的重要手段。

2.超声心动图

可识别真、假腔或查获主动脉的内膜裂口下垂物，其优点为，可在床旁检查，敏感性为 59％～85％，特异性为 63％～96％。经食管超声心动图检测更具优势，敏感性 98％～99％，特异性 94％～97％。但对局限于升主动脉远端和主动脉弓部的病变因受主气道内空气的影响，超声探测可能漏诊。

3.CT 血管造影和磁共振检血管造影

均有很高的诊断价值，敏感性与特异性可达 98％左右。

4.数字剪影血管造影(DSA)

对Ⅲ型主动脉夹层的诊断价值可与主动脉造影媲美，对Ⅰ、Ⅱ型的分辨力较差。

六、治 疗

本病为危重病症，病死率高，不处理约 3％猝死，DeBakeyⅢ型较Ⅰ、Ⅱ型预后好。

(一)立即处理

严密监测血压、心率、心律和出入液量平衡等血流动力学指标。心力衰竭和低血压者需监测心排血量、中心静脉压和肺毛细血管楔压。

绝对卧床，强效镇静、镇痛，必要时静脉注射较大剂量吗啡或冬眠治疗。

(二)随后治疗决策的原则

1.急性期

在做任何手术前，均应给予强化内科药物治疗。

(1)降压：减少主动脉壁所受压力，收缩压降至 100～120mmHg 之间或更低，可静脉滴注或静脉微量泵硝普钠。

（2）减慢心率：使用 β 受体拮抗药，静脉给药，将心率减慢至 60～70 次/分，降低心室收缩力和张力，控制夹层发展。

2.急诊外科手术——A 型夹层

夹层累及升主动脉，特别是波及主动脉瓣或心包内有渗液者。手术方式有升主动脉置换、主动脉瓣成形、Bentall 术、Cabrol 术、David 术、Wheat 术、全弓置换＋象鼻支架置入术等。

3.内科保守治疗或介入治疗——B 型夹层

夹层只累及降主动脉。

（1）病变血管直径≥5cm 或有血管并发症时，争取介入治疗置入支架。

（2）病变范围不大，且未见特殊血管并发症时，行内科药物保守治疗，用药一周后未缓解，或发生特殊并发症，如疼痛顽固、血压控制不佳、夹层扩展或破裂，出现神经系统损害或膈下大动脉分支受累等，立即行介入或手术治疗。

七、主要护理问题

（1）舒适的改变：与疼痛有关。

（2）自理能力下降：与活动受限有关。

（3）活动无耐力：与心脏功能不全有关。

（4）焦虑/恐惧：与患者对环境陌生、缺乏心理准备、担心手术效果和预后、术后并发症、缺乏家庭支持有关。

（5）知识缺乏：与缺乏疾病和康复知识有关。

（6）潜在并发症：心脏压塞、左侧胸膜腔积液、腹膜后血肿、心肌缺血、心肌梗死、左心衰竭、休克等。

八、护理目标

（1）患者疼痛和缺氧症状减轻或消失。

（2）使患者身心舒适。

（3）患者焦虑/恐惧心理减轻或消失。

（4）使患者了解主动脉夹层相关知识。

（5）无便秘的发生，或发生便秘后能得到及时正确地处理。

（6）教会患者怎样进行自护，对于潜在并发症早发现、早处理，避免猝死。

九、护理措施

（一）常规护理

1.休息活动

（1）急性期，绝对卧床。

（2）避免剧烈咳嗽、深呼吸或突然改变体位。

（3）因活动量的变化，严密监测心电、血压、心率、呼吸等生命体征。

2.生活护理

（1）安静、舒适的环境，减少不良刺激。

（2）做好晨、晚间护理，皮肤清洁护理。

（3）采取舒适体位，定时协助床上翻身，翻身时动作应轻柔，减少用力，避免加重病情。

（4）软垫保护受压部位，避免压疮。

（5）保持大便通畅，防便秘，必要时予通便药，避免因用力排便造成血压骤升，而至夹层动脉血肿破裂。

3.药物护理

（1）予哌替啶、吗啡、曲马多止痛，保证患者卧床休息，注意应用止痛剂的效果。若疼痛骤然减轻，提示血肿破入血管腔。

（2）控制心率，使用β受体拮抗药，观察心率、心律变化，<50次/分减量或停药。

（3）控制血压，目前多使用硝普钠，应注意硝普钠现配现用，避光；配液后，保存与应用不超过24小时。大剂量或长时间使用，易产生代谢产物氰化物，应注意观察患者面色，有无恶心、呕吐、头痛、精神错乱、嗜睡、昏迷、低血压、脉搏消失等。

4.饮食护理

（1）低盐、低脂饮食。

（2）多饮水，进食新鲜水果、蔬菜。

（3）清淡、易消化、富含维生素的流质或半流质食物。

5.心理护理

（1）因剧烈疼痛，患者易产生烦躁不安，紧张焦虑的情绪，应加强与患者沟通，消除负面情绪。

（2）予相关知识宣教，缓解因患者不了解病情两带来的焦虑不安。

6.心理护理

（3）鼓励患者表达内心想法。

（4）与患者家属沟通，争取家庭支持系统。

（二）症状护理

1.疼痛的护理

（1）疼痛产生的刺激，会导致交感神经张力增加，血压升高，加快夹层动脉血肿破裂。应立即停止活动，卧床休息。

（2）耐心倾听患者对疼痛的主诉，尽力协助患者减轻疼痛，尽力满足患者对舒适的要求，指导舒适的卧位。

（3）必要时，遵医嘱使用镇静镇痛药物，用药后观察并记录药效。注意药物不良反应，如有无呼吸抑制、心率减慢、呕吐等。

（4）疼痛有所缓解后，指导患者通过听轻柔舒缓的音乐等方式进一步分散对疼痛的注意力。

2.缺氧症状护理

（1）吸氧，一般为2～4L/min持续吸氧。嘱患者少说话，以减少氧耗。保持氧导管通畅，做好氧气管护理。

（2）若出现心脏压塞宜采取前倾坐位，使呼吸面积扩大，换气量增加，利于呼吸，可提供床头桌增加舒适，床栏保护。

（3）保持室内空气新鲜，开窗通风，注意保暖，禁吸烟。

（4）加强巡视，安慰患者，缓解其紧张、恐惧的情绪。

3.高血压的护理

（1）遵医嘱，在最短时间内，尽可能使用起效快的降压药物，使血压维持在（90～120）/（60～90）mmHg。

（2）避免血压反复，血压忽升忽降产生的压力会增加血液对破裂口的撕裂。

（3）严格控制药物的速度和输入，严密监测血压。

4.低血压的护理

（1）患者出现低血压时，为急救指征。

（2）低血压不伴休克，需排除锁骨下动脉受累，测量对侧肢体血压，进行确认。

（3）低血压伴休克，立即通知医生，根据低血压出现的原因进行急救，如药物升压、心包穿刺等。

5.其他症状

出现头晕、头痛、视物模糊、失语、偏瘫、肢体麻木无力、大小便失禁、晕厥、意识丧失等症状时,按脑血管意外常规护理。

(三)出院健康宣教

1.活动

按时休息,活动应循序渐进,劳逸结合,活动后无心累、气紧,以自我感觉良好为度。

2.饮食

饮食规律、少食多餐、进优质蛋白、高维生素、高纤维素、低盐低脂饮食;忌刺激性食物、忌坚硬食物、忌易胀气食物、戒烟戒酒。

3.用药指导

坚持服药,控制血压,勿擅自调整用药剂量,学会自我检测血压、心率和脉搏。

4.心理

指导患者学会调整自我心理状态,控制不良情绪,避免情绪激动,获得家庭情感支持。

5.复查

定期门诊随访,复查时间为出院后的 1 月、3 月、6 月、1 年。复查内容包括体格检查、B 超、CT 等以了解动脉夹层情况。再次出现胸、腹、腰痛及持续发热情况及时就诊。

6.其他

保持大小便通畅。

(任蕾元)

参考文献

1.韩雅玲.哈里森心血管病学.北京:科学出版社,2019.

2.曾和松,汪道文.心血管内科疾病诊疗指南(第3版).北京:科学出版社,2019.

3.艾略特,安特曼,高润霖.心血管病治疗学(第4版).北京:科学出版社,2019.

4.翟晓波,李晓蕾.心血管疾病用药相关问题.北京:世界图书出版社,2019.

5.吴斌.心血管病及并发症鉴别诊断与治疗.郑州:河南科学技术出版社,2019.

6.郎尼,布纳德,王炳银.心血管药物应用精要.北京:科学出版社,2019.

7.张小丽.心血管疾病诊治理论与实践.长春:吉林科学技术出版社,2019.

8.葛均波.心血管病学进展(2017).北京:中华医学电子音像出版社,2018.

9.姚成增.心血管内科常见病诊疗手册.北京:人民卫生出版社,2018.

10.樊朝美.心血管病新药与临床应用.北京:科学出版社,2018.

11.罗心平,施海明,金波.实用心血管内科医师手册(第2版).上海:上海科学技术出版社,2017.

12.张铭,郑炜平.心血管内科医生成长手册.北京:人民卫生出版社,2017.

13.李剑,罗心平.实用心律失常诊疗手册.上海:上海科学技术出版社,2017.

14.汤宝鹏,陈明龙,杨新春.实用心律失常介入治疗学.北京:科学出版社,2017.

15.霍勇,高炜,张永珍.冠心病规范化防治——从指南到实践.北京:北京大学医学出版社,2017.

16.李秀才.冠心病自然疗法(第3版).郑州:河南科学技术出版社,2017.

17.霍勇,杨杰孚.心力衰竭规范化防治——从指南到实践.北京:北京大学医学出版社,2017.

18.黄峻.心力衰竭现代教程.北京:科学出版社,2017.

19.沈玉芹,张健.慢性心力衰竭心脏康复.北京:人民卫生出版社,2017.

20.霍勇.心血管内科常见病临床思路精解.北京:科学技术文献出版社,2017.

21.郑文科,田盈.心内科门诊常用药速查.北京:人民卫生出版社,2017.

22.苏彦超,许鹏,王丁.心血管内科疾病临床诊疗技术.北京:中国医药科技出版社,2016.

23.李俊.实用心血管病临床手册.北京:中国中医药出版社,2016.

24.胡大一.心血管内科学高级教程.北京:中华医学电子音像出版社,2016.

25.路岩.心血管内科学高级医师进阶系列.北京:中国协和医科大学出版社,2016.

26.方丕华,张澍.心律失常规范化防治——从指南到实践.北京:北京大学医学出版社,2016.

27.吴向东.冠心病自我防治.北京:化学工业出版社,2016.

28.罗伟.冠心病防治常识.南昌:江西科学技术出版社,2016.

29.徐予,朱中玉,刘煜昊.实用心力衰竭学.郑州:河南科学技术出版社,2016.

30.胡大一.老年与心力衰竭.北京:北京大学医学出版社,2015.

31.王东,张贝,张洁.实用心内科掌中宝(第2版).北京:化学工业出版社,2015.

32.王志敬.心内科诊疗精萃.上海:复旦大学出版社,2015.

33.中国医师协会儿科医师分会先天性心脏病专家委员会,中华医学会儿科学分会心血管学组,《中华儿科杂志》编辑委员会.2015儿童常见先天性心脏病介入治疗专家共识.中华儿科杂志,2015,53(1):17-24.